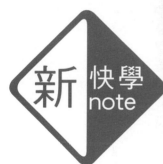

新 快學 note

精神科護理學

監修

東京大學名譽教授
松下正明

名寄市立大學衛生福利學院護理學系教授
坂田三允

國立精神・神經研究中心院長
樋口輝彥

松下　正明

1962年　東京大學醫學院畢業
1963年　東京大學醫學院附設醫院　神經精神科
1966年　東京都立松澤醫院　精神科醫師
1973年　東京都精神病學研究所　副參事研究員(神經病理學部門)
1987年　橫濱市立大學醫學院教授(精神醫學講座)
1990年　東京大學醫學院教授(精神醫學講座)
1995～97年　東京大學醫學院附設醫院院長
1998年　東京大學名譽教授
　　　　東京都精神病學綜合研究所所長
2001年　東京都立松澤醫院院長
2006年～　東京都立松澤醫院顧問
　　　　東京都精神病學研究所名譽所長
　　　　現為東京大學名譽教授

●目前擔任日本老年精神醫學會、日本司法精神醫學會、精神醫學史學會的理事長，而且也擔任許多學會的理事或評議員。
●專業領域包含了一般精神醫學、老年精神醫學、司法精神醫學、精神醫學史、疾病誌等。

坂田　三允

1969年　聖路加護理大學畢業
　　　　曾擔任聖路加護理大學助教、職業女性公共衛生護士、專科精神病院護理人員等
1979～89年　千葉大學護理學院助教(精神護理學)
1990年　立正大學佛教學院插班入學　4年畢業
1992年　東京大學醫學院附設醫院神經精神科護士長
1997年　長野縣護理大學教授(精神護理學)
2001年　群馬縣立精神醫療中心護理部長
2005年　社團法人日本精神科護理學會專務理事
2007年～　名寄市立大學衛生福利學院護理系教授
2009年～　名寄市立大學衛生福利學院教授、多摩青葉醫院護理部長

樋口　輝彥

1972年　東京大學醫學院醫學系畢業
1972年　東京大學醫學院附設醫院神經精神科醫師(實習醫師)
1974年　東京大學醫學院附設醫院神經精神科醫師
1975年　埼玉醫科大學精神醫學講座助教
1981～83年　曾至加拿大曼尼托巴省立大學醫學院生理學研究室與神經內分泌研究室留學
1983年　埼玉醫科大學精神醫學講座講師
1989年　群馬大學醫學院神經精神學研究講座副教授
1994年　昭和大學藤之丘醫院神經精神科教授
1999年　國立精神‧神經研究中心國府台醫院　副院長
2000年　國立精神‧神經研究中心國府台醫院　院長
2004年～　國立精神‧神經研究中心武藏醫院　院長
2008年～　國立精神‧神經研究中心院長

●目前擔任日本神經精神藥理學會、日本臨床神經精神藥理學會、日本憂鬱症學會的理事，而且也擔任許多學會的評議員。
●專業領域包含了情緒障礙的藥理‧生化學、臨床精神病理、憂鬱症的臨床研究等。

■監修・執筆

■監修・執筆
松下正明　　東京大學名譽教授
坂田三允　　名寄市立大學衛生福利學院教授、多摩青葉醫院護理部長
樋口輝彦　　國立精神・神經研究中心院長

■執筆
雨宮英樹　　財團法人復光會總武醫院護理部副護理部長
荒木とも子　埼玉醫科大學神經精神科・身心醫學科護理長
粟田主一　　仙台市立醫院神經精神科部長
安野みどり　東京都立松澤醫院精神內科部長
池田真人　　聖路加國際醫院精神科副主任醫師
市川宏伸　　東京都立梅之丘醫院院長
伊藤順一郎　國立精神・神經研究中心精神衛生研究所社會復健諮詢部部長
井上ふじ子　群馬縣立精神醫療中心護理長
岩崎みすず　山梨大學研究所醫學工學綜合教育學院碩士課程護理學專攻
岩波　明　　埼玉醫科大學精神醫學研究室副教授
遠藤淑美　　大阪大學研究所醫學系研究科保健科學專攻副教授
太田知子　　宮崎大學醫學院護理學系社區・精神護理學講座教授
大谷庄司　　松岡醫院精神科社工
岡堂哲雄　　聖德大學研究所臨床心理學研究科教授
小川惠子　　群馬縣衛生・福利・食品局衛生預防課精神衛生福利室室長
荻野　雅　　千葉大學護理學院講師
粕田孝行　　前高知女子大學護理學院教授
金山千夜子　醫療法人同仁會海星醫院護理部部長
金生由紀子　東京大學醫學院附設醫院「內心發展」診療部特派副教授
釜　英介　　東京都保健醫療公社荏原醫院護理部長
川関和俊　　東京都立中部綜合心理健康福利中心所長
神田美佳　　聖路加國際醫院醫務社會工作科社會福利工作者
岸本泰士郎　財團法人厚生協會大泉醫院副院長
吉川隆博　　財團法人河田醫院護理長
後藤満津子　醫療法人永和會下永醫院護理部部長
小林京子　　東京都立神經科醫院護理科護理長
小林美子　　前長野縣護理大學精神護理學講座副教授
小林美治　　財團法人復光會總武醫院護理部部長
西川美代　　長野縣護理大學精神護理學講座助教
五味渕隆志　東京都立松澤醫院精神科部長
斎藤　治　　國立精神・神經研究中心武藏醫院精神科部長
坂口正道　　鶴之丘醫院副院長
佐藤るみ子　獨立行政法人犀瀉醫院
松島尚子　　獨立行政法人勞動者健康福利機構東京職業健康推廣中心
清水明弘　　老人照護機構「安寧」
白崎けい子　聖德大學人文學院臨床心理學系副教授
須貝佑一　　浴風會醫院精神科診療部部長
杉山智子　　順天堂大學醫療護理學院高齡者護理學講師
鈴木友理子　國立精神・神經研究中心精神衛生研究所成人精神衛生部災害等支援研究室室長
金子亜矢子　國家公務員互助聯合會東京共濟醫院精神護理專科護理人員
佐藤恵美子　公立學校互助會關東中央醫院精神科護理人員

監修者的話

　　無論是在什麼時代，護理工作皆須常以病人為本(patient-oriented)，這點是不會改變的。在精神科護理方面也不例外，這種「以病人為本」的基本理念是不可動搖的！無論處於什麼樣的時代，當我們進行護理工作時，都必須採取「為了罹患精神疾病的人，我們應該做些什麼呢？」這種觀點。如同希波克拉底過去曾強調過的「醫學是一門藝術(art)」，所謂的「以病人為本」，指的就是「習得護理技術」。我們要先習得基本的新知識後，再去學習專業的技術。在沒有基本知識，而且技術不純熟的情況下，即使想要追求「以病人為本」的護理，也是不會成功的。沒有技術與知識的話，精神科護理就無法實現。

　　另外，我們也不能忘記，精神科護理的技術與知識會受到時代與社會很大的影響。順便一提，日本的精神科醫療目前正處於很重要的轉捩點，也可以說，是處於一個很活躍的時期。第一，政府開始推動「將精神保健的重心從過去的住院醫療轉移至社區生活」的方案，同時，許多專家也為了實現此目標而逐步地前進。第二，精神醫學有顯著發展的同時，精神疾病病理狀態的闡明也因此有所進展。第三，政府致力於根除社會上一般人對於精神病患的偏見與歧視。我們在學習精神科護理技術與其基礎知識，並參與能活用知識與技術的精神科護理工作的時候，首先要做的就是必須經常理解「這種現代精神科醫療的主要趨勢」。這是因為，我們在學校學習精神科護理，而且畢業後開始參與精神科護理工作時，無論身在什麼樣的職場，我們都必須不斷檢討「在當前的世界與日本的精神科醫療裡，自己是處於什麼樣的定位，是擔負著什麼樣的職責」。

　　本書是一本寫給護校學生的精神科護理教科書。在護理教育中，最重視的是護理技術及在習得此技術方面所需要學習的基本知識。同時，我們在學習精神科護理的技術與知識的時候，必要的理念也是必須學習的。這也是一本講述必要理念的教科書。理念是基於對於「時代與社會」，或是「現在世界或日本的精神科醫療的方向與理想狀態」的理解，這點自然不必多說。在本書中，我會以此種觀點的基礎為概論，並詳細講述有關精神科護理的理念。希望大家務必先理解此理念，然後再學習護理的技術與知識。

松下正明

CONTENTS

第3章　心理健康與現代

CONTENTS

第4章　心理問題的應對

CONTENTS

II 精神障礙和護理的基本原則

第1章 了解精神障礙

第2章 精神障礙的診斷和治療以及相關的護理原則

CONTENTS

第3章 精神障礙患者和護理人員的關係

CONTENTS

第4章　治療過程中的護理原則

CONTENTS

第5章　**協助患者自立**

CONTENTS

CONTENTS

■致本書讀者

●關於書寫方式

在醫療‧護理的專業用語方面，會以各個學會所使用的用語為標準。在一般日常用語方面，則會以報紙等報導的用語為標準。

●關於「基準」與「標準」

雖然這兩個詞語一般在使用上大多不會有區別，但嚴格地說，還是有不同的地方。
基準＝用來進行比較、判斷的基本數值等。standard。
標準＝成為評估標準的事物。criterion或是canon。

●關於重複內容的處理

由於本書的特性，會在不同的章節中反覆地提及相同的內容。所以，重複的內容會控制在最小限度，並採取「參見○○」的形式。

●關於Note

重要用語的解說、與本文相關的須知事項等會簡略地整理在「Note」當中。

●關於參考文獻

參考文獻包含了，記載於內文中所介紹的學說、引用內容等的書籍，以及有助於深入學習的書籍。

●關於事例(Case File)

基於保護隱私權的觀點，文中所介紹的事例有時候會進行部分變更。不過，患者的病名、症狀、引發的問題等基本的部分會照實記載。

編註：本書關於精神制度的法律、福利制度……等相關事宜，均為日本的情況。
　　　皆予以保留，以供讀者參考。

I

精神護理學概論

第1章

現代社會與精神護理學

■■ **本章的內容**

1. 現代社會與內心的疾病
- · 社會壓力與精神障礙
- · 社會對於內心疾病的認識 —偏見與歧視

2. 精神護理學所涉及的範圍與護理的職責
- · 精神護理學所涉及的範圍
- · 護理的職責

1 現代社會與內心的疾病

1 社會壓力與精神障礙

　　現代社會又被稱為，是一種人與人之間的關係很疏離的非人性化社會。或者是網際網路與手機所象徵的情報社會、自動裝置與生產線所象徵的自動化社會、只對著電腦工作的資訊科技社會、被組織架構束縛住的管理社會、利益至上的營利社會、經常發生上至殺人下至詐欺等各種犯罪的犯罪社會、國際間民族紛爭不斷的國際紛爭社會、污染自然環境的公害社會、以二氧化碳為代表的自然環境遭受破壞的社會、人禍很多的人禍社會、以非洲飢荒為典型的貧困社會等。像這樣，可以作為現代社會特徵的事物實在是數不清。

　　若用一句話來描述這個被賦予各種特徵的現代社會的話，那就是非人性化社會。在過去的社會中，人與人在豐足的自然環境中相遇、接觸，並一邊彼此尊重對方，一邊共同生活下去。然而，現代社會卻喪失了這些優點。

　　為了要生存在這種不把人當人看的現代社會當中，並適應各種狀況，人們必須要面臨各種難以預料的壓力，而且要去面對並克服這些壓力。這些壓力的數量相當龐大。

　　而且，不光只是數量。在現代社會的特徵中，壓力不僅是數量多，而且還如同前文所描述的那樣，具有各種不同的樣貌。在情報社會、自動化社會、資訊科技社會、管理社會、營利社會等中，都可以發現其所對應的各種壓力。像這樣，具有各種形式的壓力，也可視為是現代社會的另一項特徵。

　　由於人們生活在這種充斥著各種壓力的社會中，所以內心的疾病，也就是精神障礙，肯定會一直增加。不僅內心的疾病會增加，身體的疾病也會增加。舉例來說，只要從公害社會的觀點來思考的話，就能很清楚地明白這個道

理。人類是由身體及精神所構成的，這點自然不必多說。如果一個人是在身體與精神融合後，才以一個完整的人誕生在這世上的話，那麼現代社會中的壓力就會對人類的身心進行全面性的侵襲。不過，如果將現代社會的基本特徵視為非人性化社會的話，那麼內心肯定會比身體遭受到更多壓力所帶來的傷害。人類的內心會因這些壓力而受到創傷，並會引起各種精神障礙。

在傳統上，精神障礙可以分成**內因性、外因性、心因性**這三類。

內因性指的是由腦部的異常、遺傳等所引起的精神障礙；外因性指的是「存在於外界且會形成病因的物質」進入體內後所引發的精神障礙；心因性指的是心理因素所引起的精神障礙。

像這樣，如果將精神障礙分成三種類型的話，現代社會中因壓力所引起的精神障礙，或是與現代社會的壓力有關的精神障礙，主要是屬於心因性這類的疾病。雖然根據「國際疾病分類-第10版(ICD-10)」所舉出的「精神官能症、與心理壓力有關的障礙以及身心症」，以及根據「精神疾病診斷與統計手冊-第4版(DSM-IV)」所舉出的「焦慮症」、「適應障礙」等，都屬於心因性的典型，但也不止這些。「情緒障礙」、「進食失調」，或是「身心症」等的一部分，也都可以視為是含有心因性因素的疾病種類。雖然沒有記載於疾病分類名稱內，但有一種名為「文化依存症候群」的精神障礙是為人所知的。這種精神障礙存在於世界各地，並與歷史性的固有文化有關係。這種類型的疾病在廣義上也可以說是一種與現代社會有關連的精神障礙吧！

在現代社會的壓力中，「創傷後壓力症候群(PTSD)」是典型的精神障礙。PTSD最早被發現於參加過越戰的美軍士兵身上。在頹廢的美國現代社會中，這種會在「經常發生的殺人、強盜、凌辱、暴力、強姦等重大犯罪」之後發作的精神障礙已經受到人們的重視。這就是PTSD。在地震、颱風、水災等天災中，也會引起同樣的障礙。舉個著名的例子，在日本的神戶淡路大地震後，有許多受災者與搜救人員都引發了PTSD。

不僅是心因性精神障礙。考慮到「公害物質所導致的外因性精神障礙」，或是「壓力對腦部產生作用，並間接地使腦部產生異常」的話，內因性精神障礙也不能說與現代社會的壓力沒有關連。有不少報告指出，PTSD變得嚴重後，會引發屬於代表內因性精神障礙的精神分裂症。

如果像這種間接性影響也包含在內的話，現代社會的壓力就會和內因性及外因性的精神障礙有所關連。因此，我們在理解屬於內心疾病的精神障礙時，必須要先正確地掌握住「現代社會的特徵」，或是「發生於病患所生活的社會環境、自然環境等處的實際壓力情況」。我們不光是要對每一個患有心病的人進行診療，更要去重視其個人的生活狀況、自然環境、社會，或者是這廣大的文化與歷史。

2 社會對於內心疾病的認識 ——偏見與歧視

一般人對於內心疾病及患有心病的人，也就是精神障礙與精神障礙者，會用怎樣的眼光來看待或是理解，這點對於「精神障礙者的診斷、護理‧治療」來說，是非常重要的。

從我多次的經驗來看，精神障礙者是在社區居民的溫暖視線、關懷、相互理解下生活，還是在被無情對待、被排擠、被當成累贅的情況下孤獨地生活，根據其差異，精神障礙者的治療效果、改善程度、治療後情況、是否有復發等都會產生很大的變化。

那麼社會對於精神障礙的認識又是如何呢？無論在歐美還是日本，全世界的共同點就是對於精神障礙與精神障礙者所抱持的偏見、誤解，以及基於偏見及誤解而產生的歧視、排斥。歷史上曾記載，從17世紀到19世紀，英國與法國設立了精神障礙者的住院機構，以讓精神障礙者在機構內接受治療。從別的觀點來看這段歷史的話，哲學家米歇爾‧傅柯(Michel Foucault：1926～1984)主張「將精神障礙者從社會中排除」的社會政策性系統。換句話說，這證明了，在歐洲社會當中，「將精神障礙者視為擾亂社會

秩序者」的偏見與歧視的確是存在的。即使在日本，這種偏見與歧視的情況也是存在的，與歐洲沒有兩樣。

但是，即使在現代社會，對於精神障礙者的偏見與歧視還是根深蒂固地留了下來。人們會對精神障礙者產生偏見與歧視的原因在於，民眾會對精神障礙者感到害怕、恐怖。一般社會大眾會害怕「不知道精神障礙者會做出什麼事」、「是否會對自己的家人做出什麼暴力行為」，而這點正與對他們的偏見與歧視有關連。精神障礙者一旦犯罪的話，媒體就會大肆報導，這也更加深了居民的偏見。相對地，我們也許可以說，透過那樣的報導，居民對精神障礙者感到更害怕。不過，實際上，根據各種統計，精神障礙者所引起的犯罪和一般人相比，並沒有比較多，甚至比一般人還少。

「精神障礙者令人感到毛骨悚然」這點也是偏見‧歧視的理由。的確，精神障礙者會有幻聽或幻想的症狀、在社區生活中大聲吼叫、自言自語、獨自發笑、拒絕與他人接觸、閉門不出，且從白天就把百葉窗關上等，不難想像這些姿態會帶給社區居民毛骨悚然的印象。不過，實際上，只要能夠個別地和精神障礙者進行溝通的話，就能夠了解他們也是那麼單純、溫和。

在社會上，對於精神障礙者的偏見與歧視，大多是「不夠了解精神障礙這種內心疾病」所導致的。由於不去理解對方，所以會產生毫無依據的恐怖感、懼怕感，並進而對被誤解的精神障礙者產生偏見與歧視。

因此，精神醫療從業人員的要務之一就是必須要向患者的家屬、社區居民說明「何謂精神障礙」，並教導他們關於精神障礙者的實態、治療效果、治療後情況等的正確知識，使其得到啟發。護士的職責不僅在於精神障礙者的護理，還要視情況透過精神護理，或是作為社區活動的一環，來將精神醫療的正確情況傳達給家屬及居民。而且還要有必須透過「消除社區居民對於精神障礙者的偏見與歧視」，才能夠提昇精神醫療與精神護理品質的認知。

與精神醫療相關的從業人員，醫師也好、護士也好，除此之外的醫務輔助人員也好，希望大家都能去消除社會及社區居民對於精神障礙與精神障礙者的偏見及歧視。日常

的精神醫療，可以說是「為了消除這種偏見與歧視」的活動也不為過。

(松下正明)

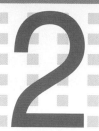

2 精神護理學所涉及的範圍與護理的職責

1 精神護理學所涉及的範圍

　　精神護理學是一門以「人類的精神護理」為對象的學問。其實踐，在廣義上是屬於與「在社區‧學校‧職場中的所有人的心理健康」有關的護理；在狹義上，是屬於「在精神病院等機構的內外，對患有精神疾病的人們所進行的護理」。因此，精神護理學所涉及的範圍，在廣義上是指一切有人類存在的場所。不過，在此我所使用的是狹義的解釋，主要是以醫療機構為中心，並包含了學校、職場、社區等處。讓我們來看看這些場所的特徵與該處所進行的活動吧！

A. 醫療機構(醫院‧診所)

　　精神科醫院與診所是為了讓「因精神功能障礙，而變得難以適應社會的人」，能夠再次適應社會而進行協助活動的場所。精神醫療經常會從患者本身沒有要求的地方開始進行治療。這是一項與其他疾病的治療有所差異的重要特徵。儘管患者因為受疾病所苦而無法順利地進行日常生活，但患者本身卻不將這種狀態視為疾病。這樣的事態意味著，醫療受到「患者周遭人們的想法」影響。若是如此的話，醫院有可能不會是治療的場所，而是會成為收容的場所。因此，我們在提供協助時，必須要充分地尊重對方的意願及人權[註1]。在此，我將以外來門診為首，從住院到出院，並包含「如何對社區居民進行協助」，對醫院中的活動概況進行描述。

醫院‧診所

　　根據醫療法的規定，醫院屬於「能夠讓20名以上的患者進行住院治療」的機構；診所則屬於「無設備讓患者進行住院治療」的機構，或是「只能讓19名以下的患者進行住院治療」的機構。

註1) 關於精神科醫療，除了要遵守醫療法，也必須遵守精神保健福祉法第6章第3節所規定的事項。(此為日本的法令)

❶門診醫療

由於關於門診的醫療・護理，會在第II部分　第5章「在門診內的護理」當中詳述，所以在此只會簡單地描述住院醫療的特徵及診療方式。

Ⓐ門診醫療的特徵

門診醫療的特徵在於，精神障礙者能夠在自己的社區內生活，並同時接受治療。能夠不用離開生活據點，並接受治療，這是一項很大的優點。不過，相反地，患者的精神狀態也容易因「隨著環境變化而產生的壓力」而變得不穩定。另外，為了持續地接受治療，本人的意願與努力是很重要的。然而，也有許多人像前述那樣，不認為自己生病了，那樣的話，就會容易使治療中斷。

Ⓑ門診的功能與服務對象

負責門診醫療的是門診。門診的功能主要有3項。其中之一為，適合「**初次到精神科就診的人**」。精神科門診的特徵在於，雖然也和一般科別一樣，會出現「本人知道自己有精神上的問題而來就診」的、「家人或周遭的人發現其精神上的異常，並說服他本人，然後帶他來就診」的，或是「無法完全說服本人，然後就讓本人在不同意的狀況下就診」的情況也很常見。

第2項為「**一般門診**」。精神疾病和慢性疾病一樣，屬於需要長期追蹤的疾病。不可能像急性疾病那樣，只接受過一次診療就能解決問題。在一般的門診中，會出現「基於某種理由而來醫院的患者，會一邊維持社區內的生活，一邊定期地到門診接受診療」，以及「出院後的患者，為了繼續接受治療而定期到門診就醫」的情況。

第3項為「**急診科**」。急診科的就診，包含了「由於精神疾病症狀引發了社會問題，所以警察或急救人員等會不顧本人意願而將患者運送至醫院」、「由於治療中斷而使病情產生惡化，形成必須接受緊急治療」的情況，或是「雖然沒有特別造成什麼問題，但周遭的人還是強制讓患者就醫」等。

Ⓒ日托(日間護理)

日托是門診醫療的一種形式。日托指的是，在白天的固定時間(6小時左右)，藉由醫師的指導，由職能治療師、

護士、精神科社工、臨床心理師所組成的固定醫療團隊來進行的治療。內容包含了團體心理治療、職能治療、休閒活動、創造性活動、生活指導、康復指導等。日托會合併使用一般的門診治療，並有計畫地定期進行。通常一週會實施4～5日。

會使用此項服務的人，包含了「將此活動視為住院治療的替代方式而來參加的患者」，以及「住院後，將其視為復健治療的一環而來參加的患者」。此外，日托不僅限於醫院，也會在衛生所、心理健康福利中心、各地區的健康服務中心等處實施，而且還會配合患者的情況與狀態來選擇適合的場所。

❷住院醫療

Ⓐ住院醫療的特徵

和門診相同，由於在住院醫療中，也有不少「不顧本人是否有意願而強制使其住院，並一邊限制其行動，一邊進行治療」的情況，所以我們必須要進行「能夠充分地顧及患者人權」的適當醫療。由於從事這種醫療的醫師必須要具備一定的資質，因此政府透過這個觀點設立了指定**精神科專科醫師的制度**。此外，關於住院形式及住院中的處置方式，日本也在**精神保健福祉法**中制定了詳細的規定，這也是住院醫療重要的特徵。

Ⓑ關於住院患者的安排方式

在精神科中，有時會基於醫療‧保護上的必要性，不得已得對患者的行動進行限制。不過，在日本根據法律規定，基於維護人權，不得對以下3點進行限制。

①書信收發
②與「都道府縣及地方法制局，或是其他與維護人權有關的行政機關」的職員及屬於患者代理人的律師通電話。
③與上述提到的人，還有「在患者或監護人的委託下，想要成為患者代理人的律師」會面。

此外，關於限制行動當中的隔離與身體束縛，必須要在指定醫師認為有必要時，才能進行。

指定精神科專科醫師的必要條件

①擁有5年以上的診斷或治療經驗。
②擁有3年以上的精神障礙的診斷或治療經驗。
③符合厚生勞動大臣(譯註：相當於台灣的衛生署長)的制定事項，並具備一定程度的精神科臨床經驗。
④修畢厚生勞動大臣或指導者所開設的相關法規及精神醫療培訓課程。

B. 學校

　　雖然學童期在心理健康上是屬於比較穩定的時期，但緊接著的思春期、青春期卻是心理上非常不穩定的時期，心理健康上的問題容易以各種形式出現。而且，由於這些問題大多不屬於疾病，「即使是疾病，卻看不出是疾病的情況也很多」，因此目前的現狀是由兒童諮詢中心、教育諮詢中心、醫療機構等來個別地處理。

　　從學童期到思春期，容易產生逃學、家庭暴力、校園暴力等問題。這些現象的嚴重程度會有所差異，而且問題的出現方式與原因也有很多種。「各相關機構思考要如何介入才會有效」，以及「這些機構要如何地進行合作」，是我們今後的課題。

　　從思春期到青春期，也就是一旦成為國中生、高中生、大學生的話，不但從學童期就產生的問題會繼續出現，社交恐懼症、臭人恐懼症、進食失調、社交障礙也會開始出現，而且精神分裂症、躁鬱症等也常發生。

　　另外，在學校內，教師的心理健康問題也是不可忽視的。在現今的學校中，教師所處的狀況相當嚴苛。有許多教師除了會煩惱與孩子之間的關係，也會對「與家長及同事之間的關係」感到苦惱。最近，有資料指出，因罹患精神疾病而停職的教師數量正在遽增。

　　當然，任何一所學校都會有保健室，而且會有保健老師常駐。此外，學校最近也導入了**學校諮商員**的制度，心理方面的專家會定期拜訪學校，並接觸孩子們的內心問題。不過，專家對於孩子與導師之間的關係，要如何介入以及能夠介入到何種程度？或是，要以誰為中心來進行介入才好呢？學校要如何與醫療機構合作？還有，在「對於肯上學，但只願意到保健室去的孩子們」，在將保健室給塞滿的狀況下，保健老師一個人能夠做些什麼呢？教師所承受的煩惱要如何解決呢？我們需要思考的問題已經堆積如山了。

C. 職場

　　由於技術革新急遽地進步，再加上講求合理化，所以勞動力的質與量等勞動環境也產生很大的變化，再加上企業導

入了能力主義等，使得「職場上的心理健康問題」也成為了重要的課題。舉例來說，「對於辦公室自動化設備的引進感到困惑的人、無法適應方針改變的人，或是在急遽的變化中感受到強烈心理壓力的人」，都正在增加當中。「防止這些人陷入精神障礙的預防措施」以及「曾陷入精神障礙中的人回到崗位上後，重新開始工作時的注意事項」等都是我們必須去思考的。

目前政府規定員工人數在某種程度以上的企業必須設置診療部門，並要設立**職業衛生醫師**、護士、公共衛生護理人員等職位。有不少企業還有編制關於心理健康的諮詢員。不過，由於原本企業就是追求生產效率及工作效率的場所，所以容易會有排斥弱者，特別是精神上的弱者的問題。「精神上的問題會被早期發現」往往不是為了本人，而是被企業主的勞務管理所利用，這種事是有可能發生的。因此，就會有「員工難以積極地去利用企業所編制的專業心理人員」的情況，這也是今後必須解決的課題。另外，在員工人數較少的企業中，沒有編制此類的專業人員，而且「有不少人害怕自己生病的事會讓企業主知道，所以會猶豫是否要為了看病而請假」。特別的是，由於最近有不少人因為長期不景氣而丟了工作，所以有很多人會為了不被解雇而去勉強自己。

雖然我們無法去否定企業為了提高生產效率而採取的行動，但是為了不要讓個人的心理健康，在「反覆地勉強自己而造成精神緊張的狀態」下被侵蝕，我們必須想出對策來，這點也是今後的課題。

D. 社區

❶ 家庭

家族是構成社會的基本單位，而所謂的社區，便是家族經營生活的場所。家族的功能之一在於，防止家族成員生病或成為不健康的狀態，以及照顧病人。不過，根據資料指出，隨著社會結構的變化，小家庭與單身戶增加，傳統的家族功能則逐漸式微。

家庭功能的轉弱，容易導致「虐待、照顧病人所造成的壓力上昇」等心理健康方面的問題。根據資料指出，無依無

靠的老年人問題、青少年的惡行或藥物濫用，並與家庭功能的降低沒有關連，而且精神疾病的發作與復發經常會與家庭內的人際關係有關，這些都是廣為人知的。

雖然我們必須用綜合性的角度去思考家族所抱持的問題，但是在目前的階段，「從預防的觀點來綜合性地看待家族，並使其組織化」，這樣的嘗試難以說是成功的。目前的現狀是在問題發生後，由各個相關機構分別地進行處理。今後，針對「社區的組織化與抱持著難題的家庭」來建立有效的援助方法，可以說是一項重要的課題。

❷社區心理健康活動的現況

社區心理健康活動的目的在於，透過社區全體居民的活動，來解決發生於社區內的各種心理健康方面的問題。在精神科醫療的領域中，近年會採取「透過住院治療或日托，盡量地讓患者能夠一邊過著社會生活，一邊接受治療」的方法，而此方法的效果也已經獲得認同。在此趨勢當中，我們要以「即使在社區中也能與醫療單位合作，並進行治療或病後護理」，以及「關於青少年的惡行及藥癮、酗酒者、獨居老人的照護，不能光靠醫療等專門機構，而是要仰賴整個社區的協助」為目標，並建立、強化體制才行。因此，我們必須要確實地掌握住「固定區域內，居民的心理健康需求」，並針對這點擬訂計畫。然而，社區居民不一定會對心理健康活動有明顯的需求。由於在某些社區中，還根深蒂固地對「有心理問題的人」留有偏見與歧視，因此這些問題大多會由家庭來承擔。有時候，公共衛生護理人員等從處理其他問題當中，會漸漸地發現這些心理問題，而且隨著服務變得充實，居民的需求有時也會跟著增加。

日本為了要發展社區心理健康活動，厚生勞動省(譯註：相當於台灣的衛生署)設置了**精神衛生科**這個行政組織，在都道府縣・指定都市中，則以預防保健科或健康促進科為主管科室。另外，還置了「精神衛生相關的綜合技術中心」功能的**心理健康福利中心**；在各地區扮演此項重要角色的則是作為「實施心理健康政策的行政機關」之衛生所。根據法律的規定，在市鎮村的「精神障礙者康復對策」當中，

家屬協會
(日本全國精神障礙者家屬協會聯合會)

此協會是1965年成立的病患家屬團體。此團體致力於讓患者能夠回歸社會、消除偏見、心理健康思想的普及與啟發、家庭問題，以及其他活動。

戒酒會

以酗酒者的相互扶持為目的的自助團體。1963年在日本成立了全國性的組織。以每週約一次的例行會議為主要活動，並會進行關於酒精毒害的啟蒙活動或諮詢。

必須要提供「對當事人來說，距離很近且使用頻率高的服務」。

不過，在提供服務時，光靠少數的專家，所能夠應付的居民需求是有限的。重要的是，要讓社區內各種立場的人來參加，使其發揮各自的特長，共同扮演解決問題的角色。

雖然醫療機構(醫院、診所等)、福利機構(福利辦事處、兒童諮詢中心等)、教育機關等扮演的是提供服務的重要角色，但是家屬協會或戒酒會等相關團體，或是居民的自治會、婦女會等一般團體的協助也是很重要的。

E. 能夠協助出院後生活的活動場所

精神科醫療的目的在於，即使具有輕微的精神障礙，也會為了讓患者能夠參與社會活動而給予協助，當患者需要住院時，則會以「讓患者能夠盡早出院」為目標。然而，這種觀點是到了最近才開始普及的。由於過去的醫療是以住院為主，所以在目前的精神(科)醫院內，仍舊有很多「由於長期住院，家人等沒有做好接納工作，所以失去了歸屬，而且社會性低落」的患者在住院。另外，即使是短期住院的情況，有的患者也未必能夠回到家人的身邊，甚至連工作也失去了。像這樣的人在經濟上會有困難，所以為了要使其參與社會活動，必須要考慮到福利層面的問題。

能夠協助他們出院後的活動包含了：社會復健機構中的輔助活動、精神障礙者家庭協助服務的活動、社會適應訓練事業的活動、精神障礙者小型工坊輔助經營事業的活動。

社會復健機構是專門協助康復中的精神障礙者回歸社會的機構，分成精神障礙者生活訓練設施(俗稱救濟宿舍)、精神障礙者職業介紹所、精神障礙者福利院、精神障礙者福利工廠、精神障礙者社區生活支援中心。

此外，**精神障礙者家庭協助的活動**包含了：「在精神障礙者共同經營社區生活的住宅內，進行提供飲食、諮詢、其他日常生活上的協助的社區生活支援服務(團體家屋)」、「在日常生活有困難的精神障礙者住家中，提供飲食、保持身體清潔等協助，以及日常生活所需的適當措施的居家照護服務(家務助理服務)」、「讓暫時不便接受照護的精神

障礙者能夠短期住進救濟宿舍等設施的短期居留服務(Short Stay)」。所謂**社會適應訓練事業**，是委託事業機構雇用精神障礙者，使他們能夠適應社會生活。在給予工作的同時，也讓他們對參與社會經濟活動感到有興趣。還有，**精神障礙小型工坊輔助經營事業**是以康復中且在家的精神障礙者為對象，為了讓他們一邊到醫院進行治療，一邊給予生活、工作指導等適應社會的訓練的小型工坊。

2 護理的職責

A. 何謂心理健康

精神護理學的實踐，如同最初所敘述的，在廣義上屬於和「社區・學校・職場中所有人的心理健康」有關連的護理，在狹義上則是在精神病院等設施的內外所進行的護理。在上述的活動場所中，醫護人員要和其他各種職業的人組成團隊，進行「從維持與提昇心理健康、預防精神疾病或各種不健康的精神狀態，到照護罹患精神疾病的患者」等工作，並扮演著「協助處於各種健康狀態的人」的角色。因此，在此我們首先要從「何謂心理健康」這點來思考，想想看「在何時、何種行動是必要的」吧。

在身體的運作中，構造與功能會進行統整。正常構造所具有的功能大多能夠清楚地呈現，相對地，關於精神上的運作，則沒有一個能夠統一區分正常與異常的尺度。

正常與異常：參見II-第1章第1節

在目前的階段，WHO對於心理健康進行了以下的定義。

換句話說，所謂的「心理健康」，指的並不是「不會感到煩惱或悲傷，非常幸福與滿足的安穩狀態」，而是「即使有煩惱，也擁有將其解決的力量」、「即使感到悲傷，也具

> WHO的定義
> ①沒有精神障礙、②沒有強烈的不安或煩惱、③能夠適應社會、④能夠努力扮演好自己的角色、⑤以自我實現為目標。

有能夠承受悲傷的力量」、或者可以說是「能夠應付仇恨或憤怒的狀態」。當然，在漫長的人生當中，人們常會被無法獨自解決的煩惱或無法獨自承受的悲傷所擊潰。此時，具有「能夠判斷出光靠獨自一人的力量是沒用的，並向他人求助」的能力，也是「心理很健康」的證明。

B. 護理的職責 1：對不同對象的影響

話說回來，正常・異常的判斷與健康・不健康(生病)的判斷未必是相同的。判斷正常與否時，會以「言行是否無法理解」、「是否有別於一般人的言行」來作基準，有出現異常言行未必就是生病，即使被診斷出有病，也不一定就會經常出現異常的言行。將正常・異常的判斷與健康(沒有生病)・不健康(生病)的判斷用圖表來表示，如圖1。

換句話說，所謂的精神護理，指的就是「藉由提供情報與教育，來讓位於第II區的人們能夠過更健康的生活」、「為了不讓第I區的人們產生精神疾病，必須要進行預防活動，例如：當人們處於危機狀態時，就要對其進行適當的照護」、「對於第III區的人，則要防止他們的病情惡化及延長，並要舉行適當的復健活動，讓他們能夠盡早參與社會活動」、「對於第IV區的人們，則要進行家庭護理等適當的病後護理，以防止疾病復發」。在狹義的精神護理對象當中，也就是屬於第III與IV區的人，正在精神(科)住院的有約33萬人。不過，如果社區的心理健康福利基礎很完備的話，在這些患者當中，據說就會有7萬2千人能夠出院NOTE。「讓這些人能夠在社區內生活，會是心理健康福利的

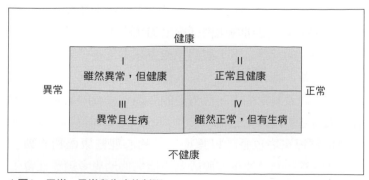

圖中：

健康

異常	I 雖然異常，但健康	II 正常且健康	正常
	III 異常且生病	IV 雖然正常，但有生病	

不健康

▲圖1　正常・異常與生病的判斷

家庭護理

當患者患有精神疾病時，由於缺少病識感，所以缺乏想要進行治療的動機與慾望。因此，會容易中斷用藥或就診。此外，人們也不容易理解「壓力在家庭關係或其他人際關係當中增加」或「生活節奏的紊亂會導致病情惡化」。而且，也有不少人因為長期在醫院內生活，導致社會性下降。進行家庭護理的目的在於協助像這樣的人們，內容包含了防止疾病復發、早期發現病情的惡化、促使他們適應社區生活、維持社會生活等。

2004年9月，厚生勞動省揭示了精神衛生醫療福利的改革目標，並提到了關於「只要接納條件符合的話，就能夠出院的人」的動態，其中住院期間不滿一年的有約2萬人，住院一年以上的則有約5萬人，全部都不被視為是長期住院。

重要課題。同時，當這7萬2千人的接收條件都整合好後，為了讓他們隨時可以出院，在醫療設施中，護理會發揮重要的作用，讓患者能夠恢復「對於煩惱、悲傷的承受能力」、「能夠控制仇恨或憤怒情緒的力量」，或是「能夠向他人諮詢獨自一人無法承受的煩惱的能力」。

此外，來精神科門診就醫的人正日趨增加。雖然「人們不再那麼抗拒到精神科就診」，但「這也反映了社會不穩定的狀況」，以及「被迫在充滿壓力的生活中度日的人正在增加」的事實。重要的是，為了不要讓這些人的病情更加惡化，必須要進行適當的照護。

再者，根據推測，在迎接高齡化社會的同時，罹患失智症的老年人也會跟著增加。我想，今後精神護理的必要性會不斷地增加。

C. 護理的職責 2：對周遭人群的支援與培育

當精神障礙者要在社區內生活時，家族須扮演重要的角色。即使康復措施與福利措施很充實，在出院時，有許多患者還是會以某種形式來向家族求援。

此外，出院後回到家時，家人會「督促其繼續就診與服藥、照護其身體清潔與儀容、促使其學會過著有規律的生活、尋找適合他本人的工作、讓他培養興趣或交朋友」等，在患者生活密切的方面上給予協助。其中，有不少人會用「連打理自己的日常生活也不會，真是麻煩」、「動不動就和其他家人產生糾紛」等否定的角度來看待患者。然而，我們也不能夠指責這一點。在需要照顧精神障礙者的家庭當中，最常照顧患者的是父母，其次是兄弟姊妹、配偶。目前的實際狀況是，隨著患者年齡的增長，父母的比例一旦減少，兄弟姊妹、配偶的比例就會增加。在「家族對患者抱持否定感情」的背景之下，我們不能去忽視這些「雙親的老化與世代交替、身心的疲勞、家人健康狀態的惡化、未來的難以預料、商量對象很少、經濟上的問題、社會的偏見」圍繞著家人的惡劣條件。

協助這種家庭也是「以護理為首的心理健康福利活動」的重要職責。為了要讓家屬成為「能夠協助患者適應社會生活組織」的一部份，並發揮作用，我們也必須充分地去協助

家屬。

　　有時候家屬會對照護患者感到精疲力竭，變得與患者產生距離，或是相反地，變得過度保護、過度干涉。為了避免這樣的事態發生，我們必須要傳達關於疾病與治療的正確情報，協助患者學會能夠處理日常生活的技能，並告訴家屬說，支持出院後的患者，絕對不光是家屬而已，同時也要讓家屬理解，所謂的「要讓患者在社會中生存」並不是指「家屬必須負擔患者的所有費用」。另外，讓站在同樣立場煩惱的家屬能互相鼓勵，使其建立能夠互相扶持的家屬協會，並從旁協助家屬協會的經營，這些都是很重要的。

(坂田三允)

第2章

何謂內心

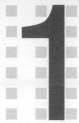

內心的構造與功能

A. 理解內心所需的努力

無論是在以醫學‧生物學為首的自然科學領域中，還是在人文科學的領域中，為了理解內心，人類至今已經做出了各種努力。在此，將以精神醫學為中心來敘述其概要。

精神醫學是一種「研究精神疾病，也就是精神(心理)不健康的狀態的原因、症狀、經過、治療法、治療後情況等，同時也會對精神疾病的治療與預防進行實踐」的醫學。如下所述，精神醫學是一門牽涉範圍很廣的專業領域，而且由於是以「內心」為對象，所以除了醫學以外，也會與許多領域產生關連。

❶精神醫學的專業領域

精神醫學的重心是以診斷、治療、復健為主要職責的臨床精神醫學，而且精神醫學也廣泛地涉及各種領域。在專業領域的分類中，可以分成根據專業範疇來進行的分類、根據生命週期所進行的分類，以及根據醫療實踐所進行的分類圖1。

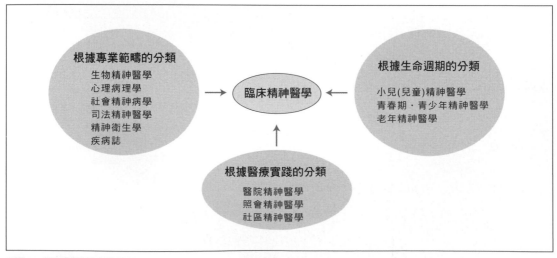

根據專業範疇的分類
生物精神醫學
心理病理學
社會精神病學
司法精神醫學
精神衛生學
疾病誌

→ 臨床精神醫學 ←

根據生命週期的分類
小兒(兒童)精神醫學
青春期‧青少年精神醫學
老年精神醫學

根據醫療實踐的分類
醫院精神醫學
照會精神醫學
社區精神醫學

▲圖1　精神醫學的專業領域

Ⓐ 根據專業範疇的分類

生物精神醫學是從生物學的角度來研究疾病的狀態或治療的領域。最近由於神經科學的進步，人們可以了解到各種關於神經遞質的知識與見解，而且「使用最新科技所研發的新研究‧診療設備」也成為了當今精神醫學的重心。

心理病理學是一門研究「患者表現出來的異常心理」的學問，而且具有很長的歷史。在心理病理學當中，專家會對「思考、情感、積極性等個別的心理現象或各種病態的體驗」進行研究。

社會精神醫學是一門從社會學角度來研究精神病患的學問，並對「與精神疾病的原因或障礙相關的社會、文化的作用」進行探討。社會精神醫學包含了與精神障礙的流行病學相關的研究、與社區復健相關的研究、關於「文化與精神疾病關連」的研究等。最近，隨著與精神疾病相關的社會問題的增加，社會精神醫學的重要性也跟著有所提昇。

司法精神醫學所研究的是，精神疾病與犯罪之間的關連、曾經犯罪的精神病患的司法處置等。當精神病患進行了犯罪行為時，會進行關於審判等方面的精神鑑定。這點是司法精神醫學的重要職責。此外，在司法精神醫學中，也包含了從生物學角度來研究犯罪行為的犯罪生物學。

精神衛生學是一門研究「精神疾病的預防」以及「家庭、學校、職場等處的心理健康」的學問。近年，隨著憂鬱症、過勞自殺的增加，職場中的精神衛生也跟著受到重視。此外，還有一個較為特別的領域，稱為「**疾病誌**」。疾病誌是一門研究「精神疾病與文學等在精神創作上的關連」的學問。

Ⓑ 根據生命週期所進行的分類

在人類一生的任何時期，都有可能會產生精神疾病。根據生命週期來進行分類的話，可以分成**小兒(兒童)精神醫學**、**青春期‧青少年精神醫學**、**老年精神醫學**等。

Ⓒ 根據醫療實踐的特性所進行的分類

此項分類的範疇，包含了「以精神專科醫院為主要對象的**醫院精神醫學**」、「在綜合醫院中，以和各科室進

精神鑑定

指的是精神科醫師接受法官的委託，針對判決上的爭論點發表意見。分成「與民事案件相關的精神鑑定」以及「與刑事案件相關的精神鑑定」。在刑事案件中，犯罪當時的精神狀態與責任能力通常會被當成問題。

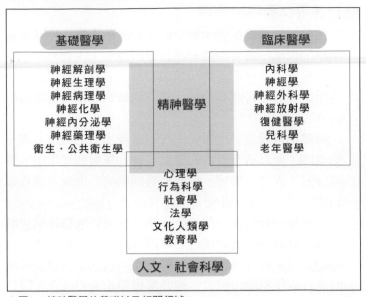

▲圖2　精神醫學的基礎以及相關領域
(上島國利等人所編撰的《精神医学テキスト(暫譯：精神醫學講義)》，南江堂，2000)

照會精神醫學

這是一種「精神科醫師會常駐於各科室的病房區，並透過定期查看病房，與其他科室的醫療團隊進行合作，同時接觸患者的心理問題」的體系。在照會精神醫學中，常常需要對「有譫妄、抑鬱狀態等的精神症狀的患者，或是癌症患者、手術病患等」進行心理上的照護。

行合作為目標的**照會精神醫學**」、「以社區中的心理健康活動為中心的**社區精神醫學**」。

❷精神醫學的基礎科學　圖2

精神醫學的基礎科學在生物學的領域上，包含了神經解剖學、神經病理學、神經生理學、神經化學、神經內分泌學、精神藥理學、遺傳學、行為學等。

在人文科學的領域上，則包含了心理學、社會學、文化人類學、法學、教育學等。在心理學當中，與醫學關係密切的範疇特別被稱為醫學心理學。在精神醫學的基礎科學中，醫學心理學是很重要的，而且也在精神疾病的病狀理解與治療方面扮演著很重要的角色。

此外，精神醫學也與內科學、神經學、神經外科學、神經放射學、復健醫學、兒科學、老年醫學等其他的臨床醫學有很大的關聯。

醫務輔助人員領域

指的是醫師、牙醫師以外的醫療領域。包含了護士、藥劑師、醫事技術師、職能治療師、物理治療師、臨床心理師、營養師等多種領域。

❸精神醫學的相關領域

在精神醫學與其他的醫學範疇或是醫務輔助人員領域的相關領域‧邊界地區中，包含了護理學、職能治療學、社會福利學、臨床心理學等。這些相關領域在實際的治療過程中，扮演很重要的角色。

❹腦的構造

所謂的內心，指的是理性、知識、感性、想法等所有精神功能的總稱。目前，人們認為內心是透過腦的運作而產生的，而這種想法是到了19世紀之後才開始變得普及。

腦部分成大腦、間腦、腦幹、小腦。腦幹會與脊髓進行聯繫 圖3。

大腦能夠進行高階的精神功能；間腦能夠調整體溫以及控制直覺行動；小腦負責維持身體的平衡；在腦幹中，則有呼吸等中樞。

在腦部中，有自律神經系統與體神經系統這兩種神經系統。自律神經系統能夠自動調整呼吸、循環、體溫等，而且其中樞位於間腦的下視丘。

體神經系統當中有感覺神經及運動神經，並能夠處理感覺神經傳送過來的外部情報，然後透過運動神經來完成動作。這些過程就是內心的運作。

❹大腦的構造

大腦縱裂將大腦分成了左右兩個大腦半球。大腦半球大致上又會再被分成額葉、顳葉、頂葉、枕葉這四個部分。

大腦表面的灰質被稱為新皮質，掌管著思考、判斷、知覺等高階的精神功能 圖4。在這當中，特別被稱為額葉的前額葉皮質，被認為與最高階的精神活動有關連。與此相對地，位於大腦深部的古皮質則是與本能及情感等有所關連。

腦的構造

腦部是一種能夠產生內心的系統，而且大致上被分成大腦、小腦、腦幹。腦部被顱骨內側的三層膜(硬膜、蜘蛛膜、軟腦脊膜)所包覆著。蜘蛛膜下腔中充滿了腦脊髓液。

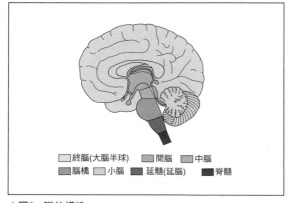

終腦(大腦半球) 間腦 中腦
腦橋 小腦 延髓(延腦) 脊髓

▲圖3　腦的構造

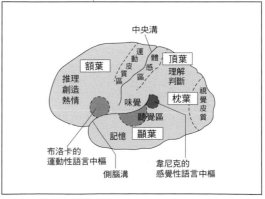

中央溝
額葉
運動皮質區
體感覺區
頂葉
理解判斷
推理創造熱情
味覺
枕葉
視覺皮質
聽覺區
記憶
顳葉
布洛卡的運動性語言中樞
側腦溝
韋尼克的感覺性語言中樞

▲圖4　大腦皮質的中樞

失語症

指的是，由於大腦的損傷，使得曾經獲得的語言功能產生障礙。包含了「主要為語言表達有障礙的運動性失語症、主要為語言理解有障礙的感覺性失語症」等種類。

佛洛伊德
(Sigmund Freud：1856-1939)

出生於澳洲的精神科醫師佛洛伊德，是精神分析的創始人。動力精神醫學就是根據他的理論所構成的。佛洛伊德主張，在精神症狀或問題行為的背景中，存在著童年未解決的糾葛與不安，而且大多是由扭曲的親子關係所引起的。

❺神經心理學

神經心理學屬於「研究腦部與心理現象之間關係」的領域，以前被稱為腦病理學。雖然神經心理學當初所研究的是「腦損傷與伴隨著腦損傷出現的言語、行動、認知障礙之間的關係」，但最近**功能性精神障礙**與腦功能之間的關係也成為了研究對象。成為神經心理學研究對象的主要症狀包含了失語症、失用症、 失認症等，而且這些症狀被稱為病灶症狀。

❻動力精神醫學

動力精神醫學繼承了「佛洛伊德所創立的精神分析學」，並在動力精神醫學中，對心理構造進行了如下的假設。

人類的精神是由**意識、前意識、潛意識**所構成的。前意識屬於「雖然一般不會被意識到，但能夠透過自己的意志來使其意識覺醒」的部分。相對地，潛意識則是屬於「無法透過自己的意志來使其意識覺醒，必須透過自由聯想等方式才能夠產生理解」的部分。潛意識的區域也會對有意識的區域產生強烈影響。

另外，人格是由**本我(ES；id)、自我、超我**這三個領域所構成的。本我指的是，來自於「人類與生俱來的本能衝動」的精神能量。自我則具有「一邊與這種本能的本我進行對抗，一邊去適應現實世界」的功能。此外，超我則具有對本能慾望採取禁止或脅迫行動的功能，可以說是針對自我的監察官。圖5為「自我的運作」的示意圖。

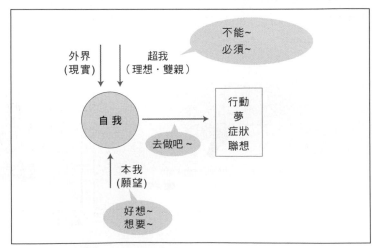

▲圖5　自我的運作

〔前田重治：圖說臨床精神分析學(暫譯：圖解臨床精神分析学)，誠信書房，1985〕

B. 內心的功能

內心的功能可整合為以下這些功能。

Ⓐ意識

意識是支持所有精神活動的基本功能，而且也表示清醒的程度。「能夠對來自外部的刺激產生適當的反應，而且對外界十分地留意，能夠正確地理解關於自己的狀況，沒有錯誤的記誦，對周遭所發生的事情有正確的理解，同時思緒處於很連貫的狀態」就稱為「意識很清楚」。

Ⓑ智力

智力是一種能夠對眼前的事實或狀態進行分析與判斷的能力，而且能夠將學習能力、抽象的思考能力、解題能力等進行統整。在臨床上，會透過記憶力、計算能力、判斷力、思考力來估算智力。智力的程度通常會用智商來表示。

Ⓒ記憶

所謂的記憶，是一種能讓「過去曾經產生過印象的情報、知覺，或是其他體驗」在之後回想起來的功能。對新的事物產生印象(進行記錄)稱為**記誦**；維持記誦過的事物稱為**保持**；有意地將保持過的事物再度回溯稱為**回想(追憶)**；確認回想起的事物是否與過去記誦過的事物相同稱為**辨識**。記憶就是由這4種功能所構成的。

Ⓓ情感

指的是以快樂、不悅為中心的主觀體驗，包含了不安、抑鬱、爽快等各種延伸的表現。情緒、心情等用語的用法也幾乎和情感相同。

Ⓔ衝動與意志

衝動是由生理衝動與心理衝動所產生的**精神能量**，而且會受到意志的控制。生理衝動包含了食慾、性慾、對於睡眠的衝動等。

智商

屬於智力指標的智商(IQ)是透過智力測驗來測量出來的。智力測驗包含了集體進行的團體智力測驗與個人智力測驗。在精神科的臨床上所使用的是個人智力測驗。在智力測驗中，根據不同的年齡，所使用的測驗方式也會有所不同。

ⓕ知覺

　　知覺指的是，能夠對「透過感覺器官所得到的情報」賦予某種意義，並產生認識的功能。來自外界的刺激會透過感覺器官來傳入體內，並抵達大腦皮質。「腦部根據此情報來判斷外來的刺激」就是知覺產生的過程。

ⓖ思考

　　思考指的是，腦中能夠浮現出幾個與眼前課題有關的觀念，並進行整理、統合，然後來分析、解決課題的功能。在進行思考時，思考的內容與思考的流程(思路)都是很重要的。

選擇性注意力

　　注意力指的是，從同時存在的複數對象中，找出與自己行動有關連的對象，並將焦點對準這些對象的功能。從這些對象中選出一個，並對準該對象的作用則稱為選擇性注意力。在精神疾病當中，會出現這種選擇性注意力的障礙。

ⓗ注意力

　　注意力指的是，從同時存在的複數對象中，找出與自己的行動有關連的對象，並將焦點對準這些對象的功能。

ⓘ自我意識

　　自我意識指的是以「意識到各種體驗」為主體的自我。人們將自我意識分成**能動性**(自己能夠意識到自己有過的體驗)、**單一性**(意識到自己是一個人)、**同一性**(意識到自己從過去到現在都是相同的)、**限制性**(意識到自己與外界有所差異)這四類來進行探討。

ⓙ性格

　　感情與意志層面的個人特性稱為性格，與人格的意思幾乎相同。性情是感情層面與生俱來的傾向，而性格就是以性情為基礎，在「個人與環境之間的關係」中發展而成。

(岩波明)

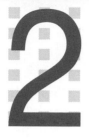

內心的發展理論

發展研究的歷史可以追溯到柏拉圖(Plato：427-347B.C.)與亞里斯多德(Aristoteles：384-322B.C.)。另外，初期的發展心理學研究者則包含了洛克(John Locke：1632-1704)和盧梭(Jean-Jacques Rousseau：1712-1778)。在此，會針對具有代表性的佛洛伊德、艾瑞克森、皮亞傑、馬勒等人的想法來進行說明。

A. 佛洛伊德 (Sigmund Freud：1856-1939)

佛洛伊德是一名從小在奧地利生活的猶太人，後來成為了神經病理學家與精神科醫師。他以精神分析的創始人而聞名，而且不僅是醫學，包含哲學‧思想等在內的廣泛學問領域也有很大的影響。其精神分析理論，之後被各個學派進行了改良，而且在現代的精神醫療當中也佔有重要的地位。關於內心的發展，從出生到青年期，可以分成5個階段來進行說明。

Ⓐ口腔期(出生～1歲半)

這個階段的孩童常會做出將物體送進口中的動作。這種行為是一種確認「對象是否會帶給自己快樂」的線索。如果會覺得快樂，並得到滿足的話，就會將該對象視為自我；如果不是如此的話，就不會將對象視為自我。這就是自我的萌芽。

Ⓑ肛門期(1歲半～3歲)

雖然在這個時期，家長會對孩童進行如廁訓練，但是對於孩童來說，選擇「糞便的排泄與積存(自體性慾的滿足)」也等於「選擇得到母愛的滿足與自體性慾的滿足」。問題在於，進行此項選擇時會產生糾葛，所以為了

N o t e

閹割焦慮

閹割焦慮指的是，害怕陰莖，也就是自己會消失的不安。一旦擁有戀母情結的話，就會產生「想要殺死屬於情敵的父親」的願望。這種殺害父親的願望一旦被投射出來的話，就會感覺到「也許自己會被殺掉」，並產生閹割焦慮。孩童會因為這種「威脅自己存在的強烈不安」而放棄「獨佔母親的慾望」與「殺害父親的願望」，並消除戀母情結。這種過程也是一種自我與超我的分化過程。

戀母情結 (伊底帕斯情結)

1910年，佛洛伊德透過描述「伊底帕斯王」：「伊底帕斯殺害身為國王的父親後，與身為皇后的母親結婚」的悲劇，將性蕾期的情感命名為伊底帕斯情結。

戀父情結 (伊蕾克特拉情結)

與男童的伊底帕斯情結相同，女童會對父親產生愛意，並對母親產生敵意，這稱為伊蕾克特拉情結。是1913年，榮格(Carl Gustav Jung)根據希臘神話而命名的。

漸成論

　父瑞克森在研究自我發展方面，很重視「漸成論」這個觀點。所謂的「漸成論」，指的是一邊將各個時期一個一個地進行累積，一邊成長。漸成論主張「在合適的時期適當地進行各個時期的發展」，能夠使自我發展變得協調。順便一提，「漸成」這個詞是由從胚胎學借用而來的。

母親角色

　指的是能夠扮演「滿足飲食(哺乳)、排泄(換尿布)、睡眠(哄嬰兒入睡)等嬰兒的要求，並能夠穩定地進行育兒工作」角色的人。

高尚化

　是一種將自己的慾望或不安轉換成「能夠被社會接受的行為」的防衛機制。由於被轉換的行為會以運動或藝術等有意義的形式來呈現，所以也被稱為「成功的防衛」。

發展課題

　艾瑞克森主張在各個發展階段都有可以稱為「人類心理健康條件」的生命任務(發展課題)，而人類在努力面對這些課題時，有時則會引起心理‧社會的危機。

解決這個問題，就必須要讓孩童學會具有適應性的反向作用。

ⓒ性蕾期(3歲～6歲)

　在這個時期，孩童會把玩自己的性器官，並對自己的性別開始產生意識。男童會產生想要獨佔屬於異性的母親的慾望，並會對父親產生嫉妒或憎恨，另一方面，也會產生閹割焦慮。這稱為戀母情結。當女童出現相同的情況時，則會稱為戀父情結，藉此與男童的情況進行區別。

ⓓ潛伏期(6歲～12歲)

　這個時期的孩童大多會和同性的友人一起度過。這是一種克服戀母／戀父情結，並無意識地抑制「性好奇」的行為。孩童的超我會藉由這樣的方式而形成。

ⓔ兩性期(12歲～20歲)

　幼童從口腔期到性蕾期所擁有的性慾，會在這個時期轉變為成人的性慾。因此，性好奇會轉向異性，而且性衝動(性好奇)也會增強。不過，由於青少年會更加地理解社會的規範，所以內心會產生糾葛。為了解決這個問題，必須在這個時期讓高尚化、理智化、合理化等防衛機制啟動。

B. 艾瑞克森 (Eric H. Erickson：1902-1994)

　艾瑞克森出生於丹麥，後來成為繪畫老師及精神分析學者。他繼承了精神分析的理論，同時也透過社會心理學的研究來構築發展理論。在其理論中，將一生的發展透過漸進式的8個階段來進行說明。精神醫學當然不用說，他對於心理學或社會學等領域也有很大的影響。

ⓐ嬰兒期(出生～15個月)

　這個階段的課題在於，要讓嬰兒對扮演母親角色的人產生基本的信賴。這種信賴感的獲得能夠形成基本的力量，讓嬰兒對未來抱有希望，並且能夠克服不信任感。

ⓑ幼童期初期(15個月～3歲)

這個階段的課題主要在於，要讓幼童從與父母之間的關係當中獲得「透過自己的意志來進行選擇」的自律性。這種自律性的獲得，會與自尊心及自我抑制的發展有關連，並能夠克服「因意識到自我而產生的羞恥感或疑惑」。

Ⓒ 遊戲期(3歲～6歲)

這個階段的課題在於，要讓幼童從「與家人之間的關係」當中獲得自主性。自主性的獲得能夠成為「積極地去做某件事」的基本力量，並與克服「自己懷有目的的行為所帶來的罪惡感」有關連。

Ⓓ 學齡期(6歲～12歲)

這個階段的重要人際關係，會從家人擴展到與鄰近或學校有關的人。發展課題在於要獲得勤勉性。透過「自己的行為得到周遭人群的認同」，因這種體驗而獲得的勤勉性，會與「克服自卑感」有關連。

Ⓔ 青少年期(12歲～20歲)

這個階段的重要人際關係，會在同儕團體或「與領導人物之間的關係」當中發展。發展課題在於自我認同(自我同一性)的確立。在這個時期，青少年為了避免讓自己產生混亂，就會對某個團體或其中心人物產生認同作用，並在這個過程當中得到名為「忠誠」的基本力量。

Ⓕ 成年期早期(20歲～29歲)

在這個階段，友情、性愛、「競爭或合作關係中的夥伴關係」，都是重要的人際關係。發展課題在於獲得與他人的親密性。這種親密性指的不單是「共享彼此的認同作用」，也是指「包含了有意義的犧牲或妥協的關係」。此項課題的達成會與「學習愛人並克服孤獨」有關連。

Ⓖ 成年期(30歲～65歲)

在這個階段，職場或家庭內的人際關係會變得很重要。發展課題在於生產性的獲得。生產性當然是指生孩子，而且也包含了技術、思想、藝術作品等的創造。此項課題的達成會與「學習照顧(Care)以及克服停滯性(沉浸於自我世界)」有關連。

Note 📖

**自我認同
(自我同一性) identity**

也稱為自我同一性。雖然個人是獨立的存在，但另一方面，從社會的角度來看，一個人會擁有「身為男性/女性的自己」、「身為日本人的自己」、「身為護校學生的自己」等複數同一性。能夠統合這些同一性的自我機能就是自我同一性，也意味著自我的確立。

照顧

艾瑞克森認為，在各個時期當中，危機的解決能夠帶來該時期的基本力量，而成人期的力量就是「照顧(Care)」。這個詞是他在研究自我發展時所想到的。他曾想過，關於這個詞，在其他語言中是如何表達的呢，某次，他在查詢「在印度語中，是如何來表達「Care」的呢？」時，發現雖然沒有完全相同的詞語，不過有「dama(抑制)」、「dana(博愛)」、「daya(同情)」這幾個詞。艾瑞克森得到了「這些詞語的實踐是身為成人所應該完成的責任」這樣的答案。他將這些詞適當地譯成「to be careful」、「to take care of」、「to care for」這幾句英文。他所想出來的英文表達，根據村賴先生等人所翻譯的《ライフサイクル、その完結(暫譯：生命週期的完結)》，這幾句英文分別被譯成「十分謹慎」、「照料」、「掛念」。「Care」也是護理當中的中心概念。試著去思考文化背景有所差異的「Care」、護校學生在自我認同的動搖中所實踐的「Care」，以及被視為成人期的基本力量的「Care」，就會覺得十分地有意思，而且也會對於加深自己的護理觀有所幫助。

停滯性 (沉浸於自我世界)

　　指的是「不去花費精力來創造能傳承到下個世代的事物，而且失去了生產性」。由於這樣的人只對自己感興趣，所以其能量只會運用在自己的身上。

基模

　　皮亞傑將「知覺或思考等內心的運作」視為與「新陳代謝等身體的運作」相同。舉例來說，攝取食物的話，就能得到營養，使身體功能運作、成長。這種結果是由人體所造成的。皮亞傑將人體所導致的結果視為「構造」，並將內心所導致的「構造」稱為基模。

　　舉新生兒為例，由於他們會反射性地吸吮乳房，所以會使乳汁產生分泌。對新生兒來說，這樣的結果就會使「甜甜的乳汁與乳房」這樣的基模產生。換句話說，所謂的基模，也可以說是一種「能夠影響自己周圍的環境，並會造成該結果的外界產生認知」的觀點。

Ⓗ 老年期(65歲以上)

　　這個階段的重要人際關係會擴大到人類或同種族。最後的課題在於，一邊接受「伴隨著老化而來的身心變化」以及「即將到來的死亡」，一邊用肯定的態度去統整自己走過的人生。此項課題的達成，會與獲得意味著重視「一邊面對自己的死亡，一面活下去」的睿智以及「克服絕望」有關連。

C. 皮亞傑(Jean Piaget：1896-1980)

　　皮亞傑是瑞士的心理學家。他透過研究關於嬰幼兒的智力，來構築「由認知發展的研究方法所構成」的發展理論。在此理論當中，將出生至15歲的發展用4個階段來進行說明。

Ⓐ 感覺動作期(出生～2歲)

　　在這個階段，嬰兒會透過「抓住伸手可及的東西等自己身體的動作」來掌握周圍的環境，並發展出能夠適應該環境的行為。皮亞傑配合基模的發展，將此時期又再分成6個階段。

Ⓑ 前運思期(2歲～7歲)

　　幼童在這個階段會發展遊玩或模仿的能力，並獲得語言能力。此外，幼童不僅是會對眼前的對象，也會對腦中所浮現的對象產生認知，並發展象徵性思維。不過，這種思考只能說是一種與自己的知覺有密切關連的過渡時期。

Ⓒ 具體運思期(7歲～11歲)

　　在這個階段，兒童能夠學會數字、長度、重量等，並能夠透過「自己知覺的思考」來獲得合乎邏輯的思考。

Ⓓ 形式運思期(11歲～15歲)

　　在這個階段，青少年會對事物進行假設，並能夠進行推論思考。

D. 馬勒 (Margaret S. Mahler：1897-1985)

馬勒是一名出生於匈牙利的兒童精神科醫師。他在研究室內的育嬰室對母子進行觀察，並構築了由客體關係的研究所構成的發展理論。在此理論中，他將從出生至3歲的發展分成3個階段來進行說明。

Ⓐ正常的自閉階段(出生～1個月)

新生兒的一天會處於半睡半醒的狀態。另外，由於身體會進行成長，所以會如同胎兒期那樣地產生能夠防範過多外界刺激的保護機制。這種狀態稱為「正常的自閉」。

Ⓑ正常的共生階段(1個月～5個月)

這個階段的嬰兒，會處於「母親與自己的存在尚未分化」的一體狀態。這種關係稱為「共生」。

Ⓒ分離・個體化階段(5個月～3歲)

這個階段的嬰幼兒會開始與「處於共生狀態的母親」分離，然後不久就會在心理上將母親視為個別的存在。馬勒根據嬰幼兒的分離感的變化，將此階段又再分成4個階段。

(松崎綠)

嬰幼兒的分離感

分離・個體化階段被分成了分化期(5～8個月)、練習期(8～18個月)、復合期(18～25個月)、個體化期(25～36個月)這4個階段。分化期的嬰幼兒會將注意力從母親本身轉移到母親的衣物或首飾等，並開始產生分離。在練習期，嬰幼兒會發展出爬行、走路等身體動作，同時也會暫時地離開母親，體驗自己的世界。另一方面，也會開始對「離開母親」這個動作感到不安。一旦進入復合期後，嬰幼兒會更加地意識到和母親分離這件事，並會黏著母親或想要吸引母親的注意。在個體化期，隨著分離焦慮的解決，分離感會開始確立，嬰幼兒也會開始在心理上將母親視為獨立的個體。

3 發展課題與危機

Note

生涯發展

在思考內心發展時，以前會重視「讓孩童成長，並習得技能」，所以會以「到青少年期為止的時期」為主要對象，不過，近年來，「包含老年期的生命週期」也開始進入思考範圍內。人們開始同時重視「獲得與失去」，並重新探討內心發展的意義。透過這種觀點來研究內心發展及其相關事物的學問就是「畢生發展心理學」。

發展課題與危機

發展課題指的是，在各個階段應該達成的社會心理課題。根據提倡發展課題的哈維葛斯特的主張，發展課題會由①身體的成熟、②文化或社會上的請求、③個人的價值觀與抱負，這三項因素來決定。艾瑞克森透過自我發展的觀點，將人生分成8個階段，並分別制定了肯定的主題與否定的主題，用來表示名為「～對於～」的「危機」。危機指的是人生的分歧點，而在該處所應達成的課題就是各個階段的發展課題。　關於艾瑞克森的發展理論，請參見I-第2章第2節。

1 發展課題與危機

近年，人們越來越能夠了解到，研究人類內心的發展時，「先展望整個生涯後，再來思考」這一點的重要性。在這種認知變得普及之前，就有精神醫學家‧心理學家從生涯發展的立場來研究內心發展，而其中的代表性人物就是艾瑞克森。艾瑞克森透過社會心理的觀點，將涉及整個生涯的自我發展分成8個階段。他認為各個階段都存在**社會心理危機**，人類會透過克服這些危機來使自我提升到更高的層次表1。

即使在現代，當我們在思考生涯發展時，艾瑞克森所提出自我發展的8個階段也是很有用的。在此，我會一邊參考艾瑞克森的理論，一邊按照這6個發展階段來對「根據各個時期的發展特徵而形成的發展課題與危機」進行概述。

A. 嬰兒期

A特徵

一般來說，我們會將「從出生到1歲的時期」稱為嬰兒期。其中「從出生到1個月的時期」，會特別稱為新生兒期。

▼表1　透過自我發展所看到的發展課題與危機

艾瑞克森提出的自我發展的8個階段			本章節的發展階段
年齡階段		危機	
嬰兒期	0～1歲半	信賴感　對於不信任感	1　嬰兒期
幼童期初期	1歲半～3歲左右	自律性　對於羞恥 疑惑	2　幼童期
幼童期後期	3歲～6歲左右	自發性　對於罪惡感	
學齡期	6歲～12歲左右	勤勉性　對於自卑感	3　學齡期
青少年期		同一性　對於迷失型統合	4　青少年期
成年期早期		親密性　對於孤立感	5　壯年期
成年期		生產性　對於停滯性	
老年期		整合性　對於絕望感	6　老年期

人類的腦部在發展時，如果像其他多數的哺乳動物一樣，在子宮內成長到具有某種程度的獨立能力而使頭部變得過大的話，就會變得無法通過產道。由於胎兒必須在造成難產之前生出來，因此，嬰兒期也被稱為**子宮外胎兒期**。站起來走路當然辦不到，而且在許多層面上也比其他動物來得不成熟，沒有撫養者的保護就無法生存下去。另一方面，嬰兒能夠將外界的刺激視為一種情報來做出反應，並會藉此使撫養者做出回應，以發展彼此的關係。

嬰兒在滿1、2個月時，會對周遭的任何大人都做出相同的反應，不過，一旦滿3個月後，嬰兒就能夠認出「會帶給他舒適體驗的人」。此外，在這個時期，只要任何人靠近他並對他笑的話，他也會以微笑來回應。撫養者對於「會用微笑來回應自己的孩童」，會感到更加地可愛，並增加對於孩童的影響。透過孩童的反覆回應，撫養者就會對孩童產生信賴感。滿5個月後，嬰兒會積極地做出「將手伸向有興趣的事物」等行為。

滿8個月後，嬰兒會明確地進行帶有目的的行為。另外在這個時期，嬰兒會黏著撫養者，撫養者一旦不在的話，嬰兒就會感到不安，而且會怕生。由於嬰兒會發展出「能夠分辨撫養者與他人」的識別能力，而且在情緒上會與撫養者產生密切關聯，因此，嬰兒會出現怕生的情況。滿9個月後，嬰兒一旦看到沒見過的事物，就會開始觀察撫養者的反應。當撫養者指著事物並開始談話時，嬰兒就會去注意撫養者的手指所指的東西。嬰兒也會開始進行故意的模仿。滿10個月後，嬰兒會向撫養者出示或指著某物體，表現出對於事物的興趣和意圖。像這樣，8～10個月可以說是在認知、情緒的發展上會產生很大變化的時期。為了要克服這個階段，腦部的成熟以及與撫養者之間的穩定關係都是必要的。

B 發展課題

透過以上的敘述，嬰兒期的發展課題的重要之處在於，要讓嬰兒對撫養者產生信賴感，並培養依附關係。

這個時期的內心問題會以**腦功能障礙**為基礎，包含了認知、情緒的發展遲緩及發展不良。這種孩童經常無法對撫養者的動作做出適當的回應。舉例來說，在嬰兒期時，自閉症會出現「即使要抱他，他也不會調整身體的姿勢，所以很難抱」、「即使哄他，也不會有反應」、

依附 attachment

包比(J.Bowlby)將「對於特定對象的特殊情感結合」稱為依附，並將其視為一種天生的傾向。而且，他還將「接近特定的對象、透過哭泣或微笑等信號行為來引起對象的關心」等稱為依附行為，並將依附行為的發展分成4個階段。也就是，①無區別性的社會反應階段(出生～1、2個月)、②區別性的社會反應階段(1、2～6、7個月)、③擁有明確且持續的依附行為的階段(6、7個月～2歲)、④會調整目標的夥伴關係階段(2、3歲～)。形成於嬰幼兒期的「依附的印象與確信」會作為一種「內心的運作標準」，並在之後繼續存在，而且從生涯發展的角度來看，是一種非常重要的核心。

自閉症

自閉症是一種透過①人際互動方面的障礙、②溝通的障礙、③在活動與興趣的範圍方面，有明顯的侷限性，這3點來進行定義的症候群，而且會在3歲前發病。其原因被假設為強烈的腦功能障礙，與撫養者的養育方式無關。根據智力遲緩的有無及程度，狀態也會有很大的差異。目前的出現機率約為500分之1，比以前的推測數據來得高。

發展障礙

　　①常會在嬰幼兒期發生、②假設的病因是腦功能的障礙或遲緩、③容易見於成人的精神障礙中，且會出現不會緩解與復發的穩定病程。在發展障礙中，包含了精神發育遲滯、廣泛性發展障礙、注意力不足過動症、學習障礙等。其中精神發育遲滯(智能障礙)已經被視為扶助的對象，而且為了扶助其他的對象，日本政府在2005年4月實施了「發展障礙人士扶助法」。

稟性

　　稟性在出生後馬上就會呈現，並會決定個人的情緒表露與反應。根據自律神經系統與內分泌系統等體質基礎的不同，會出現個人差異。湯馬斯(Thomas Alexander)與崔絲(Stella Chess)認為，嬰兒在誕生後，體質基礎會具有某種程度的穩定性，同時，其行為風格會隨著個體所處的環境而產生變化。根據調查，行為風格可以分成3種類型。在這三種當中，難帶的孩子(difficult child)會出現「生理節律不規則」、「要花很多時間來適應新的狀況」、「容易發脾氣」等特徵。這種類型約佔全體的一成左右。

「喜歡一個人獨處」等行為與特徵。除了像這樣的發展障礙以外，其他還包含了睡眠不穩定且容易發脾氣等在性格上難以教養的孩童。孩童一旦無法做出預料中的反應的話，撫養者的不安就會容易增加。當撫養者沒有做好育兒的準備，而且也無法得到家人的援助時，情況就會更加嚴重。於是，撫養者的不安會提昇孩童的不安，雙方的互動就會變得更加的不順利。在這種惡性循環當中，有可能會使撫養者出現虐待孩童的行為。我們必須對虐待行為採取緊急介入的措施，即使不這樣做，之後也必須進行「防止內心發展產生不良影響」的措施。

B. 幼童期

A特徵

　　一般來說，幼童期指的是從1歲到學齡期之前的階段。

　　根據皮亞傑的認知發展的階段，可以分為1歲半～2歲的感覺動作期、4歲之前的象徵性思維期、之後的直覺思維期　表2。

　　雖然1歲還處於透過感覺動作來掌握事物的時期，但藉由主動且不斷地反覆進行摸索，孩童會變得能夠改變自己的行為。在這個階段，常會說出有意義的詞語。在1歲～1歲半，會增加「用手指來表達共鳴、敘述、要求、回應等多種功能」的頻率。

　　過了一歲半後，孩童會獲得**象徵功能**，變得能夠將事物記錄在腦海中，並進行思考。雖然「模仿以前體驗過的事情，使其再現」、「玩起判斷此物和實物有所不同的遊戲」等都是象徵功能的表現，不過最明顯的還是語言。從1歲半開始，幼童的語彙會急遽地增加，到2歲前常常能夠使用雙詞話語(並非「媽媽」、「ㄅㄨㄅㄨ(狀

▼表2　皮亞傑所提出的認知發展階段

皮亞傑所提出的認知發展階段	
年齡層	認知發展
0～1歲半、2歲	感覺動作期
1歲半、2歲～4歲	象徵性思維期
4歲～7、8歲	直覺思維期
7、8～11、12歲	具體運思期
11、12歲以上	形式運思期

聲詞)」等只有一個字,而是使用了複數個單字的話語)。
幼童一旦能夠像這樣用語言來進行表達的話,就會減少用手指來指東西的頻率。

隨著認知發展的進步,認識自我的能力也會提昇。一旦接近2歲的話,當有人叫自己的名字時,就會回答「是」,而且也能夠清楚地認出鏡子中的人是自己。在2歲左右時,自己與他人的區別會變得明確,並會獨佔自己的持有物。

在2歲階段,孩童與撫養者之間的依附關係會加深。孩童會將撫養者當成「安全堡壘」,並藉此來擴大活動範圍。即使暫時沒看到撫養者的身影,孩童也能夠進行等待。另外,孩童會學習撫養者的想法,藉此來與其他孩童進行交流。除了學習他人的想法,另一方面,在這個時期,孩童也會更加地意識到自己與他人的差異。在2～3歲時,自我主張會變強,常常被稱為**第一叛逆期**。

在現代,到了3～4歲左右,多會讓孩童加入托兒所或幼稚園等團體,使得孩童能夠學習到除了家人以外的成人或孩童的活動,內心發展也會更加地進步。

在4歲以前,內心發展雖然說是象徵功能,但還是屬於以「基於個人體驗的印象」為中心的「前概念」。概念化要在這之後才會有所進展,並變得能夠進行邏輯性思考。在這個時期,會透過想像他人的想法的「心智理論」當中的「第一次錯誤信念作業」來找到正確解答。除了會去學習他人的思考以外,在另一方面,也開始能夠在腦海中與自己對話。話雖如此,由於在幼童期,知覺上的判斷還是容易受到有明顯特徵的事物影響,所以我們無法正確地推論「孩童是如何地看待他人以及對象之間的關係」。

ⓑ發展課題

透過上述內容,可得知幼童期的發展課題的重要之處在於,要讓孩童能與撫養者以外的成人或孩童建立穩定的關係,同時還要建立自信,並積極地行動。如果達不到這點,孩童就很難與他人建立穩定的關係並展開活動。

這個時期的內心發展問題多為語言能力的遲緩。到3歲前,即使語言能力有點遲緩,但只要能夠用手指東西

Note

虐待

　在法律中,所謂的兒童虐待的定義是,監護人(實行監護權的人、法定代理監護人等對兒童實際進行監護者)對於其所監護的兒童(未滿18歲者)進行身體虐待、性虐待、疏於照顧(兒童忽略)、心理虐待等行為。身體虐待指的是,使孩童的身體產生外傷或是對其進行有可能產生外傷的暴力。性虐待指的是,對孩童或是使孩童進行猥褻行為。疏於照顧指的是,做出明顯地減少食物或長時間置之不理等會妨礙孩童的正常身心發展而且明顯地忽視監護人責任的行為。心理虐待指的是,對孩童做出「會給予孩童明顯的心理創傷」的言行。

心智理論

　心智理論指的是,一種能夠區別各種心理狀態,並能夠理解內心運作與性質的認知觀點。這個理論是由黑猩猩的實驗中所引導出來的。作為「第一次錯誤信念作業」,使用名為「莎莉-安妮測驗」的人偶來進行的課題是相當知名的。透過孩童是否能夠理解到「人偶劇的登場人物所確信的事情」與現實的不同,來對孩童進行評估。據說身心健全的4歲兒童能夠通過這個測驗。專家認為,對患有自閉症的孩童來說,心智理論的獲得是較為困難或緩慢的。

廣泛性發展障礙

pervasive developmental disorders (PDD)

在DSM-IV(精神疾病診斷與統計手冊-第4版)與ICD-10(國際疾病分類-第10版)中,將自閉症以及相近的疾病統稱為廣泛性發展障礙(PDD)。根據DSM-IV,PDD被分成了病程中會出現退化情況的雷特氏症候群(DSM-IV的用語為雷特症)、語言發展良好的亞斯伯格症候群(DSM-IV的用語為亞斯伯格症)、無法特定的PDD(PDDNOS:非典型自閉症)。包含亞斯伯格症候群在內,沒有出現智能遲緩的PDD會稱為高功能廣泛性發展障礙。最近,專家常會透過「這些疾病具有共同傾向,並會形成一種光譜」這種觀點,將這些疾病稱為泛自閉症障礙症候群。

注意力不足過動症

attention-deficit hyperactivity disorder (ADHD)

注意力不足過動症(ADHD)是一種「會在7歲前發病,而且會呈現注意力不集中、過動、衝動性這3種行為症狀」的症候群。注意力不集中指的是,孩童無法專心進行一種活動,而會在中途改做其他活動。過動指的是,會到處走動,即使坐在椅子上也靜不下心來。衝動性指的是,沒有思考就進行動作,不會在該等待的時候進行等待。這些症狀出現兩種以上,而且會對生活產生不良影響時,就會被診斷為ADHD。ADHD是DSM-IV當中的診斷名稱,與ICD-10當中的過動障礙症幾乎相同。

或身體動作等來進行溝通,並對語言的指示能夠產生回應的話,那麼就可以不用過於擔心。在適當的教養中,孩童會變得較少黏人。在另一方面,除了屬於主要症狀的語言遲緩以外,也會出現溝通的障礙或行為方面的障礙,而且精神功能的發展也可能會有遲緩或扭曲的情況。以精神發育遲滯、自閉症為主的**廣泛性發展障礙、注意力不足過動症等**,都屬於會引起語言遲緩的發展障礙。

參與團體活動時,孩童常常會坐不住、不遵守規範,很難進行群體行為,或是會出現「無法和其他孩童一起遊玩」等情況。此時,即使孩童沒有語言遲緩的情況,也會出現「對話難以成立」的特徵。這種孩童可能沒有智能遲緩,或是屬於「智能遲緩較輕微」的發展障礙。即使沒有被診斷為發展障礙,當「發展區域稍微過於不平衡、在與撫養者的穩定關係下,無法習得符合年齡的行為、托兒所老師無法個別地對孩童做出合適的應對」等複數因素糾纏在一塊時,也有可能會造成問題。

此外,包含上述的情況,關於行為上的問題,也必須考慮到與虐待有關的可能性。

C. 學齡期

Ⓐ特徵

一般來說,學齡期指的是小學生階段,大約為6～12歲。

學齡期開始時,就會接近皮亞傑的具體運思期 p.54 。此時的概念會脫離幼童期的印象概念,成為真正的抽象分類概念。孩童不會被外表所影響,能將對象視為實體,而且如果能夠處理具體的事物的話,也就能夠透過腦中的運作來進行推論。

到了小學中年級時,會變得能夠在沒有上下文的情況下充分地理解詞語,並能夠跟的上以此為前提的學校教育。這個時期,除了語言以外,對於「習得身體動作、手勢、感情表達等基本待人處事的方式與非語言溝通應有的表達方式」來說,也是很重要的。這個時期也被稱為黨群期,孩童會形成同儕團體,並在裡面學習到與伙伴之間的互動以及團體的規範。由於內心發展會像這樣

▼表3　在10歲的重要階段，認知在質量上所出現的變化

（1）關係的分析與提取	能夠以抽象的方式來思考關係，並能夠理解比例。能夠結合2種交錯的思維方式，並用語言來表達。
（2）行為的調整	能夠按照課題的目的，來不斷地調整自己的行為，而且這種能力會持續地提昇。
（3）情報的探索	能夠透過不同的抽象標準來對事物貼上標籤，並會隨著「有層次的概念結構的形成」而獲得「利用此結構來有系統地搜索情報」的能力。
（4）感情的認知	自省與分析性的認知會透過語言來發展。在此背景下，孩童會理解到他人的複雜感情中的微妙部分，並透過他人的行動，來對其性格特性進行抽象分析。

出現質量上的變化，所以這個時期也被稱為**10歲的重要階段** 表3。另外，10歲也被視為是孩童的人格暫時完成的時期。

到了小學高年級時，孩童開始能夠偏離具體的現實，將假設性的命題當成思考對象來進行邏輯運思，並過渡到皮亞傑的形式運思期。一旦能夠透過自己來審視‧仔細觀察自己的認知過程的話，就能夠感覺到理想的自我與現實的自我之間的差異。在同儕關係中，會更加重視精神層面的心理結合，並會透過伙伴的看法來評價自己。

❸發展課題

學齡期發展課題的重要之處在於，要以學校教育為中心，習得知識‧技能，同時並獲得社會性。如果無法達成這點的話，就會因為學業上有困難，或是不適應團體生活等，使自尊心下降，並產生自卑感。

此階段的內心發展問題，會出現以發展障礙為基礎的情況。雖然注意力不足過動症或學習障礙會從幼童期就存在，不過有時候會在上小學後才被察覺。隨著孩童開始接受團體教育，這些疾病會因「無法靜下心來用功、和其他孩童產生糾紛」等問題而變得很明顯。會出現「到處走動、靜不下心來」這類症狀的過動症雖然常會隨著升上高年級而有所好轉，但如果沒有進行適當措施的話，就會隨著「學業上有困難或是不適應團體生活」而出現「變得抑鬱、帶有攻擊性」等各種精神‧行為症狀。此外，沒有出現智能遲緩的廣泛性發展障礙病童，

學習障礙

學習障礙指的是，一種因為「與整體的認知能力相較之下，與學習相關的能力會異常且極端地低」所造成的障礙。專家推測，在基礎的腦部功能中，特定的腦功能產生了障礙。在醫學及教育上，學習障礙的範圍是有所不同的。DSM-IV的學習障礙(learning disorders)指的是讀寫、算數能力特別低。教育上的學習障礙(learning disabilities)除了讀寫、算數能力以外，也包含聽、說等能力特別低的情況。而且，學習障礙還經常會併發ADHD。

排泄障礙

排泄障礙包含了大便失禁、遺尿症。分別指的是，反覆地在不適當的場所排便及排尿。根據DSM-IV，大便失禁會出現在4歲以後，而遺尿症則會出現在5歲以後。遺尿症還會再被分成「只有夜尿的情況、只有日間遺尿、兩者皆有的情況」等細類。大便失禁可以分成「一出生後，連一次的排便及排泄也無法控制的原發性排泄障礙」以及「曾經能夠控制，但後來變得無法控制的繼發性排泄障礙」。

抽動障礙

抽動指的是，突如其來、速度很快，而且沒有規律的反覆運動。這種運動如果發生在與發聲有關的肌肉群上的話，就會使發聲產生相同的特徵(發聲抽動)。抽動雖然能夠自主地壓抑一段時間，但還是屬於無法抵抗且無法自由控制的症狀。以抽動為主要症狀的症候群稱為抽動障礙。根據抽動的種類與持續性，大致上可以分成短暫性抽動障礙、慢性運動性或發聲抽動，以及妥瑞症。短暫性抽動障礙指的是，抽動持續出現的期間不滿一年的情況。慢性運動性或發聲抽動指的則是，運動性抽搐或發聲抽動其中一項持續了一年以上。妥瑞症指的是，多種運動性抽搐以及發聲抽動一起持續出現了一年以上的情況。

由於無法適當地理解狀況與他人的意圖，所以會做出不恰當的行為，而且他們的行為會被周圍的人誤解為「故意、任性的行為」。

在學童期，行為上的明顯問題包含了**排泄障礙**與**抽動障礙**。過去，兩者被認為屬於心因性疾病，且包含在心身症當中，不過目前已明白到基本的病因是生物因素。隨著腦部的成熟，一到了學齡期後，排泄障礙出現的頻率就會持續下降，而且抽動障礙的出現頻率達到顛峰後，就會開始減少。話雖如此，由於這個時期孩童會出現尿床或抽搐等情況，所以必須給予關懷，以防止孩童失去自信及不適應團體活動。

與學校的存在有關連的問題則是**逃學** p.75。學齡期的逃學率雖然沒有中學時期那麼高，但也絕對不能忽視。逃學是一種適應內心發展的方式，而且以10歲前後為分界，其特徵會稍微有所差異。10歲前的分離焦慮較為強烈，催促孩童提早上學常會使孩童出現逃學的情況。

D. 青少年期

Ⓐ 特徵

青少年期指的是，不是兒童，也不是大人的時期。

和青少年期類似的詞語是青春期。青春期的特徵在於，身體的急遽成長(所謂的青春期生長陡增)以及身體上會出現第二性徵。此外，一般來說，女性的青春期會比男性來得早。近年來，青春期的開始也變得較早。女性較早的情況，青春期會在約10歲左右就開始。青春期與青少年期這兩個用語的用法也未必是固定的。將青春期用來表示身體層面，而青少年期用來表示精神層面時，有時候會將「青春期過後，成為大人之前的時期」稱為青少年期。

再者，據說隨著社會的變化，青少年期的結束時間也會變晚。我們可以透過這一點來決定青少年期的範圍，不過，在本書中，關於青少年期的敘述，指的則是從國中時期到22～25歲左右為止。

當青春期的身體變化一出現時，人們就能夠客觀地認識自己，並會強烈地懷有「自己是誰」的想法。這個階段也會開始對「之前無條件地接受的雙親價值觀」感

到疑問，並被稱為**第二叛逆期**。此外，隨著生活範圍比學齡期來得大以及人際關係的增加，也會更加地在意他人對於自己的看法。另一方面，從社會的角度來看，青少年處理事物的態度會時而像大人、時而像小孩般地矛盾。在這種矛盾當中，青少年會想要重新建立「以往**所建立起來的自我概念**」。

在高中時期的後半左右，青少年會確立自己的價值觀，並接受現實的雙親，反抗的態度也會趨緩。隨著這種自我的確立，交友關係會從吃喝玩樂的伙伴轉向能夠交心的好友，而且也會開始與異性進行一對一的交往。

艾瑞克森用**遲滯(moratorium)**這個用語來說明青少年期是從孩童變成大人的過渡期，而且也是免除了社會責任與義務的寬限期。雖然關於青少年的定位，社會上有各種意見，不過米勒將這些意見統整起來，認為青少年期的發展課題包含了，①自我認同的感覺的發展、②適應身體的變化、③抽象思考的發展、④獲得社交技能、⑤確立與家人的新關係、⑥價值體系的確立、⑦設定將來要達成的目標。

Ⓑ 發展課題

青少年期的發展課題的重要之處在於，要確立名為「自己就是自己」的自我認同。如果無法達成這點的話，就會產生「認同迷失」。

總之，由於青少年期是一個過渡期，所以也必定是壓力會增加的時期。

在青少年期的前半，特別是國中生階段，逃學會成為一大問題。雖然逃學的增加傾向到了最近才降下來，但比例還是很高。逃學被認為「有可能發生在任何一名學生身上」，而且專家認為，包含學校的「價值」或家庭中的養育方式等在內的環境變化，也會對逃學情況的增加產生影響。另一方面，也有不少逃學情況是由各種精神障礙的症狀或是前驅症狀所引起的。這種情況下，雖然常會被診斷為焦慮症或適應障礙，不過也可能會發展成情緒障礙或精神分裂症。另外，雖然智能沒有遲緩，但卻有發展障礙時，也可能會在學業與交友關係上產生困難，並導致逃學。在其他方面，最近特別受到關注的是攻擊性的問題。「抓狂」這個詞所代表的是「突如

N o t e 📖

逃學

逃學指的是，兒童和學生因為某種心理、情緒、身體，或是社會性的因素、背景，所以不去上學，或是即使想上學也不能去。過去診斷時，雖然使用的是「情緒障礙的行動化」這個假設，但這並非正確的診斷名稱，即使出現相同的行為，原因或背景卻有很多種。日本，根據文部科學省(譯注：相當於台灣的教育部)的資料，在2002年度，缺席30天以上的小學生的比例為0.36%，國中生為2.73%；在2003年度，小學生為0.33%，國中生為2.73%。過去雖然一直在增加，不過到了最近終於開始轉為減少或是維持平穩。

自我認同的確立

自我認同的確立是艾瑞克森的自我發展理論的中心主題。自我認同指的是，對於「自己是與任何人都不同的一個人」的个變性以及「自己從過去到未來都仍然會是自己」的連續性，抱持著肯定的意識。能夠肯定地回答「自己是誰」、「自己是為了什麼而活著的」等問題，也可以說是一種顯示了「自我認同的確立」的指標。　　　-第2章第2節

其來地使憤怒爆發」，而且偶爾會對他人造成傷害，並常被診斷為相當於**行為障礙**的不良行為。對自己的攻擊性則包含割腕與自殺等。自殺與意外事故被列為青少年期死因的前幾名。隨著中高年人的自殺情況增加，青少年期自殺情況所佔的全體比例雖然下降了，但仍然可說是嚴重的問題。

此外，在青少年期時，也會因為無法接受自己日趨成熟的身體而引發**進食失調**。自我認同產生迷失，人際關係與情感的不穩定性變強，而且衝動性很高時，到了成人期後，就有可能會產生**邊緣性人格障礙**。專家指出，這些症狀比以前還要容易在低年齡層中出現。最近，會在低年齡層中造成問題的則是**解離性疾病**。專家認為，解離症也可能會發生於身心健全的人身上，而且原本就容易在青少年期出現，於是青少年的內心創傷與對此的脆弱性也開始受到重視。

再者，從青少年期的後半開始，精神分裂症的出現頻率也會跟著增加。

E. 壯年期

Ⓐ特徵

在此，會將「從開始被視為大人到老年期為止的時期」廣泛地稱為壯年期。我之前已經提過了，由於青少年期結束得較晚，所以我想決定青少年期與壯年期的交界。在此就暫且將壯年期定為從22～25歲左右到65歲為止。專家指出，隨著生命週期的變化與社會變動的加速，光靠青少年期所獲得的自我認同並不能夠支持住這漫長的一生，因此，壯年期的內心發展意義會變得更為重要。

艾瑞克森將這個階段分成了成年期早期與成年期。榮格將人生分為少年期、成年期早期、中年期、老人期這4個階段，並認為從成年期早期到中年期的「中年期轉捩點」是人生最大的危機。另外，萊文森(Daniel.J. Levinson：1920-)認為成年期早期會在45歲左右結束，而且40～45歲屬於人生中途的過渡期。

成為大人，指的就是從父母身邊獨立。在現代，有些人在學校畢業以及就職後仍然與父母同住，而且整體的生活都要仰賴父母。再加上晚婚及不婚的情況增加，「成為

大人」這個標準變得含糊不清。話雖如此,職業選擇與配偶選擇(結婚)仍然可以說是轉變到大人階段的重要發展課題。

艾瑞克森認為成年期早期的發展課題是**親密性**。確立「自己是誰」的自我認同,即使與他人融合,也具有能夠再度回復自我的自信,然後再與特定的他人,特別是異性,構築親密的關係(融合)。從認知發展的觀點來看,史艾(K. Warner Schaie)認為這個時期是**完成的階段**,焦點會從知識的獲得轉變為知識的應用。由於這個階段會追求人生歷練與建立家族,並達成長期的目標,所以屬於能夠應用智慧的時期。

一旦靠近壯年期的一半時,就會出現「體力衰退、時間觀念的狹隘與退化、認識到生產性上的極限、對於衰老與死亡的不安」等否定的變化,並會直接**面臨到自我認同的危機**。相反地,在這個時期,只要能夠察覺到自己內心的變化,並積極地重新審視並組織自己的生活方式的話,就能夠使自我認同變得更加深入與成熟。從認知發展的觀點來看,這個時期被認為是「責任‧管理的階段」。在通曉了認知技能後,必須在「包含社會責任在內的狀況」中,透過監視自己的行為來讓認知技能進行適應。在這個階段,人們會建立家庭,並密切地注意配偶與孩子。

在有孩子的情況下,隨著孩童成長至嬰兒期、幼童期、學齡期、青少年期,家長必須去適應角色的變化。當孩童到了以自立為目標的階段時,以往透過雙親的角色而結合的夫婦,會重新地企求夫婦之間的關係。此外,當家族的狀況出現「要照護父母,或是遭遇父母的死亡」等重大變化時,夫婦倆必須要重新認識自己的人生與夫婦關係。

具有某種責任的管理立場。正因為如此,所以必須要去重視工作上的關係調整,而且也可能會因為無法如願地專注於工作本身而感到焦慮。人們會理解到職場上出人頭地或能力的極限,並感到沮喪。再者,人們也許還會深切地體認到「尖端技術與資訊化的急遽進步、終身雇用制及年功序列制(日本企業的傳統工資制)的衰退等、最近職場環境的劇烈變化使得過去的作法不再適用」,更加地感到沮喪。

在這個時期,一般來說,女性會比男性遭遇到更多變化,並被迫做出決斷。結婚、懷孕、生產、育兒等人生中

更年期症狀

　女性大多會在45～55歲時停經，這段期間被視為更年期。卵巢的功能會在更年期產生衰退，而且屬於女性賀爾蒙之一的雌激素的量也會慢慢地變少。停經雖然屬於正常的老化現象，不過身體在習慣賀爾蒙的變化量之前，會出現各種症狀，這就稱為更年期症狀。症狀以自律神經症狀為中心，包含了發熱(發燒、上火)、出汗、肩酸、頭暈、失眠、焦躁等。這些症狀的有無及程度會有很大的個人差異。

的重大事件會對女性產生很大的影響。即使是現代，女性也未必能夠對這些事情做出積極的選擇。另外，由於職業婦女的增加，所以女性的內心也可能會因為想要兼顧家庭與工作而產生糾葛。再者，過了壯年期的一半後，隨著賀爾蒙功能的變化，常會出現更年期症狀。父母的照護也容易對女性造成負擔。女性就這樣被家庭束縛住，並煩惱著自己活著的目的是什麼。相反地，有的女性則會透過「扮演好幫助他人的角色」而感到充實。

　無論男女，我們在壯年期都必須重新審視自己與他人的關係，並取得與「身為一個活在自己與他人的關係中的個體的自己」的平衡，這點是很重要的。接近壯年期的尾聲，並到了退休年齡階段時，雖然必須重新構築「之前透過職業而建立起的自我認同」，但在那之前，如果內心能夠取得平衡，並有所發展的話，自我認同就能容易地轉移至老年期。艾瑞克森認為，成人期的發展課題是生產性，而且也包含了照顧他人等撫育之意。艾瑞克森的階段劃分雖然將焦點著重於個體的自我發展，不過在這個時期，這種撫育他人的關係也是很重要的。

Ｂ 發展課題

　在漫長的壯年期中，雖然存在著幾個發展課題與危機，不過，最重要的課題則在於，在「認識到包含死亡等各種極限」當中，重新審視自己的生活方式，並**重新構築**自我認同。

　這個階段的內心問題包含了，「理解到自己的極限而更加地感到沮喪」、「關於自己角色的內心糾葛會越發嚴重，並變得抑鬱」等。近年來，50歲階層的自殺事件一直在增加。專家認為，以經濟不景氣為首的社會情勢的惡化，使壯年期的憂鬱症病患越來越多

　此外，有的人因為無法適當地消除壓力，於是就會增加飲酒量，最後造成酒精中毒；有的人因承受著壓力而出現了身體症狀，並被診斷為心身症。

　女性會因為與孩子之間的關係而產生內心問題。再加上「產後期所出現的短暫性及輕微症狀」的話，就有很高的機率會變得抑鬱。如果育兒時無法如願地培育孩童的話，那種焦躁感就有可能會演變成虐待。當孩子獨立後，母親可能會感覺到失去了定位而變得抑鬱。而且

最常做出虐待行為的是親生母親，其次是親生父親。由於缺乏來自父親的協助也是導致母親做出虐待行為的因素之一，所以對於身為父親的男性來說，虐待也是一個重要的問題。

F. 老年期

Ⓐ 特徵

一般來說，老年期指的是65歲以上。在日本，1970年時，65歲以上的人口比例超過了總人口的7％，並被稱為高齡化社會。之後比例也持續增加，在1994年超過了14％，成為高齡社會；2004年10月1日現在則達到了19.5％，而且只有一名老年人或老年夫婦的家庭也正在增加。我們可以說，高齡者或高齡者家庭的增加對整體社會及高齡者的內心都會產生影響。

老年期的最大特徵在於，個人差異的擴大。

隨著老化而出現的身體變化包含了「所有人都看得見的生理老化」以及「不適當的生活習慣或疾病等所造成的病理性老化」，其程度會有個人差異，每個高齡者的狀態都會有很大的不同。由於老年期與嬰幼兒期相同，屬於身體與心理會互相產生很大影響的時期，所以在思考內心問題時，也必須要掌握住身體的狀態。

人類的智力大致上會分成**流體智力**與**晶體智力**。雖然人們認為智力會在老年期時下降，但會下降只有儲存新知識的流體智力。能夠活用已經儲存的知識或經驗的晶體智力戶在60歲左右慢慢地上昇，之後雖然會緩慢地下降，但即使在80歲，智力的水準也不會低於25歲。只要沒有罹患失智症等疾病的話，在老年期還是可以維持相當程度的智力。在史艾的認知發展階段中，老年期被認為是重新**整合的階段**，必須要對已經獲得的知識等重新進行整合。

在老年期，不僅是身體，社會立場與經濟狀況等也會有很大的差異，而且會體驗到失去許多東西的感覺。

隨著多次遭遇到朋友或配偶的死亡，人們會切身地感受到死亡這件事。雖然老化的方式會因人而有很大的差異，但最後要面臨死亡這件事，是誰都迴避不了的。

艾瑞克森對老年期的發展課題進行了整合，他認為像

Note

高齡社會

當65歲以上的高齡人口佔總人口的比例達到14～21％時，就稱為高齡社會。高齡化比率超過21％的話，就屬於超高齡社會。目前2004年10月1日，日本的總人口為1億2769萬人，其一年間的增加數與增加率皆為二戰後的新低，另一方面，高齡人口則達到2488萬人，突破過去新高。日本在不久後就會成為超高齡社會。

失智症

由於「痴呆」一詞給人負面的印象，所以日本厚生勞動省將此疾病的稱呼變更為失智症。失智症的定義為，曾經正常發展的智力功能因為後天性的腦功能障礙而持續地下降，並形成無法經營日常生活與社會生活的狀態。診斷的條件包含了，①腦部產生器質性的障礙、②整體的智力功能或複數種智力功能產生障礙、③沒有出現意識障礙、④日常生活中出現了智力功能的下降所導致的障礙，等4項。失智症大致上可以分成血管型失智症與阿茲海默型失智症。

這樣，「順利地適應面對死亡的老化過程，找出人生意義，並迎接幸福的晚年」，是很重要的。另外，紐曼等人認為老年期中有4個發展課題，分別是「對伴隨著老化而產生的身體變化採取應對措施」、「重新調整精力的使用方針，使其用於扮演新角色與活動」、「接受自己的人生」、「發展對於死亡的見解」。

在最近的高齡社會中，高齡者所尋求的是，做為一個獨立的主體來經營老年期。由於高齡者希望能夠提昇生活品質，因此我們必須要一邊重視高齡者在社會上的關係，並一邊關懷他們，讓他們能夠按照合適的步調去進行具有鼓舞力量的活動。

Ⓑ 發展課題

老年期的發展課題的重要之處，在於去接受衰老與死亡，並對過去的人生進行統整。若無法達成這點的話，就會產生絕望感。接受死亡時，會受到生死觀很大的影響，而且根據資料指出，高齡者會相當地恐懼死亡。

老年期的內心問題包含了**憂鬱症、自殺、失智症**等。

專家認為，老年期所失去的各種事物會成為引起憂鬱症的危險因素，而且在罹患身體疾病的高齡者當中，出現憂鬱症的機率很高。由於憂鬱症會使高齡者連回答問題的精力都沒有，而且智力也會衰退，所以有時候會被誤認為失智症，這種情況被稱為假性失智症。

在造成「準備要自殺的狀態」的因素當中，憂鬱症畢竟還是很重要的。同時，健康問題也常會與老年期的自殺有關連，根據2003年的統計，關於60歲以上的自殺動機，健康問題所佔的比例在男性中約為50％，在女性中則約為70％。

雖然失智症的出現頻率在60歲階層後半約為1％，但在80歲階層則達到5％以上，年齡越大，問題也越大。

透過整個生涯來回顧發展課題與危機的話，我想要特別強調「在幼兒期時，建立與他人之間的關係的基礎，對於之後的人生來說，會非常地重要」這一點。另一點則是，關於「自己是誰」、「自己是為了什麼而活在世上」的自我認同的危機。這點會在人生中反覆地出現，

而且可以說特別會在青少年期與壯年期的中期這兩個時期當中造成危機。無論我們是在與什麼時代的人相處，重要的是，我們必須重視這種發展課題與危機，並在生命週期當中理解對方。　　　　　　　　　　　　(金生由紀子)

2 位於各個發展階段中的問題

A. 幼童期至學齡期

❶疏於照顧・虐待

從以前開始，就有監護人會忽略育兒及撫養工作，也就是所謂的「疏於照顧」，有的則會做出心理與身體上的虐待行為。在今日，這些行為被認為是侵害到孩童的人權及生存權，而且屬於犯罪行為。

雖然圖1所顯示的是，兒童虐待數逐年增加的實際狀況，不過專家認為，隨著社會對於「疏於照顧・虐待」的高度關注，通報次數的增加也會與數字的增加有所關連。

虐待可以分為以下幾種[*1]

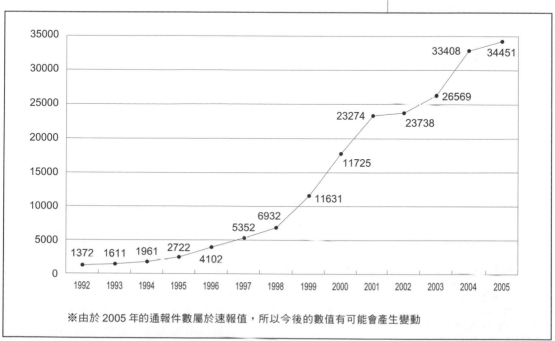

※由於 2005 年的通報件數屬於速報值，所以今後的數值有可能會產生變動

圖1　兒童諮詢中心當中的兒童虐待諮詢處理件數　　　　　　　　　　(日本國內兒童諮詢中心所長會議資料)

文獻

*1 岩田 泰子：児童虐待(暫譯：兒童虐待)、精神医学(暫譯：精神醫學)、43 (8)、2001
*2 市川光太郎：医療現場での虐待への初期対応 (暫譯：對於醫療現場中的虐待所進行的初步處理)、教育と医学 (暫譯：教育與醫學)、No.616、pp.10、2004

①疏於照顧(疏於養肓或拒絕養育)

指的是不給孩童進行必要的照顧，包含了「不抱孩童、不給予符合需求量的牛奶或飲食、讓孩童吃腐敗的食物、不幫孩童換尿布、不給予衣物、不讓孩童到醫療機構就醫、不讓孩童去上學」等。

②心理虐待

指的是忽視·責備·拒絕·脅迫·歧視孩童，包含了強迫孩童去做難以辦到的事、不照顧孩童、不跟孩童說話、對孩童使用「滾出去、去死」等惡言、罵孩童說：「因為你是個笨蛋，所以會被大家討厭」、當孩童有需求時，不給予所需的金錢或物質、強迫孩童做出矛盾或奇怪的言行、異常地限制其生活，不給予自由等。

③性虐待

指的是對孩童做出性行為，或是讓孩童做出性行為。其他的性虐待還包含了，將孩童用於與性相關的目的上(買賣春、拍攝色情照片、使其暴露等)。雖然受害者大多處於青春期前到青春期之間的階段，不過報告指出，2歲幼兒也遭受過性虐待，可見發生於幼童期的性虐待事件也不少。

④社會虐待

這種虐待有時會除去一部份的心理虐待，或是不包含性虐待。在大部分的情況中，雖然程度上有差異，不過都有出現反覆的虐待。於是，我們可以瞭解到，曾遭受雙親虐待的孩童也容易遭受到家族內其他人或是家族外的人虐待或霸凌。

⑤身體虐待

指的是對孩童做出暴力行為。具體來說，包含了用力地搖晃(嬰兒)、抛、敲打、捏、咬、勒脖子、堵住口鼻、把香菸的火壓在身體上、潑熱水、用刀具割、踢、沉入浴缸中、脫光孩童衣服並對其潑水、綑綁、關進廁所、把孩童關在陽台或戶外、不讓孩童睡覺等。身體上會出現很多症狀，像是骨折、頭部外傷、內出血、皮膚外傷等，特徵是新舊的傷痕會混在一起。

❷障礙的發現與雙親對於障礙的接納

作為婦幼衛生服務的一環，嬰幼兒的健檢指導體制已趨於完備，各種疾病與障礙能夠在早期就被發現。

許多疾病與障礙會在早期就被發現，並迅速地開始進行輔導教學計劃，以達成促進發展的目的。關於輔導教學計劃是否能有效地進展，這點與雙親對於障礙的接納程度有很大的關連。當疾病或障礙沒有在外觀上呈現出明顯的狀態時，雙親大多會難以接受障礙。協助者不能急著要求孩童產生障礙的雙親去接受障礙。大多數的雙親會對要承擔障礙的兒童感到悲傷，但同時也希望能夠促進孩童的發展。重要的是，協助者應該一邊地接受雙親的悲傷，一邊適當地給予鼓勵。

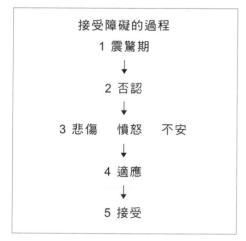

```
接受障礙的過程
1 震驚期
↓
2 否認
↓
3 悲傷　憤怒　不安
↓
4 適應
↓
5 接受
```

❸霸凌

透過觀察霸凌的發生件數 表4，可以得知霸凌大多會出現於「從學齡期到青少年期的前半」，而且會隨著年齡增長而有減少的傾向。霸凌的內容以小學及國高中內的「嘲笑、戲弄」最多，其次為小學內的「排擠」、國高中內的「暴力行為」。

在霸凌問題的處理方式中，政府透過了小學及國高中進行了「透過職員會議等來共同理解」、「學校整體會對兒童‧學生會活動、班級活動等進行指導」，並計畫透過國高中來謀求「教育諮詢體制的完善」。 霸凌這種行為不是現在才開始出現的問題，日本從昭和50年代開始，霸凌成為青少年的自殺原因，早已被媒體大肆地報導過。當今的霸凌特徵包含了以下這5點[3]。

①傳統的霸凌會以某個「惡霸」為中心來展開，惡霸-惡霸

虐待者的特徵 [1]

‧在嬰幼兒期沒有經驗過穩定的依賴關係，或是曾有過被虐待的經驗。
‧對自己的評價很低，身心容易受創。
‧會對自己及周遭的人有著過高的要求。
‧具有「攻擊性高，而且無法控制攻擊性」的性格。
‧性格不成熟，無法與配偶互相扶持。
‧患有人格障礙、毒癮、精神分裂症等精神疾病。
‧患有智能障礙。
‧患有身體疾病。

虐待者的家庭狀況 [1]

‧從虐待發生前，暴力就存在家庭當中。
‧不被祝福的結婚或是懷孕‧生產。
‧夫婦間相處不順利。
‧經濟上有困難。
‧沒有能夠商量或值得信賴的人，屬於孤立或是無法敞開心扉的家庭。
‧親子從新生兒期到嬰幼兒期都是處於分離的狀態。
‧家中有其他需要照顧的孩童或病人。

世代間的惡性循環

如同在虐待者的特徵當中所揭示的那樣，關於做出疏於照顧、虐待行為的監護人，從其生育記錄來看，可以得知從嬰兒期到學齡期為止，監護人本身大多都曾經有過被疏於照顧、被虐待的經驗。疏於照顧、虐待行為屬於犯罪行為，這點自然不必多說，同時，我們也應該掌握監護人本身的內心問題，並探討如何去協助他們。

▼表4 日本地區霸凌發生件數的變遷

年度	小學	國中	高中	合計
1987	15727	16796	2544	35067
1988	12122	15452	2212	29786
1989	11350	15215	2523	29088
1990	9035	13121	2152	24308
1991	7718	11922	2422	22062
1992	7300	13632	2326	23258
1993	6390	12817	2391	21598
1994	25295	26828	4253	56601
1995	26641	29069	4184	60096
1996	21733	25862	3771	51544
1997	16294	23234	3103	42790
1998	12858	20801	2476	36396
1999	9462	19383	2391	31359
2000	9114	19371	2327	30918
2001	6206	16635	2119	25037
2002	5659	14562	1906	22205
2003	6051	15159	2070	23351
2004	5551	13915	2121	21671
2005	5087	12794	2191	20143

（註1）由於從1994年開始，更改了調查方法，所以無法與以前的數據進行
　　　單純的比較。

（註2）1994年之後的合計數字當中，也包含了各特殊教育學校的發生件數。

　的手下-其他人群-被霸凌的人，像這樣的階級結構大多都
很明確。與此相比，在現代的霸凌中，擔任中心角色的惡
霸常會變得較不明確，而且會因「產生於集團或團體內部
的無意識的交互作用」而發生。

②過去的霸凌常會以「所屬集團不同的人」，也就是以「局
外人」為目標，但現代的霸凌也會在一起玩樂的同儕團體
當中發生。

③霸凌與被霸凌之間的關係本身會變得具有流動性。原本不
是被霸凌的對象的人會因為微不足道的理由而成為被霸凌
的對象；原本屬於霸凌別人那方的人在不知不覺當中就成
為被霸凌的那方。

④霸凌與非霸凌的界線是模糊不清且具有流動性的。加害者
大多都把霸凌視為玩笑的延續，而且不會感到明確的罪惡
感。

文獻

＊3　瀧川一廣：《いじめの
背景と日本的特性(暫譯：霸凌
的背景與日本的特性)》、「教
育與醫學」雜誌，1995。

⑤霸凌界線的模糊不清及流動性也會導致恐嚇或脅迫等持續性的惡行。

霸凌這種現象與「集團」或是「同伴」之間的關連是很重要的。在學齡期時，孩童會在集團中透過集團行動來認識自己；在青少年期則會出現透過真正的體驗而萌發的同伴意識。作為集團的一員，青少年會想要確保自己在集團中的地位。這種慾望有時會被集團濫用，有時自己的想法則會埋沒在集團當中。從以前就有人指出，集團的統一性＝團體凝聚力會因為集團外存在異己而提昇。於是，集團＝同伴會藉由「對某個特定對象的異常部分進行誇張的排斥或攻擊」來維持、強化集團內的團結。

關於孩童的霸凌，雖然明辨善惡當然是必要的，不過在發展階段當中，對於霸凌的背景進行理解，並給予指導與協助也是很重要的。

B. 青少年期

❶學校或家庭內的暴力行為

表5中分別地顯示了小學與國高中的校內暴力行為件數的年度變遷。在小學階段雖然沒有顯著的變化，不過在國中階段則出現了明顯的變化；在高中階段雖然有件數上的差異，不過卻出現了與國中相同的傾向。在1997年時，調查方式改變了，即使我們無法單純按照次序地對過去20年間的資料進行解釋，但青少年們在名為學校的人類團體當中透過名為「暴力」的行為來表現自我的事件數量正在增加卻是事實。

我們在思考暴力的背景時，會將暴力假設為「憤怒」的情感表達。一般來說，「憤怒」會出現在出生後幾個月的嬰兒的行為當中。不過嬰兒所表現出來的行為，會與生育的過程有很大的關連。舉例來說，在生育的過程當中，本身的內心世界當中出現了會使自己受到威脅的情況時，嬰兒就會透過表達憤怒這種情感來使狀況產生變化。藉由這種經驗，嬰兒能夠學習到對於內心危機的處理方式。當青少年選擇「暴力」行為來作為憤怒的情感表達時，如同上述的那樣，這種選擇很有可能是在生育過程當中所形成的。我們也可以說，關於青少年暴力行為的增加，光靠「對於精神壓力的忍受度的下降」這個觀點的話，有些問題是無法解決的。換句話說，我們應該認真地去探討，在生育的過程中，嬰兒在以雙

▼表5　日本地區發生於學校內的暴力行為件數的變遷

年度	小學	國中	高中	合計
1983		3547	768	4315
1984		2518	647	3165
1985		2441	642	3083
1986		2148	653	2801
1987		2297	774	3071
1988		2858	1055	3913
1989		3222	1194	4416
1990		3090	1419	4509
1991		3217	1673	4890
1992		3666	1594	5260
1993		3820	1725	5545
1994		4693	1791	6484
1995		5954	2077	8031
1996		8169	2406	10575
1997	1304	18209	4108	23621
1998	1528	22991	5152	29671
1999	1509	24246	5300	31055
2000	1331	27293	5971	34595
2001	1465	25769	5896	33130
2002	1253	23199	5002	29454
2003	1600	24463	5215	31278

（註1）調查對象：公立國小‧國高中
（註2）1996年以前為關於「校內暴力」狀況的調查。
（註3）由於從1997年開始，調查方式等產生改變，所以無法與以前的數據進
　　　　行比較。而且，小學的調查是從1997年開始進行的。

親為首且包含了大眾傳媒的社會環境中，將暴力行為視為一種能夠改變狀況的行為的可能性。

　　青少年不擅長在人間關係中表達包含了憤怒等各種情感，而且這點會呈現在學校和家庭等人類團體當中。因此，我們會透過這個觀點，並藉由自我主張(自我肯定)訓練或憤怒管理課程等方式來試著對青少年重新教育　p.224 。

❷逃學

　　逃學兒童及學生的增加傾向在2001年度達到顛峰，之後呈現出減少的傾向。在造成逃學的直接因素當中，雖然「起因於本人的問題」在國中與國小都佔了很大的比例，不過在國中內，以「起因於學生生活」當中的「圍繞著交友關係的問題」為契機而逃學的數量也佔了不少。

　　所謂的逃學，指的不單是，雖然過去對於有向學的意願，

但因為心理問題而無法上學的「拒絕上學」，也包含了，對於學業缺乏熱情而缺席的「怠學」。另外，嚴格地說，逃學不能算是疾病名稱，而且在逃學的背景當中，存在著各種臨床表現。

對逃學的歷史變遷進行觀察的話，可以發現，過去專家曾對「拒絕上學的兒童及學生」進行過分類，而且其臨床表現也呈現出某種程度的明確狀態。然而，在今日，由於社會上廣泛地認為，任何人都有可能出現逃學的狀況，因此，將逃學視為「特殊狀態」的觀點便漸漸地減弱。

名為「社會性繭居族」的青少年是當今的新問題，並受到社會的矚目。「社會性繭居族」指的是，在名為學校的社會中失去歸屬的青少年會難以融入社會，而形成停留在家庭中的狀態。這種名為「社會性繭居族」的青少年不只是教育問題所造成的，也與被稱為「尼特族」的青少年有一部份重疊，並逐漸地造成社會問題。

❸ 青少年期的自殺

關於日本的自殺死亡人數(厚生勞動省人口動態統計)，雖然1997年為23494人，但1998年卻超過3萬人，而且之後也維持著平穩的狀態。

根據厚生勞動省人口動態統計，在以青少年為中心的年齡層的自殺死亡率的年度變化當中，雖然15～19歲的自殺死亡率在1955年達到顛峰後就開始下降，但從1990年左右開始，又再度增加　圖2。

由於青少年容易受到「關於自殺的報導、友人‧名人等的自殺」的影響，因此青少年期的自殺問題已成為少子化社會當中的一大課題。自殺不僅對於本身來說，是種莫大的悲劇，也會使家族或周遭的人感到非常悲傷與苦惱，同時對於整個社會來說，也是很大的損失。

當兒童與學生出現想要自殺等心理健康問題時，校方應該重視的是，要在學校、圍繞著兒童與學生的環境當中，充實「導師、保健老師的諮詢‧輔助體制」，並積極地編制學校諮商員，使兒童與學生能夠輕易地與人諮詢，並進行適當的處理。

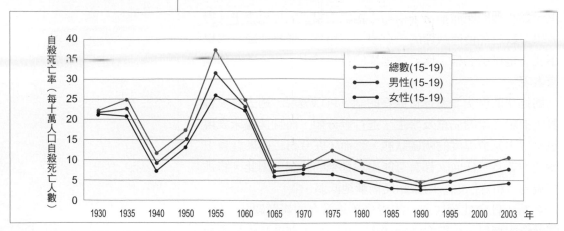

▲圖2 性別自殺死亡率的年度變化 (15～19歲)　　　　　(參考：日本厚生勞動省人口動態統計)

C. 壯年期至老年期

❶職場壓力與憂鬱症

在難以期待的高實質經濟成長率的環境當中，經濟社會伴隨著「經濟活動的國際化、情報化、服務經濟化、白領階級化以及生產設備轉移至海外、放寬管制」等因素，產業結構也急遽地產生變化。

在這樣的經濟社會情勢下，企業間的激烈競爭、企業中的能力主義、績效基準性薪酬‧待遇制度的導入等人力資源管理的個人化都有所進展，而且勞動時數也出現極長與極短這兩種極端的傾向，同時，有超過六成的勞動者會對工作感受到強烈的不安與壓力。由此可知，勞動者的負擔有擴大的傾向。

此外，過勞等所造成的職場壓力也是一種會引起健康問題的重要因素。其中，憂鬱狀態的出現頻率特別高。

不管是誰，偶爾都會感到憂鬱、孤獨、慵懶、沒勁等，不過大多數的情況都會隨著時間而解決。

另一方面，憂鬱症不僅會讓心情變得憂鬱，還會以各種形式來表現在心理與身體上。而且，本人、家人、周遭的人也都很難察覺憂鬱症的存在。

發現憂鬱症時，家人或熟人首先要對當事人採取適當的應對方式或是調整環境，這樣才能夠早期發現‧早期治療。在最近的調查中，根據DSM-IV(精神疾病診斷與統計手冊：美國的診斷基準)，重度憂鬱症的12個月患病率(過去12個月內符合診斷基準的人的比例)為2.2%，終生患病率為6.5%；根據ICD-10(世界衛生組織的國際疾病分類)的診斷，憂鬱

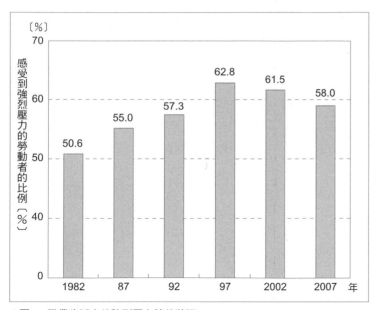

▲圖3　職業生活中的強烈壓力等的狀況

(日本厚生勞動省：勞動者健康狀況調查)

症的12個月患病率為2.2%，終生患病率則為7.5%。結果可得知，在約15人當中，就有1人曾經得過憂鬱症；在約50人當中，就有1人在12個月內得過憂鬱症。

　　為了要解決以憂鬱症為首的心理健康問題，我們必須改善職場環境，舉辦預防與啟發活動，並準備容易早期發現與接受諮詢的治療諮詢環境，而且，當曾暫時停止工作的勞動者要回到職場來時，為了防止疾病的復發，並讓他們能夠順利地適應職場，給予關懷也是很重要的。

❷壯年期與老年期的自殺

　　根據厚生勞動省人口動態統計，自殺死亡人數在1997年為23494人(男性15901人、女性7593人)，到了1998年，遽增為31755(男性22349人、女性9406人)。之後，人數變化到3萬人左右，2001年為29475人(男性21085人、女性8290人)。在自殺死亡人數的年度變化當中，1955年為第一個顛峰期，1985年左右為第二個顛峰期，現在則為第三個顛峰期。根據2001年的人口動態統計，自殺名列在死因中的第六名，將男女分開來看的話，自殺在男性死因中名列第6，在女性中名列第8。此外，自殺在25～44歲的男性死因當中，名列第一。近年自殺人數的激增，與「45～60歲的壯年男性的自殺死亡人數的增加」有很大的關連。

對自殺者的背景進行分析的話，可得知有七成左右的人患有憂鬱症，處於憂鬱狀態。如同上述的那樣，思考自殺預防措施時，針對憂鬱症所進行的預防及啟發活動會是個有效的方法。

許多會自殺的壯年與老年男性的共同點在於，各自擁有「憂鬱症」的背景，同時又在家庭‧職場‧住家附近「孤獨」地苦惱著。我們要針對「憂鬱症」來推動專業對策，另一方面，要如何將人從「孤獨」的狀態中解放出來，不單只是為了預防壯年與老年男性的自殺，對於每個國民的生存之道來說，也是一個緊急的課題。

讓個人能夠發揮特長，並讓大家能夠互相共生的「共生關係」是很重要的。我們必須要建立能達到這種目標的體制，並在國家、社區、職場、家庭、個人等所有的階層內推動這種體制，使上至老人下至孩童的所有人，都能從「孤獨」的狀態中獲得解脫。

(根本英行)

4 內心發展中的人際關係

1 社會化在人際關係中所代表的意義

A. 何謂社會化

個人為了成為所屬社會・集團的一員，就必須去獲得在該集團中所需的價值觀、態度、知識、技能、行為模式等。「遵循該社會・集團所容許的文化、社會基準來行動，並被該社會接納的過程」就是社會化。

社會化會在社會與個人這兩種層級中進行。社會層級的社會化被稱為文化的傳達，行為模式則意味著「從上個世代往下個世代傳承」。另一方面，個人層級的社會化指的是，個人的學習，以及具有某種固定基因的人一邊獲得所屬集團的價值觀，一邊發展人格的過程，也就是所謂人格塑造的過程。

B. 社會化的過程

人類的社會化從誕生的那刻就開始了，並會持續一輩子。社會化的內容與方向會因發展階段而有所差異。

具備固定的遺傳基因及生理・心理需求而誕生的孩童，會一邊成長，一邊在知覺、認知、情感、社會行為等各方面進行學習與發展。人類會在「以家庭為首的各種人類團體，或學校等各種機關、設施、制度」當中與他人產生交互作用。以社會化為目的的學習與發展，則會透過這種交互作用來進行。這種過程並非是單向的，而是雙向的。舉例來說，家長在讓孩子進行社會化時，自己同時也會學習「家長的角色」，進行社會化。此外，社會化不僅會透過面對面的人際關係來進行，也會透過電視、廣播、雜誌・網際網路等大眾傳媒來進行。媒體的世界會深入到日常生活中，並對孩童及青少年帶來很大的影響。

當個人所屬的各種集團或機構的價值觀與規範屬於同樣的

性質時，社會化就會不斷地繼續進行。換句話說，某個發展階段中的經驗會引導我們進行下一個發展階段，而且各個階段中的經驗和學習課題都是有可能被預測到的。然而，在這種懷有不同價值觀與規範的集團會互相競爭的異質社會中，個人的社會化過程會變得斷斷續續的，而且每當個人改變所屬的集團時，就必須重新去接納該集團的價值觀與規範，而且集團有時還會要求我們否定過去的社會化經驗。

C. 社會化的內容

我們透過社會化所獲得的東西，主要包含了基本的語言能力、基本的生活習慣、待人態度、人際行為的基本技能、社會生活中所需的必要知識與技能、道德標準的確立、所屬集團的文化價值與規範、社會角色，以及對於各種對象的興趣‧關心的發展等。其學習內容會因每個人的個性及各自的環境條件而出現個人差異。

D. 社會化的推動者

在社會化的推動者當中，發揮最大作用的是家庭。對孩童而言，以雙親為首，兄弟姊妹、祖父母等家人或親戚就是最早的社會環境，而且當中有準備好的基本人際關係的典範。雙親與子女之間應有的交互作用，以及其充實度、頻率、管教的基準，或是身為子女榜樣的雙親應有的言行舉止都會對孩童的社會化過程產生很大的影響。

此外，隨著內心發展的進步與生活範圍的擴大，街坊鄰居、玩伴團體、幼稚園、托兒所等場所中的人際關係也會成為社會化的推動者。就學以後的學校、教師、朋友、伙伴關係，以及成年後的職場集團等各機構、各種制度，或是大眾傳媒等，也都會扮演社會化的推動者這個角色。

E. 社會化的機制

社會化是透過**觀察學習、模仿、仿同、角色學習、偶發學習、基於操作制約的學習、認同作用、內化作用**等形成的。而且，為了要使社會學習能夠成立，孩童與榜樣之間必須要具備某種人際關係。當孩童認為對方與自己的內心想法很接近，而且想成為對方那樣時，**認同作用的機制**就會開始運作。能對孩童帶來某種必要的心理或物質上的事物，具有給予賞罰的權力等，而且深受信賴的人，會成為具有影響力的榜樣。

像這樣，雖然社會化是透過人與人之間的相互作用來進行的，不過彼此的關係會分成有目的‧有意識到的情況以及沒有意識到的情況。

雖然孩童會對「雙親有意地想要傳達的價值觀與規範」產生內化作用，但同時也有可能會在無意間就接受了「被雙親無意間的態度或行為、感情表達等所內化的價值觀、規範、動機等」。

F. 社會化的發展課題與人際關係

關於生涯發展理論與發展課題 l-第2章第3節 的主要理論是哈維葛斯特(R.J.Havighurst 1900-1991)與艾瑞克森的理論。艾瑞克森重視自我與社會之間的關連，並建立了關於心理‧社會危機與發展課題的理論。他將人的一生分成了8個階段，並讓最初的5個階段與最後的3個階段分別對應孩童的社會化及成人的社會化。哈維葛斯特將人的一生分成6個階段，並詳細地揭示了各個階段應該學習的發展課題。紐曼(B. M. Newman)則提倡整合了這2種理論 p.56 的生涯發展理論。與社會化相關的人際關係會隨著發展階段而分別呈現獨特的狀態。

2 個性化

所謂的個性化，指的是人類「變得具有個性」。雖然個性化常被認為是一種與社會化相對的概念，但社會化並不是指個人行為的統一化，而是指「一邊發揮個人的特性，一邊在個性化當中獲得某種容許範圍的行為模式」。每個人都是各

Note

仿同

指的是，將他人的行為或特性當成模範來學習。不光是會藉由「直接觀察他人的行動」，也會透過「聽取話語、閱讀他人寫下來的事物」等間接的方法來學習行為。

基於操作制約的學習

相對於自發性的行為，這種方法會隨著賞(愉快的體驗)罰(不愉快的體驗)來增進或迴避該行為，使其能夠學習到行為。

模仿

指的是，透過觀察社會化推動者的行為與特性，來有意‧無意地習得與該人物類似或相同的行為模式及特性。

角色學習

對於具有一定地位的人而言，人們所期望的行為模式就稱為「角色」。透過角色的行為來學習情感與想法，則稱為「角色學習」。角色會構成一部份「被內化於意識或態度當中的個性」。社會化也是一種「對應個人的性別、發展階段、社會地位等」的角色學習。

認同作用

指的是，個人會在無意中接納「社會化推動者的全部或一部份的態度‧情感」，並在情緒上與他人相結合。

白帶著遺傳上‧生物學上的個人資質而誕生的，而且根據這種個人資質的差異，與他人的相處方式也會有所差異，也就是交互作用的質與量會有所差異。透過這種不盡相同的社會化過程，個人會逐漸變得個性化。管教與教育並非是家長對於孩童的單方面關係，孩童的個性也會影響到家長的行為。因此，在社會化的過程當中，家長與孩童都會逐漸變得個性化。

人生後半的個性化被稱為自我實現，或是**個性化的實現**，而且老年期的個性化會特別明顯。榮格的個性化過程指的是，讓「過去使自己能夠適應外界的對外關心」朝向自己的內心，然後重視「位於自己內心，且被自己壓抑著的無意識的部分」，並試著讓無意識與意識合併。像這樣，讓作為「被無意識與意識這兩者所敞開的整個內心」的自我進行發展的過程，就稱為個性化。

(白崎けい子)

5 社會互動與角色

1 自己與他人／關連性／自我實現

A. 人類‧環境‧關連性

我們會在與「自己本身周圍的各種外部環境」之間的關係當中對自己進行定位，並進行日常生活。外部環境大致上會分成**自然環境、社會環境**，以及**人際環境**這3者。自然環境還會再被分成「氣候、空氣‧水等的物理化學環境」與「以動植物為對象的生物環境」。社會環境則被分成包含規範與習俗的文化環境與經濟環境。

關於外部環境與人類之間的關連性的觀點，從以前到現在有很大的變化。以前人們會採用**基於「決定論」的關係(determinism)**與**基於「相互作用理論」的關係(interaction theory)**，不過近年人們所重視的則是基於**「交互論」的關係(transaction theory)**。

基於「決定論」的關係指的是，「人類的行為會因為某種環境條件而直接且穩定地被誘導」的觀點。此觀點認為，人類可以說是一種典型的被動角色，無論是誰都會對來自環境的刺激產生固定的反應。這種觀點完全沒有反映出人類的個別差異，不過是指出「在有限的條件下，環境可能會對人類的行為產生某種影響」這一點罷了。

另一方面，基於「相互作用理論」的關係指的則是，人類對於來自於環境的刺激，不僅會產生固定的被動反應，還會不斷地對某種事物賦予不同的意義或解釋，並與環境之間進行雙向的互動，而且這種過程會成為行為的基礎。然而，無論如何，來自於環境的刺激還是會對人類產生影響，這與「用單方面來規定其他方面的觀點」沒有什麼差異。對置身於「常會因本身的變化而對環境產生影響的日常生活與社會狀況」當中的我們來說，這種觀點在責任感上有點偏頗，可以說是輕視了人類對於環境的影響。

與此相對，所謂的基於「交互論」的關係，指的是一種

Note 📖

自己與自我、自我概念

自己(self)是一個關注於自己本身的意義或價值等客觀層面的詞語。提到「自我意識」或「自我概念」時，指的是「有意識地透過體驗來談論自己本身」。也可以說是主觀地被意識到的自己本身。另一方面，自我(ego)則是一個在精神分析領域常被使用的詞語。指的是，自己本身會創造並實踐「能被周遭接受的行為」，而且作為社會存在來說，是客觀地被意識到的。不過，這兩個詞語很難辨別，而且人們平常在使用時，不會特別去留意到兩者的差異。

自我概念指的是，引導一個人的行為的重要感情或信念。人類本身會為了充分地滿足「想要持續地具備穩定的存在感」這種基本需求而採取行動。基於「與他人之間的關連性」的自我，是透過察覺到他人的反應而形成的，而且是由三個層面所構成的。第一為，他人對自己有怎樣的印象？第二為，他人是如何評價自己的？第三為，對於這些印象與評價，自己本身的情感應有的狀態(自負、屈辱等)。換言之，名為「自己」的存在，平常雖然會被理解為個人的實體，但其本質的部分會受到「他人」這種鏡子般的存在影響，而且會透過各種互相影響的人際關係而形成，並進行發展。

現象學方面的觀點。這種觀點將人類與環境視為一個整體的「事件」或「作用」，而且能夠掌握住「因互相影響而暫時改變樣貌的姿態」。在某種場面或情況下，人類會定下「以人類與環境之間的關連性為前提」的目標，並朝著此目標，透過各種方法來積極地影響環境，使彼此都產生變化。

我們並不是單獨自食其力地生活著的，自立性與能動性要處於各種環境或是與他人之間的關連性當中才會產生作用。雖然我們在日常生活中會遇到各種事情，並自發·主動地與其產生關連，但在另一方面，我們也可能會為了維持生活而徹底地成為被動的存在。人類會一邊主動地選擇、取捨許多存在於環境中的物質或情報，一邊充分地滿足自己的慾望，謀求身體的安全性及維持日常生活，並以這些經驗的累積為基礎，確立名為「作為社會存在的自己」的自我概念。

B. 自我實現

人類會在「參與社會的活動或與他人的交流所產生的相互影響」此前提下，獲得對於環境的適應力與來自他人的認同，並藉此逐漸地達到自我實現。「自我實現(self-fulfillment)」指的是，自發地去實現存在於個人內心中的所有可能性，並去面對原本的自己本身。最早使用這個詞的是榮格(C.G. Jung：1875-1961)。馬斯洛(A.H. Maslow)認為，在他所提倡的**需求層次理論**中，人類的需求會形成5層的金字塔(階層模式)，而且當從最底層開始的第一層的慾望被滿足時，人類就會接著以更高一層的慾望為目標。從最底層開始，人類的5層慾望指的是①生理需求(physiological needs)、②安全需求(safety-security needs)、③歸屬感·愛的需求(belongingness-love needs)、④尊重需求(esteem needs)、⑤自我實現的需求(self-actualization needs)。

①生理需求指的是，在生理系統方面，人類為了生存而需要的食衣住等最基本的需求。②安全需求指的是，渴望安全的狀況以及想要迴避不穩定的狀況等的需求。另外，③歸屬感·愛的需求指的是，想要與他人產生關連、想要與他人一樣地行動等對於集團的歸屬需求。④尊重需求指的是，一種「希望自己能夠被集團認為是有價值的，並被

馬斯洛

(A.H. Maslow：1908-1970)

馬斯洛是美國的心理學家。他是人本主義心理學的創立者，而且很活躍。他迴避了自我實現·創造性·價值觀·美·高峰經驗·倫理等過去的心理學，開創了更加重視人性的研究。他的人格理論被通稱為「自我實現理論」，而且不單是心理學，在企業管理學·社會福利學·教育學等領域也常被提及。

尊重」的認知需求。

位於金字塔頂點的⑤自我實現的需求指的是，一種「想要充分地發揮自己的能力或可能性，並謀求創造性活動或自我成長」的需求。這裡提到的自我實現指的是，實現位於自己內心的可能性，達成使命，並以人格的一致或統一為目標。健康的人類會透過**成長需求**而產生追求自我實現的動機，而且這種成長需求會在匱乏性需求被滿足後才出現。**匱乏性需求**指的是，為了維持生命的生理需求以及安全·歸屬感·愛情等的社會需求，一般會透過他人來實現。換句話說，不滿足生理需求及社會需求的話，自我實現的過程就不可能發生。而且馬斯洛還舉出了「在行動或思考時會遵循自己內心的**自主性邏輯標準**、能夠照原樣地接納自己與他人的內在特質，並寬容他人」等能夠達成自我實現的人的特徵。不過，馬斯洛也指出，雖然越是優秀的人，會在需求的階段上爬得越快，但能夠達成自我實現的人卻非常少，大多數的人會在中途轉向其他方面，而且對當事人來說，會陷入「過去認為理所當然的事變得不再是如此」的狀況。

另一方面，以「個人中心治療」而聞名的羅傑斯(C.R. Rogers)所提倡的自我實現指的是，接納自己，讓自己從自我保護當中得到解脫，並以更高度的自主性與整合性為目標，讓內心趨於成熟。在他的理論當中，將自我實現視為生物體的基本驅力，而且由於不會讓生理·社會需求介入自我實現的形成過程，所以與馬斯洛的階層模式是完全不同的。

C. 自我認同與人際關係

我們在與許多人產生關連的過程中，會發現名為他人的鏡面所映射出來的另一個不同的自己。與自己本身的想法有所矛盾的想法會由此而生，而且我們會將這種矛盾放進內心中，並構成各種自我形象。不過，一般來說，每個人都會意識到「具有某種程度的一致性」的自我。我們會按照自己的步調，盡可能地從相互矛盾的各種自我形象當中，選擇取捨出最少矛盾的共同點，並透過接納來謀求一致性。這就是「自我認同(identity)」。如果要對其下定義的話，指的就是能夠確信或體會到名為「自己會經常是相同的自己」的**同一性與連貫性**。

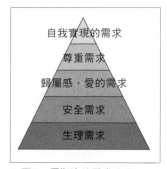

豪豬的困境

當社會急遽地變動，使我們失去能夠規定人類彼此的內心距離的規範(內在規範·道德·禮儀)時，我們對於人類的距離感就會有所改變。而且，由於交通機關與行動電話等大眾傳播工具的發達，時間·空間上的距離會被縮短，而且我們也會持續地喪失距離感。我們對人際關係中的距離感一旦變得麻木，就會引發各種前所未見的問題。彼此越是靠近，利害關係就會變得越密切，於是雙方就會用不人道的方式互相傷害對方。

這種「因為不擅長拿捏與他人之間的距離而產生的交互作用」所造成的結果與困境稱為「豪豬的困境」。距離越是接近，愛與恨這種相反情緒的糾葛＝矛盾心理就會越為嚴重，而且身上的刺(利己主義)會傷害對方。精神科醫生小此木啟吾指出了以下幾點[1]：

①沒有帶著敵意與惡意地接近對方，卻可能會傷害到對方。

②彼此沒有察覺到自己身上的刺而互相靠近的話，就會使雙方都受傷。

③自己身上的刺只有透過對方的痛苦＝被害人的「尖叫」才會被察覺。

④雖然對方的刺對自己沒有敵意，但自己卻意外地或在不知不覺中被對方刺傷。

⑤豪豬的刺本身並沒有人格。

文獻

[1] 小此木啟吾：モラトリアム人間の時代(暫譯：遲滯人類的時代)，p.116〜139，中央公論社，1978。

我們呈現給他人的姿態指的是，符合當下的時間、場所·狀況，而且極具多樣性的易變狀態。我們之所以不會對此感到不穩定，是因為「能夠使自我經常保持一致性的內外作用」發揮了效用的緣故。在外部，有來自於「在某種程度的容許範圍內謀求人格一致性」的社會的**角色期望**；在內部，我們的思維也會為了盡可能地迴避精神上的糾葛或矛盾而運作著。於是，為了維持自我認同，就必須要讓他人認同「自己所意識到的自我認同」。

能夠實現自我認同的狀況的公式，如下所示。

自我認同＝f (自我定義·他人給予的認同)

自我認同與他人之間的社會背景是很明確的，而且只要自我定義與他人的認同很少互相矛盾的話，自我認同就會很穩定。因此，我們會傾向於選擇及喜好能夠認同自我定義的他人。另一方面，當自己與他人的關係處於曖昧的狀況時，他人的自我定義可能不會令自己滿意，於是自我認同就會變得不穩定。結果，根據狀況，我們甚至會陷入一種心理上的危機狀態，這稱為「**自我認同危機**(identity crisis)」。這常見於青少年時期，而且在此時期，隨著自我逐漸地形成，青少年會開始意識到多方面的自畫像＝自我形象。青少年期相當於由孩童轉變為大人的過渡期，在非連續性的身心變化的前提下，青少年會在孩童與成人的角色之間搖擺不定，而且其他人常會要求青少年去承擔各種社會角色。

艾瑞克森指出，要體會到自我認同，必須基於以下這幾種感覺。

①個體性感覺(individuality)

能夠感覺到自己與他人是不同的。

②同一性感覺(sameness)

能夠感覺到雖然自己會視情況而產生變化，不過平常還是同一個人。

③連續性感覺(continuity)

能夠感覺到自己雖然會產生變化，但仍然是連續性的存在。

④綜合感覺(synthesis)

能夠感覺到自己雖然有多種面貌，而且也會改變，但這些都會被整合為一。

⑤共識感覺(consensus)

自己能夠感覺到「重要的他人」的行為與自己的行為同樣重要。

2 社會角色

A. 社會定位與角色

話說回來，當我們有必要向他人表明「自己是誰」時，通常會告訴對方自己的姓名。不過，根據自己與對方的社會關連性，有時也必須告訴對方自己的身份或職業等。這就稱為「**角色(role)**」。由於「自己所分配到的角色或自己選擇的角色」會佔據自我認同的中心，因此我們能夠感受到角色會使「上述5種具有流動性且又容易產生矛盾的感覺」變得穩定，並維持自我認同。人類會負責扮演各種角色，並會在日常生活中，讓「基於與他人之間的關連性的交互作用」持續下去。

我們經常會在某種**社會定位(position或status)**下生活著。透過處於某種社會定位，我們便能夠與他人產生交互作用，而且個人會成為一種「社會存在」。定位包含了，像年齡或性別那樣與生俱來的東西，以及像身份或職業那種後天取得的東西。事先處於這些定位中的人，就可以稱為角色。換句話說，所謂的角色，與個人的人性或能力・個性等無關，只要將角色視為「周遭的人所期望的權利或義務等」即可。每種社會定位的形成經常會與其他的定位互相產生關連。另外，特定的社會或組織會在維持「屬於既有系統的社會結構及社會功能」方面，將「周遭的人所期望的特定行為模式」分配給「我們每個人所設定好的定位本身」。這種配合社會定位的行為就是「**社會角色(social role)**」。換句話說，社會定位各自包含了特定的角色。

我們平常會透過「角色」來認識他人或自己本身的全貌。由於個人在社交場合中，會進行「作為某種角色的

行為」，所以當自己難以坦率地去理解眼前的他人時，便
會將名為角色的典型圖表當成判斷的基準以進行核對，並
藉此來試著掌握他人。自己也會透過「讓自己符合某種角
色」來引導自己的行為，並想像自己的理想狀態。角色的
功能可以整理如下：

①他人的典型化

指的是，透過「符合某種角色」來理解他人的功能。
人們會透過發現脫離「對方某種角色給予人的固有印象」
的性格特性及言行，來感受到對方的全新魅力。一般來
說，公務員、教師、警察等屬於嚴肅的職業，而且擔任這
些職業的人也容易被認為是拘謹的人。另外，職場中的上
司會給人難以親近的印象。然而，光靠角色給予人的印象
來建立人際關係的話，包含公司職員之間的結婚與戀愛在
內，這種人與人之間的友情與愛情就會變得難以形成。

②自己的典型化

透過「讓自己符合某種角色」來決定行動方針。藉
此，人們便會「像~似地」行動，並能夠在自己內心中構
築出盼望著「想要成為這樣」的理想自我。

③社會關係中的典型化

在社會的交互作用中，這種功能會成為釐清「與他人
的關連性」的方法。藉此，彼此就能夠決定人際關係中的
距離拿捏與角色分配等。

B. 印象管理與角色扮演

「依照人們所期盼的內容來扮演所賦予的固定角色」就
稱為「**角色扮演(role playing)**」。當現代人想要透過與許
多人之間的交互作用來使自我認同趨於穩定時，就常會將
「自己所分配到的角色或自己選擇的角色」定位為自我認
同的中心。因此，我們就會企圖使他人的反應符合自己的
期望，並進行「**印象管理(impression management)**」。
根據情況，印象管理雖然有時候會被非常刻意地實行，但
一般都是在無意中進行的。

然而，說到我們是否是在盲從社會或組織的角色期望

時，卻未必是如此。面對角色期望時，即使認為「必須要～」，但如果有時不去實行的話，就會造成無法實行的狀況。即使是同樣的角色，不同的人也會根據不同的解釋來採取行動。根據情況，人們可能會對目前的角色做出反抗，也可能會分別在應付場面話時扮演表面的角色，在說真心話時則表現出另一個自己。像這樣，由於原本的個人與角色之間具有一定的距離，所以就可能會產生「角色扮演」這種情況。

C. 角色內衝突與角色間衝突

每個人對於角色期望都會產生分歧的感覺或糾葛，包含了以下幾種：

①對於被賦予或獲得的角色中，包含了怎樣的期待，每個人都會產生分歧的感覺或糾葛。
②對於某種行為的容忍或禁止程度，每個人都會產生分歧的感覺或糾葛。
③對於適用於角色的狀況，每個人都會產生分歧的感覺或糾葛。
④人們所期待的行動是一種義務，還是單純使人滿足的行為？對此，每個人都會產生分歧的感覺或糾葛。
⑤當許多期待互相對立時，要重視何者呢？對此，每個人都會產生分歧的感覺或糾葛。

像這樣，在一個角色當中，個人的心情會與許多互相矛盾的角色期望產生關連。這就稱為「**角色內衝突(intra-role conflict)**」。

另外，雖然我們一般會具有多種社會地位，但是，當這些角色期望的內容互相矛盾時，內心的糾葛也會變得很嚴重。這稱為「**角色間衝突(inter-role conflict)**」。典型的例子是雙薪家庭中的女性，她們會具有妻子·母親·社會人士的煩惱等。全都可以說是社會構造上的矛盾或對立影響到個人的結果。隨著社會生活的複雜化，我認為今後「這種處於糾葛狀況中的事態」會變得更多。我們要如何解決角色衝突(role conflict)呢？作為我們的現代日常課題來說，這點是很重要的。

(瀧川薰)

第3章

心理健康與現代

1 心理健康的維持

Note

漢斯・塞耶

(Hans Selye：1907-82)

　塞耶出生於奧地利的維也納。他是名加拿大籍的內分泌學家，也是壓力學說的倡導者。他清楚地說明了非特異性刺激會引起特定的身體的反應模式（一般適應症候群）。這點成為了到目前為止的壓力研究的重要支柱。

沃特・坎農

(Walter Bradford Cannon：1871-1945)

　坎農是美國的生理學家以及哈佛大學的教授。他所提倡的坎巴二氏情緒論、體內平衡、緊急反應等概念，不但對生理學，也對心理學、醫學、壓力研究或社會學等廣泛的領域產生影響。

文獻

＊1　Selye,H：The general adaptation syndrome and the diseases of adaptation. J. Clin. Endocrinol.6：pp.117-230, 1946.

＊2　Cannon, WB：Bodily changes in pain,hunger, fear and rage*, 2nd ed. Bradford, Bostion, 1953.

1 壓力與壓力管理

A. 何謂壓力

　以壓力學說而聞名的漢斯・塞耶(Hans Selye)認為「壓力是生物體內所產生的生理・心理扭曲，而製造這種壓力的是從外部侵入的壓力源」。而且，他很重視各種傷害性刺激(壓力源)在生物體中所製造的共同壓力狀態，並將其命名為**一般適應症候群(general adaptation syndrome)** ＊1。如同圖1所示，他將遭受壓力源影響的生物體反應分成「**警覺反應期**」、「**抗拒期**」、「**衰竭期**」這三個階段。在「衰竭期」中，過多的壓力源會長期地持續存在體內，一旦再有壓力源侵襲，生物體就會變得無法承受。壓力源包含了物理因素(炎熱、寒冷、噪音等)、化學因素(空氣污染、飲酒過度、吸煙過度等)、生物學因素(細菌、霉菌、病毒等)、社會心理因素(內心煩惱、糾葛、人際關係等)。最近，由於人們難以區分社會心理的壓力源與內心的壓力狀態，所以有的人會將兩者都稱為壓力。

　另一個壓力學說是沃特・坎農的**緊急反應**＊2。他把狗帶到貓的身邊，並讓狗一邊靠近貓，一邊猛叫，然後詳細地研究當時貓的身體變化，結果，他明白到緊急事態會引起如下所述的一連串身體變化。也就是抑制胃腸蠕動、抑制唾液・消化液的分泌、心跳增加、心輸出量增加、血壓上昇、呼吸次數增加、肌肉收縮力增加等。這些反應可以被理解為腎上腺素所引起的交感神經系統的活化。

　像這樣，生物體對於壓力的反應，本來是一種為了抵禦外敵、增強抵抗力的有益反應，也是一種為了維持生命而存在的必要機制。但問題在於，壓力過大，且長期都無法順利地消除壓力時，就會陷入異常狀態。因此，「順利地控制、管理壓力」就變得有必要。

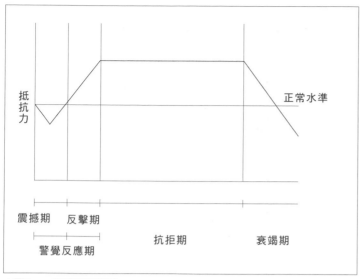

▲圖1 一般適應症候群

(改編自Selye,H：The general adaptation syndrome and the diseases of adaptation. J. Clin. Endocrinol.6：p.117-230,1946.)

B. 壓力反應的呈現方式

　　壓力的影響會以不舒服的嚴重**心理變化**(不安、緊張、過敏、抑鬱、焦躁、混亂等的情緒反應)與緊接著產生的**身體反應**(疲勞、倦怠、頭痛、心悸、呼吸困難等的自律神經系統症狀)，以及為了消除壓力的**行為反應**(行事匆忙的生活形態、飲酒‧吸煙‧飲食行為等的生活習慣)等形式來呈現。這些反應的呈現方式會因個人體質、性格、壓力的認知方式不同而出現固定的傾向，包含了容易呈現於心理上的人、容易呈現於行為上的人、容易呈現於身體上的人等特徵。重要的是，我們必須事先明白自己的壓力容易在哪一方面呈現出來，並且從平日就要進行自我檢測，如果感覺到壓力正在累積的話，就要盡早想辦法消除壓力。

C. 良性壓力與惡性壓力

壓力並非全都是消極的。適度的刺激能夠活化交感神經系統，產生抵抗力。漢斯・塞耶本身也說過「壓力是人生的調味料」，可見壓力也有積極的一面。這稱為**良性壓力(eustress)**。與此相對地，**惡性壓力(distress)**指的則是過度的壓力以及長期持續存在的壓力。

圖2是表示壓力與生產力的關係的圖表。在a的部分中，壓力與生產力會成正比，壓力越大的話，生產力就會提昇越多。在b的部分，如果繼續施加壓力的話，反而會使人精疲力竭、生產力下降，並導致身心失調。這種曲線包含了個人的性格與體質因素，並會因過去的經驗與自信多寡等因素而產生差異。此曲線的特徵在於個人差異很大。因此，負擔是否過多，必須要透過「外界的要求與個人能力之間的平衡」才能決定。每個人在注意自己的壓力狀態，並小心地避免負擔過重的同時，積極地休養也是很重要的。

D. 壓力管理的方法論

試著來思考「壓力管理的方法論」的話，可以將其歸納成①壓力源的減輕、②認知評估的修正、③壓力反應的控制、④社會救助的發展、⑤壓力調適能力的開發。無論要活用哪個方法，都應該透過壓力源的種類與程度、個人資源的多寡、環境因素等來適當地進行選擇。

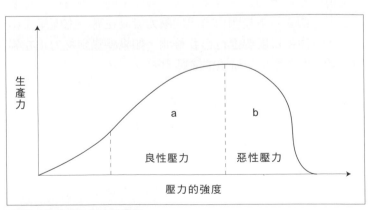

▲圖2　壓力與生產力的關係

❶壓力源的減輕

當現實的壓力狀況很嚴重，並且很清楚地呈現身心症狀時，就要考慮**減輕或迴避壓力源**。停職～在家休養或是住院治療，是迴避現實壓力的代表性作法。

這些方法，會在「透過靜養‧治療來爭取回復身心功能的時間」的意義上具有效果。不過，由於患者會再度回歸職場，並重新展開社會生活，所以作為治療方針來說，將「回復身心功能」定為目標是很重要的。在調整環境方面，包含了職場的人事異動、工作地點調動、氣候療法等，不過這種應對方法也必須慎重地進行。要說為什麼的話，那是因為環境本身會成為壓力源，而且為了適應新的環境，內心也必須具備能量。此外，以現實問題來說，即使進行人事異動等，患者也很少能夠獲得令其滿足的職場環境。與其如此，倒不如協助患者在目前的環境中**改善適應模式**會比較好。

❷認知評估的修正

比起壓力源的強度，當個人對於壓力的承受方式或處理方式比較有問題時，透過「企圖減輕壓力源」的方法，會難以獲得足夠的成效。以「修正壓力的認知評估」為目標的認知治療，或是修正「對於壓力源的不當處置」的行為治療會比較有效。

❸壓力反應的控制

能夠控制「壓力所導致的生物反應」的代表性方法：Ⓐ運動處方 、Ⓑ放鬆法、Ⓒ生物回饋法。

Ⓐ運動處方

這種方法會基於個人的年齡‧體力來決定最合適的運動種類及分量。在**壓力緊急反應**當中，高漲的緊張會產生為了**fight and flight**(鬥爭-逃走反應)的準備狀態，而這種緊張會藉由充分的身體活動(例如，逃跑)來消除。在現代的壓力社會中，不會伴隨著身體活動的慢性壓力狀態成為問題的核心，因此想要透過運動來消除壓力也是很合理的。

行為治療法

這種治療方式的體系會基於學習理論與行為理論，將症狀視為「誤學到的不當行為」，並以「修正適應不良的行為」及「重新學習適應行為」為目標。此治療法包含了自信訓練、系統減敏感法、社交技巧訓練等多種技巧，並以涉及廣大範圍的障礙為治療對象。

認知行為治療法

此治療法為「以行為或情緒的問題以及認知的問題為治療目標，促進委託人的自我理解，提昇解決問題的能力與自制力」的治療技巧的總稱。由於偏差的想法與極端的認知方法有可能會使患者陷入過度的壓力狀態，並使壓力反應增加，因此有時候必須修正認知的偏差。

肌肉鬆弛法

這是由傑克布森(E.Jacobson)所開發出來的放鬆法。透過反覆地讓肌肉變得緊張與鬆弛，來學習鬆弛狀態。沃爾普(Joseph Wolpe)將簡略版的肌肉鬆弛法引進至他所開發的系統減敏感法中，並當成不安的交互抑制法來使用。

自生訓練法

此方法是德國的精神科醫師舒爾茨(J.H Schultz)所開發出來的放鬆法，也是一種基於自我暗示來達成身心放鬆的心理生理學方面的訓練法。我們可以確認，透過手腳的重量感與溫度感的練習，會產生各種生理變化，而且這被認為是一種「抑制交感神經系統的活性」所引起的作用。

Ⓑ 放鬆法

壓力在某種意義上屬於一種緊張狀態。放鬆則對於消除壓力很有效。放鬆法包含了悠閒地泡澡休養、聽喜歡的音樂、在大自然中愜意地休息等。此外，有系統的放鬆法則包含了肌肉鬆弛法、自生訓練、瑜珈、氣功、坐禪、冥想等。雖然任何一種方法都需要有專家的指導，不過透過獨自練習來領會這一點卻是共通的，而且作為提昇**自制力的方法**來說，是很有效的。

Ⓒ 生物回饋法

生物回饋指的是，以某種機器為媒介，將「平常無法察覺到的生物資訊」以信號的形式來進行回饋，並藉此來試著控制自律神經系統的方法。生物資訊包含了心跳、血壓、腦波、肌電圖、皮膚溫度等，而且目前市面上已在販售使用這些生物資訊的機器。最近，這種治療法也被應用於運動選手的心理訓練。

❹ 社會救助的發展

即使遭遇到的是相同的壓力源，有接受社會救助的人與沒有社會救助的人，所承受的壓力會出現明顯的差距。「因陷入壓力症候群而到醫療機構看病的人」大多都沒有得到合適的社會救助，而且相當地孤立，並會因為症狀而對人際溝通感到苦惱。醫療團隊的支持與援助當然是必要的，而且在職場、家庭、社區當中，為了這些人而構築的支援網絡也是很重要的。

❺ 壓力調適能力的開發

每個人對於壓力的認知方式、應對行動的選擇方式、反應的呈現方式會有很大的差異，同樣地，壓力的消除方式也存在很大的個人差異。即使某種方法對於某個人來說，可以消除壓力，但對其他人來說，卻可能會造成反效果。我們想要做的是，讓個人從平常就學會適合自己的減壓法與社會技能，使其能夠在產生壓力症候群前做出合適的應對。

E. 職場的心理健康　　參見第I部第3章第5節

從「壓力相關疾病的預防與對策」的觀點來看，職場的心理健康必須要有所進步才行。不僅是「內心的疾病」，壓力對於「身體疾病」的影響也是很大的，因此我們必須重視促進身心雙方面的綜合健康狀態。以下幾點是在職場中增進心理健康時，所需注意的要點。

❶ 從身心兩方面來進行健康管理

在職場中，也有隱私權的問題，過於強調精神‧心理層面會讓人感到抗拒。「從身心兩方面來進行健康管理‧促進健康」的方法還是有必要的。其中一個方法是，配合過去實施的健康測量(健康檢查)來進行內心的健康檢查(壓力檢核)。此時，重要的是，對於隱私權的保護要採取完善的措施，並注意不要讓接受實驗的對象遭受損失。

❷ 親手制定的對策

企業的結構特徵、環境、過去的健康管理狀況等會因企業的不同而有很大的差異。因此，一律使用同樣的方法是有困難的，而且無法提升成效。重要的是，要考慮適合該企業的發展方式，並親手去制定對策。此外，企業一旦實施健康管理的話，管理者與被管理者之間也容易產生摩擦。無論如何，重要的一點還是在於，健康是要靠個人來守護的，而健康團隊則要採取在一旁協助的立場。

❸ 團隊合作

我們要重視職業健康醫生、護士、公共衛生護理人員、諮商員或是健康管理的負責人等的團隊合作。綜覽整個職場來培育職業健康醫生雖然是必要的，但光靠職業健康醫生的話，常會無法順利地因應企業的各個層面。「一邊與其他團隊合作，一邊增進心理健康」的做法才是比較理想的。

❹ 健康教育、心理健康進修

心理健康不光是以精神障礙為對象，對於身心的健康管理而言，心理健康也是絕對必要的。為了營造「能讓員工沒有負擔地向醫療團隊尋求健康諮詢」的氣氛，讓全體

員工參加有關心理健康的進修活動，加深其理解，並透過公司內部刊物來達到溝通的目的，這點也是很重要的。特別是，由於管理人員產生問題時，很有可能會對整個職場造成傷害，因此理想的作法是，著重於讓新任的管理人員接受「徹底的人才管理・活化，以及社會救助技能的講習」。此外，由於目前的社會正在邁向超高齡化社會，因此，伴隨著高齡化而增加的生活習慣病也是一項重要的課題。糖尿病、高血壓、動脈硬化、心絞痛、心肌梗塞等與壓力及生活型態有密切的關連，為了預防這些疾病，必須從年輕時就採取對策。因此，我們必須帶著長期展望來實施「包含生活習慣・生活型態與減壓在內的健康促進培訓計畫」。

(野村忍)

2 日常生活與心理健康

A. 現代社會的壓力與內心疾病

近年，自殺人數的遽增已成為重大的社會問題。1998年時，一年內的自殺人數超過了3萬人，2003年則達到約3萬4000人。自殺的原因・動機與以前相同，大多苦惱於健康問題、經濟・生活問題、家庭問題。不過，在人數遽增的背景中，我們不能忽視現代社會中令人目不暇給的變化。現代社會的變化雖然很有效率地提供了人們舒適的生活，但同時也帶來了巨大的壓力。我們無法否定，這個社會的扭曲所引起的壓力會使人們的內心生病，甚至與自殺的遽增有所關連。

社會變化所引起的壓力源的遽增，光靠個人的力量是無法完全應付的。日本厚生勞動省在2000年發表了「**以促進企業機構中的勞工的心理健康為目標的方針**」，而且經營者也採取致力於精神衛生保健的方針。此外，在2004年，政府制定了應於社區內實施的**憂鬱症對策指南**。如今，心理健康已不單是個人的問題，而是整體社會必須妥善處理的課題。

B. 壓力與其反應

現代社會的各種壓力的影響，會使人產生混亂的激烈情

緒性反應，也會持續地使人產生無力感、不安感等模糊不清的情緒。心理反應出現後，緊接著也會引起疲勞或倦怠感、頭痛等身體反應。因某種特定的壓力源而產生的群體反應被稱為**症候群**(syndrome)，並會透過其特徵而被命名為上班恐懼症、電腦依賴症、空巢症候群等。再者，適應不良的狀態一旦長期持續下去的話，身體就會產生胃·十二指腸潰瘍、大腸躁鬱症、自律神經失調等的壓力相關疾病，甚至還會產生憂鬱症等精神疾病。

對於陷入壓力狀態的人來說，必須防止病情惡化，並促進恢復健康；對健康的人來說，則必須要持續地保持·促進健康。

C. 心理健康

預防心病(也就是精神障礙)的概念始於美國的卡普蘭(Gerald Caplan)在1960年代時所提倡的**預防精神醫學**。卡普蘭基於危機預防的想法，將整體社區的精神障礙預防對策分成了第一級預防、第二級預防、第三級預防。**第一級預防**以精神疾病的預防為目的，進行心理健康知識的普及與啟蒙活動，並會對精神障礙的高危險群進行援助等。**第二級預防**以精神障礙的早期發現及早期治療為目的。**第三級預防**指的是，協助精神障礙者進行復健並防止復發。這些活動是藉由預防、迴避精神疾病來保持心理健康，而且其基礎為健康保護的觀點。

說起來，健康本來就不單指沒有生病或不虛弱的狀態。根據WHO的定義，健康指的是「身體、心理及社會性方面皆良好的狀態」。再者，也將精神的健康定義為「沒有罹患精神疾病是當然的，而且個人能夠在社會中以適應良好的狀態來進行生活。這裡的適應，指的不單是適應環境，還包含了為了經營健康的社會生活而去選擇環境，並適時推動健康的社會生活，同時積極地去重新創造更好的環境。」在充滿壓力的現代社會中，我們必須透過面對、適應許多形成壓力的刺激，來維持心理健康。而且不單只是要適應環境，還要積極地去影響環境，並朝向自己的理想來行動，也就是透過自我實現來獲得人生中的滿足、喜悅、幸福。雖然我們在論及心理健康時，會出現重視「如

N o t e 📖

電腦依賴症

這是一種沉迷於近年急速普及的網際網路與網路遊戲而產生的精神失調狀態。症狀包含了，沉迷於網路而產生的日夜顛倒、時間感的消失。而且也會變得缺乏適應性，或是容易陷入「Yes」或「No」這種二選一思維的傾向。想法會變得不靈活，一旦事情的發展不如己願，就會形成「抓狂」的狀態。對現實的人際關係缺少興趣與關心，難以與他人建立關係。

空巢症候群

指的是，屬於育兒的「巢」的家庭變得「空無一物」般的感覺，是母親特有的心理狀態。過去屬於自己的生存意義或精神支柱的「育兒」這個角色會因孩子的自立而消失，並使母親產生空巢症候群。常會從抑鬱狀態惡化成憂鬱症。

卡普蘭

1950年代，卡普蘭(Gerald Caplan)在社區當中不斷地進行能夠預防精神障礙的社區心理健康活動，同時他也是一名建立了社區心理健康的基礎理論的精神分析醫生。卡普蘭透過精神醫療的協助方法來對人生的危機進行危機干預，並闡述了會診的重要性。在此觀點中，會透過預防精神障礙來提昇心理健康的水準，而且其中心思想為健康保護的觀點。

何去控制壓力」的傾向，不過以健康為目標的活動應該是更為正面、積極的。

D. 危機理論

能夠預防心病的預防精神醫學會以危機理論為依據。在危機理論中，認為心理健康必須要克服種種危機才能夠實現。卡普蘭將危機定義為「當我們面對會威脅人生重要目標的障礙，而且無法透過以往所學習到的解決方法來克服時，所產生的暫時性狀態」。換句話說，危機理論指的是，「會形成壓力的刺激」超越了個人的問題解決能力或處理能力，使個人無法順利地適應，也就是適應不良的狀態。

危機包含了**發展危機**與**情境危機**這2種。發展危機指的是，人在完成生長與發展時所面對的危機。人在生命週期中的各個階段都有各自的發展課題，雖然人類只要透過「面對並克服課題」就能夠成長，但是，當人無法克服課題時，就會陷入危機狀態 I-第5章。另外，情境危機指的是，偶然發生的危機。這類的事件包含了，親人的生離死別、地震或颱風等災害，而且會完全改變過去的生活，使內心的平衡受到威脅。

美國的社會學家霍姆斯(T.H. Holmes)與內科醫師拉赫(R.H Rahe)對「一般可能會使人們陷入危機狀態的生活事件」進行評定，並制定了**社會再適應量表**(1967年)。在此量表中，最容易造成危機的是「配偶的死亡」，其次則依序為「離婚」、「夫妻分居生活」。

芬克(Fink)將「人從面對危機到適應的過程」分成4個階段來思考。首先是**接受打擊的階段**，第2為**防範地退離危機的階段**，第3為**承認該狀況的階段**，最後則是**適應的階段**。危機雖然會產生暫時性的情緒混亂，但那正是適應歷程的開端，人們會透過克服危機而成長。另一方面，無法克服危機時，就會產生壓力反應，危害內心健康，並產生症候群或壓力相關疾病。　**危機理論：I-第5章**

E. 日常生活中的壓力源

芬克的危機模式

1967年，芬克(S.L. Fink)發表了此歷程模式。這是一種接受「危機所帶來的障礙」的歷程模式。芬克透過打擊→防範地退離→承認→適應這4個階段來進行說明，一個人遭遇到如同突然產生的外傷那樣的危機時，如何克服此危機，並接受與適應障礙的過程。其基礎據說是林德曼的悲傷歷程與馬斯洛的需求論。

專家指出，多數的人即使不會遭遇到陷入危機狀態般的重大生活變化，但在日常生活中，不經意的刺激持續累積下去的話，就會成為壓力源。這也被稱為**生活瑣事(daily hasseles)**。舉例來說，和家人的口角或與職場同事的爭論等，每天經驗到的瑣碎煩躁一旦持續累積的話，就會使人陷入慢性的壓力狀態。然而，由於壓力是由瑣事累積而成的，所以人們會難以察覺到那就是壓力。此外，根據個人的人格特性與環境的不同，對於壓力的認知標準也會有所差異。因此，我們常會等到自己或周圍的人身上出現身心症狀後，才會發現壓力的存在。重要的是，為了順利地面對每天的壓力，我們應該要去理解「自己要如何去感受壓力呢？當自己置身於壓力下時，要如何因應呢？」，並進行自我照護。

F. 壓力反應與個人因素

人們一旦去面對會造成壓力的事情時，首先會去理解「這件事是否會形成壓力」，然後判斷出「是否要靠自己來解決這件事」。於是，人們會透過此判斷來選擇並實行因應行動，而且也要保持內心的平衡，藉此來處理會成為壓力的事情。然而，會導致壓力的事情一旦超越了個人的應對能力及問題解決能力的話，根據壓力的強度，精神與身體反應就會作為壓力反應而出現。

在此適應過程中會產生很大影響的是**個人因素**及**社會救助**。個人因素指的是，個人的性格傾向或經驗、體力等，其中，判斷某件事是否為壓力時的理解方式會產生特別大的影響。積極地理解壓力的能力會與個人的自我勝任感及自尊心有關連，據說，如果自尊心或自我勝任感很高的話，心理健康的程度也會很高。

社會救助指的是，家人或朋友、與社區的聯繫、諮詢機構等能夠用於解決問題的社會資源等。為了促進職場與社區的心理健康，充實的社會救助是有必要的。

生活瑣事
(daily hasseles)

1970年代，拉撒路與柯恩提出了一份報告。報告指出，相對於具有暫時性‧急性‧客觀性質的生活事件而言，噪音、過多的工作量、家務的負擔、與鄰居相處不融洽等具有持續性‧慢性‧主觀性質的生活瑣事(daily hassles)有可能會形成更嚴重的病因。

3 健康教育

A. 朝向健康促進(health promotion)的潮流

在1978年所舉辦的全球健康促進會議中，阿瑪阿塔宣言揭示了，能夠守護並增進世界上所有人的健康的**初級醫療保健體系**的重要性。從那時開始，人們就理解到，不單只有「罹患疾病時的應對方式」很重要，「提早發現、避免疾病的預防工作」也同樣很重要。不過，透過這個宣言，人們不僅開始進行能夠避免疾病的預防工作，而且「積極地以健康為目標的健康促進觀點」也逐漸深入人心。在渥太華憲章中，提出了三項關於健康促進的策略。分別是以健康為目標的**倡導**(為了實現健康的生活型態而進行的提議)、**促使**(使用能夠增進健康的資源來鼓舞自己的活動)、**調和**(在致力於健康促進的過程中，對不同的集團或組織進行調解)。

健康促進是一種「能夠使人對自己的健康負責，並控制、改善自己的健康」的歷程。這個目標指的不單是「為了推動健康的生活型態而提昇的個人技能或能力」，也包含了社區或環境的營造等廣泛的事物，而且不單是要延長人類的壽命，還要增強個人的滿足感與幸福感，並提昇生活品質。於是，專家預估，疾病的預防與健康促進的活動

阿瑪阿塔宣言

1978年，在WHO與聯合國兒童基金會的號召下，全球健康促進會議在舊蘇聯的阿瑪阿塔舉辦。在此會議中，制定了名為「到西元2000年為止的所有人的健康」的目標，並提出了初級醫療保健體系(PHC)來作為此目標的全球策略。阿瑪阿塔宣言是在此會議中通過的宣言。在此宣言中，將「健康，也就是完善的身心狀態以及對社會很滿意的狀態」視為人類的權利，以及所有國家、國際機關、全世界的地區社會的共同目標。此外，會議中的所有人也進行了宣誓，要以「能夠參與初級醫療保健體系」為目標。

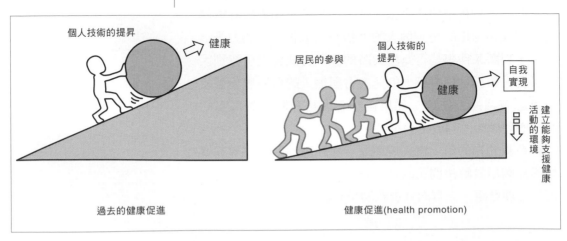

▲圖1　健康促進的理念

(改編自藤內修二所著之《オタワ憲章とヘルスプロモーション(暫譯：渥太華憲章與健康促進)》，61(9)，p.637，公共衛生，醫學書院，1997)

會對「高漲的醫療費用的成本」產生抑制效果，而且這些活動甚至會在整個國家中或國際間展開。

B. 整體社會的健康促進

與健康相關的教育，是整體社會應該要認真面對的課題。在1997年舉辦的第5屆全球健康促進會議當中，雅加達宣言(1997年)也將「推動與健康相關的社會責任，提昇地區社會的能力，增強個人的健康促進能力或技能」視為優先課題。為了推展社區中的健康促進活動，對於其行動與決策的歷程來說，人們的參與是不可或缺的。因此，人們必須擁有相關的健康知識，並在必要時，能夠容易擁有參與活動的機會，而且健康教育的重要性也會更加地提高。

健康教育會在家庭、學校、職場、社區等生活的各種場合中進行。另外，從生命週期的觀點來看的話，在胎兒期、嬰幼兒期、學齡期、青少年期、壯年期、老年期當

▼表1　7種健康認知－知覺因素

①健康的重要性
　　認為健康有多重要？越是認為健康重要的話，就越會去進行健康促進行為。

②關於健康控制的知覺
　　關於「自己管理健康的能力」的知覺

③關於自我勝任感的知覺
　　對於自己的自信

④健康的定義
　　如何看待健康？

⑤關於健康狀態的知覺
　　如何掌握自己現在的健康狀態？

⑥關於行為的效用的知覺
　　認為健康促進行為有多大的益處？

⑦認為健康促進行為有多大的益處？
　　如何看待進行健康促進行為時的障礙？

Note

渥太華憲章

　　1986年，第1屆全球健康促進會議在加拿大的渥太華舉行，而在此會議中通過的憲章就是渥太華憲章。渥太華憲章為了實現全體人類的健康，提議進行活動，並提出了健康促進的基本策略。渥太華憲章認為，人類的健康對於國家及社會都很有幫助，而且為了推動此活動，揭示了「公共衛生政策的確立、創造與健康相關的支持性環境、強化有助於健康的社區活動、提昇個人技術、改變健康服務的方針」等要點。

雅加達宣言

　　雅加達宣言是1997年第5屆全球健康促進會議(在雅加達舉辦)中通過的宣言。雅加達宣言闡述了渥太華憲章中推薦的健康促進綜合方案(公共衛生政策的確立、創造與健康相關的支持性環境、強化有助於健康的社區活動、提昇個人技術、改變健康服務的方針)對於增進人們的健康很有效果，並提出了「促進社會對於健康的責任、增加對於健康促進的投資、擴大對於健康的信心與合作、強化社區及個人的能力與力量、確保對於健康促進有利的基本結構」等幾項建議。

中，符合各階段的成長發展課題的健康教育內容也是必要的。

C. 心理健康教育

健康教育不僅止於知識的提供，還必須以「徹底預防個人的疾病、能夠達成為了健康促進的自我照護」為目標才行。自我照護被定義為「為了達成、維持、增進最佳的健康狀態，透過個人或家庭來進行或實踐的活動」[3]。

潘德(N.J. Pender)弄清楚了與健康促進的實踐有關連的**7種健康認知－知覺因素** p.103表1。在那當中也說明了，「個人如何去定義健康」會影響到對於健康促進行為的行為改變。除了提供關於健康的定義與重要性的知識以外，「個人對於健康有何期望」，以及「去進行能夠靠自己辦到的協助行動」也都是很重要的。

D. 心理健康的自我照護

為了維持心理健康，自我照護是很重要的。因此，我們首先要去理解關於心理健康的知識，同時也必須適當地理解自己的壓力及心理健康狀態。事先瞭解「對自己而言，什麼樣的事會產生壓力」、「此時，自己會產生如何的反應」以及自己的傾向，是很重要的。

在處理壓力的方法中，首先要提的是，透過合理的手段來消除壓力源的方法。如果此方法難以實行時，也可以採用迴避的方法。減緩壓力反應是一種有效的對策，自生訓練或肌肉鬆弛法等放鬆法經常被使用。此外，對於生活瑣事(日常煩惱)所引起的壓力，興趣或運動等據說很有效。健康教育不僅會提供我們關於各種壓力應對方式的知識，也必須幫助我們瞭解「哪一種應對方式適合自己」。

另外，我們也必須採用「從平日就開始提昇對於壓力的忍受力，並以健康的生活為目標」的教育。具體來說，為了能夠積極地面對壓力，會採用「改變認知方式」的認知治療等的方法。由於自我勝任感或自尊心的提昇能夠增強壓力忍受力，所以我們應該採用能夠協助、提昇這一點的

潘德(N.J. Pender)

潘德是美國的護理理論學家。1982年，他提出了能夠取代疾病預防的最佳健康促進概念，同時也提出了健康促進模式。

📖 **文獻**

[3] 財團法人產業醫學振興財團：《メンタルヘルス実践ガイド(暫譯：心理健康實踐指南)》，財團法人產業醫學振興財團，2002

方法。舉例來說，採用「興趣的充實或享受閒暇時光等」生活中的樂趣，或是活用團體動力學的自助團體的方法都是有效的。

(荻野　雅)

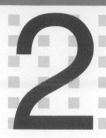

2 心理健康與環境

1 會影響心理健康的環境因素

A. 社會經濟的變化所導致的生活變化

出現於高度工業社會中的激烈社會經濟變化(失業率・通貨緊縮率・通貨膨脹率・勞動參與率等的指標)與心理健康問題有很大的關連。

日本的工業社會於1980年代結束工業化時代，並進入資訊社會。工業化社會可以說是將人類的手腳當成機械來提高生產力的時代，相對地，今日的資訊社會則是將人類的腦神經及感覺器官當成機械來提高生產力的工業社會。我們可以說，在這個時代，透過情報傳遞與處理的機械化，就可以像人類的神經網路那樣地，使情報網環繞整個世界，並構築關於生產與消費的世界規模情報網，同時，透過情報傳遞與情報處理的快速化，可以提昇效率，並基於該情報來縮減成本，提昇能夠確實配合市場的生產力。

像這樣，透過以資訊機器為媒介的重建(企業重整)，來完成「將生產力達到最大化的體系」後，以結果來說，日本工業社會中，會出現如下的變化：製造業類的從業人員的雇用會減少，資訊業及服務業從業人員的雇用則會增加。此外，隨著經濟政策的失敗，再加上泡沫經濟的破滅、長期不景氣等，也嚴重地導致失業率及通貨緊縮率的上昇，以及勞動參與率的下降。

專家透過橫斷面研究與縱貫研究，清楚地了解到此變化與心理健康之間存在有意義的關聯性，並提出了「失業率的變化與憂鬱症及自殺率等的關連」的報告。事實上，這項報告與日本1990年代後半開始產生的激烈社會經濟變化有所關聯。日本每年有3萬人以上相繼自殺，自殺率為已開發國家之首，而且據說有7成的自殺者與憂鬱症有關聯。

社會經濟的變化是如何造成心理健康問題的呢？關於這點，專家雖然建立了很多種假設，不過最有力的還是以下這項假說。也就是，社會經濟變化會使許多壓力很大的生活環

境產生變化，而這點正與心理健康問題有關。社會變化的其中之一為景氣的好轉與惡化，凱特拉諾與杜利(1983)曾對堪薩斯市的1173名市民進行訪問調查，結果發現，隨著社會變得不景氣與失業率變高，許多人容易遭遇到失業‧轉業‧借款等具有**高度壓力的生活事件**，而且抑鬱症狀與一般的傷病率也會提昇。

B. 會引起神經官能症‧抑鬱症狀的生活壓力源與社會心理因素

根據宗像教授等人的調查(1986)，「屬於急性壓力源的失業、離婚、收入降低等壓力很大的生活事件」與「會形成屬於慢性壓力源的煩躁、不滿、煩惱等的起因的職場的人際關係或家人‧親屬間的糾紛」等**生活瑣事** 表1，在日本是一項會引起「自律神經失調、更年期症狀等多以軀體症狀的形式來呈現的神經症狀(焦慮性神經症‧恐懼症‧歇斯底里‧慮病症等)或抑鬱症狀」的重要背景。

N o t e

生活事件(Life event)

1960年代，霍姆斯與拉赫從生活環境的變化中發現了所有疾病的社會心理因素。在現代，這件事在專家之間是相當著名的。他們透過生活事件(Life event)來測量生活環境的變化，並主觀地幫「被評為高度壓力的生活事件」打分數。當一年間的分數超過300分時，就表示可能會產生包含身心疾病在內的重大健康問題。這些研究讓我們瞭解到，會產生高度壓力的生活事件與精神分裂症、憂鬱症、神經官能症、自殺等各種心理健康問題是有關聯的。

▼表1 生活瑣事量表

(1) 關於自己將來的事	(18) 關於被他人妨礙、扯後腿
(2) 關於家人將來的事	(19) 關於覺得人情上的往來是種負擔
(3) 關於自己的健康(包含體力的衰退與眼‧耳的退化)	(20) 關於常常會有閒暇
(4) 關於家人的健康	(21) 關於面臨到無論如何都要完成的事
(5) 關於支出增加並形成負擔	(22) 關於對自己的外表或容貌沒有自信
(6) 關於對承擔借款或貸款感到痛苦	(23) 關於在生活上會覺得被歧視
(7) 關於對家人承擔的責任過重	(24) 關於持續過著不規律的生活
(8) 關於工作(包含家務、學業等)量過多並形成負擔	(25) 關於因周遭的人期待過高而感到壓力
(9) 關於異性關係	(26) 關於對於自己被暗中說壞話、造謠而感到很痛苦
(10) 關於與職場(學生則為學校)的人或客戶相處不順利	(27) 關於因過去的事而一直深深地後悔
(11) 關於與家人相處不順利	(28) 關於公害(空氣污染、鄰居的噪音等)的存在
(12) 關於與親戚或友人相處不順利	(29) 關於跟不上電腦等新的機器
(13) 關於與鄰居相處不順利	(30) 關於對早晚的擁擠和遠距離通勤(包含通學)感到壓力
(14) 關於家務與育兒的辛苦	
(15) 關於不知道何時會被解雇(學生則為退學)	
(16) 關於退休後的生活	
(17) 關於不喜歡目前的工作(包含家務、學業等)	

在(1)～(30)的各個項目中，關於「是否平日就會感到焦躁」，從1 非常同意、2 算是有吧、3 並非如此，這三個選項來進行選擇。在這個指標化的量表中，選擇「1.非常同意」會得到2分，選擇「2 算是會吧」會得到1分。生活瑣事的分數為0～4時，等級屬於弱、5～9為中等，10～18為略強，19～為非常強。

〔宗像恒次：行動科學からみた健康と病気(暫譯：從行為科學來看健康與疾病)，p.9，醫學之友(medical-friend)出版社，1987〕

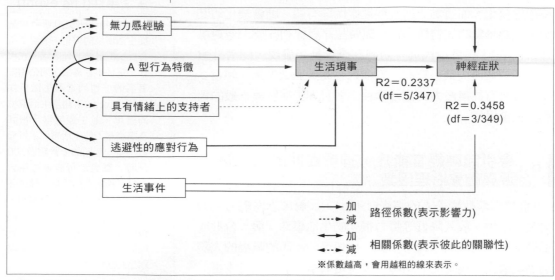

▲圖1　與居民(日本北區・杉並區)的神經性症候群的背景有關的路徑圖

R2＝說明率

表示將1設為最大值時，該事件的原因能夠被說明的比率。

A 型行為特徵

指的是能夠適應「與工業化社會相對應的競爭、進步、效率等」的行為特徵。以美國舊金山・錫安山醫療中心的M・傅利曼等人為中心的臨床流行病學研究團體將與缺血性心臟病(心肌梗塞)的發生有關聯的行為特徵命名為A型行為特徵。美國的A型行為特徵者，會進行自我主張，將自己視為一個獨立自由的個人，並採取傾向於競爭與攻擊的積極行為。相對地，日本的A型行為特徵者，則是會將特徵表現在以「交際」、「努力」等自我抑制為基調的被動性上。

「壓力源會對心理健康產生何種程度的損害呢？」這會與每個人的體驗及行為特徵有所關聯。舉例來說，過去在面對壓力時失敗了，並感受到「過去很少能夠解決所面臨的問題」、「即使有不愉快的事，但卻什麼辦法都沒有，這種情況是常有的」等無力感經驗時，就會使平常的焦躁原因變得更為嚴重，並容易產生神經官能症・抑鬱症狀　圖1。

具有強迫性行為特徵的人，也會容易使平常的焦躁原因變得嚴重。具有這種屬於壓力行為特徵之一的**A型行為特徵**的人，做事很急、要求「特別多」、競爭意識・攻擊意識很強。這會成為「使日常瑣事變嚴重，並產生神經官能症・抑鬱症狀」的背景。而且，「A型行為特徵容易引起缺血性心臟病」這一點也是很著名的。

另外，當產生壓力時，這種人不會採取「為了解決問題而試著去與當事人或相關人員溝通」、「和值得信賴的人商量，並聽聽他的想法」等**積極性應對行動(積極應對)**，而是會採取「借酒澆愁」、「和自己心情相反地歡鬧一番」等**逃避性應對行動(消極應對)**，這樣做反而會使屬於慢性壓力源的生活瑣事增加。雖然在圖1中沒有顯示，但在其他的研究成果中，已證實「積極性應對行動具有減輕生活瑣事或神經官能症・抑鬱症狀的作用」。

再者，當自己理解到周圍有情緒上的支持者時，如同

圖1的路徑圖所顯示的那樣，生活瑣事、神經症狀·抑鬱症狀就會減輕。而且，當我們認識到情緒上的支持者時，「採取積極性應對行動的傾向」就會較強。也就是說，能理解到支持者的存在的人，當自己在平常的人際關係中產生困擾時，就能向支持者傾訴並得到幫助，如此便能積極地面對問題。這種關係被稱為**社會支援網路**。根據高爾(W.Gore)的報告，失業而且感覺沒有得到來自家人、親戚、友人的幫助的人，無論雇用關係如何，都會很憂鬱。

總之，社會經濟環境的重大變化會使生活事件或生活瑣事增加。我們也了解到，在這種過程中，當自己認為社會支援網路是種脆弱的環境，而且本身有壓力行為的特性，並持續採取逃避性應對行動，反覆產生無力感經驗時，心理健康就會惡化。

高爾 (W.Gore)
美國的社會學家。

2 現代日本社會所抱持的問題

A. 對於獨立的網絡社會的適應不良與抑鬱

工業化社會是大量生產·大量消費的時代，同時也是，「在底下維持組織的人們」遵循著「獨佔情報的領導者所決定的事項」的金字塔社會。在那當中，人們被半強迫地相信，唯有物質的豐饒與進步才能帶來幸福，並大量地產生出致力於「為了追求目標的競爭與出人頭地」的「A型行為特徵」的人。這種人以會回應名為「提昇生產力」的最高命令的「競爭病」或「匆忙病」為代表。在日本，「A型行為特徵」的人具有不按照自己的想法，而是看別人臉色來決定自己的生活方式的「**人際關係的依賴**」，以及會抑制自己情緒的「**自我抑制**(俗稱乖孩子)」這兩種行為特徵。在工業化社會中，這種「乖孩子」負責扮演推動進步、變化、競爭、生產力等工業化的旗手。

另一方面，現代的資訊化時代，是一種將「資訊化」視為生產力基礎的「平面社會」。過去組織領導人所獨佔的情報變成員工共同所有的東西，而且為了應付大眾隨時在變化的各種消費需求，公司會在每個員工身上尋求自我決定與自我主張。就這樣，平面的網路社會來臨了，也宣告了「乖孩子」所活躍的時代的結束。話雖如此，至今仍有很多日本人無法擺脫那種「乖孩子」的生存方式，並被

社會技能

社會技能有各種定義：為了順利發展人際關係而發揮效用的技能(菊池)[1]；為了充分滿足「喜愛他人、喜愛自己、被他人喜愛的慾望」的技能(橋本、樋口)[2]；透過對自己與他人有益的方法來與他人產生交互作用的能力(康姆斯與斯拉比)[3]；建立「喜愛他人、喜愛自己、被他人喜愛的關係」的技能(宗像)[4]。也被稱為社會領導性、人際效能、溝通能力、社會心理領導性等。

文獻

[1] 菊池章夫：思いやりを科学する(暫譯：從科學觀點來看社會關懷)，川島書店，1988
[2] 樋口倫子、橋本佐由里：対人援助職を目指す学生のソーシャルスキル測定の試み(暫譯：以社會工作者為目標的學生的社會技能測驗)，日本健康行為科學學會年報，19，p.195～216，2004
[3] Combs,M.L.&Slaby,D.A：Social skills training with children(暫譯：兒童社會技能訓練)In B. B. Lahey&A.E. Kazdin(des.),Advances in Child Clinical Psychology(暫譯：兒童臨床心理學的研究進展),Vol.1.Plenum,1997
[4] 宗像恒次：人生をリセットしたいあなたに(暫譯：獻給想要重新活一次的你)，三松股份有限公司，2005

過去的情境所影響。在資訊化時代，人們渴望著各種價值的應對方法。這種時代對於「乖孩子」而言，是充滿壓力且難以適應的。只要不停止做「乖孩子」的話，就必須在人格中承受糾葛、不安，以及偶爾出現的恐懼。尤其是當今的年輕人，雖然他們是被「過去屬於工業化社會旗手的中·高年世代」所撫養長大的，但他們的內心也常被埋下心理健康問題的種子。

近來，上班族的心理健康惡化得很嚴重。在本來身心應該都相當充實的年輕人世代中，這種傾向特別明顯。由於在職業能力的培養過程中遇到挫折，因此無法獲得工作所給予的生存意義或將來的展望，結果，產生了以憂鬱症為首的「心病」的人便越來越多。

B. 社會技能與導師方案的必要

在資訊化時代，能夠進行自我決定與自我主張的人指的是，即使自己的心情與他人之間產生了糾葛，也會積極地去接受「自己所選擇的行為及造成的結果」，並繼續進行挑戰的人。為了在自己的內心中構築這種「**自我裝置**」，就需要有獨自的「軟體」。這種軟體相當於傾聽、主張、協商、壓力管理等的社會技能。很遺憾，在以往的日本家庭教育、學校教育、企業的人才培訓的場所中，以培養這種技能為目標的觀點及方法論是過去所欠缺的。

話說回來，在日本的工業社會中，以男性為主的傳統企業勞動文化仍根深蒂固殘留下來，有孩子的女性要以正式員工的身份來繼續工作是很困難的。西歐所構築的企業勞動文化兼顧了工作與育兒或看護，與此相比，日本落後了很多。與歐美不同，日本的女性勞動者的主流只能淪為貼補家用的工作。

此外，在難以兼顧育兒及工作的雜亂工作環境中，孕婦勞動者的問題也很大。根據最近的研究，在相當於胎兒的大腦形成的「敏感期」的懷孕12週 22週時，高度不安的孕婦的孩童，會與學齡期的情緒不安、心身症、過動兒有關聯，這點也在前瞻性研究中得到闡明。

孩童的逃學、社交障礙、心身症等，近年的孩童心理健康問題很有可能與「以懷孕期為首的母親勞動者太慢採取壓力對策」有關聯。另外，在家庭中，家人、親屬缺少基於「對孕婦的工作或育兒的高度關心」的團體行動也會與

孩童的心理健康問題有關。

不僅是父親，在工作的母親也一樣，他們在這個因資訊化而使人際關係變得淡薄的企業社會中，適應了競爭性‧攻擊性的信號，但卻忘了要向孩童發出慈愛與安心的信號。孩童不僅會對母子感情感到不足，有許多家長甚至會發出焦躁或憤怒的信號，使孩童感到害怕。現代的家庭，很少會像過去那樣，由祖父母來代為撫養，因此，孩童可以說是處於依附障礙的狀況。

當然，並非是在家裡作為專業主婦的母親就能夠安心。目前的現狀是，當丈夫被裁員或績效主義逼得走投無路，失去了職場團體中的歸屬，情緒變得不穩定時，許多母親會面對到丈夫的攻擊性言行，並累積壓力，變得不冷靜，於是就胡亂對孩童發脾氣。像這樣，孩童失去了來自雙親的危機支持，而且雙親本身成為壓力源，再加上在學校被霸凌等的壓力負荷，以這些為誘因，逃學、社交障礙、進食失調、割腕症候群、耍流氓等就會產生。接著，家長對「出現了逃學等適應不良情況的孩童所發出的哀鳴」產生了反應，而且家長的心智會退化到幼兒期，情緒變得不穩定，甚至開始虐待兒童。於是，就形成了惡性循環。

就這樣，連自己的家人與內心的歸屬都失去，並喪失了自我認同的人，就會無法控制自我，慢慢地產生精神症狀與心身症狀。此時所需要的是導師方案，透過職場導師、社區導師、學校導師等，能夠補足家庭的脆弱，同時並培養可以稱為人生導師的心理諮詢師。

(宗像恒次)

Note 📖

前瞻性研究

是一種以研究因果關係為目標的流行病學研究方法。這種方法會從某個時間點開始朝向未來，並進行調查。舉例來說，要比較吸煙者與非吸煙者數十年後的肺癌發生率時，就會使用這種研究方法。

職場導師

指的是「將自己當成模範來指導‧教育部下或晚輩，而且能對工作或人生的問題提供有效建議」的協助者。可以說是「職業生涯的師傅」。在引發潛能這點雖然與教練相同，但教練不會被要求「透過自己來呈現角色楷模」。同時身為協助者‧理解者以及成功人士的導師會與教練劃清界線。導師是種會反省過去的管理教育型態，並培育自立型人才的領導者。在荷馬的敘事詩「奧德賽」中，參與特洛伊戰爭的奧德修斯將「扮演其子忒勒瑪科斯的指導者‧理解者‧協助者的角色」託付給賢者「曼托(Mentor)」。導師(Mentor)這個詞就是源自於曼托(Mentor)。雖然原本是醫師等專業領域的用語，不過美國從1980年代開始在人事制度中採用了這個用語。導師不僅在職場中被重視，在社區、學校中，也被視為是人生的導師。

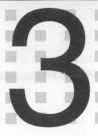

家庭環境與心理問題

A. 家庭的結構與功能

在1950年代以前，以3代同堂的大家庭為主流。在社區中，可以發現以地緣・血緣為基礎的互助或互相扶持的結構。然而，隨著都市化的發展，小家庭增多，互助組織崩壞，社區也失去了能協助家庭的養育功能及家庭扶持功能。

另外，家庭本身的結構也不單是從大家庭轉變為小家庭而已，還會逐漸地產生很大的變化。首先，離婚的增加使得單親家庭增加，再婚則造成沒有血緣關係的兄弟姊妹增加。除此之外，還有單親媽媽、單身赴任的家庭(父母其中一人長期在外地工作)、同性戀者的情侶等，家庭關係變得多樣化。這種家庭結構的變化在媒體等當中常被論及，也可以說是正在形成社會問題。

❶作為成長發展中的基礎的家庭

家庭是成長發展中的基礎。我們會將「當嬰幼兒所做出的吸吮母親乳頭、哭泣、微笑等本能的行為時，母親或扮演母職的撫養者所回應的母子交互作用」稱為**依附行為**p.57。這是人類與生俱來的反應，透過這種與母親之間持續產生的交互作用，嬰幼兒會建立母子關係，並建立人際關係的基礎。

嬰兒在發展的過程中會渴望乳房，越是想要充分滿足吃飽的慾望，就會把乳房中的乳汁吸光，當慾望無法被滿足時，就會感到欲求不滿，並產生無力感。另一方面，溫尼考特(D.W. Winnicott)所說的「**夠好的母親good enough mother**」會哄嬰兒，理解嬰兒的需求，並對此做出回應。嬰兒聽出母親的聲音後，就會安心，並逐漸地能夠忍受無力感。另外，雖然嬰兒會感受到與母親之間的分離焦慮，並嚐到罪惡感，但可以透過發展來培養即使母親不在身邊也能夠安心的能力。再者，與母親之間的兩人關係會形成包含父親在內的三人關係，而且嬰幼兒會在體驗「佛洛伊德所說的**戀母情結** p.51當中的糾葛」的過程中，繼續地成

長發展。

雖然持續地累積這種體驗，就能逐漸形成人格的基礎，但如果安全沒有受到保障的話，依附作用就無法形成，並會對之後的人際關係產生很大的影響。

❷現代家庭的發展課題

孩子結婚後，會各自地從成長的家庭中獨立，並會一邊以夫妻的身份建立新的關係，一邊建立新的生活方式。

2003年，日本的初次結婚平均年齡上昇到丈夫29.4歲、妻子27.6歲，而且由於家庭型態也呈現多樣化，因此家庭的發展階段與發展課題都是不同的。表1中所顯示的是，小家庭中的基本發展課題的其中一例。

B. 現代家庭所抱持的問題

由於社會環境的變化、少子化、考試競爭越趨激烈，因此孩童的自然發展環境會受到阻礙，而且孩童的心理健康問題也會變得很嚴重。在日本，從1960年代，就開始出現**逃學**及**家庭暴力**的問題，1980年代則產生了**校園暴力**及**霸凌問題**，而且在1990年代以後，**兒童虐待**的問題也成為了社會問題。

在此章節中，我會針對現代社會中的家庭問題，來說明其概要以及關於「透過生活形態所觀察到的家庭問題」的幾個項目。

▼表1　小家庭的發展階段與基本發展課題

發展階段	時期的例子	基本發展課題的其中一例
新婚期	結婚到第一胎誕生前	新的生活形態、新的社會關係的構築、夫妻關係的構築
養育期	有嬰幼兒的家庭	育兒，對包含孩童在內的三人關係的適應與生活的構築，調整與祖父母間的關係
教育期（前半）	有學齡期孩童的家庭	促進孩童的社會發展、克服孩童離開身邊的不安，孩童的幫忙、構築、強化與學校及社區之間的網路
教育期（後半）	有十幾歲的孩童的家庭	認同孩子的自由與責任、接受來自孩子的拒絕
分離期	讓孩子自立的階段	克服孩童從父母身邊獨立、讓孩子自立所帶來的失落感、具體地去討論孩子自立後的人生規劃、面對雙親的看護問題
充實期	夫妻兩人相依為命的階段	夫妻會結交新朋友、強化夫妻關係、構築與孩童或孫子之間的關係、參與社區活動
完結期	失去配偶後的階段	與失去配偶的現實妥協、適應新的生活型態

(筆者改編自渡邊裕子的著作：《家族看護学を基盤とした在宅看護論I　概論編(暫譯：以家庭護理學為基礎的居家照護論I　概論篇)》，p.113，日本護理協會出版會，2001)

兒童虐待　child abuse

兒童虐待指的是，家長或代替家長的監護人對兒童做出的非偶然暴力行為，並可分成以下4種：

①身體虐待：做出使兒童的身體產生外傷，或是危及生命的暴行。

②性虐待：對兒童進行猥褻行為，或是讓兒童做出猥褻行為。

③疏於照顧：在養育上，做出對兒童的身心成長有顯著影響疏忽行為，或是置之不理。

④心理虐待：做出明顯會對傷害兒童心理的言行。

在日本，到了近年才開始正式地對兒童虐待採取解決措施，厚生勞動省開始統計兒童虐待事件則是在1990年度以後。如同第2章p.69的圖1那樣，虐待的諮詢件數年年在增加，而且虐待所造成的死亡事件也不斷地出現在新聞報導中。虐待是由「障礙或早產兒等兒童方面的撫養難題，以及家長方面的嚴重社會心理問題等的家庭或個人所抱持的個別因素，再加上社區的地緣與血緣的喪失、小家庭化、晚婚化等社會因素，全部糾纏在一起」所引起的。因此，為了解決虐待問題，我們必須提昇專業人員與相關職務人員的能力，加強彼此的合作，並要致力於在整體社會中營造一個能讓兒童安心成長，且能讓母親安心養育子女的環境。

❶環繞著家庭的人口動態的動向：少子化與婚姻・離婚

根據日本厚生勞動省的人口動態統計(年度統計)，2005年的出生人數為106萬7000人，推算比2004年在的111萬721人少了4萬4000人，2005年的出生率(每千人)為8.5，低於2004年的8.8。另一方面，2005年的死亡人數為107萬7000人，推算比2004年的102萬8602人增加了4萬8000人，2005年的死亡率(每千人)為8.5，高於2004年的8.2。因此，自然增加數為出生數比死亡數少的負1萬人，推算比2004年的8萬2119人減少了9萬2000人，這是自從1899年開始統計後，首次出現的情況。15歲至49歲的女性1人一生中平均生下的孩子數量稱為總生育率。總生育率的年度變遷有持續下滑的傾向，並在2003年達到過去最低的1.29，加速了少子化。

此外，2005年的結婚人數為71萬3000組，推算比2004年的72萬417組少了7000組，不過結婚率(每千人)5.7則與2004年的5.7相同。雖然離婚人數如同圖1所顯示的那樣，

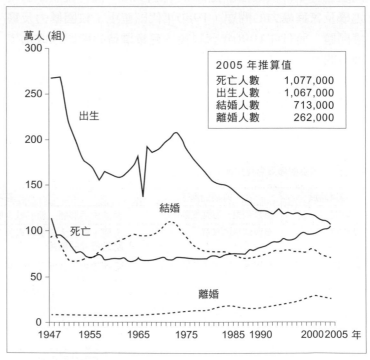

▲圖2　人口動態清單的年度變遷

(轉載自日本厚生勞動省2005年人口動態統計的年度推算[*1])

是逐漸增加的，但2005年為26萬2000組，推算比2004年的27萬804組少了9000組，離婚率(每千人)2.08低於2004年的2.15*2。

❷ 家庭在生命週期中所抱持的問題

Ⓐ 從結婚到生產・育兒

由於社會與家庭結構的變化，以及雙薪家庭的增加，「結婚生子及撫養孩童」變得很困難。未婚人口也在增加中，這點加速了我國的少子高齡化。根據2005年全面實施的「次世代育成支援對策推進法」，雖然政府為了讓民眾能夠容易地兼顧育兒及就業，進行了環境整備、提供對策、充實育兒諮詢服務、在社區中建立支援網路，不過產後憂鬱症・兒童虐待等社會問題並沒有減少，因此我們必須期待更加充實的支援措施。再者，我們也必須對帶著「剛出生就罹患先天性疾病或發展障礙等重度障礙的孩童」的家長所產生的「**慢性悲傷**」進行救助措施。

Ⓑ 青春期・青少年期的孩童與家庭

家中有青春期・青少年期的孩童的家庭所抱持的課題是很複雜的。親子必須一起去接受、適應「圍繞著身體變化、親子關係變化、交友關係的變化、求學、就職的內心・環境變化等各種變化」。青春期的心理健康問題包含了、擔心飲酒・吸煙對將來的影響、藥物使用的低齡化、逃學、家庭暴力、離家出走、社交障礙、尼特族等各種問題。這個年齡層常會產生青春期・青少年期的憂鬱症、進食失調、強迫症、品行疾患、對立性反抗疾患，或是精神分裂症等精神醫學上的問題。對於這種孩童問題，家長常會產生「是不是自己的教養方式所造成的？」的**自責感**。因此，不僅是當事人，家人本身也會試著想要去應對，並尋求專家的協助，有的人則會太慢對孩童做出適當的應對。由此可知，延誤了對孩童問題進行應對的時機，有時會使狀況變得更嚴重，如此一來，家人會變得非常疲憊，家庭內的關係也會惡化。

如同這樣，青春期的心理健康問題與精神疾病會對家人的生活產生很大的影響。特別是在問題很嚴重的時期，更是需要家人來對整體的日常生活提供協助與理解。

N o t e

產後憂鬱症

會在生產後的數週到數個月內出現。症狀的特徵包含了對於孩童的育兒焦慮、自責感、自我評價的低落等。憂鬱症狀等精神科疾病的病史、夫妻關係的摩擦、無法接受來自周遭的援助的狀況等，都會被視為可能促使產後憂鬱症發病的危險因素。即使本人訴苦，但卻常會被周圍的人隨口說「只要習慣帶孩子的話，就沒有問題」，不被當一回事。然而，由於在那之後，會對家人・親子關係產生很大的影響，嚴重時甚至會逼得母子一起自殺，所以近年來，政府已開始以自治體為中心，積極地進行產後憂鬱症的篩檢及協助。由於生育後一週內所出現的短暫性情緒，容易與屬於身體狀態的毛病的「產後憂鬱狀態」搞混，所以要特別注意。

逃學

2003年，在缺席30天以上的逃學兒童・學生人數當中，小學生有2萬4077人，國中生有10萬2149人，雖然比上個年度來得少，不過由於全體兒童・學生人數正在減少的緣故，因此全體兒童・學生人數中的逃學比率為小學生0.33%，國中生2.72%，看不出有所增減*2。

文獻

*1 厚生勞動省網頁 HYPERLINK "http://www.mhlw.go.jp/toukei/saikin/hw/jinkou/suikei05/index.html" http://www.mhlw.go.jp/toukei/saikin/hw/jinkou/suikei05/index.html

*2 內閣府所編撰：青少年白書(暫譯：青少年白皮書)(平成17年版)，獨立行政法人國立印刷局，2005

①家庭暴力

在2004年，警方所知道的家庭暴力事件有1186件，對母親施暴的事件最多，佔了59.1%。如果包含尚未被舉報的事件在內的話，件數會增加更多。家人雖然對因應方法感到苦惱，但卻沒有接受援助，獨自承擔，有時身體還會遭受到骨折等外傷。一旦延誤到應對時機的話，甚至會導致家庭內的殺人事件，所以必須要及早應對。

②離家出走

在2004年，由警察所發現‧保護的蹺家少年有1萬8704人，將男女分開來看的話，女性佔的比例為54.9%，高於男性。從年齡層來看，國中生佔了最多，有7714人(全體的41.2%)*4。由於離家出走會成為違法‧不良行為等問題行為的開端，也可能會捲入社會事件中，所以需要注意。

③社交障礙

儘管社交障礙並不像精神分裂症、憂鬱症等的精神疾病，或是智能障礙等的先天性生理缺陷那樣，屬於精神病領域的疾病或障礙，但卻是一種會逃避人際關係，並相當孤立的狀態。年齡層很廣，從十幾歲到三十幾歲的人都有，閉門不出的期間也很廣泛，從幾個月到好幾年都有，因此，援助目標與援助方法也必須視年齡、狀態、時期來進行改變。

社區健康機構等的諮詢件數正在增加，同時也開始實施家庭教室或本人的團體活動等的支援計畫。2004年，日本厚生勞動省公布了「社交障礙的應對指導方針」。

④尼特族

尼特族這個字是由Not in Educaion, Employment, or Training的開頭第一字母(NEET)所創造出來的詞語，定義為「15～34歲的非勞動人口、已畢業、未婚、沒有在做家事‧上學，而且也沒有在進行就業活動的人」。根據2004年的「勞動經濟白皮書」，不景氣造成的就業困難、雇用型態的改變、年輕人社會經驗不足等，被視為是尼特族增加的原因。這個詞語在使用上，與有就業意願的「飛特族(自由工作者)」是有所區別的。

ⓒ 中‧老年人的自殺或憂鬱症與家庭

死於自殺的人數年年有增加的趨勢，在1998年超過了3萬人，在2003年則達到了歷年最高的34427人。自殺的背景被認為是憂鬱症及憂鬱狀態，被診斷為憂鬱症或憂鬱狀態的人的尋死是可以被預防的，但有很多人並沒有到醫療機關接受診療。

在2003年以後，自殺人數激增，其中以45～65歲男性的自殺的增加最為明顯，這種正值壯年的男性的自殺不但對職場造成問題，也會對家庭產生很大的影響。另一方面，女性的自殺率會隨著年齡的提昇而變高。此外，有些社區的老年人自殺死亡率很高，需要採取自殺預防對策。關於自殺，由於有些留下的家屬會產生憂鬱症或**PTSD**(創傷後壓力症候群)，因此，**對於遺屬的協助**也是必要的。

與自殺相同，近年，憂鬱症或憂鬱狀態的增加也形成了社會問題。舉例來說，對中老年的女性而言，當自己不用撫養孩童，而且孩童也成長、獨立，變得不再需要家長的保護時，她們就會感覺到寂寞、空虛感、孤獨感、失落感，並可能形成憂鬱狀態。同時，也常會引起頭痛、肩酸、沒胃口、失眠等身體症狀。這稱為「空巢症候群」。據說與更年期的內分泌變化有關，而且與丈夫之間的關係不佳也被視為是原因之一。

憂鬱症雖被稱為「內心的感冒」，但有時也需要長期的療養，同時家人的理解與協助也是必要的。不僅是患者，家人也會變得孤立，而且家庭所抱持的壓力與不安等社會心理層面也需要人們的支援。

日本為了預防自殺‧憂鬱症，公布了適合行政管理者、適合醫療保健從業人員、適合勞工的指南等。此外，在各都道府縣，也開始採取教育或普及、啟發自殺與憂鬱症的預防對策。厚生勞動省更在2005年12月時，提出了「要在從今年到2015年的十年內，將自殺人數從目前的約3萬2000人減少25%(8000人)」的目標。再者，為了推動關於自殺預防對策及戰略的研究，從2005年度的五年期間，開始透過厚生勞動科學研究費補助金(內心的健康科學)來實施「與自殺相關的**憂鬱症對策策略研究**」。在此研究中，實施了「使自殺率減少20%的干預方法的研究」與「使憂鬱狀態所引起的自殺未遂者的

復發率減少30%的干預方法的研究」這2個課題，以期待對策能夠逐漸實現。

Ⓓ圍繞著家庭的各種問題與協助

不僅是上述的問題，例如，家中有酒精中毒 p.490、492 那樣的成癮患者的家庭，有可能會被患者捲入事件當中。因此，家人的應對方式的改變也經常會與患者的治療產生關聯。成癮問題所導致的**社會適應能力的低落**，會對家庭產生嚴重的影響。此外，不僅是兒童虐待，照護老年人的家庭所引起的**虐待**問題、**夫妻間的暴力**問題等，圍繞著家庭的心理問題所涉及的範圍是很廣的。我們需要做的是，去掌握整個家庭的狀況，並提供協助。

C. 對於家庭的救助

不限於精神護理學，在護理中，我們要理解到，照護對象不僅是患者而已，也包含了家屬。然而，實際上，人們在進行照護時，還是經常將焦點擺在患者身上，並把家屬視為支持患者或照顧患者的人。因此，作為患者的「關鍵人物」，家屬所扮演的角色會變得很重要，所承擔的責任也會一直增加。有時人們在收集情報時，甚至只會把家屬理解為患者的背景罷了。

家庭中的一名成員罹患疾病或產生障礙，這對於其他家庭成員來說，也是很大的負擔與煩惱。換句話說，家屬本身也是需要照護的，而且有很高的必要性。

❶家庭心理教育課程

透過名為「家屬的**情感表達(Expressed Emotion=EE)** p.406會對精神分裂症患者的復發產生影響」的研究，對於家庭的介入研究已有所進展。透過心理教育能夠降低患者的復發率，減輕家屬的負擔，其結果也讓家庭心理教育課程開始受到重視。

Ⓐ 何謂心理教育

心理教育指的是，一種「對於受到精神障礙或愛滋病等一般人難以接受的問題所苦的人，一面對其心理層面進行關懷，一面傳達正確的知識與資訊，使其學會如何面對疾病或障礙所引起的各種問題與困難，並使其能夠藉此來積極地經營療養生活」的協助方法[*3]。特別是，對於有精神疾病或心理健康問題的患者及其家屬而言，與其他疾病相比，在過去，相關人員太慢才傳達關於疾病的正確知識與資訊。例如，在「生活習慣病會對日常生活造成影響」是一樣的，由於患者與家屬不瞭解疾病的話，就難以過著更理想的療養生活，因此教育住院等學習是有必要的。這種協助方法能幫助患者與家屬，讓他們能夠跟面對其他的疾病一樣，運用知識來學習適當的應對方法，並積極地利用必要的社會資源，過著更適合自己、更理想的生活。

Ⓑ 心理教育的對象與方法

心理教育作為一種對家庭產生效用的**心理社會協助**，在近年急速地變得廣為人知。針對家庭的心理教育會用「家庭教室」、「家庭諮詢會」等名稱來稱呼，對象包含了家中有精神分裂症患者・憂鬱症患者・進食失調患者・酒精或藥物相關問題的患者的家庭、家中某人有社交障礙或逃學等青春期・青少年期的心理健康問題的家庭・甚至是照護老年人的家庭、因身體疾病而喪生的患者的遺屬、有虐待等問題的家庭等，範圍相當地廣泛。

參與活動的家庭，其型態包含了單一家庭到複數個家庭團體，或是由複數組患者及其家庭所組成的「混合型家族團體」。實施頻率從一週一次、一個月一次、或是一年一次都有，另外，在次數上，有的團體會將數次作為一個單元，有的則是一次就結束一個單元。在內容上，雖然大多由講解形式的**教育課程**以及小組活動形式的**小組課程**所組成，不過其方法與內容有很多種，包含了以講解形式為主的課程與以小組活動為重心的課程。

在日本，心理教育的教科書是由各個設施或機關所編撰而成的。在美國，還有針對家中有精神病患的家庭來設計的心理教育練習冊[*4]。

文獻

*3　精神分裂症的治療與復健的準則編寫與其實證研究(首席研究員浦田重治郎)社會心理介入共同研究班：心理教育を中心とした心理社会援助プログラムガイドライン(暫定版)(暫譯：以心理教育為重心的社會心理協助計畫準則　暫訂版)，p.1，2004

*4　Spaniol L, Zipple A. M：The role of the family in psychiatric rehabilitation：a workbook(暫譯：家庭在心理復健中所扮演的角色：練習冊)：Center for Psychiatric Rehailitation Bostion University USA, 2002

❷家族治療

　　根據以家族治療為基礎的理論與技法的差異，家族治療被分成了結構派、策略派、多世代家族治療派等許多種的學派。不過，在臨床應用的過程中，各學派的記法都有類似的部分，因此沒有必要拘泥於學派。

　　在家族治療中，共同的觀點為，將家族當成一個系統來掌握。如果能將家族當成一個系統來掌握的話，就能夠理解到，個人的症狀與病理並非是個人的問題所引起的，而是人際關係所導致的。舉例來說，家中有暴力問題的孩童時，我們能夠正確地掌握到，其症狀不會反映出孩童的病理，而是會反映出雙親間的問題與家庭關係。因此，治療・救助的對象不僅是患者，還包含了家人。將家族視為

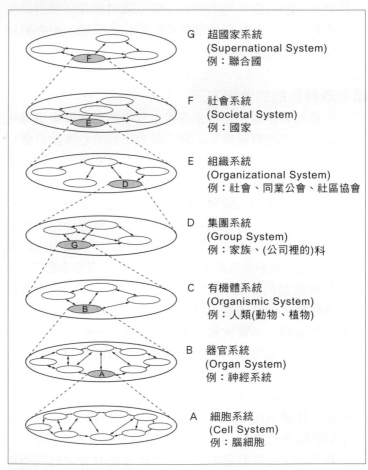

G　超國家系統
(Supernational System)
例：聯合國

F　社會系統
(Societal System)
例：國家

E　組織系統
(Organizational System)
例：社會、同業公會、社區協會

D　集團系統
(Group System)
例：家族、(公司裡的)科

C　有機體系統
(Organismic System)
例：人類(動物、植物)

B　器官系統
(Organ System)
例：神經系統

A　細胞系統
(Cell System)
例：腦細胞

▲圖2　生物體系統的7個層級

(轉載自遊佐安一郎的著作《家族療法入門システムズ．アプローチの理論際(暫譯：家族療法入門系統方法的理論與實踐)》，p.32，星和書店，1988)

一個系統來理解的話，就能夠像圖2所顯示的那樣地，掌握到家族與其他層級的系統之間的關係。舉例來說，家庭的問題會由「家庭與學校或職場的關係」所引起。

家族治療在1990年代之後，創造了敘事取向等新的協助方法。此外，專家不僅會使用家族治療，還會透過以夫妻為對象的婚姻治療等協助方法來重新建立夫妻的關係。

❸日常業務中的家庭照護

對家庭使用如同之前所述的心理教育或家族治療的課程來進行照護雖然很重要，不過，首先在日常的照護當中，例如，在病房區中與家屬會面時，或是在社區中的諮詢或家庭訪問當中，透過護士或公共衛生護理人員來充實與家屬間的面對面的關係，這點也是很重要的。在醫院‧病房區‧社區的日常業務中，對家屬表示關心，並傾聽家屬的心聲，與「對各個家庭提供最合適的照護」也是有關聯的。這是一種「只要護理人員願意付出關懷，並具有熱情與知識的話，就能夠積極進行」的護理工作。

舉例來說，在患者住院或進行家庭護理時，護理人員會有很多與家屬見面的機會。因此，護理人員能夠接受與生活密切相關的諮詢事項。此外，護理人員除了要掌握家屬的要求或期望、生理需求，也要掌握身體狀況與目前的不安、負擔、困難等家屬的需求，並評估家屬的社會心理狀態，以提供情緒上的支持等必要的協助。進行照護時，也要根據各個家庭的心情與理解方式，並配合疾病的時期與狀況，藉此來理解各個家庭。此外，對於家屬偶爾的不安或諮詢事項也要仔細地應對。像這樣，在日常業務中，護理人員應該積極地對家屬進行照護。再者，護理人員並非什麼事都要支援，而是要採取「透過團隊合作模式來協助家屬」的態度。

D. 以充實家庭支持服務為目標

家庭的多樣化、社會結構的改變、網際網路等的急速資訊化社會，這些變化使家庭的處境變得越為艱難。許多家庭無法過著「普通」的生活。今後的精神科護理的重點在於，不能僅止於機構內的照護，而是要在生命週期的所有階段中，採取多方面的觀點，並在進行照護時，將家屬也

敘事取向
(narrative approach)

個人的經驗可能包含了許多種意義，可以進行多種解釋，而且描述患者與家庭的故事構成了人生，治療者‧協助者與患者或家庭則會透過語言來共同創造現實生活。敘事取向就是由這種觀點所構成的援助方法。治療者‧協助者傾聽患者的心聲，不是為了收集有助於評估、護理的情報，而是一種受教於患者或家族的態度。治療者‧協助者為了加深對於患者的理解，就會提出疑問，並進行談話。治療者‧協助者透過這種態度來進行對話，能促使患者或家族對現實賦予新的意義或進行重新構築，而且能夠加深對於患者或家庭的理解，使治療‧協助有所進展。

視為協助的對象。

　此外，在照護問題，或是在促進精神障礙者融入社區生活的過程中，目前的現狀是，只要有家人的話，大多數的患者在出院後會與家人同住，家人要承擔許多照護工作。然而，不僅是患者而已，要讓家屬理解心理健康問題及精神疾病，並接納有問題或障礙的患者，是會伴隨著困難的。再者，當心理健康問題或精神疾病長期地進展下去時，家屬的身心也會受到很大的影響。而且，「將孩童的疾病歸咎於家長的教養方式」這種毫無科學根據的家庭病因論，或是與家庭相關的理論，經常會使家屬產生「感到內疚，或內心受到傷害」的經驗。

　因此，醫療人員應該重新審視過去將家屬視為「對患者進行照護的人」或「患者的背景」的態度與期望，並協助家屬，賦予家屬**力量**，使患者與家屬能夠有朝氣地生活著。

(田上美千佳・新村順子)

4 教育環境與心理健康

A. 現代教育的問題與現狀

近年，霸凌、逃學、課堂混亂、自殺、少年犯罪、暴力、虐待等圍繞孩童的問題成為了重大的社會問題，而且在這幾年，學校內也相繼發生了事件。在日本，2001年發生於大阪池田小學的兒童死傷事件，以及2004年在長崎縣佐世保市由國小六年級的女童所引起的殺害同學事件，都帶給整個社會及學校教育的現場很大的打擊。

文部科學省(譯註:相當於台灣的教育部)為了防止類似事件再度發生，採取了應對措施，並認為在現代的教育現場，學校與家庭、社區、相關機構必須要有更密切的合作。

此外，文部科學省也接受了目前孩童相關問題正在增加的現狀，在1995年時，引進了學校諮商員的制度，讓有心理問題的兒童·學生能夠受到照護。在2004年度，日本全國有編制學校諮商員的學校已達到8500所。

❶學校環境的變化與其問題

學校是讓孩童渡過一天的大部分時間的場所，同時也是培養各種知識、經驗、人際關係等的場所。在成長發展的過程中，小學·國中·高中生的時期雖然可以說是重要的時期，但近年學校教育在「寬鬆教育」中所產生的變化，以及伴隨著變化而產生的弊病與問題卻也正在被人們提出來討論。

❷家庭環境的問題對教育現場所帶來的影響

今日，教育現場中的孩童問題有複雜化的傾向。現代的孩童缺少能夠自由玩耍的場所，而且由於小家庭化的進展，孩童與家族、社區之間的關係也變得淡薄，再加上裁員、離婚等家庭內的問題也會對孩童產生不良的影響。此外，被懷疑為家庭虐待的事件正在增加也是事實。實際上，教師會詢問孩童「每天有沒有好好地吃早餐、有沒有洗澡、有沒有換衣服、何時就寢」等問題，對孩童的教養

N o t e

學校諮商員

學校諮商員是為了要對「逃學、人際關係問題等內心的煩惱、兒童·學生生活上的問題等」提供諮詢，並從專業的角度給予建議·協助，因而被分派至國小·國中·高中的心理諮詢專家。此職位會由具備專業心理學知識的臨床心理師、精神科醫師、大學教授等來擔任。

寬鬆教育

文部科學省日本中止了填鴨式教育、考試制度教育，並為了進行能夠培養孩童的人性、社會性、內心的教育而推動「寬鬆教育」，採用了以「週休二日制的實施」與「綜合學習時間」的創立為主幹的「新學習指導綱領」。然而，由於此政策造成主要學科的授課時間的縮減，進而使「學力低落」的問題浮出台面，因此，有些人大聲地呼籲政府重新審視這項推動「寬鬆教育」學習指導綱領。

或生活習慣進行全面性的照顧。對於因裁員等而造成家中經濟狀況有困難的兒童‧學生，老師則會在遠足或運動會時準備便當給他們。這些例子說明了，學校變得要開始負擔家庭的責任。

❸教師的心理健康

我們在思考教育現場中的心理問題時，不能只關注兒童及學生的問題，也必須重視教師的心理健康。在最近的教育現場中，教師必須對先前所述的霸凌與逃學等問題進行應對，而且還必須為了「學校與以監護人為首的社區居民之間的關係」操心費神。再加上教育系統的急速變化等，工作內容變得越來越複雜，而且工作量也一直增加。和過去相比，教師們可以說是處於容易產生更多的壓力的狀況之中。這種結果，經常會導致過多的壓力所引起的健康問題，陷入**職場適應不良**狀態，並罹患心理疾病。在2003年度，因病停職的教師中，罹患精神疾病的人佔了53.10%，達到歷年最高的比例　表1。此外，有很多教師也會對教師間的人際關係感到煩惱，而且這種「沒有和任何人商量就獨自承擔問題的教師」也正在增加。

B. 各種適應不良的行為與其對此的協助

❶暴力行為

最近，有越來越多的兒童‧學生會因為一點小事就馬上「抓狂」，而且兒童們的抗壓性的低落也開始被人們指出。暴力行為常見於國中3年級的男生。這個時期正處於青春期，在生物學上也屬於第二性徵開始出現的階段，與身

暴力行為

日本文部科學省將「暴力行為」定義為「本校的兒童‧學生所引起的暴力行為」，並將其分成：①對教師的暴力行為、②學生之間的暴力行為、③人際暴力、④損壞學校的設施‧設備等器具，這4種型態。

2003年度，公立學校中所發生的暴力行為件數為學校內的31278件(增加6.2%)及學校外的4111件(減少4.6%)，合計件數為睽違三年的增加。不管在小學、中學還是高中，學生之間的暴力行為都是最多的。以學年來看，3年級生佔了最多，為全體的33.4%。此外，從兒童‧學生的性別來看，男生佔了約9成。

▼表1　教職員因病停職者中，因精神疾病而停職者的人數變遷

	3年度	4年度	5年度	6年度	7年度	8年度	9年度	10年度	11年度	12年度	13年度	14年度	15年度
因病停職者人數 (人)	3795	3730	3364	3596	3644	3791	4171	4376	4470	4922	5200	5303	6017
其中因精神疾病而停職者的人數 (人)	1129	1111	1113	1188	1240	1385	1609	1715	1924	2262	2503	2687	3194
因病停職者中，因精神疾病而停職者的比例 (%)	29.70	29.80	33.10	33.00	34.00	36.50	38.60	39.20	43.00	46.00	48.10	50.70	53.10

(資料：日本文部科學省調查 http://www.mext.go.jp/b_menu/houbou/16/12/04121003/011.html)

體層面相比，精神層面的發展會較不成熟，缺乏協調性與穩定性，容易產生**情緒上的混亂**。

面對教育現場中的暴力行為時，我們必須從心理・發展・教育・環境的觀點來評估孩童的攻擊性，而且，與孩童相關的人士也必須彼此合作。

❷霸凌

霸凌的問題經常會發展成嚴重的社會問題。處於霸凌方的孩童會將超出限度的霸凌行為視為自己本身的衝動的發洩方式，而且還會沒有罪惡感地繼續糾纏對方，甚至可能把對方逼上絕路。另一方面，被霸凌的孩童則會為了報復霸凌行為而犯下殺人或傷害等罪行，有時甚至可能會導致自殺[1]。無論如何，我們不僅要對懷有「以霸凌為背景的心理問題」的孩童進行個人的干預，還必須對發生問題的集團採取應對措施。此外，我們也必須告訴人們，「社區的電話諮詢或教育諮詢中心、兒童諮詢中心等處都有與霸凌相關的諮詢窗口」，以及「要視情況聯絡警方」。

❸逃學

逃學指的是，不想去上學，或是即使想去也去不了的狀態。日本文部科學省將一年內缺席30天以上的兒童・學生視為逃學，並進行了統計　表2。雖然造成逃學的契機包含了，因轉學或搬家而不適應新的環境、被霸凌、跟不上學業、營養午餐難以下嚥等各種因素，但契機本身並不是所有的原因。逃學的原因是由本人的心理問題或家庭內的糾葛、學校內的人際關係、學業問題、社區因素等複雜地互相糾纏在一起而形成的。此外，逃學的背景也可能會是，家長所引起的兒童虐待、雙親的離婚、經濟問題、家長本身的精神障礙等家庭問題。在學齡期的逃學情況當中，與分離焦慮有關的例子是很常見的。一旦對孩童施加某種壓力的話，分離焦慮就會隨著各種不安而增強，而且在這種例子當中，初期常會呈現頭痛、腹痛、發低燒等身體症狀。

不管怎樣，由於原因是很複雜的，所以學校、家庭、相關機構必須一起合作，共同支持孩童。

N o t e

霸凌

在文部科學省的「關於兒童・學生的問題行為等指導學生上的各種問題的調查」當中，將霸凌定義為「①對比自己弱小的人進行單方面的攻擊、②持續地施加身體・心理上的攻擊、③讓對方感到非常痛苦的事物，而且發生場所不分校內與校外」。

2003年度，日本的公立學校中所發生的霸凌事件有23351件，透過明細可得知小學的比例為25.9%，國中為64.9%，高中為8.8%，各特教學校為0.3%，而且是8年來首次增加。在小學裡，件數會隨著學年提昇而增加，國中則以1年級的7307件為最多，佔了全體事件的31.3%。

霸凌的形式則包含了①用言語威脅、②取笑、嘲弄、③將他人的物品藏起來、④排擠、⑤集體漠視、⑥使用暴力、⑦勒索、⑧多管閒事、強迫他人接受自己的好意等。

分離焦慮[2]

指的是孩童與母親分離，感到孤獨時的反應。會出現靜不下心、焦躁、無力感等反應。這些症狀，一般來說，雖然會被視為孩童想要脫離母親並自立的前驅症狀，但是當這類症狀強烈地伴隨著「是否會失去母親呢」的不安或危機感時，就不能說是正常的。

文獻

[1] 精神醫學講座負責人會議監修：專門医をめざす人の精神医学(暫譯：以專業醫師為目標的人的精神醫學)，p.506，醫學書院，2004
[2] 外林大作等人編撰：誠信心理学辞典(暫譯：誠信心理學辭典)，p.402，誠信書房，1998

▼表2　逃學兒童・學生數量的變遷(30天以上)

	4年度	5年度	6年度	7年度	8年度	9年度	10年度	11年度	12年度	13年度	14年度	15年度
國　小	13,710	14,769	15,786	16,569	19,498	20,765	26,017	26,047	26,373	26,511	25,869	24,086
國　中	58,421	60,039	61,663	65,022	74,853	84,701	101,675	104,180	107,913	112,211	105,383	102,126
合　計	72,131	74,808	77,449	81,591	94,351	105,466	127,692	130,227	134,286	138,722	131,252	126,212

(資料：日本文部科學省調查　http://www.mext.go.jp/b_menu/houbou/16/08/04082302/015.pdf)

進食失調

　　進食失調在近年有增加的傾向，而且大多發生於青春期・青少年期的女性。在日本，從1980年代開始，事例的數量急速地增加。最近，以過度攝食為主要症狀的心因性暴食症(貪食症)則正在增加中。進食失調不僅是進食行為的異常，也包含了與此相關的各種問題行為或強迫症狀。此外，這種症狀也經常會出現在邊緣性人格障礙的症狀當中。

　　在心理層面，可以發現到女性對於成長的抵抗與糾葛，而且我們也經常可以聽到「不想成為大人」等拒絕成熟的話語。此外，由於對母親的矛盾情感(對於一件事或一個人，會同時具有矛盾的情感。矛盾心理)會產生作用，因此我們也必須重視患者與家人(特別是母親)間的關係。

❹進食失調　eating disorder

　　進食失調大致上可以分成神經性厭食症與心因性暴食症。兩者皆會出現肥胖恐懼症、希望變瘦等的心理病理症狀。

Ⓐ神經性厭食症 anorexia nervosa

　　在神經性厭食症中，對於「想瘦」的堅持是非常明顯的。患者秉持著「只要能瘦下來，什麼事都辦得到」，會極端地控制飲食，異常地減少體重。當體重終於低於30kg時，月經也會停止，有時甚至會有生命危險。即使會發生這種狀況，但患者還是很有精神地積極活動(過度活動)，這點可以說是這種疾病的特徵。

　　當體重明顯地減少時，首先要做的就是讓生命脫離危機。治療時，為了改善營養不良，會打點滴或補充營養，並合併使用**動力心理治療**等。由於經常會出現與母親有關的問題，因此常會採取**家族治療**等。護士必須充分地掌握住這些治療與患者的心理背景、家庭動力學，並給予患者關懷與支持。

Ⓑ心因性暴食症 bulimia nervosa

　　心因性暴食症指的是，在一定的期間內嘗試過極端的飲食控制後，緊接著所引起的暴食症狀。此症狀會出現「在沒有人的地方偷吃東西、半夜坐在冰箱前狼吞虎嚥、到便利商店採購大量食物，然後一口氣吃完」等的暴食行為。在這之後，日常生活中會經常出現「為了逃避暴食所引起的不安，於是就會進行自我催吐(把手指伸進喉嚨，使自己嘔吐等)」、「大量服用瀉藥」等行動化行為，並反覆地進行這2種行為。此外，也會出現自我毀滅的行為，而且許多患者都有自我否定的症狀。

治療時會採取**行為治療**等，並會進行從心理動力學的觀點來掌握症狀意義的心理治療。在救助上，則會尋求具有一致性的應對方式。護士必須充分地理解患者行動化的意義，並促進其發展。

❺ 發展障礙(ADHD‧LD‧高功能自閉症)
Ⓐ 注意力不足過動症 attention deficit hyperactivity disorder：ADHD

一般來說，ADHD常會在2～3歲時，透過「靜不下心來、嘻皮笑臉、脾氣暴躁」等情況而被察覺。此外，注意力不集中、過動、衝動性等的症狀也常會出現在4歲之前，最慢也會在7歲前出現。而且在學齡期，學業成績不佳、情緒不穩定、任性妄為、笨手笨腳等會變得更為明顯　表3。原因被認為與遺傳因素、環境因素、腦功能障礙、神經遞質的代謝異常、腦內的右旋糖代謝的低落等因素有複雜的關聯。

Ⓑ 學習障礙 Learning Disabilities：LD

在文部科學省的調查研究合作者會議中，將其定義為「學習障礙指的是，雖然基本上全體性的智能發展沒有遲緩，但在聽、說、讀、寫、計算或是推測能力的其中一方面，對於特定事物的學習與使用會明顯地感到困難的狀態」。另外，在同會議中也說明了：「雖然專家推測學習障礙的背景包含了中樞神經系統內的某種功能障礙，而且該障礙所導致的學習上的特殊困難，主要會明顯地呈現在學齡期中，不過有些人的障礙會在學齡期過後才變得明顯。雖然視覺障礙、聽覺障礙、智能障礙、情緒障礙等的狀態或家庭、學校、社區等的環境因素，不是學習障礙的直接因素，但學習障礙有可能會與這種狀態或因素同時產生。此外，行為的自我調整、人際關係中的問題也會以伴隨著學習的形式出現。」

在這些與學習相關的教育現場中，學習障礙是我們應該要充分理解的發展障礙之一。

N o t e 📖

家庭動力學 *3

家庭動力學也稱為Family dynamics，指的是「出現於家庭成員的社會心理交際中的力量的關係」。家庭是一種相互依賴的動力團體，構成家庭的成員彼此間會有各種力量在運作，並不斷地互相引起心理變化。當家庭關係中產生某種不均衡的狀態時，家庭動力就會為了維持整體的均衡狀態而產生作用，但是家庭動力一旦朝向不理想的方向進行作用的話，各種問題就會隱藏在穩定的表面背後，使某個成員成為犧牲者，並使其心理健康受到損害。

📖 文獻

＊3　日本家庭心理學協會監修：家族心理學辭典(暫譯：家庭心理學辭典)，p.55，金子書房，1999

▼表3　注意力不足過動症(ADHD)在各個階段所出現的症狀

嬰兒期：
　①不使用手，而是用手肘來爬行，並會令人眼花撩亂地到處移動。
　②開始學會走路時，會出現過度的運動。

幼兒期：
　①靜不下心來，到處走動，無法安靜地坐在(幼稚園的)教室裡。
　②對任何人都很親近。
　③因為一點小事就會發脾氣，情緒暴躁。
　④無法進行團體行為，交不到朋友。
　⑤言語發展會出現遲緩，與年齡相比，說話方式尚未成熟。

兒童期：
　①靜不下心來，無法就座(移動性的過動症)。
　②即使坐下，身體的某處也會一直動來動去。
　③會因一點刺激就精神不集中、發脾氣(衝動性)。
　④注意力的集中時間很短，有興趣的對象會不斷地變來變去(注意力分散)。
　⑤會用言語妨礙他人，或是突如其來地回答。
　⑥即使與其對話，也沒有反應，而且常會忘東忘西或是遺失物品。
　⑦學業上出現明顯的落後。
　⑧笨手笨腳。
　⑨一旦認識到自己的缺點，就容易產生社交障礙，此外，也可能會相反地，變得容易遷怒他人，對他人具有攻擊性。

青春期：
　①過動性雖然會減少，但注意力不容易集中的症狀會持續出現。
　②學業成績明顯地不佳。
　③會與雙親、教師、友人產生摩擦，變得叛逆、容易幻想，且容易產生社交障礙。
　④思考方式獨特，會主張自己的理論，且會拘泥於過去不愉快的記憶。
　⑤雖然會出現反社會行為，但會超乎想像地去接受值得信賴的人的教誨。

成年期：
　①靜不下心來，具有衝動性，粗心大意。
　②固執，無法忍耐，馬上就會變得欲求不滿。
　③工作做不久，常常換工作。
　④容易被評價為「對工作不滿意，無法堅持到最後，與上司不和」。
　⑤常會合併出現情緒不安、藥物濫用、情感障礙等症狀。

(山崎晃資編撰：現代児童青年精神医学　暫譯：(現代兒童與青少年的精神醫學)，p.157，永井書店，2004)

ⓒ 高功能自閉症(亞斯伯格症候群)

　　屬於一種**廣泛性發展障礙**，1944年，奧地利的亞斯伯格在報告中將其視為**自閉病態行為**。屬於自閉症的3大症候(社會功能損害、溝通障礙、想像力的障礙，以及基於此障礙的行為障礙)之一，以輕微的溝通障礙為特徵*2。

　　雖然言語的使用很熟練，且會用大人的口吻，或是艱澀的語彙，但大多只是表面功夫，難以理解比喻或玩笑話。特徵在於說話時會使用獨特的抑揚頓挫。另外，患者還會有以下特徵：缺乏同理心、無法領會各種場合的氣氛、無法與他人進行情感上的交流、雖然會關注的事情很少，但對於自己很關心的事物，會專心地表示高度的興趣。

雖然這些症狀會對患者的社會生活與日常生活形成重大的障礙，但患者在認知發展、言語發展、與年齡相符的自助技能、人際關係以外的適應行為、興趣‧關心任何一方面中都沒有出現發展上的遲緩。另外，雖然與自閉症有共通點，但由於「發展上不會出現遲緩」，所以被稱為高功能自閉症。

❻大學生的冷漠

這種情況正在大學生之間增加，雖然主要症狀為沒精神、漠不關心、無動於衷等，但不會出現不安、焦躁、抑鬱等。極端的情況會導致社交障礙。大多數情況，會對課業或工作等本業興致缺缺，但在打工或興趣上沒有問題，甚至會相當積極地去接觸。自己所期待的事物大多會與現實產生隔閡，性格傾向包含了認真、老實、一絲不苟、完美主義等。

❼迷失型統合

指的是，在青少年期的後期，自我認同在形成 p.85的途中，會利用社會所給予的「遲滯」，試驗性地去扮演各種角色，使認同作用受到障礙，而且無法對「在精神上具備一致性‧統一性的主觀自我」進行定義的狀態。人類從青春期到青少年期，會對自己本身的存在抱持著「自己是什麼人？」、「自己為何會在此處？」等疑問，而且一旦無法充分地產生自我認同的話，就會形成所謂的「迷失型統合」狀態。

其臨床表現的特徵包含了：①自我意識過剩、②逃避選擇與麻木、③人際距離的失調、④時間觀念的喪失、⑤勤勉性的喪失、⑥選擇否定性的自我認同等。

(瀨戶山惠美子)

5 職場與心理健康

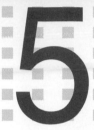

A. 勞動者的社會背景與不健康

全球化、追求經濟效率等各種社會背景使勞動環境產生了很大的變化，並引起許多現象。近年來，失業率的上昇、壯年期自殺者的增加等現象都變得很明顯。

1998年以後，一年內的自殺人數持續地突破3萬人，而且其中有約3成，也就是相當於約8000～9000人，為勞動者 圖1。

由於勞動者的自殺人數在1998年遽增，因此在1999～2001年的這3年間，日本政府連續不斷地提出關於心理健康的方針。在這3年間，因自殺或精神疾病而被認定為職業災害(職災)的事件有120件，而且在其疾病明細當中，有57%(68件)為憂鬱症(情緒障礙：根據「國際疾病分類第10版」所進行的分類)，剩下的43%(52件)為精神官能症。關於勞動者的自殺，我們可以說憂鬱症經常會成為關鍵的導火線*1。

此外，根據五年實施一次的勞工者健康狀況調查，在自己的工作或職業生活中會感到強烈不安、煩惱、壓力等的勞動者的比例超過了調查對象的半數，而且每年都有增加的傾向 圖2。

▼表1　勞動型態與勞動環境的變化

勞動型態的變化	勞動環境的變化
・雇用型態： 　　年功序列與終身雇用制度的崩解 ・人事評價系統： 　　採用能力・績效主義 ・組織型態： 　　平面化、專案團隊化 ・工作方式： 　　年薪制、彈性工作制的引進、 　　工作型態的多樣化	・製造業→轉向服務業 　(製造工廠→轉向辦公室) ・女性勞動者的增加 ・派遣・約聘員工、兼差勞動者的 　增加 ・外國籍勞動者的增加 ・必要技能的變化 　(資訊科技技能、外語能力等)

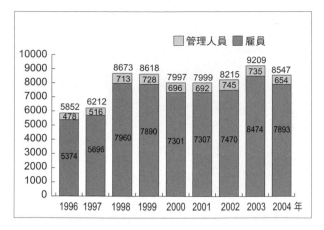

▲圖1　勞動者自殺人數的演變

(資料：警察廳(譯註：相當於台灣的警政署)生活安全局地域課：2004年當中的自殺概要資料，2005年6月)

▲圖2　會因「與工作或職場生活相關的事物」而感到不安、煩惱、壓力等的勞動者的比例

(資料：日本厚生勞動省，勞動者健康狀況調查)

在2002年的調查中，回答「身體會因工作而感到疲憊」的人的比例為72.2%，回答「有壓力」的人的比例為61.5%。

B. 職場壓力與精神疾病

在勞動者的壓力中，最常被提到的是「忙碌所導致的身心過勞」與「職場中的人際關係糾葛」，其次為「職場的人事異動」或「家人‧親戚的疾病或死亡」等。

另一方面，在職場中最常見的精神疾病為神經官能症‧壓力疾患(32.2%)，其次為情緒障礙(30.8%)，第三為精神分裂症(16.8%)[1]。

職場的壓力會對精神疾病產生如何的影響，這雖然是個複雜難解的課題，但我們能夠透過**職業壓力模式**來瞭解其關聯性。

由圖3可知，職場的壓力會成為導火線，引起壓力反應，進而導致疾病。而且疾病也不光是由職場的壓力所造成的。職場以外的夫妻關係或家庭中的各種壓力、個人因素、有無能夠減緩壓力的協助者等，這些因素會複雜地糾纏在一塊，並對壓力反應產生影響。

接著，讓我們試著從「勞動者的生活型態」這個觀點來探討壓力的個人因素。表2中的壓力反應的例子，反映了各階段的變遷，並顯示了各種由專家命名的症狀與現象。

NIOSH職業壓力模式

在許多種職業壓力模式當中，NIOSH(National Institute for Occupational Safety and Health：美國職業安全與衛生研究所)所提倡的模式是最為詳盡的。

文獻

*1　黑木宣夫：職場ストレスと精神疾患－労災認定の動向－(暫譯：職場壓力與精神疾病－勞災認定的動向－)，預防醫學，33(7)，p.3～33，2003

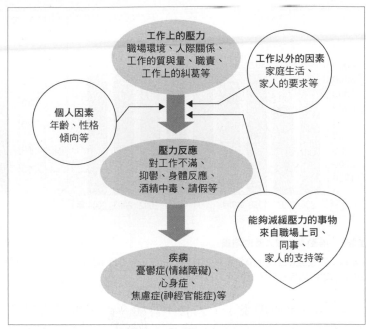

▲圖3　職業壓力的產生機制
(改編自大野裕監修：職場のメンタルヘルス管理監督者の役割とケア活動の際
(暫譯：職場的心理健康管理監督者的職責與護理活動的實踐)，p.6，東京法規)

▼表2　勞動者的生活型態與壓力

年齡	身為社會人士的發展階段	壓力反應
成為社會新鮮人以後早期(20多歲)	確立自己是個社會人士的時期	適應不良的症狀例：五月病(冷漠症候群)
30～40多歲	在社會中確立地位的時期	調整過度例：女強人症候群(Superwoman syndrome)
40～50多歲	中間管理階層	重新審視自己過去的選擇，並重新進行決斷的時期糾葛很多，一旦適應不良的話，會容易導致自殺例：經理症候群(三明治症候群)、早報症候群
60多歲以上	離開離場，展開新生活的時期	離開職場所引起的失落經驗、空虛感

女強人症候群

一邊忽視理想與現實的差距(壓抑)，一邊努力地兼顧工作與家庭，最後導致精疲力竭，形成憂鬱狀態等。

經理症候群
(三明治症候群)

指的是，處於上司與部下的夾縫中，人際關係變得左右為難的狀態。原因是壓力的累積，此症狀常見於中間管理階層或負責裁員的人事主管。

早報症候群

原本每天都必須看早報的人變得死氣沉沉，毫無看報紙的意願，即使看了也記不住內容，於是便不看了，甚至連上班都覺得麻煩。

在成為社會新鮮人不久後，年輕人會無法順利地從「學生時代的自由生活型態」過渡到「在各方面都受到束縛的社會人士生活」，而且會因為「現實與理想的差距等」而一度對曾經決定的職業感到迷惘與不安。

到了30～40多歲後，在此時間點雖然會繼續地適應職業生活，但同時也可能會因為過度努力而對工作失去了熱情。

在40～50多歲時，一方面自己的體力會有所下滑，另一方面，在社會與家庭中要負擔很重的責任，並會被迫再次做出人生的決斷，可以說是內心最為糾葛的時期。

接著，到了60歲以後，屆齡退休會是一種「失去重要對象(工作)的經驗」，同時也會形成壓力＊2。

C. 對工作壓力進行評估

有在工作的個人或是職場組織在對「工作所引起的壓力」進行簡易的評估時，會使用到問卷。其中具有代表性的是「職業壓力簡易問卷」與「勞動者的疲勞累積度檢查表」等。

Ⓐ 職業壓力簡易問卷

從1995年開始的五年間，日本厚生勞動省為了要在短時間內對壓力進行簡易評估，因此設計了此問卷。問卷內容涉及的範圍很廣，包含了壓力的原因、心理反應、本人的個性、身體症狀等，且被設計成能夠在5分鐘內回答完畢。透過此問卷，可以掌握到哪些人處於疲勞或焦躁等輕微壓力狀態的層級。

Ⓑ 勞動者的疲勞累積度檢查表

此為日本厚生勞動省在2004年所發表的檢查表。為了防範過勞所引起的健康問題，於是便設計出能夠檢查「勞動者本身及其家人的疲勞累積度」的檢查表。

上述的問卷皆可透過日本中央勞動災害防止協會或日本厚生勞動省的網頁來取得。

對「工作所引起的壓力」進行評估時，要從①工作的要求程度、②工作的自由程度、③周遭的支持，這三個重點來進行思考。

「工作的要求程度」指的是，自己會被要求做些什麼，也就是工作內容以及業務職責等。接著，「工作的自由程度」可以說是工作的自行決定權或掌握程度，指的是「上司賦予了多少對於工作內容的技術或技能的決定權」。第三為「周遭的支持」，指的是，當自己有困難時，周遭的人會給予多少適當的幫助。

圖4為，工作的要求程度很高，而且無法獨自掌握自己的工作(工作的自由程度很低)，同時又沒有得到周遭的支持的情況。這表示壓力會上升至最高。

Note 📖

勞動者的疲勞累積度檢查表

日本中央勞動災害防止協會
http://www.jisha.or.jp/health/index.html
日本厚生勞動省
http://www.mhlw.go.jp/index.html

 文獻

＊2　井上幸紀：メンタルヘルス対策—休職した人の職場復帰について—(心理健康對策—關於曾經停職的人要如何重回職場—)，預防醫學，35(3)，p.2〜29，2005

協助心理健康受創的勞動者重回職場

厚生勞動省雖然在2004年10月製作，發表了「協助因心理問題而停職的勞動者重回職場的指南手冊」，但之後因心理問題而停職的勞動者仍在增加中。根據調查，協助停職後的勞動者回歸職場的支援措施進行得並不順利，於是厚生勞動省便在2009年3月修訂了此指南手冊。回歸職場支援措施的基本觀點如下：

(A)要確立回歸職場支援措施的流程，同時並制定能夠決定應對措施的順序、內容、相關人員的職務的「回歸職場支援方案」。

(B)根據方案，針對屬於協助對象的各個勞動者制訂具體的「回歸職場支援計畫」。

(C)由於心理健康問題的判斷是很困難的，而且，在處理各種事例時，應對方式也必須要有所變通，所以「會和主治醫師合作」，共同進行支援措施。

此外，指南手冊上將回歸職場的流程(具體上要如何進行)分成了5個步驟，建議大家可以一邊參考此流程，一邊制訂符合各個職場的實際情況的方案。

・步驟1＝開始因病停職，以及停職中的照護
・步驟2＝根據主治醫師的判斷，具有回歸職場的可能性
・步驟3＝判斷是否能回歸職場，以及制訂回歸職場支援計畫
・步驟4＝決定最後是否能回歸職場
・步驟5＝回歸職場後的後續措施

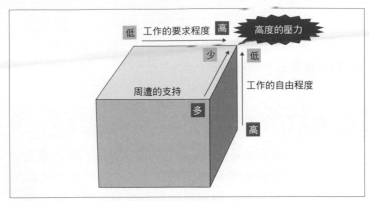

▲圖4　評估「工作所引起的壓力」的示意模型

(資料來源：日本勞動省，1999年度「關於預防職業傷害的研究」，關於勞動場所中的壓力以及其對健康的影響的研究報告書)

D. 與勞動者心理健康相關的法律

日本政府主要是依據「勞動安全衛生法」來保護勞動者的健康。我列舉其中幾項與心理健康有密切關聯的條文。

○關於健康檢查的結果，要聽取醫師等人的意見(第66條之4：雖無罰則，但1996年進行了部分修訂，強制規定經營者要履行此義務)

「關於在健康檢查中發現身體有異常者，經營者為了對該勞動者採取業務上的必要措施，必須聽取職業健康醫生或是可以代替其職務的醫師的意見，並採取尊重醫師意見的具體措施。」
以上為條文的內容。不僅是由工作直接導致的健康問題，防止「與工作有密切關聯的健康問題」發生也是經營者的責任。

○健康教育等(第69條)
透過全方位健康促進計畫(THP：Total Health Promotion Plan)來促進身心健康的措施
○營造舒適的職場環境(第71條)
營造舒適的職場環境被視為經營者必須努力履行的義務。

(資料：勞動安全衛生法)

此外，也包含了「電通事件的過勞自殺或過勞死相關的民事義務」，這類伴隨著民法等的勞動契約的安全關照義務。

是一種契約上的義務，內容在於保護勞動者，使其遠離「執行業務時，身體可能會發生的危險」，而且必須要特別留意，不要讓「經常性的長時間勞動、在沒有協助支援體系的狀況中工作等，以及明顯會導致身心負荷過重的精神疾病或身體疾病」這些情況發生。

(資料：勞動安全衛生法以及民法)

E. 針對心理健康的具體對策

日本厚生勞動省根據「包含過勞自殺在內的精神障礙的勞災認定基準」，制定了「判斷心理負荷所引起的精神障礙等是否與工作有關聯的準則(1999)」，以作為針對心理健康的具體對策。此外，也公布了「促進職場中的勞動者心理健康的準則(2000年8月)」與「為了防止過勞所導致的健康問題的綜合政策　為了防止過勞所導致的健康問題，經營者應該採取的措施(2002年2月)」這2項方針。

「促進職場中的勞動者心理健康的準則」會透過促進①自我照護、②由直屬部門來進行的照護、③由職場中的職業衛生團隊來進行的照護、④透過職場外的資源來進行的照護，這4項照護措施，來促使企業制定心理健康促進計畫。為了實施這4項照護措施，準則中清楚地記載了「體制的完善、人才的確保、對於管理監督者的教育、對於個人隱私的顧慮等都是很重要的」，這也成為了企業心理健康對策的基礎圖5。

「為了防止過勞所導致的健康問題的綜合政策」是一項著重於防範勞動者因身體因素(大腦・心臟疾病)而猝死的方

N o t e

電通事件
[2000年3月]

一名職員在進公司1年5個月後自殺，其雙親控訴公司，並要求賠償損失。法院認為企業應對過勞自殺負起責任，並指出企業明知長時間勞動的實際情況與健康狀況的惡化，但卻沒有進行合適的管理措施。最後公司全面地承擔責任，並以1億6800萬日圓的金額達成和解。

過勞死KAROSHI

過勞死指的是，工作所導致的過勞壓力為原因之一，並會引起大腦・心臟疾病、呼吸器官疾病、精神疾病等，最後導致死亡或留下重度的障礙。
(參考：「過勞死110號」日本網路首頁　http://karoshi.jp/index.html)

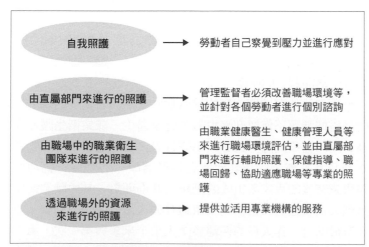

▲圖5　職場中的心理健康模式—4種照護—
(厚生勞動省：促進職場中的勞動者心理健康的準則，2000)

職業健康醫生

在日本，根據勞動安全衛生法第13條，在勞動者人數經常處於50人以上的職場中，經營者有義務去選任職業健康醫生。此外，在勞動者人數1000人以上的職場中，則必須選任專任的職業健康醫生。

特別是專任的職業健康醫生，必須要熟知職場的各種要素，並與其他職業衛生人員組成團隊，一邊與管理監督者等合作，一邊推動符合職場現狀的職業衛生活動。

職業衛生護理人員

在1996年，勞動安全衛生法進行了修訂，明文規定，實行健康檢查的保健指導人員為「男性或女性的公共衛生護士(現在稱為公共衛生護理人員)」。儘管如此，關於職業衛生護理人員的指派，在日本還沒有像職業健康醫生那樣成為經營者的義務。不過，在沒有編制職業健康醫生的職場中，職業衛生護理人員實際上大多會擔任職業保健活動的重心，負責實質上的工作。在心理健康照護這方面也一樣，職業衛生護理人員以職場的情報收集為首，擔任從業人員身旁的諮詢對象，並在個人與職場之間進行各種協調，可說是十分地受到重視。

📄 文獻

＊3　遠藤俊子：産業精神保健における保健師の活動—予防から有病者の職場適応支援—保健婦雜誌(暫譯：職業心理健康中的公共衛生護理人員的活動—透過預防來協助患者適應職場—女性公共衛生護士雜誌)，59(5)，p.400～405，2003

針，而且也明確地規定，一旦放任勞動者過度勞動、長時間加班的話，企業必須對此負責。過度勞動所引起的睡眠及營量不足，會逐漸地對勞動者的身心產生影響，並損害健康。此方針就是為此而制定的。「經營者應該採取的措施」的重點如下所示。

▼「經營者應該採取的措施」的重點

1. 減少加班時間以及適當地管理勞動時間 (一個月內45小時以下)
2. 促進年度帶薪假期的取得
3. 貫徹與勞動者的健康管理相關的措施
    ①徹底實施健康檢查
    ②徹底實施健檢後的後續措施
    ③由職業健康醫生來進行保健指導及建議指導

F. 職場中的心理健康照護與職業衛生護理人員的職責

職場中的心理健康對策與面對行政工作相同，要配合時代的變化，從全方位健康促進計畫等的衛生福利的觀點，轉變為與勞動災害的預防相關的危機管理的觀點。以上述的4種照護措施為基礎，在最近的心理健康對策中，必須採取由2大觀點所構成的方法。其一為，從預防的觀點，針對「①個人、②由個人所構成的集團、③運作集團的組織」來實施的方法。另一項則是透過危機管理的觀點來實施。**職業衛生護理人員**的主要活動為採取預防觀點的方法。在此，要來對此方法進行敘述。

職業衛生護理人員的職責可以說是「協助各種健康層級的勞動者認識維持‧增進本身終身健康的重要性，並協助他們去實踐，使其能夠獲得健康」＊3。這也與「在職場中建立勞動者的心理‧社會歸屬」有關聯，而且是一種「透過勞動來提昇生活品質」的協助方式。

心理健康的問題與人類的綜合功能‧能力有密切的關聯，而且這個課題不僅要仰賴由職業健康醫生‧職業衛生護理人員為主的醫療團隊，還必須由經營者、管理監督者、勞動者本身及其家屬，以及其他擁有精神醫學‧心理學‧福利學等專業背景的專家所組成的團隊來共同面對。其中職業衛生護理人員會透過日常活動來組織及個人產生密切的關聯，並作為最貼近工作人員的保健專業人士，來參與第一次‧第二次‧第三次的預防活動。

Ⓐ 第一次預防活動

心理健康照護的起點在於，勞動者本身要理解到，身心健康是個切身的課題。第一次預防活動的目的在於「讓他們察覺到自己的壓力，並想要促進心理健康，採取自我照護活動等」，主要方法則有**心理健康教育**等。除了有以一般職員及高危險群為對象的方法，還有一種教育方法屬於「由直屬部門來進行的照護」的一環，適合用於管理監督者。

Ⓑ 第二次預防活動

職業衛生護理人員會使用各種相關的方式，例如：健康檢查中的問診、職場巡視、保健諮詢、從職場進行情報收集等，來提早發現異常狀態，安排患者接受治療，並對之後的職場適應問題提供適當的服務。此時的關鍵在於，職業衛生護理人員會理解醫師等人所提供的病理情報，同時著重於「事例性」而非「疾病性」，並進行活動。

Ⓒ 第三次預防活動

此為以患者(事例本人)為主，協助其適應職場的協助方式，例如：使其順利回歸職場及防止復發等。在這些協助的過程中，職業衛生護理人員會扮演協調者的角色。換句話說，不僅是事例本人，在生活中共同遭遇到艱苦與困難的家屬及職場的人們也會被視為援助對象，主治醫師則會一邊對社區產生影響，一般構築網絡，以進行活動。

遺憾的是，目前在所有的職場中，不能說是已經構築了「為了順利進行上述的預防活動而必要的**心理健康照護體系**」。透過每個職業衛生護理人員不斷摸索所得到的事例協助經驗，可以讓實踐活動變得更深更廣，同時，這種體系也可以說是我們今後要去完成的目標。

心理健康照護與人類本身有密切的關聯，並會反映時代的潮流。在此過程中，護理的實踐者會透過與對方之間的互動關係，讓自己本身也一起成長。心理健康照護就是這種充滿可能性，又具有魅力的活動。

(松島尚子)

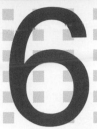

6 社區與心理健康
－現代社區共同體的問題－

A. 社區共同體的變遷

　　雖然稱為社區共同體(community)，但並不一定有明確且具體的範圍，這個詞的語意很廣且有多種含意，從日常生活中常提到的左鄰右舍，到市區鎮村等行政單位、都市、農村，都包括在內，而且也有許多人將其視為一種抽象的概念。

　　在本章中，我將社區共同體視為「在一定的區域內，為了使生活更為充實而進行調整與整合的組織或團體」。指的是人們實際生活的場所，也是透過各種交流來建立人際關係的場所，具有「改善共同的生活條件，以互相扶持彼此的生活」的意思。

　　日本的社區共同體在近年產生了顯著的變化。這些雖然是老生常談以及一般的常識，但隨著都市化與工業化的發展，過去藉由地緣‧血緣關係來聯繫的地區社會已經崩解了。家庭與社區的關係變得薄弱，再加上對於社區很冷漠的階層大量出現，於是社區便失去了相互扶持的功能。此外，在過去的地區社會中，孩童們會自己建立生活圈和人際關係，因此孩童可以學習到社會生活所需的人際關係的正確型態及規範，但這些也漸漸地消失了。各界人士指出，這種結果使得地區社會的管制能力漸漸地變弱，整體來說，地區社會所具備的犯罪制止能力也正在逐漸地減弱。

B. 關於少年的不良行為

❶不良行為是孩童們發出的SOS

　　都市化造成玩樂場所的減少、少子化造成玩伴的減少等，再加上家長最優先考慮的是補習和學習才藝，使得孩童連自由時間都被剝奪。這種結果，使孩童彼此相處的機會變少，在室內獨自打電玩等成為主流。隨著這種行為、生活型態變成常態，沒有與他人建立良好關係的孩童也會

跟著增加。包含家人在內，「對他人的關懷」對於要順利地在社會中生活是不可或缺的方法。現代的孩童在學習到這點之前就會投入到社會中。此外，社會風氣以績效或能力至上，競爭社會便由此而生，強烈地意識到自己是落後者而且無法進行自我主張的孩童，會很早就脫離競爭社會，並被逼往逃避現實的道路上。在家庭、學校、社會中都找不到立身之處的孩童，會找尋有同樣遭遇的人，他們會在表面的關係中尋求一絲的慰藉，成為脫離家庭或學校的人。少年的不良行為是孩童們所發出的SOS訊號，訴說著「希望自己的存在能被認同」。

❷ 最近的不良行為的特徵

以前，孩童的問題行為(不良行為)主要是以反抗社會的形式來呈現的反社會問題行為，不過，在最近，性質上則轉變為以沒有精神・冷漠為基調的**非社會性問題行為**。在情報氾濫、物質過多、績效至上的社會環境中，孩童就這樣一直沒有確切的目標，並處於無力感或不足感之中，最後只能無可奈何地一邊帶著焦躁的心情，一邊生活下去。於是，孩童會孕育著「當身上遭受到某種刺激的話，就會一口氣爆發出來」的危險性。所謂的「容易抓狂的孩童」就會出現。以往的模式為，經歷過吸煙、喝酒、順手牽羊等較輕微的不良行為後，才會引起重大事件，但最近這種「過去沒有不良行為的孩童突然引起重大事件」的行為模式變得很明顯。

雖然少子化社會來臨，孩童的人數一直減少，但在這種社會情勢中，少年犯在全體孩童中所佔的比例卻逐漸地在增加。而且，不單只是增加而已，還會朝向「**喪失與他人的關係**」的嚴重方向進行變化，這點也是我們必須瞭解的。

C. 藥物濫用的問題

青少年的藥物濫用已經對社會造成了嚴重的問題。

在過去，青少年藥物濫用問題以吸食強力膠為發端。在最近，主流則成為興奮劑、大麻，或亞甲雙氧甲基安非他命(搖頭丸)等的設計者之藥(designer drug)，這類藥物更加容易濫用，而且難以戒除。從競爭社會中被淘汰，找不到未來目標的青少年，會找不到生存的意義，變得無精

打采‧冷漠，加上「規範意識的下滑」與「對於藥物的警戒心與抵抗感的薄弱」互相影響，於是便會忘了自己的存在，只為了享受片刻的快樂而輕易地去吸食毒品。一旦吸過一次毒品的話，大腦就會記住那種感覺，並順勢闖入藥物濫用的道路中，變得墮落。

雖然在檯面上，與毒品有關的犯罪人數正在減少，但在看不到未來的整體社會氣氛中，具有**強烈的逃避現實**傾向的年輕人正在增加，容易使藥物濫用的情況在社會中蔓延，因此我們必須要緊急地採取具體對策。

▌D. 關於更生保護制度

更生保護是刑事政策中的一種制度，目的在於，透過協助曾經陷入犯罪或不良行為的人更生為一名健全的社會人士，來保護社會遠離犯罪的危險，並增進個人以及公共的福利。由於這是一種以地區社會為基礎的制度，所以我們可以說，如果沒有社區的理解與協助的話，就無法達成本來的目的。

❶何謂觀護制度

觀護制度是更生保護事業中的一環，以觀護人及榮譽觀護人的合作狀態為基礎。**觀護人**為具有心理學、教育學、社會學等專業知識的國家公務員。**榮譽觀護人**則會以服務社會的精神來幫助犯罪者及少年犯改過向善與更生。內容為監督指導犯罪者及少年犯，使其一邊經營正常的社會生活，一邊遵守一定的事項，並透過進行必要的指導和協助，來使其改過向善。在日本掌管觀護制度的是名為「保護觀察所」的國家機關，此機關屬於設置在地方法院所在地的法務省(譯註：相當於台灣的法務部)的分支機構。

實際的活動為，接受觀護的對象要到負責的榮譽觀護人之處進行生活狀況的報告，而負責的榮譽觀護人則要到接受觀護的對象之處，掌握其生活環境。

❷接受觀護的對象人數

根據2004年度版的犯罪白皮書，2003年的新接受觀護處分的少年受理人數為2萬3772人(除去交通短期保護觀察。比前一年減少1537人。)從少年院假釋出院的新受理人員為5587人(減少了261人)。

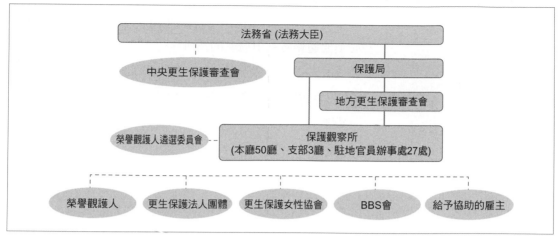

▲圖1 日本保護觀察所機構圖

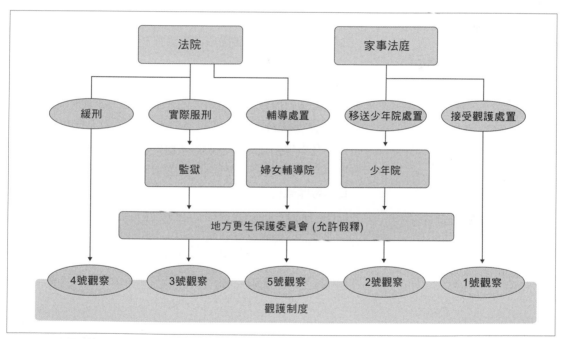

▲圖2 日本觀護制度的流程

此外，在2003年，屬於成人觀護對象的假釋者當中，新受理人員為1萬5784人(比前一年增加466人)；在要接受觀護的假釋者當中，新受理人員則有5371人(減少17人)。

根據第44期保護統計年報，在這些屬於新受理的少年犯及犯罪者，且透過精神障礙而被進行分類的人當中，在2003年，假釋者有566人(全體的約35.9%)，要接受觀護的假釋者有339人(約6.3%)，接受觀護處置的人有229人(約0.4%)。

通常，關於少年院假釋出院者和假釋出獄者，會根據精

精神狀況的分類

精神狀況會被分成智能障礙、病態行為、神經官能症、其他的精神障礙這4種。(根據法務省保護統計調查規章所進行的分類)

精神保健福祉法第26條

　　當矯正機關(指的是看守
所、監獄、少年監獄、少年
院、少年輔育院以及婦女輔導
院。同樣適用於以下敘述)的
首長，要對「罹患精神障礙或
疑似罹患精神障礙的收容人」
進行釋放、使其出院或出獄等
行為時，必須事先向記錄於左
邊事項中的本人的住處(沒有
住處時，則為該矯正機構的所
在地)的都道府縣的知事進行
通報。
(1)本人的住處、姓名、性別、
　　出生年月日
(2)症狀的概要
(3)釋放、出院、出所的年月日
(4)接收人的住址及姓名

精神保健福祉法第25條之2

　　當保護觀察所的所長得知，
接受觀護者為精神障礙者或疑
為精神障礙者時，必須迅速地
將要點向都道府縣的知事進行
通報。
　　(以上皆為日本法條)

文獻

＊1　法務省保護局：分類應對
手冊，pp.126，129～130

神保健福祉法第26條(矯正機關所長的通報)，當「罹患精神障礙或疑似罹患精神障礙的收容人」要出院或出獄時，必須要通報各都道府縣的知事。

❸對於精神障礙者等對象的觀護方法

　　關於要如何對被分類為精神障礙者等的人進行觀護措施，在分類應對手冊(觀護版)＊1當中，記載了如下的規定：

基本態度

A　將其當成一個人來尊重，並顧慮其人權。

B　採取傾聽的態度，努力建立信賴關係。

C　要事先瞭解到，受保護者與應對者之間很容易產生
　　移情‧反移情作用。

D　採取適用於精神障礙的面談技巧。

應對的方針

A　實施醫療及福利措施。

B　建立信賴關係。

C　在指導方法方面下功夫，並重視約定的遵守。

D　減少自殺的危險性，同時並對暴力採取嚴格的態度。

E　考慮到對象對於家屬的影響。

　　此外，日本在精神保健福祉法當中，規定了保護觀察所首長的通報義務(第25條之2)

Case file 觀護案例

A氏，19歲，男性　　違法事項：違反道路交通法(無照駕駛)

● 成長經歷

到高中二年級前沒有特別奇怪的地方，成績也維持在前段班。從高中二年級開始，思緒變得沒有條理，並出現了畸形恐懼症及被害想法等。最後，他開始逃學，並從高中輟學。之後，工作也一直做不久，老是換工作。

● 違法概要

沒有考取公共安全委員會的駕照，就駕駛一般小客車。由於他的回答會根據不同的發問對象和發問日期而有所不同，所以動機‧原因還不明朗。

● 逮捕後

在少年輔育院中收容4周後，根據家事法庭的判決，對其處以觀護處分。在少年輔育院內生活時，出現了「將汽車的排氣聲或動物的叫聲聽成在說自己的壞話」的幻聽，以及「住在同寢室的少年在說自己的壞話」的關係妄想。另外，還會出現說話內容經常變來變去的「思考欠組織」症狀，無法進行每天的活動。在少年輔育院中，他接受了精神科的診療，被診斷為精神分裂症，於是開始用藥。服藥後雖然變得較穩定，也能夠順利地進行每天的活動等，但幻聽與被害想法並沒有消失。

● 開始接受觀護後

在首次面談中，對於觀護人的問題，只會用「是」、「不是」等單字來回答，感覺不到銳氣。母親對少年出現管教幼兒般的言行，會覺得過度干預。

開始接受觀護後，緊接著，保護觀察所(觀護人、榮譽觀護人)與相關機構(心理健康福利中心的醫師、衛生所的公共衛生護理人員)會商討處置，並進行協議，與醫療層面相關的諮詢交給醫師，與生活‧就業的相關諮詢交給公共衛生護理人員，與不法行為層面的建議‧指導則交由保護觀察所來負責。具體上，每兩週要到醫院回診，歸途中要到榮譽觀護人府上拜訪，使其接受指導，來自母親的諮詢則由公共衛生護理人員來受理。

後來，A氏在回診後，會定期到榮譽觀護人府上，並報告

生活狀況，接受指導，基本上已轉變為穩定的狀態。

在此案例中，少年進入少年輔育院後才被診斷出有「精神分裂症」，而且觀護人或榮譽觀護人在面對擁有精神障礙的對象時，常會感到困惑與不安。在這種情況下，相關人員應該像本案例那樣，齊聚一堂，**共同商討協議**，透過明確的分工合作，來減少困惑及不安，並藉此來實現更有效率及成效的處置方式。

另外，附帶說一下，在協議時，榮譽觀護人曾提過「對於要負責罹患精神障礙的少年，雖然會感到不安，但聽過醫師等人的話後，就消除了部分的不安」這樣的感想。

❹護理的觀點

在進行護理工作的過程中，有時會接觸到接受觀護處分的患者。從護理的立場來看，那是一名「患者」，終究是以治療疾病為目的，不過從觀護的立場來看，那則是一名「對象」，目的在於矯正問題行為，使其改過向善。這種立場與目的皆有所差異的人，在接觸一個人時，自然會產生不同的觀點。重要的是，我們應該清楚地辨別彼此的立場及目的的差異，並充分理解對方的立場。因此，我們可以說，互相交換情報是有必要的。

E. 犯罪・不良行為與地區社會

在地區社會生活的所有人，會受到各種人的幫助，有時則是一邊幫助別人，一邊生活著。這對於罪犯與少年犯也是相同的。不過，這些人會做出反社會行為，並具有被社會迴避、排斥的傾向。

我在前面提過，人類的境遇及其生活環境會對「使人類產生犯罪或不良行為的過程」有很大的影響，因此，為了協助他們改過向善，地區社會的居民的理解及協助是不可或缺的。為了提昇對於罪犯與少年犯的更生保護成果，我們必須要採取「犯罪及不良行為是整個地區社會的問題，地區社會本身必須去負責解決此問題」的觀點。

（中島雪惠）

第4章

心理問題的應對

1 協助關係當中的人際關係

A. 護理過程中的相互作用

試著去想像在實習時首次接觸到患者的情況。患者與學生分別會以「患者先生・小姐」及「學生」的身份與彼此接觸。

隨著實習的進行，患者會開始慢慢地向學生說各種事情。當學生一出現時，患者就可能會綻放笑容。我們會瞭解到，對於患者與學生而言，彼此不再只是單純的「患者先生・小姐」與「學生」，而會變成「○○先生・小姐」及「○○同學」，在短暫的實習期間，學生與患者的關係會產生變化。

另一方面，有時候，直到實習結束，雙方的關係都沒有產生任何變化。學生會說「對方沒有表達出什麼情感」，來呈現自己對於患者特徵的想法，兩者的距離可能就這樣「一直無法拉近」。

究竟兩者關係的差異是什麼因素所導致的，而這又會使護理產生什麼樣的差異呢？

❶關係的性質與相互作用的性質

人類無論有沒有意識到，都會經常受到環境的影響，並在與環境的相互作用當中生存著。我們可以說，對患者而言，護理人員是環境的一部份，因此患者會一邊受到護理人員的某種影響，一邊去適應新的狀況，並更加順利地進行療養。

另一方面，護理人員也會因為患者的反應而受到某種影響，並產生變化。像這樣，彼此互相影響，互相產生變化，就稱為**相互作用**。協助關係就是這種相互作用的累積。因此，關係的性質可說是由相互作用的性質來決定的。

在此，先回到剛才提到的學生的例子。第二個例子中的學生將患者視為「沒有表達情感的人」。如果說相互作用是彼此影響並產生變化的話，那麼該患者的狀態就是，在

與學生之間的相互作用中，維持或變化成「沒有表達」的狀態。換句話說，學生的狀態引起或維持了患者這種「沒有表達」的變化。

像這樣，雖說是相互作用，但在作用的過程中，對彼此來說，是首次與性質不同的人相遇。這可能會是一種，將彼此的相遇轉變為自己的發展或成長的相互作用，也可能會是將對方的作用減至最小，沒有產生任何成長與變化的相互作用。

另外，有的相互作用也會產生任何人都能體會的互相抗拒或逃避。無論如何，護理人員與患者之間所產生的相互作用的性質，會決定其關係的性質。

❷ 沒有相互作用的關係

有的關係並不會產生相互作用。試著去想像佇立在街頭或車站時的情況。許多人不會注意到佇立於此的你，只會匆忙地通往前方。在這種關係中，無論你對往來的人群表達了多少關心，對方所關心的事大多仍是其他的事物。我們可以說，在這種關係中，不會產生相互作用，只存在單方面的作用。而且遺憾的是，患者與護理人員之間也經常會出現這種關係。

舉例來說，當護理人員沒有對患者的反應表示關心，只是要努力地完成自己的護理計畫時，就會產生這種狀況。患者無論做出什麼反應，護理人員也不會去重視患者的反應，只是專行地執行計畫。

想要產生相互作用，首先就必須要去理解對方的反應。

❸ 從相互作用中產生的事物

患者一開始並不會知道，護理人員能為自己做些什麼。透過與護理人員產生相互作用的過程中，患者會瞭解到「護理人員能為自己做些什麼」。同樣地，護理人員即使事先得到了情報，但實際上還是要透過相互作用才能瞭解到「患者是個怎樣的人」。

為了要產生這種相互作用，如同上述的那樣，無論患者的狀況如何，護理人員首先都必須得對患者表示關心，並理解其反應。

只要能夠向患者傳達「護理人員是這樣的存在」的話，

患者就會向護理人員請求協助。患者即使會表達情感，也是從安全的事情開始，一點一滴地向護理人員說出自己內心的想法。於是，護理人員便可藉此瞭解到「患者過著怎樣的生活，真正需要的是什麼」，並能夠提供適合對方的協助。換句話說，只有透過多次的交互作用，才能夠提供真正為患者著想的護理服務。

護理人員透過了解患者的內心，會對患者有更深的理解，同時，也會對患者的煩惱表示同感。患者也同樣會產生，想要逃離現實的想法。不過，在這種局面下，如果有良好的互動的話，也會成為「使彼此透過合作而有所成長」的契機。於是，患者與護理人員兩者之間，就會產生在過去的人生中雙方都沒有得到的全新價值及意義。學生也好，護理人員也好，在提供更加優質的護理服務時，必定能夠在彼此之間產生良好的相互作用。

❹護理服務中的相互作用

護理人員要像這樣與患者之間產生相互作用，才能夠實現客製化的護理服務。在沒有相互作用的關係中所提供的護理服務，與其說是護理，稱為業務或許會比較正確。

護理服務中的相互作用指的是，護理人員採取能夠回應對方需求的態度來支持患者，患者則一邊表達自我，一邊發現到新的自我，同時，不僅是患者，護理人員也會有所成長，並變得成熟。

B. 患者－護理人員的關係及其階段

護理，基本上會在護理人員(看護者)與患者之間的互動中所培養出來的人際關係當中產生進展。護理人員之所以會努力地想要與患者建立、發展充滿信賴的人際關係，是為了以此為基礎，來有效地提供患者所需要的治療與護理服務。在這層意義上，「患者－護理人員的關係」與一般常說的人際關係可以說是有所差異的。

關於患者－護理人員的關係，學者提倡了各種理論。以下將介紹主要的理論。這些理論的共通點包含了患者與護理人員的相互作用，學者認為這點有助於發展‧確立患者－護理人員的關係。

❶佩普洛(H.E. Peplau：1909-1999)

佩普洛以心理動力學為基礎,並從人際關係的觀點來研究護理,並首次提出「護理人員與患者的關係是一種**治療性的人際過程**」。在此理論中,護理人員與患者的關係可被分成①**決定方向的階段**、②**認同作用的階段**、③**開拓與利用的階段**、④**解決問題的階段**,這4種階段。根據理論中的敘述,護理人員與患者的關係會按照這**4種局面**(階段)來發展 圖1。此外,各個階段也都清楚地說明了,護理人員在護理情況中所扮演的角色 表1,並適用於所有的護理情況。

佩普洛強調,患者與護理人員雙方會在**治療關係**(治療性人際關係Therapeutic interperso-nal relationship)當中有所成長。患者與護理人員會透過「建立生產性的人際關係,並藉由共同的努力來解決課題」這樣的體驗,來互相扶持,並產生連帶感。這點被認為與「雙方對自己本身感到滿足,並提昇了自信」有關聯。

希德嘉・E・佩普洛
(Hildegard.E. Peplau)
....

佩普洛是美國的護理學家,並被稱為「精神護理之母」。她從護校畢業後,累積了四年的臨床經驗,接著專攻精神護理學,並取得了學士學位。之後,她任職於神經精神醫學研究所,後來她陸續取得了精神護理學的碩士學位及教育學的博士學位。她是一名很有才華的護理實踐家,也是教育家,作為理論家也獲得很高的評價。

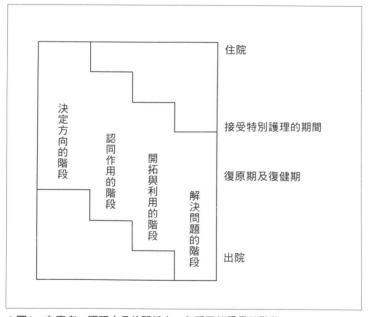

住院

接受特別護理的期間

復原期及復健期

出院

決定方向的階段　認同作用的階段　開拓與利用的階段　解決問題的階段

▲圖1　在患者－護理人員的關係中,各種互相重疊的階段

(佩普洛著,稻田八重子等人譯:人間關係的看護論(人際關係的護理理論),p.22,醫學書院,1973)

▼表1　護理人員在護理情況中所扮演的角色

決定方向的階段 介紹期 (Orientation phase)	使問題明確的階段。 患者會來表明自己的疑問或期待等。護理人員會透過評估來探索患者的健康需求、期待、目標，並研究護理計畫。同時，在這種互動的過程中，護理人員與患者的角色會被特定出來，並變得明確。
認同作用的階段 識別階段 (Identification phase)	患者向護理人員請求專業協助的階段。 在課題變得明確時，患者會因為護理人員的關懷而接受專業人士的協助。 另外，護理人員與患者會透過這點來建立支持性的人際關係。
開拓與利用的階段 工作期 (Exploitation phase)	患者變得自立，並選擇專業協助的階段。 患者…基於自己的需求或興趣，利用護理人員，並享受他們所提供的優質服務。面對課題，並為了邁向的最佳的健康狀態而與護理人員互相合作。 護理人員…為了要向患者服務，於是會透過溝通的方法來使護理服務變得明確，並活用「傾聽、包容、解釋」等方法。一邊採用能夠解決問題的服務，一邊協助患者。 患者會認為護理的環境是不可或缺的，並充分地去利用可以運用的服務。在復原期，患者能夠獨立地行走時，患者與護理人員會透過彼此共同的努力來達成目標。
解決問題的階段 解決期 (Resolution phase)	結束專業關係的階段。 此階段會在上一階段成功完成後，開始發展。患者與護理人員會使患者的需求得到滿足，並進入朝向新目標的時期，同時也結束了療養上的關係。

崔佛比
(Joyce Travelbee)
....
崔佛比是美國的護理學家。專攻精神護理學。他對「患者－護理人員關係理論」及「精神科護理理論」進行了研究。他深入地探討疾病‧苦難‧希望等概念，發表了符合臨床現場實際狀況的護理理論，而且此理論也廣為大眾接受。

❷崔佛比(Joyce Travelbee：1926-1973)

　　崔佛比將護理的目的定義為「預防疾病或艱苦的體驗，或是去面對這些課題，而且在必要時能隨時從這些體驗中找出意義來，並協助個人、家庭，或是地區社會。」而且，他也說明了，護理的目的要透過人際關係的確立才得以實現。崔佛比所說的護理中的人際關係，指的是「護理人員這種人與患者個人之間的體驗」以及「護理上的需求得到了滿足的體驗」。所以，這與一般的人際關係有所差異，而是護理人員有意去建立並維持的關係。崔佛比也說明，為了此目的，必須有兩項前提，其一為理解到「只有透過相互作用，護理人員才能完成人際關係的確立」，另一項前提為，擁有「能夠建立人際關係的溝通技能、資格，以及關於這些技能的基礎知識」。

　　此外，崔佛比還說明了，相互作用包含了①理解人心、②確認並滿足患者在護理上的需求、③完成護理的目的(purpose)，這三項應該達成的目標(goal)。換句話說，為了達成這些目標，患者與護理人員必須不斷地累積相互作用，使人際關係得以建立。

❸奧蘭多(Ida Jean Orlando：1926～)

　　奧蘭多提倡了基於患者與護理人員之間的相互作用的**護理過程**(nursing process)。在奧蘭多的理論中，患者的言語行為(包含患者使用的所有言語，並會採取抱怨、期望、疑問、拒絕、要求、評論、建議等形式)與非言語行為(包含了微笑、走路、迴避視線之類的運動行為，以及心跳次數、呼吸次數、浮腫、排尿等身體表達)會刺激**護理人員的反應**，使護理過程開始進行　圖2-a。這裡所說的「護理人員的反應」指的是，護理人員會「認識」到患者的行為，對此進行「思考」，並抱持著某種「情感」，這3個部分(這3個部分有時會是護理人員無意中的行為或感受)。這種「護理人員的反應」，會導致護理人員去進行護理行為(照護)。接著，到了下次，這種護理行為(照護)就會刺激患者的反應。結果就會引起患者的言語行為及非言語行為。像這樣，患者與護理人員一邊相互產生影響，一邊進行互動，就是護理的過程。

　　此外，奧蘭多也用圖表來說明「護理人員坦率地表達反應的情況　圖2-a」與「隱藏反應的情況　圖2-b」。這裡提到的「護理人員坦率地表達反應的情況」，指的是護理人員認識到自己的知覺、思考、情感，且沒有壓抑這些反應，而是一邊適當地進行表達，一邊對患者進行護理行為(照護)的狀態。奧蘭多認為，「敞開心胸地分享反應」與「有效地滿足患者的需求」有關聯，而且這種反應與沒有自覺的個人反應不同，屬於專業人員的護理實踐。

　　奧蘭多的理論的特徵在於，將患者當成一個「尋求協助的個人」來看待，以及患者的反應會對「護理人員所進行的照護與評估」產生很大且持續性的影響。此外，護理過程體系這種觀點，也能夠幫助護理人員回顧、面對自己的反應，並能引導護理人員本身的成長。

N o t e

艾達‧珍‧奧蘭多
(Ida Jean Orlando)

　　奧蘭多是美國的護理學家，同時也是一名理論家。她對目前所發表的多數護理理論產生了影響，對護理學有很大的貢獻。她以護理人員的身分，一邊在臨場現場工作，一邊花了3年來收集龐大的資料，並建立歸納出護理理論。其理論的構築方法與結果的邏輯性都得到了高度評價。此外，她不僅是理論家，作為社區和機構中的護理教育家及管理者，也相當地活躍。

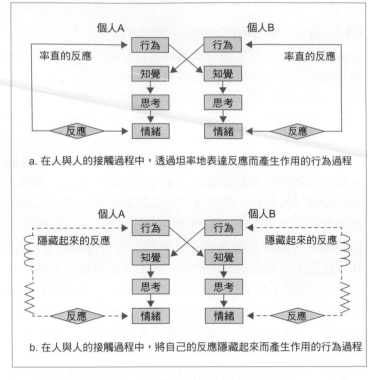

a. 在人與人的接觸過程中，透過坦率地表達反應而產生作用的行為過程

b. 在人與人的接觸過程中，將自己的反應隱藏起來而產生作用的行為過程

▲圖2　護理人員坦率地表達反應的情況與隱藏反應的情況
(奧蘭多著，池田明子、野田直子譯：看護過程の教育訓練、評価的研究の試み(暫譯：護理過程的教育訓練，評價性研究的嘗試)，p.26，現代社，1977)

Case file　採用佩普洛的理論的實例

　　讓我們來採用上述的佩普洛的理論，並試著將重心擺在患者－護理人員的關係及其階段上吧！

患者／K先生，70多歲，男性

病名：肺癌(左肺門的部分)

主觀症狀：沒有什麼特別的。

從發現癌症到住院的經過：罹患肺炎後，住進C醫院時，透過X光檢查而發現罹患癌症。肺炎治癒，且體力回復後，為了進行手術而住進A醫院(A醫院為首次住院)。

治療：考慮到腫瘤的位置及大小，於是採取左全肺切除術。院方向本人及家屬說明，根據手術後的呼吸狀態的復原程度，也許能夠採取家庭氧療。

性格：討厭不正當的事、頑固、性急、根據家人的說法，有時會鬧彆扭。

家庭：與妻子(70多歲)及女兒(40多歲)一起生活。家人的感情很好。

●決定方向的階段

住院當天，護理人員為了問診與量體溫而來到病房，並向他搭話時，K先生向護理人員抱怨說：「你說話的方式太恭敬了。你不用讓我覺得舒服的說話方式的話，我就不讓你量血壓」，令護理人員難以進入正題。護理人員連像樣的對話都還沒進行，就被初次見面的K先生抱怨，便感到很吃驚，然後則試著去找尋能讓K先生感到舒服的說話方式。於是K先生就說：「清楚地命令我去做必須做的事。你如果說，拜託你了之類的，我會變得想要拒絕。」護理人員按照K先生所希望的方式重新向他打招呼，之後的問診及量體溫也能夠順利地進行。

下班後，護理人員回顧兩人之間的互動，並產生了以下的想法：「進行門診的醫師說，由於K先生要動手術，所以已經辦了住院手續。雖然K先生本人也這麼說，不過也許K先生正感到不安、困惑，所以才會對初次見面的護理人員做出攻擊性的發言，並說出想要拒絕之類的話。」於是，護理人員認為，在手術前，建立起「能夠使其訴說不安、迷惘」的關係是很重要的。住院後的幾天內，K先生在接受量體溫等必要的照護時，仍持續出現攻擊性・不合作的言行，而且在接受手術前的檢查時，也對醫事檢驗師產生敵意，並拒絕接受檢查，最後沒有進行檢查就回到病房。護理人員有耐心地與他進行溝通，一一地面對K先生的疑問、期望、抱怨等，並努力地傳達「護理人員很想協助K先生」這件事。當護理人員這樣做時，K先生也逐漸地能夠與護理人員產生對話。

> ➡K先生將自己的迷惘與不安等，用「對醫療人員採取攻擊性・不配合的態度」的形式來表達。護理人員對「K先生的言行所要表達的意義」進行了評估，並探索患者的健康需求、期望、目標，研究出照護計畫。同時，在雙方的互動中，傳達了「對K先生來說，護理人員是個協助者」這件事，使護理人員與患者的角色變得明確。

●認同作用的階段

「其實我不想動什麼手術，只想隨意地渡過餘生。不過為了家人，我還是要接受手術。」K先生說出了對於手術的想法。護理人員認為，如果重新問「K先生，你本身不想接受手術嗎？」，他絕對不會回答「不想接受」，因此，護理人員覺得「K先生不是還對手術感到困惑嗎？」。護理人員沒

有催他做出決定，而是繼續地傾聽，使K先生能夠整理好心情及想法，但是，即使過了幾天後，K先生還是遲遲無法做出決定，而且手術的日期逐漸地逼近。護理人員瞭解到，如果再問他一次的話，他還是無法將自己的困惑告訴家人。於是，護理人員為了要讓K先生能夠向家人表達自己的想法，便提議為K先生安排一個能與主治醫師及家人商量的場合，並獲得了同意。進行商量時，主治醫師進行了說明：「在手術後的艱苦時期，K先生必須要很努力去進行手術後急性期的氧氣治療或呼吸物理治療等，而且根據復原的程度，可能會形成之後必須一直進行家庭氧療的狀態。考慮到這幾點的話，就不能勸本人去接受不想進行的手術。」當初，K先生無法說出自己的困惑，而是由護理人員來代為發言：「父親(K先生)總是會鬧彆扭，而且說話的口氣一直都是這樣。」妻子與女兒雖然沒有很認真地接受這番話，但隨著彼此的互相溝通，家人也說出了心聲：「即使身體會變成一輩子都需要依靠氧氣治療，我們也希望你能多活久一點」。於是，最後K先生說「為了家人，也為了自己，我要接受手術」，終於做出接受手術的結論。面談結束後，護理人員向K先生確認他的決定，同時並對於「能夠自己說出心聲，並自己決定想要接受的治療」表示支持與感謝。

> ➡ 在此階段中，護理人員會向患者**提供適當的專業協助**。護理人員的關懷使K先生變得能夠表達出自己的想法。問題因此而變得明確，而且K先生與護理人員之間的支持性的人際關係也有所進展。專家認為，以這種支持性的人際關係的發展為基礎，能夠使K先生同意護理人員所提出的面談建議，並能夠使他在面談時委託護理人員來代為發言。護理人員努力地讓K先生向家人表達他的想法，並讓他自己決定想要接受的治療，同時也積極地提供「對於能夠自己做出決定表示支持」這種專業的協助。

●開拓與利用的階段

之後，K先生接受了由護理人員來進行的手術前指導，一邊向護理人員確認不懂的地方，一邊順利地進行手術前的準備。於是，K先生順利地接受了手術，手術後的氧氣治療與呼吸物理治療也都有遵照主治醫師的指示，能夠認真地與

護理人員合作。結果並沒有引起併發症，呼吸功能也回復到「被診斷為不需要進行家庭氧療」的程度。護理人員覺得他得到了K先生的信賴，並對於能被K先生依賴這件事感到很高興。

> ➡ 在此階段中，患者與護理人員透過了**共同的努力而達成目的**。K先生基於自己的需求及興趣，能夠在面對手術前的準備、手術後的氧氣治療‧呼吸物理治療等課題時，為了朝向最佳的健康狀態而與護理人員互相合作。

●解決問題的階段

判斷能夠出院後，K先生與護理人員都感到很高興。另外，護理人員說明完關於出院後的生活後，看到K先生與妻子及女兒互相交談，並主動地進行出院準備，K先生說，回到自家後不會感到不安。於是，K先生便在預定的日期出院，並回到家中。

> ➡在此階段中，**雙方結束了專業的關係**。這個階段會從上一階段成功結束後開始發展。患者與護理人員會使患者的需求得到滿足，並進入朝向「出院後的生活」這個新目標的時期，同時也結束了療養上的關係。

讓我們著重於佩普洛所強調的「患者與護理人員雙方的成長會呈現在治療關係(治療性人際關係 Therapeutic interpersonal relationship)的結果上」這一點，並試著來看看此實例。

雖然患者當初用攻擊性‧不合作的言行來表達自己的困惑及不安，但隨著接受護理人員的協助，並與護理人員發展出支持性的人際關係，患者變得能夠用自己的話來進行表達，而且也能夠自己決定想要接受的治療，並變得能夠與護理人員合作，面對課題，最後得以順利出院。此外，護理人員透過「得到了患者的信賴，並幫助他們解決課題」的經驗，與患者之間產生了連帶感，也提昇了自信。我們瞭解到，患者與護理人員會像這樣地發展出支持性的人際關係，並同時有所成長。

患者－護理人員的關係與一般所稱的人際關係有所不同，這種關係會成為治療與護理的基礎，同時，彼此也會藉由發展而有所成長。 　　（遠藤淑美‧許田志津子）

2 支持性溝通

1 溝通的基礎理論

A. 溝通的成立

❶溝通學習的背景

市面上有很多關於溝通的書籍。透過一一地去學習這些知識，可以提昇護理工作的溝通能力。此外，透過不斷地去重新審視實踐經驗，並進行學習，也能夠提昇溝通能力。溝通的學習就像這樣，是不會間斷的。

❷溝通的形成過程

溝通指的是，獨立存在的人與他人互相產生關聯。當人類發出某種訊息時，如果存在回應對象的話，彼此之間就會產生關聯。這就是溝通。舉例來說，嬰兒一哭，母親就會問「怎麼了？」，並看看他的樣子，如果覺得他肚子餓的話，就會採取哺乳等行為。藉此來使嬰兒停止哭泣的一連串產生關係的方式，就是一種溝通。

人類在生育的過程中，沒有任何人教導，就會無意中地學會溝通的方法。當然，在具體的溝通方法的形成過程中，會容易受到家庭或社會等的影響，不過，我們在日常生活中也會無意中地獲得並去使用溝通方法 圖1。

個人內心	人際關係(作為結果，所涉及的事物的範圍)	社會內部
情緒 價值觀 判斷・行為	關係的滋味(愉快 ⟺ 不愉快) 反覆(強度 ⟺ 頻率) 學習(選擇 ⟺ 成見・斷定)	習慣・習俗 風俗・文化 價值觀・偏見

▲圖1　會影響溝通的發展・形成的事物

Note

同感與共鳴

在日常生活中，當「自己也有同樣的感覺」時，會常常會將「共鳴」這個詞，視為與「同感」一樣的意思來使用。

不過作為專業用語的共鳴，指的不是「同感」，而是「雖然我和你是不同的人，但如果我站在你的立場，並試著去觸動內心的話，就會覺得～」的意思。換句話說，「共鳴」指的是：①理解到彼此是不同的人之後(個別性的原理)，②用心地去理解對方，並有意地去接近(有意地干預)，③從對方所看到的世界中來看待、感受事物(立場的轉換)，④將共同感受到的事物(感同身受的理解)，⑤透過自己的內心來轉換成語言，並進行表達(改變說法・明確化)——屬於專業性的活動。

❸溝通的功能

溝通具有互相傳遞、聯繫「內心」這種眼睛看不到的事物的功能。換句話說，沒有溝通的話，人的內心就無法互相理解並產生聯繫。人類必須要藉由彼此的聯繫才得以生存，因此溝通可以說是一種人類在生活中不可或缺的功能。

❹學習溝通的意義

由於護理這種工作是透過溝通來進行的，因此，進行護理工作時，必須要意識到自己在無意中學會的事物，並對其重新審視。藉此，可以察覺到自己本身的溝通具有「無意識・習慣性地進行」的特徵，並刻意地將其改變為有助於護理服務的型態。

溝通的學習會透過日常的溝通來習得。在發展的過程中，會察覺並採納「他人所呈現的愉快關係的模式」，而且會將其視為典範，以作為參考。

❺溝通所引起的事物

人類彼此會透過溝通來產生各種關係，有時會使關係繼續發展，有時則會使關係停滯 圖2。在自己的生活中，回顧各種事情，並一邊對照此圖，一邊試著具體地進行思考。這也是一種有效的學習方法。

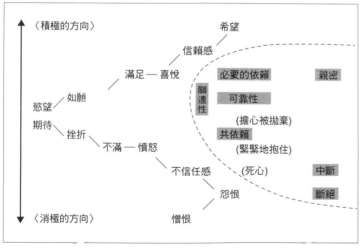

▲圖2　產生自溝通的想法與關聯性

N o t e
自我中心與利他主義

一般來說，人類是相當瞭解自己的事情，但卻又未必是如此。即使透過鏡子來看自己的樣子，也只能看到一半，但他人卻能看到全部。從這層意義上來看，可以說他人比較瞭解自己。另一方面，我們也無法理解他人的內心中究竟有些什麼，所謂的「理解他人」，結果也不過是自己的推測罷了。

換句話說，人類如果只想光靠自己的內心來理解自己或他人的話，也只能理解到不完整的部分。即使只專注著自己(自我中心)，或是只專注他人(利他主義)，也只能理解到一半的事物。唯有透過「一邊觀察自我與他人這兩方面，一邊與他人進行溝通」，我們才能夠逐漸瞭解到不清楚的部分。

知性理解與經驗上的理解

我們在理解、學習事物時，會出現2種不同的傾向。閱讀書籍等，並理解、記住書中的知識，這稱為「知性理解」。另一方面，透過親身的體驗與實際感受來理解，則稱為「經驗上的理解」。

雖然知性理解容易被遺忘，但經驗上的理解卻會長久深刻地留下來，甚至一輩子都忘不掉。由於學習要盡可能地透過實際體驗來進行，這樣才會有效果，所以在護理界，實習也相當受到重視。特別是在像溝通這種抽象的領域的學習上，必須回顧實習中不順利的經驗，將過程記錄下來，進行角色扮演，並去思考自己是在何處受挫。此外，也應該去詢問許多人的想法，以習得產生「共鳴」的方法，並去思考、嘗試與過去不同的應對方式，一邊去累積能夠產生「經驗上的理解」的機會，一邊去學習。這幾點都是很重要的。

B. 溝通的特質

❶ 溝通的種類 圖3

無論是在個人的內心當中，還是在與他人之間的關係當中，溝通都會進行。人類的思考過程會透過內部語言來進行。換句話說，我們在整理、統合自己內心的糾葛時，「內部溝通」就會開始運作。

此外，人類彼此之間的關係會透過「不同的人互相傳達各自的想法」而逐漸地互相理解、靠近(外部溝通)。

光靠內部溝通的話，就只能在自己的內心中不停打轉，找不到問題的癥結所在，無論怎麼思考也無法與他人產生關聯。想法不能只是默默地置於內心，而是要透過外部溝通來進行表達，人與人之間才能產生共鳴，互相分享，互相合作。

```
      內部溝通 (個人內心的思考過程)
           |            |
      外部溝通 (人際關係的傳達過程)
```

▲圖3　溝通的種類

❷ 溝通的構造

人們常說「溝通很難」，這是因為溝通這種東西是由雙層結構所構成的 圖4 。

在溝通當中，①想要傳達的情緒與、②傳過來的內容會匯流在一塊，這兩層會一邊重疊、互相纏繞，一邊被表達出來。於是，根據何者受到較多的重視，對方傳達過來的內容也會有所差異。因此，想法無法順利地在兩者之間傳達，並容易產生誤解。正因為如此，我們實際在進行溝通時，必須要留意、考慮到雙層結構中的雙方。

```
   形成內容的情報     (Contents：內容)

   情緒的流動・文脈  (Context：文脈)
```

▲圖4　溝通的雙層結構

❸溝通流程中的各種狀態

在現實中所產生的溝通流程會涉及許多複雜的層面，這些層面會互相纏繞，互相扭曲，無法單純地理解。在此，為了使其變得單純，所以會將焦點集中「在溝通流程中，其中一方的人的想法」上，並用示意圖來表示，溝通達到「一致」的情況與「不一致」的情況時，內心流程中的要點 圖5。

實際上，我會為這種溝通流程加上暗示，讓大家可以具體地‧個別地理解到，「目前，在這裡」的關係應有的狀態，並實際地慢慢接近溝通順利或不順利的地方。

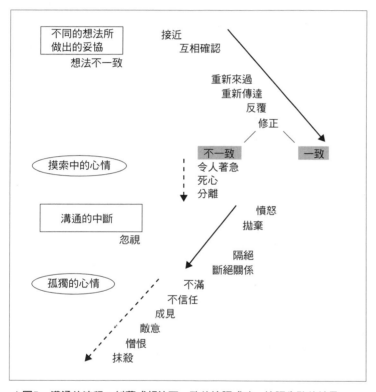

▲圖5　溝通的流程：糾葛或想法不一致的協調成功‧協調失敗的結果

2 語言表達與非語言表達

A. 兩者間的溝通的表達與理解

當我們想要理解「溝通的理想狀態」時，光靠「語言」的表達是不夠的。我們在進行溝通時，「情感」會透過語言以外的聲調・語氣・表情・動作・行為等非語言的表達來呈現出來。換句話說，溝通會透過以下3個層面來表達出來。下表中也進行了彙整，可以得知各種表達型態主要是在表達什麼　圖6。

	表達的型態	特性
肢體語言	用肢體來訴說 (感受)	情感的表達
動作語言	藉由動作來呈現	關係的表達
聲音語言	化為詞語，以聲音的形式來呈現	內容的說明

▲圖6　溝通的型態與特性

在溝通當中，透過聲音語言來傳達的情報量只有一小部分，據說約為15％左右。透過非語言表達，也就是肢體語言・動作語言來傳達的情報量要豐富得多，為了要理解對方，不能光去聽取聲音語言，還必須去「看穿」、「解讀」、「體諒」對方的表情、聲調、動作等所要表達的事物。

B. 自己內心的穩定與調和

與他人產生關係時，自己的內心層面會以非言語的表達來呈現出來。此外，接受情報的一方比起言語，硬是要說的話，會比較容易對情感所反映的部分(非語言表達的部分)產生反應。因此，我們可以說，當自我的內心層面處於協調狀態時，會比較容易使內部及外部的溝通趨於穩定　圖7。

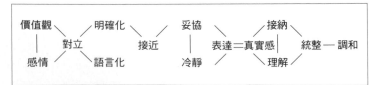

▲圖7　內部溝通朝向「自我內心的調和」的流程

作為透過溝通來實踐護理工作時的前提條件，培養「自己內心的穩定與調和」的準備是不可或缺的。

C. 自己與他人間的相互關係

無論是什麼人，在自己的內心中都會有許多的糾葛。由於和他人會彼此產生關聯，因此在溝通的過程中，自然就會產生各種分歧的想法、誤解、糾葛等。在圖8中，呈現了自己與他人的關聯性。

想法的關聯與其結果			我的想法 (上層)			
			自我中心		對他人的關懷	
			想要說出	想要傾聽	想要傳達	想要了解
你的想法（下層）	自我中心	想要說出	＋ ＋ 一致	＋ ＋ 吻合	＋ ＋ 分歧	＋ － 不一致
		想要傾聽	＋ ＋ 被動	＋ ＋ 兩情相悅	＋ － 入侵	＋ － 隔絕
	對他人的關懷	想要傳達	＋ ＋ 不平衡	＋ － 單戀	－ － 無意義	－ － 冷漠
		想要了解	＋ － 不一致	－ － 沒有關聯	－ － 分離	－ － 斷絕

▲圖8　外部溝通的組合(自我與他人的關聯性)

由於在現實中，透過每個人的需求與想法的組合，比起一致的情況，形成不一致的情況會比較多，因此，盡可能地使這種組合接近「一致」的過程會變得很重要。

3 心理諮詢的理論

心理諮詢的世界是一種累積了最多種「能夠將人際關係的不一致引導至一致」的方法與理論的學問範疇。

在心理諮詢的理論中有各種理論，而且有很多理論及方法都能活用在護理服務上。

對護理人員來說，要全部精通這些理論，在現實中是很困難的。不過，為了有效地實踐護理工作，還是有必要去學習這些方法及理論。

因為我無法在此提及所有的理論，所以為了今後的學習，我會針對「心理諮詢的多種方法論是著重於存在人類的何處呢？」依這點來做大致上的分類，並進行列舉。

由於我會先介紹一部份主要的學習方法，所以希望大家能先從入門的部分開始學習，並去參加有興趣的培訓講習班或研討會等，深入學習。

參考 與心理諮詢相關的理論及方法論的書單

Ⓐ著重於身心的關係

催眠療法
　齊藤稔正：催眠法の実際(暫譯：催眠術的實踐)，創元社

自生訓練
　佐佐木雄二：自律訓練法の実際(暫譯：自生訓練的實踐)，創元社

制約反射(反應)
　宮田洋：人間の条件反射(暫譯：人類的制約反射)，誠信書房

壓力
　漢斯. 塞耶(Hans Selye)著、深尾凱子譯：愛のストレス(暫譯：愛的壓力)，實業之日本社

Ⓑ著重於自己內心的糾葛

沙遊治療
　河合隼雄、中村雄二郎：トポスの知─箱庭療法の世界(暫譯：場所的理解─沙遊治療的世界)，TBS-BRITANNICA

內觀療法
　村瀨孝雄編：内観法入門(暫譯：內觀療法入門)，誠信書房

森田療法
　增野肇：森田式カウンセリングの実際(暫譯：森田式心理諮詢的實踐)，白楊社
　克拉克森(P.Clarkson)著、日保田裕子譯：ゲシュタルト. カウンセリング(暫譯：完形諮商)，川島書店

敘事治療(narrative therapy)
　野口裕二：物語としてのケア(暫譯：透過說故事來進行照護)，醫學書院

精神分析
　佛洛伊德(S. Freud)著、高橋. 下坂譯：精神分析入門(暫譯：精神分析入門)，新潮文庫

Ⓒ著重於自己及自他關係

人際溝通分析
　國谷誠朗：孤独よ さようなら(暫譯：告別孤獨)，集英社文庫

個人中心治療法
　佐治守夫等著：ロジャーズ. クライエント中心療法(暫譯：羅傑斯. 個人中心療法)，有斐閣

澄心法(focusing)
　村瀨孝雄：《フォーカシング事始め(暫譯：澄心法入門)》，金子書房

Ⓓ著重於掌握外界的方法與認知. 思考. 行為等

認知治療
　弗里曼(A. Freeman)著、遊佐安一郎譯：認知療法入門(暫譯：認知治療入門)，星和書店

星和書店

理性情緒療法
　日本學生認商學會編：論理療法を学ぶ(暫譯：學習理性情緒療法)，川島書店
　坂野雄二：認知行動療法(暫譯：認知行為治療)，日本評論社

Ⓔ著重於團體內的關係

家族治療
　遊佐安一郎：家族療法入門(暫譯：家族治療入門)，星和書店

短期治療
　若島孔文、長谷川啟三：短期療法ガイドブック(暫譯：短期治療指引手冊)，金剛出版

問題解決治療
　柏格(Insoo Kim Berg)著、磯貝希久子譯：家族支援ハンドブック(暫譯：家庭協助指南手冊)，金剛出版

Ⓕ著重於關係的重新審視. 重新建立

心理劇
　增野肇：心理劇とその世界(暫譯：心理劇與其世界)，金剛出版

NREAL分析法
　竹田契一編：インリアルアプローチ(暫譯：INREAL分析法)，日本文化科學社

社交技巧訓練(SST)
　鈴木丈、伊藤順一郎：《SSTと心理教育(暫譯：社交技巧訓練與心理教育)》，中央法規出版

自我肯定
　平木典子：《自己カウンセリングとサーションのすすめ(暫譯：自我諮商與自我肯定的建議)》，金子書房

Ⓖ著重於建立關係的方法

重新架構(reframing)
　班德勒(Richard Bandler)、葛瑞德(John Grinder)著、岩本. 越川譯：リフレーミング(暫譯：重新架構)，星和書店

父母效能訓練(Parent Effectiveness Training)
　湯瑪斯. 高登(Thomas Gordon)著、近藤千惠譯：親業(暫譯：父母效能訓練)，大和書房

領導效能訓練(Leader Effectiveness Training)
　湯瑪斯. 高登(Thomas Gordon)著、近藤千惠譯：リーダー訓練法(暫譯：領導效能訓練)，同步通譯出版社(Simul Press, Inc.)

會心團體(encounter group)
　卡爾. 羅傑斯(Carl Ransom Rogers)著、畠瀨稔譯：エンカウンター. グループ(暫譯：會心團體)，創元社

4 心理諮詢的技巧與護理

A. 護理人員學習心理諮詢的意義

雖然護理人員不是諮商員，不過心理諮詢的學習在護理現場會非常地有用。如果能夠了解心理諮詢的原理及方法，就能夠運用這些知識來與患者產生更加良好的溝通，不過，光靠紙上談兵也是行不通的。我們應該要深刻地記住「人類的心理問題是很複雜的，而且每個人都不盡相同」與「即使方法在理論上是正確的，但如果沒有符合對方的狀況的話，就無法產生作用」，並仔細地去研究、確認各個實例的特性，例如對方所身處的狀況或背景等。

B. 心理諮詢學習的順序

與心理諮詢相關的學習會一邊將過去所學到的理論及道理作為基礎，一邊透過實踐來反覆地學習，其順序大致上如下。實際在學習時，並不會完全按照這個步驟來進行，而是會反覆來來回回地進行學習。

①自我了解

在學習支持性的溝通前，首先要去理解自己的溝通特性(自己容易以什麼樣的形式來進行溝通)。接著透過自我了解來與他人的自我了解產生交流，如此便能了解到，自己與他人是不同的。

②理解他人

為了理解他人，我們會閱讀許多的文學作品‧手記‧實踐紀錄等來鍛鍊心靈。接著，我們會試著去用心傾聽他人的話語，接受他人的話語或作品，並記錄下自己的心情。寫下建立關係的過程記錄，如果方便的話，請拿給對方看，並試著詢問對方的回答或感想。在此過程中，可以清楚地發現到想法有差異的部分，並能夠互相談論想法是如何產生差異的。

「打算」與「應該」

光靠知識的學習，而且光說不練的話，一旦在現實中遭遇到狀況時，就會容易產生「因為自己已經按照過去所學到的知識來進行適當的處置(打算正確地實行)，所以對方應該會理解的」這樣的想法。當事情不如意時，就容易沮喪、失去自信、產生無力感。另一方面，也可能會與對方產生距離，例如對對方產生氣憤、憤怒，變得冷漠，將其捨棄等。有時也會開始懷疑所學到的知識，認為此方法沒有用，在尚未習得技能前，就放棄了訓練。

「打算」與「應該」屬於暫時性的成見。在臨床的現場，有很多事情是無法用圖表來說明的。當溝通無法順利進行時，我們必須將其視為一種要進行修改的記號，並有耐心地去找出新的方法。

③關係的理解

當我們實際去接觸不同的人時，會產生各種複雜的人際關係。其中也包含了各種糾葛與思想差異。

以下列舉了幾項容易產生思想差異的場所的要點 圖9。

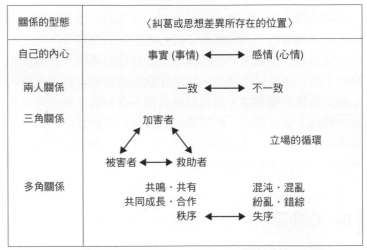

關係的型態	〈糾葛或思想差異所存在的位置〉
自己的內心	事實 (事情) ←→ 感情 (心情)
兩人關係	一致 ←→ 不一致
三角關係	加害者 / 被害者 ←→ 救助者 （立場的循環）
多角關係	共鳴・共有　共同成長・合作　混沌・混亂　紛亂・錯綜　秩序 ←→ 失序

▲圖9　在多樣的關係中，容易產生思想分歧的場所

當實際的溝通進行得不順利時，我們必須將此圖作為指引，去推測這些思想上的分歧是從那個地方產生出來的，並去思考對策。

C. 實際產生關係時的重點

即使理解了原理，但「知道」與「辦得到」卻是完全不同的。然而，如果因為「辦不到」就「不去做」的話，那麼無論過了多久，也不會變成「辦得到」。即使一直以來都「辦不到」，但透過「不斷地去做」，就能增加「辦得到」的可能性。以下列舉幾項，能夠在這種不斷摸索且令人失望的時期成為內心支柱的原則。

①無條件地積極給予關懷

持續地保有想要理解他人的心情(對於他人的關懷)，即使只能理解到一小部分，也要維持積極主動的關係。

「理解」與「實踐」

在學校中，由於是以閱讀、查閱書籍等書桌上的學習為主，所以「理解」到的事情會穩定地增加。然而，臨床現場必須進行「實踐」，因此這點會成為一個問題。舉例來說，當護理人員或護校學生在接受患者的詢問時，我們經常可以看到他們會如同在回答學校的口試似地，將「理解」到的知識照本宣科地進行說明。但是，這樣做並無法形成「互相溝通」。

②理解與尊重個別差異

我們應當實際地去理解到，每個人都是不同的，並去認同所有的個體(要將與自己不同的價值觀或感覺，視為對方的個性，並給予認同)。

③非批判性的態度

全盤地認同、接受對方的想法或糾葛等(不去區別好壞。不過，這與行為的容許不同。舉例來說，當對方想要自殘時，我們會照原樣地接納其內心的狀態。但這並非是在認同自殘行為。)

④對於可能性的信賴

即使現在正遭遇困難而處於混亂之中，也要相信在那當中潛藏著解決問題的可能性。

⑤對感情的表達產生共鳴與理解

感情是自然湧現的事物，並沒有對錯。判斷其為是非善惡，會關住對方的感情，並使其陷入扭曲的方向，因此，我們首先要立刻地給予包容，同時等對方冷靜下來。

⑥自我選擇與自我決定

人類具有「想要自己選擇自己的人生」的慾望。我們要尊重這種慾望，並逐漸地提供「能夠提升對方視野的刺激或情報」，試著去擴大可選擇的範圍。

⑦保密

要重視隱私權的保護。由於隱私權的感覺因人而異，因此我們應該確認「本人想要保密什麼事、保密到何種程度、對誰保密」，並滿足對方的希望。在進行醫療護理時，如果有必要向醫療團隊中的其他人揭露秘密的話，應該要明確地向患者說明理由，以及作為支持者的立場，並使其理解。

溝通會發展

所謂的溝通，就是通過「共同做某件事、互相傾聽、互相理解、互相傳達、互相交談、互相確認、互相改變、重新成長等的過程」來進行發展。在途中，只要沒有覺得「不行了」而放棄、斷絕關係，溝通就會持續地進行下去。相信其可能性，可以說是溝通的基礎。

收納所學知識的袋子

你會將所學到的事物裝進自己的那個袋子(人際溝通分析中所稱的自我狀態)中呢？

當我們遇見新的事物，並想將其採納時，會有各種的應對方法。「必須～：(CP)」、「真難呀：(順從的AC)」、「真討厭呀(反抗的AC)」、「如果～就好了：(NP)」、「好想～：(FC)」、「～很有用：(A)」，像這樣，會有各種掌握方法。你會傾向於採取何種方法呢？

和學生一起學習的話，就會察覺到，每個人的袋子的開口大小都不同。每次學習時，有的人很氣餒，有的人很安心，有的人很有幹勁，有的人會聰明地思考，來提昇自己所擅長的領域，每個人的處理方法都不同。

試著去思考，自己的袋子開口哪個部分比較大呢。當然，開口較大之處會比較容易裝進東西。

我 (你)		彼此之間·關係		我 (你)	
不變的核心	加入他人的想法	輸入	輸出	加入他人的想法	不變的核心
看穿		相逢		看穿	
感覺到					感覺到
反覆思考				反覆思考	
	體諒			體諒	
		邀請			
聽懂				聽懂	
反應		表露出來		反應	
選擇				選擇	
		回答			
		表達			
理解				理解	
採納				採納	
與自己相連				與自己相連	
思考				思考	
		傳達			

▲圖10　在自我與他人間建立關係的過程

D. 關係的建立過程

在關係的建立過程中，會有各種曲折。在此，我用圖表來簡單地表示相互關係與主要流程　圖10。

感覺到關係無法建立(發展不順利)時，大多是在此過程中的某處產生了停滯。像這種時候，我們應該透過此關係圖(地圖)來找尋停滯的場所。

E. 護理人員學習心理諮詢的意義

我們要重視的並非是上下的關係，而是對等、並列的人際關係。具體的重點如下：

Ⓐ注意事項

·人類都是平等的(認同對方的個性)。

·要懂得寬容(善惡·好事／壞事會因時間與地點而有所差異)。

·避免下定論(這世界不是絕對的，任何事都有可能會發生)。

·信賴對方(無論是什麼樣的行為，在其深處都具有對本人很重要的意義)。

·合作(不是依賴，而是要作為一個獨立的個體來與他人合作)。

・共鳴(重視他人所關心之事物)。

・理性地解決問題(控制感情，而不是隱藏感情)。

・重視平等性(即使想法不同，人類也是平等的)。

❸行為的重點

・使用尊重對方的措辭及口吻。

・當對方提出疑問時，一定要給予回應。

・有自信地透過語言來表達自己的想法。

　　如同以上所敘述的那樣，我們運用溝通來進行有效的護理服務時，並不能馬上就強求良好的溝通，而是必須有耐心地反覆學習與訓練，並建立關係。

　　以「不著急、不慌張、不放棄！」為口號，努力地向前邁進吧！

(橫田碧)

第**5**章
危急情況與干預

1 何謂危機

A. 何謂危機

　　危機理論記載了心理上的危急狀況，並呈現了關於「對於陷入危機的人所採取的協助」的概念上的方向性。從1940年代到1960年代，林德曼(Erich Lindeman)與卡普蘭(Gerald Caplan)兩人建立了精神分析理論，並衍生出危機理論。

　　此理論中所提到的危機指的是，透過「會帶來壓力的事物」或是「察覺到的威脅」，使人在情緒上被逼入困境的狀態。

　　卡普蘭說明，『危機指的是強烈的不安狀態，當我們面對「失落感所帶來的威脅」或是名為「失落感」的困難，覺得光靠自己的全部能力不足以應付，而且面對此壓力，沒有立刻派得上用場的方法時，所體驗到的就是危機。』

B. 危機的階段

　　危機會朝向以下的階段攀升，並越來越嚴重。

　　人類在面對「妨礙人生中的重要目標實現的危急情況」時，會變得很緊張，首先會想要使用過去慣用的解決方法來克服此事態。但是，當人類無法透過這種解決方法來克服困難，使努力白費時，就會陷入不安或抑鬱狀態，失去心理健康，最後變得適應不良 表1。

　　在日常生活當中，會發生許多危急情況。能夠使人陷入危機的事件大多都是可以辨別的，而且會發生於陷入危機的幾天前到幾週前。

▼表1　危機的階段

①變得很緊張，會透過慣用的方法來解決危機。
②變得更加緊張，為了解決問題而付出的努力都白費了。
③沒有解決問題，結果陷入了不安・抑鬱狀態。
④失去了心理健康。
⑤緊張程度降低。

遭遇到危機的人會變得混亂，情緒不愉快，並想要尋求協助。這種心理狀態的平衡被破壞時，會容易受到他人的影響，而且容易產生動搖。因此，醫療人員在處理事件時，必須要先充分地理解這一點。

C. 危機的種類

危機可以分成發展危機與情境危機，而情境危機又可以再分成**社會危機**與**意外性危機**。

❶發展危機

人類在發展階段中，會遭遇到各種課題。面對此課題時，人類會想要適應社會環境的要求，雖然壓力會昇高，並陷入危急狀況，但透過完成此課題，能夠克服危機，邁向下一個階段，並有所成長。艾瑞克森(E. Erikson)將發展分成8個階段，並說明了各個時期的課題 p.52。

❷情境危機

情境危機分為「失業、離婚、離別等生活事件(life event) p.107所造成的社會危機」，以及「火災、地震等的自然災害或是意外、犯罪事件等的人為事件所造成的意外性危機」。這類事件會使人類的穩定身心狀態受到威脅。

Ⓐ社會危機

這種狀況會破壞個人的心理平衡以及家庭的穩定性，同時也是會由「失業、離婚、離別、失去所愛之物、身體疾病的發作‧惡化、考試失敗等的生活事件」所引起的危機狀態。我們將這種在日常生活中，由事件所引起的內心煩惱、焦躁等稱為生活瑣事(daily hassles) p.101。霍姆斯將配偶的死亡設為最高值(100)，並說明了其他各種生活事件在社會再適應量表中的分數。

重大壓力反應
(DSM-IV-TR)

遭遇過承受高度壓力的創傷經驗後，引起的反應或障礙中，會出現如下的反應。

急性壓力疾患

在遭遇到會威脅身體的健康與安全的創傷經驗後，隨即會出現意識場域變得狹窄、迷失方向、不安‧抑鬱‧過度活動等，以及頻脈‧出汗‧臉紅等情況。

創傷後壓力症候群
(post-traumatic stress disorder：PTSD)

在日本，由於1995年12月發生了阪神‧淡路大地震，因此這種障礙變的很普遍。眾多的人所體驗到的震撼及恐懼，以壓力的形式，對之後的健康產生了複雜的影響。2004年的中越地震時，心理支援團隊為了應付這種心理壓力，於是便進入當地。

此障礙是一種對於威脅性體驗的延遲反應，並會出現以下的反應。
①迴避會回想起創傷經驗的活動‧狀況。
②情境重現、做惡夢。
③失眠、注意力難以集中、恐懼、憤怒。

ⓑ意外性危機

地震、大洪水、人火災、飛機意外、成為犯罪的犧牲者等，不是自己的責任，而是偶然遭遇到的狀況所引起的危機。

遭遇到重大災害時，反應會按照下列的階段來進展。

①遭受打擊的階段

討論現實的能力及判斷力會下降，且會出現自我毀滅的行為。震驚・恐慌狀態。

②超人階段

想要透過積極地活動來對抗不安與憂鬱。

③新婚階段

外來的干預或協助開始出現，並改善狀況。

④幻想破滅階段

透過看清現實，沮喪、不滿、憤怒的感情會變得強烈，並會產生怨恨或嫉妒的感覺(從2個月後到一年左右)。

⑤重新建構・重新審視的階段

能夠重新審視自己的問題，並積極地進行有建設性的活動。

(中村仁志)

📖 **文獻**

＊1　史都華(G.W. Stewart)、撒丁(S.J. Sundeen)編、稻岡文昭等人譯：新臨床看護学大系精神看護学(新臨床護理學概要精神護理學)，第2冊，p.76，醫學書院，1986

2 危機干預

A. 危機的過程

　　當個人或家庭在朝向重要目標的途中,遭遇到妨礙,而且無法用平常的解決方法來克服時,所產生的暫時性狀態就稱為「危機」。一般人大多會相當驚恐,雖然嘗試了許多方法,但都無法解決,在反覆地遭遇失敗之中,雖然能夠適應某種情況,但卻未必能夠迎接健康的結局。當然,危機也有可能會成為朝向好的方向的轉機。因此,在危機中,也包含了轉捩點、關鍵期、轉機之類的含意。

　　危機包含了伴隨著成長而來的發展危機與遭遇到狀況所引起的意外性危機。同時出現這2種危機的狀況,則稱為綜合性危機。舉例來說,處於青少年危機 p.62的高中生因捲入機車意外而造成重傷時,就屬於綜合性危機,在照護上必須特別留意。

　　危機屬於急性的狀態,持續的期間為4～6週,通常其過程可以分成4個階段。

○第1階段

　　一開始,刺激所給予的打擊會帶來緊張,為了要面對這種緊張,並恢復原本的平衡狀態,人類會回想、匯集過去慣用的解決方法。

○第2階段

　　由於慣用的方法無法奏效,不安、緊張、混亂、無力感不僅會昇高,還會一直持續著,因此人們會去探索新的應對方法。

○第3階段

　　重新審視狀況,並動員內外的新資源。在努力地反覆嘗試的過程中,如果應對方法適當的話,問題就會解決,精神上的平衡也得以復原。同時,也會改善個人的問題解決能力,使人格有所成長。當情況不順利時,緊張與不安則

會繼續地持續下去。

○第4階段

　　人們會下意識地壓抑緊張或不安，以回復表面上的平衡。然而，由於內心仍承受著未解決的問題及糾葛，因此人格也可能會出現明顯的扭曲或障礙。一旦再次遭遇到危急狀況的話，就會受到更大的打擊。

B. 危機干預的方法

❶必須進行危機干預的事態

迫切需要進行危機干預的狀態包含了以下幾種事態。

①由於自殺、自殘、使用藥物等，可能會對患者的身體狀況造成威脅時。
②由於襲擊、殺人等，可能會威脅到他人的身體或生命時。
③患者本身的心理・功能上的一致性可能受到威脅時。例如自我功能的喪失等。
④家庭或社會的心理・功能上的一致性可能受到威脅時。例如，對家人而言，失去母親也許會導致配偶或孩童產生異常的心理反應。

❷危機支援的3種方法

　　處於危機狀態的個人或家庭必須要及時地接受適當的協助才行。危機是屬於急性的，大致上會在短期內產生某種結局，而且該結局的方向會對之後的人格發展及人際關係的發展具有重大的意義。在針對危機的支援當中，以下3種方法是人們所期待的。

　　第一為，**預防性的作用**。對於預料中可能會發生的危機狀態，事先給予人們知識，讓大家了解其特徵及應對方式，並做好心理準備。

　　性教育、婚前諮詢、提供給即將成為雙親的人的教育、提供給面臨更年期或退休年齡的人們的準備講座、給手術前的患者的知情同意書。在新生訓練或新職員的培訓等當中，也都會包含關於危機預防的內容。

　　第二為，**間接性的作用**。與危機相關的專家，會透過「在日常生活中，與處於危機狀況中的個人或家庭有直接

關聯的人」，來間接地給予協助。他們可以說是扮演著諮詢師或是社會資源的組織者那樣的角色。

第三為，**直接性的作用**。這屬於狹義的危機支援方法，也被稱為危機治療。在此方式中，精神科醫師或臨床心理師會與其他專家一起直接干預處於危機中的個人或是很有可能產生危機的集團。因此，專家們必須盡可能地在早期就看準所要支援的對象。

首先要與進行基層照護的人合作，以早期發現狀況。此外，也必須透過試驗或面談，來對「難以克服危機的人、不想直接面對困難的人、缺乏積極應對能力的人、難以獲得諮詢對象或支持的人」等危險性較高的人進行篩選。

❸ 普遍性方法與個別指導法

危機干預可以分成普遍性方法與個別指導法這2種。普遍性方法著重於「特定種類的危機所產生的特有經過」，協助計畫的目標為，藉由讓對象漸漸地適應狀況，來消除危機。不像個別指導法那樣地著重於個人特有的心理動力。

普遍性方法適用於，一個月前丈夫去世後，因難以忍受寂寞而尋求支持的女性的情況，而且此方法會著重於**哀悼過程**中特有的步驟。專家會勉勵患者，使其體驗到打擊、拒絕、憤怒、抑鬱感，並消除失落感，接受丈夫的死亡。

當個別指導法適用於同樣的患者時，為了要針對特定狀況選出最合適的解決方法，就必須對個人的危機中特有的心理及人際關係的過程進行評估。舉例來說，遺孀與丈夫之間存在情感矛盾的關係，如果她的內心中能夠最先浮現被壓抑的憤怒的話，專家就能夠協助她表達並接受這種情感。

❹ 支援工作負責人的角色

由於危機的期間為4～6週，屬於急性的狀態，所以危機干預會在1～6次左右的面談中結束。支援的目標在於，使個人的功能層級恢復至陷入危機前的狀態，始終是以**解決當前的危機**為目標，而不會著重於個人內心的糾葛或防衛機制的問題。

支援工作的負責人要扮演著「直接、懂得抑制，且又積極的相關人員」的角色，必要時則要給予指示或建議。在這種與協助者的關係中，協助者能夠幫助個人加深對於自我危機的理性理解，流露出真正的感情，討論對於過去及

迅速地喪失了對於生活情況的應對能力的個人或團體

　　例如：遭受到凶狠犯罪事件的被害者及其家屬、風災水災或地震的被害者及其家屬或共同生活的人們，因突發的事件發生使得他們不知手措、失去自我，有很多甚至於連日常生活的瑣事也無法應對。

「為何？」

　　美國的心理學家哈利.斯塔克.沙利文(Harry Stack Sullivan，1892～1949)認為，如果患者知道「為何？」的話，就不會來尋求支援。

現在的問題的應對方法，並改善內外資源的運用方法及應對方法。再者，為了使其能夠應付今後可能會發生的困境，所以也會進行事前指導。這種對策據說對「迅速地喪失了對於生活情況的應對能力的個人或團體」的情況很有效。

❺初次面談

　　協助者必須在初次面談以及在此之後的數日到數週間，決定對患者最有效的照護模式。與處於危機狀況中的患者面談的協助者、護理者要具備「能夠仔細地理解患者有說過的話及沒說過的話」的技能。積極地對患者表示關心並產生共鳴，就能與患者建立融洽的關係(rapport) p.676。進行詢問時，應當清楚地表達，而且對回答設限。與其用「為何」，倒不如用「做了什麼」、「誰」、「何時」、「如何」來詢問。

　　在患者的評估上所需的問題可以被歸納成「為何是現在？」患者會告訴我們，突然產生的事件是何時發生的？誰與此事有關聯？此事對患者的影響？

　　接著，徹底地查明「患者首先會想要如何地解決此困境呢？要與誰共同分擔此問題呢？」，這可以成為制定協助計畫的參考。要促使患者說話時，舉例來說，用「請繼續說下去」、「關於此事，請你再多說一點好嗎？」來表達的話，我想患者也會比較容易說出口吧。在患者當中，有的人會對瑣碎的事件感到很疲累，因此而來尋求協助。我們要促使患者去回答：如果沒有突然發生此事的話，過去6週患者會過著怎樣的生活呢？這段期間會思考些什麼？感受到什麼呢？

　　在面對危機時，人們一般都會失去保護自己的方法，變得容易接受他人的協助或勸說。透過了解到「危機對於患者具有什麼意義呢？過去曾有過同樣的經驗嗎？」，協助者應該就能理解患者過去在精神上的堅強程度以及容易受傷的程度。

　　一旦患者能對事情有所了解，並能加深對於危機因素的理解的話，就能夠進行感情的表達，也能夠看出「從緊張中得到解脫」的徵兆。協助者會提供與問題相關的基本情報，並與患者一起面對問題，使患者能夠更加有效地解決問題。

　　在初次面談中，重要的一點在於，協助者要看出患者

正在尋求什麼樣的協助，以藉此來制定確實的協助計畫。如果患者對協助事項有錯誤的成見時，就必須對此進行修正。

在第一個階段的尾聲，協助者與患者會對危機產生認同，並約定好「在6～8週內解決與此有關的問題」，以及「如果危機提早消除的話，針對此問題的協助也會提早結束」。同時，也會互相約定，當將來需要協助時，能夠對此進行應對，並向專業的協助機構提出委託。

❻協助者的反移情作用

協助者會有效地與患者之間建立融洽的關係，並給予影響，同時也必須注意對於患者的個人情感。協助者對患者感覺到某種問題，並經歷到厭惡感或情緒高漲等接近**反移情作用** p.349的情感時，就必須接受會診。

此外，協助者在生活上充斥著高度壓力時，也可能會沒有理由地對患者發怒或是出現冷漠的反應。當我們感覺到，患者會對我們做出反常的行為時，就應該懷疑是否為反移情作用。

由於危機協助者必須要注意到，協助者與患者之間的相互作用所產生的各種事情與因素，所以我們應該制定完善的體制，使協助者能夠定期地接受督導(supervison)。

❼處於危機狀況中的患者的評估

為了要認同引起危機的問題，並得到關於患者功能的適當情報，所以大家應該要去檢查以下幾點。

①外表‧態度‧面談中的行為
②思考內容、中心主題與自我概念
③思考過程、思考的結果、思考過程的速度與持續性
④是否有知覺障礙、出現幻覺的經驗
⑤心情與情緒、平靜‧有精神‧恰當
⑥記憶力、集中力、智力
⑦方向感、時間‧人‧地點的認識
⑧人生觀、希望的變化與積極性、自殺意念‧自我毀滅的行為
⑨情緒障礙的家族病史
⑩理性
⑪期待

對於協助者的會診

屬於專業人士(被諮詢者)的協助者要在其業務中面對內心問題，並與心理專家(諮詢師)進行商討。在專業領域不同的專業人士之間，能夠產生對等且自由的關係。

督導supervision

這是一種協助者為了察覺到「自己的協助技能不夠充分」而接受的面談，同時也是一種為了成為專業協助者，不可或缺的經驗。如果能夠透過讓資深的協助者(督導)來指出自己的言行，了解到自己的盲點的話，就能夠降低委託人所受到的傷害，並提昇協助能力。

⑫藥物的使用

⑬醫學或身體上的問題、生理障礙‧過敏

⑭社會生活、職業‧家庭‧宗教‧經濟

⑮睡眠與飲食習慣

❽危機調整活動模式的4個階段

危機干預的重點在於增強、**強化恢復平衡的功能**，並協助個人來面對危機，使其能夠獨自地應付危機。這種解決問題的模式是由以下4個階段所構成的。

Ⓐ第1階段　個人與問題的評估

在此階段，會去評估「引發了危機的事件」以及「會對問題的解決產生影響的因素」。專家會觀察患者的態度、行動、說話方式等，並評估其不安的程度。確認危急事態所具有的意義，並對現實認知的扭曲進行評估。我們會想要得知關於「患者周遭是否有協助者」的情報。並事先確認關於「患者過去面對壓力的經歷」的情報。

在這些事前評估中，最重要的是去判斷「患者是否有自殺、被殺害的可能性」。當危險性很高時，必須考慮讓患者到精神科就診或住院。

Ⓑ第2階段　訂立危機干預計畫

危機產生後，過了多久呢？危機會對患者及周遭的人們的生活與內心功能帶來多少不良的影響呢？患者的周遭環境內存在怎樣的潛在性‧資源呢？患者是否有慣用的危機處理應對方法以及替代方法呢？這些都是訂立危機干預計畫時，應該考慮到的因素。

Ⓒ第3階段　危機干預的實施

為了使問題變得明確，將焦點著重於當下的狀況，並減輕危機所帶來的症狀，於是便會實施可行的對策。在對策當中，會配合目標來運用各種技巧、情感宣洩‧支持‧訓練‧洞察等的**支援機制**。具體上，會幫助個人從理性上來理解所面對的危機，並幫助個人去表達本身不想觸及的感情。此外，也會幫助患者學習危機的應對方式。透過這種過程，患者能夠得到情感宣洩，恢復智力功能，並習得能夠有效解決眼前問題的應對方法。

◖D◗第4階段　事後評估

　　對干預是否發揮成效進行評估。對「患者是否恢復至過去的平衡水準」、「內心是否達到了更高水準的平衡」進行客觀的評估。只要患者與協助者努力地想要解決危機的話,這種評估活動就會持續地進行下去。

(岡堂哲雄)

情感宣洩

　　這種現象也稱為淨化、情緒發洩(abreaction),指的是透過語言或動作來使「會引起不安或緊張等的往事,纏繞在經驗中的情感與衝動」得以宣洩。

支援機制

　　指的是協助患者復原,解決問題的應對方法。

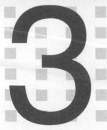 **在與病魔對抗的期間中
出現的危機**

1 急性期 / 慢性期 / 臨終期的危機

A. 急性期中的心理健康問題

❶ 何謂急性期

急性期指的是，病情會急遽惡化，或是病情的變化很迅速，使患者的生命受到威脅，並出現強烈不安與痛苦的時期。因此，在急性期中，比起患者的意願或要求，大多會以醫療人員的判斷與行動為優先，藉此來使病情穩定，並讓診斷、治療、護理能夠同時迅速地進行。

此外，由於此階段經常要面對患者的死亡，所以協助對象不光只是患者，也必須包含家屬在內。重要的是，我們應該一面尊重患者與家屬的個別性，一面努力地解緩其痛苦，同時提供心理上的協助。

❷ 心理照護的方針

對患者來說，醫院是個新的環境，自己周遭圍繞著未曾見過的機器，而且這些機器還會一天到晚地監視著自己的身體。這種情況會使患者產生強烈的不安。

▼表1　急性期的例子

---

1. 重症病患
   ①從急性心臟衰竭、呼吸衰竭、出血所導致的休克狀態、其他的休克狀態、多重外傷、全身燒傷、脊髓損傷等的緊急狀態到脫離危險前的患者
   ②因發生心臟衰竭、呼吸衰竭而安裝‧實施「人工呼吸器、電擊器、醫療監控器、氣管插管、氣管造口術、氧氣吸入療法、連續輸液」等的患者，或是很有可能需要接受此類治療的患者
2. 接受手術後，從「處於全身麻醉狀態的觀察期」到脫離危險之前的患者
3. 正在接受「腦室外引流、胸腔內連續抽吸、腹腔灌洗中、長期睡眠療法、連續輸液」等繁複的醫療‧護理處置的患者
4. 會出現「昏睡、半昏睡、昏迷、譫妄、暈眩狀態、昏厥狀態」等嚴重意識障礙的患者
5. 精神‧神經疾病患者，由於此類患者會出現興奮狀態、異常行為、晃來晃去、憂鬱狀態、自殺企圖，所以必須時常對其進行觀察

▼表2　急性者的患者以及家屬的心理特徵

・沒有做好接受疾病的心理準備。
・發病時，會產生「為什麼會變成這樣？」的自責念頭，並變得軟弱。
・與醫療人員初次碰面時，大多會比較客氣或有所顧慮，即使有想問的事，也說不出口。
・隱約地感到生命的危機，會覺得非常不安。
・家人的角色會因為缺少了一名家庭成員而產生變化。
・看到周遭的重病患者後，會更加地感到不安。
・會對「必須放下工作或家務」之類的事以及金錢感到不安。
・由於無法干預治療或照護，所以會覺得不知道要做什麼才好，而且角色會變得不穩定。
・會被治療環境的森嚴氣氛所制伏，並感到緊張。

　　然而，由於醫療人員已經看慣了處於生命危險中的人、位於患者周圍的各種機器，或是各種治療處置，所以他們會容易忘記患者或家屬的不安情緒。因此，我們不能忘記「即使對醫療人員來說是理所當然的事，但對患者來說，卻是很辛苦的事」，這也是減輕患者不安的第一步。舉例來說，「關於房間或機器設備的簡單說明」與「每次進行治療措施時，都要打聲招呼」都是很重要的。話雖如此，也不是什麼都進行說明就行了。說明的內容與時機也必須考慮到以「從患者或家屬得到的情報」來作為基礎。對於神經質，而且會在意小地方的人來說，積極地進行詳細說明的話，反而很有可能使對方變得更加不安，此時應該等對方的症狀變得穩定後，再慢慢地詳細說明，這樣對方會比較容易接受。

　　家屬也會和患者一樣地遭遇到危機狀況。比起醫院外的事，醫療人員會比較重視醫院內的事情。然而，對家屬來說，患者的疾病所導致的生活變化也會使他們感到非常不安。即使護理人員能做到的事情有限，但是只要能夠對「家屬所抱持的不安及擔心的事」採取傾聽的態度，並實際去傾聽家屬的想法，光是這樣，就有可能使家屬重新整理情緒，並恢復協助患者的力量。

B. 慢性期中的心理健康問題

❶何謂慢性病

　　慢性病並沒有明確的定義，在臨床上，屬於為了方便稱呼「發病緩慢，而且病期很長的疾病的總稱」而使用的用語。一般來說，慢性病會包含了以下幾種特徵。

①不會完全治癒。
②必須長期接受治療。
③患者本身必須參與治療。
④必須要調整生活。

❷慢性病患者的心理特徵

由於發性病發作很慢，所以在初期階段幾乎沒有主觀症狀。因此，即使在健康檢查中被指出有異常，也不會有那麼多的人就那樣地相信，並採取病人角色行為。

由於特別對自己有自信的人，「想要靠自己來掌握全部的事情」的想法很強烈，所以不會厭惡靠自己來尋求必要的事物，但卻不喜歡他人給予的幫助，也容易忽視他人指摘的事物。此外，這種人會將對於疾病的恐懼或不安藏在內心深處，而且大多不承認自己已經生病了。對於這種人來說，罹患同樣疾病的人，或是過去曾經歷過這種狀態，並接受了疾病的人，能有效地協助這種人去接受自己的疾病。病友團體等的活動也能提昇成效。

話雖如此，對人類而言，要改變或限制以往覺得很自在的生活習慣，是一件如同違反重力地爬上樓梯的事，必須要有巨大的能量。一想到「有很多必須學習的事物，而且還必須持續一輩子」的話，心情即使變得抗拒也一點都不奇怪。實際上，如果能夠學會新的習慣的話，之後只要維持著那種習慣就行了，但有時候患者卻不會那樣想，而是會覺得生活會一輩子都受到限制，而且不自由。

此外，即使腦中能夠理解改變生活方式的必要性，但卻難以實踐。更何況是在與以前相同的環境中，誘惑不但很多，即使實行了也需要一段時間，因此患者也很有可能會產生挫折。

再者，還有人會剛開始實行時就產生了天大的誤解。例如，被指示要減少鹽分攝取的患者，將味噌湯稀釋了兩倍後，喝了兩碗之類的，或是被建議要節制喝酒的患者將加水威士忌稀釋後，喝了兩杯。有些患者會像這樣地，將醫師的建議解釋成對自己有利的說法。

而且一度產生成見的事情，也很難改正。在這層意義上，活用教育住院之類的系統是較為理想的作法。

另外，慢性病患者也會出現「對於無法展望未來感到不安」、「對一成不變的療養生活感到著急與煩躁」、「對

醫療、自己本身、周遭的人們感到不信任與憤怒」、「在接受現狀與轉換價值觀之間所產生的糾葛」等心理特徵。

❸照護的方針

當生物體的動態平衡因慢性病而遭受損害時,為了要將動態平衡的混亂控制在最小限度,預防疾病的惡化,而且至少要能夠維持現在的狀態,所以必須透過以下幾種觀點來調整生活。

- ·配合疾病、障礙的程度來制定今後的生活方針。
- ·要具備「積極地思考自己的健康問題,並去守護健康」的自覺。
- ·思考能讓生活容忍度發揮最大效用的生活方式。
- ·預防併發症。

不過,如同前述的那樣,患者為了改變、調整生活方式,在學習知識、技術,以及養成新的生活習慣的過程中,必須要努力地克服許多的糾葛。重要的是,護理者要敏銳地察覺到那種糾葛及努力。「自己的努力獲得了認同」這種心情能夠治癒患者的孤獨感,並成為患者的動力。

❹尊重患者的價值觀

醫療人員容易在無意識中將片面的價值觀強加於人。我們在從事協助工作時,避免這種事發生是很重要的。對醫療人員來說,也許延續生命比什麼都更有價值,但有的人會選擇「與其依賴機器來延續生命,不如遵照天命」或是「即使壽命會變短,我還是想隨心地做喜歡的事並感到滿足後,再迎接死亡」這樣的人生觀。我們也應該重視這種人的心情。

❺促使行為改變的關係

根據班杜拉(Albert Bandura)的社會學習理論,我們可以得知「改變行為的因素不僅是知識,也與態度、信念、感情有關」、「個人在地區社會、職場、家庭等的影響下,不僅會透過自己親身的體驗,也會透過觀察、傾聽他人的行為來進行學習行為,並導致某種結果」。

換句話說，行為改變會經過「認同改變行為的必要性，透過改變行為來產生某種結果」的洞悉，以及「自己有多少能夠達成此行為的自信」的自我勝任感這2個階段後才會發生。

　　此外，在產生行為變化的過程中也分成了幾個階段。首先是對於行為不關心的時期(冷漠期)，接著依序為，感受到改變行為的必要性，並表示關心的時期(關心期)、想要實際採取行動，並收集情報，整頓環境的時期(準備期)、採取行動的時期(實行期)、實行期的半年後，雖然個人會逐漸地學習到實際付諸行動的行為，但也是一個必須防止行為退步到以前狀態的時期(維持期)。

　　因此，護理者應該一邊掌握到「患者處於何種階段」，一邊提供適當的協助。為了做到這點，護理者也必須與患者建立良好的關係，並確認患者的準備狀態。由於無論是多麼有用的情報，幾乎都傳不進冷漠期的患者耳中，所以必須要建立能讓患者表示關心的關係，在關心期要提供疾病的知識，在準備期則必須具體地配合患者的狀態，並和患者一起思考能使其體會到成就感(提昇自我勝任感)的方法，保證他一定辦得到，從背後推一把，使其能夠踏出邁向實行的第1步。接著，在維持期則要認同患者的努力，一邊繼續給予支持，一邊使其更加有效率地向下個階段邁進。

　　慢性病包含了許多種疾病。根據疾病的種類或程度上的差異，職業生活必須面臨重大的改變。有時必須勸患者轉行，有時則要與患者一起思考，繼續此工作時，所需注意的事項。有時患者必須放棄全職的工作。此時，護理者應該要發揮很大的作用，理解患者的失落感並給予支持，同時保佑患者能夠克服困難並適應新的生活與職業。

▼表3　會影響自我勝任感的因素

○**績效的達成**
　　靠自己來達成該行為的經驗。
○**替代性經驗**
　　觀察、傾聽「他人達成了目標，並因此得到了肯定的評價」。
○**言語說服**
　　個人被他人用言語說服，認為自己具有「只要肯做，就辦得到」的能力
○**情緒喚起**
　　認識到生理變化的體驗，並以此為基礎，來判斷自己的才能、優點、缺點。

C. 臨終期中的心理健康問題

❶何謂臨終期

　　臨終期指的是，雖然能夠對伴隨原本疾病出現的症狀或痛苦進行治療，但原本的疾病無法治療，通常為生命預後在6個月內的狀態。換句話說，即使時間並不明確，但可以說是已經無法避免死亡的狀態。對「處於這種狀態的患者及其家屬」所進行的照護就是臨終期照護(臨終關懷)。

　　要如何接受自己的死，這與此人的生活方式一樣，是屬於個別性非常高的事情。某個人的死亡，會受到「性別、發展階段、迎接死亡的場所、迎接死亡前的過程與狀態、生死觀、此人至今的信念或價值觀、如何合乎社會角色地生存著、從環境中得到什麼樣的支持」等各種因素的影響。護理者要掌握患者及家屬的需求，消除痛苦的同時，也要透過精神上的協助來減緩痛苦，使患者盡可能地實現・保持良好的生活品質，並協助患者能夠有意義地結束人生。

❷臨終期患者身體上的痛苦

　　臨終期患者會因身體上的疼痛、倦怠感、飽脹感、呼吸困難等各種身體症狀而感到強烈的痛苦。不減緩這些症狀的話，日常生活中就會出現「食慾不振、進食有困難、失眠、難以保持身體的清潔」等問題。

❸臨終期中的精神痛苦

　　當被醫師告知無法避免死亡時，人往往會陷入「絕望與希望、不滿・憎恨與感謝、憤怒與平靜、壓抑與過度活動」等充斥著各種類型與程度的矛盾的負面情緒或糾葛。根據精神科醫師庫伯勒・羅斯(Elizabeth Kubler-Ross)的理論，即將死亡的患者一開始會否認，然後經歷憤怒、與神的交易、抑鬱，或是預料中的悲嘆，最後達到能接受死亡的境界。不過，與其說這些階段未必會按照這個順序來進行，倒不如說，在進行的過程中，會在各個階段之間來來去去，而且順序也可能會變得相反。

　　此外，從另一方面來看，有些日本人的想法也並非是接受死亡，而是想開後NOTE再接受死去。日本人對於生死的境界本來就很不明確，有的人會將「捨身做某件事、拚

命地致力於某種事業」視為美德，並讚揚為了信義而死的人。當然，有的人並不想死去，會嘗試各種治療法，即使醫師告訴自己只剩幾個月，但仍不相信，會傾向於民間療法，想要靠自己的力量來延續生命，結果也真的有人就這樣繼續地活下去。我們也可以說，無論是否有被告知病名，當人透過自己的身體來感覺到逐漸變得衰弱時，就能夠想開，並面對死亡。

想開

「想開」這個詞本來具有「使變得明確」的意思。對人類而言，死是無法避免的。透過實際感受到這點，自己的內心就能豁然開朗。或是，即將死亡時，明白到自己必須放下那些珍重的事物，也明白到，即使自己死了，人類仍會繼續地活下去。這也意味著，明白「生命」的根源，將此事明確地定位在自己內心中，然後藉此來肯定地接受「死」。於是，我們便能夠不再留戀或執著，讓內心獲得自由。

❹臨終期中的社會困境

與身體‧精神痛苦一起出現的，還有對於社會關係所感到的痛苦。家庭問題、工作問題、經濟問題會引起各種煩惱。患者由於身體很衰弱，所以無法透過主動積極的行動來發揮家庭的作用，也容易與「過去在社區或職場中所建立的友人關係」變得疏遠。此外，由於失去工作，而且還要持續住院，因此經濟問題也會浮上檯面。

這些身體‧精神‧社會上的痛苦會互相地影響，混合在一起，並形成整體上難以抑制的苦惱。接著，即使這些苦惱能被消除，最後還要面對靈性痛苦(spiritual pain)。這指的是，關於「對於生命意義或價值的疑問、罪惡的意識、對於死亡的恐懼，或是與親友的離別」等各種想法的痛苦。

❺護理的方針

我們應該向臨終期的患者，提供以讓患者能在剩餘的日子中活得像自己，並確保、充實「生命品質」為目標的護理服務。這指的是，尊重患者的意願，使其有意義地使用剩餘的時間，渡過充實的人生，並協助患者在穩定的精神狀態下生活。因此，我們必須重視「儘可能地解緩身體上的痛苦、精神痛苦，以及社會困境」這點。此外，「患者渴望什麼，想要面對什麼事」要由患者自己來思考、決定。我們必須盡量地去尊重患者的意願。

同時，去關懷「對人類而言，屬於根本問題的靈性痛苦」也是很重要的。靈性照顧的目標在於，讓失去了「朝氣蓬勃地生存力量」的人，透過某種意義來靠自己將力量取回(賦權)。這指的是，讓力量被奪走的人來治癒自我，賦予自己力量。不過，這並不是指，被奪走的人光靠自己的努力就能夠恢復精神。這種關係跨越了「照護方與被照護

方」這種二分法，而且在這種關係中，雙方是會互相產生影響的。

靈性照顧並不是什麼特別的事物。經常陪伴在患者身旁、關懷患者、傾聽患者的話語、讓患者能夠自由地表達心情。不過，此時我們不能用自己的價值觀來對患者的言行進行批判、批評、說服。說服是邏輯性的詞語。邏輯性的詞語容易產生爭辯，在爭辯中會牽涉到勝負的情緒。不要解釋患者的話語，這點是很重要的。即使解釋再怎麼合理、妥當，有時候還是會傷到患者的內心。患者之所以會訴說煩惱或痛苦，是希望有人能夠理解他的心情，而不是希望有人來進行說明。

此外，了解到「為了你」與「為了我」是很重要的。人類基本上都是以自我為中心的，要做某件事時，會容易產生「我是為了你才○○」的想法。我們也許會討厭接受患者的痛苦或辛酸，並用「為了你」這個詞語來逃避，而且這件事總是會處於內心的角落，是不能忘記的。雖然這種想法會讓自己變得輕鬆，但如果是為了不想聽到「很痛苦」這種詞語的話，那就不是「為了你」，而是「為了我」。

❻ 會診的必要性

話雖如此，靈性痛苦的結束時間卻遲遲不來。為什麼呢？這是因為，有些煩惱是沒有答案的。何謂人類的生存意義、何謂人類的生存價值、要如何克服對於死亡的恐懼、與所愛之人分離的痛苦，像這樣的苦惱即使會在某個時候忽然地消失，使內心變得舒坦，但也可能在下個瞬間又再次出現於內心中。「要是那麼痛苦的話，還不如早點死掉」當患者如此訴苦時，我們會對於該如何回答才好感到迷惘吧。「我想獲得解脫。有沒有能夠舒服地死去的藥？請在我沉睡時，讓我與世長辭吧。」當患者這樣說時，我們也許會變得想要逃避。即使對患者說「一起努力吧」，也可能會被反問「還有什麼好努力的呢？」。

要用什麼話來回答，患者才會覺得好受呢。我們有時會希望患者不要說「想要死」之類的話。然而，醫療人員會覺得，問那種事會令人感到很痛苦，並避開患者，如此一來，就會讓原本就很孤獨的患者感到更加地孤獨。患者會不斷地按護士呼叫器叫護理人員過來，而護理人員則會認

為「真不想去」，於是便很有可能產生惡性循環。

此時，沒有被患者的心情及否定的情感捲入的人，如果能夠透過訴說與患者之間的關係以及諮詢來整理自己的心情，就能再度面對患者。

為了要深刻地理解目前所發生的情況，我們會從心理專家那邊得到建議，並接受關於協助方法的提示。這種過程稱為會診，當醫療人員與患者的關係陷入僵局時，就必須有這種諮詢對象。

D. 悲傷照護

人類必然會死，同樣地，人類也必須與所愛之人及親友死別。一個人的一生會因死亡而結束，但此時，對家屬或與死者關係密切的人而言，說是新的人生才剛要開始也不為過。我們在臨終期會對患者進行照護，同時，也不能忘了對於遺屬的照護。

與所愛之人死別，會引起很強烈的悲嘆情緒。悲嘆是一種曾經失去過重要事物的人內心中產生的強烈痛苦，而且必須獨自忍受。在習慣長期沒有人可以倚靠的生活前，需要很長的時間。遺屬會失去對於外界的興趣，失去愛人的能力，儘管會出現「制止除了回想死者以外的所有行動」等的反應，還是努力地想要克服傷痛，然而，有時候悲嘆卻會一直持續下去，使人永遠無法積極地過活。即使在臨終期時，患者已經對死亡有覺悟了，但「腦中理解死亡」與「心情上能夠想開」是不同的。

患者去世後，緊接著會舉行告別的儀式等，也許沒有什麼時間能沉浸在悲傷中，但等到緊急狀況過去，回到原本的平靜生活後，又會再次地對「與往生者告別」這件事感到非常悲傷。這也是邁向名為「讓往生者安息」這個課題的第一步。護理者會對遺屬說，如果忘不了這件事，感到很痛苦時，隨時都可以來和我聊聊。接著，遺屬實際上在訴說悲傷的情緒、對於往生者的各種思念時，我們要靜靜地傾聽，並協助遺屬，使其能夠充分地表達出悲傷、對於往生者的怨恨，或是自責的心情等。這種事未必一次就會結束，重要的是，每次都能夠有所反應。

(坂田三允)

2 精神科聯繫照會護理
(consultation liaison psychiatry)

A. 精神科聯繫照會護理的作用

　　精神科聯繫照會護理指的是，「對身體罹患疾病的患者進行心理的照護」。「liaison」這個詞具有聯繫、合作、斡旋之意。以進行精神科聯繫照會護理為目的的主要聯繫照會功能大致上分成以下3項。

①從兩方面來掌握位於表裡關係中的身心狀態，找出內心與身體的交會處，使兩者的相關性變得明確，以理解對方。同時，並協助對方恢復身心的平衡。
②將精神護理的知識與技術應用在一般科室(內科與外科)的護理上，使不同科室產生「聯繫」，以提供身心護理。
③整頓人文環境，讓患者及其家屬與提供照護服務的人們能夠建立關係，使醫療團隊的合作變得順利，並提供整體療法。

B. 精神科聯繫照會護理師的活動

　　精神科聯繫照會護理師(以下稱為聯繫照會護理師)指的是，「在罹患身體疾病的人當中，對抱有心理問題的人提供專業協助的護理人員」。心理問題指的是，譫妄或憂鬱狀態、不安、失眠、無法控制情緒、挫折容忍力很低、頻頻使用護士呼叫器、不願訴說想法、出現幻覺妄想等精神症狀的情況、對醫療服務產生不信任感、難以建立良好關係等、難以理解其精神狀況，在應對上感到困難等。主要活動包含了直接照護、會診、教育、合作與協調、對倫理上的糾葛進行協助、研究。在醫療現場，護理人員會一邊配合這些活動的功能，一邊進行活動。

　　舉例來說，雖然有的患者活動能力降低了，但是無法進行「患者為何會形成這種狀態」的評估，而且實際上明明是憂鬱狀態，但卻被認為很聽話，導致醫院無法提供合適的護理服務時，即使狀態不見改善，也不會在會診中提出來討論。因此，首先要進行教育介入，著重於理解目前患者的狀態，使護理工作能對改善患者狀態有所貢獻。接

著要促使護理人員理解到「精神衰弱的患者是否為憂鬱狀態？憂鬱狀態指的是怎麼樣的狀態？」，使其察覺到現狀的問題所在。當護理人員的理解有進步時，就能一起進入直接照護的階段，以改善患者的狀態，而且會一邊採取具體的介入方法，一邊確認護理的意義。

　　像這樣，透過有效地配合活動的各種功能來進行介入，就能改變精神護理的掌握方式與方法，並提昇臨床現場的精神護理能力。

Case file 精神科聯繫照會護理活動的事例
(直接照護、會診、合作與協調、教育)

●有什麼問題嗎？

患者是名70歲的女性。在自家內摔倒，腰椎產生壓迫性骨折，變得動彈不得，因而住院。雖然採取了透過臥床休息來進行的保守治療，但患者漸漸地無法進食，甚至連輪椅也無法坐，並會出現失禁、脫衣服、莫名其妙地大叫等行為，令人難以應對。即使想要努力地應對，但病情卻一直惡化，因此護理團隊變得相當疲憊，負責的人員也感到很痛苦，於是便與聯繫照會護理師進行商量。

●活動的實際情況

○由於護士們說：「患者的失智症正在惡化，無論怎麼應對都沒有好轉」，並表達了失落感，於是護理師便一邊讓護士們進行情感宣泄，一邊進行會診。

○在互動的過程中，整理了必要的情報，對精神狀態進行了評估，認為目前還無法斷定失智症的惡化，首先必須要改善譫妄症狀。而且，在訂立護理計畫時，同時也要請醫師研究對症治療。

○聯繫照會護理師也開始參與每天的照護工作，與其他護士共同分擔辛苦，並提出將精神護理的模式作為應對方法的建議。

○醫療人員也要與家屬面談，以獲得患者在家中的狀態及其喜好等情報，同時也要促使家屬去理解患者目前的精神狀態，並傳達應對的竅門，請求家屬共同協助。

●介入的成果

數週後，方向感與記憶障礙都治癒了，也能夠進行對話及穩定地攝取食物。另外，也從「由於疼痛而拒絕活動，而且臥病不起，即使要維持坐在床邊的姿勢也很難」的狀態，恢復到能夠坐輪椅。過了將近2個月，已經變得能夠順利地溝通，而且也能使用助行器來行走。

●相關的活動

在應對此事例的同時，也會找時機來促進護理團隊對於譫妄的理解，使其能夠早期發現症狀並做出適當的應對，而且也進行了教育介入(學習會)。在此之後，護理人員也會提出

「症狀在這一點上與以前的事例不同，這種情況也是譫妄嗎？」、「譫妄發生時，雖然能夠採取基本的應對措施，但為何改善情況不如預期呢？希望能夠一起進行評估。」之類的商量，變得能夠提早發現患者的心理問題，而且評估能力及護理照護的能力也有所提昇。

C. 護士在心理健康支援方面的職責

為了提供患者更高品質的護理服務，護士們會扮演協助患者維持精神上的穩定的角色。

當醫療變得進步、複雜的同時，住院期間也會漸漸地縮短。伴隨著此現象，在臨床現場即使覺得必須去尊重個人及人們的各種價值觀，但卻無法去理解、評估對方，提供個別的護理服務也變得很困難。另外，即使複雜的倫理課題出現時，「要讓患者與醫療人員組成團隊，互相提出意見並找出能夠接受的方針，互相合作」也會變得更加地困難。

在目前的現狀中，大多數的護士光是處理例行工作就很忙了，精神上的壓力也很大，而且無法進行想要做的護理工作，不滿的情緒也會越來越強烈。因此，我們應該協助新進護士來面對現實震撼；協助各個護理人員提昇專業能力；當近年受到矚目的醫療意外發生時，要對醫療人員在精神上所受到的打擊(PTSD)採取應對措施；觀察精神不穩定的護士的精神狀態，並盡可能地進行適當的協助。此外，我們也要在「患者或同事等出現自殺情況」或「同事出乎意料的離職」時，對剩下的護理團隊提供精神上的協助。

(住吉亞矢子)

第6章

日本的精神衛生福利制度

1 精神保健的概念

1 精神保健的目的

A. 精神保健的概念

精神保健為mental health的翻譯，1987年「精神衛生法」被修改為「精神保健法」後，將精神保健的用法視為與精神衛生(mental hygiene)相同的人也越來越多。

本來「衛生」與「保健」的意思是不同的。「衛生」是「保衛生活(生命)」，意思是基於名為公共衛生這種國家或地方自治體等的公共責任來保衛生活或生命，重點被認為是疾病的預防與治療。相對地，「保健」的意思是「保持健康」，受到新保守主義的影響，重點被認為是「基於個人的責任來維持自己的健康」。透過這兩者意義上的差異，我們可得知精神的健康具有公共責任與個人責任這兩個層面，而且其重點在於「預防‧治療精神障礙者」以及「維持‧增進一般人的精神健康」這兩個層面。

目前，日本厚生勞動省認為精神保健要處理的對象包含了狹義的精神病患以及屬於「從某個團體或時代的平衡當中脫離」的適應不良事例。此外，厚生勞動省也指出，在瞬息萬變的現代社會中，每個國民會逐漸地體驗到各種欲求不滿或不安，為了不讓大家陷入適應不良的狀態，並維持‧增進心理健康，光靠個人的努力是不夠的，必須要仰賴整體社會所付出且有組織的努力。像這樣，「將精神保健視為與婦幼衛生、老年保健同樣重要，而且是當今的重要課題」的概念就稱為一般廣義上的精神保健。

另一方面，在有許多精神疾病的原因尚未完全釐清的現狀中，重視「透過早期治療等來盡可能地預防精神障礙的發生‧惡化，並促進患者回歸社會」的活動，則稱為狹義上的精神保健。這些被視為是「精神保健暨精神障礙者福利法」第1條的目的，條文中並規定了「精神障礙者的醫療以及保護、透過必要的協助來促進患者回歸社會及自立，

Note

新保守主義
Neoconservatism

指的是在1970年代左右，重視「文化的傳統主義以及唯獨在經濟方面小而能政府」的政治立場，而且也被稱為「Neoconservatism」、「New Right(新右翼)」。根據時代、地區、上下文的不同，這個詞會被當成不同的意義來使用。在日本，基本上與保守主義相同，尊重過去到現在的連續性，但也意味著「應該視情況積極地進行改變、斷絕」的想法，並將獨立自主的努力視為最重要的價值觀。在外交政策中，主張「強化日美同盟、在限定的範圍中對中國及北韓採取強硬的態度、對擾亂國際秩序的行為行使國家權力」。此外，在日本國內則主張「修訂憲法、尊重郵政民營化等的放寬管制與結構改革以及自由經濟、制定基準並強化最低限度的社會保障」等政策。代表性的例子為美國的雷根政權、英國的柴契爾政權，以及日本的中曾根內閣。

並促進其參與社會經濟活動、預防精神障礙的發生、以增進其他國民的精神保健為目的」等事項。

B. 精神保健的歷史

從歷史來看，主流從「精神障礙者的治療」轉變為「重視一般健康民眾的心理健康」。據說自從皮內爾(Philippe Pinel：1745-1826)在1793年將精神障礙者從鎖鍊中解放後，精神衛生才開始發展。精神保健據說則是，在1908年時，比爾斯(C.W.Beers：1876-1943)出版了敘述「關於在住院時所遭受到到強制性粗暴對待、不良的設備、治療‧護理的不完善、不當的人權壓迫」等的自傳《一顆找回自我的心(A Mind That Found Itself)》，呼籲大家要理解精神病並去改善精神病院後，才開始發展。這本著作引起了一般社會對於精神障礙者的理解與關心，並喚起了共鳴，之後在被稱為美國精神醫學始祖的動力精神醫學專家梅爾(A. Meyer：1886-1950)等人的協助之下，於同年創立了康乃狄克精神衛生協會(Connecticut Society for Mental Health)。

此組織在1928年發展成美國精神衛生協會，並在1930年舉辦了第一屆世界精神衛生會議。像這樣，以「狹義的精神障礙者的心理復健、早期發現、早期治療」為目的的各種活動就稱為精神衛生活動。接著，此組織繼續地發展，並在1948年與世界衛生組織(World Health Organization：WHO)合作，創立了世界心理衛生聯盟(World Federation for Mental Health：WFMH)。

C. 精神保健的定義

WHO認為「心理健康不只是沒有精神障礙(Mental health is not just the absence of mental disorder)」，並做出了以下4項定義。

○指的是「個人能發揮自己的能力，能夠應付一般日常生活中的壓力，工作有效率且具生產性，能對自己所屬的地區有所貢獻」的良好狀態。
○心理健康的增進能夠促進個人的資源與技能的活用，並包含了以「改善社會經濟環境，對精神保健有正面影

Note 📖

狹義的精神疾病
(DSM-IV-TR)

當「認知、判斷、行動這些屬於高階腦部功能的精神活動」因腦部的障礙或疲勞等因素而受損時，這種狀態就總稱為精神障礙。其中，屬於「由於腦部的障礙或極度的精神疲勞，使得腦部產生混亂，而且無法維持在現實中與周遭的人共同所有的判斷力，缺乏對於本身安全及彼此的顧慮的狀態」，而且在醫學概念上有所規定的狀態則稱為精神疾病。一般來說，精神疾病的範圍比精神障礙來得狹小，並適用於ICD-10的「精神以及行為的障礙」。在精神保健福祉法第5條中，將精神障礙者視為「罹患精神疾病的人」，具體上包含了精神分裂症、精神作用性物質所導致的急性中毒與藥物依賴症、智能障礙、精神病態等。這裡所說的狹義的精神疾病指的是，由「設想中的腦內未知原因」所引起且過去料想得到的內因性精神病，也就是以「精神分裂症、躁鬱症」等為主，並規定於精神保健福祉法第5條中的疾病。

此為國際性的心理衛生活動組織，在2006年，目前的參與者包含了來自六大洲的112個國家的專業人員、當事人、家屬、團體。活動目的包含了以下4點：①提昇市民對於精神保健的重要性的認識，理解精神障礙，改善態度、②促進精神健康與最佳機能、③預防精神障礙、神經障礙以及社會心理障礙、④改善精神障礙、神經障礙以及社會心理障礙患者的治療與照護。聯盟很重視國際間的合作，並將每年的10月10日訂為世界心理衛生日，每隔一年並會舉辦心理衛生宣傳‧預防會議，此外，還有聯合國中的人權擁護活動、世界銀行支援計畫、關於心理衛生的扶助領袖國際委員會活動等等。1993年也在日本舉行了世界大會。

平均概念

這種觀點會透過整個母群體來進行觀察，可得知其平均值以及佔據其周圍的個體的數值很平均，並會給予適當的評價。這種觀點常用於智商等標準化的心理測驗，並屬於一種會設想出平均狀態等的觀點。

價值觀念

這種觀點會判斷一件事對「母群體及個人所屬的社會」而言，是否具有價值‧令人滿意‧良好，並給予適當的評價。

響」為目標的各種策略。

○許多精神照護資源著重於精神疾病的治療與照護，並且擴大到社區中的治療及心理復健服務。

○為了增進心理健康，以「許多的政府機關與健康支援團體、教會、社團等NGO(非政府組織)以及社區」為基礎的各種組織機構，必須要進行「健康、雇用／產業、教育、環境、流動性、社會服務、社區服務等」各種活動。

D. 精神健康的觀點

我們在思考精神健康的問題時，一般會同時採用平均概念與價值觀念。也就是，一邊考慮到「歷史、政治體制、宗教等文化對於精神健康的影響」，一邊以「人類的平均狀態，而且是最理想的狀態」的原則來進行思考。

此外，有的人也會像人格心理學家那樣，考慮到成長與發展的觀點，並透過精神上的成熟度(自我的堅強)來思考精神健康。　　發展課題與危機：I - 第2章第3節

雪芙絲(L.R. Shives)從護理的立場對精神的健康與精神的不健康進行了比較並思考。精神的健康會呈現在「感情的互相傳達、付出與接受、如同與他人一起工作那樣，即使獨自一人也要工作、認同權威、表現幽默感、順利地適應情感糾葛」等的生活事件當中。另外，精神的不健康則會導致混亂的結果，並會呈現在「無法統整想法、不適當的行為、令人無法接受的行為、無法做出符合自己與社會所期待的反應、無法適應壓力」等方面上。南等人認為，精神健康首要條件為滿足基本的慾望，並考慮到基本慾望的強度、自我的成熟度、環境的容忍力。換句話說，精神的健康指的是，「本我與自我的分化程度很高，認同自我是一種正當的慾望；不會過於受到超我的限制與拘束；接受自然環境、社會環境、人類環境」。

無論如何，精神健康可以被視為是一種從「適應良好的最佳健康狀態」到「適應不良的重度精神障礙」之間的連續性狀態，而且一般來說，將所謂的「普通」狀態作為中心時，就會反覆地出現微小的變動。

2 預防精神不健康

　根據精神保健的目的，為了保持精神的健康，並預防不健康，重點在於，充分地理解會對精神健康產生影響的因素，並盡量地減少不良的影響。

A. 影響精神健康的因素

　精神健康大致上會受到生物因素、心理因素、社會(文化)因素這三大因素的影響。

　生物因素指的是，透過「精神疾病與遺傳的關係的研究以及神經科學研究的進步等」，會與「心理功能的生化背景或內分泌功能等身體因素的精神狀態」產生關聯。雖然在精神疾病當中，患者的近親罹患疾病的危險性會比一般人來得高，但我們也必須考慮到環境等的許多因素。疾病的原因也包含了「病毒等感染性病原體、營養的攝取狀況、藥物或酒精的攝取、意外或分娩時造成的頭部外傷」等生物環境因素。人類的體內會具有「由遺傳所決定，而且固有週期皆不相同的」複數種生物節律，透過生理時鐘的控制，固定的週期會一直持續著。舉例來說，雖然晝夜節律(circadian rhythm)本來約為25小時，但透過曬太陽、工作或學校等的日常生活行程、飲食與運動等，生理時鐘就能與環境一致，保持24小時的週期。在內分泌激素中，也包含了生長激素或泌乳激素等很依賴睡眠的激素，以及腎上腺皮質醇、退黑激素等特有晝夜節律很強的激素。生物節律一旦沒有與外界一致的話，精神與身體功能就會下降，並影響健康狀態。

　在心理因素中，首先要看的是自我的發展。精神健康具有能透過「克服人生中所遭遇的發展危機，並達成發展課題」來實現的一面，而且也必須經常地按照現在的年齡來思考自我發展的程度。另外，社會心理壓力也是非常重要的。　壓力

I - 第3章

　在拉撒路(R.S Lazarus)的理論(壓力因應認知模式)中，認為「如何判斷壓力源的狀況並進行應對」與壓力的消除有很大的關聯。個人首先要判斷，壓力源對於自我評價或社會評價的影響，接著評估是否能夠應對及克服，並考慮是否要採取特定的方法。然後在處理壓力時，則會採取問題導向因應或情緒導向因應。這些方法也會受到年齡、性別、能力、性格、立場等個人因素及社會支持的影響。

問題導向因應
(Problem-focused coping)
與情緒導向因應
(Emotion-focused coping)

　能夠改變壓力的狀況，並進行處理」的因應措施稱為問題導向因應，具體上的意思是「處理問題，並使其產生改變(為了明白問題所在而進行的情報收集、制定行動計劃、與專家商討等)」。另外，為了減輕精神上的不安、煩惱、壓迫而採取的因應措施則稱為情緒導向因應，具體上的意思是「調整情緒反應(不要過於在意某件事、向他人說出自己的心情、遷怒他人)」。

休養能夠使人消除身心的疲勞，而且也能夠透過人性的培養及社會‧文化活動、創作活動等來尋求自我表達。根據這兩方面的重要性，日本政府在1994年4月制定了「保持生活節奏的重要性與長期休假的效用」等方針，並被廣為運用。

21世紀的國民健康促進運動(健康日本21)

以2010年為目標的健康促進運動從2000年開始進行。為了要創造一個能讓所有國民健康開朗地生活的社會，所以政府以提昇「減少壯年死亡人口、延長健康預期壽命」等與健康有關的生活品質為目標，並以「每個人要基於自己的選擇來增進健康，而且整體社會應去協助個人的活動」作為基本理念。將成為重大課題的生活習慣及生活習慣病分成9個方面(①營養‧飲食生活、②身體活動‧運動、③休養‧促進心理健康、④香菸、⑤酒精、⑥牙齒的健康、⑦糖尿病、⑧心血管疾病、⑨癌症)，並說明具體的目標。

「有助於促進健康的睡眠方針～有助於舒適睡眠的7項重點」

為了使「與睡眠相關的適當知識」能夠變得普及，日本政府在2003年3月制定了此方針。內容為①透過舒適的睡眠來實現充滿活力的健康生活、②每個人的睡眠情況都不同，白天維持精力充沛是舒適睡眠的指標、③舒適睡眠是自己創造出來的、④睡前使用適合自己的放鬆法，想要睡覺的幹勁會使頭腦變清醒、⑤醒來後，讓光線照進來，開啟生理時鐘、⑥不過度的午睡、⑦失眠時要找專家商量。

社會文化因素包含了文化、年齡、民族、性、教育水準、經濟狀態(收入)等。文化會廣泛地影響到自我認同、倫理、道德觀念、溝通等。伴隨著國際化，當我們在思考「對於少數派的歧視」與「不利條件」時，自覺到「日本是由單一民族及語言文化所構成的」是很重要的。此外，社會經濟狀態與精神障礙的患病率會呈現負相關，而且其原因是多元且複雜的。換句話說，貧困的意思是，由於缺乏社會資源，也不懂其活用方法，因此容易受到壓力的打擊，而且理論中也指出，「經濟情況不佳會容易使人受到壓力的影響，而且精神障礙也會使人的經濟水準變得更為低落」，說明了貧困與精神障礙之間存在著惡性循環。再者，都市化與急遽的技術變革不僅會使環境產生變化，也會對社會的狀態、世界觀、信念體系產生影響。

除了這些，社會支持也是很重要的。社會支持被認為是一種「具有協助人們的性質，並在人類社會的關係網路中進行」的相互作用。大致上可以分成「提供安心感、信賴感、自信、希望、親近感的情感支持功能」以及「提供協助、金錢、物品、情報等的實際幫助功能」。這些功能可以透過專家及相關職業人士來實現，而且也會在民間義工、障礙者團體、宗教組織、生活圈的社區居民等的相互作用當中自然地產生。

B. 預防精神不健康

1964年，卡普蘭(G. Caplan)提倡了精神障礙的第一級～第三級預防的三級預防概念。

第一級預防(Primary Prevention)活用了流行病學的方法，藉此來減少某個地區或特定團體內的精神疾病或精神障礙的發生率。基本目的為，透過改變資源、政策、環境因素，使人們能夠避開壓力源，並協助人們更加順利地面對壓力，而且即使出現了壓力，也能夠增強人們的功能。為了預防精神不健康，促進健康，所以經常會使用健康教育(Health Education)這個方法。

以一般人或精神容易變得不健康的高危險群等為對象，並以「增進建設性的因應機制，將適應性反應提昇至最大限度」為目標，使個人能夠相信自己所擁有的能力(自我勝任感)。具體來說，就是重視「關於健康與疾病的課題及事情」，增加關於「潛在性的壓力源、造成適應及不適應的可能性、其他的應對反應」的理解，以及關於資源獲取方法的

知識，協助個人或團體提昇應對技能。日本政府已經制定了「幫助促進健康的健康方針」，而且在「21世紀的國民健康促進運動(健康日本21)」當中，包含了休養‧心理健康、香菸、酒精這3項關於精神健康的領域，此外還有「有助於促進健康的睡眠方針　有助於舒適睡眠的7項重點　」，都各自說明了努力的方針與目標。

特別是與「對於精神障礙者的侮辱」相關的問題，這點在社區健康教育活動中是很重要的。日本厚生勞動省在2004年，以全國人民為對象，為了要讓大眾能夠對精神疾病及精神障礙者有正確的理解，於是發表了整合8項基本情報的「心理無障礙宣言」。這是一項透過家庭、朋友以及社區來加強協助精神障礙者的活動，也包含了加強社會支援活動在內。

第二級預防(Secondary Prevention)則是透過早期發現與早期治療精神障礙，來縮短病期，並謀求患病率的降低。太慢才開始進行治療的話，會導致身體功能出現明顯衰退，疾病也會變得難以治癒，而且復發率也會變高。最近開發出的新藥及社會心理介入取得了「降低治療抵抗性、復發率、身心障礙的程度」等成果。因此，健康檢查、篩檢、進行諮詢活動、採取危機干預、將患者介紹至專業機構等，都是護理人員的重要職責。協助精神科急救體系的建立，幫忙引進有效的治療方式，這些事項都是不能忘記的。

第三級預防(Tertiary Prevention)則是要減少因精神障礙而使生活功能受到損害的人。精神障礙大多屬於慢性病，且需要長期治療。護理工作所需要做的事包含了「提昇治療時的服藥順從性等慢性期中的護理協助、復健計畫的實施、協助精神障礙者參與社會的對策等的病後護理」。

(永井優子)

N o t e 📖

侮辱(stigm)

Stigm的意思是烙印，這裡指的是，因為個人的特性而成為遭受到沒有理由的歧視或偏見的對象。另外，偏見指的是偏頗的見解或不公正的意見。歧視指的則是，用區別的態度來對待他人，態度不公正，沒有正當的理由就將人視為低等的事物來對待。

「心理無障礙宣言」

精神疾病是任何人都有可能罹患的疾病。透過持續進行適當的治療，能夠使症狀有很大的改善，並趨於穩定，病情就能減輕或治癒。然而，國民尚未充分地了解到這一點，因此，有必要透過所有的機會來直接地普及‧啟發這種觀念。「心理無障礙宣言」就是一種基於此觀念，將精神疾病當成本身的問題來看待，使自己能夠改變以往的態度，並採取適當行動的普及啟發活動。此活動以全國人民為對象，為了要促進民眾對精神疾病或精神障礙者的正確理解，政府整理了以下8項基本情報來作為方針：

①你有將精神疾病當成自己的問題來思考嗎？(關心)
②不要逼迫身心。(預防)
③你有發現到心理的不適嗎？(察覺)
④你知道要如何正確地面對精神疾病嗎？(自我‧周圍的認知)
⑤要讓大家都知道，自己的內心是個無障礙空間。(肯定)
⑥要讓大家都知道，互相認同並活出自我的重要性。(接納)
⑦相遇是理解的第一步。(相遇)
⑧要讓大家都知道，創造一個能互相扶持的社會的重要性。(參與計畫)

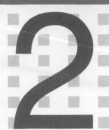

2 精神保健福祉活動與法律制度的變遷

A. 黎明期

針對精神障礙者(以下稱為障礙者)所進行的現代式腦部外科療法，在許多民族及國人的眼中，彷彿回溯到石器時代一般。另外，雖然自古以來，從中國大陸引進了醫學知識，而且其中也有不少與精神醫療相關的知識，但那些知識與「現代意義上的醫療‧保健‧福祉」的關係是很遙遠的。

在西洋，中古世紀的狩獵女巫是代表性的例子，人們會透過法律制度來對異端進行強制收容或鎮壓。相對地，在日本並沒有相對應的法律，因此在江戶時代前，對於因「發瘋」而犯罪的人等是非常寬容的。過去在奈良‧天平時代，會對精神疾病採取唸咒‧祈禱等精神治療，或是使用藥物、針灸、各種水療法，但以「癲」與「狂」為主要代表的精神疾病的概念仍然混沌不清。這個時期，在精神保健的意義上，多少值得記載的是「雖然數量不多，但全國的寺院曾進行了以障礙者為對象的收容及治療」這件事。其先驅為發生於京都‧岩倉的大雲寺的事情，而且據說是10世紀後半之後的紀錄。

在此後約200年的室町時代以後，從關西到關東，有許多寺院都進行了這種嘗試，有些寺院隨著時代的變遷產生變化，並被現代人所繼承下來(千葉的中山醫院‧愛知的羽栗醫院‧大阪的七山醫院)。另外，岩倉的設施雖然在明治時期以後也有所發展，但在1945年由陸軍接受後，就關閉了。

即使經過明治維新這個重大轉捩點後，日本的精神健康服務的貧乏也沒有改變，而且「社會上沒有發生重大事件的話，就不會制定任何政策」這種體質至今仍沒有改變。明治初期，由於社會的混亂，使得大都市充斥著特別多各個階層的流浪者。由於行政‧治安上的問題，日本政府在東京創辦了能夠收容這些人的養育院(1872年)，不久後，設施裡也設置了專門安置障礙者的房間(當時稱狂人室)，後

癲與狂

受到中醫的影響，日本的精神病的名稱產生過變化，在明治初期前，在基本的分類上，「癲」與「狂」分別相當於現代的「癲癇」與「精神病」。

岩倉的醫療

在許多障礙者都被拘禁起來時，以聚落式的共同生活為主的醫療是開放性醫療的典型。

來則發展為東京府癲狂院(巢鴨醫院，後來的松澤醫院)。如同大家所知道的，這所醫院是唯一現存至今的公立醫院。與養育院及狂人室設立的同一時期，京都府癲狂院作為日本第一所公立精神病院，開始展開活動，並推動開放性治療，但卻因財政問題而倒閉(1882年)。私立醫院除了上述提及的岩倉以外，還新設立了根岸醫院(東京・1879年)等。由於當時的障礙者對策，屬於針對「維新的混亂所產生的流浪者與罪犯等」的對策之一，所以其主管機關為警方，當時沒有關於障礙者的全國性法律，必須要通知各府縣的警察來進行應對。另一方面，也有人公然**將障礙者監禁於私宅**(也就是關進禁閉室)。在這種狀況當中，相馬事件(1883年)成為了維新後精神醫療的最大轉機，有人逐漸地向日本的醫療界介紹・引進西歐的近代精神醫學，以取代過去的中醫學(漢方醫學)。其代表為，神戶文哉翻譯自英國精神科醫師莫茲利著作的「精神病概論」(1876年)，全國各地在一時之間創辦了許多所醫學學校，在東京大學則有貝茲(Erwin von Bälz)的精神病學課程。另外，東京府癲狂院第2任院長中井常次郎對精神疾病進行了分類(1881年)，分成了躁狂(精神分裂症)・鬱狂(躁鬱症)・偏狂(妄想症)・痴狂(失智症)這4種，後來又加上了麻痺狂(癱瘓性失智症)、中酒狂(酒精性精神病)、臟狂(歇斯底里)等。

雖然治療還是以祈禱、灌水療法、針灸、中醫等為主，但先前提及的中井已經在提倡不受限制的治療，這種療法透過曾到歐洲留學的榛保三郎、吳秀三(待後述)而得以貫徹實行。女性最早開始擔任護理人員，時間是在1880年。

另一方面，在與精神衛生相關的民間運動當中，比較值得一提的是**禁酒運動**。這個活動是由「居住於橫濱的外國人所成立的戒酒無名會(1890年)」所發起的，後因東京戒酒會的成立而使活動變得正式，最後發展成全日本戒酒聯盟(1963年)。

禁閉室

佔地大多為1～2坪，沒有廁所，環境非常惡劣。有時甚至會使用手銬、腳鐐等戒具。

相馬事件

事件從1883年開始，到1895年結束，是一件關於舊相馬藩(現今的福島縣)藩主的家族紛爭。東京府癲狂院第3任院長、著名學者・政治家・媒體都與此事有關聯。

莫茲利的分類

莫茲利將精神疾病分成鬱憂症(憂鬱症)・癲狂(躁狂症・精神分裂症)・癖狂(妄想症)・德行狂(情感障礙・人格障礙)・失神(失智症)・痴呆(智能遲滯)・全身麻痺(癱瘓性失智症)這7種。

貝茲(Erwin von Bälz：1849～1913)

德國人。1876年～1905年這段期間都待在日本，並在東大的內科學的課程中，講授精神醫學。其事蹟因貝茲的日記而聞名。

灌水療法

屬於廣義的水療法之一。從18世紀左右開始用於鎮靜。其他還有長時間沐浴法等療法。

B. 精神病者監護法(1900年)

Ⓐ 成立前的經過

先前所提及的相馬事件不單只是舊藩主的精神障礙與監禁的問題，也將「當時很有權勢，而且又能理解精神衛生的後藤新平等人」捲入事件中，一口氣使精神醫療的問題浮上檯面，再加上進行精神鑑定的東京府癲狂院院長中井等人遭到拘留等，更使這件事成為司法精神病學的先驅。此事件牽涉到之前提過的「人們對於流浪者及不良少年的處置」以及「將障礙者監禁於私宅的問題」，再加上外國也提出批判，認為法律不完備，使得政府制定了第一個關於障礙者的法律(以下稱為監護法)。

Ⓑ 法律的概要

監護法由20項條文所構成，其要點如下。

① 要決定精神病者的監護義務者。
② 只有監護義務者能對精神病者進行監禁。
③ 要有行政機關的許可才能進行監禁。
④ 監禁場所為行政機關許可的私宅監禁室，或是公私立精神病院以及公私立醫院的精神病室。

另外，這裡的「行政機關」指的是警察，東京的負責人不是知事，而是警視總監(譯註：相當於台灣的警政署長)。

Ⓒ 意義與問題點

自古以來，就有人說「惡法亦法」，關於精神障礙者的法律的制定，雖然不完備，但也不能說沒有意義。因為新的課題會透過法律而產生，法律則會根據問題而重新修訂，這個步驟是無法省略的。儘管如此，制定後的法律要實際運用，還是令人覺得很沉重。此法的最大缺點就是，「透過私宅監禁的合法化，將監護及保護的責任讓家屬來承擔，藉此來加強管制」這種著重於治安對策層面的觀點。這種以我國的「家庭」為中心的法律特徵，也影響到現代的精神保健福祉法當中的扶養義務者及監護人制度。在這種問題當中，監護法公布的隔年，從歐洲留學歸國的吳秀三在監護法本質中看到了「監禁」與「監視」的危險性，認為此作法有違「以往在巢鴨醫院所推行的開放性治

監護義務者

在監護法中，指的是「4等親以內的親屬」。

扶養義務者

根據現行法律的規定，需在「3等親以內」。

202

療」，於是強烈地反對。

Ⓓ精神醫療後來的發展

在監護法制定前所設立的精神病院當中，除了東京府癲狂院(＝巢鴨醫院)以外，在國公立醫院方面，只有在北海道、愛知縣、國府台衛戍醫院等具有特殊用途的綜合醫院設置了少數的病房，這點在監護法公布後也仍舊相同。另一方面，私立精神病院在監護法設立以前就開始設立，並在監護法公布後急遽地增加。

另外，民間運動與先前提及的戒酒會運動不同，包含了吳等人所主導的**精神病者慈善救治會活動**(1902年)。許多的貴族及帝國大學教授等的夫人都參加了此項活動，初任會長則是大隈重信侯爵的夫人。活動的主要目的為補助貧困的精神障礙者，使其接受治療‧護理。活動始於東京府巢鴨醫院，後來從府內的精神病院發展至全國，許多的民眾進行了慰問及捐贈(點心、各種物品、玩具、工作‧農作用的物品等)或是協助設施的建設(住院或復健)，進而發展成精神衛生諮詢及啟蒙活動。此活動後來演變成現在的日本心理健康協會。

在精神醫學方面，有日本神經學會(現今的日本精神神經學會)的創立(1902年)，而且，在精神科護理學方面，則有保三郎的「癲狂院中的精神病護理學」(1901年)以及門真枝的「精神病護理學」(1902年)，另外在護理方面，清水耕一護理長首次出版了「新選護理學」(1908年)，這些都為精神科護理學立下了基礎。

C. 精神病院法 (1919年)

Ⓐ成立前的經過

在這種狀況下，日本政府終於在精神衛生方面成立了保健衛生調查會(1916年)，並在隔年進行了精神病患的全國調查。另一方面，在監護法中感受到危機的吳等人，透過事先進行的日本全國15府縣的實態調查，進行了「精神病者私宅監禁的狀況及其統計觀察」(吳秀三‧樫田五郎)的報告，指出了障礙者的「雙重不幸」。如此一來，便立下了修法的根基，政府也只好勉強地進行監護法的修訂。

Ⓑ法律的概要

N o t e

衛戍醫院

舊陸軍軍隊決定永久駐紮並進行防衛的地點稱為衛戍地，而設置於此的醫院則稱為衛戍醫院。

職能治療

1889年，根岸醫院(東京)的患者的糊紙袋工作被中止了，並被要求需提出檢討報告。這件事雖然是受到相馬事件的影響後，警方開始加強取締所造成的，不過在同一時期，職能治療與休閒活動也逐漸成為主要的治療方法。

精神科護理學

在1891年的巢鴨醫院中，有人開設了以精神科為中心的一般護理學課程。

雙重不幸

吳秀三曾提出「我必須要說，我國的十幾萬名精神病患實際上除了遭受疾病所帶來的不幸，也承受著這個國家所帶來的不幸」這樣有名的警告，我國障礙者的雙重不幸觸及了當時精神醫療的真髓，並成為之後的運動的象徵。

精神病患收容設施
(1940年)

根據精神病院法所設立的公立精神病院
8所　　2,647床
其他的公立醫院
4所　　447床
醫療教育機構的精神病房
15所　　1,023床
私立精神病院
154所　　1,9583床
(其中的替代精神病院)
76所　　5,961床
其他的收容所或療養院等
55所　　規定人數1,518

精神科病床數的變化

(1931年)　　15,000床
(1940年)　　25,000床
(1945年)　　 4,000床
(1953年)　　30,000床
(1955年)　　44,000床
(1960年)　　85,000床
(1970年)　250,000床
(1975年)　280,000床

精神病院法由8項條文所構成，其概要如下。內務大臣(譯註：相當於台灣的內政部長)得以命令各道府縣設立

①精神病院(＝精神科醫院)。

②地方首長得以讓以下的精神病患住進其設置的精神病院。

　‧根據精神病者監護法，應由市區町村長來進行監護患者。

　‧曾經犯罪，且被司法機關認為特別有危險者。

③精神病院的院長應採取監護上必要的措施。

④適合的公私立醫院可以代替本法中的所規定的精神病院(替代精神病院)。

ⓒ 意義與問題點

像這樣，監護法的問題點仍然照樣地留了下來，不過，根據本法(以下稱為病院法)的規定，條文中明確地記載了與障礙者治療相關的公共責任及院長的權限。然而，住院後的處置以及出院相關手續卻沒有清楚記載，而且「本來應以國公立為主體的精神科醫院被私立醫院所代替」，這樣的替代精神病院制度也大大地影響到之後的精神醫療。實際上，日本政府遲遲未在各道府縣立設立新的精神病院，儘管因為外交政治上的理由而在鹿兒島(1924年)破例地設立，不過根據病院法，最早設立的是大阪(1926年)，然後在1935年之前，陸續在神奈川‧福岡‧愛知等地設立了市立醫院，包含明治初期的巢鴨(松澤)醫院在內，也僅有6所醫院而已。

另一方面，私立精神科醫院在明治年間雖然集中於東京‧大阪‧京都這3府，但在病院法公布後，全國各地就開始增加，1935年，替代精神病院達到52所，而且其替代病床的數量已經遠遠地超過了公立醫院的總病床數。順帶一提，根據1940年末的統計，①依照精神病院法而被收容的人數有5439名，②依照監護法而被監禁在醫院內的人有5063名，③被監禁於私宅的人有7188名，④接受暫時監禁者有151名，⑤沒有被收容或監禁者有65524名。

ⓓ 後來的發展

之後，國家預算都被投入至一連串的侵略戰爭中，儘管

病院法有明確記載，但是到1945年前的15年之間，增加設立的市立醫院僅有兵庫與京都。

另外，內務省在1932年召開了「公立與替代精神病院院長會議」，並將名稱改為「日本精神病院協會」。1938年，日本政府公布了國家總動員法，並依此將日本心理健康協會·救治會一起整合為精神厚生會(1943年)。

此外，在這個時期，除了「精神衛生」(村松常雄，1930年)、「兒童精神衛生學」(阿部政三，1933年)等著作，也有人從精神科專業護理學的觀點出版了「精神病護理學」(荻野了，1939年)等著作。隨著精神病院法的公布，「日本精神病醫師協會」等也開始運作。

在這段期間專家引進了長期睡眠療法·胰島素治療·卡地阿挫痙攣療法(Cardiazol convulsion treatment)·腦葉切斷術·電痙攣療法等，其中用於癱瘓性失智症的瘧疾等的發熱療法格外地盛行。

D. 精神衛生法 (1950年)

Ⓐ成立前的經過

戰敗後，專家指出「監護法所引起的私宅監禁的合法化的問題」與「醫院法律在醫療·精神衛生層面上的不足」，並開始討論這些法律的廢除以及關於精神醫療·精神衛生的新法，於是便制定了精神衛生法。這個法律是在政府的斡旋下，才開始以精神厚生會為主來進行討論，最後決定以「私立精神病院所組成的日本精神病院協會(1949年)等所提出的幾個方案」為架構，此法才得以實現。其背景包含了「由於戰敗，國際社會對日本提出了民主化的要求」以及「在戰爭期間，許多民間精神科醫院的倒閉所帶來的危機感」。

Ⓑ法律的概要

屬於新法的精神衛生法的概要如下：

①都道府縣有義務要設置精神科醫院。

②新設立了精神衛生鑑定醫師制度、警官等要向知事進行通報的制度、強制住院制度。

③對於需要醫療保護住院的障礙者，任何人都可以向知事申請保護的通報制度。

精神科醫院數量的變化

(1940年)	167所
(1945年)	32所
(1955年)	250所
(1960年)	506所
(1970年)	1250所

④臨時住院‧臨時出院的制度。

⑤監護義務人制度與同意住院制度。

⑥心理健康輔導中心的設立。

ⒸＣ 意義與之後的發展

　　雖然新法中引進了關於住院治療的體制與制度,但反過來看,障礙者的社會復健‧「人權保護等關於保健福利層面的關懷」仍然不足,距離「門診治療與社區醫療的觀點」仍然很遙遠。另一方面,私立精神科醫院遽增,相反地,之後政府卻花了數十年的長久時間才在全國各地設立了市立精神科醫院及心理健康輔導中心。這種種的問題點與新法的制定同時被視為問題,而且不久後發生了賴肖爾(Edwin Oldfather Reischauer)駐日大使刺傷事件,於是媒體提出了「精神障礙者放任論」。經過這些事件,以治安問題為主的極度保守派的法律修訂活動相當盛行,於是政府決定修訂提倡「強化後來形成精神科醫院收容主義的住院制度」與「透過創設門診醫療費用的公費輔助制度來充實社區醫療」這兩個層面的精神衛生法。

　　明治時期的戒酒運動及救治會活動之後,值得特別一提的是,從1960年左右,各地的醫院內開始成立了患者家屬協會,並以友部(茨城)‧國府台(千葉)‧烏山(東京)等國公私立醫院為核心,在1965年成立了「全國精神障礙者家屬協會聯合會(全家聯)」。雖然家屬們希望政府能夠編列協助患者進行社會復健的預算,但近來政府對於公費輔助制度的抑制,被認為是在障礙者的醫療‧福利‧保健的長久歷史當中開倒車。

(坂口正道)

賴肖爾駐日大使刺傷事件

　　在美國大使賴肖爾被刺傷的事件中,犯人據說有罹患精神障礙(1964年)。

3　精神保健福祉法與醫療

1 法律的基本觀點
─從1965年的修訂到1999年的修訂為止─

日本的精神衛生福利制度，從1900年的精神病者監護法以來，已經有100年以上的歷史。在此概略地說明1965年以後，大約40年之間的法律制度的修訂，使大家能理解現行的精神保健福祉法 p.218表3。

在1965年的精神衛生法修訂案中，規定了「門診醫療費用的公費輔助制度」，使得接受居家照護的障礙者的醫療受到保障。此外，此修訂案也將衛生所定位為精神衛生行政的第一線機關，並設立了心理衛生中心來作為技術指導支援機關。透過這次的修訂，精神障礙者的門診醫療變得很普及，社區心理健康活動也以衛生所及心理衛生中心為主軸來進行。

在1987年，日本政府以1984年的宇都宮醫院事件等的不幸事件為契機，為了推動「人權擁護及確保適當的醫療」，並維持‧增進國民的精神保健，因此將法律的名稱修改為**精神保健法**，同時並透過「推動基於本人意願的住院」的觀點來制定**自願住院制度**，並將過去的同意住院定位為**醫療保護住院**，而且還規定了指定**精神科專科醫師制度、心理健康委員會制度、緊急住院制度、保障通信‧會面的權利**。另外，為了促進精神障礙者的社會復健，政府依照規定設置了**精神障礙者社會復健機構**等。透過此次的修訂，得以對「目前的住院制度以及有助於住院患者的人權擁護的制度」進行調整。由於法條中記載了關於「保持‧增進國民的精神保健」與「精神障礙者社會復健機構」的規定，使得精神保健法成為橫跨保健、醫療、社會復健等領域的法律。而且，自從此法被修訂後，國會也在附則中加進了「法律實施後，每五年需重新進行審視」的規定，加快了法律制度的修訂速度。

1993(平成5)年，政府將**社區生活支援服務**(團體家屋)定於

Note

心理衛生中心

在各都道府縣‧指定都市當中，此機構被視為是關於精神保健及精神障礙者福利的綜合技術中心，並成為社區心理健康活動的核心(現在的心理健康福利中心)。服務內容包含了企畫制定、技術指導與技術支援、教育培訓、普及啟發、調查研究、心理健康福利的諮詢、組織扶植、關於心理健康委員會的審查事務、精神障礙者門診醫療費用的公費輔助制度以及精神障礙者心理健康福利手冊的判定工作。

指定精神科專科醫師制度

在精神科醫療當中，由於精神疾病會出現「本人容易缺乏病識感」的特徵，因此有時候會不顧本人意願，使其接受住院治療或是限制某種程度的行動，而且負責診治的醫師在維護患者人權方面，也需具備一定的資質。在指定精神科專科醫師制度當中，厚生勞動大臣會從「具備一定程度的精神科實習經驗，並接受過與法律相關的培訓課程」的醫師當中進行指定，並不顧患者本人意願，使其接受住院治療或是限制其行動。 指定精神科專科醫師的必要條件：p.33

心理健康委員會制度

此制度是透過「一邊顧慮到精神障礙者的人權，一邊保障適當的醫療與保護」的觀點而建立的。業務內容包含了①對「來自於精神科醫院的管理人的醫療保護住院的申請、強制住院、醫療保護住院中的定期病情報告、自願住院的定期病情報告」進行審查，②當目前在精神科醫院住院的患者或其監護人等提出出院要求或待遇改善要求時，會進行審查。委員會的事務在職務執行上具有比較高的獨立性，而且由於有編制醫師等專業人員，所以會在心理健康福利中心內進行。

法律之中，並創立了精神障礙者社會復健促進中心，重新審視精神障礙者的定義，重新評估「精神障礙者在取得廚師、營養師方面的資格限制」(對於相對性的不合格理由進行修訂)。

在1995年，由於政府根據身心障礙者基本法(1993年)，將精神障礙者明訂為障礙者福利的對象，所以也將法律的名稱定為「**精神保健暨精神障礙者福利法」(精神保健福祉法)**。法律的內容包含了精神障礙者保健福利手冊制度的創立、將社會復健機構分為4種類型(生活訓練設施、職業介紹所、福利院、福利工廠)、門診患者復健服務的法定化、將門診醫療公費補助制度列為保險優先給付項目等。

1999年的修訂案內容包含了，「加強心理健康委員會的審查功能、設立移送制度，以讓需要接受醫療的精神障礙者能夠使用醫療資源、廢除監護人的防止患者自殘及傷害他人的監督義務、將社區生活支援中心定為社會復健機構、將以市町村為實施重心的家庭協助服務(家務助理服務、短期照護服務、團體家屋)定於法規中」。透過此次的修訂，精神障礙者福利服務被定位在市町村當中。

從1965年到1999年的過程中，精神衛生福利制度成為了橫跨保健、醫療、福利等領域的法律制度，同時，日本政府也努力地建立住院醫療中的**人權維護結構**，普及**社區醫療**，並將**社區活動的基礎**從衛生所擴大至市町村。

2 各種法律制度的完善與精神保健福祉法

在「少子高齡化的進展、國際競爭的激烈化、經濟‧產業結構的變化等」背景之中，日本的社會結構面臨改革的需要，而且醫療、年金、社會福利等的社會保障制度也都需要改革。精神衛生福利制度也不例外，表1 中記載了1999年以後的改革變化，為了因應人民想要充實精神衛生福利制度的心聲，社會結構接連地改革，在這當中，我們看到了實現精神衛生福利的改革的徵兆。

日本政府以社會安全委員會障礙者部會精神障礙分會的報告書「關於今後的精神保健醫療福利政策」為契機，成立了以厚生勞動大臣為總部長的精神保健福祉對策總部，並在2004年，由該總部進行了「精神保健醫療福祉的改革觀點」的報告。

此外，在2003年，通過了「關於因心神喪失而犯下重大傷害行為者的醫療與觀察等的法律」(心神喪失者等醫療觀察法)。此法律的目的在於，「對於因心神喪失而犯下重大傷害行為(危害他人的行為中，符合殺人、縱火、強盜、強姦、強制猥褻、傷害的行為)的人，政府會制定手續來決定適當處置，而且為了進行持續性的適當醫療以及醫療保障，患者必須接受觀察及指導，藉此來改善病情，並防止同樣的行為再出現，以促進患者的社會復健」。此法律的目的在於，整頓尚未完善的**司法精神醫療服務**，而且在附則當中，以「提昇整體的精神醫療水準」與「提昇整體的精神保健福利水準」為訴求的法案也正在進行決議。

2005年10月，日本厚生勞動省障礙者健康福利部門提出了「關於今後的障礙者健康福利政策」，後來經過了委員會與國會的議論，**身心障礙者自立援助法**在2005年10月通過。此項法律的目的在於，將「為了因應過去的身體障礙、智能障礙、精神障礙等各種障礙，而產生的福利服務與公費補助醫療的運作結構及內容等不同的制度」進行整合，同時為了因應利用人數的增加，也必須使制度變得更加穩定、有效率。我將其重點整理在表1中。透過此次修訂，因1965年的精神衛生法修訂案而制定的「門診醫療費用的公費輔助制度」，與更生醫療、育成醫療一起被視為自立援助醫療，並被規定於身心障礙者自立援助法當中。自從1987年，精神保健法進行修訂以後，過去規定於精神保健福祉法中，關於精神障礙者社會復健機構與精神障礙者家庭協助的事項，則改成規定於身心障礙者自立援助法之中　表2。

2005年的精神保健福祉法修訂案的要點如同表2。身心障礙者自立援助法的通過，使「發展成橫跨保健、醫療、福利領域的法律制度的精神衛生福利制度的福利部分」得以與身體障礙、智能障礙進行整合，並引導精神保健福祉法成為以保健醫療為中心的制度。

更生醫療

根據身障人士福利法的規定，為了協助「身體功能有缺陷或障礙的身障人士」恢復與促進「職業技能以及日常生活的能力」，政府會透過指定的醫療復健機構來提供醫療費用的公費補助。

育成醫療

根據兒童福利法的規定，政府需對罹患障礙的兒童(未滿18歲)提供醫療費用的公費補助。

透過法律來改革

將關於3種障礙的障礙者政策進行整合

現狀
- 3種障礙(身體、智能、精神)的制度體系很零散(精神障礙者不適用於補助金制度)
- 實施重心分成都道府縣、市町村兩邊

→
- 消除3種障礙的制度差異,並將精神障礙者納入補助對象中。
- 進行整合,以市町村為實施核心,都道府縣則從旁支援。

對以使用者為主的服務體系進行整頓

現狀
- 每種障礙都各自有複雜的組織·事業體系
- 由於進入機構內的期間變長,會使機構的原本目的背離使用者的實態

→
- 將被分成33種的機構體系重新整合為6項服務,同時並建立有助於「社區生活支援」「就業協助」的事業與以重度障礙者為對象的服務。
- 逐步放寬管制,並活用既有的社會資源。

徹底地加強就業協助

現狀
- 特殊教育學校的畢業生有55%進入了福利機構
- 因就業而離開機構者,僅有1%

→
- 創立新的就業協助服務。
- 強化與雇用政策之間的合作。

補助金的決定要公開化、明確化

現狀
- 全國共通的使用規範(沒有能夠判斷協助必要性的客觀標準)
- 補助金的決定流程不公開。

→
- 引進能夠判斷協助必要性的客觀標準(障礙程度的區分)。
- 聽取委員會的意見等,讓補助金的決定流程公開化。

保障穩定的財源

現狀
- 預估新的使用者會遽增。
- 不確實的國家補助結構

→
- 加強國家補助的責任(負擔費用的1/2)
- 使用者也應負擔相應的費用,由大家共同來支持補助結構。

建立能夠讓障礙者在社區中生活的社會,並實現人人能自立並相互扶持的社會。

(資料來源:日本厚生勞動省社會福利·戰爭受害救助局)

2006年4月實施　　　　　　　　　　　　　　　　　　　　在新體系中

・關於門診醫療的事項
　(第32條～第32條之4)　　根據身心障礙者自立援助法，將其規定為自立援助醫療

・關於精神障礙者家庭協助服務的事項
　(第50條之3～第50條之3之4)　　根據身心障礙者自立援助法，將其規定為身心障礙福利服務等

・關於地區心理健康福利委員會的事項
　(第10條、第11條、第50條之2之5第2項)　　轉變為都道府縣的自主設置

2006年10月實施

・關於精神障礙者社會復健機構的事項
　(第50條～第50條之2之5)　　根據身心障礙者自立援助法，將其規定為身心障礙福利服務等

(資料來源：日本厚生勞動省社會福利・戰爭受害救助局)

3 醫療與保護

　　精神障礙者的醫療與保護，除了基於心神喪失者等醫療觀察法的專業醫療以外，還包含了「**透過精神保健福祉法來進行的醫療與保護**」與「**基於身心障礙者自立援助法的門診醫療**(自立援助醫療)」。透過精神保健福祉法來進行的住院醫療，會依照監護人制度，必要時則可提出診察與保護的申請，以採取符合住院形式的醫療與處置方式。門診醫療的進行與一般醫療的形式相同，當患者符合制度中的條件時，則可利用自立援助醫療制度。

A. 透過精神保健福祉法來進行的醫療與保護

❶監護人(第20條～第22條)

　　由於精神障礙者會因疾病的特徵而缺乏病識感，並錯失治療的機會，所以我們在促進患者接受治療，對日常生活提供協助的同時，會將**監護人**視為維護精神障礙者的權利的人，並予以制度化。家事法庭會依照順序，從①法定監護人或保護者、②配偶、③具有監護權的人、④其他的扶養義務者當中選出監護人(關於②～④，基於保護本人，當有特殊的必

要時，家事法庭可以更改順位)。當「沒有監護人」或是「雖然有，但沒有實行其義務」時，會由市町村長來擔任監護人。監護人的職責包含了，①讓精神障礙者接受治療、②保護精神障礙者財產上的權利、③遵照醫師的指示，對於醫師的診斷進行協助，使患者能接受治療、④領回強制住院的患者或是臨時出院的患者等。根據自己的意願來接受治療者(自願住院者、門診患者)，不屬於監護人的保護對象。

❷診察與保護的申請(第23條～第29條)

都道府縣知事(譯註：指定都市的市長)對於依照下列規定來進行申請、通報、申報者，要進行調查，而且當知事認為有必要時，可以讓患者接受其指定的指定精神科專科醫師的診察。

Ⓐ一般人的申請

精神障礙者或是疑似罹患精神障礙者的熟人(一般人判斷患者有可能會自殘或傷害他人時，可提出申請書)。

Ⓑ警官的通報

執行勤務中的警官發現精神障礙者有可能會自殘或傷害他人時(通報義務)。

Ⓒ檢察官的通報

精神障礙者、疑似罹患精神障礙者，或是被告人(通報義務)。

Ⓓ保護觀察所所長的通報

當所長知道接受觀護制度的人為精神障礙者，或是疑似罹患精神障礙時(通報義務)。

Ⓔ矯正機關首長的通報

打算讓精神障礙者或疑似罹患精神障礙者獲得釋放、出院、出所時(通報義務)。

Ⓕ精神科醫院管理人的報告

罹患符合強制住院條件的症狀的精神障礙者提出出院的申請時(報告義務)。

❸精神保健福祉法當中的住院制度

Ⓐ自願住院

自願住院是基於**本人意願的住院**。精神科醫院的管理人想要讓精神障礙者住院時，首先必須要努力地獲得本人的同意。自願住院患者提出申請時，如果指定精神科專科醫師根據診察的結果，認為有繼續住院的必要的話，院方在透過書面來通知規定的事項後，可以在72小時內限制患者出院。

Ⓑ強制住院

強制住院指的是，基於醫療與保護的目的，當都道府縣知事認為「患者如果不住院的話，恐怕會自殘或傷害他人」時，可以透過權限來強制讓患者住院。當2名以上的指定**精神科專科醫師**的診察結果一致時，才會實施強制住院。當情況緊急時，都道府縣知事可以只根據1名指定精神科專科醫師的診察結果，來讓患者緊急強制住院，而且住院時間則僅限於72小時。

Ⓒ醫療保護住院

醫療保護住院指的是，雖然沒有自殘或傷害他人的疑慮，但無法獲得患者本人同意時，如果符合了「**監護人的同意及指定精神科專科醫師的診察**結果」等必要條件的話，就能不顧本人意願地使其住院。院方獲得監護人或市町村長的同意後，得以讓「被判斷為不是處於自願住院狀態的患者、根據移送制度而被移送的患者」接受醫療保護住院。

Ⓓ緊急住院

緊急住院指的是，情況緊急，無法獲得監護人或扶養義務者的同意，也沒有獲得本人的同意時，根據指定精神科專科醫師的診察，得以讓患者住進緊急住院指定醫院72個小時。

❹移送制度

都道府縣知事會根據指定精神科專科醫師的診察結果來進行判斷，認為「不馬上使其住院的話，會對醫療及保護等方面產生很明顯的阻礙」，然後為了配合監護人的意願，會採

緊急住院指定醫院
....
　緊急住院是一種在「不用說本人的同意了，連監護人的同意也沒得到的狀態」下，院方透過獨自的醫學判斷來決定讓患者住院的制度。緊急住院指定醫院的標準條件為，必須具備「迅速地準備好診療需求、確保空床位、進行必要檢查」的體制。

取醫療保護住院或緊急住院，於是能夠將患者移送至緊急住院指定醫院。

❺精神科醫院中的處置

當院方要採取住院措施時，精神科醫院的管理人等(發生強制住院的情況時，則為都道府縣知事或政令指定都市的市長)必須透過書面來向即將住院的患者，傳達關於「採取強制住院的要點、住院中會進行行動限制等的要點、與出院等相關的請求」的事項(當醫療保護住院的患者可能會阻礙醫療或保護工作的進行時，院方可以先讓患者住院後，再進行通知，不過期限為4週內，仍應盡早通知)。

精神科醫院的管理人，在不會影響到醫療或保護工作的範圍內，可以對住院患者實施**行動限制**(患者的隔離‧身體上的束縛)。不過，管理人不能限制患者的書信收發，以及與「都道府縣、法制局、其他關於人權維護的行政機關的職員、屬於患者代理人的律師」等人講電話‧會面。

精神科醫院的管理人必須定期向都道府縣知事(指定都市的市長)報告強制住院患者(每6個月)、醫療保護住院患者(每年)的病情。指定精神科專科醫師認為「其任職的精神科醫院對住院患者的處置並不恰當」時，有義務向該精神科醫院的管理人進行報告等，藉此來努力改善患者的處置。都道府縣知事必須基於心理健康委員會的審查結果，讓被認為沒有必要住院的患者出院，或是對精神科醫院的管理人下達出院的命令。

B. 透過身心障礙者自立援助法來進行的自立援助醫療

身心障礙者自立援助法將3種障礙(身體障礙、智能障礙、精神障礙)整合成新的障礙者政策，同時，精神障礙者門診醫療費用的公費輔助制度，也建立了更生醫療、育成醫療制度，並重新整頓了身心障礙者自立援助法當中的自立援助醫療費用制度。對象疾病為過去的範圍，**自費額**則變成**醫療費用的一成**(除了所得為一定水準以上的人)。不過，所得在一定水準以下時，法律中也規定了負擔上限金額，而且也對「要持續地花費相當程度醫療費用的人」規定了負擔上限金額。

4 住院・定期門診

A. 住院醫療

2003年精神科醫院的住院患者人數為329,096人。從年齡層來看的話，65歲以上的住院患者人數有128,364人，佔了全體的39.0％，住院患者正朝向高齡化發展。從住院形式來看的話，強制住院為2,566人(0.8%)，醫療保護住院為114,145人(34.7%)，自願住院為209,924人(63.8%)。從疾病分類(ICD-10)來看，器質性精神疾病等(F0)佔17.5％，精神作用性物質所導致的精神和行為障礙(F1)佔5.3％，精神分裂症、精神分裂性障礙以及妄想型人格障礙(F2)佔61.1％，情緒障礙(F3)佔7.0％，精神官能症、壓力相關性疾患以及身心症(F4)佔2.1％，成人的人格及行為障礙(F6)佔0.7％。從住院期間來看，住院不滿1年的人佔30.3％，住院1年以上的人佔69.7％，住院5年以上的患者佔41.8％。住院5年以上的患者雖然有減少的傾向，但住院1年以上、未滿5年的患者則有增加的傾向　圖1。

圖表中顯示了，從1998年6月開始的5年間，在每年6月這個月內開始住院的患者，到約1年後為止，留在醫院內的比例　圖2。雖然2個月後，有一半的人出院了，但是有14％的患者，在約1年後仍繼續住院。

由於精神科醫院的住出院患者人數每年都在增加，因此「透過加強急性期醫療的體制來**促進患者提早出院**」與「透過**充實復健醫療**來預防新產生的長期住院」會成為課題。

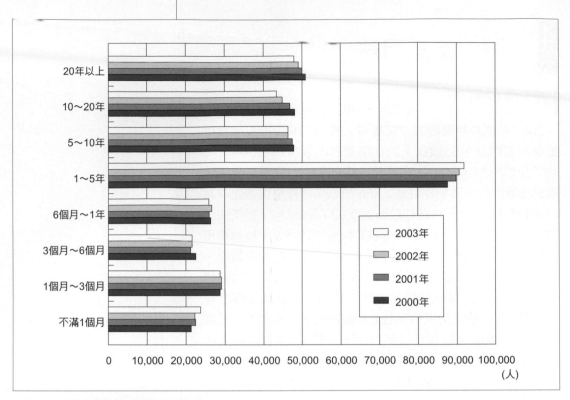

▲圖1 不同住院期間的住院患者人數

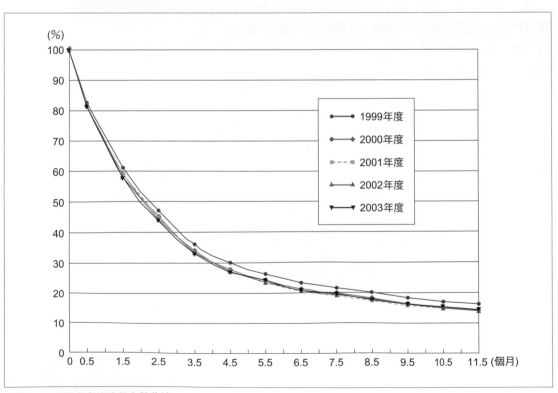

▲圖2 新住院患者的殘留人數曲線

216

B. 門診醫療

　　精神科門診患者數會增加，門診醫療費用的公費輔助制度的使用者人數在制度創立時約為3.3萬人，在1998年達到約58.7萬人，每年都一直在增加，2003年則達到93.3萬人。精神科日托服務的普及率雖然存在地區差異性，但在2003年，全國有1,222個機構實施了此服務，6月這個月內的實際使用人數為5.5萬人，總計使用人數則為55.0萬人。而且，家庭護理的實際成效也正在增加中。

　　隨著精神保健醫療福祉改革的進步，精神科醫療機構與住院治療、門診治療的實際利用情況看來也有所改變，另外我們也必須進行後續的觀察。

(竹島正)

1900　精神病者監護法

· 要將精神病者監禁於私宅、醫院內時，需依規定辦理手續。

1919　精神病院法

· 以設立國公立的精神科醫院為目的。

1950　精神衛生法

· 規定了「都道府縣有義務要設立精神科醫院、廢除私宅監禁、精神衛生鑑定醫師制度、心理健康輔導中心」等事項。

1965　精神衛生法修訂

· 規定了「將衛生所定位為精神衛生行政的第一線機關、設立心理衛生中心、門診醫療費用的公費輔助制度」等事項。

1987　精神保健法

· 規定了「保持·增進國民的精神保健、適當的醫療與保護(自願住院制度、指定精神科專科醫師制度、心理健康委員會制度、緊急住院制度、保障通信·會面的權利等)、精神障礙者社會復健機構的設立」等，並規定「法律實施後，每五年需重新進行審視」。

1993　平成5年修訂

· 規定了「將社區生活支援服務(團體家屋)定於法律之中、創立精神障礙者社會復健促進中心、重新審視精神障礙者的定義、放寬資格限制(對於相對性的不合格理由進行修訂)、大都市特例的創立」等。

← **1993年12月　身心障礙者基本法通過**
· 將精神障礙者明定為障礙者福利的對象。

1995　精神保健福祉法

· 規定了「以自立與參與社會活動為目的、精神障礙者保健福利手冊制度的創立、賦予4種類型的社會復健機構法律上的定位、門診患者復健服務的法定化、明示市町村的職責、將門診醫療公費補助制度列為保險優先給付項目」等。

← **1995年　身心障礙者計畫在內閣會議中通過**
· 基於「身心障礙者基本法」所制定的障礙者基本計畫。在障礙者政策的領域中，首次提出了基於數據的政策目標。

← **1997年　精神科社工法的通過**
· 將精神科社工納入國家證照制度中。

1999 平成11年修訂

・規定了「加強心理健康委員會的審查功能、創立移送制度、廢除監護人的防止患者自殘及傷害他人的監督義務、將社區生活支援中心定為社會復健機構、以市町村為實施重心的家庭協助服務」等。

◀── 2002年12月　社會安全委員會障礙者部會精神障礙分會的報告書「關於今後的精神保健醫療福利政策」

◀── 2002年12月　「新身心障礙者計畫」在內閣會議中通過

◀── 2003年5月　精神保健福祉對策總部中期報告「今後對於精神保健福祉改革的對策方針」

・厚生勞動省將「普及啟發、精神醫療改革、社區生活的援助」定為所應面對的重點政策，而且作為「接收條件準備好的話，就可以出院」的7萬2千人的對策，對「普及啟發、精神病床等、社區照護等」這3項召開協商會議。

◀── 2003年7月　心神喪失者等醫療觀察法的通過

・對於因心神喪失而犯下重大傷害行為的人，政府會制定手續來決定適當處置，而且為了進行持續性的適當醫療以及醫療保障，患者必須接受觀察及指導，藉此來改善病情，並防止同樣的行為再出現，以促進患者的社會復健(法條第1條之1)

◀── 2004年9月　厚生勞動省精神保健福祉對策總部報告「精神保健醫療福祉的改革觀點」

・為了推動「將精神保健的重心從住院醫療轉移至社區生活」此基本方案，政府會透過「改變各階層國民的意識、重新整頓落後的精神保健醫療福利體系」來強化基礎，並將「在今後10年間持續進步」定為目標。而且也會將「接收條件準備好的話，就可以出院的人(約7萬人)」的問題合併在政策中，以求10年後能解決問題。

◀── 2004年10月　厚生勞動省障礙者健康福祉部門「關於今後的障礙者健康福祉政策」(改革的大型計畫案)

・障礙者健康福祉政策的綜合化(以市町村為重心，整頓跨越年齡、障礙類別、疾病的一元體制，實現地區福利。)
・轉換至自立援助型體系(轉換體系的結構，讓患者能透過符合障礙者的需求與適應性的自立援助來促進社區內的生活，以達到「自我實現‧參與社會」)。
・保障制度的永續性(由於維持管理制度的結構是非常脆弱的，因此必須徹底地重新審視，以求給付的重點化‧公平化與制度的效率化‧透明化。)

◀── 2005年6月　障礙者就業促進法修訂

◀── 2005年　身心障礙者自立援助法的通過

2005 平成17年修訂

4 心神喪失者等醫療觀察法

Note

心神喪失・精神耗弱

1931年，法官在大審院(明治時期的最高法院)的判決中進行了解釋：雖然心神喪失與精神耗弱皆屬於精神障礙的狀態，但其程度有所差異，刑事責任能力也不同。前者指的是，因精神障礙而失去分辨是非善惡的能力，或是無法按照自己的分辨來行動的狀態。後者指的是，雖然精神障礙沒有達到前者那種失去分辨能力的程度，但其能力出現非常明顯的衰退的狀態。

刑事責任能力的鑑定與醫療觀察法的鑑定

刑事責任能力的鑑定與醫療觀察法的鑑定之所以必須分開來進行，是因為此法完全不能干涉刑事訴訟法。對罹患精神障礙的嫌疑犯或被告來說，「必須依照手續接受2次鑑定」這件事從早期治療的觀點來看，絕非理想。希望近日政府能修訂刑事訴訟法，讓制度得以統一。另外，法律中也沒有規定鑑定住院要在何處進行，實施鑑定的主要責任要由誰負責，而且，也沒有規定「關於接受鑑定住院的被鑑定人的處置」，這些都是問題所在。對於被鑑定人的行動限制與強制治療如果沒有法律依據的話，進行鑑定的醫療團隊就

1 法律的基本觀點

A. 何謂心神喪失者等醫療觀察法

此法律的正式名稱為「**因心神喪失等狀態而犯下重大傷害行為者的醫療與觀察等的相關法律**」(以下簡稱為醫療觀察法)。2001年6月8日，國會以「發生於大阪池田小學的兒童傷亡事件」為契機，開始進行審議，並於2003年7月16日進行公布。此法律在公布後的2年內，從政令所規定的日期開始實施。法律的目的記載於第一條當中：「對於因心神喪失而犯下重大傷害行為的人，政府會制定手續來決定適當處置，而且為了進行持續性的適當醫療並提供醫療保障，患者必須接受觀察與指導，藉此來改善病情，防止同樣的行為再出現，以促進患者的社會復健」。

B. 從事件發生到鑑定　圖1

如同圖1所示，精神障礙者在做出重大犯罪行為(相當於殺人、放火、強盜、強姦、傷害致死、傷害等行為)後，會與罪犯一樣，接受警方的偵察，其後則會被移送至檢察廳(相當於台灣的檢察署)。不過，在日本刑法第39條(1907年制定)中記載了這樣的內容：「**心神喪失人**之行為，不罰。**精神耗弱人**之行為，得減輕其刑」，對刑事責任能力進行了規定，檢察官與法官必須對精神障礙者所犯下的罪行，做出免刑或減輕刑罰的判斷。

因此，檢察廳或法院會委託專家來判斷嫌疑犯或被告是否屬於心神喪失或精神耗弱。這就是所謂的**精神鑑定**，接受委託的精神科醫師會與被拘留在檢察廳或看守所的嫌疑犯或被告面談，並進行鑑定。雖然有許多必要的醫學檢查會在門診中進行，但有時也會讓患者住進精神病院後，再進行鑑定。各種鑑定所需的期間也有所不同，起訴前所進行的**簡易鑑定**

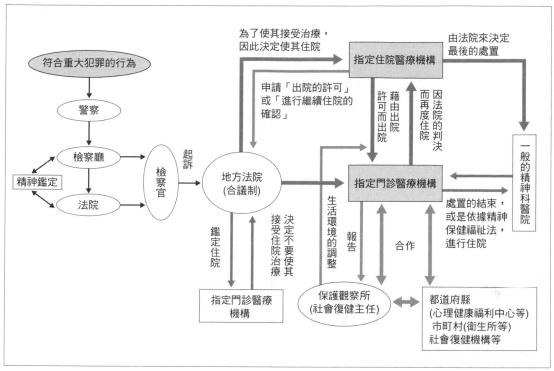

▲圖1 心神喪失者等醫療觀察法的流程

需要幾個小時，審判期間所進行的**正式鑑定**則要花費好幾個月。檢察官與法官會基於此精神鑑定的結果來判定嫌疑犯或被告人的刑事責任能力。

在醫療觀察法問世前，檢察官對事件做出不起訴處分後，會依照精神保健福祉法第25條來向都道府縣知事通報，之後的處置則會完全交給精神醫療單位來負責。被通報的患者大多會接受強制住院，而且由於出院的判斷都會交給醫師，因此有的人會在幾天內就出院，有的人的住院時間則會無可奈何地超過必要的程度，長久以來，都有人指出制度上的缺失。對於這種犯下重大傷害行為的精神障礙者的處置，其他各國都已經建立了一套「從出院的決定到社區內的處置都有提及」的法律制度，而且專業的醫療機構也都相當完善。

由於醫療觀察法的通過，檢察官原則上會對法院提出醫療觀察法的申訴，之後，對象的所有處置皆會由法院內所構成的合議制(法官與精神保健審判員)來決定。在法院，與先前所進行的刑事責任能力的相關精神鑑定不同，法官必須下達鑑定命令，看是否有必要讓患者接受醫療觀察法所提供的治療。這種情況下，當法院認為有必要時，就會下達鑑定住院命令，使患者住院並接受鑑定。法律中雖然沒有規定「關於

必須承受很大的責任。而且，這個時期對被鑑定人來說，是一個與「將鑑定制度引進精神醫療」相關的重要時期，而且也是最需要精心照護的時期。如果可行的話，在後述的指定住院醫療機構中來進行鑑定是最為理想的，但是，日本政府認為「此事的目的不符合指定住院醫療機構的用途」，並不允許這樣做。如果此方式不行的話，希望政府能夠在法務省內設立從以前就提出過的精神鑑定中心*1。

📖 **文獻**

*1　中田修：わが国における精神鑑定の未来を望んで(暫譯：展望我國未來的精神鑑定發展)，精神醫學20，pp.1286～1290，1978

在醫療觀察法中，新編制了名為精神保健審判員的精神科醫師職務。我們將「能夠擔任精神保健審判員的職務，且具備必要的學識經驗的醫師」稱為心理健康評估醫師。厚生勞動大臣每年必須將心理健康評估醫師的名冊送交至最高法院。地方法院每年會事先從記載於此名冊上的人員當中挑選幾名醫師，並將這些人任命為各個處置事件的精神保健審判員。精神保健審判員的職責為，與法官一起建立合議制，並在進行醫療觀察法的各種處置決定時，根據與精神障礙者醫療的相關學識經驗，來陳述自己的意見。

精神障礙者的再犯危險

筆者為了調查精神障礙者的再犯危險，平均花了9.3年去追蹤調查「在1980年這一年內因為某種犯罪行為而獲得不起訴處分，住進精神科醫院，後來有出院的489件案例」。到1991年的年底為止，暴力犯罪的再犯率約為11%，作為多變量分析的結果與再犯的因素，除了在過去的再犯預測中所指出的過去犯罪前科(歷史因素)以外，居無定所(狀況因素)與短期住院(臨床因素)也會帶來很強的影響，呈現最高勝算比的則是物質關聯疾患這個診斷名稱(臨床因素)。從結果來看，很明顯的，即使在醫療觀察法之下，我們仍必須充分地對「有酒精或藥物問題的精神障礙者」進行照護。

鑑定住院中的治療與處置」的事項，但在「其他醫療觀察」的範圍內，是可以進行治療的。

▌C. 審判

患者接受醫療觀察法的鑑定後，法院會從新編制的心理健康評估醫師當中，任命每個處置事件的**精神保健審判員**，然後透過其與法官組成的合議制的審判，來決定對象的處置。進行審判時，受審對象必須要有陪同者(律師)，必要時，會透過保護觀察所的**社會復健主任**(後述)來進行對象的生活環境調查，而且也會考慮到「身為精神保健福祉專家的厚生勞動大臣所認可的**精神保健參與員**的意見」。

根據審判的結果，對象會接受以下其中一項決定：「為了使其接受治療，因此決定使其住院(住院處置)」、「決定使其接受不用住院的治療(門診處置)」、「根據此法律，決定不對其進行治療(不處置)」。當法官與精神保健審判員的意見一致時，就會決定對象的處置。舉例來說，當法官的意見為「住院處置」，而精神保健審判員的意見為「門診處置」時，至少在門診處置這一點上，雙方的意見是一致的，所以會決定採取門診處置。另外，當法官的意見為「住院處置」，而精神保健審判員的意見為「不處置」時，由於雙方的意見不一致，所以不會進行處置。

此外，根據醫療觀察法，法院允許該對象行為的被害者在最初審判的審判日期進行旁聽。在過去的制度中，精神障礙者引起事件時，被害者不會得到旁聽審判的機會，也不會知道關於障礙者其後處置的任何結果。於是政府對此進行了反省，並依照這點設立了此制度。

在醫療觀察法中，究竟會將怎樣的精神障礙者選為對象呢。關於這一點，雖然醫療觀察法的制度沒有實際運作的話，有很多部分是無法得知的，不過根據法務省的調查，從1997年到2001年之間，因心神喪失等狀態而犯下重大罪行者，其障礙種類的明細為：精神分裂症64%、躁鬱症8%、酒精中毒6%、興奮劑中毒3%。被判斷為需要接受醫療觀察法中的治療的人，很有可能就在這些人當中。

最常被議論的問題是，涉及酒精或藥物的物質關聯疾患這種精神障礙的處置。看過明細後，其數量絕對不是能夠忽視的，另外，由於根據調查，懷抱著此問題的精神障礙

者，有很高的機率會再度犯下重大罪行，因此「精神障礙者犯下重大罪行後，沒有接受治療與刑罰就被釋放」，這一點會產生很大的問題。關於這個問題，出現了「即使是司法精神醫療，對於無法透過精神治療來治癒的人，我們不應該輕易地將其接納至醫療範圍當中。這種狀況一旦持續下去，指定住院醫療機構當中就會充滿難以治療的長期住院患者，而且制度也會變得難以維持」與「原本醫療觀察法就應該接納這種容易陷入司法與醫療的夾縫中，且難以治療的患者，指定住院醫療機構所編制的人員素質之所以較高，不也是為了因應這種情況嗎」這兩種看法。話雖如此，像大阪池田國小事件的犯人那樣，只被診斷出有人格障礙的人，由於在刑事責任能力的鑑定階段中，不會被認為是心神喪失等，因此不適用於醫療觀察法。

2 住院處置與門診處置

A. 住院處置

接受住院決定的對象，會被移送至厚生勞動大臣所決定的指定住院醫療機構，並在那裡接受專業的醫療。由於治療的目的同於法條的第1條中所記載的「為了改善病情，並防止同樣行為再度發生，以促進患者的社會復健」，所以不僅只有改善病情很重要，「防止同樣行為再度發生」這個**司法精神醫療**的因素也很重要，而且我們也應具備風險評估與風險管理的觀點。因此，我們可以料想到，指定住院醫療機構當中會比過去的精神醫療進行更加慎重的人員編制，並透過各種團隊的合作來進行治療(在標準的指定住院醫療機構中，當病床數量為33時，會編制醫師4名、護理人員43名、臨床心理師與精神醫療社會工作者合計5名)。日本政府預定在全國設立約24所具備33床規模的指定住院醫療機構，而且病房區會根據治療階段與功能，分成急性期、恢復期、社會復健期、共用(主要是考慮到女性患者)這4個區域，患者可以按照階段地接受治療。而且，為了盡可能地減輕患者的壓力，全部的病房都會是單人病房。由於我們預測到，急性期的症狀會最嚴重，發生傷害行為的機率也會變高，因此護理人員的編制會最為謹慎。

Note

多變量分析

多變量分析指的是，「將與複數個變數有關的資料作為基礎，然後分析這些變數之間的相互關聯」的統計方法的總稱。目的大致上可分成「預測」與「歸納」這兩點。在預測中，會透過X、Y、Z等變數來預測α這個結果。在歸納中，會將A、B、C等變數歸納為X這個新變數，也就是用於「透過較少的變數來說明很多變數」的情況。在醫學領域中，經常會使用此方法來進行預測。

勝算比(odds ratio)

Odds指的是，某件事會發生的機率P與不會發生的機率1-P的比(P/1-P)。舉例來說，擲一次骰子，會出現1點的Odds為(1/6)/(5/6)＝0.2。勝算比指的是，兩個Odds的比，而且由於在數值統計上很容易操作，所以經常被用於流行病學的研究。舉例來說，擲一次骰子，出現1點與出現6點的勝算比為1，任何一個點數的出現機率都一樣，但是，假設吸煙者罹患肺癌的機率與非吸煙者罹患肺癌的機率的勝算比為5的話，就可以得知，吸煙者罹患肺癌的機率為非吸煙者的5倍之高。

文獻

＊2　吉川和男、井上俊宏、岡田幸之、山上皓：精神障害者による暴力的再犯—11年の再犯追跡調查に基づく—(精神障礙者的暴力行為再犯—根據11年的再犯追蹤調查—)，犯罪學雜誌67, pp.130, 2001

司法精神醫療專家應具備的能力

司法精神醫療指的是，處理「處於法律與精神醫療體系之間的患者」以及此問題的一門精神醫療領域。司法精神醫療專家應具備的能力包含了，「能夠正確地評估行為的異常性」、「能以專家的身份對法院與法律相關人士提出意見，並作證」、「能夠理解安全保障的意義，並適當地使用治療方法」、「能夠對會像重度的精神疾病或人格障礙那樣地呈現行為問題的慢性障礙進行治療」、「具備法律知識」、「具備能夠因應行為障礙的心理學治療技能」等。

憤怒管理
anger management

1975年，心理學家諾瓦蔻(Novaco)以認知行為治療為基礎，加上了憤怒管理的理論，其後，此理論在歐美各國的司法精神醫療機構當中開始實施。具體來說，會透過以下的階段來進行治療。①關於憤怒與攻擊性的學習。②對「憤怒的出現頻率、強度、成為導火線的狀況」進行自我觀察。③以從中得到的情報為基礎，分析憤怒的原因。④改變著重的觀點、評價的修改、透過對自己的教育來重組認知。⑤能夠緩和肌肉緊張的放鬆法、透過呼吸法來進行放鬆、透過想像的引導等來消除覺醒狀態(憤怒)。⑥透過模仿法、角色扮演來進行行為上的應對、進行對於溝通、積極性的訓練、實踐「憤怒的控制應對技巧」。⑦在日常生活的狀況中應用憤怒的應對技巧。

在社會復健期中，從「提昇患者的自主性」觀點來看，人員的編制會較為寬鬆。

在強制住院制度中，會涉及人力資源不足以及患者的暴力問題等，容易採取依賴隔離、束縛、藥物療法等物理方法，因此，會出現不少治療性人際關係產生惡化，或是社會復健的進展很緩慢的事例。在人力資源較豐富的指定住院醫療機構中，想要充分地與患者建立溝通關係是有可能的，希望他們能夠選擇不依賴物理治療手段的治療方法*3。

此外，作為專業醫療的一環並受到重視的是，如同「針對**憤怒管理**或幻覺和妄想的認知行為治療」的心理治療方案*4。過去在日本，臨床心理師作為治療專家，很少有機會接觸精神醫療的住院患者。因此，心理治療方案的不足與各國相比的話，就會相當明顯*5。不過，在指定住院醫療機構中，則具備了能讓臨床心理師積極地參與治療計畫的環境。對於其他醫療團隊來說，這種心理療法應該也會成為「理解如何對患者進行適當應對」的重要線索。

如同以上所述，在1棟病房區中，許多職務不同的醫療人員能夠互相產生關聯，藉此，我們能夠期待，在精神醫療當中，會首次發展出透過**多專業團隊(Multidisciplinary Team：MDT)**來進行的治療方法。

另外，當患者沒有必要繼續住院時，指定住院醫療機構的管理人必須立即向法院申請出院的許可。如果要使其繼續住院的話，就有義務要在「從上次的決定算起6個月內」的期間內提出申請，使患者能繼續住院。

B. 門診處置

如同圖1所示，要達到門診處置的話，有2種途徑。一種是直接由法院決定為「不用住院的醫療(門診處置)」的情況，另一種是透過指定住院醫療機構的出院許可而得以出院，並轉移至門診處置的情況。雖然前者的事例具體上是什麼樣的情況，目前尚未公開，但專家大多認為會採取後者的形式。

由於在醫療觀察法中，明確記載了「為了確保持續且適當的醫療，所以要進行必要的觀察與指導」，因此門診處置會與「隸屬於保護觀察所，並被稱為社會復健主任的

新職務」產生關聯。他們是各地區的資深精神科社工、公共衛生護理人員或護士。從住院的階段開始，他們會一面與指定住院醫療機構的精神科社工進行聯絡，一面調整患者的生活環境，使出院後的社會復健能夠順利地進行。患者出院後，他們會制定有助於社會復健的地區處置實施計畫書，並與出院所在地的指定住院醫療機構、心理健康福利中心、衛生所、社會復健機構等醫療團隊召開會議，同時也會扮演著進行「名為精神保健觀察的觀察以及指導」的角色。然而，光靠社會復健主任來應付醫療觀察法的對象，這在物理上是辦不到的，必須要讓指定住院醫療機構成為地區精神醫療的主軸才行。

指定住院醫療機構會成為怎樣的醫療機構呢？目前還有很多未公開的部分。日本政府考慮到地區均衡，發表了預定的計畫：作為地區的基礎醫院，各都道府縣至少要有2所，人口每100萬人需有2～3所*6。此外，在指定住院醫療機構中，多專業團隊也預計會提供包含「對患者進行家庭護理」在內的門診醫療服務。筆者認為指定住院醫療機構的理想狀態為，「具備能夠提供專業醫療的團隊」與「應透過如同**主動式社區治療(Assertive Community Treatment)** I-第6章第6節那樣的外展服務來提供醫療服務」*7。雖然前者在某種程度上能夠透過「來自於指定住院醫療機構的回饋」與「積極地提供教育培訓的機會」來解決，但為了要組成像後者那樣的團隊，如果沒有充分的預算來支持，就會難以實現。

關於地區社會中的處置，「相關機構彼此之間共同享有情報」這點是很重要的。對於「病情惡化時，可能會危害他人」的患者，我們應該建立「能夠提早發現其徵兆，並提早介入」的體制。如果某機關的職員無法發現這種徵兆，而且也沒有充分地理解其重要性，或是無法充分地傳達給社會復健主任或指定住院醫療機構的醫療團隊的話，之後就很有可能會導致嚴重的結果。因此，相關機構除了要透過「社會復健主任所召開的照護會議」與「在指定住院醫療機構內舉辦的多專業團隊會議」來充分地共享情報，也必須確立緊急時的聯絡體制。

此外，指定住院醫療機構會決定讓患者繼續接受門診治療，當患者由於治療中斷而需要採取住院醫療時，機構會強制辦理再度住院的手續，不過我們也必須注意，基本上這項手續對於治療是沒有法律強制力的。因此，提供治療

📑 **文獻**

*3　吉川和男：英国精神医療における隔離と拘束(英國精神醫療當中的隔離與束縛)，精神科護理105, pp.36～40, 2001
*4　吉川和男：心神喪失医療観察法案の論点—諸外国における議論と対応—(心神喪失醫療觀察法案的論點—各國的議論與應對—)，法律與精神醫療17, pp.36～49, 2003
*5　吉川和男：世界の精神医療と日本—英国—(世界的精神醫療與日本—英國—), pp.31～35, 2003

出生世代研究
Birth cohort study

Cohort的原本意思為羅馬軍團中，由數百人所組成的步兵隊。世代研究是一種流行病學研究，舉例來說，在此研究方法中，會將研究對象分為吸煙族群與非吸煙族群，然後比較分析會導致肺癌等現象的因素，並研究其因果關係。從某個時間點開始，往未來進行一定期間的追蹤調查方法稱為前瞻性世代研究。事後才去調查追蹤某件事的方法，則稱為回顧性世代研究。出生世代研究是一種「對於在一定期間內出生的群體進行前瞻性或回顧性研究」的世代研究。由於選擇上的偏差很少，所以在統計上的可靠性很高，不過也需花費不少時間、精力、費用。

文獻

＊6　全國精神保健福祉相關負責人會議(與心神喪失者等醫療觀察法相關)厚生勞動省社會福利‧戰爭受害救助局障礙保健福祉部門精神保健福祉課，2004年3月4日

＊7　吉川和男：指定通院医療機関と地域社会における処遇上の問題点(指定住院醫療機構與地區社會處置方面的問題點)，日本精神科醫院協會雜誌24，pp.40～44，2005

＊8 Hodgins S：Mental disorder,intellectual deficiency,and crime – evidence from a birth cohort. Arch Gen Psychiatry 49, pp.476～483, 1992

＊9　Brennan PA,Mednick SA, Hodgins S：Major mental disorders and criminal violence in a Danish birth cohort. Arch Gen Psychiatry 57, pp.494～500, 2000

時，原則上應該要充分地說服患者，並在其同意之下提供治療服務。舉例來說，即使是病情惡化時的應對措施，我們仍應事先對患者進行「會採取什麼樣的介入治療」等具體說明，並得到同意。

原則上，門診處置的期限為3年。根據法律的決定，期限結束時，或是就診未滿2年的情況，可以延長期限。另外，患者在接受門診處置時，可以利用精神保健福祉法的所有住院形式，當情況緊急時，也能夠透過強制住院制度來使其住院。

(吉川和男)

5 社區精神保健福祉對策

1 何謂社區精神保健福祉對策

A. 社區精神保健福祉對策的目標

社區精神保健福祉對策的目標為「**精神保健**」(保持增進居民的健康‧預防精神疾病、罹患精神疾病時，協助居民早期發現‧早期治療的活動)與「**精神障礙者的福利**」(使精神障礙者能夠以社區居民的一員的身份自立並參與社會，並協助他們擁有充實的生活)這兩者。

而且，雖然「社區精神保健福祉對策」這個詞當中沒有「精神科醫療」這些字語，但我們應該要認為，內容上是包含在內的。換句話說，在社區精神保健福祉活動中，必須兼具精神保健福祉與精神科醫療的觀點，並與精神科醫療機構合作，共同進行活動。

■具體的目標

Ⓐ精神醫療對策

為了推動名為「將精神醫療的重心從住院醫療轉移至社區生活」的基本方針：
・促進社會性住院患者的出院
・精神科醫療的分工合作
・充實精神科的急救醫療

Ⓑ精神障礙者福利對策

為了促進社會復健、自立、社會參與：
・加強社區生活支援
・對於身體‧智能‧精神這三種障礙，提供共同且平等的服務

Ⓒ精神保健對策

為了應對精神保健的新課題；

Ｎｏｔｅ

精神障礙者地區轉移協助特別對策事業

「精神障礙者地區轉移協助特別對策事業」始於2008年4月。此事業的目的在於，「只要協助體制完善的話，就能對在社區中生活的精神障礙者」提供出院‧社區生活方面的協助。屬於實施重心的都道府縣會設立自立促進協助委員會，為每個對象制定協助計畫，並決定協助機構等。此外，被分派至衛生所等處的「地區體制完善協調員」會加強、調整協助體制，而且「地區轉移推行員」也會參與「以使用對象為主的出院啟蒙活動、製作個別的協助計畫、與患者一起參與院外活動」等個別的協助活動。

地區轉移協助與醫療費用修訂

在厚生勞動省所制定的「協助精神障礙者將生活重心轉移至社區」的方針中，平成20年醫療費用修訂案進行了以下的修訂：
(1)放寬「精神科出院前訪問指導」的預估必要條件
(2)創立「精神科出院指導費的精神科地區轉移協助附加費用制度」
(3)放寬「精神科訪問指導‧指導費」的預估必要條件
(4)創立「精神科地區轉移實施附加費用制度」
(5)減少「住院期間為181日～1年時，住院基本費的附加費用」
(6)創立「精神科持續性門診協助制度‧指導費制度」

地區轉移協助附加費用

當醫師與護理人員共同為「住院期間在1年以上的精神障礙患者(或是其家屬)」制定地區轉移協助計畫,並進行必要指導時,在住院中只會計算一次的附加費用。

此外,同時也設立了「精神科地區轉移實施附加費用制度」。根據此制度,在符合規定條件(地區轉移推行室的條件)的醫院中,如果住院期間超過5年的精神科病房患者當中,1年內的出院患者超過5%時,從申請開始的1年內,院方會計算精神科病房的住院基本費用的附加費用。

社會福利協會

此協會是一個以「推行地區福利活動」為目標的非營利民間組織。根據社會福利法,都道府縣以及市町村都會設立此協會。此協會會與「進行社會福利活動的相關人士、進行保健醫療福利的相關機構」合作,實施各種福利服務或諮詢活動,而且也會協助義工與市民活動等。

民生委員

為了提昇地區居民的福利,厚生勞動大臣根據民生委員法,任命民生委員為民間的服務人員,而且,根據兒童福利法,民生委員也兼任兒童委員。工作內容包含了,站在居民的立場來提供關於諮詢協助與福利服務的情報、與社會福利事業相關人士的活動合作並進行協助、協助相關行政機構的業務等。

- 青春期、青少年期的逃學與社交障礙對策
- 憂鬱症與自殺的預防對策
- 藥物濫用、藥癮對策
- 發展障礙對策(自閉症、注意力不足過動症、學習障礙)
- 在災害、意外、事件等當中,內心的健康危機管理對策

B. 行政機關的活動特徵

實施精神保健福祉對策的是自治體的行政機關。其共通點如下所示:

①分析現狀,討論「民眾需要什麼樣的政策」,而且,為了實施必要的措施,必須要制定地區保健福祉計畫、編列預算、建構新的服務體系、培養人才、建造設備等。為了政策的實施而去建立各種基礎體制,這也是行政工作的重要職責。

②實施政策時的重點在於,要活用「能夠提供周全服務」的民間力量,並充分地發揮障礙者本身所具備的能力。此外,也必須和「與行政機關的活動有密切關聯的社會福利協會」或民生委員等進行合作。

③法律中有規定關於行政機關的設置與作用。在這種動盪的時代中,我們面臨了少子高齡化的社會,並重新審視保健醫療福利政策的理想狀態,而且由於法律每隔幾年就會進行修訂,再加上自治體之間的職責分擔也會隨著改變,因此,我們也必須要注意法律修訂的動向。

④在自治體當中實施服務時,所仰賴的財源是每年所決定的預算。預算會受社會景氣的影響。當景氣持續不佳,而使得自治體的財政出現困難時的話,就必須重新嚴格地審視營運方法與費用的負擔方式等內容,以謀求事業的穩定性與永續性。此外,在面對新的問題時,重點在於,應該要根據既有的資料來進行討論,調查新的需求,並藉此來制定計畫。

C. 與精神保健福祉相關的國家組織

○厚生勞動省社會福利・戰爭受害救助局障礙保健福祉部門精神保健福祉課

精神保健行政的主管科室。

○國立精神・神經研究中心精神衛生研究所

此為與「國家層級的精神保健研究」相關的科學技術中心。工作內容包含了，與精神障礙相關的生物學研究、社會心理學的研究、有助於提昇精神保健政策的行政研究、技術人員的培訓等。

○社會安全委員會

會審議關於社會安全的所有事項，也會對精神保健福祉行政的狀態進行審議。

○厚生勞動省就業保障局

關於障礙者就業的主管部門。

○障礙者就業中心

此中心會對於障礙者的職業復健，實施就業促進服務、培訓、調查研究等。此中心是由獨立行政法人高齡障礙者就業協助機構所設置與營運的。

D. 與地區精神保健福祉相關的行政組織及其職責

根據1965年的精神衛生法修訂案，在地區精神福祉方面，衛生所被視為地區精神衛生的第一線機關，心理衛生中心(現心理健康福利中心)則被視為都道府縣的綜合性技術中心。

就這樣，都道府縣成為了地區精神保健福祉的中心，不過根據1993年的身心障礙者基本法、1994年的社區保健法，以及之後的精神保健福祉相關法律的修訂，市町村的職責也逐漸地變得重要。依據2005年的身心障礙者自立援助法p.214，市町村被定位為地區福利事業的中心行政機關。

p.214

何謂大都市特例

透過此制度，能夠讓「在都道府縣中所實施的事務」的一部份也能夠在大都市中實施。

舉例來說，雖然衛生所作為縣的政府機構，會被設立於很多地區，但根據地區的不同，市也會設立衛生所，並進行營運。此例就是透過「大都市特例」而實現的。雖然大都市特例始於古早的明治時期，但是根據1956年的地方自治法，才制定了政令指定都市的規定，後來，人口較少的中心城市與特例市也納入規定當中。

透過大都市特例，市政府在行政工作的許多領域上，可以獲得與都道府縣相同的權限，具有「能夠發揮獨創性、手續的簡化、快速地提供服務」等優點。

政令指定都市不僅會參與心理健康福利中心的事業，也會參與「通常屬於都道府縣業務的精神科醫療相關事務」，並進行強制住院的事務、心理健康委員會的事務等。

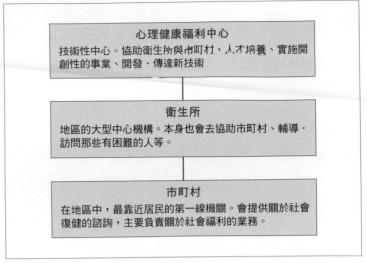

心理健康福利中心
技術性中心。協助衛生所與市町村、人才培養、實施開創性的事業、開發‧傳達新技術

衛生所
地區的大型中心機構。本身也會去協助市町村、輔導‧訪問那些有困難的人等。

市町村
在地區中，最靠近居民的第一線機關。會提供關於社會復健的諮詢，主要負責關於社會福利的業務。

▲圖1　地區精神保健福祉的相關行政組織

❶心理健康福利中心
Ⓐ職責
是一個從比衛生所更加廣泛且專業的立場來進行精神保健福祉事業的技術中心。都道府縣以及政令指定都市內都有設立此機構(政令指定都市透過大都市特例，就能夠和都道府縣一樣地，實施精神保健福祉業務)。

Ⓑ主要的相關法律
精神保健福祉法、身心障礙者自立援助法

Ⓒ業務內容
①制定企畫、調查研究
②技術協助與技術指導、組織扶植
③教育培訓、普及啟發
④精神保健福祉諮詢
⑤關於「心理健康委員會的審查」的事務
⑥精神障礙者自立援助醫療費用以及精神障礙者心理健康福利手冊的判定工作

❷衛生所
Ⓐ職責
從廣泛且專業的立場來進行地區精神保健福祉事業的中心行政機構。大致上，都道府縣會在二級醫療區域內設立一所衛生所，大都市特例中的市及特別區域(東京都)也會獨自地設立衛生所。

有助於行政政策的資料

行政機關在制定政策時，能作為依據的資料會變得很重要。在行政機關定期調查的統計資料當中，包含了「精神病院住院患者的相關資料、門診患者的相關資料、社會復健機構整頓狀況的相關資料、團體家屋或家務助理服務等社區生活支援的相關資料、障礙者手冊的取得狀況的相關資料、自殺動向的相關資料」等。

而且，許多地區也開始以「精神障礙者及其家屬、醫療機關或社會復健機構的協助者等」為對象，進行了「希望能夠充實何種服務」的需求調查。

二級醫療區域

指的是醫療計畫的區域單位。根據醫療法，都道府縣會以病床數為首，按照國家的標準，制定關於醫療供需體制的計畫，而且每5年會重新進行審查。以充實一般病床為需求的地區單位稱為二級醫療區域，以充實精神疾病、結核病的病床為需求的地區單位則稱為三級醫療區域(2004年3月底，目前二級醫療區域的數量為369)。

Ⓑ主要的相關法律

　　精神保健福祉法、身心障礙者自立援助法

Ⓒ業務內容

　　①企畫調整、普及啟發、培訓、組織扶植

　　②諮詢、訪問指導

　　衛生所的優點在於，能夠實施訪問指導這項服務。透過訪問，就能掌握「本人的狀況、家庭環境、社會環境」等實情，並能對此進行合適的諮詢指導。原則上，衛生所會先對本人及家屬進行充分說明，並得到同意後，才會進行訪問指導。不過，當所長等人認為有必要時，也能夠進行危機干預的訪問等。

　　③協助社會復健、自立，以及社會參與。

　　④與住院以及門診醫療的關係

　　參與移送制度、對精神科醫院進行監督指導

　　⑤給予市町村協助，並與其合作

　　對於「市町村提供給精神障礙者的社區生活支援」，提供關於「需要專業性與廣效性的事項」的協助。

❸市町村

Ⓐ職責

　　是最接近居民生活的自治體，也是地區中，關於精神障礙者福利的第一線機關。

　　近年來，人們希望「容易接近且使用頻率高的服務」能夠在市町村中實施，而且除了高齡者、母子、身體障礙、智能障礙以外，精神障礙也包含在服務對象內。作為障礙者福利服務的一環，市町村發揮了重要的作用。

Ⓑ主要的相關法律

　　身心障礙者自立援助法

Ⓒ業務內容

　　①與精神障礙者的福利服務(居家服務、設施服務、其他的社區生活支援服務)相關的諮詢

　　②根據利用計畫案，來制定服務津貼案

　　③精神障礙的障礙程度判定

　　④服務津貼的決定

⑤關於「精神障礙者心理健康福利手冊以及門診醫療費
　　用的公費輔助制度的申請與支付」的事務
⑥市町村障礙者計畫的制定

❹ 都道府縣的主管科室

　　在各個都道府縣廳當中，都設有負責統整精神保健福
祉業務的科室。

(川關和俊)

2. 社區中所具備的精神保健福祉支援功能

　　在變化劇烈的現代社會中，要維持並增進心理健康，並不
是件容易的事。光靠個人的力量是不夠的，必須要仰賴「整
體社會有系統地努力所進行的活動」。這種活動就是，作為
公共衛生其中一項領域的精神保健。

　　雖然公共衛生的首要目標在於預防，但這指的不僅是疾病
預防(第一級預防)，也包含了**早期發現、早期治療**(第二級預
防)，以及透過**復健活動來促進社會復健**(第三級預防)。關於
精神保健的情況，由於目前還無法釐清所有的疾病原因，所
以「制定有助於第二、三級預防的具體對策，並推行活動」
是很重要的，而且也是很實際的作法。

　　精神保健是以「從嬰幼兒期到老年期等各個年齡層的人」
為對象，而且必須在家庭、學校、職場、地區社會等，人們
所有的生活場所中實施。重要的是，我們要考慮這一點並謀
求合作，使活動能夠在整個社區中進行。

A. 社區精神保健的對象

　　在精神保健福祉的對象中，被精神保健福祉法規定為「精
神障礙者」(精神分裂症、精神作用性物質所導致的急性中
毒或依賴症、智能障礙、精神病態，以及罹患其他精神疾病
的人)的人，會同時罹患疾病與障礙，與發病前相比，在進
行社會生活方面，會出現生活上的困難。為了要提昇社區的
精神保健福利，所以醫療層面與保健福利層面這兩者的協助
都是必要的。

　　精神保健不僅要面對上述所示的狹義精神疾病，也需面對
「幼童虐待、社交障礙、逃學、藥癮、酒精中毒、失智症、

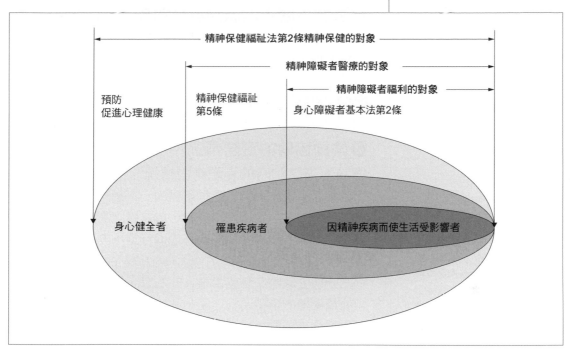

▲圖1　精神保健福祉的對象的範圍

人格障礙」等各種心理問題。對於「壓力所引起的憂鬱症」
的應對，在近年也佔了很大的分量。隨著正確知識的普及，
我們應該要盡快地確立「當心理健康感到不適時，能夠隨時
隨地進行諮詢的體制」。

B. 社區精神保健福祉服務的實際情況

　　在社區生活的精神障礙者會發生，失眠、焦躁、幻覺與
幻想所導致的自殘與傷害行為等各種問題。地區的精神保健
福祉負責人必須要去面對這些發生於患者的日常生活中的問
題，並提供適當的協助。而且也應該透過專家的判斷來與主
治醫師合作，讓那些因「缺乏病識感」這項精神障礙特徵而
沒有商量對象的患者，能夠接受適當的治療(進行外展服務
活動，以及防止病情惡化的護理活動)。

　　諮詢機構會接受上述處於各種狀況的對象所提出的各種
諮詢內容。來訪的人當中，有的人清楚地知道想要諮詢的
內容，有的人則處於內心很不穩定的狀態，諮詢內容也不明
確。因此，負責人必須確實地掌握住對方想要諮詢的事項，
並確實地傳達機構所能協助的內容。這一點是進行日常諮詢
服務時，最基本的事項。

作為諮詢機構來說，公家機關之所以會主動地進行應對，是因為「精神障礙者的特徵影響，所以目前有許多當事人會缺少對於疾病的認知(病識感)，而且其他人常會在本人沒有同意的狀況下，就使其接受治療」。

出現緊急情況時

出現緊急情況(有自殘或傷害他人的可能性)時，要與相關機構密切聯絡，並採取適當的應對方式，以確保精神障礙者的安全並使其能夠接受適當的醫療。具體來說，包含了法律第23條至第26條所規定的申請‧通報、指定精神科專科醫師基於申請‧通報來進行的診療(法第27條)、都道府縣知事所下達的強制住院命令(法第29條)。

原本，治療時應該尊重本人的意願，但在這種情況下，則會採取不顧本人意願的形式。

❶公家機關中的諮詢協助服務

①市町村保健中心(市町村精神保健福祉主管單位)，日本設立了2640所。

②衛生所(保健福利中心)，日本有549所(2004年4月現在)。

③心理健康福利中心，日本有62所。

❷諮詢協助的實際情況

Ⓐ訪客來諮詢時的實際應對情況

①雖然弄清楚諮詢目的是很重要的，不過諮詢者首先應該對首次來訪的客人表示感謝，或是體諒家屬的辛勞，並予以慰勞。營造一種能安心地進行諮詢的氣氛是很重要的。

②充分地去傾聽家屬或當事人的心聲、煩惱等，以明白目前最困擾的事情為何。諮詢者適時地準備好支持的意見也是很重要的。

③作為專業人士來說，諮詢者要掌握、整理被諮詢者的諮詢目的，並正確且明瞭地向被諮詢者傳達能夠協助的內容。從保健‧福利‧醫療‧生活‧經濟等各種觀點來廣泛地看待被諮詢者的煩惱。分析其內容，釐清問題行為或困擾的事，並提供必要的支援‧協助。為了要進行適當的協助，熟悉保健福利制度、社會資源的種類與運用方法也是很重要的。

④情況緊急時，要通知其他的諮詢機構或醫療機構。同時，也要充分地注意個人情報的保護(要讓被諮詢者了解，自己的個人情報會提供給其他的機構)。

⑤根據諮詢內容，來決定繼續進行諮詢，或是採取家庭訪問等協助。

Ⓑ電話諮詢的實際情況

公家諮詢機構經常會接到各種狀況的人所打來的諮詢電話。基本的諮詢方法雖然與上述的面對面諮詢一樣，但是，由於電話諮詢的特徵為，必須在看不到對方面孔的狀況下，透過語調或措辭等來進行判斷、應對，因此，處理這些內心有煩惱或不安的人的問題，會比面對面的諮詢來得困難。

①光靠電話諮詢而難以解決問題時，會根據諮詢內容，勸對方來機構內進行面談，或是進行家庭訪問。

②由於匿名性高，常客多，而且有時被諮詢者會因為病情而引起幻覺、妄想，因此，提供諮詢服務時，事先統一應對方針是很重要的。

③電話諮詢的內容很廣，從光靠電話諮詢即可馬上解決的問題到很緊急的情況都有。諮詢者必須要具備「能夠正確地察覺緊急程度」的諮詢技巧。當諮詢者認為緊急程度很高時，除了要採取適當的應對，同時也必須與相關機構、兒童諮詢中心、醫療機構、警察局等進行合作。

ⓒ 家庭訪問的實際情況

家庭訪問指的是，在對方的生活場所中進行面談諮詢。諮詢者可以透過直接目睹、打聽到其生活情況，來提供具體的協助。

諮詢者能夠儘早掌握需要協助的人有什麼樣的煩惱與困難，並在當下給予協助。

進行訪問前，要先進行幾個步驟，像是獲得對方的同意等。舉例來說，即使對方不同意諮詢者進行家庭訪問，但緊急程度被認為很高時，諮詢者應與相關人士、家屬等進行充分的合作，並實施家庭訪問。

①家庭訪問時的事前準備‧注意事項

公共衛生護理人員要進行家庭訪問時，最好先獲得精神障礙者本人的同意。家屬或諮詢者也必須告訴本人：「在幾號幾點左右，公共衛生護理人員會進行訪問，並給予協助。」沒有事先約好或突如其來的訪問會對信賴關係的建立產生不良影響，除了緊急狀況以外，絕對不能這樣做。

○盡可能地事先掌握訪問對象的情報是很重要的。諮詢者可以透過醫療機構、市町村、保健福利中心、警察、民生委員、家屬、鄰居、其他登記資料、申請等來掌握訪問對象的整體情況。

○制定支持‧協助的內容與方針

○事先確認訪問對象的病情(是否有出現幻覺、妄想)、身體上的痛苦、日常生活狀況、家屬等的協助狀況，考慮對象所處的生活背景，然後再決定協助方法。

○事先對「能夠利用的社會資源有哪些？是否有能對其產生影響的人或關鍵人物？那個人是誰？」等進行確認。

家庭訪問的特徵

可以了解「家庭的狀況、居住環境、與鄰居的關係、起居室的整理整頓情況」等對象的生活實態。藉此，便容易制定具體的支持‧協助計畫，使問題能提早解決。

家庭訪問的對象

‧與家屬等面談後，認為有需要觀察家庭情況時。
‧對方在家庭內閉門不出時。
‧對方不同意來衛生所等諮詢機構進行面談時。
‧對方需要保健醫療福祉服務，而且本人、家屬、主治醫師有提出請求時。
‧曾進行過關於「社會復健機構、社會福利服務等的利用」的諮詢時。

○由於精神障礙者常會出現缺乏病識感的情況，因此，花時間來進行訪問指導也是很重要的。進行應對時，重視人權、確實遵守守密義務、保護個人情報是當然的，同時，也能藉此與對方建立信賴關係，打開對方緊閉的心扉，並持續進行諮詢協助。

○即使精神障礙者的症狀看起來很嚴重，但只要能夠發現具體的痛苦(無法進食、失眠)的話，公共衛生護理人員就能透過理解痛苦來使患者安心並接受協助，以著手解決問題。護理工作的基礎在於建立信賴關係。在公共衛生護理人員的工作中，讓對方(精神障礙者)了解「自己是對方的伙伴，並能提供協助」，是一項很重要的因素。

②訪問指導的實際情況

○公共衛生護理人員首先應自我介紹，也可遞出名片。

○別想要透過第一次的訪問就解決所有問題。

○在主治醫師等人所委託的案例中，訪問後一定要進行報告。要建立並活用與相關人士之間的人際網絡。

○引導出訪問對象的健康層面也是有必要的。自我照護是最基本的，同時，也要協助障礙者，使其能夠主動地行動，並產生自信。

○確認一般的健康狀況、病情狀況的確認、是否有服藥、藥物的副作用等。

○也別忘了協助家屬。我們應理解家中有障礙者的家庭的壓力，並協助家屬，以提昇整個家庭的功能。

Ⓓ **家庭協助**　II-第3章第4節、II-第5章第4節

❸關於精神保健福祉的社區網絡的建立

為了協助在社區生活的精神障礙者，**綜合性及永續性的精神保健福祉服務**是有必要的。

衛生所、保健福利中心的職員、市町村保健福利科室的職員應該要和「精神科醫療機構的醫師、護理人員、心理師、職能治療師、精神科社工等」共同合作，協助在社區生活的精神障礙者及其家屬，而且，除了要與專業人士合作以外，也必須與家屬協會、當事人協會、義工合作。能發揮最主要作用的是負責社區護理工作的人員，也就是公

共衛生護理人員。

　能夠讓精神障礙者在社區中安心生活的要素包含了，居住場所、就業場所、協助生活的支援機構、能夠維持生活的經濟保障。

Ⓐ居住場所與日常生活的協助(生活訓練設施、福利院、團體家屋、家庭協助服務)

　在精神障礙者當中，有的人的家庭結構會在自己長期住院時產生變化，而且出院後，難以確保居住場所。對於這樣的精神障礙者而言，有助於面對單身生活的**生活技能提昇訓練**是有必要的，同時，也必須確保社區內有**能夠接納這些人的機構**。

Ⓑ生活費的保障、經濟上的援助(身心障礙年金、失業保險、低收入戶生活補助)

　確保「能夠穩定地生活的生活費」與「能夠**定期就醫的醫療費**」，對於精神障礙者的自立而言，是不可或缺的要素。協助辦理「醫療費用的補助(自立援助醫療、高額療養費補助制度、繼續療養制度、自願續保制度)與身心障礙年金的申請手續」也是公共衛生護理人員的重要職責。

Ⓒ保障就業場所(社會適應訓練事業、社區工作坊、Hello Work就業服務中心、障礙者就業中心)

　雖然就業能夠促使障礙者的生活變得充實，但是由於精神障礙者容易受到障礙的病情影響，因此，為了使其能夠繼續工作，就必須使病情穩定，並需要持續性的協助。

　公共衛生護理人員也會協助小型工坊的設立，並走訪相關企業，以確保工坊的工作。

Ⓓ精神保健福祉網絡的效果

　身為專業人士的公共衛生護理人員能夠提供符合各個精神障礙者的協助。對於負責社區護理工作的公共衛生護理人員而言，充分地掌握「關於生活在社區中的精神障礙者的保健福利服務的內容」是很重要的。

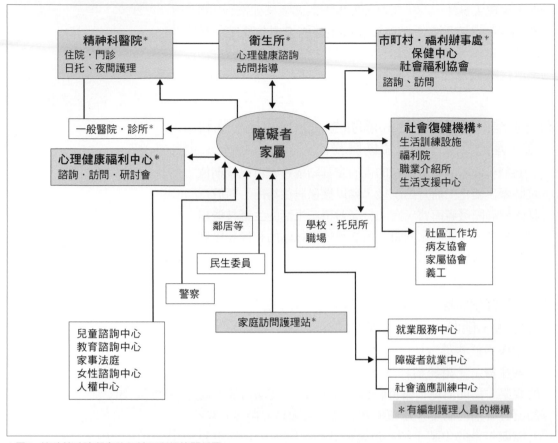

▲圖2　協助精神障礙者的保健福利網絡關係圖

網絡的效果

①能夠強化社區相關人士與相關機構的合作，並能促進精神障礙者的協助服務與社會復健。

②透過與各相關機構的合作，能夠更加容易地共享社區的情報。

③能夠提昇社區居民對於精神障礙者的認識，並減少偏見與歧視。

④與精神障礙者有關的職業、相關人士容易透過各種立場來發揮其作用。

　　而且，在熟悉網絡當中的相關機構、相關職業的機能與作用時，也要事先理解各種社會資源的運用方法，並努力去擴展新的社會資源。

　　為了要在社區中協助精神障礙者，如同圖2所示，光靠護理人員的力量是不夠的。各種機構與職業應該要互相合作，以建立有效的團隊合作模式與支援網絡。在發展團隊合作模式時，我們必須理解相關職業所能提供的服務內容，並正確地掌握各種職業的動態。

　　精神科社區護理指的是，透過各種的協助，進行能夠讓「精神障礙者在人際關係中**自我決定**」的諮詢協助。由於透過這些能使自己進行決定的細膩協助，精神障礙者能夠主動地選擇服務，因此，充實精神保健福祉與確定體制的建立是目前的當務之急。身心障礙者自立援助法在2005年10月31日通過，然後，從2006年4月1日，日本政府開始實施將身體、智能、精神障礙整合在一起

的保健福利服務。為了使精神障礙者能夠接受與其他2種障礙同等的福利服務，我們必須與相關機構進行更深一層的合作。

(小川惠子)

6 社區精神保健福祉對策的未來

A. 主動式社區治療 (Assertive Community Treatment：ACT)事業

在日本，以住院為主的精神科醫療很普及，而且精神科病床數、住院患者數也領先歐美各國。不過，1980年代後半以後，精神保健‧醫療‧福利政策面臨了名為「從住院轉移至社區」的轉換期。特別是在身心障礙者基本法通過後所制定的障礙者計畫(1995年)當中，具體地揭露了社會復健機構的建設目標數量，使得這些設施的數量有所增加。另外，1999年，精神保健福祉法進行修訂後，日本政府將家務助理服務、短期照護服務、團體家屋等的事業定位為精神障礙者的家庭福利服務對策。2002年，厚生勞動省設立了精神保健福祉對策總部，並明確地提出「將生活重心從住院轉移至社區」的方針。因此，「普及啟發、精神醫療改革、社區生活支援的充實」成為了政策的重點，而且政府也嘗試性地實施了主動式社區治療(ACT)模式計畫，以作為充實社區照護的方法。

ACT指的是，「協助重度精神障礙者，使其能繼續地在住慣的社區中安心地生活」的計畫。雖然許多人會將其英文名稱(Assertive Community Treatment)簡稱為ACT，不過在日文中，也有人將其稱為「**綜合性社區生活支援計畫**」。這雖然是意譯，但也被認為是能掌握其本質的翻譯。「綜合性」指的是，關於使用者生活的所有範圍，換句話說，不僅限於疾病，而是會與「**生活協助、家庭協助、就業協助**等使用者的所有生活」產生關聯。為了維持「社區生活」，協助者會積極地透過訪問生活場所來提供協助，並進行「支援」計畫，讓使用者能夠發展技能或優點。

B. ACT的歷史

ACT是從1960年代後半，美國威斯康辛州麥迪遜市門多塔州立醫院的研究當中發展出來的。在過去的方法中，會讓患者在住院治療當中，充分地進行出院後的生活訓練後，再使其出院。但是這種方法沒有解決，經常反覆地再次住院的「旋轉門現象」，以及出院後又再度長期住院的「**新長期住院(New long-stay)**」的問題。史坦因(Stein)等同醫院的醫療人員根據這些經驗，提出了「罹患重度精神障礙的人要在自己目前生活的社區中，才能學會必要的應對技能與自主性」的假設，並開始進行名為**社區生活訓練**(Training in Community Living：以下簡稱TCL)的治療模式的試驗。此模式後來以ACT這個名稱而為人所知。

史坦因等人將「在過去的話，需要住院的130名急性期的重度精神病患」隨機地分成TCL組與住院組，並每4個月追蹤一次過程。根據所得到的結果，在TCL組中，住院期間與沒有就業的期間的合計期間比對照組來得短，而且精神症狀、對於服務的滿意度、成本效益比等層面也都很傑出。此外，也沒有增加家庭或一般地區社會的負擔。之後，美國各地進行了ACT模式的驗證實驗，對象也擴大至「接受雙重診斷，並被認為罹患物質依賴的精神障礙者、罹患精神疾病的遊民、觸法患者」等。

雙重診斷

指的是複數個精神科診斷所合併而成的狀態。根據觀察，在歐美，精神分裂症等嚴重的精神障礙經常會併發物質依賴(酒精、藥物等)。

C. ACT的特徵

在ACT模式中，每天24小時隨時待命的多專業團隊(由精神科醫師、護理人員、社會福利工作者、臨床心理師、職能治療師等所組成)的特徵在於，會將1個照護團隊的人員所負責的患者人數控制在10人以下，每個患者的照護責任會由整個團隊來共同承擔，而且團隊的全體成員都會與各個患者建立關係。此外，所有的服務都不會透過其他的機構來進行，而是直接由團隊來提供，並會前往患者所生活的環境進行訪問。服務的內容很廣泛，包含了治療(醫學上的觀察與藥物的提供等)、復健(在公寓進行烹飪或購物的指導等)、社會協助(協助患者運用年金等的社會資源)等。以下所述的是，ACT模式的服務提供方式的特徵。

高成本效益的

人們在比較「具備同類效果的服務或計畫」時，會認為「在同樣的費用下，效果比較高的服務」比較出色。

Ⓐ對象為難以維持生活的重度精神障礙者

在ACT模式中，會將持續罹患重度精神障礙的成人視為對象。這些人由於精神症狀或功能障礙的緣故，大多無法在社會中充分地完成身為成年人的職責(就業、自我管理、人際關係等)。透過對這些人進行包含治療在內的綜合性協助，能夠讓「那些過去難以經營社區生活的人」在社區中生活。此外，由於ACT團隊屬於多專業團隊，而且24小時提供服務，因此，根據實證研究的結果，對於需求度最高的使用者來說，這種服務是高成本效益的。這種服務不會像過去以門診為主的精神醫療那樣，將「除了主動尋求協助的患者以外的人」排除在服務對象之外。由於此服務考慮了「罹患重度障礙的人可能會有多重需求」，因此，每個個案管理員會將所要負責的人數控制在10人左右。

Ⓑ多專業所組成的團隊‧治療方法

由精神科醫師、護理人員、精神科社工、職能治療師、專業人士等各種職業所組成的臨床團隊，會協助罹患精神疾病的人完成個人目標，提供服務，進行必要的處置等。由於支援團隊的組成具有多樣性，因此不會對使用者採取固定治療計畫，而是會依照使用者的需求，並配合臨床團隊與環境，以提供個別性的服務。此外，透過團隊中的各種職業，也能夠應付使用者的各種需求。

Ⓒ在生活場所中提供服務

ACT模式中的重要特徵在於，大部分的服務都是在使用者的「生活場所」中進行的。團隊會變得有機動性，團隊會去訪問使用者的生活場所，也就是他們的住家、職場，以及他們在閒暇時會去的咖啡廳或公園等，並提供服務。藉此，能夠將離開使用者的時間減低至最小，並減少以下這種情況：精神障礙者必須「練習」把「在某種情況中所學到的，而且對自己來說是很困難的事情」運用在其他情況中。

Ⓓ臨床上的責任要由醫療團隊來負責

罹患重度精神障礙的人，經常會在治療、生活、家庭關係等許多方面產生需求。服務的特徵在於，為了能夠有效地應對綜合性的需求，一個支援團隊會提供包含住家、就

業、治療等在內的廣泛服務。藉此，能夠避免各種服務的「片段化」，也能將協調所需的時間控制在最小。此外，藉由讓同一個團隊來提供治療與復健這兩種服務，可以容易掌握症狀或社會心理功能等的交互作用，並能夠適時地採取應對措施。

Ⓔ只要患者有需求，就會繼續進行照護

在ACT的研究當中，使用者在接受ACT的服務時，能夠順利地生活，不過我們也可以明顯地得知，患者只要一脫離治療計畫，症狀就會復發，無法順利地生活。雖然我們無法在有限的時間內「治療」重度的精神疾病，但是，透過ACT模式中的服務，就能提供護理系統，讓精神病患在此服務中生活與成長。

Ⓕ1天24小時、1週7天的服務體制

1天24小時、1週7天、1年365天都有編制人員，這點在「協助重度精神障礙者的生活」方面是非常重要的。雖然大部分的人員會在平日的白天來協助使用者，但透過輪班制，在夜晚或週末也必須工作。雖然透過白天的努力，可以減少夜晚的緊急狀況，但危急狀況還是隨時都可能會發生。為了充分地共享關於使用者的情報，所以不應在夜晚或假日編制固定的人員，而是應該讓全員輪流排班。

D. 所提供的服務內容

實際上所提供的服務內容，會先對於「使用者的特定需求、目標、已經習得的技能」進行評估後，再來進行個人化。在美國**物質濫用暨精神衛生防治局(SAMHSA)**的ACT工具包當中，記載了如下的說明：「與既有的服務截然不同，ACT計畫所提供服務型態不會事先就決定好。相反地，ACT團隊首先會開始進行『能夠以讓個人紮根於社區中，並繼續協助其康復』的工作。為了要達成此工作，醫療團隊所提供的服務在此時才會開始成形。換句話說，團隊不會對個人採取僵化的服務，而是會採取能符合使用者需求的服務。」也可以這樣說，ACT的原則為，在對每個使用者進行臨床服務時，會提供懂得變通的服務。一般的服務內容包含了以下幾項：

**用於標準模式
的品質量表**

(fidelity scale)

　　雖然ACT模式很重視個人化，但是，相反地，為了實現這種原則，計畫的結構本身則必須嚴格地遵守一定的模式。根據過去的研究結果，我們清楚地明白：忠實遵照結構、哲學、服務內容等的ACT模式，能產生好結果。專家根據這種理由，開發出用於標準模式的品質量表(fidelity scale)，而且也很重視測量結果。

　　具體來說，評估項目包含了「是否有遵照小組責任制；是否有採取團隊模式，讓複數個團隊與使用者見面；團隊會議的召開頻率；對於治療服務負起完全的責任，進行病例管理以及精神科服務以外的諮詢；是否有提供住家協助、就業協助等服務；是否有對急救服務感到責任，並在危機產生時直接進行干預；服務的量、接觸頻率」等28個項目。

①由醫師來進行診療，並開立處方
②協助使用者來進行關於疾病與服藥的自我管理
③個別的支持性治療
④危機干預
⑤住院期間的持續性協助
⑥關於住家服務的協助
⑦日常生活的協助
⑧關於身體健康的協助
⑨關於經濟性服務的協助
⑩就業協助
⑪家庭協助
⑫協助社會人際網絡的恢復與維持...等

　　從提昇使用者本人的生活技能的觀點來看，比起「進行訓練後再正式開始」，這種服務更加地重視，在正式情況的實際社區生活中，讓使用者接受訓練。用具體的例子來說明，當使用者出院後，剛要開始一個人生活時，會想要「一面進行金錢的管理，一面在超市購齊必要的物品」。在這種情況下，個案管理員需與使用者同行，而且首先要在現場進行評估，看使用者本身的能力達到何種程度，必要時則會當場進行指導。因為他們認為，經驗是最好的老師。

E. 可以印證ACT模式的哲學

❶恢復(recovery)

　　ACT並不會將「解決精神疾病以及與此相關的問題」視為最大的目標，反倒是較著重於，一邊面對這些疾病，一邊「恢復(recovery)」個人的心理層面。這個「恢復(recovery)」與其說是「某個人不想再次體驗精神病的症狀」，倒不如說是「儘管罹患障礙，但仍保有希望與自尊，並盡可能地學會能過著自立生活的方法」。這也可以說是，透過疾病來找出失去的事物、尊嚴、生命的意義。而且，有的人認為ACT服務的根本性目標不僅是「順利地」在社區中生活，也包含了在恢復(recovery)的過程中提供協助。因此，ACT團隊的成員相信重度精神障礙者的可能性，並期待他們能具備這種傳遞希望的能力。

❷優點模式

在過去的精神醫療的結構中，精神障礙者往往會著重於精神症狀或障礙所引起的弱點、問題點、缺點，並花費許多時間來解決這些問題。不過，一般來說，一個人會透過自己的興趣、慾望，以及至今習得的技能、潛在的能力，而有所成長。當一個人將「對於自己來說很有意義的事，或是夢想的實現」當成目標，並重視個人所具備的堅強程度時，就能提昇那個人的動機。透過這種方法，我們就能提供更加適合患者的個人化服務。我們在面對精神障礙者時，不應將其當成一般的「患者」或「障礙者」來對待，而是要將其當成一個獨立的個人，並提供協助。然後，必須要探聽出這個人堅強程度，並根據這點來進行個人化的評估，制定服務計畫。於是，我們會根據病理來將協助的觀點變更為那個人的堅強程度與恢復能力，藉此就能讓此人激發出「使賦權得以實現」的新想法。

F. ACT的效果

如同上述的那樣，ACT模式的原型是TCL，而且從結果上可以得知，與住院治療組相較之下，在TCL組的效果中，住院期間與沒有就業的期間的合計期間比較短，而且精神症狀、對於服務的滿意度、成本效益比等層面也都很傑出。此外，也沒有增加家庭或一般地區社會的負擔。之後，美國各地進行了ACT模式的驗證實驗，而且也進行了有系統地對「探討ACT效果的隨機臨床對照實驗(RCT)」進行評論的整合分析。最後，此項評論在「ACT對於重度精神障礙者的效果」這方面做出了以下結論：「這是一種有效的臨床治療方法，目的在於管理地區中的重度精神障礙者的照護服務。只要ACT能夠正確地將焦點集中在住院治療的高利用者身上，基本上，就能減少住院成本，而且也能改善預後和使用者的滿意度。政策制定者・臨床醫師・使用者應該要支持ACT團隊的成立。」此外，根據美國的精神保健服務學者穆瑟(Mueser)所記述的評論結果，在患者滿意度、住院期間、穩定的住所等項目中，針對「包含ACT模式在內的集中型・綜合型病例管理的成效」來進行報告的研究佔了絕大多數。關於生活品質(QOL)、症狀、服藥順從性、家庭滿意度、職業功能，有將近半數的研究表示具有成效。不過，在社會適應、觸法時的拘留期間、藥物濫用等方面，效果則不如其他項目來得理想。

隨機臨床對照實驗
Randomized Controlled Trial (RCT)

將某些人群作為對象，並隨機地分成「實驗組」與「對照組」，然後使其接受治療與干預，最後透過結果指標的比較來評價其效果。是一種流行病學的研究方法。

整合分析
meta-analysis

在這種方法中，會使用統計手法來將不同的研究結果進行整合，並導出1項經過整合的結果。人們認為，要將複數個RCT進行整合分析，所得到的結果才會具備有力的科學依據。常會用於臨床診療指引等。

G. ACT在日本的情況

　　藉由厚生勞動科學研究補助金(內心的健康科學事業)的協助，日本的試驗性ACT計畫(ACT-J)從2001年度開始推動基礎建設的發展，然後從2002年5月開始在國立精神‧神經研究中心國府台地區進行臨床活動。日本第一個正式的ACT計畫以各國成功的先行計畫為依據，並遵守了結構上的特徵。計畫的目標在於，協助經常使用精神醫療服務的重度精神障礙者，盡可能地使其能夠繼續地在社區中過著穩定且高品質的生活。ACT-J的特徵為，人們會意識到「使用者普遍會與家人同住」這項日本獨特的文化背景，並將服務的重點擺在家庭協助上。日本的ACT計畫的目的在於，不僅透過臨床計畫，也會透過實證研究來累積科學依據，而且，人們也期待ACT計畫能夠根據這個試驗性服務的結果，成為一項能夠推動地區精神保健福利的有力計畫，並在各地發展。

(伊藤順一郎‧鈴木友理子)

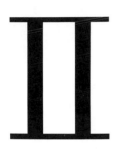

II

精神障礙和護理的基本原則

第1章

了解精神障礙

■■ **本章的內容**

1. 精神疾病的概念

- 正常和異常的判定基準
- 身體現象和統計基準
- 精神現象和統計基準‧理想基準
- 正常和異常兩種概念所代表的涵義
- 精神上的健康和精神上的不健康
- 疾病、症候(不適)、障礙

2. 精神機能的障礙和症狀

- 意識障礙
- 知覺障礙
- 思考障礙
- 感情障礙
- 記憶障礙
- 動機障礙
- 智力障礙
- 自我意識障礙

1 精神疾病的概念

1 正常和異常

A. 正常和異常的判定基準

所謂的正常，是指符合某一種標準(基準)的事物，相較之下，異常指的則是超出此標準(基準)之外的事物。

在判定正常和異常的各種基準中，**統計基準和理想基準**是一般情況下較常使用的兩種基準。在統計基準的定義中，將平均值或數量較多者所觀察到的現象視為正常，平均值之外的現象則視為異常。理想基準的定義中，則將符合某一團體、社會、文化所公認的價值或理念者視為正常，缺乏或違反這些理念、價值的則被視為異常。

一般的情況下，身體上的現象被認為應該使用統計基準來區別正常和異常，精神上的現象則應該以統計基準作為依據，再利用理想基準區別出正常和異常。

然而在實際情況中，是該使用統計基準進行區別，還是該使用理想基準進行區別，有時並不是件容易判斷的事。因此無論是身體上還是精神上的現象，想要決定哪一種現象適合使用哪一種基準，都必須個別進行判斷。

B. 身體現象和統計基準

各種身體機能的檢查數值，適合使用統計基準作為判定基準。不過即使採用了統計基準，醫療人員在根據統計基準判別正常或異常時，仍然要非常慎重。事實上，最近的醫學界已逐漸減少使用「正常和異常」的概念。會減少使用，除了是因為「正常和異常」的概念不明確、不適當之外，「正常和異常」這種表現方式中，本來就參雜了理想基準的概念，但是在身體醫學的領域中，卻傾向於「應該盡量避免使用理想基準」。

過去身體的臨床檢查項目中，曾將一定範圍內的數值判定為正常值，超出範圍的數值則判定為異常。然而在最近，

卻開始改以「標準值」一詞取代「正常值」，不在標準值範圍內者也不再稱為異常，改以「高於標準值」或「低於標準值」的方式進行判定。

即使是利用數值進行判斷的統計基準，也可能無法客觀地進行判斷。舉例來說，某一份檢測結果中顯示，檢體血中總膽固醇數值為240mg/dL，標準值則是150～219，此時我們可以判定該檢測結果過高(異常)。要將該檢測結果判定為異常，首先必須使用國家所承認，全國共通的標準值(此標準值是使用某特定的測定法所測得的數值)。如果標準值因人、地區、機關而不同，判定出來的正常、異常就會缺乏客觀性，當然是必須避免發生的問題。

這裡再舉一個例子來向各位說明。某檢測對象的血壓檢測結果是146mmHg/80mmHg，對現在的高血壓研究人員而言，大多數人是將血壓140以上判定為高血壓，因此該檢測對象的檢測結果對這些研究人員而言，將會給予高血壓的判定。然而在過去的常識中，卻是將血壓150以上的人判定為高血壓。若是遇到沿用此舊常識進行判斷的醫師，這份檢測結果就會被判定為沒有高血壓，也就沒有接受治療的必要。遇到這種場合時，即使是根據統計基準進行判斷，也可能會受到判定者的主觀影響，或者是受到理想基準的影響。

從上文所描述的各種情況中，各位應該已經能了解：即使是統計基準，也無法輕易地進行客觀的判斷。

C. 精神現象和統計基準・理想基準

當檢測對象為精神現象時，一般認為統計基準和理想基準兩者都可以使用。精神現象和身體現象不同之處，在於精神現象缺乏大量的數據可供參考，因此，統計基準所能使用的範圍相當有限，而且，即使根據統計基準進行判定，也必須非常慎重。

舉例來說，人的智力、記憶機能可以藉由各種智力測驗或銘記力測驗，以數值的方式測定出這些機能維持的狀況。得到測定的數值後，會設定一個特定的截斷點(cut point)，當數值高於截斷點時，判定受測者仍保有智力或記憶，若低於截斷點，則判定受測者的智力或記憶機能有異常。這種判定方式雖然看起來妥當，但是，實際上卻存在許多問題，舉例來說，在這種判定方式裡，就完全沒有考慮受測者原本的智力或記憶機能。若受測者原本是一位天才般優秀的人，智商的檢測結果得到的數值則是110時，該如何判斷呢？雖然智

依照統計基準的例子

幻覺是精神現象的病狀。四處無人，也沒有聲音來源，可是卻一直聽到有聲音從天花板或床底下傳出來，這雖然是統合失調症常見的病症現象，可是一般人卻不會知道此現象就稱為幻覺。因此，依照統計基準的判定，幻覺是屬於異常現象。

力測驗結果顯示正常，但如果受測者原本的智商是150，檢測人員也應該將結果判定為智力下降。有鑑於上述的狀況，若想要使用統計基準來區別精神機能的正常或異常，醫療人員務必要非常謹慎，以避免造成誤判。

由於統計基準的不完善，大多數的情況下，精神現象還是根據**理想基準來判定患者的正常・異常**。所謂的理想基準是將符合某一團體、社會或文化所公認的價值、理念視為正常，相反地若缺乏或違反這些理念、價值則被視為異常。舉例來說，在某一種情況下，當事人根據特定的思想或感情做出了特定的行動時，這些思想、行動、感情若受到當事人所屬團體、社會和文化公認，即判定為正常，如果不被團體或社會所公認，則判定為異常。

接下來，要請各位看一下藥物和酒精依賴症患者的情況。對於患者本人而言，攝取酒精可能是一項嗜好，也可能是他的樂趣之一。但是在社會和文化的強烈要求下，過度的攝取酒精，以及酒醉所造成的各種困擾他人的行為，不但被視為違規的行為，也被認為是應該禁止的行為。如果攝取酒精的人出現了上述的違規行為，而且無法以自己的意志力改善酒精依賴的問題時，就會在理想基準的判定下被視為異常。

人格障礙的場合，是根據兩點來定義患者的異常。第一點是患者的人格是否偏離了平均值，另一點則是患者在人格偏離的影響下，患者自己或社會是否感受到困擾、困惑(也就是根據理想基準進行判定)來判定。

社交恐懼症(social phobia)是焦慮症的一種亞型，在精神疾病診斷與統計手冊-第四版修訂版(**DSM-IV-TR**)中，社交恐懼症的其中一項診斷基準是這樣定義的：「顯著而持續地害怕一種或一種以上會被他人所注視的社會情境、行為。當事人會對自己丟臉的行為，或者是會令自己感到困窘、焦慮的行為感到恐懼」。舉例來說，內向、害羞的人在公司或學校等場所舉行的會議上，時常會感到緊張，因而無法在人面前進行發表，或者是因為發表這件事而無法入睡，甚至感受到心悸、焦慮的體驗。上述這種類型的人在世界上多的數不清，在過去這種狀態雖然被視為一種個性，精神上也歸類在正常的範圍之內。但是對於現代社會而言，這些人被認為是無法適應社會生活，在精神上也被認為是「罹患了疾病」。這種現象可說是理想基準的變化，導致了正常和異常之間的判定發生變化的最佳寫照。

酒精依賴症、藥物依賴症、人格障礙、焦慮症、進食失調等疾病，也和前文所舉的例子一樣，都是根據理想基準來進

行正常和異常的判定。

▌D. 正常和異常兩種概念所代表的涵義

如同目前為止本章節中描述的一樣，無論是統計基準還是理想基準，根據這些基準來進行正常或異常的判定，仍是精神醫學傳統的思考方式。不過在上述的文章中也曾提到，「正常和異常」本身就具有某種程度的理想基準判斷在內，因此在使用上必須特別注意。也就是說，原本「正常和異常」被認為是不含理想基準判斷成分在內的概念，然而在現實生活中，人們在無意識下常將「正常」解釋為「好的」，異常則解釋為「不好的」，也就是以理想基準進行了判斷。無論是統計基準還是理想基準，大多數的情況下人們都會先入為主地(a priori)將例外的現象，也就是異常的現象判斷為「不佳的」、「壞的」。

雖然人們常將異常的現象判斷為「不佳的」，但是實際上卻有例外存在。舉例來說，人們會歌頌被稱為天才科學家或藝術家所創造出的貢獻，而且沒有人會認為天才所做的貢獻是錯誤的。也就是說，如同看待天才的貢獻時一樣，我們不應該在「標準或超乎常理」的判斷中，混入優劣的價值判斷。如果以「普遍還是例外」來判定一件事物的「正常或異常」，往往會產生各式各樣的誤會。

如同目前為止所描述的一樣，新的看法認為檢測人員使用統計基準進行判定的過程中(特別是當對象為身體現象的領域時)，應該以標準值和**標準值內‧高於標準值‧低於標準值**，來代替正常和異常這兩種詞彙。同樣地，當對象是精神現象或精神疾病時，或者是使用理想基準進行判定時，也有使用其他的詞彙來取代正常和異常的必要。至於該以什麼詞彙來取代才恰當，目前仍眾說紛紜，「**一般性的‧例外性的**」、「**多數‧少數**」、「**普遍‧例外**」等等，各種具有中性色彩的詞彙都被列入考慮的對象中。

2 精神上的健康和精神上的不健康

在開始說明之前，首先要請各位讀者注意到「精神現象中所提到的正常和異常的概念」和「該精神現象是否為病理性」，這兩者沒有任何關連性。

在本章節中，將暫時跳脫正常和異常的概念，向各位介紹精神上的健康，以及精神上的病理狀態兩者所代表的涵義。

一般在解釋健康和不健康時，最常被引用的是由世界衛生組織(**WHO**)制定的健康和不健康(疾病)的定義。WHO對健康的定義是：「所謂的健康，除了是指一種沒有罹患疾病，消除了羸弱的狀態之外，同時也是兼具生理面、心理面和社會面的一種總體完好狀態(well being)」。**Well being**在這裡被譯為「完好的狀態」。如同許多人所強調的，這則定義是根據**生物心理社會模式**所制定，和以往使用的生物醫學模式不同。基於這項定義，開始有人提倡以「不健康」、「健康破產」等用語，取代原本用來作為健康相反概念的「疾病」。

身為精神科醫師的大熊先生認為精神上的健康，應該具備下述的特徵：「沒有精神障礙；行為上沒有顯著的異常，並且具備安定性和柔軟性；具備適應環境的能力，此適應並非單純地順應社會的要求，而是從歷史上的角度看來，能夠對社會的正向發展有積極貢獻的適應；具備統整的人格；對自己以及社會抱持正確認識」[1]。除此之外，大熊先生也將健康的反向概念－不健康，簡要地定義為：「不符合健康定義的狀態」。

那麼精神上的健康又是指什麼狀態呢？在上述兩段所介紹的健康的概念中，已經包含了心理層面的要素，是否還有必要再補充其他的解釋呢？

目前人們已經了解到所有的精神疾病，都包含了身體、腦、心理、社會面的要素，也了解到這些要素無論是在診斷上或治療上，都是不可或缺的。從這個角度來看，WHO所定義的健康中已經包含了身體、心理、社會模式，因此其實並不需要替精神上的健康加入其他的定義。也就是說，可以將健康的定義，直接沿用為精神上健康的定義。

文獻

[1] 大熊輝雄：現代臨床精神醫學(現代臨床精神医学)，金原出版，東京，1997

3 疾病、症候(不適)、障礙

在精神醫學領域中，精神上的病理狀態可以用幾種不同的名詞來表示。下文所描述的，是在一般情況下這些名詞所代表的意思：

疾病(disease)：如同國際疾病分類-第10版(ICD-10)和精神疾病診斷與統計手冊-第4版(DSM-IV)中所定義的，是用來表示一定病因、病狀、症狀、進展、預後，視情況不同，有時則用來表示共通的病理組織學結果，也就是精神醫學上疾病的單位。舉例而言，統合失調症、情緒障礙、阿茲海默症、酒精依賴症等稱呼，就是用來統稱特定**病理現象**的一種單位。

症候(不適；illness)：用來表示精神上不健康，或者是精神上的**病理狀態**的名詞。例如在「看得到幻覺、妄想」、「有健忘的現象」、「罹患失智症」、「興奮劑中毒」等狀態時，就會使用症候一詞。

障礙(disorder)：在疾病或症候的影響下，精神機能、運動機能、生活能力、社會機能等機能發生**障礙的狀態**。除了精神醫學的概念之外，障礙一詞同時也包含了心理、社會面的概念。

雖然上述三者有著不同的定義，但是實際在使用時，往往不會按照定義上的區別來使用這些詞彙。比起作為病名來使用，「不適」一詞更適合用來表示某種病理狀態，因此絕大多數的情況下都是按照原本的定義來使用，然而「疾病」和「症候」兩者卻時常被視為同義詞來使用。除此之外，「症候」一詞有時也會被誤認為含有「疾病」和「不適」的意思。在使用這些詞彙時應該要特別注意，避免招來誤解。

然而比起上述這些誤解，人們對「障礙」這個概念的誤解就更為混亂了。本來「障礙」一詞是如同上述一般，包含了醫學面和社會福利面的概念，但是實際在使用時，「障礙」卻常被人當成是「疾病」來使用，「精神障礙」一詞就是最具代表性的例子。

心理的疾病和身體疾病不同，難以用醫學上的疾病單位(疾病單位：指病因、病狀、病理組織學結果、症狀、進展、預後等因素相同的病理現象)來定義。因此對於能夠用醫學上的疾病單位進行定義的現象，人們將其稱之為疾病(disease)；另一方面，為了和疾病做區分，人們產生以disorder這個詞彙來取代disease的想法，以便稱呼一些病因

或病狀不明，缺乏足夠的條件使用醫學上的疾病單位進行定義的現象(例如精神疾病)。以這種想法為背景，隨後即產生了**精神障礙(mental disorder)**的概念。換個角度來看，雖然精神障礙代表的意思和疾病相同，但是因為尚無法和身體疾病並列來使用，所以才稱為精神障礙。在「精神障礙」一詞中「障礙」代表的意思，已經和前述的原本的意思不同了。

然而在最近，由於心理的疾病在病因或病狀上逐漸獲得了證實，所以也如同身體疾病一般，開始推廣**精神疾病(mental disease)**一詞的使用。由於現在仍處於過渡時期，在本書中暫時會將精神障礙和精神疾病兩者視作定義相同的詞彙。

除了疾病、症候、障礙等概念之外，**個案性(caseness)**也是精神醫學上很常使用的獨特概念。根據個案性的定義，有些人即使已經滿足疾病的條件，但是在社會、環境、生活狀況的影響之下，可以不需要接受治療。舉例來說，有些統合失調症患者的病狀安定，能夠和平時一樣過著日常生活，沒有必要特別接受治療。除此之外，也有不少人在定義上雖然已經符合情緒障礙的標準，但是因為本人、家屬或其周遭的人都不對此狀態感到困擾，也就不被視為需要處理的問題。妄想、幻覺、強迫症、解離性疾病(舊稱歇斯底里)等等精神醫學上的病理現象，也可能會因為當事人所生活的社會、文化、習慣不同，反而被視為是正常人或超能力者。

當精神障礙者被認為罹患疾病，並且有必要進行精神醫學上的治療，或者進行照護、護理上的介入時，被稱為「**具備個案性**」，反之則稱為「不具個案性」。在其他的醫學領域中並沒有個案性這種概念，可以說是精神醫學所獨有的概念，因此護理人員也有了解這個概念的必要。

(松下正明)

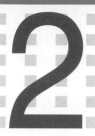

精神機能的障礙和症狀

A. 意識障礙

精神醫學中使用的「意識」一詞有兩種涵義，一種是指心理學上的「意識」，代表主觀的現象；另外一種則是生物學上的「意識」，指的是一種能夠客觀化的性質。「**意識障礙**」一詞是屬於後者，也就是生物學上的「意識」。如果想要表現出心理學上的意識障礙時，則會使用「自我意識的障礙」一詞來表示(詳細內容稍後會再做說明)。

接下來將先針對生物學術語中的「意識障礙」進行說明。意識障礙時常被人譬喻成舞台和照明，「**意識清楚**」相當於舞台的照明打亮時的狀態；「**意識混濁**」則相當於舞台照明昏暗時的狀態；「**意識狹窄**」則相當於舞台本身縮小的狀態。意識障礙又可以細分為「單純性意識障礙」和「複雜性意識障礙」兩類。

❶ 單純性意識障礙(意識混濁)

用於表現意識障礙的深度。在精神醫學領域中，意識混濁的程度由淺至深可以分為下列五個階段：

① **混淆**　意識不清楚，但仍然能夠溝通。
② **嗜睡**　想睡並且已進入淺睡的狀態。
③ **昏睡**　給予刺激後雖然會清醒，但馬上又會睡著的狀態。
④ **麻木**　不給予強烈的刺激就不會有反應的狀態。
⑤ **昏迷**　無論給予任何刺激都不會有反應的狀態，或者是只有輕微的反應。

在腦外科和神經外科中，意識障礙的程度是根據深度分為輕度、中度、高度三級，最近在精神科的領域中也有越來越多人開始使用這種分類法。代表性的方法例如日本昏迷指數(或稱3-3-9度法) p.273。

❷ 複雜性意識障礙

譫妄是一種輕度或中度意識混濁下，伴隨有活躍的精神運動激動的狀態。

特徵為意識混濁程度輕微但思考不連貫，患者無法了解四周的狀況，行為也不一致。

意識範圍(也就是舞台)縮小的意識狹窄，以及意識內容的變化(意識變異)都屬於複雜性意識障礙。

①**意識狹窄** 意識的範圍縮小(舞台本身變小)的狀態。

②**意識變異** 意識的內容發生變化的狀態。暈眩狀態、譫妄、智力缺陷、酒醉等皆隸屬於意識變異。暈眩狀態是意識狹窄合併意識混濁的一種狀態，伴隨有幻覺、錯覺、焦慮、行為異常等各種症狀。譫妄則是意識混濁合併錯覺、幻覺、精神運動興奮、焦慮等症狀的一種特殊的意識障礙。

B. 知覺障礙

感覺器官在受到刺激後會產生生理上的反應，此時所產生的單純性精神現象被稱為感覺。所謂的知覺則是將過去的經驗、記憶、感情等因素，加入到感覺的認知作用中。知覺的障礙包含了單純性知覺異常、妄覺(或稱感覺錯亂)。

❶單純性知覺異常

知覺的強度、性質、範圍、持續上發生了異常。

❷妄覺

妄覺包含了錯覺和幻覺。

Ⓐ錯覺

將存在於眼前的對象辨識為其他不同事物的狀態，**幻想性錯覺、忽略性錯覺(或稱不注意性錯覺)、情感性錯覺**等都屬於錯覺的一種。由於注意力不足，將對象誤認為其他的事物的狀態稱為忽略性錯覺。情感性錯覺是由於恐懼等情感所引起的錯覺(例如在鬼屋中將擦身而過的其他遊客誤認為幽靈)。幻想性錯覺發生時，患者會出現類似將天花板的條紋看成動物的錯覺。

Ⓑ幻覺

將實際上不存在的事物，誤認為存在的狀態稱為幻覺。幻覺可以細分為「伴隨意識障礙出現的幻覺」(例如藥物中毒和譫妄)和「不會產生意識障礙的幻覺」(例

如統合失調症和酒精性幻覺症)兩類。根據感覺種類的不同，幻覺又可以分為下列六點：

①幻視

幻視大多會和意識障礙一起出現，但也有案例是出現在沒有意識障礙的疾病(例如統合失調症)上。譫妄狀態下常出現的**小動物性幻視**是代表的幻視。

②幻聽

包含了：1.**元素性幻聽**：聽到的聲音較單純，多為物品的聲音。2.**言語性幻聽**：患者會聽到人的聲音。

統合失調症患者所聽到的各種幻聽中，以幻聲較為特殊。幻聲有許多種類，其中有幾種獨特的幻聲只會發生在統合失調症患者上：1.感覺有許多人在患者四周竊竊私語的幻聲，2.感覺有人在呼喚患者的幻聲，3.感覺有人在回答自己的幻聲。

③觸幻覺

和觸覺有關連的幻覺稱為觸幻覺，例如感覺皮膚上有蟲在爬，或者是覺得身體被電到。

④嗅幻覺

和嗅覺相關的幻覺，主要出現在統合失調症患者上或癲癇發作時。患者會感受到各種不同味道(又以異臭居多)的幻覺。在劍道中，頭頂部位被竹刀劈中時偶爾會感到有臭味，這種現象也是屬於嗅幻覺的一種。

⑤味幻覺

和味覺有關的幻覺。

⑥體感幻覺

體感幻覺是指身體感受到了異樣的感覺，或者是內臟感受到某些感覺的幻覺。內容大多相當奇妙，例如感覺到「腦溶掉了」、「感覺子宮內部有異物在動」等的幻覺。

◉其他

感受不到自己活著的「人格解體」或「喪失現實感」都歸類在此項。

C. 思考障礙

思考上的異常可以分為兩種，分別是**思考形式的異常**和**思考內容的異常**。

❶思考形式的異常

思考形式的異常可以再細分為思路(思考過程)的異常和體驗模式的異常兩類。

Ⓐ思路障礙

思路障礙，是指思考的過程或思考速度發生障礙的現象。躁狂症的患者會不斷地產生各種想法，並且很容易受到這些突發性想法，或者是周遭事物的影響，進而使患者的話題不斷地轉移，思考也無法獲得統整，這種狀態被稱為**意念飛躍**，屬於思路障礙的一種。憂鬱症則和躁狂症相反，思考會呈現停滯不前的狀態，或者是出現思考遲緩的現象，這種狀態被稱為**思考抑制**。另一方面，統合失調症所引起的思路障礙則是因為「觀念之間的關連性損毀」，進而使得由觀念所構成的思考受到影響，最後導致思考無法統整。這種思路障礙被稱為**思路不連貫(incoherent thinking)**，程度較輕者則稱為**思想鬆弛(lossening of association)**。除了上述的幻覺之外，統合失調症患者也可能會因為其他不同種類幻覺的影響，使得思考突然中斷，或者是話說到一半時突然停止，這種狀態則稱為**思考中斷**。還有一種狀態被稱為**固持症**，指的是「同一種觀念」持續留在腦中，即使話題已經轉換，患者仍舊會說出相同觀念的狀態。舉例來說，當我們用手指著花問說：「這是什麼？」時，患者會回答：「花」，如果又接著指向雨傘問問說：「這又是什麼？」時，患者仍舊會回答：「花」。「**說話繞圈**」也屬於思路障礙的一種，指的是思考的過程中，患者雖然沒有迷失思考的目的，但卻因為思考過程中有太多的分歧，進而耗費許多不必要的功夫，掌握不到重點。

Ⓑ思考體驗模式的異常

有一種思考體驗模式被稱為**強迫性思考**，是強迫症特有的症狀。強迫性思考患者的腦中會擅自浮現某種想法(而且產生的想法對患者本人而言都是一些不合理的想法)，患者不但無法將想法從腦中揮去，如果嘗試

去壓抑這些想法，反而會感覺到不安。恐懼症亦屬於思考體驗模式異常的一種，患者會對具體的對象感到不安、恐懼，例如懼高症、幽閉恐懼症、臉紅畏懼症。還有一種思考體驗模式被稱為「**超價概念**」，是指相較於其他思考，某一種思考長時間處於優勢，並且在感情的影響下，使得該思考時常受到強化。統合失調症患者由於在自我上發生了障礙，會將本來應該屬於自己的思考，誤認為他人的思考，因而產生了例如「這種想法是別人指使的」(思考唆使)、「想法被人抽離了」(思考剝奪)，各種認為自己是在他人的影響、命令下所感受到的體驗(這種體驗也稱做**作為體驗**)。

❷思考內容的異常

妄想是指相信了實際上不合理的思考內容，並且無法進行修正的狀態。妄想可以概分為兩大類：1. **原發性妄想**：心理學上無法理解的妄想(例如患者突然深信自己是神)2.**續發性妄想**：在心理學上，可以從患者的感情狀態、異常體驗、狀況來了解其內容的妄想(例如能夠用幻聽來解釋的妄想。舉例來說，患者可能認為有人用無線電發訊機，將聲音以電波的方式傳達給他)。可能導致原發性妄想的異常體驗例如：1. **妄想情緒**：認為自己的周遭可能會發生某些大事件，因而感到恐懼。2. **妄想意念**：腦中突然浮現自己是神之子的想法，並且對這個想法深信不疑。3. **妄想性覺察**：認為某些知覺有著特殊的意義，例如患者在聽到飛機的聲音時，會將飛機的聲音認為是代表「母親死亡」的信號。

妄想的情節內容變化多端，不過大致上可以分為三大類，分別是：①被害妄想②輕視妄想③誇大妄想。①被害妄想指的是產生他人想要加害自己的妄想，主要出現在統合失調症的患者。②輕視妄想是憂鬱症中較常見的妄想，是在低估自己、對自己的否定性感情、缺乏自信等背景的影響下所產生的妄想。和輕視妄想相反地，③誇大妄想的患者則會看到高估自己的情節內容。

▌D. 感情障礙

感情上的障礙可以分為兩大類，分別是情緒上的異常和感情上的異常。情緒指的是和「愉快」、「憂鬱」等具備同性質的事物。在躁狂症、憂鬱症等疾病中，情緒障礙是主要

的症狀。「**情緒變動性**」則是一種情緒的持續性障礙。除此之外，尚有一種可見於器質性疾病的情緒障礙，被稱為欣快症。

感情上的異常包含了感情的興奮性下降(情感麻痺、情感鈍化、情感缺乏)，以及感情的興奮性亢進。所謂的**情感麻痺**，是指由於天災等因素使得精神受到衝擊，進而使當事人一切的情感活動反應停止(僵硬)的狀態。**情感鈍化**指的則是感情遲鈍化的狀態。在一般的情況下，不會只單獨出現感情的遲鈍化，通常都會伴隨有動機、意志力的障礙。情感鈍化也是統合失調症慢性期時可以觀察到的症狀之一。**情感缺乏**是一種缺乏愛情、同情心、同理心等人類高級感情的狀態，患者即使做了某些殘忍的行為，也不會感到後悔或反省。

除此之外，還有一種可見於腦器質性疾病的感情障礙，稱為**情緒失禁**。本來人的感情是受到意志的控制，但是當腦發生器質性障礙時，原本的控制能力就會減弱，進而導致了情緒失禁。情緒失禁下的患者會因為一些微不足道的小事，表現出憤怒、笑、流淚等的感情。

E. 記憶障礙

記憶包含了①銘記、②保存、③回想、④再確認這四種元素，記憶障礙也和這四種元素有關。

①銘記能力減弱

無法對新事物進行銘記，最近的記憶也會發生障礙。銘記能力減弱的患者仍保有過去的記憶，回想、保存能力也維持正常。當患者發生意識障礙時，雖然也可能會發生銘記能力減弱的症狀，但銘記能力減弱還是最常出現在失智症的早期症狀中。

②保存障礙

當腦部發生器質性障礙時，可能會造成保存障礙。當患者的記憶被解體時，將從較新的記憶開始流失，越古老的記憶越能獲得保存。

③回想障礙

雖然保存有過去的記憶，卻無法回想的狀態稱為回想障礙。

導致回想障礙的原因可以分為兩種，一種是來自器質性障礙的影響，另一種則屬於心因性(**心因性失憶症**)。後者是由於精神上的原因，導致患者回想不起某一段時期的記憶。完全無法回想起自己的生活史的**全盤性失憶**，也屬於後者。所謂健忘(或稱失憶症)，指的是無法回想起特定時期，或者是特定事實的狀態。除此之外，還有一種特殊的失憶症被稱為後向失憶症。當遭遇事故等...的意外而導致意識障礙時，可能會無法想起這段期間的記憶，然而後向性失憶症卻是無法回想起「遭遇事故之前」的某一段記憶。

④再確認障礙

再確認障礙是指回想的內容和原本的體驗內容明顯不符的狀態，似曾相識(**既視體驗；deja vu**)、從未見過(未視感；jamais vu)、**幻想性記憶錯誤**都屬於再確認障礙。有一種症候群是由**銘記**力障礙、失憶症、定位感障礙(無法正確地辨識時間、人物、地點)、捏造所組成，被稱為**高沙可夫症候群**，是和酒精性精神病有關的症候群。

F. 動機障礙(衝動障礙)

在許多種動機障礙中，有一部分被稱為變化量障礙，包含**動機減少和動機亢進**。當動機減少時，會造成活動性的下降，嚴重時甚至會使得所有的自發性行動喪失。額葉的障礙、憂鬱症、統合失調症都可能會造成動機減少。另一方面，典型的動機亢進常見於躁狂症。在動機亢進的狀態下，患者所有的動機都會呈現亢進狀態，無論是在精神上或身體上的動機，都會顯得亢進(又稱為全面性的亢進)。個別性的動機亢進例如食慾障礙(厭食、暴食)、性慾障礙(性慾亢進、性慾下降、性倒錯[或稱特殊性癖好障礙；paraphilia])等多種障礙。

G. 智力障礙

智力除了是指應用已學習、記憶的事物的能力之外，同時也被認為是一種解決新問題的能力。測定智力的方法被稱為智力測驗，智力測驗的種類相當多，現在最常使用，可信度也最高的成人智力測驗有「韋克斯勒成人智力測驗(WAIS-R)」，以及未滿十六歲的受測者使用的「韋克斯勒

兒童智力測驗(WISC)」。大多數的測驗結果是以IQ(智商)來表示。智商是將精神年齡(透過智力測驗所得知的年齡)除以實際年齡後，再乘以100所得到的數值。

在多種智力的異常中，以**精神發育遲滯和失智症(舊稱痴呆)**較為常見。精神發育遲滯是指先天或出生後的早期智力發展出現障礙，導致智力停留在低水平的狀態。精神發育遲滯根據患者智力的程度分為正常(IQ85以上)、邊緣(IQ70～85)、輕度(IQ50～70)、中度(IQ25～50)、重度(IQ25以下)。

和精神發育遲滯不同地，失智症是指原本發育正常的智力，受到某些後天性的腦部障礙影響，導致智力持續下降的狀態。

H. 自我意識障礙

自我意識是主觀心理學所主張的「意識」(這種意識是和生物學上客觀的「意識」相對)與「對象意識」相對的概念，換個角度來說就是一種以自己為對象的意識。自我意識狀態是根據下列四種指標進行判斷。

①能動性意識

辨識自己是否在活動的意識。如果能動性意識發生障礙，患者會無法判別事情是否是自己做的，進而導致患者產生作為性體驗或人格解體。

②單一性意識

在某一段短暫的時間內，辨識自己是否是「一個人(單一個體)」的意識。若單一性意識發生障礙時，患者會認為有兩個自己。

③同一性意識

辨識現在的自己和過去的自己是同一個人的意識。

④綜合感覺(synthesis)

當「自己和外界、他人之間界線的意識」發生障礙時，患者本人和他人之間的界線會顯得模糊，無法區分外界的現象和自己。

(樋口輝彥)

第2章

精神障礙的診斷和治療
以及相關的護理原則

1 診斷時所使用的會診、檢查以及其相關的護理原則

明確的診斷基準

ICD-10(International classification of disorder 10，國際疾病分類碼第10版)是由世界衛生組織(WHO；World Health Organization)在西元1993年所制定，DSM-IV(Diagnostic and Statistical Manual of Mental Disorder-IV，精神疾病診斷與統計手冊第四版)則是由美國心理學會(APA；American Psychiatry Association)在西元1994年所制定，兩者皆為精神疾病的「明確的診斷基準」(譯註：Operational Diagnostic Criteria，舊稱操作型診斷基準)。這兩種診斷基準為了提高診斷時的信賴性，制定了許多明確的基準，而這也是兩種診斷基準的共同特徵。

除了上述的特徵外，在DSM-IV的基準中，尚有兩項是較為特殊的特徵：由於許多病狀無法以單一疾病、病因來解說，因而認可了共患疾病(comorbidity，或稱合併症，例如憂鬱症和恐慌症的並存)的存在。以「多軸向評估系統」(第1軸＝臨床疾病、第2軸＝人格障礙、精神發育遲滯、第3軸＝一般身體疾病、第4軸＝心理社會以及環境問題、第5軸＝患者整體功能的評估)。除此之外，廢除了定義曖昧的病因論這一點，也是DSM-IV疾病分類法主要的特徵之一。由於廢除了病因論，以往作為心因性疾病代表的「神經症(neurosis)」病名，已經從DSM-IV中被刪除。由於DSM-IV的疾病分類中排除了病因論，因此目前只能被視為一個暫定的版本。截至目前為止，DSM已經經過無數次的改訂，相信今後也會逐漸的改進成一種更適當的診斷分類。

1 診斷的準則和重點

除了一部分疾病外，大多數的疾病仍舊無法鎖定病因這一點，是精神科在診斷疾病時，常見的問題之一。正因為大多數精神疾病的病因尚不明確，精神科在診斷時缺乏有效的生物學檢查，因此只能根據患者當時的狀態，同時觀察症狀隨著時間進展所發生的變化，使用**明確的診斷基準**(ICD-10、DSM-IV)來進行臨床診斷。所謂的「明確的診斷基準」，是為了提高診斷時的客觀性，並且使精神科診斷能夠提高信賴度，進而制定的一種基準。除了「明確的診斷基準」外，在DSM-IV中更引進了「多軸向評估系統」。「多軸向評估系統」是由五個軸向所組成，這使得醫師在診斷時具備了多方向性評估的新視角。不過，即使導入了「明確的診斷基準」，醫師想要正確地掌握患者的症狀，並且做出正確的診斷，依然需要具備熟練的視診和問診的技術。

A. 會診

會診一開始，醫療人員應先自我介紹，接著則要確認對方的姓名。這個步驟雖然是看似可以忽略的一種基本常識，不過一般來說，醫療人員都會在自我介紹完後，才開始進行會診。為了避免帶給患者不悅感，向患者問好時應該將臉面向患者，醫療人員也必須同時觀察對方的態度以及身體動作的變化。像這樣一邊交流，一邊冷靜地觀察對方的方式，可以說是整個會診過程中不可或缺的一個環節。在觀察患者的同時，醫療人員也必須注意到兩者之間關係性的變化，這其中也包含了自己本身的心情變化。

大致上會診是由視診和問診兩部分所組成。透過視診，我們能夠觀察到會診時患者的表情、姿勢、態度、舉動、服裝、儀容、說話方式等訊息情報。隨著疾病的不同，我們也能夠透過視診觀察到某種程度的近期症狀，這也就是為什麼視診對診斷有相當幫助的原因 表1。問診時所能夠獲得的情報包括患者會診時的近期症狀(包含最近數天內所發生的症狀)，以及目前為止的患者的經歷(既往病史、生活史、家族史、現在病史)。

▼表1　視診

表情	統合失調症 (譯注：日本舊稱精神分裂症)	表現出和話題不符合的感情、表情僵硬、臉部扭曲、皺眉、翹嘴、缺乏表情
	憂鬱症	表情苦悶、絕望、悲傷、哭泣
	帕金森氏症	面具臉
	意識障礙	表情困惑
姿勢、態度、動作	統合失調症	不關心、冷淡、不自然、不坦率、動作怪異、重複相同動作、排他、緊張
	憂鬱症	動作遲緩、低頭
	躁症	傲慢、易怒、好動
服裝、儀容	統合失調症	服裝怪異、外觀不整、骯髒
	躁症	濃妝、誇張的服飾
說話方式	統合失調症	無法整合談話內容、談話內容缺乏連續性
	憂鬱症	發話聲音小、說話吞吞吐吐、遲鈍、寡言
	躁症	音調高昂、活潑、多話、流暢、字句拼湊
	癲癇	說話繞圈
	假性癡呆	答非所問
	失語症	雜亂性失語、詞啞
	藥物中毒、酒精中毒	口齒不清

B. 問診

在問診的過程中，醫療人員能夠得知患者的意識、記憶、智能、感覺、感情、行動、行為等近期症狀(換句話說，就是詢問患者最近是否有這方面的症狀) **表2**。問診時，首先要確認「是誰提出接受診斷的要求」。之所以要確認這件事，是因為患者常缺乏**病識感(insight)**，患者有可能是在不情願的情況下，受身旁親友的勸導才接受診斷的。除此之外，有的患者也可能對自己必須接受診斷一事，感到相當的憤怒和不滿。如果在問診前不先了解這些患者的感受，醫療人員將會難以和患者建立良好的治療關係。患者是否對疾病有自覺這一點，也是醫師在診斷上進行判斷，以及安排治療計畫時十分重要的參考。

問診的流程，原則上是以患者本人的主訴作為起點，並且以開放式問句(open question)而非誘導的方式來獲得患者的情報。不過，就像各位在 **表2**中所看到的一樣，大多數的特定症狀，常能夠在多種疾病上觀察到。因為這個因素，有時也必須參考視診所獲得的情報，並且針對特定的症狀，向患者的治療人員進行詢問。在治療人員進行詢問時，也和詢問患者時相同，要避免使用誘導詢問或追問的方式進行詢問。

當「提出接受診斷的要求」是由患者以外的人所提出，患者本身並沒有特別的主訴時，就可能需要先獲得患者的同意，以便向患者身邊的人獲得進一步的情報。遇到這種狀況時，患者的家人等身邊的人，可能會希望在患者不在場的地方進行對談(例如情形若是家庭內暴力，對談之後家人可能會受到患者攻擊)。如果遇到這類個案時，就必須個別地進行對談。

除了上述的各項重點之外，在首次問診的過程中，醫療人員

雜亂性失語症

由於明顯的錯字或文法錯誤，使得患者的說話內容無法被理解的狀態。

開放式問句

有別於以「是」、「不是」作為回答的「質問」，開放式問句是一種能夠使對方自由地談話的質問方式。「怎麼了？」、「覺得如何？」就是一種開放式問句。

▼表2 問診(近期症狀)

意識	器質性腦部疾病、 症狀性精神病	輕度的意識混濁、意識朦朧狀態 ＊從患者的表情、態度，反應性、注意力、編碼、記憶、錯視、方向感來判斷 ＊注意時間變動所造成的影響
記憶	各種失智症、器質性腦部疾病、解離性疾病、酒精中毒、藥物中毒	＊以時間分類：即時記憶、近事記憶、遠事記憶 ＊以記憶過程分類：編碼、儲存、檢索(回想、重新認識) ＊以內容分類：陳述性記憶；情節記憶、語意記憶非陳述性記憶；程序性記憶、首要記憶 ＊發病時間點和時間的關係：前向失憶症、後向失憶症
智能	各種失智症、精神發育遲滯	計算、抽象概念的理解、對於一般質問內容的了解、應答內容、長谷川式簡易智能評價改訂版、簡易智能狀態測驗 (Mini-Mental State Examination ，MMSE)等失智症檢測表
感覺(幻覺等)	統合失調症、酒精性幻覺症、物質濫用、物質依賴、癲癇性精神病、燥鬱症、妄想、意識朦朧	意識清明 意識障礙 ＊體感幻覺(cenesthopathy)：統合失調症、器質性腦部疾病
思考	各種精神疾病 統合失調症 憂鬱症 躁症 意識障礙 癲癇 強迫症、憂鬱症、統合失調症、器質性腦部疾病	思考內容的障礙：妄想 思考形式的障礙：思想鬆弛、思考中斷、負面思考 聯想抑制 意念飛躍 思考不連貫 說話繞圈 強迫性思想、強迫性觀念
感情	憂鬱症 躁症 失智症 血管型失智症 統合失調症 焦慮症、燥鬱症、統合失調症、器質性腦部疾病	心情憂鬱、悲傷感(憂鬱)、悲觀 情緒高昂 欣快症 情感失控 情感平淡 焦慮、恐懼、不快感、煩躁不安、興奮、易受刺激或易怒、情緒不穩、情緒變動明顯
行動、行為	統合失調症、躁症、器質性腦部疾病 憂鬱症、統合失調症、邊緣性人格障礙 注意力不足過動障礙症、躁症、統合失調症、器質性腦部疾病 憂鬱症 強迫、憂鬱症、統合失調症、發育障礙、器質性腦部疾病、 統合失調症	興奮 自殘行為、自殺企圖 好動、難以冷靜 行動抑制 強迫性行為 意志力喪失、自閉

必須注意到，不可企圖一口氣詢問出患者所有的情報。無論是誰，在遇到首次見面的人時，都會有想隱瞞或是不想告知的內情。這方面的問題，隨著患者和醫療人員的治療關係逐漸密切之後，自然而然就能夠詢問出，因此醫療人員應以由淺至深的方式進行詢問。還有一點必須要注意到的，就是初診時的判斷很可能只是暫定的結果，身為一名醫療人員必須勇於接受這個事實，並且在往後複診的過程中進行修正。

C. 既往病史

　　患者的精神疾病、身體疾病、外傷等既往病史，必須一個不漏地記錄下來。既往病史可能和患者現在的問題有關連，同時既往病史的有無，也會影響到醫療人員在治療方式上的選擇，或者是影響到治療後恢復狀況的推測。舉例來說，曾有個案是在受到頭部外傷數年之後，才出現了癲癇發作的症狀；也有個案則是在腦梗塞後發生了憂鬱症的症狀。遇到類似上述的狀況時，既往病史的有無就會造成影響。除此之外，如果患者有糖尿病的既往病史時，也可能會遇到必須禁止使用某些抗精神疾病藥物的情形。

　　在某些情況下，醫療人員必須獲得患者的成長史相關情報後，才能夠進行診斷或治療。無論是否為一般的疾病，患者**成長史(發育史)**的情報都有相當重要的位置。曾經發生過一個案例，患者在幼兒期時曾有過人際關係或社會關係上的不良，也有言語發育上的遲緩、難以冷靜的現象，但是這些成長障礙和注意力不足過動障礙症候群在當時並沒有受到治療，患者一直到成年之後，才開始接受診察。除了相關的疾病之外，對於一些和受診內容無關的疾病，醫療人員也必須進行充分的考慮。

D. 生活史

　　所謂的生活史，包括了患者出生後的養育史、學歷、職歷、結婚史等情報。能否聽取患者的生活史，對於發病時期的確定，以及掌握患者病前的社會機能和性格上十分的重要。這些情報除了有利於患者的診斷之外，對於治療後恢復情況(預後)的預測也是不可或缺的訊息。

　　若患者罹患的是精神疾病時，時常會遇到無法確定發病時期的情況。一般來說，發病時期是以「**出現顯著精神症狀**」的時間點來決定。不過，也有可能遇到發病時期是在「出現顯著精神症狀」之前，也就是以「**生活上的轉捩點**」作為發病時期的個案。以統合失調症為例，在出現顯著的幻覺妄想之前，患者常在缺乏明確原因的情況下，出現學業成績下降的狀況，或者是自閉的症狀。一般來說，醫療人員雖然會將患者出現明顯幻覺或妄想的時間點，定為顯著發病的時期，但其實疾病本身早在「生活上的轉捩點」時就已經開始了。開始治療的時機離「生活上的轉捩點」越近，患者在治療後的恢復情況就越佳。

　　患者病前的社會機能(職場生活是否順利等因素)，也可用於預測患者接受治療後的恢復情況。病前的社會機能越好，患者接受治療後的恢復情況就越佳。以統合失調症為例，醫療人員在聽取患者的職歷後，可能會遇到患者有不斷地換工作的現象。遇到這種情況時，患者換工作的理由就成為一個十分重要的線索。患者不停換工作的原因，大多是是源自於人際關係上

的問題。若問題是源自人際關係時，可能的要素除了患者本身的人際關係手腕不佳之外，患者本人不自覺性的「被害關係妄想」，也是另一種常見的因素。在這一類型的個案中，即使患者原本很顯著的幻覺妄想獲得減輕，也還是會持續出現輕度的「被害關係妄想」，或者是在患者不擅長人際關係技能的影響下，產生「**社會性預後不佳**」的現象。

在患者的生活史之中，病前性格也是在診斷上十分有用的情報之一。從過去的研究中指出，特定的疾病中可以觀察到某種程度的**病前性格**，例如：精神分裂症患者的**統合失調性性格**：內向、非社交性，並且會混有纖細而過度敏感和遲鈍兩種特性。躁鬱症患者的**循環性性格**：外向、社交性，雖然個性開朗並且具備幽默感，但情緒變化大。癲癇患者的**黏著性格**：個性一板一眼、耿直，但有突然發怒的傾向。憂鬱症患者的**執著性格**：一板一眼、偏執狂、責任感強、完美主義者。另一種憂鬱症患者的性格－**憂鬱型性格**(typus melancholicus)：特徵為嚴守規則秩序，一板一眼、勤勉而心地善良、過度順應世間的基準、對自己的要求很高。

除了上述的各種情報之外，和患者興趣有關的也具有很高的參考價值。以憂鬱症患者為例，大多數憂鬱症患者被認為是工作狂而且缺少興趣。相較於閱讀、聽音樂等被動性興趣，擁有主動興趣(需要活動自己身體的興趣)的憂鬱症患者較少見。

患者生活史的聽取除了對理解患者的人格、價值觀有相當的幫助之外，也是實現**整體療法**所必要的條件。換句話說，患者生活史的聽取，是實現「不只診斷疾病，還要診斷患者」的概念所不可或缺的一個程序。對患者而言，不停地聽到有人在質問自己罹患的疾病，是一種非常痛苦的感受。基於這個因素，醫療人員應該以分段式的方法，聽取患者的生活史。除此之外，以循序漸進的方式聽取患者的生活史這一點，也和加深彼此的理解，建構良好的關係有關。

E. 家族史

聽取患者的家族史，除了能夠得知身體疾病、精神疾病上的負面遺傳因素，還能夠了解到培育出患者本人價值觀、人生觀的生長環境，因此可以說是非常重要的情報。每個家庭的成員從事什麼工作？有著什麼樣的性格？成員間和患者有著什麼樣的關係？患者自己對家族成員又抱持著什麼樣的想法？家族和鄰居間的互動如何？等等，都是醫療人員在了解患者時十分寶貴的訊息情報。以具體的情況為例，對於家族關係類似「**缺少父親，母子共同生活**」的家族而言，邊緣性人格障礙就是一種常見的家族病理現象。

醫療人員在這裡需要注意的是，患者的家屬成員可能會因為過度以心因論的方式(由於心理、精神性因素的影響而發

病)來解釋患者的疾病,進而導致家屬責備自己,或者是出現攻擊其他家族成員的行為。舉例來說,若是遇到家中子女發病的情況時,母親可能會煩惱「是不是自己的教育方式有問題」,或者是責備父親:「因為你和孩子的溝通方式不好才造成的」。這種家族成員心理狀態上的惡化,以及家庭內氣氛險惡的狀態都是必須避免的。在大多數的情況下,家族有必要積極地參與患者的治療。基於這一點,醫療人員必須看清誰才是患者家屬中的重要人物(keyperson),並且對這位重要人物實施疾病的心理教育等動作,使該重要人物能夠更深入了解患者的疾病。

F. 現在病史

　　會診時首先會先聽取患者的主訴,接著一般會聽取患者的現在病史。聽取患者的現在病史時,重點在於聽取「主訴是從什麼時間點開始出現」。然而若是遇到病史很長的患者時,常會遇到患者自己也記不清楚的情況。遇到這種問題時,過度地追求病史的正確性往往會造成患者心理上的負擔,反而使患者的病情更加惡化。為了避免造成患者過多的負擔,醫療人員在詢問患者的病史時,正確性在「數年前」、「數個月前」的範圍之內即可,如果有必要,再去詢問患者身旁的人來修正就可以了。除此之外,即使醫療人員要求患者按照時間先後的順序,也就是從發病時間點開始說明,患者實際在說明時也時常會跳脫時間的序列,因此醫療人員在詢問時,應該讓患者以自己覺得順暢的順序進行說明,即使在時間的序列上不連貫也無謂。若發現患者敘述的過程中有跳脫的部份,醫療人員只需要再補問即可。設身處地地傾聽患者的敘述,並且製造讓患者容易說話的氣氛這一點,是這個部分十分重要的技巧。

　　在聽取病史的過程中,如果患者提及家族的事情,或者是談及工作時,醫療人員應盡可能地以自然的方式,使患者詳細地敘述這部份的情報。除此之外,醫療人員在詢問時也應該回溯到發病時期之前,以便聽取可能引起發病的原因(例如生活上所發生的事),或者是聽取發病前的狀態(前驅症狀),這些也都是很重要的情報。以憂鬱症為例,發病的原因可能包括搬家、升遷、生產、分離、身體的疾病、鬆懈(度過一段忙碌生活後的放鬆期)等環境、秩序因素上的變化。當治療對象罹患的是統合失調症時,發病前也常會有特定的發病原因存在,因此如果能注意生活上所發生的各種事件,往往能夠在今後病症復發時,發揮指標性的作用。統合失調症的患者大多會出現焦慮等前驅症狀,或者是有抑鬱等類似神經官能症的症狀 ,這些症狀作為病症復發預測因素而言都十分有效。

意識障礙時的應對

當懷疑患者有意識障礙時，除了需要檢查生命徵象外，左右瞳孔大小的差距、光反射的有無、眼球運動的障礙、眼球的位置(眼球有無水平共軛偏視)等徵候的觀察也都十分重要。若患者出現了顱內病變所導致的腦壓亢進時，醫療人員就必須立刻進行檢查，並且同時準備呼吸抑制或痙攣的對策。

精神科的領域中，妄想和昏迷狀態兩者被歸類為特殊的精神障礙。

共軛偏視

當患者由於意識障礙，導致兩側的眼球朝同一方向注視時，被稱為共軛偏視。透過患者眼球所注視的方向，醫療人員能夠推測出病灶位置。以腦出血為例，眼球會朝病灶的方向(若為手腳麻痺時則為相反方向)注視，痙攣發作時則是朝病灶的相反方向。換句話說，當痙攣發作時，眼球是和痙攣的手腳朝向相同的方向。

原則上，病史都是聽取自患者本身，不過有時來自患者周遭人物的情報也具有很高的參考價值。同樣的論點也能夠套用在精神疾病以外的疾病上。患者主觀的痛苦，以及來自周圍人物所觀察到的症狀、異常行動，在患者情報的提供上都具有互補的作用。除此之外，醫療人員從患者周遭人物獲得情報的過程中，也能夠了解到家族等患者周遭的人物對患者抱持著什麼樣的感受。醫療人員向患者身旁的人獲取情報之前，務必要先得到患者的許可，這應該是不需多做說明的。

(中込和幸)

2 主要的檢查方法和護理原則

A. 神經學檢查

腦神經系統疾病的發生範圍十分廣泛，從大腦、小腦、腦幹部到脊髓、末梢神經、肌肉，都是其分佈範圍。腦神經系統疾病的原因則包括炎症、腦血管障礙、外傷、感染症、中毒、代謝性疾病、脫髓鞘、變性等種類非常繁多。

要推測腦神經系統疾病的發生部位，並且正確地進行診斷，必須先正確地掌握患者的意識狀態的層級、麻痺、語言障礙等**神經學臨床症狀**。

❶意識狀態的層級

所謂的意識狀態層級，是指由於身體的障礙或腦部機能障礙所導致的「**意識清醒程度的變化**」，可以細分為嗜睡、半昏睡、昏睡三個等級。

在評估患者的意識狀態層級時，會根據患者對詢問或痛覺等刺激的反應分成三個階段。常用的評估方式有：日本昏迷指數(Japan Coma Scale：JCS) 表3 格拉斯哥昏迷指數(Glasgow Coma Scale：GCS) 表4。

❷運動系統的機能檢查
Ⓐ肌力檢查

當醫療人員確認患者的四肢有肌力下降的情形時，會再確認**肌力下降的範圍**，並且對可能引起障礙的原因部位進行檢查 圖1。半身不遂的原因可能來自於顱內病變；四肢麻痺可能來自於頸髓病變；上肢或下肢的單肢麻痺，則可能導因於顱內、頸椎、腰椎、末梢神經、肌肉等部位的病變。除此之外，肌力下降的程度和肌力下降出現的速度在病因的研判上，也有相當高的參考價值。

I	不受刺激的情況下維持清醒	1	幾乎是意識清楚的狀態，但無法立刻反應
		2	對時間、場所、人物的辨識發生障礙
		3	無法說出自己的姓名和出生年月日
II	受到刺激後清醒 (若停止刺激就會再度入睡)	10	以一般音量呼喚後能張開眼睛
		20	大聲呼喚或搖晃身體後能張開眼睛
		30	給予痛覺刺激並呼喚姓名後能張開眼睛
III	即使給予刺激也不會清醒	100	對於痛覺刺激會嘗試以手撥開
		200	受到痛覺刺激後手腳會輕微移動，臉部表情則會扭曲
		300	對於痛覺刺激沒反應

幾乎是意識清楚的狀態，但無法立刻反應

▼表4　格拉斯哥昏迷指數(Glasgow Coma Scale：GCS)

E	睜眼反應	4	自然地張開眼睛
		3	呼喚後會張開眼睛
		2	受刺激或痛楚刺激後會張開眼睛
		1	受刺激後也不會睜開眼睛
V	對言語的應答	5	說有條理，能回答出「誰、在哪裡、什麼時候」
		4	對話內容混亂，答非所問
		3	說出的單字不完整
		2	說出的單字模糊不清，已無法辨識單字
		1	無法說話
M	運動機能	6	可依指令動作
		5	施以刺激時，會嘗試撥開刺激
		4	受疼痛刺激時四肢有反應：肢體會回縮以迴避刺激
		3	受疼痛刺激時四肢有反應：肢體會彎曲
		2	受疼痛刺激時四肢有伸展反應
		1	無任何反應

睜眼、言語以及運動機能最良好的反應分別給予4、5、6分，最後以總計分數作為判斷指標
輕度昏迷：14分～15分　中度昏迷：9分～13分　重度昏迷：3分～8分
E1 V1 M1＝昏睡

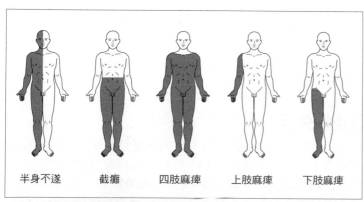

半身不遂　　截癱　　四肢麻痺　　上肢麻痺　　下肢麻痺

▲圖1　各種運動機能障礙(以障礙部位進行分類)

▼表5　徒手肌力檢查（MMT）

級數	肌力下降的程度	定義
0	完全麻痺	完全無法行動，無肌肉收縮反應
1	重度	無法行動，但有輕微的肌肉收縮反應
2	重度	能夠行動，但無法抵抗重力
3	中度	能夠抵抗重力行動，但額外給予阻力後則無法行動
4	輕度	即使給予少許阻力也能夠行動
5	正常	正常的肌力

以急劇性的發病為例，首先要考慮的病因就是腦血管障礙或外傷，如果是漸進式的發病時，則首先要考慮肌肉病變、末梢神經障礙、腫瘤性病變等因素。肌力下降的程度能以六個階段的方式來表示　表5。

Ⓑ肌腱反射

肌腱反射的評估等級分為：亢進、正常、下降、消失。當肌腱反射呈亢進狀態時，患者常會出現椎狀體路徑症狀，可能的病因則有顱內病變或脊椎層級的病變。若肌腱反射呈下降、消失狀態時，則以末梢神經病變、肌肉病變的可能性較高。

Ⓒ肌肉萎縮

透過對肌肉萎縮部位的分佈，醫療人員可在某種程度上推測出發生障礙的部位。當發生肌肉萎縮時，需考慮是否有頸椎、腰椎、末梢神經、肌肉等部位病變的可能性。

❸感覺系統的機能檢查

檢查四肢和體幹的感覺(觸覺、痛覺、溫覺、振動覺、位置覺)障礙，並且對患者自己感覺到有異常感覺(麻痺、灼熱感等感覺)的部位進行檢查。當患者四肢的末梢出現強烈的感覺障礙，或者是有異常感覺時，大多會發現有末梢神經障礙。在精神科領域中，這種情況大多和酒精攝取過多或糖尿病有關。如果感覺障礙的分佈範圍有明顯的界線時，大多和脊髓層級的問題有關連。

❹運動失調

所謂的運動失調(ataxia)，指的是運動系統雖然沒有麻痺等障礙，但卻無法隨意運動，也無法抱持身體和姿勢平衡的狀態。當患者出現運動失調時，在指鼻試驗、膝蓋-脛骨試驗、手部的旋前旋後運動上，皆無法靈活地運動，並且在下肢和上肢會出現震顫、不穩、測量誤差的現象。這些症狀在

椎狀體路徑症狀

所謂的椎狀體路徑症狀，是指頭蓋骨內的內囊和脊髓的椎狀體路徑發生障礙時，所出現的一系列症狀。
①出現痙攣性麻痺，但並沒有肌肉萎縮的症狀
②深層反射的亢進
③巴賓斯基(Babinski)反射的出現
④腹腔壁反射的消失

上述的四種症狀就是椎狀體路徑症狀，當出現這些症狀時，表示障礙發生在上位運動神經。

前庭系統機能發生障礙，以及脊髓、末梢神經發生障礙時也可能會出現，醫療人員必須確實地辨別兩者的不同。

❺步行和姿勢

如何防止患者跌倒是制定護理計畫時的重點之一，因此醫療人員應該注意患者日常生活中的動作(ADL)，並且了解各種疾病所特有的步行方式和姿勢。

Ⓐ痙攣性單肢麻痺步態

痙攣性單肢麻痺步行可見於單肢麻痺患者，是一種宛如利用麻痺側下肢來支撐般的步行方式(痙攣性單肢麻痺步態是由於腦血管障礙等因素所引起)。

Ⓑ蹣跚性步態

蹣跚性步態見於小腦發生障礙的患者，患者為了維持步行時身體的平衡，會將雙腳大幅度地張開，並且以站立般的姿勢步行(蹣跚性步態是由於脊髓小腦萎縮症或酒精性小腦萎縮症所引起。)

Ⓒ帕金森氏症患者步態

帕金森氏症患者由於姿勢前傾和前屈的緣故，在步行時常會呈現小碎步(步伐距離很短的步行方式)。帕金森氏症患者有時也會因為必須順著步行的運動，使得步行速度漸漸加速，導致上半身更加往前彎曲，最後使得患者呈現衝刺的步行方式，並且無法自行停止。除此之外，帕金森氏症患者也會有「在開始步行時，難以跨出第一步」、「轉換步行方向時需要花費大量時間的凍結步態」的現象出現(由於帕金森氏症所引起)。

Ⓓ痙攣性截癱步態

當患者兩側下肢有強烈的痙攣狀態時，就會出現痙攣性截癱步態。痙攣性截癱步態的步行方式宛如像剪刀開閉般，患者會將雙腳張開的非常大(痙攣性截癱步態是由於家族性痙攣性截癱所引起)。

Ⓔ馬蹄步

馬蹄步是由於下肢的遠端肌肌力下降，導致腳關節難以背屈。由於腳關節難以背屈的緣故，患者為了不跌倒，只能採取將大腿部高舉的方式來步行(馬蹄步是由於前頸骨神經麻痺所引起)。

N o t e

指鼻試驗

醫療人員指示患者將手臂伸直後，再請患者以手指輕觸自己的鼻尖。試驗標準為患者動作過程中的正確性和震顫的有無(試驗分為睜眼狀態和閉眼狀態，進行兩次)。

膝蓋-脛骨試驗

使患者呈仰臥的姿勢後，先以一邊的足跟碰觸另一側的膝蓋，再用足跟從另一腿的膝蓋沿脛部滑至足背。試驗結果是根據觀察患者的脛骨是否能在不晃動的情況下正確地接觸膝蓋，以及患者足跟往下滑時下肢是否有左右搖晃的狀態來決定(進行試驗時，患者是處於閉眼的狀態)。

旋前旋後運動
(pronation and supination)

使患者兩側上肢高舉，並且請患者盡可能快速地重複旋前和旋後的運動。試驗的結果由旋前旋後運動時的節奏、運動範圍、速度的觀察結果來判斷。醫療人員必須注意患者運動時左右側的差別。

前庭機能障礙

患者發生目眩的原因，大致上可以分為末梢神經性(內耳、前庭神經)和中樞神經性兩類。若原因為末梢神經性，且責任病灶為前庭機能的障礙時，患者會表示有激烈的迴旋感(天花板不停旋轉、地板傾斜等感覺)，並且時而伴隨有噁心、嘔吐的症狀。若目眩的原因為中樞神經性時，患者常會表示身體有不安定感，並且會產生自己在漂浮，腳底懸空等感受。

一部分會導致肌躍症的疾病

Lance-Adam症候群：患者自心肺停止等低氧狀態甦醒後，可能會出現肌躍症所造成的異常運動。

齒狀紅核蒼白球肌萎縮症：齒狀紅核蒼白球肌萎縮症是隸屬於脊髓小腦萎縮症的一群疾病，除了會導致小腦方面的症狀外，也會出現具備肌躍症特徵的不隨意運動。

藥劑型椎狀體路徑症狀

在精神科領域中，抗精神病藥的副作用(例如丁醯苯類藥物中的Serenace和其他相關藥物)會導致各種類型的不隨意運動，例如急性肌張力不全、帕金森氏症候群、靜坐不能、遲發性動作異常、遲發性肌張力不全等，都是抗精神病藥的副作用可能引起的不隨意運動。如果服用抗精神病藥的患者出現了不隨意運動時，醫療人員就必須檢討是否是因為藥劑的副作用所造成的。

ⓕ搖擺狀步態

所謂的搖擺狀步態，是由於下股部位的肌力下降，導致患者每踏出一步時，上體和腰部就會朝左右擺動的步行方式(搖擺狀步態是由於肌肉失養症所造成)。

ⓖ歇斯底里性步態

若患者出現難以分類的步行狀態時，有可能是屬於歇斯底里性步態。

❻不隨意運動

Ⓐ震顫

震顫可以視為一種四肢顫抖的現象，隨著震顫病因的不同，容易引起震顫出現的姿勢也不相同(例如靜止時震顫、活動時震顫、姿勢靜止時震顫等不同種類)。在精神科的領域中，震顫可能會以抗精神病藥(碳酸鋰等藥物)副作用的形式出現。

Ⓑ舞蹈病

舞蹈病是一種身體各部位無法維持安靜，並且呈跳舞般活動的疾病。舞蹈病可能出現的部位非常多樣，例如舌、顏面、頸部、四肢、體幹等都可能會出現。醫療人員可以透過患者的臉面歪扭、四肢跳舞般的動作進行診斷。雖然舞蹈病常見於亨丁頓氏(Huntington)症，但也可能是導因於脊髓小腦萎縮症，醫療人員必須鑑別兩者之間的不同。

Ⓒ肌張力不全症

肌張力不全症(dystonia)是指由於肌肉的張力發生異常，導致四肢、頸部、軀幹產生螺絲般動作或姿勢的狀態。

Ⓓ肌躍症

肌躍症是一種由於肌肉不隨意性的收縮(持續時間非常短)所引起的運動，可能出現在各式各樣的疾病上。如果醫療人員遇到失智症(舊稱癡呆)進展迅速的患者出現了肌躍症(myoclonus)的症狀時，就必須鑑別是否有罹患普利子疾病(prion disease)的可能。

Ⓔ靜坐不能

靜坐不能嚴格來說並不能算是一種不隨意運動，卻時常被人誤解為不隨意運動。靜坐不能常以抗精神病藥物(丁醯苯類藥物、硫代二苯胺類藥物等藥劑)副作用的形式出現，患者顯得無法安靜地坐著，並且不斷地重複站起和坐下的動作，四肢也會不斷地運動而無法靜止。若靜坐不能是由於藥物的副作用所引起時，醫療人員就必須對可能會

引起靜坐不能的藥劑進行調整。

❼腦神經系統

腦神經的檢查方式

　　腦神經由左右十二對的方式所組成，在人體內負責了重要的功能。第III～XII對腦神經來自於腦幹部位，因此醫療人員只要檢查這部份的神經，了解神經是否發生了障礙，就能夠在診斷腦幹障礙部位時，發揮協助診斷的效果。

　　Ⅰ：嗅神經：讓患者聞氣味(例如香煙)。

　　Ⅱ：視神經 ：檢查視力、視野、眼底。

　　Ⅲ：動眼神經、Ⅳ：滑車神經、Ⅵ：外旋神經

　　　　這三條神經掌控了眼球運動中外旋肌和內旋肌的機能，因此在檢查時會一併進行。檢查方式包括：眼瞼的下垂、左右差異，眼球突出、共軛偏視、瞳孔的大小、左右差異、光反射的狀態、眼球朝上下左右的運動、眼球運動時的眼振等方法。

　　Ⅴ：三叉神經：檢查顏面的感覺、角膜的反射。

　　Ⅶ：顏面神經：仔細觀察患者顏面左右側的差異和扭曲、顏面肌肉的動作(閉眼、額頭的皺紋、嘴角的活動等)。

　　Ⅷ：前庭耳蝸神經：進行聽力檢查、耳鳴、對振動音叉的反應、前庭機能的檢查。

　　Ⅸ：舌喉神經、Ⅹ：迷走神經：由於兩條神經都和頸部、喉頭的機能有關，在檢查時會同時進行觀察。檢查時醫療人員會請患者張開口，再觀察軟顎、懸雍垂的移位，以及觀察顎部後壁的收縮狀態。這兩條都是和吞嚥機能有關的神經。

　　Ⅺ：脊髓副神經：觀察胸鎖乳突肌的活動。醫療人員會在患者迴轉頭部時對迴轉方的下顎施壓(以檢測者的手)，比較左右側力道的差別。

　　Ⅻ：舌下神經 ：觀察舌部的運動和舌部的萎縮。

❽腦脊髓膜刺激症狀

　　腦脊髓膜刺激症狀包括畏光(感覺光線異常明亮的症狀)、眼球壓痛(輕壓眼球時所產生的疼痛感)、頸部僵硬(以雙手抱住頭部並向前傾時會出現，但往左右側旋轉時不會產生的症狀)、克尼格氏徵候(Kemig sign)等。除了上述症狀外，也可能會觀察到腦脊髓膜炎，或者是蜘蛛膜下腔出血的現象，不過因為這兩者都是生命危險時可能會出現的徵候，醫療人員一旦觀察到這類徵候時，必須立刻進行檢查並且接著施行鑑別診斷。

干擾波

所謂的干擾波，是指一種混在腦波中，和真正的腦波波形相似的腦波。發汗、呼吸、心電圖、眼球運動、外界的聲音、四肢的動作、電極的接觸不良等因素都可能增加異常波形的出現率，檢測人員必須特別留意。

周波數的分類

α波：人處於清醒且安靜的狀態下，閉上雙眼後會產生α波，頻率介於8～13Hz

β波：14～20Hz的快波

θ波：4～7Hz的漸慢波

δ波：0.5～3Hz的慢波

B. 腦波檢查

所謂的腦波，是指藉由頭皮上的偵測器，將大腦表面的神經細胞群產生的電位活動總和後所獲得的數據。CT和MRI等影像診斷在檢測腦梗塞、腦腫瘤等腦部的器質性病變上雖然十分便利，但是在診斷癲癇、意識障礙、代謝性腦症、普利子(prion)疾病等疾病時卻仍需要依靠腦波。除此之外，腦波也是進行**腦死判定**時所不可或缺的。醫療人員在診斷癲癇、頭部外傷時，可以藉由異常腦波出現的部位推測出病變部位，也能根據發作時的腦波波形研判出癲癇的種類，進而選擇適當的藥劑進行治療。

腦波的記錄過程分為兩個階段，一個是當受測者閉上眼睛處於安靜的狀態，另一個則是在受測者處於活躍的狀態(睡眠、開閉眼、聲音刺激、光線刺激、呼吸過度等狀態)，最後再從兩個階段中獲得的結果進行判定。檢測人員在得到受測者的腦波波形後，會再根據各年齡層腦部發育時產生的基礎律動(rhythm)，以及不同睡眠深度對腦波變化造成的影響，找出正常的腦波波形。了解正常的腦波波形後，檢測人員才能夠解讀出異常的腦波波形。在判定異常腦波的過程中，檢測人員也會參考心電圖和身體活動所產生的肌電圖，以及眼球運動、排汗、呼吸所產生的干擾波(artifact)。

腦波的異常，可以分為「基礎律動的異常」和「異常波形的出現」兩大類。

❶正常腦波

在正常情況下，一旦人處於清醒且安靜的狀態，並且閉上雙眼後，α波就會以週期性的方式，持續性地出現在後頭部(此時不會觀察到θ和δ波的存在)。雙眼睜開後α波會立刻受到抑制，不過如果再度閉上雙眼，α波又會迅速地出現。

○睡眠腦波

嗜睡狀態下α波會減少，淺度睡眠狀態下則會出現14Hz的紡垂體、駝峰、K-複合波等波形。深度睡眠下以θ和δ波為主。

○開閉眼

隨著雙眼的閉合，α波會產生變化。在正常的意識狀態層級下時，α波會在張開眼後受到抑制。

○光線刺激

處於閉眼狀態下時，若在眼前給予光線刺激，可以觀察到基礎波形發生變化。需要注意的是，光線刺激也可能會誘使患者出現發作波形。

○呼吸過度

呼吸過度狀態持續三分鐘後，基礎波形將會產生變化，但也可能會誘發慢波和發作波。

❷異常腦波

Ⓐ基礎律動的異常

服用抗精神病藥或鎮靜劑後容易產生 β 波。若基礎律動出現徐波化(出現了 θ 和 δ 等等的慢波)時，就必須注意患者是否有肝功能下降或意識障礙發生的可能性。

Ⓑ突發性異常(發作波)

①癲癇發作

癲癇發作時，患者的腦中會產生棘波(棘波的波峰比一般波形的波峰更加尖銳)、銳波、棘徐波、3Hz棘徐波。光線刺激和呼吸過度也可能會誘發癲癇發作。

②自律神經發作

在嗜睡時期，6～14Hz的波形會出現於顳葉。

Ⓒ肝功能障礙

若患者出現了代謝障礙中的肝昏迷症狀時，可能會觀察到名為三相波的特殊波形。

Ⓓ普利子(prion)疾病

周期性同步放電(PSD：Periodic synchronous discharge：一種以一定週期，規則性反覆出現的廣範圍異常波)的出現是診斷普利子(prion)疾病時重要的訊息。

Ⓔ腦死

進行腦死判定時必須檢查腦波。在進行判定時，腦波必須在一定條件下呈現完全平坦的波形，並且需要在放置一段時間後進行二次重複確認。

C. 影像檢查

❶X光線照片檢查

醫療人員在判定顱骨骨折、骨腫瘤、異常鈣化，確認蝶鞍的大小時，會進行X光線照片檢查。

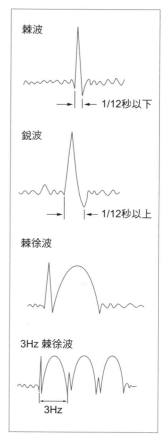

▲圖2 突發性腦波異常

異常鈣化

出現動脈瘤、結核瘤、腦腫瘤、副甲狀腺機能低下症等症狀時，顱骨內可能會出現異常的鈣化現象。

蝶鞍

包圍腦下垂體的骨骼組織。在腦下垂體腫瘤、蝶鞍旁腫瘤等症狀中，可觀察到蝶鞍受到破壞的現象。

水平切面

和CT相同的方向的攝影，也就是切面和體軸垂直。

矢狀切面

從側面所看到的身體切面(即縱切面)。

冠狀切面

從身體前方所看到的切面。

擴散加權影像

擴散加權影像是從細胞內外質子的擴散現象中所獲得。藉由使用擴散加權影像，醫療人員可以描繪出腦梗塞發病六小時以內的超初期病灶(能夠比CT更早確認病變)，因此在急性期腦梗塞的治療導入上非常重要。

MRI的問題點

比起CT，MRI在檢查時的噪音較大，而且是在密閉環境中進行，因此對於聲音敏感的患者，或者是對密閉空間感到恐懼的人，醫療人員務必要先進行充分的說明。由於是在佈有強力磁場的室內進行檢查，受測者必須將髮夾等裝飾品、手錶、假牙、皮帶等金屬類製品脫下。使用心臟節律器的患者則禁止以MRI檢查。若受測者正在使用人工呼吸器或監視器，或者是剛接受完腦動脈瘤止血手術，醫療人員就必須檢討患者是否適合接受核磁共振檢查。在進行核磁共振檢查之前，應先以問診表的形式聽取患者的既往病史，並且準備各種防止事故於未然的對策。由於護理上的因素而必須陪伴患者的醫療工作人員，在和患者一起進入檢查室時也必須注意相同的事項(避免將聽診器、小電筒等器材帶入檢查室內)。

❷頭部CT

所謂的斷層掃描(CT)，是以多層切面的方式捕捉生物體，並且將這些切面以更小的立方體區分後，再將每個立方體對X光線的吸收度以影像的方式呈現的檢查方法。在檢查剛發病後的腦梗塞，或者是檢查多發性腦梗塞中的細微病變時，後述的核磁共振(MRI)檢查法雖然較便利，但斷層掃描在檢查出血性病變(腦出血、蜘蛛膜下腔出血)和鈣化上較優秀。頭部CT是頭部外傷時首要的檢查項目，同時也能夠用於鑑別腦挫傷、腦出血、蜘蛛膜下腔出血、腦硬膜下血瘤、急性腦硬膜外血瘤等症狀。檢查時間較短這一點，也是頭部CT在精神科領域的檢查中佔優勢之處。

❸頭部MRI

所謂的核磁共振(MRI)，是一種將生物體組織內原子核反射信號強度，以影像來顯示的檢查法。由於核磁共振沒有使用到放射線，能以非侵入性的方式獲得腦脊髓的詳細斷層影像，加上不會受到骨骼的影響，所以也非常適合用於檢查顱內和脊髓的病變。核磁共振根據攝影方式和影像處理方式的選擇，以及斷層攝影方向的改變(一般情況下是採用水平切面攝影，但也能夠以矢狀切面或冠狀切面的方式進行攝影)，可以獲得豐富的訊息情報。由於大腦皮質和白質的對比度佳，可以更輕易地掌握兩者在解剖學上的位置，因此核磁共振很適合用於檢測腦深部，以及後顱窩中的病變，也很適合用於檢測多發性腦梗塞中發生的細微的白質病變。只要組合各種影像，核磁共振也能夠用於推測血管性病變、炎症、脫髓鞘、變性等各種病變的性質。除此之外，即使是在腦梗塞剛發生後(在腦梗塞發生後大約6小時之內，斷層掃描並無法檢測出梗塞病變)，也能夠透過擴散加權影像法(譯註：MRI影像處理方法的一種)來確認病變，因此對血栓溶解治療法來說是不可或缺的檢查方法。由於檢查是在布有強力磁場的檢測室內進

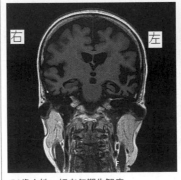 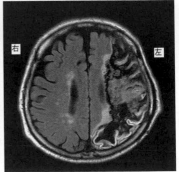

54歲女性：初老年期失智症
左側額葉的萎縮

84歲男性：出血性梗塞
左側額葉～顳葉～枕葉的梗塞

▲圖3　頭部MRI

行，檢查前的確認(例如隨身的攜帶物品等注意事項)十分重
要。

❹頭部MRA(MR-angiography)

　　所謂的磁振血管造影(MRA)，是利用核磁共振(MRI)對
血流相當敏感的性質，強調出血流速度較快部份的影像，
再透過影像合成進行的一種血管影像檢查。磁振血管造影相
較於一般的血管造影技術，可以在不侵入人體的前提下描繪
出腦部的血管，因此在腦血管的篩檢上十分便利。磁振血管
造影的使用目的很多，例如可以用來檢查大血管的阻塞性病
變、大型的腦動脈瘤、腦血管畸型等症狀。

❺腦機能影像(高磁場功能性磁振造影儀：f MRI)

　　腦機能影像的檢查，是透過腦部在活動亢進時，局部的血
流量會比靜止時增多的特性，將腦部的活躍狀態(腦部機能
亢進的狀態)影像化的檢查方法。磁振血管造影在癲癇的鑑
定，以及觀察局部腦機能上十分有效，但目前仍只有特定的
醫療設施才會進行這種檢查。

❻腦部血流顯像(單光子放射斷層掃描：SPECT)

　　單光子放射斷層掃描(SPECT)，是利用「局部的腦部血
流幾乎代表了腦部能量代謝」的原理進行檢查。腦部血流顯
像在檢查時，會以靜脈注射的方式，將標定有放射性同位素
的藥劑投入體內。在腦內聚集的放射性同位素會放射出放射
線，隨後再透過腦中觀察部位內，放射線的分佈來描繪成切
面影像，進而達到觀察腦部活動的目的。在阿茲海默症等認
知機能障礙中，比起正常的腦部，特定部位會出現血流量下
降的現象。因為這種特色，腦部血流顯像在失智症的鑑別診
斷上十分有幫助。

❼正子斷層掃描(PET)

　　正子斷層掃描和單光子放射斷層掃描(SPECT)的共通點，
在於兩者都是將標定有放射性同位素的藥劑投入到生物體
內，再根據生物體內放射線的分佈來繪製影像。不過比起單
光子放射斷層掃描，正子斷層掃描藉由藥劑種類的變換，能
以更直接的方式反映出各式各樣的腦部機能(腦血流、氧氣
代謝、糖份代謝、神經傳導等機能)，並且無論是在影像解
析度，還是在定量性上，正子斷層掃描都較優秀。除此之
外，由於檢測時所使用的放射線半衰期較短，所以也有減少
患者受放射線照射劑量的優點。不過由於藥劑製造和保管上
的問題，目前能提供正子斷層掃描的醫療設施依然有限。

放射性同位素＝radioisotope＝RI

　　放射性同位素是指化學性質
相同，具有放射性，原子核內
也具有相同的質子數，但是中
子數卻不同的元素。將含有放
射性同位素(RI)標記的放射性
醫藥品(放射性藥劑)投入體內
後，醫療人員可以透過「伽馬
射線攝影機」這種特殊裝置，
檢測出RI所發出的高穿透性放
射線，進而得知RI在體內的分
佈和反應。將RI的分佈和反應
影像化後，就能夠用於檢查疾
病的有無。RI的運用範圍相當
廣泛，以失智症為首的變性疾
病，到腦機能下降的局部診斷
等等，都能夠以RI進行檢測。

影像解析度

　　所謂的影像解析度，是指
「能夠分辨2個點的最短距
離」。影像解析度越高，就越
能夠清楚地辨識腦溝等構造。

定量性

　　標定有放射性同位素的藥劑
在投入人體後，能夠以影像的
方式顯示出放射性同位素的分
佈，進而反映出生物體內的機
能。透過放射性同位素容易集
中在高活動性部位的特性，檢
測人員可以推測出高活動性部
位的機能。

腦壓亢進、露腦畸形

　　腦部由於被顱骨所包圍，當顱骨內的腫瘤、大量的出血、腦部的水腫等因素，使得腦的體積顯著增加時，就會造成腦內的壓力亢進(也就是所謂的腦壓亢進)，進而導致患者出現露腦畸形的危險。想要診斷腦壓亢進，醫療人員必須借助頭部CT的力量。露腦畸形可能會使患者出現呼吸、瞳孔、眼球運動、運動機能上的變化，當障礙影響到中腦～橋腦時，患者的狀態可能急速地惡化，也有可能會引起預後不良。為了能夠早期發現腦壓亢進和露腦畸形的徵候，醫療人員必須定期檢查患者有無不規則的呼吸，以及瞳孔的大小、左右差異、光反射的有無等項目，以便能迅速而確實地對應疾病。

光反射
(瞳孔的光反射)

　　瞳孔的光反射，是指瞳孔受到光線照射時發生的收縮反應。若瞳孔的光反射消失，就代表視神經發生障礙，或者是動眼神經、中腦可能發生了障礙。若兩側的瞳孔都失去光反射時，患者就有可能處於重度的意識障礙，必須及早進行檢查。

D. 腦脊髓液檢查(腰椎穿刺)

　　所謂的腦脊髓液檢查，是一種將針頭刺進脊髓腔內採取腦脊髓液，檢查腦脊髓液中細胞數、蛋白質、糖份、異常細胞、細菌、病毒等物質的存在，進而鑑別疾病的重要檢查。當患有中樞神經系統的感染症(腦炎、腦脊髓膜炎等)，或者是有脫髓鞘性疾病的可能性時，醫療人員就會進行腦脊髓液檢查。若患者因為腦水腫等因素而出現明顯的腦壓亢進，因而有露腦畸形的危險時，原則上禁止進行腦脊髓液檢查。也因為這項禁忌，醫療人員在進行腦脊髓液檢查前，盡可能先以頭部CT或MRI進行檢查。

　　進行穿刺之前，醫療人員需讓患者以側臥姿勢橫躺，並引導患者以膝蓋彎曲、雙手環抱膝蓋的姿勢進行檢查。為了使穿刺部位的椎間腔能擴張，護理師需支撐患者的肩膀和腰部，使患者能保持彎曲的姿勢，並且讓背面和地板呈垂直。除此之外，護理師也必須協助局部消毒和器材的準備，並且注意穿刺時患者可能會因為疼痛而移動身體。護理師則可能要協助壓制患者避免患者移動，或者是需要對患者進行麻醉鎮靜。穿刺後會測定腦脊髓液壓，採取腦脊髓液時則會檢查腦脊髓液的狀態(無色透明、白濁、黃化(xanthochromia)、是否混有血液等)。檢查結束後，為了防止**腦脊髓液低壓**所引起的頭痛，醫療人員需指示患者安靜地維持在仰臥姿勢下兩個小時。腦脊髓液的細胞數、蛋白質、糖份的檢查結束後，會先進行鑑別診斷，隨後再開始進行治療。

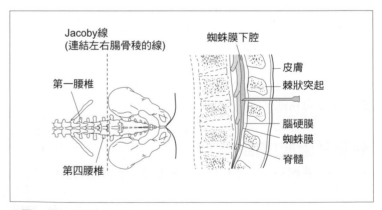

▲圖4　腦脊髓液檢查

E. 其他檢查

❶血液檢查

　　電解質異常(鈉、鉀)、肝功能障礙所引起的氨濃度上升、腎臟功能障礙、血糖的異常(高血糖、低血糖)、甲狀腺機能

障礙(亢進、低下)等因素，都可能會對精神症狀造成影響。因此當患者有明顯的精神症狀，或者是有意識障礙的可能性時，醫療人員有必要進行血液檢查以鑑別症狀。在抗精神病藥物惡性症候群的患者中，可能會觀察到肌酸激脢(CPK)的顯著上升。

❷心電圖

精神科中的一部份藥物，可能會對心臟的刺激傳導系統造成影響，因此患者在入院時必須進行心電圖檢查，以檢討是否有引起心臟疾病的風險。

(安野みどり)

F. 心理學測驗

❶心理測驗的種類

所謂的心理測驗，是指觀察受測者以何種方式進行一定的作業或課題，以及觀察受測者的答覆內容、課題解決方法、解決過程，進而了解智能、人格等個人特徵的一種檢查方法。

心理測驗的種類相當多，下文中列出了醫院在臨床上主要使用的檢查方式，並且根據檢查目的進行分類。

Ⓐ智力測驗

A 檢查名稱	檢查特徵
韋克斯勒成人 智力量表改訂版 (WAIS-R) 執行時間(60～90分鐘)	以成人作為對象的智能檢查(16歲到74歲11個月大)。檢查項目分為語文分測驗(6種)、作業分測驗(5種)兩種，檢查結果除了個別的智商指數(IO)和全量表智商指數外，還會與11項次要檢查進行比較檢討，以便能以結構性、診斷性的方式掌握受測者的智能。智商指數的計算，是以各年齡層母族群的平均得分和個人得分的差來作為指標。受測者為兒童時，則使用魏氏兒童智力量表第三版(WISC-III，5歲到16歲11個月大)和魏氏幼兒智力量表(WPPS I，3歲10個月到7歲1個月大)。
田中／鈴木 比奈式 智力量表 (譯註：日文原名「田中／鈴木ビネー式知能檢查」) 執行時間(40～90分鐘)	幼兒到成人皆為其受檢對象。量表的問題依照年齡尺度所組成，根據受測者所能夠解答到的題數來評分。評分結果是以精神年齡的方式來表示受測者的智能發育程度。最後再根據精神年齡計算出受測者的智商指數 (智商指數＝精神年齡/實際年齡X100)。這種方法適合用於檢測一般情形下的智能發達程度。雖然智力較低的人也能夠接收檢測，但因為量表中並沒有將語文分測驗和作業分測驗分離，所以難以推測出受測者的智力結構。此外，由於量表中語文相關內容佔大多數，因此不利於對語文有障礙的人。
柯氏方塊組合能力測驗 (Kohs Block-Design Test) 執行時間(20～30分鐘)	以方塊組合出特定型態作為課題的方式，檢測出受測者的精神年齡和智商指數。本測驗的實施不需要語文能力，可以得知受測者概略的智力程度。

肌酸激脢(CPK)

肌酸激脢是一種存在於肌肉細胞內的酵素，但是當肌肉受到損傷時，肌酸激脢會外流到血液中。肌酸激脢除了在肌肉發生病變時濃度會上升外，痙攣發作、抗精神病藥物惡性症候群、壓迫症候群、興奮狀態下的過度活動也都會使肌酸激脢濃度上升。肌酸激脢的急劇上升會導致腎功能障礙，醫療人員必須立刻進行處理。

智力

隨著研究者的不同，智力的本質也有許多不同定義，例如對課題、情況的適應力；學習能力、情報處理能力等等。智力檢查的目的是在客觀的條件下，測定智力的水準、智力發育的程度，但是因為不同研究者對智力的看法也不同，為了簡化問題，只能直接以檢查的結果來代表智力的水準。

語文分測驗語文分測驗

檢查處理語文訊息能力的測驗，包含詞彙、類同、算術、記憶廣度、常識、理解等六個課題。

作業分測驗

不需要語言，只需要考動作就可以進行的測驗。包含圖畫補充、數字符號-替代、圖形設計、矩陣推理-連環圖系等五個課題。

問卷法

　　所謂問卷法，是指讓受測者根據問題的內容，反省自己的行動和性格後，以「是」、「不是」「以上皆非」等統一性的答案來回答的測驗法。問卷法的計分和解釋方式是根據事先決定的基準，能夠減少主測者的主觀判斷或曲解所造成的影響。問卷法雖然也能夠檢查出受測者的主觀和意識型態，但如果受測者曲解自己的想法來作答，或是遇到無法自我反省的受測者時，檢測結果的可信度就會下降。除此之外，難以掌握不明意識的欲望或行動傾向，以及難以藉由精神動力的方式解讀人格結構這點，也是問卷法的缺點。

說謊量表

　　說謊量表的目的，是用於測驗受測者是否以正直的態度在作答。當受測者試圖以為人喜歡(美化自己)的方式來呈現自己時，在說謊量表上就會得到較高的分數。

Ⓑ 人格測驗 (問卷法)

B檢查名稱	檢查特徵
明尼蘇達多項人格測驗(MMPI) 執行時間(1～1.5小時)	以550條題目所組成的測驗。測驗內容分為以十項精神病理(疑心病、抑鬱、歇斯底里、反社會人格、性別取向、偏執、精神衰弱、統合失調症性、輕度躁狂、社會內向性)所組成的臨床量表，和檢測受測者態度的效度量表兩部份。根據兩量表的結果來診斷受測者人格。
Y-G 性格測驗 (Yatabe-Guilford personality inventry) 執行時間(30分鐘～)	由120條與12種人格特質相關的問題所組成，能夠全面性地掌握受測者的人格傾向。根據作答的結果可整合出五種性格類型。Y-G 性格測驗無論在實施上還是在解釋上都較簡便，也不需要高度的技術。從對受測者的負擔較輕這一點來看，Y-G 性格測驗也適合用於一般的檢測。
蒙氏人格量表(MPI) 執行時間 執行時間(30分鐘～)	由名為神經質量表和外向性-內向性量表兩種量表所組成，共80題問答(包含說謊量表)。測驗結果會根據兩量表的結果，以類型化的方式定義人格。
康奈爾醫學指數(CMI，或稱身心健康調查指導手冊) 執行時間 (20～30分鐘)	康奈爾醫學指數是一種檢測身體、精神自覺症狀程度的試驗，可以掌握受測者的神經官能症傾向(慮病症傾向)。
東京大學自我狀態問卷(TEG) 執行時間(20分鐘～)	以溝通分析理論所構成的60題問答，能以功能性的方式定義構成人格特質的自我狀態。檢查結果回饋性高是這種檢查的特徵，因此受測者本身容易察覺問題點的所在，進而自我反省。

Ⓒ 人格測驗 (投影法)

C檢查名稱	檢查特徵
羅氏墨漬測驗 執行時間(40分鐘～)	羅氏墨漬測驗是投影法中代表性的方法。測驗中會讓受測者觀察10張相互對稱的墨漬圖片，並讓受測者說出看到圖片後所聯想到的事物。接著會詢問受測者對圖片中的哪一個部份產了聯想，以及為什麼會產生這樣的聯想結果，並藉由受測者被詢問時所產生的反應特徵，掌握受測者的人格性質。羅氏墨漬測驗的目的，是用來提供鑑別診斷或預測預後時的情報線索。
主題統覺測驗(TAT) 執行時間(60分鐘～)	主題統覺測驗是藉由讓受測者觀看意義曖昧的人物圖，並自由地想像故事內容，再以精神動力性人格論的立場來分析、解釋的方法。藉由主題統覺測驗的測試，可以掌握到受測者的人格特質、人際關係、社會態度、潛在欲望、不滿、焦慮等情報。
語句完成測驗(SCT) 執行時間(30分鐘～)	測驗中以單字或未完成的短文作為刺激詞，受測者則從這些刺激詞藉由聯想的方式完成文章，再從文章所投影出的個人特色中，得知受測者的人格特質。語句完成測驗能夠掌握受測者的自我印象、人際關係和家族關係、價值觀等具體的樣相。除此之外，語句完成測驗也能觀察受測者在文章表現力等方面的智力。
羅桑維圖畫挫折測驗 執行時間(30分鐘～)	測驗中使用了以漫畫方式描繪的「挫折場面」，受測者則要聯想圖中人物將會採取的行動。根據聯想的結果，可以得知受測者人格特徵、人際關係的類型。

C檢查名稱	檢查特徵
鮑姆測驗(繪圖) 執行時間(5～30分鐘)	使患者自由地描繪一棵樹,再根據觀察畫面整體的印象、樹木的型態、鉛筆的軌跡、樹木的位置後,進行診斷式的解釋和人格分析。
統合性房樹人測驗 (繪圖) 執行時間(20～60分鐘)	使受測者自由地在圖畫紙上描繪房子、樹木、人,再進行分析的測驗法。統合性房樹人測驗除了會對每個物件(房、樹、人)進行個別分析外,也能夠藉由分析物件之間的相互關係或

ⓓ其他的測驗 (作業能力測驗等測驗)

D檢查名稱	檢查特徵
班達測驗 (Bender Gestalt Test) 執行時間(15～30分鐘)	測驗的內容包括九張印有不同形狀幾何圖形的卡片,測驗時將卡片依序出示給受測者,再請受測者把這些圖形抄畫在一張白紙上。最後再根據一定的基準來分析、處理白紙上的圖形。班達測驗能夠掌握受測者整體的自我統合能力。此外,能夠評估腦部的器質性障礙也是班達測驗的特徵之一。
本通氏視覺性記憶測驗 (Benton Visual Retention Test) 執行時間(15分鐘)	用於診斷受試者的視覺認知能力、視覺構成能力及視覺性記憶能力的測驗。測驗時會以10秒的間隔,依序將10張畫有圖案出示給受測者,再讓受測者重現這些圖案。根據受測者重現圖案的正確數、錯誤數、錯誤內容,主要是評估受測者腦部帶有器質性障礙的可能性
三宅式記憶測驗 (Miyake-shiki memory test) 執行時間(15分鐘)	測驗時主測者會朗讀十組成對的單字,等受測者記憶後,主測者再以每組單字中的其中一個單字作為刺激詞,請受測者想出同一組中的另一個單字。測驗實施時,會分別進行「相關性字組」和「非相關性字組」兩種不同的字組。測驗結果能夠評估出受測者的語文記憶能力。
內田-克萊佩林作業能力測驗(Uchida-Kraepelin Performance Test) 執行時間(35分鐘)	使受測者進行一位數的連續加總作業。主測者會分析受測者的作業量,以及時間對作業的影響(作業曲線),再根據受測者和標準(正常人)的差距,掌握受測者的作業能力、作業上的適應類型、人格傾向。

❷心理測驗的特徵和實施時的注意事項

在進行生化學檢驗中的血液檢查,無論是由誰來進行檢查都會得到相同的結果,但心理測驗的情形就不同了。心理測驗很容易因為受測者狀況的變化,或者是測驗場面情況的不同而影響到測驗結果。除此之外,「主測者和受測者之間的關係是否良好」、「測驗是在受測者治療過程中的哪一個階段實行」等因素,也都會影響到測驗結果。基於以上的原因,主測者在進行心理測驗前應表明測驗的目的,並且徵求受測者的同意,選擇最適合測驗目的時期進行測驗。

在眾多心理測驗中,一部分測驗的結果是以數據的方式呈現,但是主測者在面對這些數據時,應避免過度相信數據。舉例來說,智商指數這類的數據是受測者在「某一段時期」接受測驗後所得到的數值,但是數據真的能表現出受測者真正的能力嗎?受測者是否有可能因為動機不足或者是缺乏誘因,導致測驗結果呈現了較低的數值?是否應該判斷受測者

投影法

所謂的投影法,是指將墨漬、內容曖昧不明的圖案等刺激性材料給予受測者,讓受測者自由地組合和解釋後,定義受測者人格特質的心理測驗。投影法的優點,在於能夠使受測者無法察覺到自己的反應中所帶有的含意,也就能夠避免受測者受到緊張感或失敗感的影響,進而表現出受測者本來的人格特質。絕大多數的投影法,都能夠概略地掌握住人格中的各種側面,並且理解一個人在整體上、精神動力學上的型態。不過受測者在面對非組織性、曖昧的刺激時,可能會陷入不知道該如何反應的狀況,反而加深了受測者的不安和警戒心。基於上述的因素可以知道,投影法比問卷法更注重主測者和受測者的關係,因此在進行測驗時兩者之間的良好關係是必要的。除此之外,容易受主測者的主觀、經驗判斷影響這一點,也是投影法的缺點。主測者在實施和解釋投影法之前,必須接受相關的訓練。

作業性測驗

所謂的作業性測驗,是指升不使用語言的情況下,給予受測者一定的作業,藉由測定受測者的作業量和作業過程,來判斷受測者性格特徵的測驗。作業性測驗雖然能了解受測者單一部分的性格和智力水準,但卻無法掌握住受測者的整體性格,也無法了解心理狀態等較複雜的人格側面。

測驗組合(test battery)

心理測驗有各種不同的類型存在。雖然每一種類型的心理測驗，原則上都是設計成最適合其目的心理層面，但仍然有其極限和不備之處。隨著測驗目的的不同，要理解一個人的狀態，有時雖然使用單一種方法(approach)較佳，但是如果嘗試要掌握住整個人格特質時，則需要透過多元化、重疊性的方法來測驗。所謂的測驗組合(test battery)，就是基於上述的理由，由多種測驗所組合而成的測驗方法。在實施測驗組合時，為了不帶給受測者負擔，主測者應該要選擇適當的測驗來進行。

治療關係

在實施測驗之前，必須充分地加深主測者和受測者之間的交流，並且試圖準備能讓受測者自由發揮其自發性反應的情境。為了達到上述的目的，在測驗前主測者會以一般性的話題和受測者聊天，並且對測驗內容進行說明，使受測者放鬆，也會以各種方法來降低受測者的不安、恐懼，進而在兩者間建立信任的關係。此時的所建立的關係就稱為治療關係(rapport)。

失智症(癡呆)
的判斷基準

在美國心理學會所制定的精神疾病診斷與統計手冊第三版修訂版(DSM-III-R)中，規定了失智症(舊稱：癡呆)的診斷基準，患者需符合下列A～D的條件才能診斷為失智症。

A. 有明確的短期以及長期記憶障礙。短期記憶障礙：無法在五分鐘之後想起曾看過的三樣物品。長期記憶障礙：無法想起過去的個人情報(例：前任總統、廣為人知的紀念日)。

具有較高的潛在能力呢？能否找出這些問題，對一名主測者而言是相當重要的課題。此外，測驗時所得到的數據只能代表受測者一部份智力這件事，也是主測者必須銘記在心的。

從能夠發現一個人在面試或日常行動中，難以被推測出的心理結構這一點來看，心理測驗或許具有其存在意義。如果主測者將目的放在「盡可能挖掘受測者的心理」時，反而會帶給受測者負擔，進而使病情惡化，甚至造成心理上的創傷，這是應該要避免的。身為一名主測者，重要的是如何從測驗的結果中，解讀出需要的情報。

由於心理測驗具有上述各項特徵，在進行測驗之前，主測者應該擁有明確的目的，例如：受測者在治療上有接受測驗的必要；供受測者作為回歸社會時的參考；或者是受測者本人希望能夠了解自己。除此之外，主測者在進行測驗時，必須避開受測者的急性期或不安定期，也要避開藥效造成受測者嗜睡、發燒等，身體狀況較差的時期。

心理測驗除了會使受測者感到「自己的內心被窺視」、「測驗的結果是否會影響出院時間？」、「自己的能力被別人知道」等各種不安感和恐懼之外，測驗時給予的刺激本身，也可能會帶給受測者不安，或者造成受測者情感上的刺激等心理上的負擔。因此在測驗結束後，主測者除了要感謝受測者接受測驗外，也要使受測者的身心能夠獲得充分的休息。向受測者報告測驗結果時，必須要試著提高受測者接受治療的動機，或者是讓受測者本人能對自己有更深一步的了解。此外，主測者也要以鼓勵的方式，向受測者說明應該發展哪方面的能力或人格發展，以及該如何發揮這些能力和人格。考慮到受測者脆弱的人格面，主測者應該以一邊說明，一邊給予改善方案(建議)來向受測者報告測驗結果。

(時田陽子)

G. 高年齡層的智力測驗

智力的評估對高年齡層的患者是不可或缺的，特別是在患者有罹患失智症(舊稱：癡呆)的可能性時，最需要接受的就是智力測驗。當患者罹患有失智症時，必須查明其原因疾病。這是因為隨著病因疾病種類的不同，患者有可能需要接受醫學性治療。實施失智症的評估時，首先必須釐清真正需要接受評估的對象，以及對象接受評估的目的兩點。若將失智症的精神症狀進行簡單的分類，可以分為以記憶障礙為首的核心症狀，以及伴隨**核心症狀**出現的**周邊症狀**(包含精神

症狀、行動障礙等症狀)，在日常生活中則會觀察到**日常生活功能**(ADL)的障礙。由於護理人員有各式各樣護理上的負擔，無法同時評估這些症狀或障礙。必須隨著評估目的的不同分別進行。

評估的方法可以分為兩大類：①第一類：觀察對象行動的方法**(觀察式)** ②第二類：給予對象一定的課題、問題，再根據計算出的分數多寡來判斷**(質問式)**。日本常用的長谷川式簡易智能評價改訂版[1、2]，以及由美國所開發的簡易智能狀態測驗(Mini-Mental State(MMS)[3]就屬於後者。一般進行智力測驗時，會採取質問式的方法來評估認知症的核心症狀。雖然不管是質問式或者是觀察式，都能夠用於評估核心症狀，不過認知症的周邊症狀並無法以質問式進行評估。

觀察式和質問式評估各有其優缺點，必須按照使用目的、狀況來選擇適合的評估方式 表6。

接下來的文章中，將要向各位介紹日本最具代表性的智力測驗－長谷川式簡易智能評價量表改訂版(HDS-R)。在進行這一類心理測驗時，實施測驗之前務必要向受測者本人進行說明，以獲得受測者的同意，例如以「現在開始要詢問一些有關記憶力的問題，可以嗎？」等方式，來取得受測者的同意。

Ⓐ 長谷川式簡易智能評價量表改訂版 表7

長谷川式簡易智能評價量表(HDS)，是為了篩檢出有可能罹患失智症的老年人而設計，在西元1991年修訂為長谷川式簡易智能評價量表改訂版 (HDS-R)。HDS-R和HDS不同，HDS-R只要在事前能獲得受檢對象的出生年月日，即便是缺少受測者家屬或周遭人物的的情報也能夠實施。即使遇到下述的情況，HDS-R也能夠大致地了解受測者是否有罹患認知症的可能性：①無法確實地掌握受測者的日常生活狀態，②受測者獨自一人居住，③受測者的家族皆年事已高，應該能作為情報來源的受測者配偶身體狀況虛弱時。除此之外，測驗實施時間較短(五分鐘左右)也是本量表的優點之一。

然而就像前述的內容一樣，長谷川式簡易智能評價量表屬於質問式，和觀察式評估法不同地，質問式的實施需要測驗對象的協助，也無法用於有高度視覺障礙的人。除此之外，質問式評估還有一種共通的特徵，就是評估結果會受到受測者的動機、集中力所影響。舉例來說，處於憂鬱狀態時所獲得的分數，當然比受測者原來的認知能力數值要低。基於這個因素，主測者不可以只

B.至少符合下列任何一項：
⑴抽象性思考發生障礙，無法發覺相關單字之間的類似點、相異點，也無法進行單字或概念的定義等症狀。
⑵發生判斷能力上的障礙，在面對人、家庭、職業上的問題時，無法針對各種事項建立合理的計畫。
⑶其他高位皮質功能的障礙，例如失語症(語言異常)、失用症(理解和運動機能沒有受損，卻無法進行任何動作)、失認(感覺機能沒有受損，但卻無法認知、辨識對象)。建構力失用症(例如無法抄寫立體圖形、組合積木，或是將木棍組合成特定的形狀)等症狀。
⑷人格變化，也就是所謂的發病前性格傾向變化或顯著化。
C.當A以及B的障礙，明顯地影響到患者的工作、日常生活中的活動，以及影響到患者和他人的人際關係時。
D.症狀並非只發生在精神錯亂的過程中。
E.有類似⑴或⑵其中一種情況時：⑴從病歷、身體檢查、臨床檢查中發現到特定的器質性因子，並且此特定的器質性因子能證明患者的障礙可能是和醫院有關時，⑵雖然沒有這類證據，但如果患者的障礙不可能是由任何一種非器質性精神障礙所引起時，可以將器質性因子視為病因。例子：引起認知障礙的重度憂鬱症(引用自高橋三郎 譯：DSM-III-R，醫學書院，1988)。

▼表6 質問式和觀察式諮詢方法的特徵

質問式	觀察式
1. 只要能獲得出生年月日，即使不知道其他的情報也能夠進行諮詢。因此，即使是獨居者也能夠進行諮詢。	1. 需要有和日常生活相關的詳細情報。因此如果遇到受測者為獨居者等，難以從周遭人物獲得情報的情況時，難以進行諮詢。
2. 需要受測者本人肯協助的態度。	2. 即使本人態度上不肯協助，只要有受測者一定期間內相關的情報，依然可以進行諮詢。
3. 評分結果可能會受到憂鬱狀態、學歷的影響。	3. 不會受憂鬱狀態或學歷的影響。
4. HDS-R類的諮詢檢查只需要五分鐘左右的時間即可進行。	4. 如果有充分的情報時，能夠在短時間內進行諮詢。

▼表7 長谷川式簡易智能評價量表改訂版（HDS-R）

(分數範圍：0~30分)　　總得分數(分)

1	請問您今年幾歲？(誤差在兩年以內就算正確)	0　1
2	請問今天是幾年幾月幾號？星期幾？ (年、月、日、星期，每答對一項算一分)	年：0　1 月：0　1 日：0　1 星期：0　1
3	我們現在在什麼地方？ 受測者能自主性的回答時算兩分。 若等待五秒後受測者沒回覆時，提示「在家裡嗎？」、「在醫院嗎？」、「在福利機構嗎？」，答對時則算一分。	0　1　2
4	請複誦我接下來所說的三個單字。接下來還會再請你答覆一次，請記清楚。 (在選擇的題組上劃上O號) (題組1)　a：櫻花 b：貓 c：電車 (題組2)　a：梅花 b：狗 c：車子	a：0　1 b：0　1 c：0　1
5	請將數字100依序減去7。(詢問「100-7等於多少？」和「再減去7又等於多少？」。最初的答案不正確時就停止詢問。)	93：0　1 86：0　1
6	請將我接下來唸的數字倒著唸出來。(當倒唸三位數出現錯誤時，停止本題的作答。) <3位數> 6-8-2　→　2-8-6 <4位數> 3-5-2-9　→　9-2-5-3	286：0　1 9253：0　1
7	請將先前所記住的單字複誦一遍。 受測者能自主的回答時算兩分。若無法回答時，請給予以下的提示，答對時每個單字算一分。	a：0　1　2 b：0　1　2 c：0　1　2
8	接下來會讓你看五個物品，隨後這五個物品會被隱藏起來。請說出你曾看到哪些物品。 手錶、鎖鑰、香煙、原子筆、硬幣等物品，務必使用彼此之間沒有關聯性的物品 全部錯誤=0分、答對1題=1分、答對2題=2分、答對3題=3分、答對4題=4分、答對4題=4分、全部答對=5分	0　1　2 3　4　5
9	請盡可能地將你所知道的蔬菜名稱說出 來。將受測者所說的蔬菜名稱填入下表中。 若回答中斷，並且停頓大約10秒後也無法繼續回答時，停止本題的作答。 0～5個=0分、6個=1分、7個=2分、8個=3分、9個=4分、10個=5分	0　1　2 3　4　5

(加藤伸司、長谷川和夫、下垣光 等人：長谷川式簡易智能評價量表改訂版(HDS-R)的製作，老年精神醫學雜誌，2，pp.1339，1991)

單靠長谷川式簡易智能評價量表就診斷受測者是否罹患有失智症，這一點務必要牢記在心。除此之外，本測驗法雖然和其他幾種同類型的測驗法不同，不會受到受測者教育

程度(學歷)或年齡的影響，但如果受檢對象年齡在90歲以上時，所測得的分數可能會比受檢者實際的認知能力更低。

⑧ 測驗實施方法

設問1：年齡

受測者能正確地回答出實歲年齡時給予一分，誤差在兩年之內都算是正確。

設問2：時間的定位感

詢問受測者「今天是幾月幾號？」。詢問完「今天是幾年幾月幾號？」後，則接著詢問「今天是星期幾？」、「今年是幾年？」。詢問後兩者時，可以不需要太急促，採取個別而緩慢的方式進行。年、月、日、星期每答對一項算一分，年號的部份回答西曆也是正確答案。

設問3：場所的定位感

詢問受測者「我們現在所在的場所是哪裡？」。受測者能自主性的回答時給予兩分。即使無法說出醫院名稱或福利中心的名稱，只要受測者能說出現在所在的場所是哪裡就算是正確。若等待五秒後受測者仍沒有回覆時，則詢問受測者「在家裡嗎？」、「在醫院嗎？」、「在福利機構嗎？」，選擇正確時給予一分。

設問4：記憶三個單字

向受測者說明：「請複誦我接下來所說的三個單字。接下來還會再請你答覆一次，請記清楚」。主測者需以緩慢而清晰明辨的發音朗讀三個單字，朗讀完三個單字後再請受測者複誦。測驗中使用的單字有兩組，從中選擇一組進行測驗即可。每答對一個單字各給一分。如果無法給予正確的答覆時，先依照答對的題數計分，再說出正確答案以使受測者記憶。若重複說出正確答案三次以上，受測者依然無法記憶時，中止本設問，並且從設問7「單字的回憶」中，將無法記憶的單字從「不記得的單字」中剔除。

設問5：計算

當受測者發怒時的對應

進行這種質問式的測驗時，即使受測者事前已經聽過說明介紹，也同意接受測驗，但還是有可能會在途中發怒。受測者發怒的理由種類繁多，例如有的受測者會因為無法回答設問的內容，因而想用憤怒來掩飾。如果遇到受測者發怒的情況時，主測者應以明白的態度告訴受測者：「問題內容可能太簡單了，真是對不起。」，並且最好不要勉強進行測驗。即使無法進行測驗，只要知道受測者會因為測驗而憤怒這件事，就能夠獲得許多情報。

📖 文獻

*1 加藤伸司、長谷川和夫、下垣光 等人：長谷川式簡易智能評價量表改訂版(HDS-R)的製作，老年精神醫學雜誌，2，pp.1339~1347，1991
*2 加藤伸司、長谷川和夫、下垣光等人：長谷川式簡易智能評價量表改訂版(HDS-R)的製作(補充)，老年社會學，14 Suppl，pp. 91~99，1992
*3 FOLSTEIN MF, FOLSTEIN SE, MAHUGH PR: "MinimentalState": a practical method for grading the cognitive state of patients for the clinical. J Psychiatry Res, 12:189-198, 1975

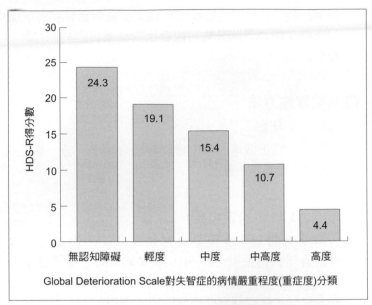

▲圖5　HDS-R得分數和失智症的病情嚴重程度(重症度)

(加藤伸司、長谷川和夫、下垣光 他：長谷川式簡易智能評價量表改訂版(HDS-R)的製作(補充)，老年社會學，14 Suppl，pp.91，1992)

　　將數字100依序減去7的問題。詢問受測者「100-7等於多少？」和「再減去7又等於多少？」。主測者在詢問時，不能以「93減去7等於多少？」這種重複了最初問題中答案的方式來詢問。每答對一個項目給予一分，但如果最初的減法問題錯誤時，即中止本題，進行下一題設問。

設問6：數字的倒唸

　　向受測者說明：「請將我接下來唸的數字倒著唸出來」。主測者在朗讀數字時，以緩慢的速度，並且每個數字大約間隔1秒的方式來進行，而不是以無間隔的方式朗讀數字。主測者朗讀完數字後，請受測者倒唸數字。每答對一個項目給予一分，但如果受測者在倒唸三位數時出現錯誤，則停止本題的作答，進行下一題設問。

設問7：回憶三個單字(延遲性回憶)

　　向受測者說明：「請將先前所記住的單字複誦一遍」。在三個單字中，受測者能自主的回答的單字每個各給予兩分。若無法回答時，請稍微停頓一段時間後給予提示，此時答對的單字給予一分。舉例來說，當患者無法回憶起「櫻花」和「電車」時，則可以給予「有一

個是植物」的提示，答對後則加算一分。接著再給予「另
一個是交通工具」的提示。主測者在說明提示內容時，每
個提示的內容必須分開，並且同時要觀察受測者的反應。
不能以「還有植物和交通工具」這樣的方式連續給予受測
者提示。

設問8：記憶五個物品

將事前所準備好的五個物品的出示給受測者，並且在出
示的過程中唸出物品的名稱，指導受測者牢記這些物品。
接著，在將這些物品藏起來後，向受檢詢問：「不按照順
序唸也沒有關係，請問剛剛這裡放有哪些物品？」。物品
的品項上沒有特別指定，不過務必選擇彼此之間沒有相關
性的物品。例如就要避免選擇鉛筆和橡皮擦這種類型的組
合。每答對一個物品給予一分。

設問9：蔬菜的名稱(語言的流暢性)

向受測者詢問：「請盡可能地將你所知道的蔬菜名稱說
出來」。將具體的蔬菜名稱填入測驗紙中的空格中，並且
注意不要將重複的部份算進得分數中。由於本設問的目的
在於測驗語言的流暢性，因此若受測者在回答過程中發生
中斷，並且停頓大約10秒後也無法繼續回答時，則停止
本題的作答。計分方式：個數在5個以內算零分，6個＝1
分、7個＝2分、8個＝3分、9個＝4分、10個＝5分。

本測驗的最高分為30分。將HDS-R得分數低於20分者
判別為失智症，21分以上者則判別為非失智症時，可以得
到最高的鑑別度。

(本間昭)

3 檢查時的護理原則

雖然有時檢查會由醫師來進行，但主要還是由臨床實驗技
師、醫療放射技師、臨床心理技術員等人員來實施。檢查並
不會由護理師來實施，不過護理師仍需要進行檢體的採取、
患者接受檢查前的準備、檢查後的管理，也要協助醫師進行
檢查，以輔助檢查的進行。

■受檢患者的護理

**失智症不同重症度的
平均分數**

截至目前為止，尚未有人使
用HDS-R來對失智症的重症
度進行分類，不過為了方便各
位參考，這裡列出了失智症
不同重症度的HDS-R平均分
數。
非失智症：24.3±3.9
輕度：19.1±5.0
中度：15.4±3.7
中高度：10.7±5.4
超高度：4.4±2.6

**檢查時護理師所需進行
的協助**

・患者檢查前、中、後的身心
　和環境的準備。
・將患者的情報提供給醫師或
　檢查人員。
・對患者說明檢查的目的，使
　患者願意接受檢查。
・輔助檢查，使檢查能在安全
　和正確的狀況下進行。
・正確地採集檢體。

檢查時護理師的對應

① 用簡單易懂的方式進行說明，以獲得患者的協助和了解。
- 使患者了解檢查的內容
- 使患者了解檢查時的注意事項和禁忌
- 使患者了解檢查時間和檢查所需的時間

② 觀察患者
- 觀察患者是否有遵守檢查時的注意事項，以及檢查時的禁忌
- 觀察患者的感情變化等心理狀態
- 心理狀態的變化

③ 告知患者準備下列事項：
- 脫下裝飾品和貴重品
- 容易穿脫的服裝
- 檢查前先上廁所

檢查後護理師所需進行的觀察

① 患者狀態的觀察
- 疲勞度、安靜度
- 心理狀態的變化

② 防止患者發生事故
- 離院
- 滑倒、摔倒

不管是哪一種檢查，或多或少都會帶來不安、不快感、痛苦，因此比起會診，檢查更容易帶給患者強烈的不安感。

- 檢查過程中，護理師所扮演的角色是讓患者能以安全、安心的狀態接受檢查，並且給予協助以完成檢查的目的。隨著護理師應對方式的不同，有時可能會無法獲得患者的協助，進而無法得到正確的檢查結果。
- 檢查時患者的心理狀態，以及各種心理狀態所造成的影響可能包括：
- 患者接受檢查前，可能容易感到不安、緊張。過度緊張時，患者可能會不停地表示有尿意，因而造成檢查的中斷。
- 精神科的患者容易對檢查產生防衛、否定的心態。這種狀態可能會使得檢查中斷或者是延期，對於檢查後的心理狀態或是檢查結果也會造成影響。
- 精神科的患者即使內心不安，也很少會以言語的方式進行表達。

護理師在協助檢查時，務必要留心注意下列這些問題。

①事前對患者進行詳細的說明

以簡單明瞭的方式，向患者說明檢查前應該注意的準備事項或者是注意事項。除此之外，護理師也必須盡力減少患者的不安，並且致力於獲得患者的協助。

②將患者的不安和痛苦降至最低

當患者表現出不安的情緒時，護理師應該傾聽患者不安的心情，並且教導患者接受檢查時的訣竅，避免直接回答患者的問題。特別是在遇到患者因為幻聽或妄想的影響，無法遵守檢查時的規定，或者是患者認為檢查會帶來不快的體驗時，應該將患者的不安和問題的內容傳達給醫師以及其他的醫療小組和成員，以便使整個醫療團隊能以一貫的方針來對應患者。

③從言語以外的部份察知患者的心情

從表情、態度、行動變化來察知患者的心情，並協助患者減輕不安。

④掌握患者平時的狀態

了解患者平時的狀態，例如患者是否能在一定時間內維持安靜。

⑤檢查前的確認

在檢查當天，為了使檢查能順利進行，護理師需確認患者是否有遵守飲食控制等注意事項，以及是否有穿著檢查部位容易開閉的服裝。此外，護理師也要確認檢查的前置作業等準備工作是否已完成。

⑥將訊息情報傳達給檢查人員

將前述的患者精神、身體狀態相關情報，確實地傳達給檢查人員。

⑦了解檢查後患者的安全狀態以及患者心情是否平靜

護理師需細心地觀察患者的感受，並且確認患者是否有任何狀態上(例如副作用)的變化。

A. 神經學檢查

在醫師會診結束後，大多會接著進行神經學檢查。此時護理師需將檢查時所必須的打診器、小手電筒、牽舌器、眼底鏡、鉛筆、原子筆等用具準備好。此外，護理師也必須協助醫師，準備一個能讓患者免於感到不安的檢查環境。

B. 腦波檢查

由於腦波檢查會在頭皮上安裝電極，因此是一種特別容易讓患者的感到不安的檢查。為了減輕患者的不安，在檢查準備的過程中，護理師必須以簡單明瞭的方式，向患者解說檢查的方法和目的。護理師也要向患者說明髮夾、髮飾等裝飾品可能會影響檢查，以便獲得患者的協助。護理師也要注意患者是否表示感到觸電、幻聽、妄想等現象。由於在患者過去的體驗(例如電痙攣療法)中，可能會對腦波檢查感到恐懼，護理師必須觀察患者的態度、言語行動是否有發生變化，並且盡可能地減輕患者的不安、緊張、恐懼。

腦波檢查一般需要花費40～120分鐘左右的時間。由於時間上的問題，護理師需觀察患者是否能在一定時間內維持安靜狀態，以及是否能按照檢查人員的指示行動。檢查前也要向患者確認是否已經上過廁所。

在腦波檢查的過程中，如果使用了藥物或光線刺激等**刺激法**，患者在檢查後可能會有容易發作的傾向。基於這個問題，護理師必須特別注意患者的表情或言語行動，以察知患者狀態的變化和壓力。

N o t e

檢查時的前置處理

檢查時的前置處理是為了讓檢查能夠在安全、順利的情況下進行，並且獲得正確的結果而實施的一系列準備。隨著檢查內容的不同，前置處理的內容也會跟著變化，不過一般都會進行下列幾種處理。
①引導(Orientation)患者
②飲食控制(或者是禁食)
③顯影劑的過敏反應測試
④除毛、擦拭
⑤肌肉注射Atropine Sulfate
⑥排尿、排便(灌腸)
⑦檢查前的藥物投予(副交感神經阻斷劑、止痛、鎮靜、麻醉)
⑧換上檢查衣等等
●舉例來說，腦波檢查前就會進行下列的前置處理
①引導(Orientation)患者
②檢查前一天洗頭(或者以酒精擦拭頭皮)，不可塗抹髮膠
③服用藥物的管理(例如根據醫師的指示停止服藥等等)
④脫下患者的假牙
⑤脫下患者的髮夾等位於頭部的金屬製品
⑥指導患者在檢查前先上廁所

刺激法

所謂的腦波檢查，是將腦部活動時所產生的微弱電流，以波形的方式進行記錄的一種檢查。腦波檢查一般都是在患者安靜、閉眼的狀態下進行，不過也有個案是在給予患者特定的負荷，使患者處於刺激狀態下後再進行檢查，才能發現到異常症狀。

安眠藥的投予：以口服方式給予三氯乙磷酸鈉(Triclofos Sodium)糖漿，觀察患者在嗜睡、淺度睡眠、深度睡眠等不同深度睡眠下的腦波變化。
光刺激：患者在睜眼狀態下，在眼睛前方給予光線刺激。
呼吸過度：重複進行深呼吸。
開閉眼：重複睜眼、閉眼的動作。

副作用

①顯影劑的副作用的徵兆
　‧咳嗽、打噴嚏、流鼻水
　‧冒冷汗、打呵欠
　‧臉部蒼白
　‧腫脹
②遲發性副作用
　‧起疹、發癢、水腫
　‧噁心
　‧咳嗽、喉嚨乾燥
　‧冒冷汗、心悸、目眩
　‧無力感

休克狀態

‧皮膚蒼白
‧體溫下降
‧脈搏微弱、頻脈
‧呼吸急促
‧四肢發冷
‧冒冷汗
‧血壓下降

C. 影像檢查

在檢查前，護理師需確認患者是否已聽過醫師的說明。如果是需要使用顯影劑的檢查，護理師也必須確認患者是否已聽過顯影劑相關副作用的說明，使患者能在了解檢查、相信檢查的狀態下接受檢查。護理師務必要向患者確認是否曾有過敏或氣喘的既往病史，並且向患者說明「如果感到身體狀況有異，應立刻告知檢查人員或護理師」。使用顯影劑時，可能會引起休克或過敏等副作用，因此事先學習緊急狀況下的應對和處置方法對護理師而言也十分重要。

❶X光線照片檢查、斷層掃描 (CT)

進行檢查之前，護理師需確認患者：①是否有遵守飲食限制中的規定、②是否穿著容易穿脫的服裝、③是否戴有髮飾或金屬製品(拋棄式暖暖包、黏貼式磁力治療器等製品)。護理師也要了解患者是否能獨自一人前往檢查室，以及是否能靜臥在床上，並且視情況給予適當地協助。除此之外，護理師也要觀察患者：①是否對檢查感到不安或恐懼、②是否有精神上的負擔、③是否出現了興奮、心神不定、幻聽、胡言亂語等心理狀態上的變化。細心的觀察和適當地對應都是護理師所必須具備的。

進行斷層掃描時，雖然患者是躺臥在專用的病床上進行檢查，但是為了確保安定的檢查體位，以及在防止患者跌落等安全和安全感上的顧慮，檢測人員會對患者安裝固定皮帶。患者可能會對此舉感到不安，護理師必需進行充分的說明以減少患者的不安。

檢查結束後，護理師需注意患者，避免因姿勢不穩而摔倒，並且注意患者是否有過度緊張、興奮、疲勞感等心理狀態。此外，也不要忘記確認血壓、脈搏、呼吸等狀態是否有發生異常。

❷核磁共振 (MRI)

雖然核磁共振對人體的影響較少，但是由於核磁共振室中會受到強力的磁場影響，護理人員的危機管理概念相當重要。護理師也必須向患者具體地說明幾項注意事項：①檢查過程是在狹窄的圓筒中進行、②可能會感到壓迫感或令人不悅的噪音、③檢查時間大約是30分鐘等等，使患者能在事前獲得了解。除此之外，事先向患者說明「檢查過程中隨時都

能夠說話」，也能協助患者減輕不安。若遇到有幽閉恐懼症的患者時，護理師更需要細心地觀察和注意患者，並且向患者進行充分的說明。

事先將禁止帶入檢查室的物品打印成表單，以獲得患者的協助這一點也很重要。隨行的護理師也要注意避免將金屬製品帶入檢查室，例如口袋中的剪刀、院內用PHS、銀行的磁卡等物品，都是必須要注意的。除了上述物品外，運送患者的輪椅和擔架也曾釀成重大事故，護理師也必須避免讓這些物品輕易地進入核磁共振室。

為了不使檢查中斷，護理師應指導患者在檢查前先去上廁所，並且在患者進入檢查室前，按照檢查表將患者身上不必要的物品盡量脫下，使患者能安全地接受檢查。檢查結束後，護理師需觀察患者是否有疲勞感、緊張、情緒不佳等精神負擔，以及服用顯影劑後是否有過敏症狀的出現。

為了能盡早將顯影劑排出體外，護理師最好也向患者說明攝取水分的必要性。

❸腦部血流顯像(單光子放射斷層掃描：SPECT)

腦部血流顯像是將放射性醫藥品，以靜脈注射的方式注入人體後，進行檢查的一種方法。雖然副作用較少，對人體的侵入性也較低，但腦部血流顯像較容易受檢查時患者的狀況影響。由於容易受到患者狀況的影響，護理師必須使患者的狀態和檢查的環境都準備在最適合檢查的狀態，以便使患者能夠安心的接受檢查。

進行腦部血流顯像檢查時，患者會對檢查或放射線的曝曬感到不安和緊張，因此很容易產生恐懼感。為了減輕患者的恐懼感，護理師必須觀察患者的表情、態度、行動，並且給予患者適當的協助，使患者能安心的接受檢查。除此之外，由於檢查的時間十分長，護理師需了解患者是否能長時間維持安靜的狀態。

檢查結束後，護理師需觀察患者是否有疲勞感、緊張感、不安，並且致力於減輕患者的這些狀態。為了減輕體內受到的放射線影響，護理師也必須頻繁地督促患者飲水和排尿。

腦部血流顯像常被用於檢測失智症。雖然檢查上沒有飲食上的限制，但是由於檢查時必須將光線或聲音等感覺刺激降至最低，護理師應顧慮到患者是否能維持安靜狀態。進行癲癇發作等各種負荷檢查時，由於檢查結束後容易引起患者的發作，護理師必須細心地觀察患者。除此之外，由於腦血流製劑有利尿的效果，護理師應督促患者飲水，並且注意脫水的發生。

■ **N o t e**

接受腦脊髓液檢查時的重點

· 雙腕抱膝，用力地拉向腹部
· 將下顎貼到胸前，像是在看
　肚臍一般
· 張開嘴呼吸，身體放鬆不要
　移動身體

觀察項目

· 頭痛、噁心、嘔吐
· 目眩、耳鳴
· 背痛、發燒
· 呼吸困難
· 痙攣、意識狀態層級的下降
· 神經症狀
· 表情、臉色、嘴唇顏色
· 生命徵象

❹正子斷層掃描(PET)

隨著檢查種類的不同，可能會有飲食、糖分攝取上，又或者是運動等不同的限制，護理師必須向患者做充分的說明，以獲得患者的理解。

檢查過程中，患者所曝曬到的放射能量雖然不至於引起問題，但是由於檢查時仍會將放射性同位素注入體內。為了將放射線的曝曬降到最低，在檢查後五～六個小時內，護理師應該讓患者和其他人保持適當的距離。

D. 腦脊髓液檢查

腦脊髓液檢查是一種透過腰椎穿刺來取得腦脊髓液的檢查。檢查的過程中，由於會引起不安或疼痛等劇烈的身心痛苦，患者也不得不維持在特定的姿勢之下，因此特別容易帶給患者恐懼感和自己病情很嚴重的感受。護理師應該給予患者協助，以減輕患者的不安和獲得患者的協助，例如護理師可以指導患者一些接受檢查時的訣竅。除此之外，檢查時由於患者會露出體幹部位的皮膚，護理師也必須顧慮到患者的隱私，室溫調節上也必須多加考慮。

除了上述的注意事項之外，護理師也必須向患者確認兩點：①是否有遵守飲食限制、②在進行檢查前是否有先去上廁所。患者是否了解自己所接受的檢查這一點也十分重要。由於檢查後需要一段時間的安靜，護理師也必須事先向患者告知這一點。

檢查過程中，由於患者維持的姿勢相當不舒服，加上處置過程是在背後進行，患者無法得知自己正在接受什麼處置，當然容易感到恐懼。因此在檢查過程中，為了減輕患者的不安，護理師最好能一邊向患者說「請張口嘴呼吸」或「身體放鬆」等類似內容的話，一邊保持患者的體位。向患者簡單地說明接下來所要進行的檢查步驟，也能使患者有心理上的準備，進而減輕患者恐懼的情緒。為了使醫師能準確並且安全地進行脊椎穿刺，護理師應請患者協助檢查，避免在穿刺過程中突然移動、咳嗽、努責，想咳痰時則應該先告知，以確保安全。

患者在接受穿刺處置後1～2小時之內，頭部必須放低並保持安靜、靜臥的姿勢。在這段時間內，護理師則需確認患者是否有保持安靜，並觀察患者在處置後是否有疼痛或副作用的發生。準備飲水給感到口渴，卻又必須維持在安靜狀態下的患者，使患者不會感到不適這一點，也是護理師必須顧慮到的層面。

(高橋美惠子)

主要的治療方法

1 精神科治療的特色

❶關於精神科治療

精神科治療最大的特色，在於除了會使用**生物學療法**之外，也綜合了**心理學和社會學療法**。在過去，醫療人員進行的醫療行為(例如藥的處方)或是諮詢，被認為是一種「治療者對患者」的單向關係，然而這種概念在最近發生了變化。現在的想法認為除了原本治療者朝患者的關係外，另一種方向的關係「患者朝治療者」的關係，也被認為具有同等的重要性。「患者朝治療者」的關係，換個角度來說就是「在疾病的治療上，患者積極的參與十分重要」觀念。事實上，這種觀念並不侷限在精神科的治療，可以說幾乎在所有的醫療上都適用。無論是在醫療的哪一個領域，都已經發現到患者的自我決定和主動參與治療，除了能夠提高治療效果外，對預後的狀況也會產生影響，這一點在心理疾病上更是明確。舉例來說，以被動的態度接受治療的患者，往往難以發揮治療的效果。也就是說，當患者本人積極地想治療疾病時，才能夠真正的改善疾病。基於上述的各種觀點，「治療教育」和「心理教育」在最近已成為醫療上重要的核心之一。

在接下來的章節中，將要向各位概略地介紹精神科治療的核心：心理治療、藥物治療、心理教育。

Ⓐ心理治療

所謂的心理治療，是指治療人員和患者之間以言語進行**心理上的交流**，藉此減輕患者的症狀，或者是促使患者的人格或行為在根本上發生變化。在心理治療的過程中，會將焦點放在症狀背後的心理糾葛和不安等因素，試圖找出患者本人也沒察覺到的心理問題，是精神科治療中不可或缺的方法。心理治療的方法多達200多種以上，但是實際在醫療現場上，常用的方法則集中在**認知治療、認知行為治療、森田療法、精神分析治療等十多種**治療方法上。

 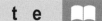

森田療法(Morita Therapy)

由東京慈惠會醫科大學精神神經科的初代教授森田正馬先生首創的精神療法。森田療法最早是設計用於治療精神官能症(廣泛性焦慮症、恐慌症等)，現在也會用於治療輕度憂鬱症。

B藥物治療

　　藥物治療的過程是以**精神藥物**為中心進行治療。所謂的精神藥物，指的是作用於腦部，進而影響服藥者精神機能和行為的藥物的總稱。藥物治療過去主要是用於病理症狀的控制，不過最近在改善統合失調症的隱性症狀，以及認知機能的改善上也備受期待。主要的精神藥物包括抗精神病藥、抗憂鬱藥、情緒安定劑(抗躁症劑)、抗焦慮劑、安眠藥、心智興奮劑等各種藥物。在最近的數十年之內，精神藥物的開發有了長足的進步，現在已經開發出了副作用少且藥效明顯的藥物。

C心理教育

　　心理教育的目的，在於使患者了解自己罹患的是什麼樣的疾病，又應該如何面對。要提昇心理教育的效果，除了患者本人之外，患者家族的參與也是不可或缺的。之所以會這麼重視患者的家族，是因為患者身旁的人對疾病的理解，正是使患者克服疾病的關鍵。

❷以團隊進行治療

　　團隊治療是精神科治療的第二個特色。過去曾有一段時間，精神科的治療基本上是由精神科醫師和護理師的組合來進行。然而在近年來精神科治療的進行，已逐漸轉變成由多種不同的職業所共同組成的醫療團隊負責。之所以會發生這樣的變化，原因不外乎是心理的疾病多元化的特性。在本章開頭的部份，曾介紹過精神科治療中，包含了生物學層面、心理學層面、社會學層面。基於這一點，各種領域的專科醫師根據每一個個案的狀況，制定適當的治療計畫並且進行治療，就顯得十分重要。日本的團隊醫療，在目前雖然還無法完全發揮團隊醫療該有的作用，但也已經開始實踐重症個案的住院醫療上。根據西元2005年7月所施行的「**醫療觀察法**」規定，指定的住院醫療機關中，相對於每33名患者，需配置3.75名醫師，43名護理師，臨床心理技術員3名，職能治療師2名，精神科社工2名。這是日本的精神醫療中最完備的醫療工作人員配置，目前的計畫已經開始要求這些不同職種的醫療工作人員組成醫療團隊，並且進行患者個別治療計畫的制定。

　　在團隊醫療中，**精神科醫師**扮演了團隊全體核心的角色，負責患者的診斷，以及決定治療的方針。在患者的日常生活中，和患者最親近，同時也給予患者整體住院生活上協助的則是**護理師**，負責進行各種精神科護理的工作。**臨床心理技術員**負責傾聽患者的話，並且透過言語對患者進行心理上的

協助。**職能治療師**根據每位患者不同的背景，制定患者回歸社會所必須的復健療程，並根據復健療程來指導患者。**精神科社工**負責協助患者回歸社會時的準備，同時也輔助醫療團隊準備患者回歸社會後的環境。

❸治療計畫和預防計畫的必要性

精神科治療的第三項特徵，在於治療計畫和預防計畫的必要性。由於大多數的精神疾病原因尚不明確，因此缺乏能夠根治的治療方法。基於這個因素，長期的治療和預防的必要性就顯得非常重要。為了達到長期治療和預防的目的，患者積極的參與治療和預防疾病發作、家族的協助、職場的理解、社會全體對患者障礙的接受，都是不可或缺的要素。為了協助患者的治療所進行的各種心理疾病相關的啟發運動，也能夠視為一種廣義的精神科治療。

(樋口輝彦)

2 藥物治療

A. 精神藥物的歷史

現代精神科藥物治療的歷史，最早起始於20世紀中期，是由碳酸鋰、氯普羅麻靜(Chlorpromazine)等藥物的發現帶動了整個精神科藥物治療。氯普羅麻靜是西元1950年在研發抗組織胺類藥物的過程中，偶然發開出來的藥物。法國的精神外科醫師拉波希特(Laborit)曾使用氯普羅麻靜誘發人工冬眠；戴雷(Delay)等人則在西元1952年提出了氯普羅麻靜具有精神病治療效果的報告。在短短數年內，氯普羅麻靜以精神病治療藥物的身份，在世界中被推廣開來。碳酸鋰則是在西元1949年由澳大利亞的精神科醫師凱德(Cade)在動物實驗的過程中，偶然發現到具有精神病的治療效果。到了1960年代以後，碳酸鋰的效果就已經廣為世界所知。西元1957年開發出了抗憂鬱藥Imipramine ，西元1961年則開發出了抗焦慮劑氯二氮平(Chlordiazepoxide)，兩者分別成為往後開發具有抗憂鬱藥，以及具有抗焦慮劑藥效藥物的基礎。

從上述的介紹中讀者們應該可以發現到，精神科藥物治療的歷史到現在也才短短的50年。雖然精神科藥物治療才起步沒多久，在現代藥物治療卻早已成為精神科治療中的核心，是一個不可或缺的角色。隨著藥物治療的引進，精神科病院的治療環境發生了大幅的改變，進而促成了患者開放式治療

待遇的推廣。藥物治療同時也使得許多患者能夠以門診的方式接受治療，現在的精神科患者更能夠在一邊維持社會生活的情況下，一邊進行急性期的治療或疾病復發的預防。

作用於腦部，進而影響服藥者精神機能和行為的藥物稱為精神藥物。精神藥物的種類包含抗精神病藥、抗憂鬱藥、情緒安定劑(抗躁症劑)、抗焦慮劑、安眠藥、心智興奮劑等各種藥物 表1。

B. 抗精神病藥

❶抗精神病藥的分類和作用

所謂的抗精神病藥，指的是主要用於治療統合失調症的藥物，在過去曾被稱為神經緩解劑、重鎮定劑(major

▼表1　主要精神藥物

分類	代表性的藥物	作用、特徵	主要的副作用
抗精神病藥	第一代 　硫代二苯胺類藥物 　氯二氮平(Chlordiazepoxide) 　丁醯苯類藥物 　氟哌啶醇(Haloperidol)	・抗幻覺妄想作用、鎮靜作用 ・泌乳激素濃度容易上升	・容易產生錐體外徑路的副作用(請參照p.417) ・姿態性低血壓、心律不整、肝機能障礙、月經異常等
	第二代 　利螺環酮(Risperidone) 　奧氮平(Olanzapine) 　Quetiapine	・抗幻覺妄想作用、鎮靜作用 ・不易產生錐體外徑路的副作用 ・一部分藥物會造成泌乳激素濃度難以上升	・一部分藥物會造成體重增加、血糖上升
抗憂鬱藥	三環類抗憂鬱藥 四環類抗憂鬱藥	・抗憂鬱作用、抗焦慮作用 ・三環類藥物效果較強，但副作用也較強	・口渴、便秘、尿瀦留、體重增加、姿態性低血壓等 ・三環類藥物服用過量時可能會引起心律不整或心臟驟停
	SSRI 　Paroxetine 　Fluvoxamine	・抗憂鬱作用、抗焦慮作用 ・過量時較安全 ・不適用於重度的憂鬱症	・消化系統副作用(噁心、嘔吐、下痢等) ・性功能障礙
	SNRI 　Milnacipran	・抗憂鬱作用、抗焦慮作用 ・相較之下安全性較高 ・具備提高動機的效果	・血壓上升、頻脈、頭痛等
情緒安定劑	碳酸鋰 卡巴馬平(Carbamazepine) valproic acid	・抗憂鬱作用、抗焦慮作用 ・具有抗憂鬱藥加強作用、病相復發預防作用	・鋰在體內堆積後可能會導致中毒症狀 ・Carbamazepine可能會引起過敏反應(起疹等症狀) ・valproic acid會引起胃腸道症狀
抗焦慮劑	苯二氮平類藥物 丹祈屏 樂耐平(Lorazepam) 依替唑侖(Etizolam)	・安眠作用、抗焦慮作用、肌肉鬆弛作用、抗痙攣作用	・依賴性 ・突然停藥時會引起藥物戒斷症狀
安眠藥	Zolpidem 伯替唑它(Brotizolam) 耐妥眠(Nitrazepam)		
抗癲癇藥	valproic acid 苯妥英(Phenytoin)苯巴 比妥(Phenobarbital) 卡巴馬平(Carbamazepine) Clobazam	・抗痙攣作用	・神經症狀(共濟失調等症狀) ・皮膚症狀(藥疹等症狀) ・精神症狀(自發性低下等症狀) ・隨藥劑種類不同，部份具有致畸胎性。
心智興奮劑	哌醋甲酯(methylphenidate)	・興奮作用	・依賴性
抗失智症藥	Donepezil Hydrochloride	・抑制阿茲海默型失智症的病情進展	・噁心、嘔吐、下痢、食慾下降等症狀

tranquilizer)等名稱。抗精神病藥共通的藥理學特徵，在於多巴胺受器的阻斷作用。在過去很長一段時間中，統合失調症的治療主力是以氯二氮平(Chlordiazepoxide)為首的硫代二苯胺類藥物，以及以氟哌啶醇(Haloperidol)為代表的丁醯苯類藥物。近年來臨床上則引進了多巴胺・血清素阻斷劑(serotonin-dopamine antagonist：SDA)，這種藥物除了具有多巴胺受器阻斷作用外，對於血清素受器也具有很強的阻斷作用，已成為了新一代統合失調症藥物治療的主力。在日本，硫代二苯胺、丁醯苯類等傳統型抗精神病藥物被稱為**第一代抗精神病藥**，西元1990年起從海外引進的的新型抗精神病藥則稱為**第二代抗精神病藥**。

這些抗精神病藥對統合失調症的顯性症狀(幻覺、妄想等症狀)，能發揮優秀的效果。除此之外，這些抗精神病藥也具有速效性的鎮靜作用。關於統合失調症的隱性症狀，目前則以第二代抗精神病藥具有特別顯著的療效。抗精神病藥除了能治療統合失調症之外，也能應用於治療躁狂症所引起的精神運動激動、老年期的幻覺妄想狀態，以及憂鬱症所伴隨的各種精神病症狀、不安、焦躁，以及難治性失眠等等，應用範圍非常廣泛。

所謂的緩釋劑(depot)，是一種注射進肌肉後，藥劑能夠從注射部位緩慢地釋放到血液中，進而維持藥物在血液中必要濃度的藥劑。緩釋劑一個月只需要注射1～2次，對於無法按時間服藥的患者來說非常有幫助。不過，由於緩釋劑一旦注射後就無法中途停止藥劑的作用，因此若注射後發生副作用時，也會無法以停止給藥的方式中斷藥物引起的副作用。

❷抗精神病藥的副作用

抗精神病藥的副作用包括錐體外徵候、泌乳激素濃度上升、嗜睡、便秘、姿態性低血壓、口渴、視覺模糊、光過敏、心電圖上QT延長、誘發癲癇等各種症狀。副作用中的體重增加和糖耐量異常，對於奧氮平(Olanzapine)等第二代抗精神病藥而言更是一大問題。

副作用中的錐體外徵候，是由於抗精神病藥的多巴胺阻斷作用，影響了黑質-紋狀體系統所造成的結果。錐體外徵候包括肌張力不全、帕金森氏症候群、靜坐不能、遲發性動作異常。肌張力不全是一種會引起肌肉收縮或持續性痙攣的不隨意運動，也會造成痙攣性斜頸、弄舌癖等症狀。由於肌張力不全所導致的強制性張口狀態，也可能導致下顎的脫臼。帕金森氏症候群包括肌肉僵硬、姿勢前傾、小碎步、震顫、面具臉、流涎等症狀。靜坐不能(Akathisia)指的是患

N o t e

「向精神藥物」？
「抗精神病藥」？

(譯註：「精神藥物」的日文原文是「向精神藥」，「抗精神病藥」的日文原文則為「抗精神病藥」，兩者的日文原文只差一個漢字，「向」和「抗」的日文漢字發音也相同，容易發生混淆，筆者下文的目的就是要釐清兩者的意思)

雖然常常可以看到有人將「向精神藥」或「抗精神病藥」中的「向」和「抗」兩個字混著使用，但正確的用法應該是向精神藥和抗精神病藥。「向」這個漢字指的是朝「精神」作用的意思，換句話說就是作用於精神，「抗」則有對抗「精神病」的含意，換句話說就是治療。向精神病藥指的是所有作用於精神功能的藥物，抗精神病藥則代表治療精神疾病症狀(幻覺或妄想等症狀)的藥物。

者無法坐著不動，並且手腳會不停活動，忍不住想走來走去的一種不快感。除此之外，也有不少患者表示腳底或臀部會感覺到搔癢。遲發性動作異常指的則是長期服用抗精神病藥後，頭部．四肢、體幹部所產生的不規則不隨意運動。除了上述症狀，患者也可能會出現嘴部不停咀嚼般的顎部運動和臉面歪扭的症狀。病情嚴重者，會發生斜頸，以及軀體扭轉般的動作和將腰部突出的動作產生。

泌乳激素濃度的上升，是因為下視丘-腦下垂體系統間，受到了多巴胺阻斷作用的影響而產生的副作用。泌乳激素濃度的上升會導致停經、性慾下降、乳汁外漏等現象。

除了上述的副作用外，還有一種極為少見，名為「抗精神病藥物惡性症候群」的重度副作用。這種副作用會導致肌肉僵硬、高燒、排汗、高肌酸激酶血症、意識障礙等症狀，若不及早進行治療，就可能會導致死亡，必須特別注意。

所有的第二代抗精神病藥都不容易引起錐體外徵候，一部分的第二代抗精神病藥也不容易導致泌乳激素濃度的上升。在過去，錐體外徵候對服用抗精神病藥的患者而言是一種不可言喻的痛苦，同時也是許多患者中途停藥的原因之一。不過隨著第二代抗精神病藥的問世，現在精神科患者已經能夠從這種痛苦之中獲得解放，統合失調症的治療環境也因此獲得了重大的改變。

❸抗精神病藥投藥上的顧慮

將藥物治療導入統合失調症患者的過程中，時常會遇到困難。之所以會遭遇困難，是因為處於急性期的患者往往對自己的症狀缺乏自覺，因此難以在充分了解藥物的作用、副作用的情況下，主動地參與治療。此外，第二代抗精神病藥的問世，雖然減輕了錐體外徵候的影響，卻由於第二代抗精神病藥所引起的體重增加、糖耐量異常等副作用，造成了新的問題。基於上述的因素，為了提昇患者的生活品質(QOL)，醫療人員在治療之前有必要和患者進行充分的溝通，以了解患者的期望，並且和患者一同進行藥物的選擇。

在治療過程中，患者因為自己的判斷而停止服藥的例子並不少見。當遇到這種情況時，醫療人員應該採取的措施，並非去叮囑患者確實地服藥，而是要了解患者停藥的原因，並且向患者說明服藥的必要性。除此之外，為了提防副作用的發生，醫療人員也要和患者一起檢討副作用出現時的對應方法。為了達到上述的目的，平時和患者建立無論什麼事都能聊的良好關係這一點，就顯得十分的重要。

C. 抗憂鬱藥

❶抗憂鬱藥的作用和分類

　　抗憂鬱藥具有改善憂鬱症急性期症狀的作用，並且能在病情緩解後預防復發。抗憂鬱藥不只用於治療憂鬱症，以恐慌症、強迫症、創傷後壓力症候群(PTSD)為例，也都會使用到抗憂鬱藥。抗憂鬱藥的作用機制，可能是透過阻斷突觸回收血清素和去甲腎上腺素的作用，進而發揮其藥效。抗憂鬱藥的種類眾多，例如三環類抗憂鬱藥、四環類抗憂鬱藥、選擇性血清素回收抑制劑(selective serotonin reuptake inhibitor：SSRI)、血清素・正腎上腺素回收抑制劑(serotonin noradrenaline reuptake inhibitor：SNRI)等等，都屬於抗憂鬱藥。

❷抗憂鬱藥的副作用

　　抗憂鬱藥會產生口渴、姿態性低血壓、嗜睡、排尿困難等副作用，但選擇性血清素回收抑制劑(SSRI)和血清素・正腎上腺素回收抑制劑(SNRI)兩種藥劑以大幅減低了這些副作用的效果。不過在另一方面，選擇性血清素回收抑制劑(SSRI)卻會產生噁心、下痢等副作用。

❸抗憂鬱藥投藥上的顧慮

　　抗憂鬱藥在投藥後，被認為要在10～14天後才能發揮治療效果。不過，藥物的副作用卻是在投藥初期就會出現。因此醫療人員必須將藥效發揮需要一段時間這件事，確實地告知患者，並且要患者不要中途放棄服藥。此外，只單靠服用抗憂鬱藥並無法根治憂鬱症。所以當患者處於急性期時，必須充分地獲得休養；當症狀減輕後為了防止復發，輕鬆愉快的生活方式也相當重要。醫療人員應該在了解患者的家庭、社會環境後，給予適當的建議以協助患者治療疾病。

D. 情緒安定劑

　　情緒安定劑的作用，主要是用於治療雙相情感障礙(躁鬱症)。情緒安定劑除了對躁狂症的急性期症狀具有治療效果外，也具有預防憂鬱症病相、躁狂症病相復發的作用。在治療憂鬱症時，如果單靠抗憂鬱藥無法得到足夠的效果時，也可能會合併使用情緒安定劑來加強治療。碳酸鋰為代表性的情緒安定劑，抗癲癇藥中的卡巴馬平

精神藥物的適用性

　　對精神疾病的藥物治療而言，單劑治療是較理想的治療方式。不過，如果是急性期的憂鬱症患者，由於患者會感到強烈的不安，同時受到失眠而苦。為了解決這個問題，一般在治療憂鬱症時，除了會使用藥效發揮上較耗時間的抗憂鬱藥之外，還會合併使用抗焦慮劑、安眠藥等藥物。抗憂鬱藥除了能用於治療憂鬱症之外，對於恐慌症、強迫症等疾病也都具有治療效果。同樣的，抗精神病藥除了能用於治療統合失調症之外，也曾被用於鎮靜躁狂症所引起的精神運動興奮，以及用於治療難治性的失眠。精神藥物的使用方法多變，即使面對相同的疾病，也會隨著患者個別症狀的不同，在藥物的種類或者是藥物的投予量上有相當明顯的變化。

(Carbamazepine)和valproic acid等藥物因為也具有相同的效果,所以也被視為一種情緒安定劑。

要發揮碳酸鋰的治療效果,需要將碳酸鋰的用量控制在血中濃度0.6～1.2mEq/L之間。由於治療時所使用的濃度仍然相當接近中毒濃度,因此使用碳酸鋰時,必須定期測定碳酸鋰的血中濃度。碳酸鋰的副作用包括手指震顫、頻尿、甲狀腺機能低下等症狀。當碳酸鋰的濃度高於1.5mEq/L時,會引起運動失調、目眩、發音困難等症狀,高於2.0mEq/L則會導致間攣、意識障礙,高於3.0mEq/L時則會產生全身性痙攣、腎衰竭,最後導致死亡。

E. 抗焦慮劑和安眠藥

在過去,抗焦慮劑和安眠藥兩種藥劑被稱為輕微鎮靜劑(minor tranquilizer)。現在使用的抗焦慮劑和安眠藥中,以苯二氮平類化合物的應用範圍最廣。所有的苯二氮平類化合物,都具備抗焦慮作用、抗痙攣作用、安眠作用、肌肉鬆弛作用,因此除了對焦慮、失眠有效外,對於痙攣或緊縮型頭痛也都能發揮療效。在這些化合物中,抗焦慮作用較強者被稱為抗焦慮劑,安眠作用較強者則被稱為安眠藥。苯二氮平類藥物的作用機制,是藉由強化抑制性神經訊息傳導物質－γ-氨基丁酸(GABA),進而發揮抗焦慮、安眠的作用。在使用上,由於藥劑容易堆積在高年齡層患者體內,進而引起嗜睡、注意和集中、記憶力低下的症狀,以及引起姿態不穩和容易摔倒的問題,在使用上必需特別注意。

長期服用抗焦慮劑和安眠藥後,會產生藥物依賴性和耐性,如果突然停止服藥時,則可能會導致焦慮、失眠、痙攣發作等藥物戒斷症狀。因此苯二氮平類藥物在服用上,以短期間或者是頓服的方式來服用藥物較為理想。在長期服用後,如果需要停止服藥時,必須在數星期到數個月之內,以逐漸減量的方式進行停藥。除此之外,由於半衰期較短的速效型藥劑更容易引起藥物戒斷症狀,因此也可以將藥劑先換成長效型之後,再開始停藥。

F. 抗癲癇藥

抗癲癇藥能抑制癲癇發作。此外,如同前文所敘述的內容一樣,一部分的抗癲癇藥也具有情緒安定劑的作用,能用於治療雙相情感障礙。隨著癲癇發作類型的不同,使用的抗癲癇藥也會隨著改變。使用抗癲癇藥時,必須定期測定藥物的血中濃度,以保持有效的藥物血中濃度。

文獻

*1 松下正明等人所編: 臨床精神醫學講座 14 精神科藥物治療, P.3～26, 中山書店, 1999
*2 大熊輝雄著:現代臨床精神醫學, 金原出版社, 2002
*3 Harold I. Kaplan著, 神庭重信, 八木剛平監譯:精神科藥物手冊, MEDICAL SCIENCES INTERNATIONAL, 2000

G. 心智興奮劑

心智興奮劑能提高覺醒(arousal)水準，增強精神活動。醋甲酯(methylphenidate)是代表性的心智興奮劑，可用於治療注意力不足過動障礙症(ADHD)，或者是用於治療猝睡症。連續服用心智興奮劑時，可能會導致強烈的精神依賴性，在使用上必須特別注意。

H. 抗失智症藥

抗失智症藥能減緩失智症的進展。治療阿茲海默型失智症的藥物Donepezil Hydrochloride是日本現在唯一在臨床上使用的抗失智症藥。

(渡辺衡一郎・岸本泰士郎)

3 電痙攣療法

A. 定義和治療步驟

所謂的電痙攣療法(electric convulsive shock therapy：ECT)，是指給予腦部一段能誘發全身性痙攣發作般的電流刺激，並藉由電流刺激後神經生物學上的效果，改善臨床症狀的一種治療方法。電痙攣療法最早是在西元1938年，由義大利的屋格色雷提(U. Cerletti)和比尼(L. Bini)所開發的。

現代標準的電痙攣療法過程，是在全身麻醉管理下，合併使用肌肉鬆弛劑來進行，已經不會引起運動性的痙攣發作。除了肌肉鬆弛劑的使用之外，現代的電痙攣療法也改由精神科醫師、麻醉師、護理師所組成的團隊來進行，並且是在設備齊全的治療室內治療。為了有別於過去早期的電痙攣療法，現代的電痙攣療法被改名為「**緩和性電痙攣療法**」 表2。

[正弦波治療器和脈波治療器]

ECT治療器根據所使用的刺激電流波形種類的不同，又分為正弦波治療器和脈波治療器兩種。在刺激電流波形的原理上，上升區間較短的波形，在誘導發作的效率上較佳。根據這個原理，正弦波的刺激比起脈波的刺激，能以更低的能量達到誘導的效果，對於患者認知層面的副作用也較少。日本在過去只有正弦波治療器接受健保給付，不過從西元2003年以後，脈波治療器也受到健康保險的認可 照片1。

N o t e 📖

屋格色雷提
(Cerletti ,U.：1877-1963)

屋格色雷提是義大利的精神神經科醫師。曾擔任巴黎大學、羅馬大學、熱那亞大學的精神科教授。他同時也是一位研究腦部膠細胞纖維和實驗性癲癇的神經生理學學者。

比尼
(Bini ,L.：1908-1964)

義大利的精神科醫師，是屋格色雷提的助手，和他共同開發了電痙攣療法。比尼同時也是一位優秀的臨床醫師，主要的義大利文精神醫學教科書都是由他所執筆的。

緩和性電痙攣療法的歷史

歐美從1940年代開始，為了減少痙攣發作時引起的骨折事故，開始使用肌肉鬆弛劑，並且為了避免患者在治療時感到恐懼或不安，也導入了靜脈麻醉劑。到了1950年代，歐美在使用靜脈麻醉劑、肌肉鬆弛劑，以及氧氣化的緩和性電痙攣療法上，已經非常的普及。之後隨著生理監測的普及、脈波治療器的引進，以及檢討如何有效率地誘導發作的刺激變數等，電痙攣療法不斷地受到改良。1970年代後期，更訂製出了電痙攣療法的治療導引手冊。

日本一直到西元1980年代後半，緩和性電痙攣療法才總算在綜合醫院或教學醫院等醫療單位開始普及。接著在西元1990年代到2000年代之間，開始有學會等級的活動在推動緩電痙攣療法的安全性和倫理性。

▼表2 以定電流 短脈波治療器進行Modified ECT的治療步驟*1

I. 治療步驟

①確認對象是否為患者本人，並且確認實施治療當天早上是否有禁食。進行必要的前置處理*2，並且向患者進行知情同意的確認，最後請患者移動到治療床上。
②確保靜脈管(例：生理食鹽水或乳酸鹽林格液)。
③安裝血壓計、心電圖監測器、脈搏血氧飽和度分析儀，記錄患者的生命徵象。
④在右小腿安裝另一個血壓計壓脈帶(用於監測運動性痙攣)。
⑤準備ECT裝置的腦波、肌電圖、心電圖電極部和刺激電極部(以酒精棉擦拭乾淨後，靜置乾燥)，安裝電極(例：腦波電極→前額兩側，肌電圖電極→右腿背部)。
⑥以自我檢測(self-test)確認電路的阻抗的適合性(不適合時進行調整)。
⑦以輸入輸出檢測(tap-test)確認腦波、肌電圖感應度的適合性(不適合時進行調整)。
⑧設定電流刺激變數(例：脈波波幅、頻率、電流刺激量)
⑨在確認過所有準備過程後，以100%氧氣開始進行氧化。
⑩治療人員在確認患者生命徵象安定後，向治療團隊宣告「開始進行麻醉導入」。
⑪投予靜脈麻醉劑(例：Thiopental 3～5mg/kg或Propofol 1～1.5mg/kg)。
⑫確認患者意識消失和確保氣管暢通，並且確認由面罩進行的人工換氣都無任何異常後，將肌肉鬆弛劑進行靜脈內注射(例：succinylcholine 0.75～1.0mg/kg)，過程中持續進行人工換氣。
⑬確認肌纖維束攣縮的出現，以及小腿部肌肉攣縮的消失。
⑭插入口含器，將舌頭壓到口腔後下方的位置，再將顎部舉起以確認口含器是否確實固定(目的在預防口腔內部受傷)。
⑮暫時停止人工換氣，並給予電流刺激。
⑯再度啟動人工換氣。
⑰觀察患者腦波上的發作和運動性上的發作，並且記錄兩者的持續時間*3。
⑱運動性發作結束後，將右小腿上血壓計壓脈帶的空氣排出。
⑲持續進行人工換氣和呼吸‧循環的監測，盡量使患者能夠在刺激較少的環境中清醒。
⑳當患者回復自發性呼吸，並且回復意識後，將患者移動到回復室，並且監測生命徵象，直到患者的呼吸‧循環動態都恢復安定。

II. 療程

①一般情況下每週進行2～3次治療，總計共進行6～12次的治療。
②是否停止治療的標準，在於患者是否已完全寬解，又或者是症狀改善已達到平衡狀態，過去兩次治療之後都沒有顯示出症狀更加改善的情況時。
③當發現患者有不可無視的重度認知障礙時，或者是患者罹患有使治療無法安全進行的併發症時，以及患者撤回治療同意時，必須停止療程。

＊1 本治療步驟是以使用Thymatron System IV時的情況作為範例。最理想的操作步驟，應該以追求最安全和最高的效率為原則，由各醫療單位設計，並且製成手冊。對於特殊的個案，為了確保治療的安全性和有效性，有必要修正(Modification)治療步驟。
＊2 為了抑制 氣管分泌，以及預防電流刺激後和發作結束後的緩脈心律不整，此時會以肌肉注射的方式給予阿托平(Atropine)。也可以在麻醉導入時以靜脈注射的方式給藥。
＊3 當運動性上以及腦波上的發作持續時間過短(例：不滿15秒)時，有很高的可能性是因為給予的電流刺激不適當所造成。

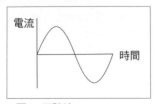

▲圖1 正弦波

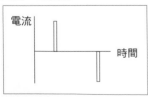

▲圖2 脈波

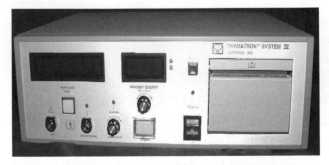

▲照片1 脈波治療器(SOMATICS製Thymatron System IV)

B. 電痙攣療法的適用範圍

電痙攣療法主要適用的疾病包括重度憂鬱症、躁狂症、統合失調症，以及統合失調症相關的精神病性障礙。除了上述疾病外，電痙攣療法也能用於治療難治性強迫症、導因於身體疾病的續發性精神病性障礙、情緒障礙、抗精神病藥物惡性症候群、帕金森氏症、慢性疼痛等疾病。一般情況下，電痙攣療法都是在藥物治療等傳統的療法無法發揮有效的治療時，才作為第二順位的治療方法來使用。不過若遇到下列的狀況時，電痙攣療法則可能會成為比藥物治療順位更高，也就是第一順位的治療法來使用。

①必須迅速地改善臨床症狀時(患者有自殺的危險、緊張症症狀，以及因為絕食、營養不良、脫水導致身體衰弱，或者是伴隨有焦躁性興奮的重度精神病等情況時)。

②當醫師判斷其他治療方法的危險性，比電痙攣療法的危險性更高時(患者身體處於虛弱狀態、高齡患者、妊娠中等情況)。

③當患者希望選擇電痙攣療法時。

Ⓐ治療效果

根據報告指出，電痙攣療法對憂鬱症約有70～90%(抗藥物治療性憂鬱症則為50%)的治療反應率，對統合失調症則有大約75%(若為抗藥物治療性統合失調症時，抗精神病藥和電痙攣療法的合併治療法則大約是50%)的治療反應率。對於一些因為副作用或身體併發症的緣故，導致難以進行藥物治療的高年齡層時，電痙攣療法也能夠得到和低年齡層同等的治療效果，因此在近年來相當受到注目。

Ⓑ危險性和副作用

即使從所有需要進行全身麻醉的治療中來看，緩和性電痙攣療法也是最安全的治療方法之一，其死亡率為每1/10,000人，每80,000回治療中才會發生一次事故。緩和性電痙攣療法主要的副作用分為兩種，一種是由於全身麻醉所引起，另一種則是治療過程本身所造成的。和全身麻醉相關的副作用，可能是因為麻醉藥或肌肉鬆弛劑的作用，導致了循環器官系統(血壓下降等症狀)和呼吸器官系統(呼吸抑制所引起的缺氧症等症狀)的併發症。為了不在治療過程中發生這類型的副作用，必須採取麻醉科的管理措施。

關於緩和性電痙攣療法本身所引起的副作用，則有記憶障礙、妄想、心律不整等各種症狀。副作用中的記憶障礙為暫時性，一般在數天或數週之內就會回復。不過在極少數的案例中，曾有症狀拖延到一個月之久(主要為高年齡層)，並且患者發生的障礙類型也不固定。妄想的症狀偶爾會在治療剛結束後出現，一般會在大約一小時之內回復正常。不過，偶爾會出現妄想症狀長時間持續的個案，遇到這種情況時，醫療人員必須中途停止緩和性電痙攣療法，先治療妄想的症狀。心律不整(頻脈、徐脈、早期收縮等)偶爾會在治療過程中出現，不過這也和妄想一樣，一般都是暫時性而且症狀輕微，除了上述的副作用外，醫療人員也必須注意患者在治療後所產生的肌肉疼痛、摔倒、牙齒損傷等問題。除此之外，當患者出現循環器官系統、呼吸器官系統或其他的身體併發症時，醫療人員必須和各科專門醫師進行討論，以修正前置處理或治療過程，進而達到將危險性降到最低的目標。

(栗田主一)

4 心理治療

「心理治療」一詞源自於 psychotherapy的翻譯，具有「透過心理來進行治療」的含意，指的是心理專科醫師透過廣義上的心理交流，進而達到改善患者精神狀態的目的。

精神科所使用的心理治療中，又分為兩種不同水平的治療方法。首先要向各位介紹的第一種心理治療，是無論在哪一種精神科臨床上，都一定會牽扯到的心理治療。進行藥物治療等身體方面的治療時，如果醫療方不能和患者建立某種程度上安定的「援助者-被援助者」關係時，治療就會難以順利地進行。不過即使患者需要治療，也想要和醫療方建立良好的關係，還是會遇上各式各樣的困難。舉例來說，有些患者具有被害傾向，有的則是充滿悲觀或是攻擊性。大多數的精神科患者，都處在充滿危機的狀況中，由於身處在這種情況中，使得他們非常須要旁人的協助。無論如何，每一種精神醫學上的治療，只要治療一旦開始，就需要患者的支持，並且和患者建立良好的治療關係。此時對醫療方所要求的，是希望護理人員能和患者建立良好的「援助者-被援助者」關係，這向要求在本質上和對護理師的基本要求是相同的。正因為和護理師的基本要求相同，本書將不會深入討論這個層級的心理治療。

第二種水平的心理治療，是透過心理交流的方式，直接作用於患者的病理，意圖使患者的病理狀態發生變化，是一種專門的治療技術。這種類型的心理治療有許多不同的種類存

在，每一種對患者的病理各有其獨自的理論，並且以這些理論作為背景，建立了獨立體系的治療方法，以及學習這些治療方法的訓練體系。接下來的內容就要針對這些精神治療，向各位作進一步的介紹和說明。

A. 精神分析治療、精神分析式心理治療

所謂的精神分析治療，是認為人在自己沒有察覺到的情況下，會受到各式各樣莫名的約束，就是所謂的「無意識下的矛盾」，並且認為「無意識下的矛盾」會導致各種症狀或病理現象。根據這個原理所衍生而出的治療方法，就是精神分析治療。這些矛盾，被認為可能是來自於本能上的欲望，或者是源自於幼兒期的愛情生活。精神分析治療的目的，則是要協助患者了解，或者以體驗的方式，感受人際關係上的困難或症狀背後所隱藏的含意和情緒。精神分析治療最早是由20世紀初的佛洛伊德(Freud, S.)。

精神分析是由名為精神分析師的專科醫師來進行。進行精神分析時，精神分析師會讓患者橫躺在躺椅上，並且坐在患者所看不到的地方，以每次45到50分鐘的長度，每星期4～5次定期面談的方式，持續長達數年的治療。根據國際上的規定，想要成為一名精神分析師，前提條件是一名醫師或具有博士資格的專科醫師，並且必須在訓練設施中進行10年左右的專門訓練。訓練過程主要的內容分為兩部份，一部份是受訓者本人親自接受精神分析(分析訓練)，另外一部分則是將患者治療的結果，固定地(每週一次)向指導精神分析師報告，並且接受指導(也就是指所謂的治療師督導：super vision)。在日本，接受過這種訓練過程的專科醫師非常稀少，同時因為正式的精神分析治療施行的機會很低，所以並不涵蓋在現在的健康保險制度中。日本較常實施的，是根據精神分析的想法，以每星期1～2次，每次45～50分鐘的面對面定期面談的方式，由醫師或臨床心理技術員來進行的精神分析式心理治療。

在精神分析式心理治療的過程中，原則上要求治療人員處於被動的立場，並且讓患者自由地說出任何自己想說的話。不斷地重複這樣的面談後，治療人員透過患者的發言內容，以及患者和治療人員之間的關係性，可以發現到患者在無意識狀態下的思考，以及患者的人際關係模式。從患者的人際關係模式和無意識下的思考中，可以體驗到患者各式各樣的情緒、想像、思考，同時治療人員也會體驗到各種不同的感情或思考。患者在治療人員和自己無意識下的矛盾的引導之下，進而體驗各種感情和思考的過程稱為「情感轉移」。精神分析式心理治療的核心，就是使患

情感轉移

transference

者和治療人員能共同地感受、理解到，兩者交流過程中所產生的如同「情感轉移」般的各種感受。無意識狀態下的各種情感體驗，可能是引起患者病理現象的核心。精神分析式心理治療的治療人員必須接受的訓練，就是如何在不受患者情緒影響和支配的情況下，深入地感受這些情緒，並且依然能維持思考能力。說起來簡單，但這其實是非常困難的一件事。在經過數年的面談治療之後，患者才漸漸能夠發現到在自己的症狀或行為背後，所隱藏的欲望和不安，並且找出其中的關聯性。只有等患者自覺到這些事情後，才能夠逐漸從束縛中獲得解放，並且從症狀或痛苦中獲得自由。

精神分析治療最初雖然是為了治療神經官能症而開發的，然而到了現代，神經官能症已被改名為焦慮症(恐慌症或強迫症)，並且成為生物學療法的對象之一(也就是能夠以生物學的方式治療)。現在的精神分析治療，主要的作用是要改變因為一部分的人格障礙，或者是行為上看起來雖然具有社會適應性，然而對於愛情生活或職業生活，卻無法獲得主觀上的滿足，因而感到非常痛苦的個人心理。

精神分析治療和其他治療方法不同的，在於比起醫學上症狀的變化，更注重人格上的變化，而且是將焦點放在患者主觀的體驗上，因此被認為具有獨特的治療效果。不過，因為治療時的目標並不是採用能夠客觀評估的行為，所以無論是在如何持續刺激患者的動機，或者是在如何客觀地評估治療效果上，都成了問題點。除此之外，對於患者而言，長期地和專科醫師進行一對一的面談所需要的費用，也是一個常見的問題。

B. 行為治療

和精神分析治療相反地，行為治療不預設患者的行為或症狀背後所隱藏的含意，直接以排除或改變病態行為的方式進行治療。行為治療是以行為主義式的思考方法(不以主觀、內省的方式探求內心，只將能夠觀察到的行為作為心理學的研究對象)，以及「患者的症狀是源自於學習理論，也就是透過學習之後才形成的」的思考方式作為背景，在1960年代時以一套治療體系的形式問世。

行為治療中的「操作制約」，是將問題劃分成多個行為進行思考，並且以增強法、懲罰法、消弱法、刺激控制法等各種治療方法使這些行為發生變化。以獎勵的方式控制行為頻率的「代幣制度」也是屬於行為治療的一種。「系統減敏感法」(Systematic desensitization)則是以系統性的方式，利用與不安反應拮抗的反應(例如：肌肉的鬆弛等反應)控制患者的不安。

操作制約
operant conditioning

代幣制度
token economy

洪水法
flooding

「洪水法」是使患者處於強烈不安的刺激狀態下，進而達到減輕患者原先的不安反應的方法。除此之外，還有一種以社會學習理論作為基準，被稱為「模仿法」的治療方法。「模仿法」是讓患者將治療者視為模仿的對象，進而使患者學習目的行為的方法。上述的每一種治療方法，都是將症狀以「行為　刺激－反應」的模式進行定義，並且計劃性地採取介入性治療，最後則根據治療效果的評估修正計畫內容。這些治療方法除了能夠用於治療焦慮症之外，也適用於厭食症等行為上的病理現象。

行為治療在解除症狀上雖然非常有效，但是在另一方面，對於難以和治療人員建立協助關係的患者，行為治療則難以發揮效果。除此之外，也有看法認為「將患者其中一種行為排除時，別的症狀是否會以不同的型態(症狀轉移)出現？」，對於這個問題，目前也還沒有找出結論。行為治療無論是在訓練治療人員所耗費的時間上，還是在治療本身所需要的時間上，都較精神分析治療短。行為治療在治療費用對治療效果的比值上較精神分析治療高這一點，也是行為治療的優勢之一。

C. 認知治療

認知治療的背景原理，是認為患者病理現象的核心，來自於患者在認知或解釋事物上發生的異常。認知治療和精神分析治療兩者之間的共通點，在於都是期望患者在不知情的狀況下，改變心理思考模式這一點。兩者的不同之處，在於認知治療是給予患者課題的方式進行，治療人員是以主動的方式介入治療，並且期待患者能試圖自己去努力，這種教育式的治療部份可以說是和精神分析治療完全不同。

在認知治療中，認為患者在受到某種刺激後，會自動地浮現某種思考，這種思考被稱為「自動思考」。協助患者找出自動思考背後所隱藏的思緒或模式，並且進而改正這些思緒的過程，就是認知治療的核心。在治療過程中，醫療人員需要支持和鼓勵患者在日常生活中試圖付出的努力，並且在適當地時機給予指引。認知治療原本是為了治療憂鬱症所開發而成的方法，不過最近其適用性已經擴大到焦慮症、厭食症、酗酒、疼痛障礙等領域上。

認知治療由於治療費用低廉，以及治療效果容易獲得證實的優點，近年正以美國為中心快速地普及中。

D. 團體心理治療

模仿法

modeling

憂鬱症　p.428
焦慮症　p.440
厭食症　p.459
人格障礙　p.467
酒精濫用　p.489

疼痛障礙

身體疾病的一種。

團體心理治療是根據精神分析上，或者是精神動力學上的想法所設計出的一種治療方法。團體心理治療的方法，是在一群患者和治療人員之間定期的舉行聚會，在聚會中藉由彼此間的交互作用使患者發生變化。

不同的團體心理治療所依據的理論想法也不同。例如有的團體心理治療是來自精神分析式的理論背景，有的則是來自於認知治療，理論背景的種類非常多樣。

無論是源自於哪種理論背景的團體心理治療，隨著團體的參與，一方面除了能協助患者解除孤立感，也能使患者彼此之間能夠分享體驗。另一方面，患者在團體中所發生的各種和人際關係相關的事件，可以表現出患者的病理現象，並且讓整個團體感受這些現象，促使患者產生自我的了解和自我改變，進而使患者發生改變。團體心理治療所獨有的治療效果，就是在這兩方面的效果的配合之下所產生的。

比起個人治療，單位面談費用較低也是團體心理治療的優勢。對於精神科而言，團體心理治療過程中所累積的知識，也能夠運用在病房大樓或日間護理等集團的集團精神動力管理上。除此之外，如果考慮到精神醫療基本上是建立在多數的患者和專科醫師的人際關係上這一點，團體心理治療所提供的觀點就顯得更具價值。

E. 家族治療

在家族治療的定義中，患者的疾病不被視為個人的疾病，而是被定義為家族系統或家族間的交互作用下所產生的一種結果。在這樣的定義之下，藉由改變家族系統或家族間的交互作用，進而解決問題的治療方法就是家族治療。家族治療的理論背景眾多，精神分析、系統論、多世代理論等各種理論都是常見的例子，而且治療方式也隨著背景理論的不同而各有特色。

在施行家族治療時，治療人員需定期和家族成員進行聚會，並且針對出席的家族成員間的交互作用，給予指示或介入性的解釋。視場面或狀況的需要，治療人員也必須給予患者和家族生活上的作業。在大多數情況下，當患者行動上的問題反覆地出現在家族內時，比起個人治療，家族治療更能迅速地表現出治療效果。

當患者罹患厭食症、酗酒、邊緣性人格障礙等等，這一類會關係到家族成員的病理現象時，時常會考慮是否該使用家族治療。對於各式各樣的精神障礙患者而言，家族關係同時也是一種負荷或矛盾，因此對患者的病狀有很大的影響。在另一方面，從大多數的案例中顯示出，即使治療過程中家族只參與了一小部份，也能夠改善患者整體的狀態。家族治療中所使用的概念，也有一部分能夠應用於精神科一般門診。

（藤山直樹）

5 職能治療

　　所謂的職能治療，是透過日常生活中的各種工作、作業活動，以及和他人的接觸，協助患者在生活上維持自律和社會適應的一種復健治療。

　　在過去，精神醫療已經將「工作」視為一種養生方法或健康法來使用。現代的職能治療，雖然是由擁有國家職能治療資格的職能治療師所負責，但是在資格制度尚未實施之前，職能治療是歸屬為生活治療的一部分，並且由護理師負責施行。

　　職能治療的涵蓋領域非常廣泛，年齡上從幼兒到高年齡層，症狀上則從急性期到緩和期，保健、福利、教育、職場等領域也都在範圍之內。接下來的章節之中，將要向各位介紹精神障礙領域中的職能治療，並且針對職能治療的重點：型態、使用的方法、根據患者恢復狀態的不同，所採取的職能治療的目的以及其作用　如何善用護理人員的立場，進行概略性的介紹。

A. 職能治療的型態

　　職能治療的型態可以概分為**個人職能治療**和**團體職能治療**兩大類 表3。個人職能治療又分為：①以一對一的形式進行治療、②以平行場所*3(Parallel place：患者之間擁有共通的工作場所，但並沒有義務和其他人交流)的方式進行治療。團體職能治療則是藉由個人動力和團體動力的交互作

▼表3　職能治療的形態

	職能治療的形態		治療人數*	目的
個人	1對1		1	疾病早期的導入治療、個別面談、個人心理治療
	使用平行場所		4、5～10	用於容易緊張、有自閉症傾向患者的導入治療
團體	小團體	平行團體	4、5～7、8	用於容易緊張、有自閉症傾向的患者。
		精神動力團體	7、8～10	藉由共同的課題或者是團體目標，使個人動力和團體動力能產生交互作用，並以此交互作用進行治療。
		合作團體	10～15	
	大團體		20程度～	以質量效應進行治療。

＊1名職能治療師大致上能應對的人數
(山根寬、鎌倉矩子等人編輯：發揮場所[topos]的作用，個人和團體，場所，p.63～79三輪書店，2000)

Note

職能治療

　　職能治療在日本的精神科過去被稱為「作業治療」。職能治療的起源，據說是起始自吳秀三先生的移導治療*1。在當時的精神醫療開放化運動中，試圖一掃過去精神科患者受到隔離、拘束、強制性的待遇，改以無拘束、娛樂、作業的方式來對待患者。職能治療則是當時開放運動的一環。

　　第二次世界大戰後，在WHO(世界衛生組織)的建議之下，日本於西元1963年創立了職能治療師養成學校。西元1965年時，物理治療師和職能治療師在「物理治療師和職能治療師法」的規定之下資格化。在身法剛成立時，由於職能治療原本的英文單字occupational therapy被翻譯為「作業治療」，因此曾和原本生活治療中所採用的作業治療發生混淆，造成相當大的誤解。西元1974年時，職能治療成為了社會保險診療點數(譯註：日本的健保報酬制度，類似於台灣健保下的醫師診療報酬制度，不過日本的計算方式是將報酬歸屬在醫療機關、藥局上)的對象。現在職能治療已成為治療身體障礙、精神障礙、發育障礙領域上廣為人用的復健治療之一。

平行場所

　　所謂的平行場所，是指不受團體的課題或規定所制約，可依照自己的狀態和目的使用，並且無論是什麼人在什麼時候造訪，甚至是斷斷續續地參加，也都能夠一視同仁地接納的場所。平行場所的參加者只是共同擁有一個相同的場所，不需要和其他人作相同的事。

📖 文獻

*1 吳秀三(秋元波留夫、富岡詔子 編著)：移導療法(1916)，新作業療法的源流，p.128～145，三輪書店，1991。

個人動力和團體動力的交互作用

團體中的每位成員，內心中都存在有各式各樣的心理現象，團體並非單純由個人所集合而成，每個團體也都有各自獨特的心理現象存在。所謂的個人動力(或稱個人精神動力)，指的是個人內心中，心理現象發生的變化，團體動力(或稱團體精神動力)指的則是團體中心理現象的變化。個人會受到團體的影響而發生變化，反之在受到每個個體變化的影響下，團體也會隨著改變。在每個人心中的心理現象和團體中所觀察到的心理現象交互影響之下，無論是個人還是團體都會一起改變。

生活治療

生活治療是由醫師小林八郎所提倡的一種治療方法，包含了以生活教育為中心的娛樂活動和作業治療(工作治療)。在第二次世界大戰後，生活治療雖然活化了當時缺乏完善設備的醫院，但是在治療的個別性和患者不參加的自由沒有受到保障的情況下，加上醫療工作人員的人力不足，生活治療反而成為團體管理的一種手段，變成以治療的名義讓患者負責院內清潔、病歷整理、配膳等醫院業務。甚至曾出現將患者內勤作業和外勤作業的收益，計算在醫院收支內等等的問題，這些問題使得生活治療早已名存實亡。

📄 文獻

*2 小林八郎(江 副勉 等人所編)：生活治療，精神科護理的研究，p.174～288，醫學書院出版，1965

*3 (山根 寬、鎌倉矩子等人編輯：發揮場所[topos]的作用，個人和團體，場所，p.63～79三輪書店出版，2000)

*4 山根 寬、鎌倉矩子 等人編輯：何謂工作、作業活動，個人和工作、作業活動，p.1～23，三輪書店出版，2005

用，以及質量效應等進行治療，根據治療的目的和所進行的活動內容不同，適用的人數有一定的限制*4。

職能治療的型態可以根據每位患者狀態的不同，改變作業的內容、型態，治療目的則從急性期的病理狀態的脫離，一直到社會生活的協助都包含在內。從生活的角度上給予一系列的治療和援助這一點，也是職能治療的特徵之一。

B. 職能治療的方法

許多生活上的技能，必須患者自己和他人實際的接觸下，透過工作、作業活動後才能學習到。在職能治療的定義中，從「維持生活有關的活動」、「工作上相關的活動」、「娛樂、休閒相關的活動」，到所有能拓展生活的活動，以及成長、休息的過程，都被稱為「作業」，是患者工作的方法之一 表4。

職能治療中的**日常生活活動**，指的是日常生活中所必須的自理能力(進食、排泄、睡眠、儀容、衛生、更衣等)和管理必需物品和行為(金錢、時間、貴重品、服藥等)的生活管理。無論患者是否有任何障礙在身，這些能力都是使人自立

▼表4 工作、作業活動的分類範例

和維持日常生活相關的活動－生存、生活	
自理能力	打理自己每天生活的能力
生活管理	管理生活上必要事物的能力
和工作相關的活動－工作、生產	
工作上的活動	每天為了維持生計日常所從事的活動
學業	將來尋找工作所必須的活動
家事	和家庭生活相關的各種工作
育兒	和養育嬰兒、幼兒相關的活動
和娛樂、休閒相關的活動－遊戲、創造、享受	
原始的遊戲	幼兒發育過程中可自然觀察到的遊戲
休閒活動	和工作、勞動比較之下，能夠放鬆的活動
社會性活動	以自由意志所進行的社會生活相關活動
和拓展生活圈相關的活動－推廣、聯繫	
擴大生活圈	移動工具、大眾交通工具、公共設施等社會資源的利用
傳遞訊息	電話、電子郵件、其他的溝通活動
休養(休息)、成長相關的活動	
休養	生理、精神上能量的補充
成長	將身體、精神上所吸收到的事物消化、吸收、成長

(山根 寬、鎌倉矩子 等人編輯：何謂工作、作業活動，個人和工作、作業活動，p.1～23，三輪書店出版，2005)

的基礎，不但可以回復患者對生活的自信心，也能使患者學習到日常生活上基本的技能。

職能治療中的**工作活動**，是指維持生計所必須的職業上的活動，維持將來的生計所必要的學業，家事或育幼等家庭內的工作等等，都屬於工作活動的範疇。工作活動能使患者找回生活步調，也能用於職業準備訓練，或者是評估個人對工作的興趣、習慣、適應能力。

在職能治療的方法中，**娛樂、休閒活動**指的是相較於工作、勞動，能夠使人放鬆的休閒活動或志工等社會性活動。休閒娛樂活動能夠使患者學習如何享受，並且增加對治療、療養生活的適應性，也具有改善患者社會性、自主性、提高動機、情緒上的處理、基本身體機能的恢復等作用。擴大**生活圈相關的活動**，是指利用公共設施、大眾運輸工具等社會資源，以及使用各種不同的溝通方法。這些活動都能夠提昇患者的生活品質(QOL)。

休息・成長是指補充患者生理上、精神上的能量，並且將學習或鍛鍊等過程中身體上、精神上的所獲得的經驗，進行消化、吸收、成長，是非常重要的一個環節。對於職能治療而言，休息・成長的會談(session)時間長短、頻率、時期等因素，是影響治療效率和效果的重大因素之一。

Note

生活機能

　　所謂生活機能，是指人類進入社會，並且在社會中生活所需要的所有機能。生活機能基本上包含了：人的身體和精神的機能－「身心的機能和構造 Body Function & Structure」日常的生活中活動所必須的活動機能－「活動 Activites」個人進入社會和參與社會生活時相關的機能－「參與 Participation」。這些名詞的定義是由「國際健康功能與身心障礙分類系統」(ICF：International Classification of Functioning, Disability, and Health)所制定，是國際共通的用語。日本的殘障人士基本計畫(2003～2012年)，以及精神保健醫療福利的改革展望(2004年)、宏偉設計(譯註：日文原文「グランドデザイン」)(2004年)等計畫，都是將ICF作為共通的概念和用語，期望指引一個方向，以實現所有的國民都能尊重彼此的人格和個性，並且人人都能互相扶持的共生社會。

文獻

*5　山本　寬：職能治療的型態，精神障礙和職能治療，p92～99，三輪書店，2003

▼表5　回復狀態和職能治療

	目的	主要的作用
急性期(需靜止期)	急救、鎮靜、急性症狀的鎮靜	急救、鎮靜、急性症狀的鎮靜 以維持身心鎮靜的治療為中心
早期職能治療 (亞急性期～回復初期)	使患者及早脫離疾病狀態 防止二次性障礙的發生 身心基本機能的回復	使患者安心，保障其安全感 現實感和身體感覺的回復 協助患者進行優質的休息 滿足需求和發洩壓力的作用 確保基本的生活作息規律
復健期職能治療	恢復日常生活上的能力 參與社會活動前的準備	使患者了解自己現在的狀態和回復的情況 評估疾病回復的狀態和提供醫療團隊患者的生活情報 生活技術的學習 生活能力的自我確認 家族環境的準備 社會資源的協助
維持期職能治療	協助患者參與社會活動 預防症狀復發	生活上自我管理諮詢指導 社區社會生活的諮詢指導 工作能力的評估、就業輔導 生活環境的調整
緩和期職能治療	減輕患者的機能障礙 QOL的維持	提供更為快樂的時間 提供能獲得一點歡樂場所，或者是能安心地發洩悲傷的場所

＊上表中代表患者各種狀態的時期，並不是按照時間先後順序排列，目的和各種狀態之間的關係也並非固定。

獨占性名稱

　　只有職能治療師，才能以「職能治療」的名義獲取診療報酬。不過，如果只是使用職能治療的知識和技術，並沒有任何的限制。這一類型的專業知識和技術被稱為獨占性名稱。物理治療師也屬於一種獨占性名稱。

C. 各回復階段下的精神科職能治療

　　就如同其他疾病的早期復健一般，精神科職能治療也會根據患者的回復狀態，採取不同的治療方法。從患者脫離靜止狀態後的初期職能治療開始，復健期、維持期、緩和期(末期)各有其不同的治療方法，目的在於改善、維持患者的生活機能[*5] 表5。

　　早期職能治療的目的，是為了讓脫離急性期狀態後，處於不安定狀態下或者是疲憊狀態下的患者，能夠獲得安全和安心的保障。除此之外，防止患者的早期脫離和慢性化等二次性障礙的發生，以及患者基本的身心機能回復，也都是早期職能治療的目的。早期職能治療的初期，會先利用工作在生理層面上的效果(例如利用作業活動中所伴隨的規律性，以及親身體驗工作所帶來的體感)，等到患者逐漸能夠面對現實時，再以恢復「生活規律」、「低下的身心基本功能」、「脫離病相期後累積的疲勞」為中心，使患者能找回打理自己周遭事物的自律能力。在治療過程中，也會讓患者去體驗因為疾病而沒有機會去嘗試的遊戲或快樂，或者是透過工作使患者和他人交流。在這段時期，主要會讓患者去感受「被他人接受」的體驗。若患者需要住院時，治療會在入院後第一～二週開始進行，一般預想的治療時間則為兩～三個月。

　　復健期職能治療的目的，在於回復患者的日常生活能力，以及替回歸社會進行準備。在治療過程中，患者將透過具體的工作和作業活動，掌握到自己現在的狀態，並且接受與生活自律、社會適應相關的基本訓練和課程。根據上述的練習和課程的結果，治療人員會對患者的回復狀況進行評估，並且提供相關情報給治療團隊。治療過程中也會準備適合的環境，使患者能夠順利回歸到社會生活中，並且協助患者利用社會資源。這段時期的職能治療，最好能盡量以門診式職能治療，或者是日間照護的方式來進行。在治療時間長度上，由於會受患者在復健上積極與否的影響，難以界定明確的時間長度，一般會以入院後半年到一年作為一個標準。

　　維持期職能治療的目的，是希望能夠在預防日常生活中症狀復發的同時，患者還能是夠參與社會生活。治療的過程以協助患者自立生活為中心，同時會提供生活上自我管理的諮詢指導，也會提供作業能力的評估或就業輔導等服

務。醫療機構內的生活，維持生活的品質雖然是主要的目的，但即使是長期住院的患者，也可能因為一些微不足道的原因而離院。

　　緩和期職能治療的目的，在於提供關注和心靈治癒，使患者能夠在安寧的環境中結束人生。無論是維持期或者是緩和期，都是藉由構成患者個人生活的具體工作，維持生活的規律，治療人員也會給予主要生活活動上的協助。維持生活的品質這一點，是職能治療最重要的任務之一。

D. 職能治療和護理

　　在日常生活中，無論是什麼人，都能夠運用職能治療中所使用到的工作和作業活動。對於護理師而言，職能治療能夠根據患者生活機能的狀態，組合出適合的職能治療環境，並且和患者一同參與。所以我們可以說，職能治療是一種能夠充分活用護理師和患者兩者之間關係的治療方法。

　　職能治療屬於獨占性名稱(譯註：日文原文「名称独占」，是指日本專業認證制度中，根據業務範圍所分類的一種資格。以職能治療師為例，在日本沒有考取職能治療師資格的人，也能夠進行職能治療相關的業務，但是不能使用「職能治療」這個稱呼)的一種，因此不管是誰，都能夠運用這些知識和技術。職能治療的許多目的和護理非常相似，因此護理師除了使用職能治療的場所之外，也應該向職能治療師獲取情報和協助，以便站在護理師的角度，將職能治療的知識和技術活用在患者的生活指導和協助上。

(山根寬)

3 團隊醫療

A. 什麼是團隊醫療

　　長年以來，醫師一直是位居於醫療界的頂點。所有和治療患者相關的權限，都是由醫師所擁有，護理師等其他的職務，則是根據醫師的指示來行動。同樣地，在精神護理的現場中，護理師也是按照醫師的指示採取行動，不過最近這種情況卻發生了變化，逐漸轉變成「團隊醫療」的型態。引起醫療型態轉變的原因，其中之一是來自於精神醫療的進步，以及患者希望回歸社會的需求越來越頻繁的緣故。另一個原因，是因為隨著醫療的進步和疾病的複雜化、多樣化，專科化的醫療相關職種逐漸增加的緣故。在社會結構改變，以及價值觀多樣化的情況下，以團隊的方式整合這些專業人員，並且透過彼此互助合作進行治療的方式，已經是不可或缺的了。

B. 醫療團隊的溝通聯繫

　　急性期的治療過程中，需要細心的注意和專業的臨床技術。在這段時期，護理師必須無時無刻關注和採取的行動非常之多，例如：迅速地掌握患者正確的病態，並且迅速地給予治療；對應時時刻刻在變化的病態；暴力、衝動行為、心神不定等危險行為的介入；檢查患者對藥物的反應和副作用；隔離、拘束患者；安撫驚慌失控的家屬等等，都是護理師必須注意的事項。因此如果仍舊以「醫師給予指示，護理師再根據指示行動」的方式進行作業，勢必無法對應所有患者的需要，也因為這個因素，才需要醫療團隊之間的聯繫。

　　精神疾病可以說幾乎都是慢性疾病。大多數的個案，都是經歷了「急性期→復健期」的過程之後，才轉變成慢性期。在漫長的治療過程中，常會遇到患者因為藥物治療的中斷等各式各樣的因素，導致症狀惡化，因而導致症狀不斷地復發。也因為這一點，一旦患者入院之後，醫療人員就必須將離院後的各項對應也考慮在治療過程之中。除此之外，

近年來對精神醫療的認知，以及和精神障礙者相關的生活環境也已經發生了變化。在日本，隨著「精神衛生福利法」(譯註：日文原文「精神保健福祉法」，包含精神衛生和精神福利相關條文的法律)的制定，精神醫療從以往的住院治療，轉形成**社區中心醫療**，同時在「身心障礙者基本法」和精神衛生福利法的修訂，以及「身心障礙者自立援助法」等法律的成立的影響下，**正常化**的概念已逐漸成為一種常識。(譯註：正常化一詞來自「normalization」，指的是社會福利的一種理念以及其相關的行動，目的在塑造一個不會歧視身心障礙者，使身心障礙者能和一般人一樣生活的社會)。有越來越多帶有精神障礙者，雖然了解自己有障礙，但仍舊希望在自己熟悉的地方「過著像自己(充滿自我)的生活」。也因為這個因素，今後各種專業人員和相關單位彼此合作，給予患者協助的體制的重要性，將會不斷地增加。

在團隊醫療中，醫師是根據診斷後的結果，進行藥物治療或心理治療。在診斷上，臨床心理師藉由心理測驗和諮詢來協助醫師，藥劑師則是在藥物治療發揮其專業知識。護理師除了患者每天日常生活的協助之外，同時會將獲得的情報訊息和團隊共享。精神科社工則負責提供患者經濟層面，或者是運用社會資源上的諮詢。各種不同的職務以並列而非上下排列的方式連接，使彼此的專業能夠互相連結的概念，就是團隊醫療的核心。

C. 團隊醫療中的專業人員

Ⓐ 醫師

近年來隨著疾病的複雜化，以及為了對應患者和家屬在需求上的多樣化，精神醫療的治療現場已經轉變成由衛生、醫療、福利三方面的專家所共同參與。由於這樣的變化，以往由醫師負責所有治療責任，護理師則協助醫師的「醫師－護理師」的關係，或者是「醫師－多種職務」的關係，都面臨了必須改變的趨勢。雖然醫師和其他職務的關係有所改變，但無論是門診還是住院，所有的治療都是在醫師會診、診斷之後才開始進行，因此雖然醫師不再是治療上的頂點，但其角色的重要性依然沒有改變。

除了會診和診斷之外，以藥物治療的方式控制幻覺、妄想等正向性症狀(positive symptom)，也是醫師所扮演的角色之一。**對心理治療、心理測驗、諮詢、職能治療的指示**，以及護理師指示治療、處理的原則，也都屬於醫師職責的一

Note

團隊醫療的溝通聯繫

①精神科的醫療團隊是由醫師、護理師、心理技術員、藥劑師、社工、職能治療師、營養師等許多專業人員所組成。團隊中的成員，必須對每一種專業所負責的角色和作用有充分的了解。
②包含患者家屬在內所有的情報訊息，醫療團隊都必須共享，以便能在彼此的互助合作之下，一同達成治療的目標。

臨床心理師

所謂的臨床心理師，指的是在大學接受過專業教育和訓練的臨床心理學專家。臨床心理師主要的工作，是在醫院、精神衛生中心、兒童諮詢中心、學校等場所進行心理測驗或諮詢服務。最近有越來越多的醫療機關，開始讓臨床心理師以門診的方式進行諮詢服務。

環。在精神科醫療領域上，盡量減少隔離、拘束等患者行動上限制的責任，也是由醫師所承擔。在精神衛生福利法的條文中，為了保護患者的人權，明確地敘述了「指定精神科專科醫師」P.33、207的義務和責任。

Ⓑ 臨床心理師

臨床心理師是利用各種心理治療方法，對患者的心理面(智力、性格、情緒、動機等部份)進行正確的評估和診斷，並且將所獲得的情報提供給其他的團隊中的其他成員。除此之外，臨床心理師同時也是進行心理治療，解決患者心理問題的專業人員。臨床心理師是在精神醫療現場的初期，最早參與整個治療計畫設計的團隊成員，同時在復健醫療的領域上，也是一名十分重要的團隊成員。

臨床心理師主要的工作內容，包括了心理測驗和協商諮詢。心理測驗是醫師在診斷上不可或缺的一角，協商諮詢則是對精神疾病患者很有效果的一種治療方法。由臨床心理師所提供的患者情報，很多都是發揮團隊醫療效果上，所不可或缺的重要情報，因此對於情報的共享必須特別留心注意。除此之外，如果臨床心理師能和治療團隊共享其專業的諮詢知識、技術，也能夠使治療效果有更多的機會獲得提昇。

Ⓒ 職能治療師

職能治療是國家資格中的一種專業資格，創設於西元1965年。職能治療是復健醫學中相當重要的一個部門，透過作業(除了物品的製作外，還包括娛樂、遊戲等各式各樣的活動)活動，可以達到：①恢復和增強四肢的運動機能，特別是在恢復手指細微動作上、②回復精神障礙，並且提昇患者對社會生活的適應能力。職能治療可以看作是原本由護理師所負責的作業、遊戲、娛樂等的生活治療，發展成專業化治療方式後的成果。

職能治療在精神科醫療上的目的，主要是改善精神障礙者的人際關係障礙，使患者獲得生活技能，回復自信和動機，以及協助患者參與社會活動等各種目的。職能治療的過程中，會藉由各種作業活動，企圖減輕患者在日常生活上、社會生活上的障礙(也就是生活上的困難)。換句話說，職能治療就是一種協助患者回歸社會的治療。隨著時代演進，「正常化」的概念已逐漸成形，職能治療的重要度也不停地在提昇中。許多醫院都將**職能治療計畫**合併在患者的住院日程表中，因此醫療人員應該將兩者緊密結合，並且共享雙方的情

職能治療師

職能治療師會根據患者的病情程度，以作業活動作為媒介，試圖安定患者的精神病態，以及針對患者未成熟的人際關係、活動性的下降、自我表現或社會適應上的困難等問題，進行機能回復復健。無論是個人還是團體的精神治療，職能治療都是一個有效並且常被拿來使用的治療方法。

社會工作者

社會工作者在大學中主修社會福利，並且需要接受專業的教育和訓練。在精神科醫療的領域中，社會工作者負責給予精神障礙患者和其家屬適當的指導、協商、建議等協助。

報。

在過去，職能治療師主要是隸屬於精神科醫院或綜合醫院精神科的職能治療部，或者是日間護理部，不過近年來隨著社區精神醫療的進步，在其他的醫療設施中任職的例子也逐漸增加了。

Ⓓ社工(也包含精神科社工)

所謂的社工，是針對身心方面上缺乏社會環境適應力的個人，協助其運用個人資源以及社會資源協助的專業人員。

精神科社工對精神醫療而言，可以說是一種不可或缺的存在。之所以會這麼說，是因為精神障礙人士如果想要一邊忍耐「生活上的不便」，一邊在社區內「過著自在的生活」，醫療、衛生、社會福利三者的連攜，是絕對不可缺少的要素。

精神科社工具體的活動內容眾多，從「接受患者或其家屬諮詢，以決定是否該住院」開始，一直到患者的住院治療、社區服務在經濟層面上的問題等等，各式各樣的協商諮詢都是精神科社工的工作。精神科社工會根據對象的需求，提供能夠運用的制度和社會資源。除此之外，為了解決各種問題，社工也可能會擔任行政或相關單位的仲介。從社會福利的立場上保護使用者的權益也是屬於社工的職責，因此對於團隊醫療而言，精神科社工可以說是不可缺少的專業之一。

Ⓔ藥劑師、營養師、臨床實驗技師

藥劑師、營養師、臨床實驗技師都是治療時重要的一員，其專業性可以說打從醫院出現時，就已經非常鞏固了。

藥劑師是藥劑相關方面的專業人員，在臨床上，處於急性期的患者容易對藥物產生副作用，患者對藥物所感到的不安，很容易轉變成對醫師或護理師的不信任。慢性疾病的患者，或者是反覆住退院的患者，可能會因為對持續服藥感到不安，或者是因為症狀緩和等因素，使得患者停止服藥，結果往往就導致了病態的復發。避免上述這些問題的發生，就是藥劑師的職責。為了避免發生這些問題，藥劑師必須向患者解答藥物治療上的疑惑，或者是根據醫師的指示，向患者進行個別的服藥指導，並且參加團體的**服藥小組會議**。

營養師除了需要負責廚房的營養管理之外，對患者進行個別或團體的營養指導也是其職責之一。在生活習慣病改由營養師負責後(過去是由護理師負責指導)，營養指導和營養師的關係更是越來越密切。營養師常見的工作具體來說例如：

N o t e

精神科社工

精神科社工是在西元1997年，根據「精神科社工法」的條文規定而認證化的一種專業資格。精神科社工的職責，在於接受精神障礙人士諮詢回歸社會上所遇到的問題，並且給予精神障礙人士建議和指導，或者是提供適應日常生活所必須的訓練和其他相關的協助。

護理師的職責

在日本，根據「公共衛生護理人員、助產士既護理師法」所規定，護理師的職責是「診療的輔助和療養上的照護」。護理師不但是患者在日常生活上的協助者，同時也是在團隊醫療的成員之間，扮演協調員角色的醫療專業人員。

「褥瘡預防對策小組」一員的身份，對有褥瘡的患者進行營養管理；對PEM(蛋白質－熱能營養不良)患者進行營養管理。

臨床實驗技師所進行的檢查，能夠協助醫師進行診斷和治療。臨床實驗技師和藥劑師、營養師一樣，都是團隊醫療中不可缺少的專業人員。

D. 團隊醫療中的護理

護理師在接觸患者的時間上，比起其他的專業人員明顯地要長很多，可以說是和患者關係最密切的人。護理師不但有許多機會獲得患者相關的情報，也必須在團隊醫療中負責協調員的角色。當發生突發狀況時，護理師也必須判斷該向哪一位專業人員聯絡和該如何聯絡。隨著場合的變化，有時護理師也要將協調員的角色位讓給其他的專業人員。

為了在遇到上述的情況時，也能夠進行正確的判斷，護理師除了應該適當地評估每位患者的狀況和課題，也必須了解團隊醫療中每位成員具有哪些專業能力，其職責又屬於哪一部分。

E. 如何促進團隊醫療

團隊醫療是由精神科醫療中，所有相關的專業人員所組成的一個團隊，因此必須在良好的人際關係下才能發揮團隊的作用。為了達到發揮團隊作用的效果，必須注意以下的事項：

①明確地了解醫院的經營理念，並且擁有共同的目標。

②在治療環境是民主性的，因此必須尊重患者，以及每位專業人員的立場，平時應該維持良好的溝通。

③定期舉行會議，並且藉由透過情報和意見交流使治療方針更明確。此外，也要對會議上所決定的職責負責任。

④檢討問題時，應以冷靜沉著的態度對應，避免情緒上的反應。

⑤時常替對方著想，並且檢討自己。

⑥了解到團隊醫療的專業人員之間互相信賴和聯繫的重要性。

Case file 團隊醫療在協助患者離院上的實際案例

　　為了使精神障礙人士不在社區內蒙受利益上的損失，並且過著自由的生活，需要許多相關專業人員的協助。只單靠護理師，是無法負起所有相關的協助作業。基於這一點，為了使患者能夠在社區內能擁有更好的生活狀況，應該在患者住院開始到離院期間，準備明確的協助計畫。除此之外，家族、醫師、護理師、精神科社工等相關人員，也應該擁有共通的目的和課題，以便給予患者協助。

患者/50多歲，男性，統合失調症，糖尿病

　　患者小學三年級時雙親離婚，現在和母親一起生活。30歲時發病，之後約有20年在專科精神科醫院度過住院生活。母親偶爾會來探望，但數年前因為失智症，現在住進照護醫療設施中。父親下落不明，無其他親屬。

　　在患者的一句「我想離院，並且在社區過生活」下，醫療團隊招開了個案會議進行討論。為了使患者能夠離院，也招開了援助會議，以便將患者的情報和其他成員共享。援助計畫討論的結果，決定患者在離院後，除了需派遣家庭護理和家務助理服務外，患者每週也需前往日托所4次。

　　主治醫師根據患者離院的目的進行藥物的調整，藥劑師則負責指導患者服藥的必要性和管理方法。營養師負責將糖尿病的情報共享給其他相關人員，精神科社工則負責確保患者住所等社會資源、制度運用、開拓方面的工作。責任護理師則在其他成員的協助下，負責進行團隊的調整。

　　現在患者在接受團隊醫療所給予的協助下，一邊利用日托，一邊過著社會生活。

(渡邉勝次)

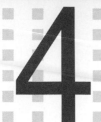

4 住院生活環境和患者的權益

1 風險管理

住院患者可能發生的事故中，代表性的有滑倒、服藥錯誤、企圖自殺、無故離院、誤嚥窒息事故。下述的章節中，將以案例的方式，向各位介紹事故發生的原因以及相關的對策。

A. 滑倒、跌落

Case file 1　在廁所滑倒的案例

患者／64歲，女性，統合失調症

患者步行時有姿勢不穩的現象。雖然過去就曾指導過患者「感到自己姿勢不穩時，抓住身旁的扶手」，不過偶爾還是會發生滑倒的事故。除了將滑倒風險指數標示升高到危險度II之外，在護理計畫中也加入了預防滑倒的項目。

下午大約3點時，當患者上完廁所，準備要走出廁所時，因為踩在廁所入口擦腳墊的腳打滑而跌落。聽到「啊」的大叫聲和「嘶嗯」的沈重聲音後，護理站的三名護理師趕到廁所內，發現滑倒的患者。此時患者意識清晰，也能夠清楚地表示「因為踩到那個墊子滑倒的」。血壓132/67mmHG、脈搏82次/分、體溫36.1度、瞳孔無異常、左右瞳孔無差異、無噁心症狀、右側臀部因為衝擊而有疼痛的現象、無其他不適感。患者無法自行站立，在護理師攙扶下返回自己的病房。向各主治醫師報告並接受會診後，根據X光照片顯像的結果，診斷出右大腿股骨頭骨折。

現在使用的廁所擦腳墊背面沒有防滑橡膠，而且在過去就一直有患者和護理師指出這種擦腳墊「很滑」。

●原因和對策
○使用了沒有防滑橡膠的擦腳墊

➡ 改使用有防滑橡膠的擦腳墊。

➡ 護理師實際試用，以確認是否不會打滑。

○以前雖然就表示過擦腳墊「很滑」，但是卻沒有獲得改善

➡ 在患者會議時，向患者詢問「是否有其他感到危險的部份」，以獲得訊息情報。

➡ 同樣的問題，也要在職員會議中提出，以獲得情報。

➡ 在風險檢討會中討論獲得的情報。

○對於患者姿勢不穩的問題缺乏評估

➡ 在個案會議中，確認患者的姿勢不穩的原因，以及其改善方法等相關問題。

重點

　　滑倒事故不是意外發生的，在事故發生之前，患者或者其周遭就顯示出某些徵兆了。如何在事故報告或者醫療事故報告中，找出這些徵兆就顯得非常重要。此外，即使曾提醒或指導過患者本人，但如果不解決環境上的因素，依然無法避免事故的發生。由於滑倒是發生在腳下的事故，因此醫療人員必須仔細注意腳下的狀況，並且找出和排除可能引起危險的物品。在本個案中，患者過去就有姿勢不穩的現象，無視、放置這個問題，是引起整個事故的一大原因。

Case file 2　從病床上跌落(拘束中的患者)的案例

患者／45歲，男性，統合失調症，腸阻塞

　　患者由於腸阻塞的緣故，在內科接受治療。在腸阻塞的治療上，由於中心靜脈營養法(IVH)、禁食和引流的目的，會從患者鼻腔插入胃管。但是由於患者抵抗的緣故，治療無法順利進行，因此在精神科醫師的指示之下，對患者的兩側上肢和軀幹進行控制(身體拘束)。

　　深夜2點時，兩名在護理室進行記錄的護理師，在聽到了「 鏘」的劇烈聲響後，立即前往了事故現場。進入病房後，發現到患者躺臥在病床下，IVH點滴管、胃管已由患者自行拔離。由於拘束帶仍舊維持本來的外觀，所以推測患者是以摩擦的方式將各種導管拔除。患者雖然有表示「已經不用點滴了，我已經好了，所以想早點回家」，但並沒有興奮

和掙扎的跡象。血壓145/88mmHg、脈搏102次/分、體溫37.8、瞳孔無異常、左右瞳孔無差異、無噁心症狀、無任何不適,肉眼觀察下沒有發現外傷。向家醫科、精神科值班醫師報告狀況後,根據會診的結果,醫師給予了繼續注射點滴(沒有使用胃管的必要)和拘束患者的指示。此外,為了促使患者入睡,在根據醫師的指示之下,也投予了安眠藥。

●原因和對策
○拘束患者時,沒有確實固定
　➡ 拘束時要按照手冊上的指示確實固定
　➡ 每隔一小時檢查受拘束的部位,以確定固定的狀況。
○患者有身體、精神上的痛苦
　➡ 關於身體上的痛苦,必須和家醫科醫師共同討論改善對策。(體內插入物的選擇、提早拔除導管、在夜間暫時拔除導管等各種對策)
　➡ 關於精神上的痛苦,必須和精神科醫師共同討論改善對策。(說明病態以及回復的狀況,或者是督促和患者關係較密切的人來探病等對策)
　➡ 視情況的不同,有效地運用精神藥物的鎮靜效果。
○沒有預想到患者自己拔管、跌落
　➡ 在個案會議中確認家醫科和精神科的風險評估。

重點

　　跌落這種事故,是由於患者從病床或輪椅等位置摔落所造成的。關於這個問題,如何使患者不摔落的對策是最常見的。然而比起這種對策,更應該站在患者的角度,思考患者為何「無法靜坐(靜躺)在位置上」。除此之外,如果遇到對象是精神疾病患者的場合,可能會有:①對治療產生反抗、②難以溝通、③感覺遲鈍,並且疼痛閾值很高,等各種特性,因此在思考對策時必須留意到這幾點。

B. 服藥錯誤

Case file 3　配發藥劑時發錯患者的案例

　　在過去,曾發生過護理師A將患者C和患者D的口服藥搞

錯，並且讓患者服用的事故。事故發生病房大樓的給藥過程，是在每餐飯後，由中央大廳的護理師直接交給患者的方式來進行。當天午餐之後，護理師A和護理師B也是和以往一樣一起給藥。給藥時，患者會先報上自己的姓名，等兩位護理師確認之後，再親手交給患者。當輪到患者C時，護理師A被另一旁的患者問到：「我的外出許可核准了嗎」。當護理師A回答：「已經核准了」後，也被正在排隊的患者D問到：「我的外出許可好了嗎？」。當護理師A回答：「你的許可還不清楚，我等會兒確認」後，就繼續進行給藥。當患者C再報上姓名、重複確認，並且服下藥劑後，輪到了患者D，但是在患者D報上姓名後，在給藥箱中卻找不到患者D的藥劑。緊急確認服用完的藥袋之後，發現到寫有患者D姓名的空袋置放在最上面。此時才確定了患者C和患者D的藥劑配發錯誤。

●原因和對策

○給藥過程中有其他業務介入

➡ 在患者會議中向患者們傳達：「因為不能有任何疏失，所以在給藥時，請讓給藥的業務能專心進行」，同樣的內容也要傳達給職員們。

➡ 在不得已的情況下接下業務時，再重新開始給藥前，由於容易發生錯誤，護理師務必花時間整理狀況，確認一切無誤後再開始給藥。

○雖然有請患者報上姓名和重複確認，但是還是發生了配錯藥劑的事故

➡ 重現事故的現場，確認護理師是否有按照手冊上的規定檢查藥劑。

○給藥的方法是以全體同時配送的方式

➡ 一口氣有很多人在排隊時，會帶來心理上的壓力，容易使護理師產生心情上的焦躁，進而容易導致人為失誤。

➡ 檢討以護理師前往各個病房的方式進行給藥。

重點

　　當發生配送藥劑錯誤的事故時，事故的責任是在當事者的護理師上，因此擬定對策時必須非常慎重。除此之外，如果繼續沿用原先使用的各種藥劑確認方式，也依然會成為事故的溫床。必須徹底的找出當下的問題點，才能決定改善的方法。

Case file 4　自行管理服藥時間的患者誤判時間的案例

患者/女性，41歲，統合失調症，回歸社會病房入院中

自行管理內服藥服用時間的患者向醫療人員表示：「不小心吃錯藥了」。患者服用的處方，為配合患者的離院作準備，已改為早上和睡前服用，一天共兩次。事故當時為下午兩點多，患者從午睡睡醒後，誤以為是早上，因而服用了早上的份量。患者一直以來服用的處方是一天四次(早、中、晚、睡前)，所以不習慣一天兩次服用方式。此外，患者認為自己無法自行管理服藥一事，可能會導致無法離院的結果，因而感到心理上的壓力。這可能和造成這次弄錯服藥時間的事故有關。在午睡這方面上，患者常因為睡過頭而無法準時進行每天的治療課程，這一點在過去就常被叮嚀。對於這名患者，除了再進行一次服藥指導之外，也對患者的生活作息進行了指導。

●原因和對策

○適合離院後生活的作息規律，患者本人尚未學會

➡給予患者校正「想睡就睡的行為模式」的機會。

➡和患者的責任護理師一同檢討白天的活動規劃。

○患者的處方最近做了變更

➡除了對變更後的處方進行服藥指導外，為了患者往後生活上的協助，也需要定期進行面談。

○自行管理的能力成了離院的條件，為此患者感到有壓力

➡責任護理師在進行面談時，加入患者感到有壓力的項目。

➡將「是否能自行管理服藥，並不是能離院的絕對條件」一事，傳達給患者以及負責指導患者的護理師。

重點

患者在不斷犯錯的過程中，會逐漸的產生自覺，這直接影響到患者回歸社會上所需要的自立能力。為了不使患者認為「自行管理服藥時發生錯誤＝停止自行管理、禁止離院」，護理師必須提醒患者。同樣的內容，也應該傳達給患者的指導護理師，因此應該將其註明在指導手冊上。

C. 自殺(企圖自殺)

Case file 5　自殺的案例1

患者／女性28歲，急性精神病，過去也曾有自殺的企圖

　　午後的入浴時間，管理入浴的值班護理師聽到其他的患者報告，發現這一名患者的手腕在出血。患者在浴室內的鏡子前，以剃刀(剃眉毛用)割傷自己手腕，並且帶著沾滿血的手腕表示：「這種地方我已經待不下去了，既然不能退院，那死了還比較輕鬆」。這間病房大樓的入浴管理值班人員有兩名，浴室和更衣室各有一名負責，但是因為大多數的患者都是已經能夠自理的女性，不需要在入浴上進行協助，因此其中一名改負責剃刀和洗髮精等物品的配發。

●原因和對策

○在浴室發生自殺

➡ 對於自殺的患者，必須慎重地了解其造成自殺的心理，並且考慮使用藥物增量，或者是行為限制等治療方法。此外，對自殺企圖進行矯正教育等對策也有實施的必要性。

➡ 對於其他的患者，為了截斷自殺的連鎖反應，必須準備患者會議以及面談等機會，以便能夠傾聽患者們的不安、不滿。

○剃刀的管理不夠確實

➡ 在了解精神科(急性期)特殊性的前提下，制定危險物品管理的規定

➡ 讓患者也了解到，使用剃刀時應該在護理師所能觀察到的範圍內。

○值班護理師不在浴室內

➡ 值班護理師的職責除了原本的協助入浴之外，也應該將浴室內的安全管理加進業務內。

➡ 至少要確保值班人數在兩人以上，由於安全管理上的因素，不能有人手不足的情況發生。

○沒有制定管理自殺風險的計畫

➡ 過去有自殺既往史的患者，再發的危險性很高這一點，必須要讓周遭的人了解。

➡ 必須讓所有的護理師了解到，對於患者在住院生活以及治療內容上的不滿，護理師也有責任介入其中。

若患者有病理上的背景(幻聽、妄想、自虐感、絕望感等),或者是對自己入院的理由感到困惑,以及對往後的生活感到不安等問題時,難免會產生想自殺的動機。基於這個因素,有必要在早期就進行護理介入,以便採取各種能夠緩和精神上不安的方法。此外,如果不事先制定使用危險物品的規定(使用手冊),當發生事故時容易受到狀況左右,因而陷入束手無策的狀況。使用手冊除了是為了顧慮患者的安全所制定,也是為了使職員的作法能夠統一而存在,這一點必須讓職員們理解。

Case file 6 自殺的案例2

患者／31歲,女性,急性精神病,過去曾有自殺的企圖

凌晨一點時,患者因為失眠而來到護理室,向護理師要求飲用追加安眠藥。對於患者的要求,護理師以「不能因為睡不著,就馬上依賴藥物。請努力試著讓自己入睡。」的理由拒絕要求後,患者因為睡不著,就在走廊、大廳閒晃。過了一段時間後,已經看不到患者的身影,護理師以為患者已經睡著,一直到凌晨三點,護理師才接到其他的患者報告說「從廁所內傳來呻吟聲」。聲音是從廁所內的隔間傳出,門則是上鎖無法打開的狀態,對門內呼喚也沒有回應。使用備用鑰打開門之後,發現到患者將撕下的被單捲成繩狀,並且將被單纏住頸部,試圖以兩手拉動被單的方式勒喉。護理師將被單迅速取下後,將患者帶往觀察室。患者的生命徵象無任何變化,意識也很清楚,並且表示了對護理上的不滿:「每天都因為睡不著而感到痛苦。護理師根本不了解」。

●原因和對策
○患者在廁所內自縊

➡ 和Case file 5 相同。

○患者對護理師的對應感到不滿

➡ 對患者失眠時的對應制定統一的基準。

➡ 對應患者失眠時若遇到難以處理的個案,則在個案會議上提出來檢討。

○沒有制定管理自殺風險的計畫

➡ Case file 5 相同。

重點

　　不少患者會因為失眠而要求追加安眠藥。對於這些患者而言，肯立刻給予藥物的雖然會被認為是好護理師，但是護理師不應該輕易地給予藥物，必須要先慎重地評估狀況。不過，護理師也必須要了解到，失眠對患者而言是非常痛苦的一件事。是否給予追加安眠藥，不應該仰賴每個護理師的判斷，應該制定一定的基準，才能使患者和護理師不會感到困惑。

D. 無故離院

Case file 7　無故離院的案例

患者／43歲，男性，統合失調症

　　患者是有獲得自由外出許可的患者，按照規定，外出時間為早上10點到下午3點之間，前往的場所也按照規定必須登記。患者所登記的外出內容，時間是在午後1點到2點之間，外出場所則是院內的商店和院內的咖啡廳，但是到下午2點多患者還是沒回到病房內。病房的護理師雖然檢查過院內的商店和院內的咖啡廳，但是並沒有找到患者，直到午後3點過後也還是沒有返回病房。病房大樓的護理長在聯絡護理部和風險管理員後，動員了病房大樓的護理師對醫院內外進行了搜索。搜索進行到下午四點，正當院方考慮向警方提出搜索申請時，患者的家屬以電話聯絡了院方，才發現患者現在在自宅家中。從後續的調查過程中得知，患者以前就表明過想回家，但是由於家屬之間尚未做好調適才會不斷地延期。

●原因和對策
○外宿的日期不斷地延期

➡ 當外宿的日期延期，或者是和家屬面會中止時，患者會有很高的可能性無故離院。此時應該和患者進行面談，並且試著減少其情緒上的糾葛。

➡ 也要和患者家屬進行面談，以便能夠了解家屬對患者的感受，再根據家屬的想法計畫治療療程。

○無故離院的患者持有自由外出許可

➡ 預設患者在外出時可能會突然想回家的情況，並且對患者進行訓練，以便讓患者能夠向院方或病房大樓聯

➡ 絡。

由醫師對患者進行精神醫學上的評估，以了解患者是否有復發的可能性。

重點

關於無故離院的案例，在過去也曾發生過行為受到限制的患者，將病房大樓的玻璃破壞後外出的事件，也有像Case file 7 一樣，持有自由外出許可的患者，在外出時突然想回家的案例。關於前者，可以採用「加強對患者的觀察」的對策，也要讓患者了解到住院治療的必要性；對於後者的對策，則必須指導患者遇到「自己心情突然發生變化」的情況時，應該要先聯絡院方。

E. 誤嚥窒息

Case file 8　窒息的案例

患者/58歲，男性，統合失調症

午餐時，患者突然趴在餐桌上，並且陷入了窒息狀態。在餐廳負責觀察的護理師趕來後，一邊拍打患者背部，一邊透過其他的護理師進行「醫師呼救」(doctorcall：患者突然發生變化時，緊急招集醫師的廣播)的廣播。廣播在全館內播送後，數名醫師趕了過來，並且開始進行急救。當醫師為了插入氣管內導管，使用喉頭鏡進行確認時，發現到氣管內有麵包塊。以鼻夾將麵包塊清除後，患者恢復了呼吸。午餐的菜單內容是麵包、燉牛肉、蛋捲蛋糕，從氣管中夾出的食物塊則是麵包和蛋捲蛋糕。患者飲食行為上就有異常，常常將還沒確實嚼碎的大塊肉片或蔬菜等食物吞下。由於上述的原因，患者時常發生誤嚥窒息，在餐廳被規定為需注意患者，所以座位被安排在容易觀察的最前排。

● 原因和對策
○ 導致患者窒息的食物是麵包

➡ 指導患者在食用麵包時，應該將麵包撕成一小塊，並且和牛奶等飲料一併食用。

➡ 對於飲食行為有異常的患者，應該提供麵包以外的粥類食物，或者是提供麵包粥等加工後的食物。

○平時就有誤嚥窒息的風險存在

➡ 護理師需了解精神疾病患者的飲食行為，並且給予患者學習機會。

➡ 有飲食行為上異常的患者，應該對患者本人進行充分的說明，並且提供例如誤嚥預防食物或軟蔬菜等，誤嚥窒息危險性較少的飲食。

重點

　　用餐對患者而言雖然是一段快樂的時間，但如果是有飲食行為異常的患者，引起誤嚥窒息的危險性會相當高，因此對於負責觀察的護理師而言，卻是一段最必須注意的時間。為了防止事故的發生，護理師除了必須指導患者慢嚼慢食之外，應該準備其他的對策，例如為了方便觀察需注意的患者，應該將座位安排在容易觀察的前排，並且在所有必須協助進食的患者用餐完畢後，才讓這些需注意患者開始進食。誤嚥窒息實際發生的機會並不高，但一旦發生時，卻是致死率非常高的一種事故，引此有必要先決定好事故發生時的應對策略。

(釜英介)

2 病房大樓環境的調整

A. 治療的環境和生活環境

　　準備一個患者能夠安心接受治療的環境，也是護理師重要的責任之一。隨著患者的不同，有不少患者在入院之前，可能因為疾病所造成的體驗，或者是日常生活上的干擾，早已身心俱疲。為了對應這種情況，必須要提供安靜的環境，才能讓讓患者可以安心休息。除此之外，為了使住院生活的心情能夠舒暢，也應該要注重明亮、開放、舒適等氣氛的營造，這些都是準備病房大樓環境時重要的因素之一。

　　和過往的病房大樓比較之下，近年來所完成的精神科醫院，無論是在各種設備上，還是在開放、舒適氣氛的營造上，整個病房大樓的環境都有了非常大的改變。舉例來說，每一名患者的病房面積，或者是餐廳等共用設施的空間都比從前來得寬；在空間的分配上，也保留許多能夠放鬆心情的場所。

醫院改建

　　大約在西元1950年，是日本精神科醫院設立和建築的高峰期。在這段時期建造的醫院，由於建築物的耐用年數等因素，現在大多需要進行改建。

醫療機能評鑑和第三者評鑑

財團法人日本醫療機能評鑑機構，是為了從第三者的角度，對以醫院為首的所有醫療單位進行評估而設立的。這種來自第三方機構的評鑑，是為了使醫療單位能夠持續提供高品質的醫療服務而制定的，所以不只是提供醫療的一方，連接受醫療的一方也十分肯定這個制度，也因此接受醫療機能評鑑的醫院，有逐年增加的趨勢。

鐵欄的拆除

在精神醫療的歷史中，精神科醫院窗戶上的鐵欄，可說是一種象徵偏見的存在。日本在西元1998年，以當時的厚生省(相當於台灣的衛生署，現在改制為「厚生勞働省」)所公佈的「精神醫院療養環境改善準備工作實施綱要」(譯註：法規原文「精神醫院療養環境改善整備事業實施要綱」)為契機，全國的精神科醫院逐漸拆除了鐵欄。

隨著醫院的不同，部份醫院將單一病房大樓劃分為數個單位，根據患者精神症狀特徵的種類，其所隸屬的單位也不同。這種建構方式，是為了配合病房大樓內種類不同的治療設施所建造，被認為能夠提高治療的效率。

反觀之下，過去既有的病房大樓，雖然對患者而言未必一定就是有害的環境，但是當大量的患者生活在狹窄的空間內時，不但無法確保每一位患者個人所擁有的空間，還可能會導致患者之間發生衝突的問題。甚至曾有患者和其家屬到舊式病房大樓參觀時，被病房的狹窄和古老的設備驚嚇到，因而取消入院的個案發生。改建既有的病房大樓絕不是一件簡單的事，但在醫院的**醫療機能評鑑**等檢驗評估的結果影響之下，還是有改善病房大樓環境的希望。

B. 針對高齡患者所作的環境調整

對於高齡患者而言，①消除病房大樓內、廁所內的高低差、②預防滑倒、③使輪椅、助行器能更方便地使用、④無障礙、⑤安全和無障礙空間，都是必須考慮到的重點。此外，近年來更因為住院患者的高齡化，併發身體合併症的患者數量也隨之上升，只單靠一般的精神科病房大樓的病房往往無法對應。針對這些問題，可能必須以在護理站附近設置觀察室等方法，調節身體合併症的治療方法。

隨著精神科醫院窗戶上鐵欄的消失，醫院內窗戶的開關大多數情況下都是受到了限制。因此從病房大樓內的**防臭措施和院內感染防治對策**的角度來看，換氣的加強和空調上的調整也都是必須要注意的。

C. 病房的調整

根據患者的症狀或治療目的的不同，必須從單人房或多人房中，選擇適當的病房類型。在精神科醫院中，患者從隔離室移送到個人房，再從個人房移動到多人房的情形並不少見。同樣的情形，在患者症狀惡化時也一樣會發生。當患者的症狀容易對同房的患者等周圍的患者造成很大的影響，或者是當患者容易受到同房的患者的刺激，進而導致症狀不穩時，就有必要考慮將患者從多人房移動到單人房。以往的精神科醫院主要為多人房，也有可以容納6～8人的大病房，近年來多人房則有降低容納人數的傾向，增加個人房數量的醫

院也有增加的趨勢。在選擇多人房時，應該要考慮患者的病態、年齡等因素，也要考慮到患者和同房患者間是否能相處融洽後，再決定患者的病房。

處於急性期時，為了減少對患者的刺激，並且減輕人際關係上的負擔，能夠安靜休養的個人房應該是最好的選擇。如果遇到觀察必要性很高的患者，或者是需要頻繁探視病房的患者時，最好能選擇離護理站較近的病房。另一方面，若遇到慢性期患者的場合，可能會缺乏和其他患者的交流或接觸，進而會出現自閉的現象，以及將心靈封閉在自己世界中的傾向。遇到這種情況時，基於養成患者社會性或人際關係的目的，也可能會選擇多人房。

上述的因素之外，也可能會為了調整患者間的人際關係而移動、選擇病房。例如處於躁狂狀態的患者，可能會對同房的患者過度干涉等等，隨著患者間人際關係的不同，可能會遇到各式各樣和患者症狀有關的問題。也曾有因為受不了同房患者的鼾聲而調整病房的案例在。

D. 隱私權上的顧慮

精神科醫院基於必須觀察患者的症狀，以及預防自殺、事故發生的原則，觀察的範圍往往會遍及患者所有的日常生活和私人物品。對於護理師而言，細心地觀察患者的行動是一件很重要的事，但是即使是在這種場合下，也必須記得尊重患者的隱私權。

一般的病房內，是以布簾區隔空間等方法，來確保患者每個人的隱私。不過對於精神科病房大樓而言，布簾的裝設反而會使護理師難以觀察患者，並且也有可能被用於自殺上，因此反而有增加護理師不安的問題。在這方面，比起患者的隱私權，更應該注重觀察上的必要性。因此基於防止事故發生的考量，可以考慮各種方法來對應，例如對安裝在天花板上的布簾軌，進行固定強度上的減弱等方法。此外，也可以使用布簾以外的物品，例如置衣櫃等家具來區隔空間。個人病房的部份，視情況的不同，有時也可能要讓患者能從病房內側上鎖。近年來因為保護個人隱私權觀念的盛行，病房和床位的名牌標示也都成為必須注意的部份。原則上，最好能夠徵求患者的同意之後，再決定是否標示上患者的姓名。

E. 舒適的環境

N o t e

個人情報保護法

日本的個人情報保護法實施自西元2005年4月1日。在醫療領域上，厚生勞動省則制定了「醫療和照護相關業者的個人情報管理指導原則」。

健康增進法

日本的健康增進法實施自西元2003年5月1日。在健康增進法第25條中規定，包括醫療單位在內，學校、百貨公司等利用人數很多的設施，必須進行二手煙防治的措施。

在建構治療環境方面，舒適的住院生活是不可或缺的要素之一，因此提昇環境的舒適性，也和提昇醫院、病房大樓的設施一樣重要。在精神科醫院中，除了病房需要重視舒適性外，休息室、餐廳等患者共用的空間也都是必須注意的部份。這些共用的空間，除了供用餐時使用之外，在娛樂活動或休閒時間時也常會被使用，所以應該利用圖案來裝飾牆壁，或者是以設置觀賞植物等方法，使整個空間充滿祥和的氣氛。這些能夠使患者冷靜和放鬆的氣氛，其心靈上的治癒效果也是相當受人期待的。

在設置公共電話時，設置場所也必須要經過慎重的考慮。例如應該設置在對話內容不會被旁人聽到的位置，或者是晚上交談時也不會干擾到旁人的位置。此外，設置電話亭或電話室也能夠發揮不錯的效果。

住院生活中的**患者的個別性**也應該要受到重視。例如為了讓患者能在私人物品等方面上進行自我管理，院方應該準備患者能夠使用的洗衣機或冰箱等設備。對於金錢等貴重物的管理，更應該準備可上鎖的置物箱或者是保險箱。充實這些生活設備，除了能提高住院生活的舒適性之外，在協助患者獨立生活上也是必要的。

近年來，各醫療單位徹底實施禁煙和分區禁煙，全院禁煙的醫院也在逐年增加中。雖然曾聽說過有實施院內禁煙的精神科醫院，但是在精神科醫院中，由於住院患者的吸煙比率非常高，以及大多數是長期住院患者等因素，很少會積極地實施禁煙措施。不過，基於防治二手煙個觀點，還是有必要採取在醫院內設置吸煙室等各種措施。

(吉川隆博)

3 行動限制和患者的權利

患者一旦入院之後，隨著本身狀態的不同，或多或少都會受到行動上的限制。在病理體驗的影響之下，患者可能會陷入難以面對現實的狀態，或者是無法控制自己的情形。由於可能會出現「**自我護理能力顯著下降**」的患者，因此行動限制有著保護患者，以及減輕患者責任和社會性機能的含意在。

精神科護理人員在遇到這種情況時，就有尊重患者的人權，和擁護患者權益的責任(**護理師的擁護：Nursing advocacy**)在身，並且必須以崇高的職業道德來判斷和行動。換句話說，護理師必須尊重患者的意志，並且了解患者的自我管理能力，再給予適當的協助 表1、表2。

▼表1 精神科護理的定義(日本精神科護理技術協會，2004.5.26)

所謂的精神科護理，是以個人尊嚴和權益的擁護作為基本理念，對精神上的健康需要協助的人，使用專業的技術和知識，並且透過自律性的回復，協助對象過著有自我的生活。

▼表2 精神科護理道德綱要(日本精神科護理技術協會，2004.5.26)

精神科護理人員應以本協會的精神科護理定義作為理念，並且依循法治和人道的精神，履行護理人員的責任。護理人員應依循下列的道德方針：

1. 精神科護理人員應尊重每位治療對象的基本人權，並擁護其個人尊嚴和權益。
2. 精神科護理人員應以說明和獲得同意的方式，使治療對象積極地接受治療。
3. 精神科護理人員在治療過程中，必須對治療對象施以隔離等行動限制時，應盡可能將限制維持在最低限度。
4. 精神科護理人員應對職務上的情報保密，以保護治療對象的隱私權
5. 精神科護理人員身為一名專業人員，為了提供高品質的護理，應該不斷地努力學習。
6. 精神科護理人員為了提供治療對象更有效的護理，應該致力於研究。
7. 精神科護理人員應該和患者的家屬，或者是其他專業人員合作，以期能使治療對象有更為自在的生活。
8. 精神科護理人員應精進自己的專業知識和技術，以便回應社會的信賴和期待。
9. 精神科護理人員應致力於精神衛生福利的普及，使社區社會的每個人都具備「正常化」的觀念。
10. 精神科護理人員身為一名護理專業人員，應提出能夠提昇護理水準和護理地位的行政建議。

N o t e

降低行動限制至最低限度的對策

西元2004年4月，隨著診療報酬制度的改制，在「醫療、保護、住院等診療費用」(新制)的重要事項中，設置了「行動限制最小化委員會」。隨著這些制度上的改進，使得行動限制的最小化更加完備。

[行動限制最小化委員會的活動]
1. 基本原則的制定，包括行動限制的定義，以及必須實施行動限制時的執行步驟等等。這裡所提到的行動限制，除了隔離、身體拘束之外，也包括了聯絡、面談上的限制。
2. 根據強制住院、緊急強制住院、醫療保護住院、緊急住院患者(譯註：日文原文分別是：「措置入院」、「緊急措置入院」、「醫療保護入院」、「緊急住院」，四者都是日本精神科的一種入院方式)的症狀，以及院內行動受限制患者的狀況報告，以每個月約一次的頻率，舉行檢討症狀改善、患者行動限制狀況的適當性、行動限制最小化的檢討會議。
3. 以所有和精神科診療相關的人員為對象，每年約實施兩次的研討會，內容包括精神衛生福利法、患者隔離拘束的早期解除，以及用於預防危險發生的介入技術。

生活機能障礙(難以生活)

　　生活機能障礙指的是統合失調症患者在日常生活上，所面臨的種種困難。除了疾病本身外，生活機能障礙還包括了治療、人際關係等，是由各式各樣複雜的因素所組成。

1. 生活技能的不擅長：三餐的打理、金錢的運用、服裝儀容、服藥的管理、社會資源的利用方法等等。
2. 人際關係上的問題：與人相處、打招呼、關心他人、對他人的顧慮等方面的問題。
3. 職場上的問題：同時具備認真和領悟能力較差的問題；學習較慢、無視流程；工作效率、技術面較差；難以進行需要合力進行的工作。
4. 缺乏安定性、持續性。
5. 喪失生活目標，缺少動機。
6. 無法活用自己學到的經驗，以自己的步驟前進。

醫院病(institutionalism)

　　所謂的醫院病，指的是當長期間在照護中心或醫院等設施中，過著制式化的生活後，所導致的動機和自發性下降，也會出現固著行為等慢性化的行動異常。大多數的長期住院的患者，容易發生日常生活能力、自主性、社會性的下降，因而成為妨礙患者回歸社會上的因素之一。

A. 知情同意

　　所謂的知情同意(informed consent)，指的是患者在獲得醫療工作人員充分的說明後，在了解說明內容的前提之下，以自己的意志選擇、同意、拒絕自己所要接受的治療或檢查。醫療工作人員對患者的說明包括：病名、症狀；檢查和治療的目的、內容、危險性；可能發生的副作用、成功機率、是否有其他治療法的存在、拒絕治療時的預後等。這項原則，既是一種法律，同時也是一種道德和治療者、患者間的關係論。知情同意在法律的基本理念，包括了對患者的自決權、自律權的尊重，以及維持、 回復患者的生命、健康、幸福。

　　遇到急性期的場合時，對於醫療行為等各種處理的說明，可能會遇到無法獲得患者了解的情況。不過無論在什麼樣的情況之下，護理師都必須對患者進行充分的說明。這是因為當患者狀況平穩，回復自我的健康時，護理師常會聽到患者說出類似：「那個時候(急性期)，雖然因為不知道自己會受到什麼處置，所以感到非常的恐懼，並且一直不停地掙扎。不過，護理師一直很有耐心的為我說明的這件事，記得很清楚。謝謝你」的話。護理師的每一份用心，都會促成往後信賴關係上的建立。

　　慢性期和長期住院的患者中，常會觀察到**生活機能障**

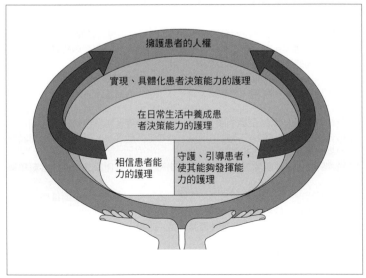

▲圖1　援助患者自行決策的護理結構

(野嶋佐由美：尊重人權，使患者自我決策能力具體化的護理策略，精神科護理，pp.34，vol.31，精神護理出版)

礙(難以生活)，或者是在精神科醫院所規定的日常生活中表現出「**自立性下降**」或「**自發性下降**」(醫院病＝institutionalism)的現象。

遇到這種情形時，護理師必須在擁護患者權益的同時，根據患者的理解度和判斷能力，給予其自我決策上的協助。

知情同意並不是單方面的說明，患者必須能夠了解說明的內容。無論是誰，都有知道自己罹患的疾病，以及其治療方法的權益。護理師應該評估患者的狀態，以及患者和醫療人員的關係，再以說明的方式，協助患者在知情同意上進行決策 圖1。

B. **聯絡、會面**(參考文獻：日本厚生省公告第130號 H12.9.28 修訂公告第97號，H12.12.28修訂公告第538號)

基本上，任何的通信聯絡和會面都是自由的，不能受到限制。表現的自由和通信聯絡的保密，也是受到憲法保障的基本人權。除了上述的理由外，患者和家屬以及社區社會中的人們保持接觸這一點，也具有治療上的意義。但是如果遇到行動本身可能會對患者的將來造成負面影響，或者是會引起治療上的問題時，就必須進行適當的處置。以下的場合就是可能造成問題的例子：

- 一天內寫了無數封內容相同的信件。
- 內容不連貫，無法理解。
- 內容是基於妄想而寫成。
- 收件者不明時。
- 在無視時間點的情況下頻繁地撥打電話，並且受話者表示感到困擾時。
- 通信聯絡造成患者症狀惡化時。

當遇到上述這類場合時，護理師必須和患者溝通，並且向患者說明「等到症狀回復之後再來做這些事」。不過，如果遇到難以和患者溝通和說明的情況，因而可能會產生對患者不利的狀況時，需在主治醫師的判斷下進行行動上的限制，並且將進行行動限制的理由記錄在診療記錄上。

需要護理師進行判斷的信件範例

1. 對患者採取行動限制後，症狀改善的案例：

40多歲的男性統合失調症患者

信件的內容不連貫：「我的工作，是讓太陽上山，

月亮是月亮。(中間省略)…我是神。」。寄件地址只寫了「皇居」(譯註：日本天皇平時的住所)，也沒有貼上郵票就交給了護理師。向醫師報告後，給予了限制患者寄信的指示，醫師則將指示內容記錄於診療記錄上，也對患者進行了充分的說明。患者的信交給護理師保管後過了幾天，當護理師準備和患者討論信件的處理方式時，患者表示：「我怎麼會寫出這種內容的信呢！？請幫我把信丟掉」，於是處理了這份信件。

2. 以說服的方式，使患者自行停止行動的案例：
患有統合失調症的男性，有發明妄想

由於患者頻繁地將自己的發明專利說明書，以內容證明(譯註：日本的一種特殊郵件處理方式，日本郵政會將書信的內容、寄信日期、寄信人、收件者以影本的方式存證)的方式寄給某企業，如果沒有回覆時還會寄上督促對方的信件，使得某企業請求院方做出妥善的處置。某企業方面，院方說明了不能限制患者寄信；在患者方面，則在面談中建議患者是否能不要那麼頻繁地寄信。患者在回覆：「我考慮一下」後，雖然依舊會將自己的發明專利說明寫在筆記上，但不會出現寄信的行動了。

當患者的症狀安定下來後，原本受病理體驗所影響的行動就會逐漸消失。

如果護理師判斷患者所收到的包裹或信件中，可能含有危險物品(例如藥物、刀)時，當患者打開信件時護理師應該要在場，並且將危險物品取出後，再將信件交給患者。

最近使用行動電話或網際網路進行**通信聯絡的住院患者**，也開始逐漸增加。因此，護理師必須按照各醫院的通信聯絡規定，向患者說明正確的使用規範。

在會面時，護理師有觀察和調整患者家屬關係的必要。首次住院時，患者的家屬常會感到疑惑、自責，或者是受自己的無力感所苛責。這段期間，是家屬接受患者疾病過程中，最為重要的一段時間；對患者而言，這也是重新建立和家族間關係的時期。在這段時期，護理師應該要接納患者和其家屬的情感，並且建立能協助患者治療的關係。

長期住院的場合，患者和家屬之間會變得疏遠，患者也可能遇到例如家族環境發生世代變遷等等的各種變化。護理師應該要掌握家族中的核心人物，並且協助家屬們接受患者。

例如邀請家屬參加醫院舉行的活動，寄送病房大樓活動訊息，以及傳達患者住院生活的近況和變化，並且建議家屬和患者會面、外出、外宿。擔任患者和家族之間的仲介人，也是護理師重要的任務之一。

在患者的治療過程中，身為患者最親近的人，也就是家屬的了解和援助是必要，除此之外，家族的狀況也是決定社區治療成功與否的關鍵因素之一。基於上述的因素，護理師除了應該要協助患者外，也有必要援助患者的家屬，例如家族心理教育就是一種協助家族的好方法。在最近，設置有家族教室的精神衛生福利中心、衛生所、醫院也開始逐漸增加了。

日本自從西元2005年個人情報保護法實施以來，對患者通信聯絡和會面上隱私權的要求，已經變得比以往更加注重。例如當不熟識的人想要會面，或者聯絡患者等情況時，為了能有適當的對應，在入院時護理師必須向患者以及其家人徵求意見。

C. 隔離、拘束(參考文獻：日本厚生省公告第130號，H12.12.28修正公告第538號)

在精神科護理上，可能會遇到因為患者症狀的影響，在不得已的情況下，必須對患者施以隔離或拘束等行動限制的情況。在進行隔離和拘束時，護理師必須遵守精神衛生福利法，以及充分地顧慮到患者的人權，了解患者在精神上、身體上的痛苦，並且盡量減少患者的痛苦。護理人員應該建立完備的護理步驟、護理基準，以提供患者能夠安心的環境，以及安全、無痛苦的治療，並且將護理步驟、護理基準徹底地傳達給所有的工作成員。除此之外，為了不使隔離、拘束過度，需實施**行動限制最小化的檢討會**，並且使行動限制能盡早解除。

Ⓐ隔離

所謂的隔離，是在觀察患者的症狀後，認為有很高的可能性會對患者本人，以及周圍的事物造成危險時，並且無法以隔離以外的方法迴避這些危險時，使患者移動到**隔離室(保護室)**的一種行動限制。這是為了患者的醫療保護而不得不採取的一種醫療行為，使用的時機包括運動過度興奮、自殘行為、劇烈的衝動行為等等。隔離是當患者出現上述情況，並且除了隔離以外沒有任何替代方法時，所採取的一種暫時性處置。

N o t e 📖

隔離、拘束的實際數據

在西元2003年6月30日，日本厚生勞動省以全國的精神科醫院(1662所)為對象，進行了「隔離」和「拘束」狀況的調查。總住院人數為32萬9096人，其中受到身體上拘束的佔了5109人，受隔離的則有7741人，總計高達1萬2850人。所有受到隔離、拘束的患者，佔了所有住院患者的3.9%。(2005.10.3讀賣新聞)

隔離室(保護室)

指的是出入口有上鎖，患者無法以自己的意志進出的個人病房。當必須避免患者受到過度的刺激、保護患者免於受傷等意外，或是患者必須接受更密集的治療時，就會使用隔離室。隔離室又被稱為精神科的加護病房(ICU)，在一部分的醫院中，也設立有單獨由隔離室所構成的病房大樓(PICU：小兒加護病房)。

實施隔離時，必須遵守精神衛生福利法的規定。是否實施隔離，是由醫師進行判斷，隔離超過12小時以上時，則需要有「指定精神科專科醫師」的判斷。如果是在根據患者本人的意思之下，才進入密閉的環境時，並不算是隔離，此時必須請患者簽寫入室請願書(以證明是患者本人自願進入隔離室)。

護理師應該透過積極的治療行為，使患者能感受到自己被保護的安心感。護理師應該充分地了解患者的狀態和讓患者進入隔離室的目的，並且也要記得和患者說明理由。當患者因為回診或治療而進入隔離室時，為了防止事故的發生，在對應患者時務必有兩名以上的護理人員在場。

[護理上的重點]
①將開始隔離的時間和隔離的理由明確地記錄在護理記錄上。
②頻繁地(每個小時最少一次)觀察患者的身體狀態、水分和食物的攝取量、排泄狀態、精神和情緒狀態、睡眠狀態。觀察後的結果再以記錄表等表格，定時地進行記錄。
③進行護理面談，促使患者表達情感。
④致力於協助患者的日常生活和環境保全。
⑤和醫師保持緊密的聯繫，確實地執行所給予的指示。

Ⓑ拘束

身體上的拘束，指的是利用衣類或帶類，暫時性地拘束患者身體，進而抑制患者活動的一種行動限制。拘束是當患者精神狀態不安定、缺乏理解力、無法回應，並且在進行醫療行為或護理行為過程中，如果不拘束患者就可能會造成危險，又沒有其他替代方法時，在逼不得已的情況下對患者的一種行動限制。此外，在必須維持安靜狀態時，也會對患者進行拘束。實施拘束時，務必要按照**指定精神科專科醫師**的指示進行，並且在遵守精神衛生福利法的規定下，盡可能迅速地結束拘束，改以其他的方式治療。

[護理上的重點]
①向患者說明拘束的理由，並且試圖以言語、介入的方式，將護理人員自己的行動上的意義傳達給患者。

深部靜脈栓塞(DVT)

近年來在精神科領域中，發現了數種可能導致深部靜脈栓塞(DVT)的危險因子。長期臥床、拘束，以及精神藥物所引起過度鎮靜等，這些可能會引起血液滯留的因素，被認為是引起深部靜脈栓塞的重要原因之一。因此護理師除了要觀察患者的精神層面，也必須仔細的注意肉體層面的狀態，以便能對DVT採取預防的措施或適當地處置。

②頻繁而仔細地觀察患者受拘束的部位、一般狀態、生命徵象(定期檢測)、水分和食物的攝取量、排泄狀態、精神和情緒狀態、睡眠狀態、藥效、副作用等等，並且定時的記錄觀察結果。

③注意受拘束的部位，避免發生循環障礙。不可長時間拘束同一個部位，每隔一定時間必須進行按摩。

④留意並且協助患者全身和口腔內的清潔。

⑤在患者用餐和排泄等方面上進行協助。

D. 代理行為和自我管理

在精神科中，為了患者的安全和保護的目的時，會將患者移動封閉式病房大樓，或者是實施隔離、拘束等行動限制。除了這些行動限制外，護理師代替自我護理能力下降的患者，實行日常生活中的行為時，被稱為「**代理行為**」。

代理行為主要包括私人物品和金錢的管理等各種行為。隨著患者行動限制或自我護理程度的不同，代理行為會以「**全面性代理行為→部份代理行為→自立**」的流程演進。

護理人員應該訂立能夠協助患者拓廣其生活範圍，體驗個人的生活，強化自己決定能力的護理目標。即使是處於行動限制的狀態下，也應該盡可能地讓患者以自己的意思來決定和行動，護理人員應該協助患者在這方面上的發展。對於無法適當地處理私人物品的患者，護理人員應該有耐心地和患者一起行動和給予協助，並且盡量使患者能夠憑藉自己的力量來完成。在患者中，可能會遇到不善於有計劃地使用零用錢的人，有的則是不善於購物。對於這些患者，護理人員應該以提高自我管理能力的方式進行指導、協助，在立場上，則應該是站在和患者一起思考的角度較佳。例如和患者一起建立使用零用錢的計畫，一起外出購物，以便能提供患者學習社會經驗的環境。

代理行為的目的，只是在保護患者以及協助患者自立，這一點護理人員必須切記。護理人員應了解患者的狀態和自我管理的能力，並且在顧慮到患者心情的前提下，進行適當的援助。在患者恢復自立能力的過程中，護理人員除了要一邊設法延伸患者的社會性之外，更重要的是必須同時減少護理人員的代理行為所佔的比例。這是因為精神科護理的大原則，在於讓患者靠自己來學習控制感情和行動的方法，並且能夠再度獲得和維持生活上的技能，換句話說，就是協助患者的自立。

(後藤滿津子)

第 **3** 章

精神障礙患者和護理人員的關係

1 人際關係上的技術

1 精神障礙患者的溝通方式

人在溝通時，會隨著溝通對象的不同，切換溝通的方式，或者可以說是改變了應對時的態度。平時在職場上，以公司一份子的身分，扮演著上司或同僚、下屬的角色。回到家中後，面對配偶則扮演著一名丈夫或妻子；面對孩子時則扮演著父母的角色。像這樣隨著溝通對象的不同，改變自己的態度、角色的能力，是適應社會生活時不可或缺的能力。如果缺乏了這些能力，就難以在社會生活中過的順利。精神障礙患者不善於面對這些需些切換溝通方式的場面，無法表現出適合的態度。

精神障礙者在面對特定的對象時，某一種特定的溝通模式很容易過度突出，而這也是精神障礙者在溝通上的特徵之一。隨著病狀的變化，會出現兩段不同的時期： 精神症狀顯著的時期 精神症狀暫時平息的時期，不同的時期下，精神障礙者的溝通方式也不同。

A. 精神障礙患者溝通模式的特徵

❶面對護理師時，容易吐露心聲

精神科醫療是由醫師、護理師等多種不同專科人員所組成的醫療團隊。患者在進行治療時，多種不同專科的醫療人員會以團隊的方式面對患者。隨著醫療人員職業的不同，患者的溝通方式也會隨著改變。舉例來說，患者面對護理師時的態度，和面對醫師時的態度就有不同。其中的理由，可能是來自於是患者和護理師之間的「人際距離」較近，和醫師之間的「人際距離」較遠的緣故。此外，如果是住院治療的場合，護理師更是24小時都在照護患者。無論是小小的不滿，還是日常生活上的煩惱，在患者身旁的護理師都不得不設法處理。當住院生活變得和居家生活一樣，患者和護理師之間的「人際距離」也縮短時，護理師就宛如家族中的一員。正因為這種關係，患者往往較能夠向護理師吐露心聲。相較之

下，醫師和患者的「人際距離」較遠，醫師所扮演的角色也較不會發生變動，當然也就較難轉變成宛如家族成員般的關係。因此在大多數的情況下，都認為患者比較難在醫師面前透露出心聲。

患者在面對護理師時，較能夠表達出醫療上的不滿，或者是透露出對主治醫師的心聲。這種情形並不限於住院治療，精神科門診也有相同的現象。舉例來說，當主治醫師到了約定的時間還遲遲不出現時，許多患者會對門診的護士表達大大小小的不滿，但是等到主治醫師一來，卻可能連一句話都不說。較短的「人際距離」這一點，是患者和護理師溝通上的一大特徵，同時也是照護時非常有幫助並且值得強調的一點。

過去某綜合醫院精神科的護理長曾說過這麼一段話：「護理師和患者之間的關係，就像婆媳之間的關係一樣，常常只能從患者處獲得一般的評價」。會有這種感受，或許是因為護理師(媳)不管照護做的多好，患者(婆)也難以給予很好的評價吧。但是這也表示日常生活中，護理師無時無刻和患者的接觸，使得患者容易將表達出自己不滿，也表示對患者(公、婆)而言，護理師已經扮演了如同媳婦般重要的角色。

截至目前為止所描述的各種傾向，雖然並不限於精神科，但是在相較之下，精神科以外的科別是透過身體疾病作為媒介，連貫醫療團隊人員和患者之間的關係。所以甚至可以說沒有任何一個科別，在患者和醫療團隊人員之間的關係上比精神科更加直接，也沒有科別能夠像精神科一樣有如此近的「人際距離」。面對精神障礙時，患者在溝通上容易出現明顯的特徵，因此護理師是否能夠理解其中的問題點，在面對患者時是十分重要的。接下來的章節中，將從情感轉移、反移情作用、操控性的觀點，向各位說明精神障礙患者在溝通模式上的特徵。

❷情感轉移、反移情作用、操控性等各種現象

精神科的治療中，醫療人員和患者的溝通是不可或缺的，然而在這種治療關係中，可能會發生名為情感轉移(transferance)的現象。情感轉移一詞原本是精神分析學的專業術語，指的是患者將自己對關係密切的人(又以雙親為主)所抱持的情感，轉移到醫療人員上的現象。

舉一個簡單的例子來向各位說明。有一位從幼兒期開始，就由管教嚴格的母親所培育成人的男性患者，因為過度的家庭暴力而入院接受治療。患者在住院生活中絕大多數情況下

都顯得很安定，但是一旦輪到中年的女性護理師值班時，就會感到很不耐煩，有時也會表現出攻擊性。

會發生這種現象，是因為患者對母親的否定性情感，轉移到了中年的女性護理師上的緣故，屬於情感轉移現象的一種。在溝通上容易表現出情感轉移現象這一點，也是情緒障礙患者的特徵之一。

情感轉移以信賴、憧憬、愛情等方式出現時，稱為正向情感轉移(positive transference)；如果是以憎惡、敵對、反抗等形式出現時，則稱為負向情感轉移(negative transference)。無論是正向情感轉移還是負向情感轉移，都可能會破壞治療關係，其中又以情感轉移性的戀愛，讓醫療團隊感到最為棘手。情感轉移性的戀愛除了會對治療產生不良的影響，也可能會引起一種稱為情感轉移性治癒的現象，這種現象下的患者表面上會呈現已經治癒的狀態，因此醫療人員必須特別注意。即使是統合失調症的患者，只要發生了情感轉移性的戀愛，原本在前景的幻覺妄想也可能會退後成背景。面對這些情況時，醫療團隊的成員如果將症狀消失判斷為症狀的改善，並且因此而感到高興時，很快就會感到挫折。之所以會這麼說，是因為發生情感轉移性戀愛現象後，患者的要求會變得毫無節制，醫療人員遲早必須會面臨拒絕患者要求的狀況，一旦被拒絕後，絕大多數患者的症狀都會急速地惡化。

在精神科的住院治療過程中，患者和護理師之間的「人際距離」會逐漸縮短。對於患者而言，護理師是遠比醫師還要親近的對象。也有一部分的患者將護理師視同家人，甚至是比家人還要親近的對象。雖然這種現象不一定屬於情感轉移的範疇，但患者傾向於用對待家人般的感情，來面對護理師。也因為這個緣故，患者傾向於向護理師吐露心聲，這一點也在先前的文章中說明過了。患者也可能會向護理師透露連醫師、配偶都不知道，一些關於患者自己的祕密或煩惱。患者能夠吐露心聲這一點，在治療上大多具有正面的效果，可以協助患者進行情感宣洩(catharsis)。Catharsis一詞原本的意思是「下痢」，在精神治療中指的則是自由地表現出堆積在內心的慾望、感情、矛盾等情感，進而紓解心中緊張的方法。然而在另一方面，護理人員也必須要特別謹慎。患者向護理師告白自己的祕密時，可能會抱持某種期待或要求，有時甚至會出現操控性或攻擊性的行為。不少患者在要求被拒絕後，會

呈現出攻擊性或大鬧的行為。

　　事實上不只是患者，就連我們在向某人告白自己的祕密時，都會對某人抱持著某些潛在的期待或要求，這是一種很普通的現象。若從這一點來看，或許情感轉移就不能算是精神科所特有的溝通現象了吧。不過對精神科而言，情感轉移往往是以非常極端的形態出現在患者和醫療人員之間，而且有不少案例顯示這會使治療過程陷入混亂。當對象是邊緣性人格障礙的場合時，或許是最容易觀察到上述狀況的吧。

　　邊緣性人格障礙的患者時常在尋求可以談心的人，一旦判斷對方是可以信任的人時，就會不停地找對方談自己的煩惱，而內容往往具有很高的隱私性。患者會以類似：「因為我相信你，才會找你談」的口吻尋求諮詢，因而使接受諮詢的人產生「只有我能夠幫他(患者)」的想法。上述這種被患者所動搖的情形被稱為**反移情作用**或**情感反轉移**(counter transferance)。邊緣性人格障礙的患者，時常會表現出動搖他人的人際行為，容易使醫療人員產生反移情作用。這種動搖他人的特徵，有的看法稱之為**操控性**。不過在一般情況下，患者本人並不認為自己在操控他人。為了避免受到患者這類言行的煽動，最好能事先告知患者「精神科治療基本上是以共同治療的方式進行，患者說過的話也會向其他醫療人員公開，如果能夠接受這個條件，我很樂意聽你說話」。

　　除此之外，邊緣性人格障礙的患者也常會一邊說著：「我的煩惱只能找你談」，一邊批評其他的醫療人員。舉例來說，患者可能會抱怨：「我的主治醫師不值得信賴」，加上不少抱怨的內容都切中了重點，醫療人員往往在聽到患者傾訴後，變得和患者一樣，以批評的態度來對待被患者批評的醫師。換句話說，就是受到患者的抱怨所影響，被患者所操控。由於患者的影響，醫療人員可能在不知不覺間和被患者批評的醫師發生爭執，進而使醫師和護理師，以及護理師和其他醫療人員之間的信賴感被破壞。在極端的場合下，醫療人員甚至會分別成擁護患者的一派和反對派，導致醫療現場陷入一片混亂之中。而且絕大多數的患者在操控醫療人員的情況下，精神狀態會持續惡化，無法得到改善。這正意味著醫療人員間統一而堅定的對應方式是不可或缺的要素。

B. 統合失調症患者的溝通方式

❶急性期的溝通方式

統合失調症的精神症狀主要包含了：①妄想、幻覺、思考障礙(思想鬆弛)、自我功能障礙等等的正向性症狀，②自閉、情感平淡、冷淡等等的負向性症狀，③人際關係的縮小或極端的敏感性。在急性期時，思考障礙、幻覺、妄想等等的正向性症狀會浮現，進而影響到患者的溝通方式。

在①的各種正向性症狀中，當思考障礙中的思想鬆弛浮現時，患者的行為會缺乏連貫性，並且時常伴隨有精神運動激動。除此之外，患者的談話內容通常會偏離主題或變得不連貫，也就無法以一般的方式進行溝通。患者面對這種情況時，一般都會感到很困惑。醫療人員如果能察覺到這種困惑的感受，就有機會和患者進行溝通，也就是找到溝通上的契機。

當患者出現幻覺妄想的症狀時，由於缺乏病識感，患者會將幻覺妄想看成事實，進而影響到患者的溝通方式。舉例來說，患者除了會將幻覺妄想看成「事實」外，還會認為這件事實是「眾所皆知」的，因而在認為醫療人員已經知道「事實」的前提下進行溝通。醫療人員常因為這一點而不知道患者在說什麼。

Case file 1 具有被害妄想的患者

某位獨居的女性患者抱有「被鄰居討厭」的被害妄想，因而時常和鄰居爭吵。患者爭吵的行為越來越激烈，甚至出現向鄰居丟擲石頭的舉動。不堪其擾的鄰居前往社區的衛生所尋求協助，隨後在該衛生所公共衛生護理人員耐心的勸導之下，患者才終於肯前往精神科接受診察。接受診察後，醫師判斷患者有住院的必要，患者開始接受住院治療。在這樣的情況下，患者一般都會認為問題應歸咎於鄰居，自己反而是受害者，因而無法理解自己為何必須接受住院治療。處於這種狀態時可能沒有病識感，不過即使缺乏病識感，患者也可能會認為是遠離迫害自己的鄰居的機會，將住院當成是一種逃避的場所，因而同意接受住院治療。另一方面，也可能遇到無論怎麼勸說，患者都不願意接受住院治療的情形，此時可能就必須強迫患者住到封閉式醫療大樓中接受治療。當強迫患者住院時，理所當然地患者容易將醫療人員看做是迫害自己的人。如果遇到這種情況，醫療人員和患者在溝通時，

就必須從解開誤會的方向開始著手。

　　當②中的自閉、冷淡等負向性症狀較顯著時，患者表面上看起來可能會讓人覺得不想和人溝通。舉例來說，偶爾會遇到罹患統合失調症的遊民(這或許是一個較極端的例子)，以全身髒亂不堪，並且營養嚴重不良的狀態進入醫院接受住院治療。由於是採取醫療保護入院的方式，並非出於患者本人自己的意願，患者可能會無法對醫療人員敞開心胸或者是擺出拒絕的態度。對於這種狀態，解釋成精神症狀中的無動機性自閉症雖然是最簡單的答案，但卻欠缺周全性。在面對患者時，醫療人員如果能表現出和善而充滿禮貌、尊重的態度，也有可能讓患者解開心防，進而達到與患者進行溝通的效果。遊民有自閉的傾向並且疏於和人溝通，在實際在進行溝通時，則給人不輕易相信他人的印象。

　　③所說明的精神症狀，是當症狀在某種程度上獲得平息後，才會呈現出的人際關係特徵，因此將在下一個單元「急性期症狀治癒後的溝通方式」中進行解說。

　　除此之外，統合失調症患者也可能陷入昏迷狀態。處於昏迷狀態時，醫療人員即使呼喚患者，也完全無法得到回應，當然也無法進行溝通。不過，此時大多數的患者都能夠理解醫療人員的舉動，也記得醫療人員說過什麼話。所以即使無法從患者處獲得回應，也不要忘記醫療人員(自己)的聲音依舊能夠傳達給患者這件事。

❷急性期症狀治癒後的溝通方式

　　急性期症狀治癒後，患者逐漸能夠參加職能治療或團體心理治療，也能夠和其他患者進行交流。然而這段時期的統合失調症患者，在人際關係上會出現特殊的遲鈍感、極端的敏感、耐受性縮小等現象。其中又以殘餘型統合失調症的患者，在人際關係上的遲鈍感最為顯著。所謂的殘餘型，是用來稱呼統合失調症的慢性狀態，患者可能經歷過無數次的症狀復發，或者是在長時間後仍舊保有症狀。

　　另一方面，即使是人際關係上遲鈍感較顯著的殘餘型統合失調症，仍舊有不少患者會對人際關係感到敏感。患者在急性期症狀治癒後，人際關係上的敏感性也容易再度復發，即便是持續接受門診治療，也依然有復發的危險性。

　　當患者身處在團體中時，這些溝通上的特徵會更容易被表現出來。接下來本書所要說明的個案，就是以統合失調症患者所參與的團體心理治療為例，來向各位說明患者在溝通

模式上的特徵。下文中所介紹的是每週會接受60分鐘團體心理治療門診的團體，以數個月作為一期(一個療程)進行治療。這個團體由五名患者所組成，除了個案中的統合失調症患者外，其他的成員則是神經官能症、人格障礙的患者。

Case file 2　團體中的溝通方式

患者/男性，30歲，統合失調症

患者在就讀大學的過程中發病，開始接受門診治療。大學教育結束後，患者曾做過幾個兼職工作，隨後逐漸變得無法工作，開始在衛生所接受日托(日間護理)。

目前患者已結束第一期團體精神治療，這次是他第二次接受治療。患者從第一次參與治療以來不曾缺席過，不過卻很少說話，只有當人主動向他提問時才會有回應。患者在衛生所日托的第七次聚會中，曾表示過類似：「每個人都很和善，只有我很神經質」、「女性成員們都很喜歡聊天，每次他們找我談話時，總會覺得一定要想辦法回他的們話」等等的意見。在第十次聚會的過程中，團體中一名約40歲的輕度憂鬱狀態女性成員，談到一則自己的故事：「那時丈夫發生了車禍，我則陪受害者一起坐上救護車前往醫院。當時前往的醫院曾說過受害者只有輕傷，但是在別的醫院卻診斷說要1個月才能痊癒。在這之後，警察的態度就突然變得很嚴厲。我真的搞不清楚是怎麼一回事」。聽完這段故事後，團體中的神經官能症成員(一名家庭主婦)表示，那位輕度憂鬱狀態女性成員可能對自己的丈夫了解的不夠，才會出現這種狀況。家庭主婦才剛說完，從參加到現在都保持沉默的患者，非常突然地表示：「這世上就是有這麼奇怪的事情，我也有遇到過」。這是患者第一次自發性地說出自己的意見。團體中的領隊則接著問患者：「是什麼樣的事情呢？像今天大家在談的這件事嗎？」，不過患者只有回答：「工作的時候有遇到過……，大概就是這樣」。在這之後，一直到當天的聚會結束之前，患者都沒有再開過口。在往後的第11次聚會和第12次聚會中，患者對於領隊或其他成員的提問，也只以很簡短的方式進行回答。

經過一段時間後，患者以周遭的人為對象的被害性幻聽、被害想法，出現了些微增加的傾向，患者的變化似乎也對團體心理治療時的壓力產生了明顯的影響。在增加抗精神病藥的使用量後，患者的症狀曾一度獲得減輕，但仍舊殘留有類

似「每當我走在街上，總會覺得其他人在避著我」的被害想法。患者在休息了第13次、第14次聚會後，出席了第15次聚會，但卻表示：「覺得自己腦中一片空白，沒有辦法和他人溝通。團體中的談話也讓自己感到很沈重」。

在這之後，患者的幻覺妄想明顯地復發，必須入院接受住院治療。本案例中患者和團體之間的關係，正好表現出了統合失調症患者在溝通上的特徵。如同本章開頭所說明的一樣，統合失調症患者對人際關係極度的敏感。即使渡過了急性期的幻覺妄想，患者對於來自他人的威脅依然非常敏感。特別是當團體中有統合失調症以外的患者參加時，整個團體對統合失調症的患者簡直就是一種威脅。團體中女性成員較多這一點，也是讓患者倍感威脅的因素之一。由於上述各種因素的威脅，患者在團體中的舉止會顯得非常地謹慎，盡可能地避免發言，看起來就像是躲在團體的邊緣一般。這樣的患者會在第10次聚會時突然表示意見，其中的負擔之大可想而知。在發言之後，整個團體對患者而言威脅性與日俱增，最後終於導致幻覺妄想的復發。

C. 情緒障礙(躁鬱症)患者的溝通方式

❶處於憂鬱症時的溝通方式

憂鬱症的症狀主要有三種，分別為：①抑鬱的情緒、②無精打采、集中力下降、無法決策等等的精神運動壓抑、③過度地貶低自我評價和過度的自責，偶爾也會出現思考和認知機能上的異常，甚至出現憂鬱症性妄想。

在上述的①②③點中，主要會對患者的溝通造成的影響的是②和③。當②的症狀浮現時，患者的活動力將會降低，思考也會受到壓抑，嘗試和他人溝通的動機也會隨著減少。當②的狀態惡化到相當嚴重的程度時，患者可能會整天臥床而不行動，即使旁人呼喚也沒有反應，甚至陷入完全無法溝通的昏迷狀態。患者處於這種狀態下時，一般都能夠理解周圍發生的事情，當患者的憂鬱症康復後，也仍保有當時的記憶。基於上述的因素，醫療人員在面對憂鬱症患者時，應該要不斷地提醒自己：「即使患者無法溝通，依然能夠了解周遭的狀況」，並且以謹慎的態度面對患者。

若③所提到的症狀仍屬輕度時，患者會出現顯著的負面思考。罹患憂鬱症的人對事物的看法容易傾向於負面，因此很容易就陷入惡性循環中，進而使自己憂鬱的程度更加嚴重。舉例來說，憂鬱症的患者容易以極端的看法來面對事物，遇

到一點小失敗時也會強烈地責備自己。上述這些負面性的思考，正是患者在溝通時的特徵。

若③中的症狀惡化，並且開始浮現時，患者會極力地貶低自己的評價，認為自己是沒有能力也沒有價值的人，並且不停地責備自己。除此之外，患者也對所有的事情感到絕望，對未來也不持任何的希望。患者的這些傾向也可能持續惡化，進而演變成貧窮妄想(認為自己已經身無分文)、罪惡妄想(認為自己犯下了滔天大罪)、慮病妄想(認為自己罹患了不治之病)。

Case file 3　憂鬱症患者的溝通案例

患者是一位罹患有慮病妄想和貧窮妄想的病人，入院來接受治療。患者曾小聲地對護理師表示自己罹患了不治之症，也沒有錢付住院費，必須要馬上退院。除了上述的話題之外，患者對任何事都不感到關心。即使護理師向患者說明這些顧慮都是多餘的，患者的病訴也沒有減少的趨勢。面對患者的病訴，護理師花費了相當多的時間，耐心地說明患者在身體上的顧慮和金錢上的顧慮都是沒有根據的。在表面上，護理師再三的說明似乎沒有效果，但是對患者而言卻是不可或缺，同時也是非常有幫助的行為。在護理師持續向患者說明下，以抗憂鬱藥為中心的藥物治療也開始發揮效果，患者的病訴逐漸獲得平息。

❷處於躁狂症時的溝通方式

處於躁狂症時，患者的感情、動機、思考都會呈現出亢進或高昂的狀態。在症狀上，患者的情緒會維持在愉快的狀態，起床時間也比平時提早很多，行為上則顯得活潑(意志增強)，並且有多話、說話速度加快的現象。患者面對事物的態度顯得樂觀、誇張，有時甚至會出現類似「認為自己有超能力」的誇大妄想。由於持續表現出活潑的行為和愉快的情緒，往往使得患者和周遭人的關係進展不順利。舉例來說，躁狂症的患者可能會因為過度樂觀的行為，將自己全部的財產投資於股票中，最後面臨慘重的損失。患者周遭的人為了避免這樣的情形發生，通常會出面制止患者的行為，或者是要求行為上必須收斂，然而這卻會使患者感到不滿或憤怒不平，甚至認為自己受到迫害。躁狂症患者也會出現一種名為「意念飛躍」的狀態，指的是在觀念或判斷上缺乏連貫性，不斷地表現出不同的觀念。在這種狀態下，患者會變得

多話且談話容易離題，一開始說話就無法停止，周圍的人則無法了解患者所想表達的意思。如果醫療人員嘗試去配合患者的話題，患者很可能會說的沒完沒了。要解決這個問題，最好的方法是藥物治療，醫療人員在藥物治療發揮效果之前，應該以有禮貌的態度對應患者，並且適當地禮讓患者(為了避免爭執)，如果患者的話題繁瑣而沒有盡頭時，也必須設法轉移話題。

❸ 症狀安定時期的溝通方式

當憂鬱症或躁狂症獲得改善後，患者本來的性格(病前人格)將會浮現，在溝通上將會受到病前人格的影響。在過去的研究中，情緒障礙患者的病前人格被認為傾向於「循環性情感」或「執著性情感」，也有看法認為是傾向於「憂鬱型性格」或「躁狂型性格」。所謂的循環性情感，是指由下列三種特徵所組成的性格。

①溫和而富社交性、親切善良容易接近

②開朗而幽默、好動的

③個性安靜而順從、容易憂鬱

另一方面，執著性情感指是感情一旦產生之後，將會長時間持續(一般情況下，感情會在一段時間後降溫)，甚至持續增強的特性。執著性情感的性格特徵包括了工作狂、細心、完美主義、愚直、一板一眼、強烈的責任感和義務感等等的特徵。憂鬱型性格是指喜愛秩序感，凡事按照規則進行，一板一眼的性格；躁狂型性格則具有活潑、充滿朝氣、情緒高昂特徵，並且有反抗秩序或規則的傾向。當上述的性格傾向相當顯著時，患者將會依循這些病前人格表現出不同的溝通方式。近年來在憂鬱症、躁狂症的治療上，已經不會強調特定的病前人格，不過當症狀改善後，還是有一部分的會明顯地表現出上述的性格特徵。

| Case file 4 | 憂鬱症患者在團體心理治療中的溝通案例

為了向各位說明憂鬱症患者在溝通上的特徵，下文將舉急性期精神科女性醫療大樓中，某一場團體心理治療的狀況來向各位做介紹。

使用的**心理治療概要**/每週一次，每次約45分鐘，參加患者大約11名。大多數的成員為統合失調症或人格障礙患者，其中有一名是憂鬱症患者。

憂鬱症患者的簡歷/A先生，年齡大約四十歲，憂鬱症已獲得大幅的改善，即將離院。

場面說明/B先生(一名症狀顯著的殘餘型統合失調症患者)平時有將裝著水的杯子拿在手上散步的習慣。因為這個習慣，B先生時常在走廊打翻杯子並且將水灑的滿地都是，曾有患者因此而跌倒過。當天的團體心理治療聚會上，人格障礙患者的C先生曾數度提起這件事(B先生打翻水的事情)，並且要求B先生反省。然而B先生卻強辯自己不曾打翻過水，也沒有任何反省的意思。在雙方僵持不下時，A先生出面了。

C (人格障礙患者)：要喝水就坐著喝，不要一邊走一邊喝。有人會(因為你)滑倒、摔倒。

B (統合失調症患者)：我最近喝的時候有盡量不讓水打翻喔。

C：飲料基本上是坐著喝的，不是一邊走一邊喝的，你懂嗎？

B：(一臉不耐煩)不是說我已經懂了嗎……。

C：就是不懂才會提醒你啊。

A(憂鬱症患者)：(以溫和的語調指導B)是因為一邊走一邊喝才會打翻，不是嗎？

D(統合失調症患者)：說這麼多幹什麼，就提醒他喝的時候不要打翻，這樣不就好了嗎？

B：為什麼我非得照著做不可？

C：因為大家會滑倒啊。

A：不是只有你被人注意而已，我們只要站著喝就會被人罵了呢！護理人員會要求我們坐著喝，而你竟然將裝著水的杯子帶著走(口氣逐漸變得嚴肅)！

B：我又沒帶著杯子在散步。

A：誰說沒有，不就像這樣拿在手中嗎？就是因為你一整年都帶著它，才會灑的到處都是，不是嗎？

B：灑什麼東西？

A：杯子裡面的水啊！

D：(向B說明)就是說，你把杯子的水拿在手上散步。

B：把水拿在手上？我只有帶杯子在散步而已啊？

A：你杯子裡面有裝水吧。

D：提醒(B先生)以後不要打翻，這樣跟他說不就好了嗎？

A：坐著喝不就不會打翻了。

D：(向B說)你看，已經有人忍不下去了。請你也好好地檢討一下吧。平時…。

B：你煩不煩啊！前陣子我已經道歉過了！

A：煩！？說來說去還不是因為你…。

B：我已經向本人道歉過了，還道歉不只3、4次。

A：道歉完之後，你馬上開始說對方的壞話吧。

B：那是因為對方…。

D：總而言之，這麼做是不對的，你要跟對方說「以後不會再打翻了」。事情是你不對，總之先向對方道歉，說自己以後不會再犯了。

B：(以悠閒的態度小聲地說)杯子裝1/3或1/2滿的話，應該就不會灑出來了

A：(以嚴厲的口氣說話)你們都看到囉，他(B先生)還是想帶著水到處走。要說幾次你才了解？你這種行為是不被允許的。

　　除了統合失調症的患者D先生之外，其他的七名患者只是靜靜地看著他們在爭吵。在上述的場面中，我們可以發現到憂鬱症患者A先生在溝通方式上的特徵。憂鬱症患者時常會關心各種人際關係上的問題，有時甚至會為了一些關係並不密切的人，出面進行協調。從某些角度看來，A先生是很親切的，不過一旦對方不肯承認自己的錯誤時，憂鬱症患者的態度就會逐漸轉為攻擊性。會出現這種現象，原因在於他們的個性一板一眼，同時也是守規矩的人，無法忍受不遵守規矩的人。遇到上述這種場面時，大多數扮演A先生角色的都是憂鬱症患者。

　　如同本章節中所描述的一樣，醫療人員是否了解患者的言行舉止，以及採用什麼方法和患者溝通，都和精神障礙患者的溝通方式有密切的關係。和患者溝通時，醫療人員也不可過度地將注意力集中在病態面上。舉例來說，即使是陷入無動機性自閉症，或者是鎖在自己的世界裡的統合失調症患者，也能夠像本章節描述過的，藉由醫療人員的應對方式來達到某種程度的溝通。醫療人員如果想要治療精神障礙患者的內心，就必須確實地掌握住他們溝通上的特徵。

　　　　　　　(五味渕隆志、池田真人、神田美佳、鷹野朋実)

信賴關係

2 護理師應有的基本原則

　　要和患者建立人際關係，護理師首先要確立做人的原則，也就是以謙虛的態度來面對患者。以謙虛的態度面對患者，和患者建立信賴關係，並且完成自己專業上的工作，是一名護理師應有的基本原則。

❶以誠實的態度面對患者

　　想和患者建立信賴關係並不容易，必須在每天的護理過程中有耐心地關懷患者，逐步地建構彼此的信賴。下述介紹的三點，是加深患者信賴感時相當重要的重點。

Ⓐ遵守約定

　　只要是和患者的約定，即使是再瑣碎不過的小事，也必須要遵守。舉例來說，如果和患者約好時間，卻不小心稍微遲到時，對護理師而言或許只是「稍微」的遲到，但是對患者來說卻可能是一段漫長而不安的等待。即使是如此瑣碎的小事也可能會傷害到患者，進而對護理師感到不信任。因此若遇到必須變更事前約定內容的狀況時，護理師應該向患者道歉，並且說明理由，以避免患者不必要的擔心。理所當然地，護理師首先要避免一些自己可能辦不到的約定，誠實地向患者表示自己也有辦不到的事這一點，也是相當重要的。

　　除此之外，如果事前已經和患者約定好不讓其他護理師知道，卻以醫療團隊中情報共享的名義，毫無顧忌地將患者的話傳達給其他醫療人員時，很可能會面臨喪失患者信賴感的狀況。護理師若判斷有必要和醫療團隊共享患者的情報時，應將目的傳達給患者，獲得患者的同意後再傳達給醫療團隊。相反地，若患者表示不希望自己(護理師)以外的人知道，拒絕護理師將情報和醫療團隊共享，護理師仍判斷情報的共享有益於患者時，就必須慎重地和醫療團隊共享情報。

Ⓑ坦率地表現自己的感情

　　一般常會誤以為護理師不可以對患者發怒，必須常帶笑容，即使有不愉快的感情也必須壓抑，但這是錯誤的想法。護理師也是人，在人際關係上產生各種不同感情

是非常自然的現象。護理師若能坦率地表現出自己的感情(例如以「如果被別人這樣批評，我一定會感到很悲傷」、「很高興」、「如果被問到這種問題，我會覺得很困擾」等的方式表達)，除了能讓患者感受到情感真摯的**人際交流**外，也能訓練患者的**人際關係能力**。此外，護理師也要注意到「坦率地表達自己的感情」，和「將感情宣洩在患者上」是完全不同的兩件事。護理師是站在治療患者的立場，不應該有情緒性的發言或情緒化的行為。

除此之外，發現到自己的錯誤時，護理人員也必須要有勇氣坦率地承認、道歉和訂正。舉例來說，若護理人員發現到自己的錯誤，卻以「這麼做是為了患者好」的理由將自己的行為正當化，這只會加深患者的不信任。

ⓒ 維持自己的風格

假設有幾位護理師對著某位患者說了相同的話，患者的理解方式也可能不同。這可能是因為談話者雙方以往的關係，或者是當時談話語氣不同的影響所造成。護理師即使勉強去掩飾自己，一旦被患者所察覺，反而會換來不信任感。與其去假扮成一名「理想」的護理師，還不如善用自己的性格、特色，或者是去思考如何在各種不同性格的人之間，建立良好的人際關係。換個角度來看，對患者而言和各種不同性格的人溝通，也是訓練人際關係能力上非常重要的一環。

❷ 尊重和認同患者

這裡所說的尊重和認同，具體來說是希望護理師，不要根據自己的價值觀或者是判斷來批評、評價患者，應該先暫時接納患者。換句話說，護理師應思考患者的行為或舉止中所代表的意義，並且同情患者是在內心痛苦和糾葛的驅使之下，逼不得已才表現出這些行為，進而給予患者必須的協助。在給予患者協助之前，護理師必須注意**認同和容忍之間**的不同。認同意味著能夠了解或接受患者的心情，但並不代表可以允許患者所有的言行舉止或需求。也就是說，當行為會對患者自己造成不利，或者是妨礙到治療的進行時，護理師就有必要出面阻止。這裡舉一個較極端的例子來向各位說明：某位患者曾表示自己「想死」，護理師雖然認同患者難受到想尋求死亡的心情，但是並不准許患者實際追求死亡的行為。對於只要有一種行為不被容忍，就會感覺自己所有

認同(acceptance)

不因自己的價值觀或評價，表現出命令性、批判性的態度，並且尊重、包容對方。

同情心(sympathy)

所謂的同情心，是指援助者以感同身受的方式，試圖去了解當事人的內心世界。同情心同時也代表一個人利用自己的情緒、智力，去感受或傳達他人的情感、需求、心理糾葛、煩惱的能力。

容忍

允許對方進行某些行為或處於某種狀態。

的人格都被否定的患者，護理師必須明確地區別哪些是可容忍的行為，對於不可容忍的，則必須告知患者：「你的(患者的)心情我了解。但是這種行為是不准許的。」。除此之外，對於處於混亂狀態，無法自行判斷的患者，也有必要將護理師的判斷傳達給患者，讓患者了解到護理師的目的是為了避免混亂狀態的拖延。

❸使患者能夠自由地表達自己的情緒

為了讓不善於表現自己的想法、需求，或者是難以控制自己的患者，能夠學習自由地表現自己的情緒，下述的護理師原則十分重要。

Ⓐ提起患者的注意力，傾聽患者的話

傾聽患者說話時，是否能夠提起對方的注意力這一點，是相當重要的前提。如果無法提起對方的注意力，對方就不會表達出心聲，當然也無法了解對方的心情。

Ⓑ除了言語，也要注意患者的表情和態度

單靠言語上表達，有時難以將患者自己真正想說的話表現出來。基於這一點，護理師也必須要注意患者在非言語面的表現。

Ⓒ以自己的方式(風格)回應患者

包含非言語面的表現在內，護理師應以自己的表現方式，回應從患者處聽到的話。護理師也應該確認患者的反應，以協助患者了解。

在回應時，護理師若能將自己的關心和認同感傳達給患者，患者就能夠逐漸地以較自由的方式表現自己的心情。

評估項目

成長史、性格傾向、病史、家族史、截至目前為止的社會生活狀況、現在的自我照護等級、現在的病狀、患者對疾病的看法等等。從各種不同的角度觀察是評估時相當重要的一點。

❹具備更寬廣的視野，不拘泥於直線性的因果關係

對於患者的言行舉止或狀況，護理師會習慣以單一的角度來觀察(例：認為患者所有的狀況，都是由於疾病的症狀所造成；認為雙親不適當的教育是導致患者舉止異常的原因)。如果以單純而直線性的觀點來觀察患者，久而久之，所有和患者相關的事物，也都會習慣以相同的觀點來觀察。這樣的結果，會造成護理師對患者產生成見或固定的印象，使得護理師在評估上發生誤差，進而導致錯誤的護理。護理師在觀察患者的背景時，要避免拘泥於單獨一種因素，應從多種不同的角度進行評估、假設。

觀察項目		觀察重點
表情		· 開朗／陰沈 · 笑容／冷淡／僵硬 · 顏面歪扭/嘴部歪扭 · 發呆／表情缺失等現象
姿勢		· 腰部挺直 · 上半身前傾 · 挺胸過度 · 是否有肌肉僵硬、緊張
動作	①揮手、擺動身體的表現方式	多／少／過度誇張
	②動作的速度	靈敏／遲鈍
	③靜止不動	· 能夠靜止不動/辦不到 · 抖腳/以手指敲打膝蓋或桌子
	④對行動督促的反應	是否對他人的呼喚有反應
	⑤其他	是否有抽動症/打呵欠
服裝儀容	①化妝	和平時的化妝是否不同
	②服裝	· 穿著適合時令的服裝 · 不在乎內衣等衣物外露 · 一天內會頻繁地更換衣服
會話	①說話速度	迅速／滔滔不絕／速度緩慢／普通
	②話題	· 符合時間、場所、場合的話題／不適宜的話題 · 突然轉換話題
	③和對方的互動	會顧慮對方／單方面的陳述 主動和對方說話/只是聽對方說話／沉默
聲音的狀況	①音量大小	大／小
	②韻律	有抑揚頓挫的變化／平坦無變化
	③音色	· 高／低 · 是否會因為說太多話而出現嘶啞聲 · 諂媚的音調
和對方的位置關係	①溝通時和對方的距離	· 當／過近／過遠 · 是否會毫無理由地碰觸對方 · 是否使用會令對方聯想到性方面的接觸方式 · 是否會厭惡護理人員在治療上的接觸
	②位置	對方的側面／正面／背向對方／以躺臥的姿勢面向對方
身體反應		呼吸急迫、心悸、排汗、噁心、嘔吐、暈眩、 流眼淚、眼球上旋、失禁、臉部紅潤等反應

(表格參考書籍 坂田三充編，坂田三充，小林美子：精神疾病相關患者的護理，援助生活的護理系列，
「從非言語性訊息中所能掌握的情報」，p53，中央法規出版，1999)

❺ 相信患者一定能夠成長

　　絕大多數的患者(又以長期住院的患者最明顯)很少會出現
顯著的變化。看到這種現象時，護理師可能會因此感到無力
或者失望，並且降低護理師投注在患者上的注意力和關心，
進而喪失了讓患者恢復的可能性。為了避免這種情況發生，
護理師應留心患者每天微妙的變化(例如患者變得會主動向
護理師打招呼等等)，相信患者所具有的潛在能力，並且協

助患者成長。「相信」除了是協助患者成長的要素之外，也可能引發出患者其他的潛在能力。

❻致力於自我的成長

在精神科的領域，護理師和患者的溝通過程中，有不少機會會反映出護理師自己真實的一面。舉例來說，護理師和患者對話的過程中，對方可能會提及自己想隱瞞(不想對他人公開)的部份，或者是遇到一些會讓自己感到棘手的患者，有時甚至會讓自己產生不愉快的感受。如果護理師認為這些體驗，對身為護理師的自己是不適當的，或者是無視、壓抑這些體驗，就很難從中獲得成長的機會。護理師應該去思考自己為何會對患者抱持不愉快的情感，當這些情感浮現時，自己又該以什麼樣的方式去對應患者，這些都是護理師要深思的。護理師可以藉由仔細地分析自己的感情，來加深對自己的了解，進而協助自己去了解他人。自我成長是成為一名專業人員所不可或缺的努力。

❼具備一名專業人員應有的責任感和職業道德

專業人員應具備責任感和職業道德，其中護理人員特別要求的有三點：1.尊重患者的隱私權，2.不可造成患者的不利益，3.秉持公平原則

Ⓐ尊重患者的隱私權

守密義務原本就是醫療人員基本的倫理道德，自西元2005(平成17)年4月個人情報保護法頒佈以來，更必須遵守法規中的規定來執行。即使平時有留心，還是可能會因為一時的不注意而侵害到患者的隱私權，醫療人員必須隨時提醒自己。舉例來說，護理師可能會以為外面聽不到護理站內的談話，就放聲討論患者的情報，或者是在病房內還有其他的患者的情況下，還無顧忌地談起私密的話題。除此之外，隨手放置護理用的筆記；使用患者記錄後未歸位等等的不注意，也都是常見的隱私權侵犯。

Ⓑ不可對患者造成不利

護理師必須不停地審視自己的行為，以防自己在無意間造成了患者的不利。舉例來說，對於必須接受飲食控制的患者，護理師如果以「飲食限制會造成精神症狀的

善用護理過程記錄

護理過程記錄是回顧自己護理過程的一種方法，透過它可以重現出自己和患者的應對過程。護理過程記錄的內容包含了患者和自己的言行舉止；當時所思考、感受到的事；事後進行的考察等各種記錄。

📖 文獻

*1 坂田三充編：援助生活的護理系列，精神疾病相關患者的護理，中央法規出版，1999
*2 坂田三充：統合失調症和情緒障礙患者的生活和護理照護，中央法規出版，2004

惡化」、「應該尊重患者的意思」等等理由放置不管，最後導致重度的併發症時，就是對患者造成了不利，也代表自己放棄了專業人員的責任感。面對這種情況時，護理師應該思考如何在施行飲食限制的情況下，將精神症狀的惡化降到最低，並且以此原則來對應患者。此外，在尊重患者的意思之前，護理師也必須思考什麼才是患者真正的「意思」。

Ⓒ秉持公平的原則

平等地對待所有人，是一件非常困難的事。單從時間的角度來看，根本不可能在每一位患者身上耗費相同的時間。護理師照護患者的時間，是根據患者的需求進行分配的，所以反過來說，若將時間平均分配給所有的患者，其實才是不公平的行為。護理師應了解每位患者的需求，而不是從表面上的狀況進行判斷，才能在護理上達到真正的公平。

(小林美子)

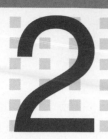

2 患者評估相關技巧

Note

1 面談時的觀察要點

在精神科醫療的領域中，面談除了可以用於獲得患者的情報外，同時也是整合各式各樣情報以加深對患者的了解，並且勸導或說服患者的場合。面談是精神科醫療的基本要素，因此面談技巧的提昇和醫療行為品質的上升之間，被認為具有直接的關聯性。在本章節中，將針對：1.面談計畫的準備，2.面談中對患者的了解和勸導，3.根據獲得的情報進行評估，這三項要素向各位進行說明。

A. 準備面談計畫

Ⓐ決定面談計畫綱要

隨著情況的不同，面談的架構也有各種不同的變化。面談人員應該在事前擬定好面談的條件、面談的目的和面談流程。面談人員也會面臨到無法預先進行準備的狀況，然而如何及早決定面談計畫綱要這一點，依然是面談人員必須面對的課題。

Ⓑ面談的目的

面談人員應根據面談狀況設定適當的目的，在面談過程中也必須隨時留意面談的目的。常見的面談目的例如獲得診斷等用途上所需的情報；收集患者人際關係或家族上的情報，以增加對患者的了解；提昇患者的自我認識(鑑定患者的自我認識能力)；實施治療教育；為了恢復健康，建議患者修養；導入藥物治療。在各種不同的面談目的中，應該要優先進行的目的包含**治療聯盟**的培育、確立；治療(面談)動機的確認。

治療聯盟

所謂的治療聯盟，是指醫療人員和患者為了將治療作為共同作業，在兩者之間建立的聯盟關係。

Ⓒ掌握患者傳達的訊息

面談時的第一項課題，在於是否能掌握住患者想傳達的

訊息，或者是患者的心情。在面談時，無論是語言性的訊息還是非語言性的訊息，都具有同等的重要性。基於上述的因素，面談人員應該捨棄成見，並且以虛心的態度，傾聽患者的話，感受言語中想表達的訊息。對面談人員而言，能夠維持在無心的狀態，同時又能提高感覺的靈敏度，自由地運用所學到的各種面談技巧的「心如止水般的無心境界」是最理想的狀態[*2]。

Ⓓ 使面談順利進行

面談人員事前雖然會先擬定面談大綱，但同時也必須根據漫談中患者的反應，調整面談的方向，甚至導入全新的方向。或許有讀者會認為這和上述中所提到的「虛心的重要性」相違背，因此在此要提醒各位面談人員，不要將「以虛心的態度傾聽患者說話」誤解為「被動地傾聽患者說話」。換句話說，面談人員在虛心地傾聽患者說話時，也必須根據自己感受到的訊息採取行動。

只有在感受到患者想表達的意思時，面談人員才能根據面談的進行狀況和患者的反應，做出最適當的反應，或者是進行話題的選擇。基於這一點，我們可以說整個面談的流向，是根據面談人員從患者處所獲得的感受來決定。

Ⓔ 面談的架構

面談人員在面談過程中，應不時向患者說明面談的架構(面談時間、面談目的、患者和面談者的立場、角色等等)。這麼做的目的，在於制定一個適合患者和面談人員首次進行面談的場合，因此除了適用於第一次面談外，也適用於患者因為迷失面談的目的而感到不安，或者是患者的行為可能會和面談架構脫軌的狀況。當面談人員所設想的面談架構，與患者的想法不同時，面談人員也可以考慮將患者的建議納入面談架構中，但是在採納意見之前，應該先評估患者的意見是否符合面談的目的，也要考量這麼做是否會對面談人員，或被面談者造成過度的負擔。面談人員應時時刻刻提醒自己：「自己是整個面談的負責人」。

隨著面談種類和目的的不同，面談的架構也有各種不同的形式。架構較簡單的面談，例如自由聯想法(在無架構的狀況下，促使患者表現出無意識下想法的方法)和個人中心治療法(以盡可能尊重患者，並且相信患者回復力的立場為基本原則的方法)；架構較複雜的則例如使用專業

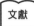

文獻

*1 Carlat DJ :The psychiatric interview : A practical guide. Lippincott Williams & Wilkins, Philadelphia, 1999, 張賢德 監譯, 精神科面談手冊, medical science international, 東京, 2001
*2 林 直樹：精神醫學面談, 精神科臨床服務, (5), pp.162-167, 2005

自由聯想法

　　佛洛伊德所設計，用於傳統精神分析的面談方法。自由聯想法在過程中，會讓患者(被分析者)躺在長椅上，並且在不刻意選擇的(無意識)情況下，讓被分析者說出自己心中浮現的想法。此時坐在被分析者身後的分析者，會根據所說的話來分析被分析者的無意識。

個人中心治療法

　　由羅傑斯所設計的一種諮商(諮詢)方法，治療人員會以複誦的方式反覆地確認患者(client)陳述的內容。個人中心治療法的基本原則在於治療人員無條件的肯定、同理心、真實。

何謂「看故事」

　　將患者所陳述的各項要素編織成故事，再藉由故事的走向了解患者。

文獻

*3　土居健郎：面談方法論，醫學書院出版，東京，1977
*4　Sullivan HS：The psychiatric interview. WW Norton，New York, 1970. 中井久夫等人譯 精神醫學面談，みすず書坊出版，東京，1986

的文件，以取得患者知情同意的面談。精神科臨床上所使用的面談，大多數是介於上述兩者之間。

B. 了解和勸導患者

Ⓐ 了解患者

　　在面談的過程中，想要收集到各種情報，並且增加對患者的了解，面談人員的同理心(同理商數；EQ)就是不可或缺的要素之一。這裡所提到的同理心，指的是面談人員藉由站在和患者相同的立場，進而了解患者的感受。同理心是相當重要的能力，舉例來說，在探討患者的病痛和病痛所帶來的影響，以及病痛在患者的生活或人生中具有何種意義時，同理心就是不可或缺的。精神醫學家土居健郎先生在其著作中，相當重視能讓面談人員了解患者，並且將面談人員對患者的認知傳達給患者，進而促成雙方治療關係的面談過程。但是土居健郎先生同時也警告面談人員，真正的「了解」是來自於「不了解」[*3]。土居健郎先生認為面談人員應重視自己對患者所抱持的「不了解」，並且以自己的「不了解」為出發點，透過面談人員和患者之間的問答，尋找到真正的「了解」。當醫療人員感到「不了解」時，應該坦率地承認自己的「不了解」，並且和患者一起分享這份真實的感受，這比起敷衍式的「了解」，更有益於信賴關係的建立。

　　在前述的「精神障礙患者的溝通方式」中，我們了解了患者意識性和言語性的精神過程，而在這裡，更進一步地勾勒出了患者的自我概念和人際關係[*4]，使得患者的整體狀況能夠被描繪出來。這一連串的過程，土居先生將其稱之為「**看故事**」[*3]。面談人員會再將這些對患者的了解，轉為言語性的假說後傳達給患者，以讓面談人員和患者能夠共享。接著面談人員會以質問的方式，將自己心中對患者的了解進行確認和修正，提高「了解」的準確度，最後再和患者一起共享。

Ⓑ 勸導患者-將訊息傳達給患者-

　　在面談過程中，醫療人員會對患者進行各種不同的勸導。患者和醫療人員雙方是否都了解勸導的內容，則是讓勸導發揮效果的因素之一。許多精神疾病的治療，都需要患者和醫療人員長時間的合作(共同作業)，因此醫療人員在勸導時是否能依循對患者的了解來進行，就成了

相當重要的一門課題。換句話說，醫療人員在進行勸導時，必須同時確認患者的理解程度。除此之外，強化治療動機、確認治療聯盟等各種整體治療上的基本準備[*2]，也必須和「確認患者的理解，並且進行勸導」的作業一起進行。

C. 觀察和評價上的重點

Ⓐ 患者的問題意識

面談時所實施的各種評價中，患者的問題意識相當於治療的出發點，是特別重要的一項評價。患者的問題意識除了是醫療人員開始進行治療時的依據外，也能夠從患者的問題意識中粗估出往後治療關係性質的發展。具體而言評價上最常見到的問題是：「對於從客觀的角度上發現的問題，患者本人在主觀上又是如何看待(辨識)？」。

在患者的問題意識中，有一種重要的概念被稱為「**病識感**」。病識感是指患者對自己的精神症狀或精神疾病，抱持著什麼樣的態度，也就是患者是如何看待自己的疾病。病識感是評估患者問題意識時相當有效的一種指標，不過即使患者缺乏病識感，也不需要對整體的治療感到悲觀。醫療工作人員的職責，正是一邊配合患者的問題意識，一邊盡力地推動治療。

Ⓑ 對自己的感情所抱持的態度

不安、悲傷、憤怒等等的情感，時常會和患者的問題有密切的關聯。基於這一點，患者不安、悲傷等情感的程度；是否能將這些情感化為語言；如何處理這些情感，就成了評估上重要的項目。由於情感和精神症狀、痛苦、異常行為都有密切的關聯，只要能將其語言化、意識化，並且以適當的去面對這些情感，就能夠尋找出精神症狀等各種問題的處理方法。

Ⓒ 人際關係的性質

在許多案例中，患者的不安、內心糾葛都是來自於人際關係的問題。因此能否掌握到人際關係問題的性質、成因、模式，對於處理患者的問題就有相當大的意義。

Ⓓ 治療的配合度

醫療人員在面談的過程中，除了要增加對患者的了解外，同時也要建立彼此互相合作的治療關係，試圖尋找出適當的醫療對應管道。要達到這個目的，醫療人員和患者有必要一邊共享對疾病的認知，一邊確認彼此的合作關係和扮演的角色。患者對治療的配合度也是面談時重要的評估項目之一。

面談，是為了達成精神醫學上的援助，進而尋求患者協助的場合。想要提昇面談技能的實力，向其他專家學習或研讀專門書籍固然重要，然而平時用心地進行臨床上的面談，才是最基本的訓練。以「虛心的態度傾聽患者的話」是一項原則，嘴巴上說起來雖然很輕鬆，但如果是在實際的場合，往往會受到各式各樣的雜念的影響，難以維持虛心的態度。想要提昇面談技能，努力和腳踏實地地累積臨床經驗依舊是不可或缺的。

累積一定程度的經驗，並且學習過基礎的技能後，深入的探討實地面談經驗，對技能的提升也有相當大的助益。在探討實地面談經驗時，如果能請教其他醫療人員或指導人員的建議，更能夠增加成效。即使是事後才學習到的知識，只要能夠不斷累積，總有一天能夠運用在眼前的患者，協助面談進行。醫療人員在訓練初期，最好能嘗試將目標定在「充實面談草案(劇本)的種類」上。實際在進行面談時，可能會因為患者的精神病理或狀況的不同，使得面談內容和當初設想的狀況不同。面談人員應盡可能地熟悉各種不同的面談模式，如此一來即使遇到變化多端的狀況，也一樣能夠應付自如。

Case file 和可能有自殺企圖的患者進行面談

患者／A小姐，約20歲，女性

　　患者是在自己撥了110向警察表示：「我想死」後，以精神科門診的方式開始接受診察。警察人員趕抵現場時，患者正準備從公寓往下跳。患者在和精神科醫師的面談(診察)過程中，大聲地表示自己拒絕接受診察，並且主張：「敢讓我住院我就咬舌自盡」。患者的雙手可以觀察到許多自殘的傷痕或割腕的痕跡。由於患者對於問診極度地不配合，所以無法得知詳細的生活史、現在病史，只知道患者從十多歲起就在精神科診接受診察，並且持續在服藥和接受門診治療。患者的家屬拒絕和患者聯繫，無法期望家屬能協助治療。基於上述的因素，醫師判斷患者有可能會再度萌發自殺企圖，

故根據各區行政首長的規定，對患者實行強制住院(處置住院)。

　　上述的面談案例中，醫師根據患者自殺未遂的行為，以及自殘的傷痕等因素，判斷患者有很高的可能性會再度萌生自殺企圖，沒有方法可以防止，同時患者也不願配合治療的情況下決定住院治療。在其他較普通的面談中，患者和面談人員的互動一般會有更多的變化。

(林直樹)

2 精神科的護理觀察原則

A. 觀察目的

　　「觀察」一詞在廣辭苑[*5]中的解釋為：「仔細地注意物體或事情，並且詳細地進行確認」；護理學大辭典[*6]中則是這樣描述的：「藉由觀察者本身的感覺器官，或者是使用各種器具機械來掌握住患者的真實的狀態」。

　　護理上的觀察，目的在於確認對象是否需要援助，並且為了正確地掌握對象所身處的狀況，進行情報的收集，進而決定護理援助的方向。除此之外，評估患者對護理行為的滿意度，以給予更適當的護理援助這一點，也是護理人員在觀察時的目的。護理人員在觀察時，應該以「保護對象生命，維持其生活健康」為目的，給予最適當的觀察和援助。

📖 文獻

*5　新村 出編：廣辭苑, p.490, 岩波書店出版, 1969

*6　沖中重雄監修：護理學大辭典・第二版, p303, Medical-friend社出版, 1987

出血時的觀察

　出血時除了應觀察上方的包帶外，由於地心引力的影響，可能會有需多血液集中在底部的包帶，護理人員也必須確認進行觀察和確認。

B. 觀察上的重點

Ⓐ 身體面

　身體面的觀察對象相當廣泛，從皮膚表面到肉眼無法觀察的身體內部都含括在內，因此必須準備各種不同的觀察方法。

Ⓑ 精神面

　精神面的觀察範圍包括了思考的內容、思路、認知能力、銘記力、感情的起伏、不安、壓力、對事物的慾望動機等許多項目。

Ⓒ 行為面

　行為面的觀察範圍包括了人類的行為(與身體面相關的各種言行舉止，以及和精神面相關的言行舉止)；以及從雙方的交流關係中產生的言行舉止，對日常生活行為造成的影響。

C. 觀察的方法

　觀察的基本，在於從對象所有的表情、態度、語氣等言行舉止上的變化中，試圖解讀出患者想表達的含意。所以護理人員首先應該要能夠每天仔細地觀察患者，並且積極地接觸患者。從每天的觀察中，護理人員會逐漸對患者產生「跟平時不一樣喔」的疑問，進而發現到問題的所在。護理人員就是必須以如此寬廣的視野觀察，同時進行思考。要達到這個目的，除了要豐富自己的感性，提昇護理上所必須的專門知識和技術外，也必須開闊身為一名社會人的視野。

Ⓐ 透過人際行為進行的觀察

　透過人際行為進行的觀察，是指和對象一起行動，從直接接觸對象的過程中進行的觀察，同時也是一種藉由視覺所進行的直接觀察。

Ⓑ 透過各種記錄品進行的觀察

　透過各種記錄品進行的觀察，是指藉由對象的畫作、書法、裝、詩句、手工藝等作品進行觀察。

ⓒ透過測定、判定進行的觀察

透過測定、判定進行的觀察包含了兩類，一類是藉由臨床檢查、一般狀態等客觀數據所得到的觀察結果，另一類則是依據各種判定標準所進行的觀察。

ⓓ透過他人的情報進行的觀察

透過他人的情報進行的觀察，是以家人、醫療人員所觀察到的情報為基礎。

只有自己的觀察會有界限、偏見。所以透過他人的情報和自己的情報報互相交換訊息，才是正確觀察的必要方法。

D. 精神科在觀察時的注意事項

ⓐ精神疾病的病態無法利用數值等客觀的數據進行表示

醫療人員應從對象的言行舉止、狀態中，了解對象身處的狀況、想法，並且盡可能地以客觀的角度進行觀察。

ⓑ了解治療對象的表達方式和各種狀態所代表的含意

①必須知道治療對象是「想說卻無法說出」自己的感情、想法，還是「不想說」。

例)有些人不擅長人際關係，即使想和他人說話也無法說出口。相對於這些想將自己的想法、感情傳達給他人，卻「想說卻無法說出口」的人，有的人則是自己「不想說」。對於「想說卻無法說出口」的人，護理人員就必須協助他們「說出口」，因此有必須事先判別治療對象是「想說卻無法說出口」還是「不想說」。

②必須知道治療對象是「不想動」還是「想動卻無法動」；　治療對象是「不想做」還是「想做卻做不了」。

例)以昏迷狀態為例，治療對象可能會遇到雖然意識清醒，但是活動性和意思下降的狀態，即使治療對象「想動」也「無法動」。如果治療對象是處於臥床的狀態，只憑表面可能無法判斷出治療對象是「不想動」還是「無法動」。護理人員必須從觀察中判別治

療對象是自己「不想動」，還是想動卻「無法動」。

③患者可能會以獨自的方式進行表達。
治療對象有時會無法順利地表達出自己的想法、感受，
並且拿和感覺不符的事物來表達自己的感受。
　例)將自己苦於便秘的狀態，表達成「懷孕」。

④過於直接的表達。
　在團體社會生活中，由於必須顧慮到體制、規則等社會
性的問題，人們在某些場合會選擇較婉轉的表達方式，或
者是避免做出某些行為。但是治療對象有可能會無視這些
規則或體制，在言論或行為上毫無顧忌。
　例)「滾開！」、「我最厭惡你這種人了」等言論或行
　為。

⑤情緒性的病訴。
　即使身體上沒有任何異常，治療對象也可能會表示自己
在身體上感到疼痛或不適感。會出現這種現象，是因為情
緒造成了身體症狀的產生。
　例)治療對象雖然表示「胸口感到疼痛、不舒服」、
　「頭很痛」，但無論怎麼檢查，都無法發現異常。

⑥隨著對象的不同(例如面對不同護理人員)，患者的態
　度、言行舉止可能會發生變化。
　即使是在面對護理人員時，治療對象也會隨著護理人員
的立場、人品、平時的行為舉止、相處方式的不同，在態
度或舉止上產生不同的反應。這種現象在一般的人際關係
中時常可以發現到，但是在精神科的觀察上，則必須將重
心放在觀察人際關係對治療對象行為舉止所產生的影響。
　例)治療對象無時無刻都在注視著護理人員，拒絕服藥
　(拒藥)也可能是護理人員平時行為影響患者的一個例
　子。雖然護理人員自己常不自覺，但如果平時會出現
　一些讓患者感到不愉快的言行舉止或溝通方式，治療
　對象可能會拒絕服藥。相反地，護理人員平時的言行
　舉止，或者是給藥時的言行舉止、溝通方式能讓治療
　對象感到愉快時，服藥過程可能就會比較順利。

ⓒ精神面的觀察和以及人類行為學面的觀察能力，都是護理人員必須具備的。

　　如果只單獨觀察主要疾病或症狀，大多無法正確地掌握治療對象的狀況。

　　治療對象過去的生活環境、習慣、身旁周遭人物的生活狀況等因素，都可能會造成影響，護理人員必須顧慮到這些因素。如果只以精神科所使用的觀察法和注意事項來觀察，很能會出現將只是較缺乏常識的行為，判斷為異常的行為，或者是將極端的言行舉止判斷為異常行為的傾向。「身體＝精神」，護理人員在觀察時，也不能忘記身心是一體的兩面，身體面的觀察和精神面的觀察兩者必須並重。護理人員也必須了解到，患者的狀況是由這兩者的共同影響所造成，並且在觀察時留意治療對象在想什麼，行為上又代表什麼意思。

ⓓ盡早發現併發症

　　在服用精神藥物的患者當中，部分患者即使出現併發症也不會提出病訴，也不將疼痛表達出來，進而延誤了發現和治療，護理人員必須特別留意。除此之外，對於「胸口不舒服」等等的病訴，也不應該輕易地判斷為精神症狀上的病訴，護理人員必須進行適當的判斷，例如讓患者接受醫師的診察等各種精密的檢查，

ⓔ提昇觀察正確性的要點

①護理人員身體健康，情緒也維持在安定狀態，並且能夠進行良好的溝通。

②即使表面上看起來相同，也不能簡單地視為相同的狀況。

③避免主觀式的觀察和先入為主的觀念。

④不仰賴他人的情報，親自進行確認。

⑤除了精神面上的觀察外，護理人員也必須充分地進行身體面的觀察。

⑥患者的行為可能會隨著身處的環境而發生變化，應將其視為人類行為的一種。

⑦護理人員應主動地進行觀察，以獲得正確的情報，並且藉由這些情報替治療對象選擇迴避危險、預測危險的方法。

E. 護理觀察的頻率

　　醫療單位應根據住院患者的健康狀態或程度，制定**護理觀察的頻率標準**，明確地規定出所提供的護理服務品質和服務量，以進行適當的護理援助。本章節將以財團法人復光會總武醫院所制定的標準給各位作為參考，右表則是該院的護理程度和生活自立度表。

Ⓐ護理觀察程度A

①當治療對象處於生命危險、重度疾病、休克狀態，或者是有自殺、癲癇重積發作的危險時，護理人員應隨候在患者身旁，頻繁地進行觀察。

②當治療對象的問題行為相當多時，應以每30分鐘～1小時1次的頻率進行護理觀察，並且視情況給予必要的護理援助。

Ⓑ護理觀察程度B

　　治療對象的身體症狀和精神上的問題行為已經獲得減輕，但由於仍不安定，需以約一小時一次的頻率進行觀察，並且視情況給予必要的護理援助。

Ⓒ護理觀察程度C

　　護理觀察程度C的對象為精神症狀和身體症狀皆處於安定狀態的患者，亦或者是處於恢復期的患者，比起護理觀察程度B的間隔時間更長。

F. 精神科護理觀察時的觀點和著眼點

護理觀察項目的觀點和著眼點整理表　p.376表1

護理觀察的程度 (復光會總武醫院)

症狀和問題行為 護理觀察的程度	身體面的症狀和問題的程度	精神症狀、問題行為、異常行為的程度
A 頻繁地進行觀察 每一個小時需觀察數次	**重症患者** ·急性心臟衰竭、呼吸衰竭、出血等因素所引起的休克狀態 ·呼吸困難、日常體能狀態的惡化等危急狀態 **醫療和護理處置較複雜的患者** ·需持續以點滴進行藥物治療 ·由於誤飲或吞嚥困難等因素時常發生呼吸道阻塞 **高度意識障礙的患者** ·昏迷狀態、半昏迷狀態等 **抗精神病藥物惡性症候群患者**	**高度精神障礙患者** ·有自殺的危險 ·有癲癇重積發作的現象 ·譫妄狀態、意識混亂狀態、暈眩狀態 ·出現戒斷症狀 ·精神運動激動、心神不定 ·頻繁地出現自殘行為，以及脅迫他人、攻擊他人的行為 ·有縱火、玩火的危險 ·頻繁地出現性偏離行為 ·處於水中毒狀態 ·頻繁地引起事故 ·昏睡狀態 ·有絕食、拒藥的行為 **身體受到拘束的患者** **隔離中的患者** **使用保護室的患者** **鑑定住院的患者** **處置住院的患者** **住院1週以內的患者**
B 間斷性的觀察 約一個小時觀察一次	狀態和問題已經較護理觀察程度A時減輕，但仍不安定的患者	
C 適度的觀察	症狀較安定的患者	

生活的自立程度

生活的自立程度	生活狀況
I 需擔架運送	·無法自己處理 ·身體受到拘束的患者
II 需人護送	·除了一小部分能夠自理外，大多數無法自理 ·受到隔離的患者
III 需人護送	·大部分能夠自理，但自主性行為上仍有問題 ·雙眼看不到、耳朵聽不到的患者
IV 獨自步行	·絕大多數的自主性行為都正常，但社會適性上仍留有問題

標誌的使用方法

1. 目的
  使護理計畫上的修改、援助項目一目了然

2. 使用方法範例

顏色種類	使用類別	什麼時候進行終止、修改
紅色	護理程度A	護理程度變更時
水藍色	外宿時	返回醫院時
綠色	所有和護理相關的傳達事項	有傳達事項時
粉紅色	內服藥的追加、變更所伴隨的額外觀察	處方變更、停止時

※使用時將紅色的標誌貼於護理記錄卡左下方，其他貼於右下方

不同救護類別的表示方法

紅　色：需擔架運送
水藍色：需人護送
無標示：獨自步行　　※標示於各病房入口的名牌以及護理師鈴的左側

▼表1　護埋觀察時的觀點和著眼點

	項目	項目	著眼點
個人情報	患者的背景	1. 姓名 2. 性別 3. 出生年月日 4. 現在住址、電話號碼 5. 生活狀況 6. 過去病史 7. 過敏症	·正確的稱呼對象;是否會誤認對象 ·男性、女性;是否能正確地辨識性別 ·年齡和特徵(例如外觀較實際年齡年幼、年輕、和年齡相符、成熟等特徵) ·住家環境、緊急時聯絡地址 ·家族組成(例如同居家人、扶養者)、成長史、學歷、職業、人際關係(例如家庭內或朋友間的關係)、生活習慣(例如飲食、嗜好)、生活行為、信仰等等 ·身體上和精神上的住院史 ·藥物、食物、其他
測定項目	體型	1. 身高、體重 2. 視需要測量胸圍、身高、腰圍	·BMI值 BMI＝體重(kg)÷[身高(m)]^2 20以下：過瘦，21～25：理想 26～30：肥胖1，31～35：肥胖2 36～40：肥胖3，41～：肥胖4
個人情報	生命徵象	1. 體溫 　1) 是否能夠觀察到任何異常的徵候 　2) 配合外界氣溫調整環境，選擇適合的服裝 　3) 是否有任何妨礙體溫排出的因素 　4) 體溫的調節機能是否有問題 2. 循環 　1) 脈搏 　2) 血壓 　3) 心臟、血管系統是否有異常 　4) 其他的異常徵候 3. 呼吸 　1) 是否能夠觀察到任何異常的徵候 　2) 換氣、空調 　3) 確保氣管暢通 　4) 呼吸運動是否正常 　5) 患者對呼吸的了解	·體溫異常、發熱形式、排汗、惡寒、四肢冰冷、發熱等等 ·更衣、寢具、室內溫度、濕度 ·肥胖、脫水、皮膚問題等 ·頭部外傷、腦部腫瘤 ·脈搏數、脈搏緊張、脈搏頻率異常、脈搏徐緩、頻脈、心律不整 ·最高和最低血壓、脈壓 ·心電圖、胸部x光、生化學檢查、血液學檢查、尿液檢查 ·嘴唇　臉部　指甲　皮膚的顏色；皮膚的粗躁度、光澤；水腫、脫毛、黃疸、貧血 ·呼吸次數、深度、頻率的異常、發紺 ·封閉式的房間、冷氣、換氣 ·咳嗽、痰、哮喘；鼻腔、喉頭、氣管、支氣管的障礙；異物、舌後垂 ·胸腹部的壓迫、疼痛、肋骨的骨折、呼吸肌的麻痺、可能會勒緊胸腹部的衣服 ·自發性的深呼吸、吸菸等方面
	意識層級	1. 意識障礙·意識層級 　(以3-3-9度法或III-3方式測量)	I　不給予刺激也能維持清醒的狀態 　　(譫妄、意識混濁) II　給予刺激後會清醒，一旦停止刺激就會再度入睡 　　(嗜睡、昏睡) III　即使給予刺激也不會清醒 　　(昏迷、半昏迷)
	自立程度	1. 老年障礙者的日常生活自立程度 　(和褥瘡對策相關的評估) 　1) 日常生活能夠自理。是否能獨自外出？ 　2) 是否能獨自外出？	·能獨自外出 (自立) 　無法獨自外出 (由下列項目進行評估) ·能夠獨自外出 　J1＝能前往遠處　　　J2＝只能在市內活動

項目	關鍵字	著眼點
自立程度		無法獨自外出 A1＝時常外出　　A2＝偶爾會外出 B1＝能維持坐姿　B2＝無法維持坐姿 C1＝能夠翻身　　C2＝無法翻身

	項目	關鍵字	著眼點
評估項目	滑倒‧摔落 風險評估	1. 過去病史	‧是否有滑倒‧摔落的經驗 ‧是否有意識消失的經驗 ‧是否有痙攣‧昏厥的經驗
		2. 精神面	‧65歲以上，失智症、方向知覺的喪失、銘記力障礙、理解力下降
		3. 身體面	‧中樞神經系統的疾病、腦血管障礙、帕金森氏症候群 ‧是否有視力障礙‧聽力障礙 ‧是否有癱瘓‧麻痺感;是否有起立性頭暈 ‧是否因為骨骼‧關節的攣縮或變形而有步行上的障礙
		4. 生活的自立程度	‧需要照護的狀態(需要步行、排泄、移動、進食、清潔等方面的照護) ‧需要使用助行器(輪椅、步行器、拐杖等)
		5. 環境面	‧首次體驗住院生活、首次使用病床 ‧走廊是否濕滑、是否有高低不平處是否能整理、管理物品
		6. 治療藥物的影響	‧抗焦慮藥、安眠藥、抗精神病藥、抗憂鬱症藥、抗癲癇藥等藥物引起的姿態性低血壓、目眩、平衡感失調 ‧降壓劑、降血糖藥、抗組織胺劑、抗過敏藥等藥物引起的平衡感失調
		7. 患者情報‧傳達方面 8. 安全管理意識	‧患者相關情報和護理計畫的修訂對患者的理解不足等 ‧如何安全地利用病床;患者出現危險行為時的對應;護理師鈴的使用
		9. 援助技術方面	‧輪椅的操作;引導、照護患者如廁的方法;服裝、鞋子的尺寸是否合適;步行器是否使用不當
	暴力行為風險	1. 層級0 2. 層級1	‧沒有觀察到任何暴力行為的徵候 ‧表面上雖然平靜，過去曾發生過暴力行為，預測患者可能具有潛在的暴力行為 ‧和患者之間的人際關係險惡，預測患者可能會出現暴力行為
		3. 層級2	‧狀態不安定，從言行舉止中預測患者可能會出現暴力行為 ‧曾和特定的患者發生口角或衝突，預測患者可能會出現暴力行為
		4. 層級3	‧已經動手造成暴力行為 ‧揮舞各種物品，對周圍造成困擾
	身體拘束	1. 拘束部位‧方法 2. 強制相同體位、壓迫相同部位的因素 3. 肺動脈血栓栓塞症	‧是否有循環障礙、麻痺、不適當的拘束 ‧身體可活動的狀況;衣類‧寢具的皺摺;褥瘡等等 ‧下肢主動式運動的狀況;水份攝取的狀況;胸部疼痛、呼吸困難、血壓下降
檢查	各種檢查	1. 血液 2. 尿、糞便、痰 3. 脊髓液 4. X光 5. 腦波 6. 心電圖	‧生化學、血液學、血中濃度、血糖等項目 ‧蛋白、糖、尿膽紅素原、細菌等項目 ‧脊髓液壓、脊髓液的性質和狀態、華塞曼氏反應 ‧X光、CT、螢光鏡透視檢查、腦血管造影、MRI等項目 ‧活化法、異常腦波等項目 ‧運動心電圖、24小時心電圖、心電圖監控系統

	項目	關鍵字	著眼點
檢查	各種檢查	7. 心理檢查 8. 其他	·智力檢查、人格·性格檢查、其他 ·視力、視野、眼底鏡檢查
溝通	表情	1.喜怒哀樂的表達	·開朗、灰暗、臉面歪扭、恍惚、冷淡、僵硬、嘴部歪曲、不安、表情缺失等等
溝通	會話	1. 會話的速度 2. 語調 3. 說話用詞 4. 會話內容 5. 說話、傾聽的時機 6. 說話量 7. 理解力	·說話急促；普通的速度；緩慢而有間隔的方式說話 ·語調微弱；溫柔；沉穩；嚴厲；強勢；不安定等各種語調 ·用詞禮貌；明確；不明確；猶豫不決 ；用詞類似幼兒 ·話題符合時間場所場合 ·說話內容是否統整 ·例如構音障礙、呂律、吃音 ·會話時是否有單一方持續發言的狀況 ·患者是否不主動說話，而只有傾聽對方說話 ·例如沉默、寡言、多話 ·是否理解談話的內容
溝通	要求	1. 要求他人的方式	·能表現出不安、痛苦、渴望等情感 ·例如面對家人、護理人員、主治醫師時要求的方式
動作	身體運動	1. 全身的狀況是否有異樣 2. 是否能獨自進行日常生活中的動作或行為 3. 患者在運動上是否有任何限制 4. 是否有任何妨礙患者運動的因素 5. 患者對運動的了解	·對刺激的反應；姿勢是否不穩；手腳的動作情況如何 ·翻身、移動、坐起、站起、步行等動作 ·是否因為骨折、外傷、炎症而有局部的運動限制；是否有全身性疾病、感染症、身體拘束 ·例如疼痛、飢餓、老化、疲勞、缺乏動機、感覺障礙、抑鬱狀態、氣溫、環境設備不足等因素 ·是否有精神障礙(強迫性思想、固著姿勢、憂鬱狀態、躁狂狀態) ·患者是否了解運動的必要性
靜止	休息	1. 是否有疲勞的徵候 2. 是否有妨礙患者休息的因素 3. 患者對休息的了解是否有任何問題	·例如尿量減少、水腫、食慾下降、打呵欠、情緒暴躁、無法冷靜、常犯錯等徵候 ·疼痛、飢餓、頻尿、咳嗽、不安、情緒高昂等因素 ·他人的影響、噪音、溫度、濕度、採光等因素 ·患者是否了解休息的必要性
靜止	睡眠	1. 睡眠習慣 2. 睡眠深度	·就寢時間、起床時間是否適當 ·睡眠時間是否規律 ·睡眠時間是否充分 ·是否有失眠(睡眠障礙)的現象 ·難以入睡、中途清醒、早醒、難以熟睡
基本欲求	飲食	1. 攝取量 2. 營養是否平衡 3. 是否能獨自進食 4. 進食方法是否有任何限制 5. 對飲食是否感到滿足 6. 進食時間	·例如飲食的攝取量、水份的攝取量 ·攝取的營養和年齡、飲食量、運動量間的關係是否適當 ·是否挑食 ·例如食器的操作；是否能移動到餐桌；是否能將食物運送到口中；咀嚼；吞嚥；用餐後的清理 ·例如體位、食物型態、經皮內視鏡胃造口術或中心靜脈營養法等限制 ·是否會受幻覺·妄想(被毒妄想)所影響 ·例如食慾不振、噁心、嘔吐、食物調理方法、調味料、料理陳列方式、飽足感、氣氛 ·用餐時間是否規律 ·用餐速度是否過快或過慢

	項目	關鍵字	著眼點
基本欲求	排泄	1. 是否定期排便、排尿	・例如尿意、便意、便秘、下痢、失禁、運動、排泄次數 ・排泄的模式如何
		2. 排泄物的量‧形狀是否有問題	・血尿、尿液混濁、尿液混濁、尿比重、尿少、水腫、臭味、頻尿、夜尿、泥狀便、黏液便、糞便的顏色
		3. 排泄時‧排泄前後是否有異常感	・例如疼痛、殘尿(便)感、經痛
		4. 是否能獨自進行排泄行為	・意識障礙;慣用手骨折;穿衣服的動作;廁所的使用狀況、使用後的清潔
		5. 排泄行為上是否有任何限制	・例如導管、石膏、身體拘束 ・座姿的維持狀況;是否能承受腹壓
		6. 是否有任何妨礙排泄的條件	・例如時間、冰冷的馬桶、床上排泄、室內馬桶、羞恥心
		7. 排泄機能是否正常 8. 患者對排泄的了解是否正常	・例如人工肛門、癱瘓、脫水、狹窄 ・例如缺乏知識、缺乏關心;刻意地限制飲食;夜尿;昏睡狀態
自我照護	服裝儀容	1. 服裝	・服裝樸實、服裝誇張、服裝不整、服裝清潔;服裝不合季節;穿著整齊
		2. 頭髮	・清潔、不整、奇特的髮型、染髮
		3. 化妝	・無、淡妝、普通、濃妝、誇張
		4. 刮鬍	・有刮鬍、沒刮鬍;是否能夠自己刮
		5. 裝飾品	・無;有(例如戒指、首飾、耳環、手錶、髮飾)
		6. 剪指甲、清耳垢、清鼻屎	・是否能夠自理;是否需要部分照護;是否需要全面性的照護 ・是否會定期清潔
	顏面清潔	1. 洗臉 2. 刷牙	・是否能夠確實清洗;手指的動作 ・例如刷牙的時間;刷牙的方式;物品的使用方式
	沐浴	1. 自立程度	・是否能夠自理;是否需要部分照護;是否需要全面性的照護
		2. 對沐浴的了解 3. 沐浴的方法	・是否會主動沐浴,或者是需要他人提醒 ・例如沐浴時間;是否能移動到浴室;物品的使用方式;只能使用淋浴;是否能夠泡澡;以擦拭身體的方式清潔
		4. 衣服的穿脫	・是否能夠自理;是否需要部分照護;是否需要全面性的照護
		5. 浴室的環境	・換氣、溫度;維持更衣室的乾燥;環境整坬
		6. 患者和他人的關係;風險的迴避	・在乎他人的眼光(羞恥心);痙攣發作
	洗衣服	1. 是否能夠洗衣服	・不洗衣服;不會洗衣服;經驗不足;對洗衣服有著強迫性的要求
	清理環境	1. 自己四周的整理(例如櫥櫃、寢具、病房收納櫃)	・能夠清理、無法清理、不清理、雜亂
		2. 清掃	・掃地、擦拭、處理垃圾 ・能夠清理、無法清理、不清理、雜亂
生活管理	財物管理	1. 管理的方式	・能夠自己管理;能夠計算金錢;不會使用;一有錢就會全部花完
		2. 補充的方式	・是否能夠聯絡扶養者或要求補充金錢
	物品管理	1. 管理的方式	・能夠自己管理;忘記放在哪裡;物品排列雜亂;容易遺失;無法管理物品
症狀	精神症狀	1. 幻覺	・患者是否會感受到現實上不存在的知覺(例如是否有幻聽、錯視、味幻覺、嗅幻覺、觸幻覺、體感幻覺) ・患者的行為是否會受幻覺所影響 ・患者對幻覺的看法
		2. 妄想	・對於非現實的事物是否深信不疑 ・行為是否會受到妄想所影響

項目		關鍵字	著眼點
症狀	精神症狀	3. 抑鬱狀態	・對非現實現象的看法 ・情緒是否消沈；想法是否悲觀 ・是否執著於過去；思考的方向為何 ・行為的速度如何；是否會出現晝夜性節律的變化 ・飲食、睡眠上是否有任何問題 ・身體症狀(例如疲勞感、無力感、胸口的壓迫感) ・患者對自殺的看法
		4. 焦慮狀態	・是否會感到莫名的恐懼；是否表現出無法靜下心的表情、行為 ・是否能表達自己的不安；是否能傾聽他人的不安 ・身體症狀(例如心悸、呼吸不順、排汗、震顫、無力)
		5. 精神運動激動狀態	・過去是否曾有過劇烈的感情起伏 ・是否表現出不耐煩的言行舉止 ・是否容易受到人際關係的影響
		6. 昏睡狀態	・意識是否清醒 ・是否能獨力完成進食、排泄、清潔等日常生活上的行為 ・是否會突然出現衝動性的行為 ・是否會持續維持在相同姿勢的狀態
		7. 自閉、喪失動機	・表情是否黯淡;是否缺乏表情變化 ・是否封閉在自己的世界中 ・是否會和他人進行交流
		8. 拒絕 (例如絕食、拒藥)	・是否曾拒絕進食或服藥 ・是否有被害妄想或被毒妄想 ・是否在身體上造成了任何影響
	身體症狀	1. 頭部	・例如頭痛、目眩、噁心、嘔吐、視力障礙、耳鳴、吞嚥障礙、異常排汗、話語凌亂
		2. 胸、腹部	・疼痛、呼吸困難、胸部不適、腹部漲大、腸蠕動、便秘、下痢、血便
		3. 泌尿系統	・排尿障礙(例如疼痛、漏尿、尿滯留、尿少、頻尿、血尿)
		4. 上肢	・疼痛、麻痺、癱瘓、震顫、攣縮、運動障礙等症狀
		5. 下肢	・疼痛、麻痺、癱瘓、攣縮、跛行等症狀
		6. 皮膚	・例如顏色、光澤、傷口、發紅、濕疹
	神經官能症狀	1. 失語症 1) 運動性失語症	・是否能了解發音或單字 ・是否能主動地說話
		2) 感覺性失語症	・是否無法了解談話中的意思 ・即使聽到談話內容,是否也無法理解其中的意思
		3) 失憶症性失語	・是否能夠自主性地說話,並且了解他人所說的話 ・是否會一時想不起單字,或者是無法回想起單字
		2. 失用症	・四肢是否有任何運動機能上的障礙或癱瘓 ・是否能了解哪些是必須進行的動作或運動 ・是否會出現無法正確進行目標動作的狀態
		3. 失認症 1) 視覺性失認	・是否有視力上的障礙 ・是否能回答出對象的顏色或形狀 ・是否無法辨認對象為何物 ・是否能藉由觸摸來分辨出對象
		2) 觸覺性失認	・觸覺是否有任何異常

	項目	關鍵字	著眼點
症狀	神經官能症狀	3) 自體部位失認	・在閉上眼睛的狀態下,是否無法分辨以手觸摸到的物品 ・張開眼看到實物後是否能夠馬上知道對象為何物 ・是否無法辨認自己的身體部位
藥物治療	給藥	1. 5項原則 (5R) 1) 正確的患者 (Right Patient) 2) 正確的藥劑 (Right Drug) 3) 正確的用量 (RighDose) 4) 正確的時間 (Right Time) 5) 正確的方法 (Right Route)	・例如患者的姓名、疾病名、症狀、給藥目的 ・醫師指示的藥品名稱、藥理作用、副作用、劑型 ・投予的劑量單位(例如幾粒、幾膠囊、幾mg、幾mL、幾個) ・例如給藥時段、給藥期間 ・內用藥:內服、舌下 外用藥:吸劑、點眼藥、濕布、含漱劑
	藥物作用	1. 抗精神病藥 2. 抗憂鬱藥 3. 抗焦慮藥	・幻覺、妄想等異常體驗的減輕或消失 ・對興奮狀態的鎮靜作用 ・動機下降的改善 ・抑鬱情緒的改善 ・改善憂鬱狀態所伴隨的身體症狀 ・抗焦慮作用、安眠作用、肌肉鬆弛作用、抗痙攣作用
	藥物副作用	1. 錐體外徵候 1) 帕金森氏症症狀 2) 靜坐不能(akathisia) 3) 肌張力不全反應 4) 遲發性動作異常 5) 抗精神病藥物惡性症候群 2. 自律神經症狀、抗膽鹼作用 3. 肝功能障礙、血液障礙 4. 內分泌系統的異常 5. 過敏性過敏反應 6. 強化其他藥劑的作用效果 7. 其他	・例如肌肉僵直(姿勢前傾、小碎步)、震顫、流涎、面具臉、運動減少 ・例如身體各部位感到有螞蟻在爬;下肢感到搔癢 ・肌肉強直性運動異常、舌頭外吐、眼球上旋、頸部朝側面或後方歪斜 ・嘴部周圍的固著性不隨意運動 ・例如肌肉僵直、吞嚥障礙、哮喘、突發性的連續高燒 ・例如姿態性低血壓、便秘、鼻道狹窄、口渴、尿瀦留、頻脈、麻痺性腸阻塞、眼睛的調節障礙 ・例如肝功能障礙、粒細胞減少、白血球減少 ・例如乳汁分泌、停經、性慾減退(也可能會亢進)、肥胖 ・例如發疹、光過敏性皮膚炎、色素沉澱 ・例如使酒精、安眠藥、麻醉藥的作用時間延長 ・例如無力、平衡感失調、嗜睡等症狀
活動性療法	復健 職能治療 團體活動	1. 目的的了解 2. 參加心態 3. 活動準備 4. 安全上的顧慮	・患者對活動性治療的解釋 ・例如患者是自主性參加,亦或者是受人邀請後才參加的 ・對於活動日有什麼樣的看法;對活動內容的了解;遵守規則;人際關係;協調性;關心度;持續性;正確性 ・例如移動過程中的行為;道具使用後的整理;無故早退
心理治療	個 人 團 體	1. 個人心理治療 2. 團體心理治療 3. 家族療法	・患者對個人心理治療的認知 ・治療時採取什麼方法 ・例如精神分析療法、森田療法、沙遊治療、認知行為治療 ・例如戒酒團體 ・例如親子或夫婦

(小林美治、雨宮英樹)

3 記錄

1 記錄的基本概念

A. 護理記錄的目的

護理人員應按照計畫進行適當的護理，找出每一位患者在護理上的問題，並且將問題進行記錄。護理記錄的目的，在於和其他醫療工作人員共享患者的情報。

護理記錄根據內容的不同，又可以分為四大類：

①基本資料等個人情報的記錄
②根據基本資料或評估中所獲得的情報(例如患者的各種問題)，並針對今後可能會發生的問題，所必須採取的護理內容設計而成的護理計畫相關記錄
③記錄有實施過的護理內容，以及觀察過的患者個人狀態等內容的過程記錄
④將護理過程，以及計畫中實施的護理的評價結果統整後的**護理摘要(summary)**記錄

在上述四種記錄中，過程記錄是護理人員根據醫師的指示進行處置、給藥或護理計畫的實行，記錄了護理人員所有行動過程的記錄表，為了使記載內容的責任更加清楚，記錄者在過程記錄上必須署名。

B. 護理記錄在法律上的定位

日本根據「公共衛生護理人員、助產士、護理師法」第42條中的規定，助產士有義務撰寫助產過程記錄。除了助產士之外，其他的護理人員在法律上並沒有明文規定，在厚生勞動省所發佈的公文中，依據醫療法施行規則中「**社區醫療協助醫院的設備相關條文**」的第21條之5，和「**特定機能醫院的設備標準相關條文**」的第22條之3的機關標準，以及診療報酬計算原則中的「**住院基本費用相關的護理記錄**」， 註

「診療情報的提供等相關規定大綱」的一部分定義

所謂的「診療記錄」，是指根據診療手冊、處方籤、手術記錄、護理記錄、檢查結果記錄、介紹信，和退院患者在住院期間中的診療過程摘要，以及其他診療過程中患者的身體狀況、病狀、治療所製作或保存而成的文件、圖片記錄。

明護理人員應該記錄護理記錄。不過在由厚生勞動省所發佈的「**提供診療報酬的相關方針**」中,則將護理記錄定義為診療記錄的一部分。

C. 護理記錄的功能和扮演的角色

在日本護理協會的「**護理記錄說明相關內容導引**」[*1]中,列舉了護理記錄的三項功能:

①明確地記錄了護理的實踐過程
②可作為曾提供患者照護的事實根據
③可作為醫療人員之間,以及患者和醫療人員交換訊息情報的方法

護理記錄與醫療單位是否能持續提供高品質的照護,有著很高的關聯性。為了讓護理記錄發揮作用,應按照下列五項護理流程進行,才能讓護理記錄更加明確:①根據患者的基本資料所獲得的**個人情報**,②藉由正確的評估所獲得的**問題表**,③根據每位患者的問題制定**護理計畫**,④分別依照患者的希望、家屬的希望、患者的狀態進行護理,並記錄其個別**結果和反應**,⑤**評價**對患者所施行的護理是否有效。

除了上述五點之外,在「護理記錄說明相關內容導引」中也說明了護理記錄的另外三種功能。

①證明該醫療機關符合診療報酬上和設立上的需求條件
②可作為評估照護或提昇照護水準、開發新照護技術的貴重參考資料
③在發生醫療意外或醫療訴訟時,可作為法律上的依據

D. 記錄時的注意事項

書寫護理記錄時,除了應有效率地傳達正確的情報外,同時也必須明確地表明責任歸屬。此外,為了讓他人也能夠閱讀,記錄的方式也十分重要。記錄時必須留意下列幾點。

①記錄曾做過的事

若不將曾做過的事記錄下來,可能會被判斷是沒有做。即使已經制定了護理計畫,但如果缺乏曾實行過計畫的任何記錄,也無法證明計畫已經實行。

N o t e

住院基本費用相關的護理記錄

[西元2000年3月17日厚生省(當時的稱呼)公告「基本診療科的設備標準以及呈報相關手續的處理規則」]

申請住院基本費用的醫療大樓,每單位護理體制必須執行下述的護理記錄。護理記錄的樣式、名稱則由各衛生醫療機關自行決定適當的方式,無硬性規定。

1. 患者的個人記錄

(1) 過程記錄

護理人員應記錄每位患者觀察後的結果,以及實行的護理內容。若患者處於病狀安定期時,可以只在診療記錄的溫度表空白處記錄上重點即可。

(2) 護理計畫相關的記錄

每位患者都必須按照計畫進行適當的護理,因此必須記錄護理的目標、具體的護理方法等項目。

2. 護理計畫相關的記錄

(1) 護理業務管理相關的記錄

記錄的內容包含了患者的異動;有特別問題的患者的狀態,以及特別(額外)施行的診療內容概要;各勤務時間護理人員的執勤狀況;換班時必須報告的事項。

(2) 護理業務計畫相關的記錄

以護理小組為單位,記錄了護理人員的勤務計畫;業務分擔;護理師、準護理師所負責的患者。

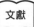
文獻

*1 日本護理協會:護理記錄說明相關內容導引,護理,pp.196~200, 53 (7),日本護理協會出版會

護理過程

1. 日本護理科學學會的定義 (西元1989年)

「所謂的護理過程，是指護理工作人基於獨自的知識體系，為了正確地回應治療對象所需，更有效率地找出哪些問題能透過護理解決，進而解決問題的一系列系統性、組織性的活動。護理過程是由護理上所必要的元素所構成，包含了情報收集、解釋、問題的預測、問題的確認、計畫立案、實行、評價，同時也透過這些元素進行實踐」。

2. 組成護理過程的要素

第1階段：評估
　　　　　(情報的收集和分析)
第2階段：護理診斷
　　　　　(釐清問題)
第3階段：制定計畫
　　　　　(護理計畫的制定)
第4階段：實行
　　　　　(護理的實踐)
第5階段：評價
　　　　　(護理結果的評價)

糞便的量和硬度

量： 平均135～150g／日
重量：

　大量／約400g(量杯2杯以上)
　多量／約300～390g(量杯2杯為止)
　中等／約200～290g(量杯1杯多)
　少量／約10～190g(量杯1/2杯)
　微量/10g以下(量)

硬度：

　硬便／以手指壓也不會變形(石頭狀)
　普通便/形狀穩定，以手指壓擠後會變形(香蕉狀)
　軟便／柔軟而形狀隆起(牙膏狀)
　泥狀便／爛泥般無固定形狀
　水狀便／水狀

(川島みどり等人監修：護理記錄用語辭典，中央法規出版社，2000)

除此之外，醫療人員應盡量避免以口頭的方式給予指示，若護理師接到了口頭上的指示時，應將接到指示的日期時間、給予指示的醫師姓名和指示的內容，明確地記錄在護理記錄上，註明責任所在。

②不可使用推測的方式進行記錄

舉例來說，當護理人員發現患者倒臥在病床旁時，「患者從病床摔落」的記錄方式並不正確。遇到這一類的情況時，護理師應按照發現時的狀況，據實記錄為「患者倒臥在病床旁」，並且盡可能地從倒臥的患者本人，或者是其他的目擊者上聽取更詳細的狀況後再行記錄。

此外，由護理師推測的感想(例如：「患者雖然表示感到頭痛，但表面上似乎並沒有那麼痛苦」)也不應該記載在護理記錄上。「表面上似乎並沒有那麼痛苦」這樣的描述，是含有護理人員個人判斷的患者狀態(例如生命徵象、表情、臉色)，並不適當。

③當護理人員預測到危險時，應詳細記錄所避免的危險內容

在「因為患者似乎會從病床上摔落，所以讓患者重新躺回病床上」這段護理人員所記載的內容中，應該補上「使患者避免摔落」這段記錄。護理人員預測到危險並且採取了迴避行動時，應該正確地記載在護理記錄上，才能證明自己已經履行了責任。

④盡量避免缺乏客觀性的表達方式

護理人員在記錄患者的糞便、排汗量時，醫療單位如果有提供現成的表格(例如：多量、中等、少量)時，可以直接使用該表格，但如果沒有提供時，護理人員應具體的將患者的狀態記載下來。除此之外，對於一些只有患者本人才知道的感受(例如疼痛)，護理人員應避免以自己的判斷來描述(例如以「疼痛緩和」、「仍在可自制的範圍內」等方式描述)。護理人員應使用疼痛評估量表，或者是以患者所說的話、行為和疼痛表達的方式來記載。

⑤使用縮寫時，只能使用該醫療機關所承認的縮寫

在縮寫中，一部分縮寫同時代表了複數的病名(例如CHD，可代表先天性心臟病或先天性髖關節脫臼)，有的則是一個名詞有多種縮寫(例如體溫可縮寫為BT、KT)，因此如果護理師擅自使用縮寫，很可能會造成情報無法正確傳達的問題。基於上述的問題，護理人員在書寫護理記

錄時，只能使用該醫療單位認可的縮寫。

除了前述的縮寫之外，一些只有一部分人員才會了解的造詞(例如Q外或急診[代表緊急門診]、R困[代表呼吸困難]、心導[代表心導管檢查])，也只有在該醫療機關認可的前提下才可以使用。

⑥隔行書寫，並且在記錄過程中應避免中途換行

護理記錄這一類的文書，可能會被人質疑是否曾受到竄改，若被記錄者以外的人添加了任何內容，就可能會在責任的歸屬上發生問題。護理人員在記錄時，應隔行書寫，記錄過程中也應避免中途換行。

⑦記錄的修改

護理人員若需要修改記錄的內容時，應在修改處畫上橫線，並且加註上修改的日期時間和自己的簽名。護理人員在修改時，應使修改前的內容仍然能夠被閱讀，換句話說，不可使用筆或其他的文具將修改處完全塗改。

N o t e 📖

疼痛評估量表
···

疼痛度 0 — 完全感覺不到疼痛
　　　　1 — 極輕微的疼痛感
　　　　2 — 輕度的疼痛感，
　　　　　　有點難以忍受
　　　　3 — 中度的疼痛感，
　　　　　　有點難以忍受
　　　　4 — 高度的疼痛感，
　　　　　　非常難以忍受
　　　　5 — 無法忍受的強烈
　　　　　　疼痛

(摘錄自大館市立綜合醫院護理記錄撰寫標準2005)

一修改護理記錄時的範例一

1. 文章內容的修改

護理人員在修改記錄上的文章內容時，應在修改處畫上兩條橫線，並且加註修改者的簽名和修改日期時間。在修改時，應使原本修改前的部份維持在能夠確認的狀態。

2. 溫度表的修改

① 溫度表的欄位蓋錯記號時

「❌」中所示，將錯誤的記號畫上「X」後，在正確的位置上蓋上記號。

② 溫度表的欄位畫錯線時

「✚✚✚✚✚」中所示，將錯誤的線畫上幾條橫線後，在正確的位置上畫上橫線。

③ 補填原先忘記填寫的欄位時

將當時(忘記填寫時)的時間日期以及補填的內容寫上後，再加註補填的理由、時間日期、補填者的簽名。

【表格補填範例】

日期	時間	過程記錄
2／3	22：10	補填內容 患者感到失眠，希望服用藥物，參照指示簿內醫師的指示給予2mg羅眠樂(ROHYPNOL)。30分鐘後患者在病床上呈打鼾狀態。 　　　　　　　　（漏填，2月4日16時30分由山口補填）

(摘錄自日本大館市立綜合醫院「護理記錄撰寫標準2005」)

在描述人格相關狀態時的注意事項

護理人員必須避免描述「任性」、「沒耐性」、「歇斯底里」等各種和患者人格相關的狀態，應改以直接陳述的方式，來描述患者讓護理人員產生這些印象的行為，例如「雖然已經向患者說明過了，但患者仍無視勸告持續○○的行為」、「如果提醒患者在○○上的行為時，患者就會發怒，並且做出○○的行為」、「不斷地重複○○的行為」。

「循精神保健福利法第37條第1項之規定，厚生勞動大臣所制定的標準」的內容

第一　基本理念
第二　面談、通信
第三　患者的隔離
第四　身體拘束
第五　任意住院患者的開方式
　　　處置相關限制
(註：此為日本法條)

⑧記錄時不可使用會造成誤解或不愉快感的描述方式

　　例如「任性」、「沒耐性」、「歇斯底里」，這些和患者性格相關的描述都是應該避免的。護理人員在記錄時，應將會讓人聯想到上述性格的行為，直接描述在護理記錄上。

　　「不停地抱怨」、「不滿、反抗的態度」等等，關於患者表情或態度的描述也都是應該避免的。護理人員應以類似「患者從○○點開始，針對○○抱怨了○○次」或「雖然已經做過解釋，但患者卻轉過身去不予回應」的方式，直接描述當時患者的狀態。

　　在描述患者能力方面相關的(例如：「缺乏理解能力」)狀態時，應以類似「向患者說明了○次，但是並沒有獲得患者的理解」的方式，具體地描述當時的狀態。

　　避免使用會讓人感覺護理人員較優越的描述(例如「沒收他的○○」、「讓他自己做」)，應改用類似「向患者說明後，暫時幫他保管」、「向患者說明後，讓他自己處理」的方式來描述。

　　在記錄時，應避免記錄護理人員的感想(例如「患者好像不在乎」、「患者好像不難過」)，最好直接陳述患者的話，或者是將造成護理人員這些感受的言行舉止直接寫在護理記錄上。

E. 日本精神科領域中的護理記錄

①護理人員若是依循「**精神保健及精神障礙人士福利相關法律**」(簡稱精神保健福利法)的規定進行護理，護理記錄就能夠證明自己確實有遵守法律。

　　在精神保健福利法的「**循精神保健福利法第37條第1項之規定，厚生勞動大臣所制定的標準**」中，具體記載了護理人員應該遵守的事項，特別是在對患者施行隔離、身體拘束時，必須記錄施行的時間日期；隔離、拘束患者的理由；給予指示的醫師姓名，身體拘束時還必須記錄拘束的部位。

②若遇到躁狂狀態、憂鬱狀態、譫妄狀態等情況時，由於每位患者的症狀和出現的言行舉止不同，如果只單純的描述「躁狂狀態」、「憂鬱狀態」、「譫妄狀態」，無法正確地傳達患者的狀態。因此，護理人員必須具體地在護理記錄上描述出患者的狀態、言行舉止。除此之外，護理人員在使用「妄想」這個術語時，必須特別地

小心謹慎。這是因為「妄想」這個術語包含了診斷的因素在內的緣故。護理人員在記錄時應避免使用「妄想」這個術語，最好以直接描述患者症狀或言行舉止的方式進行記錄。

F. 護理記錄能提昇護理的品質

日本護理協會的「護理業務標準」中，有一段是這麼描述的：「護理實踐的整個過程都應該被記錄下來」。想要提供患者高品質的護理，護理記錄就必須依循護理過程來撰寫。

在醫療現場上，對於每位患者的問題都設定有一定的目標，並且根據目標制定、實行和記錄護理計畫，其中「護理記錄」的目的除了在於留下記錄之外，也有其他重要的意義存在。護理人員必須透過護理記錄，評價自己所提供的護理對患者(或患者的家屬)是否有效。透過根據評價的內容，護理人員可以評估是否繼續原先的計畫，或者是藉由修訂護理計畫，得到一個更有根據、更適當、更高品質的護理。

2 記錄的形式

A. 護理記錄的組成要素

護理記錄是由基本資料、問題表、護理計畫、過程記錄、護理摘要所組成，基本上則將基本資料、護理計畫、過程記錄稱為護理記錄的三大要素[*2]。

❶基本資料

個人資料等各種從患者處收集到的情報，稱為基本資料。基本資料是制定護理計畫時的基礎情報來源，如果在基本資料的收集上發生問題，或者是解釋錯誤時，護理計畫就無法發揮原先的機能。

▼表1 護理記錄的組成要素分類

三大組成要素	五大組成要素
・基本(個人)資料	・基本(個人)資料
・護理計畫(療養計畫)	・護理計畫(療養計畫) ・問題表
・過程記錄	・過程記錄 ・護理摘要

(日本護理協會：護理記錄說明相關內容導引，2000年)

N o t e

「護理實踐的整個過程都應該被記錄下來」

本文中所提到的「護理實踐的整個過程」，指的是護理工作人員的思考和行為。一份好的護理記錄，除了可以讓其他醫療工作人員共享情報，使照護能夠承接、連貫之外，在照護的改進發展和評價上也具有重要的價值。對於護理記錄者而言，如何以有效率、容易被利用的方式進行記錄，是非常重要的。(摘錄自日本護理協會「護理業務標準」)

主要的患者評估方法

1. 韓德森提出的14項人類基本需求
2. 羅伊提出的四種護理適應模式
3. 羅倫的三種自我照護
4. NANDA的13種人類反應模式
5. 高頓的11項機能性健康模式
6. 松本光子的生活行為樣式分類法

(摘錄自大橋優美子等人監修：看護學習事典 2003)

文獻

*2 佐藤エキ子：護理記錄說明相關內容導引概論，護理，53(7)，pp.197～200，日本護理協會出版會

因此如何系統性地收集情報的能力，以及利用收集到的情報判斷問題的評估能力，對護理人員是非常重要的。在患者的基本資料中，**主觀性的資料**和**客觀性的資料**之間必須正確地區別和整理，才能夠正確地傳達患者的情報。

Ⓐ患者情報的種類

①主觀性情報

所謂的主觀性情報，是指從患者的口中所表達的情報，例如症狀或情緒上的病訴都屬於此類。從患者口中所直接獲得的情報固然重要，但由於這類情報因人而異，即使記錄下來也往往難以成為可以共用的情報。舉例來說，當患者表示「時常會睡不好」時，是指「每天都睡不好」呢？還是指「每週有2~3次睡不好」呢？「睡不好」指的是「睡眠途中清醒」呢？還是指「難以入睡」呢？由於每一種情況的護理計畫都不同，護理人員應慎重地進行情報整理，盡量使情報具備客觀性。

②客觀性情報

所謂的客觀性情報，是指護理人員觀察到的現象、儀器檢測值、檢查結果等情報。與主觀性情報不同地，只要使用相同的方法進行觀察、檢查，無論是誰都能得到相同的客觀性情報。護理人員在記錄客觀性情報時，因避免是用類似「中等」、「少量」等等，具有主觀性判斷的描述方式。　護理記錄的基本：「D. 記錄時的注意事項」：請參考p.383

Ⓑ收集患者情報時應注意的事項

①避免使用專業術語，應使用患者和患者家屬能夠了解的話

②避免收集不必要的情報。舉例來說，在沒有必要的情況下，護理人員應避免詢問患者信仰的宗教種類；避免重複詢問患者診療記錄上已經記載過的項目。

③除了根據基本資料上的項目收集情報外，護理人員也必須觀察患者的表情和舉止。

④遇到需要使用視診、聽診、觸診、打診等技術收集情報時，若對自己的技術感到不安時，應請有經驗的人代為觀察。

❷問題表

從患者處獲得基本情報或評估結果後,進一步將可能影響到身心健康的問題點,個別地進行列表。在列表的過程中,如果只單純地舉出例如「統合失調症」、「腦梗塞」等等的診斷名稱時,可能會使得整個護理計畫,變質為以醫師領域治療方針為中心的計畫,或者是制定成針對這些診斷名稱的護理計畫。如此一來護理計畫就會缺乏個別性,因此護理人員有必要找出統合失調症或腦梗塞在護理對象上造成的問題,或者是找出未來可能會導致的問題。

[護理人員將問題列表時應注意的事項]

①對於可能會關係到患者生命的問題(例如自殺企圖、自殘行為),即使是單純的預測也一樣必須列表。

②除了必須將問題列表外,也應該列舉問題的原因,以及問題所導致的狀況,如此一來才能夠制定更加具體的護理計畫。舉例來說,若對象是「便秘」,護理人員除了在問題表上列出「便秘」之外,也應該列舉出類似「由於運動不同導致的便秘」、「便秘導致了食慾下降」的項目,如此一來就能夠針對「運動不足」、「食慾下降」的問題制定護理計畫。

③在精神科的領域中,時常會發生原本已經解決的問題又再度發生的情況(例如躁狂狀態和憂鬱狀態),對於表中已經解決的問題,護理人員應根據各醫療單位的規定來處理。

④使用標號來整理問題表(例如:＃1、＃2、＃3)。

❸護理計畫

護理計畫主要是根據問題表所制定,但為了兼顧個別性和有效性的重要,護理人員必須制定出對每一位不同的患者而言最有效的計畫。護理人員在使用**標準護理計畫**時,必須盡量保持個別性。

除此之外,為了讓計畫立案者以外的護理師也能正確地實行計畫,計畫中應清楚地標示「何時」、「對誰」、「實行什麼護理」。

在護理計畫中,要求護理人員向患者或其家屬說明診療計劃書的內容,並且根據診療報酬上的規定,必須在一週之內進行說明。護理人員必須和主治醫師共同合作,才能在期限內完成護理計畫的制定,並且向患者和家屬進行說明。

住院診療計畫相關標準

「患者住院時,醫師、護理師以及其他必要的相關專業人員,需共同制定一份總合性的診療計劃書,對於患者,(中間省略),根據規定,必須在住院後七天以內說明疾病名稱、症狀、治療計畫、檢查內容、檢查日期、手術內容、手術日期、預估的住院時間等事項。」
(2004年度版醫療診療報酬點數表,社會保險研究所)

Ⓐ護理計畫的種類
　①OP(Observation Plan)：觀察計畫
　　　在精神科的領域中，護理人員會根據觀察計畫的內容，以觀察的方式掌握和確認患者的精神症狀、藥物的副作用、日常生活行為。

　②TP(Treatment Plan)：援助計畫
　　　對於從評估結果中所發現的問題，以及從觀察計劃中所證實的問題，護理人員會透過援助計劃的制定，將應該實行的目的具體化。

　③EP(Education Plan)：教育和指導計畫
　　　教育計劃包含了護理人員對患者或家屬所實施的指導、教育方法和教育內容。

過程記錄的種類
....
①流程圖(過程一覽表)
②敘述式過程記錄
　a. 定時記錄
　b. SOAP
　c. 護理焦點記錄法

Ⓑ護理計畫中的標號
　　護理計畫透過標號(＃)進行分類，在護理計畫中同時也註明了問題表上的標號，透過標號的使用可以讓護理計畫的實行和計畫更加簡便。

　　例：標號＃3的問題表和護理計畫
　　　　OP 3-1　　TP 3-1　　EP 3-1
　　　　　 3-2　　　　3-2　　　　3-2
　　　　　 3-3　　　　3-3　　　　3-3

舉例而言，如果護理記錄上寫著「實行TP3-1的計畫」時，則代表護理人員「實行了問題表＃3的護理計畫TP1」。

❹ **過程記錄**
　　所謂的過程記錄，是照著時間經過的變化，記錄下患者所發生的事情，或者是護理人員對患者和其家屬所做的事，以及事後的結果和反應。過程記錄在整個護理記錄中，扮演著相當重要的角色。

[過程記錄的種類]
　①**流程圖(過程一欄表)**
　　　流程圖中記錄了慣例性的照護內容、觀察事項、護理計畫的實行記錄等各種內容，透過流程圖可以確認護理

人員曾觀察過哪些項目或做過哪些事。為了縮短記錄時所耗費的時間，並且提高記錄的效率，護理人員應有效地運用流程圖。

②敘述式過程記錄

　　以敘述的方式撰寫的一種過程記錄，「定時記錄」、「SOAP」、「護理焦點記錄法」是主要幾種敘述式過程記錄。每一種敘述式過程記錄在記錄上各有其特色，護理人員應配合醫療機關的狀況選擇合適的記錄方式。

❺護理摘要

　　護理摘要是將每一位患者住院過程的經過，以及其他和護理相關的情報，整理篩選後的所彙總而成。**離院摘要**的目的在於讓護理資源能有效地持續被運用，會被醫療機關、家庭護理中心、回歸社會機關等各種機關單位所使用。在精神科的領域中，離院摘要在患者再度住院時，也能夠使情報的收集更有效率。

B. 敘述式過程記錄的種類

❶定時記錄

　　將患者的狀態、護理人員實行過的護理或檢查、處置，以及患者所產生的反應和結果等事項，定時的進行記錄的一種方式。定時記錄的優點，在於沒有特別的記錄方法，記錄人員也不需要接受特別的訓練就能夠自由地進行撰寫，隨著時間演進的記錄方式也能夠使患者的狀況變化容易被了解。相反地，定時記錄的內容大多以護理人員的實行記錄為中心，也容易和流程圖的記錄內容發生重複。除此之外，由於在精神科領域中時常傾向於使用較長的文句來撰寫，定時記錄的方式往往會使得貴重的情報被分散。因此如果從情報的傳達和收集面來看，定時記錄這種方法在效率和效果上多多少少有需要改進的部份。

　　定時記錄是隨著時間的經過進行記錄的方法，因此可以記錄下正確的時間和實行過的護理內容。對於必須在短時間內進行各種處置的緊急狀況而言，可以說是非常有要的一種記錄方式。在記錄醫療事故的場合時，將事實依照時間經過來記錄的定時記錄法，也被認為是較妥當的一種記錄方式。

SOAP

　　S：主觀性資料
　　O：客觀性資料
　　A：判斷、評價
　　P：計畫

問題導向系統
POS：Problem Oriented System

記錄 POR：Problem Oriented Record

　①POMR:
　　Problem Oriented Medical Record

　②PONR
　　Problem Oriented Nursing Record
　　a. 基本資料
　　b. 問題表
　　c. 早期計畫
　　d. 過程記錄

❷SOAP

　　SOAP這種過程記錄，是以POS(問題導向系統)為根據的一種問題導向式記錄(POR)方法。

　　POS分為「記錄」、「檢查」、「修改」三個階段，記錄時則以POR(問題導向式記錄)的方式進行記錄。醫療領域使用的POR主要有兩種，分別是：1.問題導向型診療記錄(POMR)：由醫師獨自記錄，亦或者是醫師和包含護理師在內的其他醫療工作關係人員一起記錄2. 問題導向型護理記錄(PONR)：由護理師單獨進行記錄，目前以PONR被認為是護理人員較常使用的記錄方法。

　　PONR是由「**基本資料**」、「**問題表**」、「**早期計畫**」、「**過程記錄**」、「**摘要**」五個部分所構成，其中的過程記錄則是使用SOAP的方式進行記錄。

　　SOAP的形式，是由四大部分所構成，分別為：1.S：患者的病訴(S：主觀資料)，2.O：護理師所實行的護理內容或檢查結果(O：客觀資料)，3.A：判斷和評價(A：評價)，4.P：根據評估的結果釐清問題，再制定能夠解決問題的計畫(P：計畫)，最後的護理計畫部分，再分別制定成觀察計畫、援助計畫、教育計畫三個部分。

　　SOAP式記錄法的特徵，在於記載的項目分類、整理明確，無論是誰都能夠輕易地了解其中的內容。不過在實際的護理現場上，S和O雖然很容易撰寫，A和P的部份卻是個難題，常常難以留下充足的護理記錄。

❸護理焦點記錄法

　　護理焦點記錄法開發小組的負責人藍普(Lampe, S)，曾表示過這麼一段話：「護理焦點記錄法，是一種以系統性的方法描述患者過程記錄的記錄方式，其記錄的焦點放在患者現在的狀態、朝治療目標前進時的中途狀況、患者對治療和照護介入產生的反應。比起問題導向式記錄，護理焦點記錄法『患者中心』的程度更勝一籌」[*3]。下列四點是護理焦點記錄法主要的構成因素(護理焦點記錄法　是川上千英子小姐所使用的註冊商標[譯註：原文註冊商標是フォーカ])。

F (focus)：焦點欄

　　焦點欄指的是焦點放在患者發生的問題、徵候、言行舉止、重要的事件上，並且進行記錄的欄位。焦點欄是從過程記錄中分割出來的部分，可以作為患者情報的目錄來使

文獻

*3　Lampe, S, 岩井郁子監修譯：護理焦點記錄法以患者為中心的護理記錄, p.7, 醫學書院出版, 1997

月日	時刻表	焦點欄	記錄過程 (DAR)	簽名
4／25	19：50	焦點記載 病患偷吃零食 (19：50隔離)	↓支持焦點情報的記載 D) 偷Y先生的零食，在自己的房間吃 ↓護理行為的記載 A) 晚餐後，偷吃零食的行為，包含沒有成功的共有四次，擔心被偷竊者有暴力行為，因此向○○醫生報告。隔離於保護室。 (○○醫生) ↓病患的反應、結果的記載 R) 訴說不滿，拒絕進入房間，馬上鋪床就寢。	山口

▲圖1　護理焦點記錄法的格式

(山口敏博著：精神科護理人員要如何活用護理焦點記錄法，p.78，精神護理出版，2001)

用，因此護理人員能夠從焦點欄中有效率地收集患者的情報。

D (data)：資料

記錄了焦點欄中和患者相關的情報、患者的言行舉止、檢查結果、記錄撰寫人以外的醫療人員對患者實行過的行為。

A (action)：護理行為

針對焦點欄中列舉的各種患者情報，護理人員會進行各種護理行為，這些護理行為則記錄在本欄位。若護理人員是聽從醫師的指示進行處置等護理行為時，為了讓責任歸屬更為明確，也必須將醫師的姓名記錄下來。

R (response)：反應

實行護理行為後的結果、患者的反應都記錄在此欄位，這使得護理人員可以確認實行的護理行為效果如何。

護理焦點記錄法最主要的特徵，在於護理人員可以透過焦點欄的使用，有效率地收集到患者的情報。除此之外，與焦點欄相關的DAR(過程記錄)也是以系統性的方式記錄，這不但統一了記錄的書寫方式，也使得情報的整理更為簡便。不過實際在使用護理焦點記錄法時，護理人員可能會對「該從焦點欄中擷取哪些訊息」感到困惑，也可能不知道該將擷取的訊息記錄在DAR的哪一個部分。

(山口敏博)

4 了解和協助患者家屬

1 患者家屬的狀況

在住院時間短期化的趨勢影響下，各社區支援精神障礙人士的資源逐漸獲得充實。不過社區的支援能力固然重要，患者家屬依然扮演著不可取代的的角色。

A. 患者家屬的心理

即使是身體方面的疾病，患者家屬也難以接受家族的一員患病的事實。如果換做是精神疾病，情況會更為嚴重，加上對疾病相關知識的缺乏，以及面對患者劇烈症狀時所帶來的不安，患者家屬往往會陷入混亂中。

患者家屬也可能會出現類似「病會不會治不好」、「患者會發病，責任是不是在我身上」的想法，進而感到絕望或失望。動搖、混亂狀態下的患者家屬，時常會否定護理人員的各種行為，然而護理人員必須了解到家屬接受、認同精神障礙的過程，其實就跟患者接受精神障礙時的情況是一樣的。

在患者剛發病時，家屬會對家族中成員突然發生變化這件事，感到困惑，並且因為不知道該如何處理而感到焦慮。如果患者被診斷為精神面相關的疾病時，家屬可能會感到悲傷或衝擊，甚至會產生想否定疾病的情緒。患者住院後，家屬常會因為如釋重負而感到安心，但也有家屬對「自己讓家族的成員住進了精神科醫院」抱有罪惡感。在住院一小段時間後，家屬開始能以正面性的思考面對罹患疾病的家族成員和疾病，但同時也會因為難以預測的預後狀況，對將來感到強烈的不安。

如同上述所說明的，家屬的心理在各種不同的時期皆有其特徵。從患者發病到首次住院接受治療開始，家屬的心理開始發生變化，主要可以分為三大階段：1.第一階段：家屬發現患者出現了可能是症狀的變化，2.第二階段：患者開始接受診察之前的階段，3.第三階段：住院後。接下來的章節中，將會針對每個階段中患者家屬的心理特徵進行說明。

患者家屬對疾病改名的感受

一般來說，知道自己罹患的疾病名稱，是治療上的第一步。但是對於患者家屬而言，一旦聽到醫師宣布患者罹患的是「精神分裂症」時，往往會感到如同死亡般的痛苦和絕望。「精神分裂症」這個疾病名，無論對患者本人還是患者家屬都難以啟口，當然也無法傳達給他人。「這樣的疾病名不是很不適當嗎？」的想法，就是患者家屬要求改變疾病名稱的出發點。在患者家屬團體的要求下，日本精神神經學會成立了疾病名稱檢討委員會，在西元2002年8月的日本精神神經學會上正式將「精神分裂症」變更為「統合失調症」。對於新的疾病名稱，患者家屬的反應各有不同，有人認為「新的病名非常好」，也有人認為「原本舊的病名其實也可以」。

Ⓐ從發病到接受診察之前的階段

家屬開始察覺到患者本人發生變化(精神疾病的發病)，大多是患者出現了下列幾種現象：1.患者深夜時四處徘徊或自言自語，或者是出現一些平常看不到的**奇異行為**，2.患者的日常生活活動性下降，並且呈現整個人顯得怠惰的**自閉和動機喪失**狀態。3.患者出現破壞物品，毆打雙親等**暴力**行為。患者家屬無法理解患者異於平時的行為或發言，因而感到困惑和不知所措。

從發覺患者的變化，一直到前往精神科接受診察為止，患者家屬可能會出現的一部分心理狀態如下：

・「困惑」：不知道該如何處理。
・「恐怖」：對奇異的行為和暴力感到恐懼。
・「不滿」：對患者怠惰或撒嬌般的態度感到憤怒。
・「不安」：由於缺乏精神疾病相關的知識，因而對未來感到不安。
・「不願意就診」：即使認為患者罹患的可能是精神性的疾病，也會因為社會上偏見的影響而不願就診。
・「著急」：發現到患者罹患的是精神性的疾病，因而急著讓患者接受治療。

上述這些患者家屬的心理，會受到各種因素影響，可能影響的因素例如家屬是否具有疾病相關的知識；患者行為上無法預測的變化；未來的不確定性；社會上對精神障礙或精神障礙人士的偏見；患者家屬在身體、精神上的疲勞；家族成員之間的關係，都是可能影響患者家屬心理的因素。

Ⓑ當家屬被告知患者的診斷(疾病)名稱時

在精神科接受診察後，患者家屬會從醫師口中得知患者的診斷(疾病)名稱，此時家屬可能會出現下列的心理[1]。

・「驚訝」：由於家族的成員發生了預料之外的事而感到驚訝
・「恐慌」和「憤怒」：無法理解為什麼會發生這樣的事，各種感情錯綜交雜後導致了恐慌和憤怒。
・「悲傷」、「失望」：當初預測的事變成了事實，因而感到悲傷或失望。
・「否定」：不想承認家族成員罹患精神性疾病的事實，因而產生了否定性的心理。

文獻

[1] 古谷智子、神郡博：精神障礙者家屬的心理過程之相關研究，富山醫科藥科大學護理學會誌，No.2, pp.29~38, 1999

ⓒ 患者首次住院時

接受診察後到住院為止的這段期間，患者家屬的心理*1會受到各種因素的影響，可能影響的因素例如：未曾有的體驗所帶來的**衝擊**；家屬對罹患疾病的家人的**愛情**；**社會上對精神障礙的偏見**；精神障礙的**原因不明**；對醫療人員的**期待和信賴**；從接受診察前的緊張中獲得**解放**。患者在接受診察，首次住院時的家屬可能出現的心理如下：

- 「安心」：由於開始接受治療，因而抱持著患者應該能夠從現在的狀態中，獲得恢復的期待感，或者是患者家屬本身終於能夠從身體面、精神面的疲勞中獲得解放而感到安心。
- 「不安」：由於住進了精神科而因而感到不安
- 「愧咎」：患者本人不想住院，但是為了治療也別無選擇。

ⓓ 症狀安定後

精神疾病時常二度發作或惡化(又以統合失調症最為顯著)，很容易使疾病慢性化。精神疾病的這項特徵，也對患者家屬的心理造成了莫大的影響。

即使患者持續接受治療，病狀也維持在安定狀態下，還是有可能會出現**奇異的行為，或者是脫離社會常規的行為**。這種現象，使得患者家屬必須無時無刻顧慮左鄰右舍的感受，進而導致家屬處於緊張的狀態下。

ⓔ 住院後

家屬在患者住院後的心理現象*1會受到各種因素影響，可能影響的因素例如：家人的責任感(又以雙親的責任感最為顯著)；精神疾病預後**狀況不明瞭**的特性；**無法設立未來目標**；**社會上對精神障礙的偏見**；身旁周遭的人是否**給予協助**。具體而言，此時患者家屬可能會出現下各種心理。

- 「自責的想法」：追究疾病的原因，因而檢討自己過去對孩子的教育方式。
- 「正面思考」：能夠接受家族成員罹患疾病的事實並且嘗試各種可行的方法進行治療
- 「失望」：患者在狀態上的變化不如預期，因而感到空虛和失望。
- 「對將來感到不安」：認為患者很可能一輩子都治不

好，或者是認為自己往後可能要一直照顧患者，因而對未來感到不安。

- ‧「依賴」：終於從一直困擾自己的精神面、身體面疲勞中獲得解放，因而想將患者委託給醫療專業人員。
- ‧「自卑感」：想要隱瞞家中成員罹患精神性疾病的的事實。

⒡ 能夠接受精神障礙後

家屬在煩惱患者遲遲不見好轉的症狀和生活態度的同時，會從醫療人員處獲得精神障礙相關的知識，或者是在患者家屬團體等等的場合中發現希望，並且發覺到不是只有自己一個人在面對問題。除此之外，和患者長時間生活的影響，以及和站在相同立場的其他家屬或醫療人員進行經驗交流，家屬往往已經能夠適當地表現出自己的感情，並且察覺到自我調適的重要性。

家屬在接受患者罹患精神障礙的事實時，具有一定的心理過程，隨著患者疾病的進展，可以觀察到家屬在心理上的變化。不過無論發生何種變化，有兩種心理一般不會發生變化，一種是家屬**自責的想法**(認為患者會罹患疾病，責任可能是在自己身上)，另一種則是因為社會上的偏見，因而感到苦惱和自卑感。除了上述兩種心理之外，**負擔感**(自己背負著罹患疾病的家人)也是一種不會隨著患者疾病進展而改變，這是護理人員不可以忘記的一點。

B. 患者家屬在生活上抱持的困難

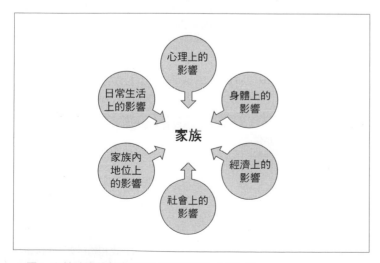

▲圖1　和精神障礙者的共同生活對家屬造成的影響

精神障礙者眼中的家人

對於和家人一同生活的精神障礙者而言，能夠信賴的對象除了醫療工作人員之外，大多是雙親、兄弟姊妹等家人。大半數的患者對家人給予的協助，都感到「滿足」。然而在另一方面，只要工作和生活費等條件完備，也有不少精神障礙者想要「離開家人自立」。從這種現象中，可以感到到精神障礙者雖然感謝家人的協助，同時也有「不希望有人在旁唸個不停」、「希望家人能再多了解自己一點」的想法，並且窺見患者在不想依賴家人，卻又不得不依賴家人的狀況之間感到糾葛的身影。

不只是精神障礙，各種慢性疾病的患者，都會對其家人帶來各種不同的影響 圖1。這些由於家中有必須照顧的精神障礙者，進而造成家人生活上的困難或負擔的現象，也被認為是影響患者家屬心理的因素之一 [2、3、4]。

　　處於這段時期的患者家屬，可能會抱持下列幾種感情：

- ‧「不安」和「恐怖」：對患者奇特的行為和其他的症狀感到不安和恐懼
- ‧「憤怒」：即使知道患者罹患疾病，還是會對患者無視旁人的行為感到憤怒
- ‧「煩躁」：為了治療患者，家屬已經盡其所能地試過各種方法，但卻不見成效，因而感到煩躁
- ‧「自責的想法」：由於疾病的原因毫無頭緒，或者是因為社會上的各種輿論(例如親子之間理想的相處方式、孩童的發展方式等輿論)的影響而感到自責。
- ‧「名譽上的煩惱」：社會上對精神障礙的偏見，或者是了解的不足所造成的名譽上的煩惱
- ‧「放棄」：認為患者已經不可能恢復到發病前的狀態，因而萌生放棄的想法
- ‧「悲歎感」：放棄原先對患者的期許和希望，並且對自己往後必須一直照顧患者而嘆息。

Ⓐ和精神障礙者共同生活的困難度

▼表1 患者家屬在日常生活上的各種困難

參考全家連在西元1993年、1997年所實施的調查中使用的問題

日常生活中的困難	分類
醫療費用等經濟上的負擔 擔心患者的症狀是否會突然變化 對未來感到不安 缺乏工作機會、學習機會 擔心患者會做出困擾他人的事情 持續讓患者服用藥物的辛勞 家屬和醫院之間想法的代溝	和精神障礙者家屬家中的精神障礙患者本人有直接關連的生活困難
家族關係崩壞 和鄰居之間交流上的煩惱 和親戚之間交流上的煩惱 尋求周遭的理解而感到精神上的疲勞	精神障礙者家屬在社會關係上的困難
無法工作、無法做家事 無法外出、無法離開自宅 沒有個人的時間 身心俱疲	精神障礙者家屬自己在生活上的困難

(榮セツコ、岡田進一：精神障礙者家屬生活上的困難之相關研究，大阪市立大學生活科學部學刊，46，162，1998)

文獻

*2　畑哲信、阿蘇ゆう、金子元久：精神障礙患者家屬的心理和行為，摘錄自精神障礙患者家屬意識調查的結果(第三期)，精神醫學，45 (6)，pp.627～636，2003

*3　酒井佳永、金吉晴、秋山剛他：精神分裂症患者家屬負擔的相關研究，患者的病識感和家屬在精神疾病認識上的關聯性，精神醫學，44 (10)，pp.1087～1094，2002

*4　南山浩二：家屬照護精神障礙患者上的負擔－摘錄自「兩時間點的追蹤調查結果」－，季刊家計經濟研究，(31)，pp.61～69，1996

*5　榮セツコ、岡田進一：精神障礙者家屬生活上的困難之相關研究，大阪市立大學生活科學部學刊，46，pp.157~167，1998

大多數精神障礙者在發病後，依舊會持續出現復發的現象，進而轉變成慢性疾病，統合失調症就是最明顯的一個例子。統合失調症發病於青春期、青年期，不但容易復發，症狀的演變也十分不安定。

根據調查結果顯示*5，精神障礙患者家屬在生活上的困難，主要可以分為三大類：1.和精神障礙患者共同生活，援助患者上的各種困難，2.患者家屬維持社會生活上的各種困難，3.患者家屬自己在日常生活上的各種困難 表1。

患者家屬所感到的困難中，對精神影響較大的應屬精神障礙者的症狀，以及和症狀相關的各種行為。重度的統合失調症患者由於生活規律不安定，加上患者自己無法保持自身周遭的清潔，也無法順利地進食，使得患者自我照護的能力顯著下降，對家屬造成的精神影響也就更為明顯。除此之外，統合失調症的患者由於受到幻覺、妄想等症狀的影響，行為和思考缺乏統整性，家屬難以和患者進行溝通。面對這樣的狀況，家屬越是努力去了解患者奇異行為中想表達的意思，或者是試圖讓患者能和自己過著一樣的生活時，感受到的困難就為不斷增加。

持續讓精神障礙患者接受治療，也是讓患者家屬感到困難的一件事。絕大多數的情況下，精神障礙患者想要維持症狀的安定和生活，就必須定期接受診察和服用藥物。然而精神障礙患者本人可能會因為缺乏病識感，無法了解服用藥物和接受診察的必要性，也不肯積極地參與診察。很多患者家屬也都缺乏對精神障礙的充分了解，使得患者的治療很容易就中斷。這樣的問題除了會導致患者的症狀惡化或復發，也和精神障礙者病情進展慢性化，以及患者對應上的困難有關。

❷ 患者家屬在維持社會生活上的困難

隨著精神障礙患者在生活能力上的障礙逐漸惡化，家屬必須開始代替患者原先扮演的角色或工作。一旦患者家屬增加灌注在精神障礙患者上的時間和精力，原本必須耗費在其他家人上的精力和時間就會顯得不足，因而使得其他的家人覺得受到冷落，或者是認為自己沒有受到關心。

人在生活的過程中，會遇到各種家人之間的狀況，例如健康上的問題、搬家、升學、結婚。雙親在養育兒女的工作告一段落，開始考慮往後的人生時，或者是兄弟在考慮結婚、就職的時期，如果家族中有必須照顧的精神障礙者時，很可能就會迫使往後的人生規劃必須改變。若家屬在精神障礙患者上投注了莫大的時間和精力，又必須面對人生中各種狀況時，家屬所感受到的困難感就會更加顯著。

許多患者家屬都會在意社會上的眼光，因而想隱瞞精神障礙患者的存在，也不會向周遭的人提起相關的話題，並且表現出忽視患者的態度。當患者家屬逐漸接受精神障礙(以及精神障礙患者)，並且能夠參加患者家屬聚會等活動後，原先患者家屬對周遭人的抗拒感會逐漸地減少。不過家屬在親戚間的相處上，仍舊有不少困難，例如患者家屬會向團體中的其他人表示「隨著兄弟姊妹的不同，對應的方式也不一樣」、「雖然一直在隱瞞，但其實我妹妹已經離婚了」、「會叫其他親戚不要接近患者」。

患者家屬會希望身旁周遭的人能「以平常的方式來對待患者」、「不要以異樣的眼光看待患者」、「更深入了解精神障礙患者」、「不要只在患者狀況惡化時才關注」。即使患者家屬自己能夠接受精神障礙，也獲得了相關的知識，但是精神障礙(以及精神障礙患者)相關的知識卻尚未在社區居民之間普及，根深蒂固的社會偏見使得患者家屬在社會生活上感到困難。

ⓒ 患者家屬自己在生活上的困難

症狀轉為慢性化的精神障礙患者，自我照護能力會出現下降的現象，因此在日常生活上大多需要他人給予協助。精神障礙患者的自我照護能力程度不一，若是發病年齡較低的患者，有可能在發病前自我照護能力就很低，也可能因為症狀或症狀導致的能力障礙，使得患者的能力遠比家屬所預期的情況還要低。有些患者家屬會期待患者能夠和自己一起生活，也有的試圖讓患者的行為恢復到發病之前，有的患者則是讓自己去配合精神障礙患者的步調。如果此時精神障礙患者受到幻覺或妄想所控制，使得自我照護機能顯著下降，家屬的期望將會難以實現。

家屬時常忙於照顧精神障礙患者的飲食、沐浴、服裝儀容，也不時要擔心患者是否會出現自殘行為，外出時患者是否會讓周遭的人感到不快。如果精神障礙患者的病情轉變為慢性，自我照護機能也出現顯著的下降時，家屬就會更為忙碌，甚至必須配合患者改變自己平時的行程和行為，以便盡可能地照顧患者。如此一來，患者家屬就無法像往常一般維持工作或家事，外出和娛樂的時間也都會受到限制。換句話說，家屬為了照顧精神障礙患者的日常生活起居，以及監視患者平時的行為，幾乎必須耗費掉所有的時間，如果扣掉用來維持家庭所需的最低限度的時間，家屬可以說是完全沒有屬於自己的時間。如果持續處

在這種生活狀況下，最後會導致整個家族處於身心俱疲的狀態。

想要長期接受治療，也意味著必須長期負擔醫療費用。同時在大多數的情況下，精神障礙患者本人難以工作，家屬也可能難以維持以往的工作。如果將這些問題全部集合起來，經濟上的負擔對家屬而言就會是一種龐大的困難。

從上述的介紹中可以發現到，家屬在生活上的困難，主要還是受到精神障礙患者的狀態影響，想要減輕家屬所面對的困難，「安定精神障礙患者狀態」依然是最直接的方法。精神障礙的慢性化同時也意味著家屬的高齡化，結果會導致家屬體力和意志力的下降，以及經濟基礎的弱化，進而增加家屬在生活上的困難。透過活用公共資源，並且和醫療人員或精神保健福利工作人員保持聯繫，以及接受其他來自家族之外的協助，都能夠減輕患者家屬在生活上的困難。只不過這些幫助和聯繫，同時也可能會造成患者家屬在心理上的負擔，這一點也是護理人員必須要留意的。

2 協助患者的家族

A. 家族的意義

家族對家族中的每一個成員都具有非常大的影響力，在人格和精神的發展上產生了很大的作用。如果說家族是人類健全發育上不可或缺的存在，那麼一個不健全的家族就可能和疾病有直接的關連性。在各種精神障礙患者中，針對統合失調症患者的家族，佛洛姆(Fromm-Reichmann)認為雙親的病理會導致孩童發生疾病，並且根據這個想法取了「造成精神分裂症的媽媽(schizophrenogenic mother)」這個名稱。西元1950年代，從家庭溝通異常的相關研究中，貝特森(Bateson)提出了「雙重束縛理論(double bind theory)」。以雙重束縛理論為出發點，人們發展出了家族內的溝通問題不是單純來自於母親，而是來自家族整體的病理的想法，進而產生了試圖去改變家族關係的家族療法。

在大約西元1960年代，布朗(Brown)等人的研究中證實了「家族中某種感情表現越頻繁，患者的復發率越高」，並且將其命名為EE(Expressed Emotion:家族的情感表達) p.346。 西元1970年代以後，出現了「精神障礙患者的家族已陷入機能不全狀態」的看法，體系化的心理教育和社交技

N o t e

佛洛姆
Frieda Fromm-Reichmann
(1889~1957)

佛洛姆是美國的精神分析學家，生於東普魯士。佛洛姆女士的治療方法，是將重點放在移除患者心中強烈的不安和罪惡感，反移情作用也是另一項重點。佛洛姆女士的貢獻在於使沙利文(Sullivan)的理論獲得具體的發展，因而受到世人很高的評價。

貝特森
Gregory Bateson
(1904～1980)

貝特森生於英國，在劍橋大學攻讀了生物學和人類學。在精神醫學領域中，貝特森雖然是以雙重束縛理論的提倡者而聞名，但其實在其他各種領域中，他也留下了許多具獨創性的貢獻。

布朗George W.Brown

布朗是情感表達研究的創始人。英國從西元1950年代開始，就開始推行讓精神障礙患者離開治療機關的活動。布朗的研究就是在探討回歸到社區的患者，是以什麼樣的方式在生活。

機能不全

在家族的各種機能中，有一項是「子女的教育 社會化」。在另一方面，妨礙子女成長，使子女維持在孩童狀態的的抑制機能，也是家族的其中一項機能。在陷入機能不全狀態的家族上，可以觀察到這兩項機能之間的平衡發生失調。這兩項機能間的平衡之所以會失調，被認為是為了維持家族的安定而產生的現象，並且認為導致這種現象的原因是來自於整個家族的問題，而非雙親或子女其中一方。

增權

家族原本就擁有決定、掌握家人生活的能力，這份能力發育成熟，並且使家族在自己的生活上，獲得統御感的過程，就稱為增權(Empowerment)。

全國精神障礙者家族會連合會(簡稱全家連)

現在全日本共有1600個以上的家族會，各縣市地方則各有其負責統一管理的連合會，是一個含括了6萬戶12萬人的組織。全國精神障礙者家族會連合會(全家連)成立於西元1965年9月，西元1967年2月由當時的厚生省核准為福利事業團體，成為財團法人。全家連的委員是從從各縣市地方連合會的代表中所選出，負責收集全國會員的希望、意見，澄清社會對精神障礙(以及精神障礙患者)的偏見，以及舉行各種改善政府相關施政的活動。

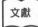
文獻

*6 佐々木裕子、早川由美：「精神障礙患者家族的援助」相關文獻研究─從歷史的演進和當事人的研究中探尋患者家族援助的方向─名古屋市立大學大學院人類文化研究科人類文化研究, (1), pp.93～108, 2003

巧訓練(SST)開始在各地普及活躍。

到了西元1990年代，家族不但成為了社會上主體性的存在，許多狀況也能夠靠家族本身的力量克服，由於這份力量的影響，人們開始能夠接受「家庭增權」的想法。

B. 患者家屬援助的歷史

在本章節中，將要向各位介紹歷史上，精神障礙患者的家屬曾有過哪些援助。

有說法[6]認為早在養老律令(718年為古代日本政府的基本法規)中，就已經提及「家族是負責照護的人」，在患者的管理和照顧上受到人們的期待。日本，在西元1900年所制定的「精神病患者監護法」中，家族被定義為「監護義務者」，在西元1919年的「精神醫院法」中，也同樣認定家族有保護拘束精神病患者的義務。到了西元1950年，隨著「精神衛生法」的制定，精神病患者監護人的名稱變更成「監護義務人」，協助治療等義務上的內容則沒有變更。西元1979年首次成立「家族教室」，但是當時主要的活動內容是社區的啟蒙活動，並沒有提供家族的協助。長久以來精神障礙患者的家族都背負著「保護、監督」的義務，到了這個時期更扮演了治療協助者的角色，因而又多了「協助者」的職責。

一直到了西元1995年，患者家族才首次被認定為「需要援助的對象」。在「精神保健以及精神障礙人士福利相關法律(精神保健福利法)」中，公布了各種家族諮商事業的相關政策。到了西元1999年，隨著精神保健福利法的修訂，監護人的義務終於獲得減輕，但是社會對家族作為監護人的機能依然寄予著相當大的期待 表2。

C. 家族會的變革

西元1950年代後半，隨著抗精神病藥的使用獲得普及，人們開始摸索如何讓精神病患者的離院，以及讓患者在社區接受復健活動。在這股潮流下，患者的家族被認為是最值得期待，最適合作為精神障礙患者離院後的容身之處的場所，一部分醫院在實行家族教育的同時，也開始舉辦「醫院患者家族會」的活動。醫院患者家族會重視如何讓患者家屬獲得疾病相關的知識，因此其給予的協助主要是由醫療、保健相關人員提供，並且具有濃厚的教育色彩。

西元1964年，發生了統合失調症(當時稱為精神分裂症)

▼表2 現在條文中所規定的監護人職責

①使精神障礙者接受治療
②保護精神障礙者在財產上的利益
③協助醫師診斷精神障礙者
④在精神障礙者接受治療的過程中，遵循醫師的指示
⑤可向衛生所所長申請精神障礙者的「定期門診醫療費公費負擔制度」
⑥在精神障礙者的醫療保護住院上，能夠選擇是否同意精神醫院管理人員的意見
⑦能夠請求各縣市地方行政首長讓精神醫院住院患者的離院，或者是改善患者處置上的待遇
⑧接納從處置住院中離院或假離院的患者，為了保護假離院患者，監護人應聽從該醫院管理人員的指示。若情況需要，監護人可向精神醫院或各相關社會回歸機關協商，以尋求協助。

(佐々木裕子、早川由美:「精神障礙患者家族的援助」相關文獻研究—從歷史的演進和當事人的研究中探尋患者家族援助的方向—，名古屋市立大學大學院人類文化研究科人類文化研究, (1), 98, 2003)

少年刺傷美駐日大使賴肖爾(Reischauer)的事件;西元1965年，「精神衛生法」朝強化治安體制的方向進行了修訂。在當時由於反對這項法律上的修訂，家族會的活動變得十分頻繁，並且使得原本在日本各地獨自進行活動的33個家族會，組成了「全國精神障礙者家族會連合會(全家連)」。

在精神衛生法修訂之後，衛生所的業務中增加了諮商、訪問、協助家族會設立等項目，使得「社區家族會」以衛生所為據點在各地成立。

家族在歷史上是被社會所期待的治療協助者，同時也一邊扮演協助者的角色，一邊承受社會上的偏見和精神障礙者的人生。家族會也曾有一段時間把活動的重點放在將社會資源的不足，以及患者家族的聲音反映給國家的社會福利。家族會在往後活動中，除了要讓社會知道家族扮演著提供協助給患者的角色外，也必須讓社會認識到家族本身也是需要援助的對象，也希望在家族會本來的活動目的「**家族之間的互助合作**」上，灌注更多心力。

D. 家族的援助

想要援助患者的家族，試圖去了解家族的感受固然重要，但首要之急應在建立彼此之間的援助關係。在建立和患者家族之間的援助關係時，醫療人員應該要注意到家族內有著各式各樣不同感情的成員，有的成員則可能抱持著反對意見。護理人員和家族建立關係的情況，與和精神障礙者個人建立關係的情況不同，護理人員必須同時具備能夠「將家族視為

老人照護和精神障礙者的照顧

家族的成員會自發性地進行老人照護，大多數的理由被認為是出自於「報答雙親的辛勞和愛情」，或是「因為自己未來可能也會需要照護，所以雙親也應該要接受照護」的心情。家族中負責照顧精神障礙患者的人，以父母的比例最高，接著則是兄弟姊妹、配偶。和老人照護不同的是，雙親會照顧精神障礙的子女，並非是期待將來精神障礙的子女，能夠反過來照顧自己。大多數的看法認為家族會自發性的照顧精神障礙者，可能是出於過去在家中所受到的教育和教訓所影響，也可能是遺傳上的因素所造成，或者是出於對精神障礙者的愧咎感。

從家族的角度來看知情同意

[疾病名稱的告知]

一般在度過急性期後，醫療人員會以類似「患者現在雖然安定下來了，但因為他罹患的是…」的口吻告知家屬疾病名稱，同時也會向家屬表示：「即使現在病情安定，也有在復發的可能性，患者必須持續服藥。」

[淺顯易懂的說明]

急性期的幻聽、妄想，以及其他各種劇烈的症狀，很容易讓家屬了解到這些症狀是來自於疾病。但是相較之下，患者在慢性期出現的，看起來只是像「在家裡閒晃」的狀態，往往使家屬感到困惑，不知道這些狀態是由於症狀所導致的機能障礙，還是單純只是患者懶惰所造成，而且也不知道這種狀態會持續到什麼時候。除此之外，有許多家屬一旦看到症狀似乎好轉，就會因為懼怕藥物的副作用而停止服藥，或者是停止接受診察。很多家屬都認為：「雖然醫師說需要一直服藥，但我想說症狀治好就不用吃了」、「吃藥會不會中毒」。對家屬而言醫學術語是很難以理解的，醫療人員有必要以具體而淺顯易懂的方式進行說明。

醫療人員方在接納身為當事人的患者和家屬，並且努力地提供情報時，也有必要讓家屬學習如何主動地獲取情報，而不是一直處在等著別人來教自己的狀態，並且學習去做出適當的判斷。

一個團體進行觀察」的觀點，以及能夠「分別觀察家族中每一位成員」的觀點。護理人員和家族建立關係時有許多需要注意的重點，例如：①抱持中立的立場、②尊重家族的決定和判斷、③提醒護理人員自己不要受到的價值觀或成見的影響。

Ⓐ 提供家族精神障礙相關的正確知識和情報

社會常對精神障礙(以及精神障礙患者)抱持著類似「危險」、「不知道會做出什麼事」、「雙親的教育是導致精神障礙的原因」的歧視。這些歧視對於和精神障礙者一同生活的家族而言，就和歧視家族本身是一樣的。如果患者的家族對於精神障礙(以及精神障礙者)也抱持著相同歧視和偏見時，就會使家族受到雙重的煎熬。加上患者的家族時常會猶豫是否要讓精神障礙者接受診察，或者猶豫是否和周遭的人交流，進而造成家族在社會上受到孤立，因而在必要時無法獲得充分的知識，使得狀況更加困難。

事實上，患者的家族非常渴求各種情報。無論是哪一種階段的精神障礙，只要家屬能夠獲得充分的情報和知識，就能適當地處理問題，也能夠暫時避免對患者投以過度的期望。精神障礙者住院的時間一旦拖長，家屬的就容易疏遠，此時護理人員應積極地邀請家屬探望精神障礙者，或者是請家屬參加家族會，盡量增加家屬前往醫院的機會。如果精神障礙者是在社區中生活，護理人員也應該協助家屬參加家族會，增加家屬和外界交流的機會。

近年來在各方面進行實踐的「家族心理教育」，是一種教導家屬精神障礙的特徵和共同生活時對應方式的教育，同時也提供家屬治療、藥物的作用、副作用、可運用的社會資源等相關的情報。在精神障礙所造成的生活困難上，家族心理教育提供以團隊的方式，一同思考解決方案，或者是使用認知行為治療來給予家屬協助。透過心理教育能夠使家屬獲得安心感，並且增加家屬對應患者的方法，安定精神障礙者的症狀並且預防症狀的復發，進而減輕精神障礙者家屬在生活上的困難。

Ⓑ 讓家族學習如何適當地對應精神障礙者

精神障礙在幻覺、妄想、興奮等急性症狀減輕後，時常會留下許多即使藉由藥物治療，也難以改善的感情、意思、思考機能上的障礙。這些機能上的障礙，被稱為精神障礙者在社會上生活所必須面對的「**生活上的困難**」，這些狀態看在家屬眼裡，往往會被認為是精神障礙者所故意裝出的懶散態度，或者是認為精神障礙者根本缺乏這些機能。

患者家屬在日常的對應上會感到困難，原因大多是和症狀有密切關連的機能障礙有關。護理人員在進行訪問護理，或者是在家族會等各種家族之間交流的場合上時，應該建議家屬將自己遇到的困難表現出來，並且一起和家屬思考這些問題是來自機能障礙，還是只是患者自己因為厭惡而不想做。家屬在知道其他家族也抱持著相同的困難，或者是知道精神障礙者的狀態和症狀有關時，就能夠感到安心。

家屬日常上在面對患者時，應該注意下列五點：①從一開始就不要對精神障礙者抱持過高的期待、②盡量不要過度的干涉或擺出批判性的態度，以避免過度刺激患者、③不可以因為精神障礙就完全接受患者的要求(必須讓患者了解到家屬哪些事做的到，哪些事做不到)、④讓精神障礙者能夠自己表達(家屬不應該代為發言)、⑤說話具體而簡潔。護理人員也必須熟知這五點，並且一邊觀察家屬的對應方式邊給予建議。

Ⓒ 減輕家族在生活上的困難

精神障礙相關的正確知識，以及相關情報的提供，都能大幅減輕家族在生活上的困難。家族會、家族心理教室等等，能夠讓站在相同立場的家族互相交流的場合也都具有減輕生活上困難的效果。

由於受到照顧精神障礙者的限制，家屬往往會覺得自己灌注在其他家族成員上的關心不足，或者是會認為沒有自己的自由時間。如果是面對短期的症狀，或許可以選擇忍受，但如果精神障礙的病情屬於長期性，患者家屬就應避免犧牲自己的生活。護理人員應該讓家屬們了解到，偶爾離開精神障礙者身邊，暫時回到患者罹患疾病之前的日常生活模式，也是有其必要性的。如果能讓精神障礙者了解到，自己的精神障礙並沒有對家族造成負面影響，就能夠減輕患者對家屬的罪惡感，進而協助患者將家屬視為支撐自己的存在。

EE Expressed Emotion
(情感表達)

　　EE代表統合失調症患者和家屬之間的其中一種關係,可以藉由半結構化的面談進行評估。評估的內容分為五項,分別是「批判性的話語」、「敵意」、「溫情」、「肯定性的言詞」、「過度的情緒性干涉」。判定為EE的家庭環境,被認為會對患者的病情經過產生相當顯著的影響。

High EE
(HEE:高度情感表達)

　　HEE的判定採用了EE評估內容中的「批判性的話語」、「敵意」、「過度的情緒性干涉」。換句話說,HEE的家屬指的就是對患者過度嚴厲,或者是對患者抱持著厭惡感,以及過度擔心患者的家屬。

📄 **文獻**

*7　三野善央:分裂症和家屬的EE(情感表達)—家屬在尋求援助,現代精神,(392),pp.129, 2000

　　想要讓家屬找回自己的自由時間,可以嘗試在自宅之外,尋找另一個可以作為精神障礙者「歸宿」的場所,運用日托或作業所也是一種有效的方法。介紹符合個人需求的社會資源,並且陪伴家屬體驗照護機關等等的協助,也是護理人員的職責之一。

ⓓ 使家族能夠和精神障礙者保持適當的距離

　　在EE(Expressed Emotion)的研究中證實,家族的EE和精神障礙者症狀的復發有很相當大的關聯性,同時也會對藥物治療的效果造成影響。患者和High EE(HEE)的家屬接觸時間越長,症狀越容易復發,也有看法認為和獨居的患者相較之下,和HEE的家屬同居的患者有較高的症狀復發風險[7]。

　　從上述的說明中可以了解到,家屬在家中應該確保一個可以和精神障礙者保持距離的空間。物理上的分離,同時也意味著縮短了直接接觸患者的時間。家屬除了可以透過家族會或自己的工作而外出,也可以藉由讓精神障礙者接受日托的方式,減少和患者直接接觸的時間。

　　家屬只要能透過家族會獲得知識和情報,或者藉由心理教育學習更適當的對應方法,就較容易以客觀的方式,看待自己對精神障礙者採取的行為和表達的感情。護理人員應協助家屬以客觀的方式來看待自己的狀況,並且協助家屬將自己的感情和希望表達出來。

　　長久以來,社會將精神障礙者的家族視為精神障礙者的「援助者」,一直到最近,才開始將家族本身視為「患者的共同生活者」,同時也是「需要援助的對象」。護理人員由於立場上的特性,十分了解照顧精神障礙者的家屬所受到的影響,因此對於家屬面對的困難,護理人員應該以接納的態度來表示自己能夠理解家屬的處境,並且提供家屬協助。護理人員應該嘗試著引出家屬的幹勁,並且協助家屬以正面性的態度來面對困難。

(岩崎みすず)

第4章

治療過程中的護理原則

■■■ 本章的內容

1. 精神科主要使用的護理模式
- 護理時使用「模式」的意義
- 護理在自我照護模式中所扮演的角色
- 自我照護常見的六項要素
- 具體的評估方法
- 使用「模式」時的注意事項

2. 對主要精神疾病的了解和其護理原則
- 統合失調症
- 情緒障礙
- 防止憂鬱症患者自殺
- 神經官能症的護理
- 焦慮症的護理
- 重大壓力反應和適應障礙
- 厭食症
- 人格障礙
- 癲癇
- 器質性精神疾病(譫妄／失智症／症狀性精神病)
- 精神作用性物質所導致的精神和行為障礙
- 心身症

3. 護理患有精神症狀患者時的原則
焦慮狀態／抑鬱狀態／幻覺、妄想狀態／譫妄狀態
興奮狀態／社交障礙/拒絕和排斥/記憶障礙

4. 中樞神經症狀患者的護理
失語症／失用症、失認症／吞嚥障礙／運動障礙／
頭痛

1 精神科主要使用的護理模式

歐倫-安德伍德理論

「歐倫-安德伍德理論」是以重視自我照護的「歐倫理論」作為基礎，安德伍德(Underwood)再將原本的理論作業化，以便能夠實際運用在精神護理領域上。

其他主要的模式

○**心理分析模式**

心理分析模式是以佛洛伊德的心理分析理論為基礎，認為精神疾病是因為「未受到解決的精神面糾葛」所造成。根據心理分析模式的理論，護理人員如果能了解患者在成長過程中遇到的問題，就能夠協助患者以更健康的方式來適應社會。

○**人際關係模式**

人際關係模式是源自於「人類的行動是透過人際關係所形成」的想法。人際關係模式重視人和他人在交流過程中所出現的現象，並且認為患者和他人的關係也會影響到症狀的進展和預後。除此之外，本模式在護理上也很重視「患者-護理人員關係」 p.148。

○**危機模式**

以危機理論 p.170為根據，將危機發生的過程模式化。芬克(Fink)、庫伯勒羅斯(Kubler Ross)提出的危機模式都是較著名的危機模式。

○**家庭增權模式**

家庭增權模式，是一種將家庭全體視為治療對象的一種模式。在家庭增權模式中，護理人員必須和患者的家屬建立信賴關係，並且協助家庭成員加強自我照護的能力。

A. 護理時使用「模式」的意義

「模式化」是為了使具體的問題更加容易思考，將理論、現象單純化、抽象化的一種過程，目前有許多種不同的模式被用於醫療和護理的領域中。無論是哪一種疾病的患者，在治療上都可能會有令人感到困惑不解的部份，這一點在精神疾病的患者上更是特別明顯。透過模式化的分析，可以使問題的來源更容易受到了解，進而使問題的改善方案更容易被發現。

在精神護理的領域中，長年以來是使用一種以疾病的了解作為基礎的「醫學模式」。在醫學模式中，精神疾病被認為是在某種因素的影響下，使得腦或中樞神經系統發生異常而產生的結果，因而將各種疾病特有的症狀，或者是疾病的發病過程模式化。醫學模式在了解種類多變的疾病上非常的有幫助，但是由於醫學模式沒有涵蓋到生活環境、心理和疾病之間的關係，無論是生活上的困難，或者是患者回歸社會後症狀復發的預防，醫學模式都難以發揮作用。

突破了上述內容中醫學模式限制的就是「**生活模式**」。兩種模式相較之下，醫學模式是以「治癒」作為第一目的，生活模式則重視「**生活品質的提昇**」，並且以提昇生活品質的觀點和患者產生聯繫。

現在護理現場上最常使用的，是以歐倫-安德伍德理論(Orem-Underwood theory)作為基礎，被稱為「自我照護模式」(self-care model)的模式。在自我照護模式中，認為護理方掌握主導權所進行的介入治療，會讓患者產生依賴心，是一種不正確的方式。自我照護模式也定義了「護理所扮演的角色是協助患者產生自立動機」。接下來的章節中，就要向各位詳細地介紹自我照護模式。

B. 護理在自我照護模式中所扮演的角色

所謂的自我照護，是指「為了自己，以自己的力量行動」。當患者完全無法進行自我照護時，護理人員的職責就是根據患者的需要給予協助，下文所介紹的則是幾種可能的

協助方法。

①患者所不能做的，由護理人員輔助處理或代為處理

協助患者用餐、排泄、保持清潔、步行等行為。隨著患者狀態的不同，又分為全面輔助和部份輔助。

②給予方向

雖然患者自己有能力辦到，但卻無法善用其能力時的協助方法。舉例來說，患者雖然有自理生活的能力，但卻不知道「何時該做、如何做」時，護理人員需提供患者方向。

③給予鼓勵

例如鼓勵患者或接受患者的諮詢等等，協助患者自我照護。

④提供治療的環境

換句話說就是氣氛營造。護理人員需準備能使患者容易露出感情，並且能安心接受療養的環境。

⑤教育患者

提供患者自我照護上必要的知識和情報。

C. 自我照護常見的六項要素

為了使護理人員在給予患者協助時更有效率，必須對患者的自我照護能力進行評估。個人生活上不可或缺的要素可以概分為六點，分別是：①空氣、水、食物，②排泄，③個人衛生④活動和休息，⑤孤獨和交流(社會性交互作用)，⑥維持自身安全的能力(包括不安、矛盾的應對能力)。

醫療人員在進行評估時，會將這六項要素以數個層級來判定。透過評估的結果，可以知道患者具備和缺少的能力，進而根據這些情報建立護理計畫。每隔一定的間隔(大約每2～3周一次)會重新進行評估，再根據評估的結果修訂護理計畫的內容。在眾多評估方式中，有的評估量表是將層級劃分為3或4個階段，但本書要向各位讀者介紹的則是分為5階段的量表 表1。

自我照護層級和健康

即使是診斷結果顯示健康，沒有罹患任何疾病的人，也不一定自我照護就會達到層級5。舉例來說，熱量攝取過度而有肥胖現象的人，其層級就會偏低；缺乏休息的人則①④的層級會降低。

患者自我照護能力的提昇，雖然和解決生活上的困難有關聯，但是護理人員沒有必要將患者全部的自我照護能力都提升到第5階段。

自我照護能力的層級，應該根據本人或家族成員的意思，以及所能夠運用的社會資源等因素來設定目標，只要達到足以在社區進行生活的層級就足夠了。

[自我照護六項要素的詳細內容]

①空氣、水、食物
‧ 攝取維持身體正常機能所必須的量
‧ 不會過度攝取必要量以上的空氣、水、食物
‧ 享受用餐 等各種因素

②排泄
‧ 維持規律性的排泄
‧ 能夠處理排泄或者是管理排泄後身體的衛生　等等各種因素

③個人衛生
‧ 為了健康的生活，會顧慮到環境衛生
‧ 為了體溫上的調節，會改變必要的內在、外在條件和並且維持
　這些條件。

④活動和休息
‧ 注意活動和休息量是否有平均
‧ 以文化性的規範為基礎，利用個人的能力、價值觀，拓展活動
　和休息的種類 等內容

⑤孤獨和交流
‧ 具有身為社會中一名成員該有的自立性，不依賴他人
‧ 在和他人相處的時間以及自己的時間上保有平衡
‧ 和他人保持適當的距離等內容

⑥保障自身安全的能力
‧ 了解自己身體上所發生的危險狀況
‧ 預防事故或外傷
‧ 維持心理上的安定（能夠冷靜思考事物） 等等內容

▼表1 自我照護評估量表

自我照護層級	協助的層級	評估標準
層級1	全面性協助	**單獨一人無法做任何事** ・患者本人無行使能力(由於身體上的重病,或者是需要絕對的安靜) ・因為拘束而無能力行使 ・因為絕食而處於無法進食的狀態 ・處於重度憂鬱的狀態,在進食、個人衛生(更衣、洗臉、沐浴等)尚須要護理人員強制介入。
層級2	部份協助	**如果不接受協助,幾乎所有的事都無法進行** ・護理師需頻繁地提醒患者並給予協助和指導 ・雖然幾乎都需要護理師的提醒,但仍有一部份患者能夠自己進行,一部分則不行 →患者無法進行時,護理師需誘導或給予一部分協助。 ・飲食:容易打翻食物,護理師需給予協助。若患者能自行將打翻的食物撿起來食用時,屬於層級3,但是個人衛生會下降。
層級3	提示指導,部分代理	**只要給予一點協助就勉強能夠進行** ・只要給予提醒,患者就能進行 ・在全方面給予提醒下,患者能夠獨力進行
層級4	教育指導上的協助	**偶爾給予建議或提醒就勉強能夠進行** ・偶爾需要以言語介入患者行動 ・一部分行為需給予提醒
層級5	自我照護	**能夠自立** ・沒有觀察到任何問題

D. 具體的評估方法

　　患者入院時會進行自我照護能力的評估,護理師必須向患者本人或家屬詢問許多問題。下文所列的內容,就是必須向患者詢問和確認的範例問題。記錄時,應該將從患者處獲得的情報,和從家屬或其他人上獲得的情報記錄於不同的欄位,或者是以不同的顏色的文具來標示,可以方便往後的整理。

①空氣、水、食物
・飲食習慣、食量、用餐所需時間
・喜歡和討厭的食物、有無食用點心的習慣
・症狀出現後,飲食量或水分攝取量是否有增減
・是否能夠替自己準備食物(若是由家族準備時,則要知道是誰負責準備)
・是否有攝取藥物或酒精(若患者有攝取時,一天攝取多少量?)
・是否有吸煙的習慣,當精神不安定時,吸的根數是否有增

N o t e

向患者詢問時的注意事項

　　護理師向患者詢問自我照護要素的問題時,一開始就必須先讓患者了解到,如果遇到不知道的問題,或者是感到厭惡的問題時,可以選擇不回答。

加的現象

②排泄
・是否有下痢、便秘，是否有使用瀉劑
・一天的排尿次數
・生理是否正常
・是否能自行處理排泄(包含生理)

③個人衛生
・是否能自己洗臉、刷牙
・是否能自己更衣，是否關心自己的衣裝儀容(患者是男性的場合，則詢問是否刮鬍子)
・是否能夠掃地或打理自己

④活動和休息
・活動和睡眠的量是否保持適當的平衡(詢問患者一天的生活作息，以及就寢、起床時間)
・是否有日夜顛倒的現象，也要詢問患者是否有失眠、難以入睡等問題
・患者的睡眠規律和生活規律是從什麼時候開始改變的？

⑤孤獨和交流
・朋友的數量、現在是否還有在聯絡的朋友、誰可以和你談重要的事
・(如果有就業經驗時)職場的人際關係如何
・朋友或職場同僚的交往方式(能維持長久的關係嗎？會一起出遊嗎？)
・只單靠患者往往難以獲得的充分的情報，因此必須從隨行的家屬，或者是責任護理師處獲得客觀的情報
・除了言語的情報外，也要觀察「患者的視線沒有對著護理師」、「很害怕」、「自問自答」、「對隨行的家屬表現出攻擊或依賴的態度」、「言行舉止無分寸(裝熟)」等非言語性的情報

⑥保障自身安全的能力
・過去是否有自殺企圖、自殘、傷害他人的經驗
・確認患者是否能使用火(點煙的火、煮飯時的火是否能自己處理)
・如何紓解憤怒或不愉快的感情

E. 使用「模式」時的注意事項

　　自我照護模式無論是在了解患者上，還是在護理計畫的制定上都非常有幫助，不過護理師必須注意到，不可過度重視評估後層級的結果。因為有時護理師會陷入類似「使層級1提升到層級2，等升到層級2後又想提升到層級3」的狀況中。換句話說，此時目的變成：想辦法讓層級提昇，如此以來就喪失了原本「解決患者困難」的目的。自我照護模式充其量，也只是一份用來設計更好的護理計畫的材料罷了。

　　除此之外護理師也應該要記住，在自我照護能力中，最重要的是「**自我決策的能力**」。所謂的自我照護，指的是「在思考自己需要什麼後，為了能夠達到自己的需求，去獲得必須的情報和知識，並且對自己的行動進行選擇」。所以說，如果行動是受他人決定，或者是受到強制才行動時，即使表面上相同，但也絕不是正確的自我照護。因此，即使說「給予患者協助，以便使患者能夠自己決定」是護理時最重要的一件事也不為過。實際上，許多住院的患者，時常缺乏自我決策的能力，在精神疾病的患者這一點更是明顯。但是即使患者是處於混亂狀態，無法確認是否有意志時，或者是在不得已的狀況下必須進行隔離、拘束時，護理師也應該要向患者進行說明以獲得理解。雖然這樣的行為表面上看起來只是一種形式，但長期持續下來，護理人員本身的想法也會隨著改變。

(仲地珧明)

2 對主要精神疾病的了解和其護理原則

現在日本的精神疾病分類，是使用美國心理學會的分類法「精神疾病診斷與統計手冊第四版修訂版(DSM-IV-TR)(2000)」，以及世界衛生組織(WHO)所制定的「國際疾病分類碼第10 版(ICD-10)的第五章『精神和行動障礙』」。兩套分類法幾乎相同，但是在疾病名稱和分類上仍有不同之處。至於該使用哪一套分類方法，尚未能夠統一，因此目前是視情況來使用，。

除了上述的兩種分類方法之外，還有一種是長久以來使用的「外因性、心因性、內因性」疾病分類法(傳統診斷法)。由於DSM、ICD兩種分類法較傾向於橫切面和狀態面的診斷，因此在臨床上，屬於縱斷式和病因論的傳統診斷法也十分有用。本書中所採用的病名，也是根據情況從DSM-IV-TR、ICD-10、傳統診斷法中選擇適當的。

1A 統合失調症 Schizophrenia

A. 歷史和概念

統合失調症(Schizophrenia)這個疾病名稱，最早是由瑞士的精神科醫師尤金布魯勒(Breuler, E.)所開始使用。在此之前，統合失調症被稱為早發性痴呆(Dementia precox)，是由德國精神科醫師克雷普林(Kraepelin E.)所命名的一種疾病概念。早發性痴呆這個名稱的由來，是因為該疾病在末期時，會導致癡呆(失智症)而得名。不過，尤金布魯勒則認為該疾病在末期不一定會造成失智症，並且認為「各種精神機能無法被統合」的現象才是疾病的本質，所以才改用統合失調症這個名稱。

B. 流行病學

無論人種和地區的不同，統合失調症的終身盛行率都在1%左右。疾病的發生率在性別上雖然觀察不到差異，但是男性的發病年齡大多比女性來得早。男性的發病高峰期介於

18歲到25歲之間；女性則介於25歲到35歲之間。雖然目前尚未得知明確的原因，但是比起二卵性雙胞胎，一卵性雙胞胎的共病率較高，這可能表示出遺傳因素和統合失調症的關聯性，不過一卵性雙胞胎的共病率只有大約50％，因此並不能只透過遺傳因素來決定疾病的發病與否。現在的統合失調症的發病，以「**壓力－脆弱性模式**」受到較廣泛的支持。壓力－脆弱性模式認為具有某種脆弱性(易感性)的人，在處於強力的壓力下時，很可能會產生統合失調症。

C. 症狀

關於統合失調症的症狀，有許多不同的學說。

尤金布魯勒認為統合失調症的基本症狀是：①思想鬆弛(associational disturbance)，②情感障礙(affective disturbance)，③自閉(autism)情感矛盾(ambivalence)。由於這四項基本症狀字首都是A，所以又被稱為「4個A」。

德國的精神科醫師施耐德(Schneider, K.)則根據診斷上的實用性，提倡表1中的一級症狀(First-rank symptoms)。

英國的精神科醫師克洛Crow, T. J.)所提倡的，是將統合失調症的症狀分為**正向性症狀**和**負向性症狀**兩大類的理論。這套理論被稱為**雙症說**，在我國也常被使用。

代表性的正向性症狀例如**幻覺**和**妄想**。幻覺可能發生在五感的任何一處，統合失調症中則以幻聽最常出現。在幻聽中，一部分案例會出現「聽到具體人聲」的症狀，這種症狀偶爾也被稱為「幻聲」。幻聽的內容，有不少是屬於批評、攻擊性和命令性，常會使得當事人感到痛苦。妄想常見的則有迫害妄想(被毒妄想、注目妄想等類)和誇大妄想(血統妄想、被愛妄想等類)兩種。德國的精神科醫師，同時也是哲學家的　雅斯佩斯(Jaspers, K.)，將妄想意念、妄想性覺察、妄想情緒合稱為「原發妄想」，認為這些是統合失調症所特有的症狀。缺乏整合的思考(思想鬆弛)、行動、感情三者被合稱為「混亂症狀」，也屬於正向性症狀的一種，但是在三

▼表1　施耐德所提倡的一級症狀

思維迴響(或稱為思維化聲)
對話式的幻聽
批評自己行為的幻聽
給予身體影響的體驗
思想抽離，對其他思考的干涉
思考傳播
作為體驗(被強迫的體驗。Gemachtes Erlebnis)

統合失調症的語源

Schizophrenia一詞是由希臘文中的schizein(分離)和phren(心)所組成。當初Schizophrenia引進日本時，是被直譯成「精神分裂症」這個病名，並且使用了很長一段時間。近年來已經改名為統合失調症。

正向性和負向性症狀

這裡所描述的「正向性」，是表示患者出現了正常人所「沒有的症狀」；「負向性」則是表示患者無法達成健康人體「能辦到的事」。

症候說中卻又被歸類在不同的項目中。

負向性症狀包括**情感平淡、無意志力、缺乏意志力**等症狀。當正向性症狀消退後，負向性症狀依舊會持續、進展，並且妨礙患者適應社會。

在雙症說提出後，仍有各種不同的統合失調症症狀分類學說被提出，例如三症候說。在**三症候說**中，正向性症狀中的幻覺、妄想被合稱為「現實扭曲症候群」；思想鬆弛、行動和注意力的障礙則統稱為「不統合症候群(混亂症狀)」，再加上相當於負向性症狀的「心理活動貧乏症候群」，是一種將症狀分類為三大群的學說。除了上述的學說外，也有將症狀分類成正向性症狀、負向性症狀、認知相關障礙(不統合症狀或混亂症狀)、興奮症狀、憂鬱症狀五大類的學說存在。

D. 病型分類

統合失調症的病型，是根據疾病的狀態和病情進展進行分類。

緊張型統合失調症：主要的徵候為強烈的精神運動激動、昏迷、全身僵硬症、固著行為、言語模仿等各種緊張病的症狀；行動方面上會出現幻覺妄想的症狀，但並不明顯。

混亂型(或稱青春型)統合失調症：發病於青春期，可觀察到鬆散的言語(混亂的言語)或行動，以及在動機低落、自閉傾向等負向性症狀中，穿插有幻覺妄想的出現。

妄想型統合失調症：發病年齡介於20歲後半到40歲之間，屬於發病年齡較高的一種類型。主要症狀為幻覺和妄想，並且常會看到系統化的幻覺，較少觀察到負向性症狀。

除此之外還有一種類型稱為**單純型**統合失調症，特徵是無法觀察到正向性症狀，只有負向性症狀會進展。

E. 治療

治療方法包括藥物治療、心理治療、生活治療。

❶藥物治療

藥物治療時主要使用抗精神病藥。在歷史上，首次對統合失調症患者使用抗精神病藥是在西元1952年，同時也證實了Chlorpromazine的有效性。到了西元1958年，開始將Haloperidol導入於治療中，並且開發出各種不同種類的抗精神病藥。抗精神病藥可以概分為**典型抗精神病藥**和**非典型抗**

全身僵硬症 catalepsy

指的是固定的姿勢或長時間四肢位置固定的一種症狀。也被稱為僵直症。當症狀惡化後患者會像蠟人像一般，可從外界自由決定其四肢的位置，所以也被稱為蠟樣屈曲症(flexibilitas cerea)

固著行為

固著行為屬於刻板行為(stereotypy)，是一種會重複「沒有目的運動」的症狀。

另外還有一種症狀被稱為固著言語(或稱重覆言語)，患者會重複無意義的說話內容，或者是重複無意義的應答。

言語模仿 Echolalia

不停地將他人所說的內容，原封不動地複誦的一種症狀。模仿眼前他人的動作，並且不斷地重複的症狀則稱為「動作模仿」。

精神病藥兩大類。

Chlorpromazine和Haloperidol這類過去就在使用的抗精神病藥，被稱為典型(傳統型)抗精神病藥，兩者在治療幻覺和妄想等正向性症狀上，具有良好的效果，但是對負向性症狀卻難以發揮療效，也容易產生錐體外徵候、過度鎮靜等副作用。日本自西元1996年以來，也和其他國家一樣導入了新型的抗精神病藥－非典型抗精神病藥，這類藥劑除了對正向性症狀具有療效之外，也能夠對負向性症狀發揮效果，因而備受期待。在副作用的方面上，非典型抗精神病藥也不容易引起錐體外徵候的副作用，所以在使用的頻率上也較高，不過由於非典型抗精神病藥可能會引起糖耐量異常，因此使用時必須定期檢查血糖值。現在日本核准使用的非典型抗精神病藥包括risperidone、quetiapine、Olanzapine、羅匹隆(perospirone)。

❷心理治療

用於治療統合失調症的心理治療方法相當多，包括**支持性心理治療、認知行為治療**(cognitive behavioral therapy：CBT)等等，其中CBT又對具有抗藥性的頑固性聽力障礙，表現出較高的治療效果。大多數情況下，統合失調症的患者缺乏病識感，因此容易自行中斷服藥，進而造成症狀的復發。為了避免這種問題發生，護理人員必須向患者以及其家族說明服藥的必要性，並且讓他們了解疾病(也就是進行疾病教育和家族治療)。

❸生活治療

生活治療包括了**職能治療、社交技巧訓練**(social skills training：SST)、日間照護等各種不同種類。由於統合失調症發病於青春期到成年初期之間，因此患者大多缺乏生活上的基礎知識，以及和他人相處的方式、在社會上的生存方式等基本常識。透過生活治療學習這些技能和常識，也能夠協助患者回歸社會，並且預防疾病復發。

❹治療上的注意事項

在治療統合失調症時，醫療人員容易將注意力集中在幻覺、妄想等正向性症狀的變化上，但實際上最重要的是，「能否改善患者本人在生活上的不自由」。即使是不會對患者本人造成困擾的症狀，但如果在社會面上可能和問題行為有所關聯時，這些症狀到最後還是會對患者本人造成不利，

錐體外徵候 extrapyramidal symptom：EPS

錐體路徑(皮質脊髓路徑)以外的運動性神經訊息傳導路徑，皆稱為錐體外路徑。所謂的錐體外徵候，主要是指中腦的黑質到大腦基底核條紋體之間，多巴胺傳導路徑發生障礙所引起的症狀，又可以細分為「急性錐體外徵候」和「遲發性錐體外徵候」兩類。

急性錐體外徵候除了包括震顫、肌肉僵硬、運動不能、面具臉、流涎等，能夠在帕金森氏症上所觀察到的症狀之外，靜坐不能(akathisia，患者無法靜止不動，可以藉由踏步、步行等方法減輕症狀)、急性肌張力不全(痙攣性斜頸、眼球上旋等，肌肉的持續性不隨意收縮)也都是其重要的症狀。急性錐體外徵候可以使用抗帕金森氏症藥進行治療。

另一方面，遲發性錐體外徵候是在長期間使用抗精神病藥後出現的症候群，出現的症狀例如遲發性動作異常(嘴部周圍、四肢、軀幹等部位的不隨意運動)。在這裡需要特別注意的是，抗帕金森氏藥反而會使遲發性錐體外徵候惡化。

過度鎮靜

大多數的精神藥物都具有抑制中樞神經的效果，以達到治療不安或情緒高昂的作用。當這種鎮靜作用過於強大，進而造成明顯的嗜睡、無力感、姿態不穩時，就稱為過度鎮靜。發生過度鎮靜時，大多數情況下需要減少藥量。

糖耐量異常 impaired glucose tolerance

當人體因為各種因素造成血糖濃度上升(例如攝取食物)時,體內為了使血糖值維持在一定的範圍,將會分泌出以胰島素為首的數種荷爾蒙。這一連串維持血糖機制,就被稱為糖耐量。當糖耐量機制發生異常時,則稱為糖耐量異常,糖尿病即是其代表性的疾病。目前我們已經知道抗精神病藥物的使用,也可能會導致糖耐量異常的發生,或者是使糖耐量異常的情況惡化。對於容易引起糖耐量異常的抗精神病藥而言,服藥過程中定期檢查血糖是相當重要注意事項。

因此仍舊需要治療。除了上述的理由外,如果醫療人員為了消除正向性症狀,因而過度執著在藥物治療上時,也很可能會增加副作用發生的風險。

不少頑固性聽力障礙和妄想是由於抗藥性所導致的,這些案例並不罕見。為了讓患者在遇到這種情況時,能夠了解自己症狀的情況,並且知道如何處理,醫療人員應該在給藥前和患者一起討論,以便給予患者協助。只要患者本人沒有處於顯著的精神病狀態下,就有權利選擇自己想過的生活,同時也有責任承擔自己的選擇。

在臨床上,醫療人員往往只會將注意力集中在症狀上,但是在面對統合失調症的患者時,醫療人員可以說是在面對患者往後的生活,因此也應該要注意患者隱藏在症狀背後的性格、人性以及人品。

(斎藤治、松本武典)

1 B 統合失調症的護理

A. 了解統合失調症

■統合失調症為什麼被認為是一種棘手的疾病呢?

Ⓐ疾病本身令人感到棘手的理由

○統合失調症會引起幻覺、妄想等各種症狀,進而使患者出現奇異的言行舉止。因為這一點,統合失調症的患者難以受到社會大眾的了解,並且被人以畏懼、不快的眼光所注視。也就是說,比起逐漸被社會所接受的身體和智力障礙人士,統合失調症患者受到歧視的問題仍舊十分明顯。

○統合失調症的症狀種類繁多,有的個案症狀單純,只歷經一次短期的緊張症 p.416後就能治癒;有的個案則屬於殘餘型統合失調症,症狀會不斷復發,並且逐漸使患者的動機下降。除此之外,也有個案最初雖然至是青春型統合失調症 p.416,但隨著症狀的緩慢進展,轉而固定化。統合失調症除了具備症狀繁多的特性外,還會隨著患者的不同,以及患者病情的進展,使症狀出現變化。

○統合失調症的患者常缺乏病識感,或者是很少感受到病識感。由於這種特性,患者往往不覺得自己需要去醫院接受診察,或者是沒發覺到自己的症狀已經惡化。患者對病識感的缺乏,常造成症狀逐漸惡化,甚至是導致患者自己停藥,以及各種困擾家族或社會的行為。

Ⓑ護理人員感到棘手的理由

○護理人員和患者的關係難以持續，可能的理由例如：患者的狀況無時無刻都可能發生變化，因此護理師容易受到影響。

○護理人員難以判斷患者說的話是現實還是妄想，也難以判斷患者是處於健康還是處於疾病狀態，這往往使得問題更加複雜。

○即使護理人員努力想和患者建立關係，也可能難以將自己的意思傳達給患者，甚至被患者所拒絕。

B. 護理上的指導

❶對應患者時的基本原則

Ⓐ護理人員應積極地關心和聯繫患者。

①護理人員應向患者打招呼，並且努力地建立溫暖的人際關係。

為了不傷害到治療對象，護理人員在對應上需顧慮到治療對象的自尊心。如果護理人員方能主動接近，治療對象就更容易敞開心靈。

②和治療對象對談之前，先獲得治療對象的了解。

不可毫無顧忌地闖入患者的內心，應該透過說話方式、態度、表情等方法，將自己的關心傳達給患者。如果一開口就向患者傳達護理師的目的，往往會引起對方的警戒。

③增加和患者接觸的機會，再藉由這些機會了解患者所關心的事物。

會話不是溝通唯一的方法。周遭環境的整理、亞麻布的更換、復健等等，護理人員應從患者身旁各種事物中建立兩者之間的關係。

Ⓑ積極地傾聽患者的傾訴

①護理人員必須有恆心地傾聽完患者所說的話，才能確實地了解患者話語中所想要表現的情感。

②若護理人員沒有充分時間聽患者傾訴時，應該以限制時間的方式(例如限制「五分鐘之內」)，或者可以和患者約定：「等我有時間，一定會再聽你說」，隨後護理人員也一定要履行約定。護理人員常會以「等一下喔」、「待會再談」等方式來回答患者，但這種回答方式缺乏具體的約定，反而會留下冷落患者的印象。

③上述的內容中雖然要護理人員積極患者的意見，這指的是「注意傾聽患者自發性的話語」，不可將患者不願意說出的部份，也追根究底的挖出。

ⓒ協助患者表示意見

①將患者所說過的話、詢問過和要求過的事等意見，複誦並且進行適當地修正。

②以友善的態度配合、應答患者的談話內容，使患者容易表達自己的意思。

ⓓ以冷靜而客觀的態度對應患者

①以客觀的方式分析自己和患者的關係，了解自己對患者抱持何種情感，並且冷靜地反省自己的言行。即使每天只花費短短的一分鐘，或者是在當天的業務結束後也沒關係，護理人員應該反省當天自己和患者的互動。舉例來說，護理人員應該反省自己有沒有因為業務繁忙的關係，使得自己以單向的方式和患者對談，或者是反省自己在和意見較多的患者相處時，是否抱持著「又跟以前一樣」的成見。透過對這些反省，可以客觀地評價自己的護理行為。

②分析「患者的態度、言行和自己的護理」之間的關係，以冷靜的態度正視其中令人感到不悅的言行。

ⓔTPO的活用

善用時間(Time)、地點(Place)、場合(Occasion)。談話時為了使患者和護理人員彼此都容易理解，應該明確地指出「何時、何地、誰、做了什麼」。

ⓕ提昇對患者的了解

①為了了解患者，護理人員應觀察患者的行動，並且試圖將行為分為由於疾病所導致的行動，以及來自患者本人的行動兩種。舉例來說，某位患者有「我是總理大臣」(譯註：日本實際的政府首腦)的妄想，雖然這種妄想是因為疾病所造成的，但是否定患者的妄想，和「否定患者的人格」卻是不相關的兩件事。也就是說在這個例子中，如果對患者抱持著「你怎麼可能是總理大臣。你很異常喔。」的想法時，就會傷害到對方的心理，也就無法建立良好的關係。

②仔細觀察患者日常生活中的行為舉止等各種狀態。

即使是像「今天的儀容比以前要整齊」這樣不起眼的變化，護理人員也不能放過。當行動或狀態發生變化時，無論是好的變化或是壞的變化，此時通常代表了患者的心境發生變化，因此護理人員應該根據周圍的狀況做出正確的判斷。

③患者所表現出來的狀態和行動，往往和患者的生活背景有密切的關係。即使患者的行動或狀態和一般的常識有所差異，護理人員也應該避免在自己的價值觀影響下，對這些行為進行督導。舉例來說，有一位患者會將沐浴和刷牙兩件事同時進行。對護理人員而言，這可能是異常的行為，但是對患者來說卻可能是習以為常的事了。

④護理人員容易將注意力放在問題點上，不過，也應該注意患者健康的一面。

⑤患者不一定會將自己的情感表現出來，所以護理人員應該積極地接觸患者，進而了解患者的行動，以及找出造成影響患者行動的心理背景。

⑥護理人員在應該試圖感受患者的立場，或者是站在患者的立場思考，才能夠進一步地了解患者所面對的問題。舉例來說，當遇到患者表示「雖然沒有獲得許可，但是今天我想外出。」的情況時，護理人員不應該只給予：「沒有許可怎麼可以出去呢」的答覆。遇到這種情況時，護理人員應該思考患者「提出這個問題的理由或心情」，才能夠更了解患者。

Ⓖ **護理人員必須瞭解到每位患者都有各自的會話、行動模式，並且針對每個人不同的特徵來應對。**

①使用患者能夠理解的言語進行應對。

護理人員應該考慮到患者的性別、年齡、職業、立場等因素，避免使用患者難以理解的字眼。例如positive、private等各種外語；CT、採血、驗尿等各種專門術語；護理師鈴、床頭台等各種只會在醫院使用的字眼，都應該避免使用。結核菌素反應、Laxoberon(商品名稱)等略稱，也應該視對方的反應，選擇較容易理解的字眼。

②談話時避免曖昧、意謂不明的內容。

③不可有逼問、強迫的態度。

C. 統合失調症的觀察

❶統合失調症各時期的觀察重點

N o t e 📖

護理和患者建立關係的過程中需要注意的事項
....
- 必須尊重治療對象的人格特質
- 患者的對應上，應避免使用「暱稱」，並且以正確的姓名來稱呼患者。
- 尊重患者的立場和意思。
- 若在治療上，必須對患者採取行動限制等措施時，護理人員應確實地進行說明，以獲得患者的了解。

Ⓐ急性期的重點

①症狀出現的經過

此時會出現劇烈的正向性症狀，偶爾也會有暴力、暴言的現象。

②生活習慣的變化

例如平時性格很安靜的人，突然變得活潑，或者是將自己關在房間內等等，各種生活習慣上的變化。

③異常行為

患者受到幻覺、妄想所支配時，可能會出現暴力、自殘行為、恐懼等現象。

④發病前的性格

護理人員大多數情況下，只能看到患者發病後的狀態，因此無論患者發病前的性格是急躁、沉穩、社交性，主要還是要透過家族等患者周遭的人才能得知。

⑤是否拒絕服用藥物

⑥睡眠狀態

了解患者是否有難以入眠、無熟睡感、清晨覺醒等睡眠狀態。

⑦精神症狀的變化

⑧副作用

急性期時常會使用大量的精神藥物，可能會引起副作用的急性發作。其中又以脫水、腸阻塞、抗精神病藥物惡性症候群屬於較危險的副作用，因此必須進行生命徵象或腹部等部位的觀察。

Ⓑ恢復期的重點

①身體症狀

在這段時期雖然急性期的症狀已經治癒，但仍可觀察到體力的消耗。患者常感到有無力感，並且大多數都是處於整日臥床的情況。

②心理狀態

患者已經能夠冷靜地反省自己的疾病，或者是自己現在的狀況。反省的結果，可能會造成患者出現不安、焦躁等情緒。

③自主性

　　正向性症狀減少，取而代之的則是動機下降、情感平淡等負向性症狀的出現，也可能因為治療的副作用而導致嗜睡、倦怠感等症狀，進而導致患者的動機下降。

④復健

　　這段時期患者參加職能治療、復健的機會會增加。患者可能會勉強裝作自己很健康，或者是明知自己狀況不佳也勉強參加復健。勉強參加復健不但會增加患者的疲勞，也可能造成患者症狀惡化或感到挫折感。

● 慢性期的重點

①主體性

　　慢性期是負向性症狀表現頻繁的時期，此外患者也可能因為長期的住院而產生，進而導致患者的動機、活動下降。

　　在日常生活中，患者也常會發生各種障礙，護理人員應該給予自理能力(洗臉、刮鬍、入浴、病床周遭的整理等)上的協助，並且協助患者養成習慣。

②情感障礙

　　由於患者會出現情感或溝通上的障礙，因此護理人員必須頻繁地進行觀察。有許多個案是即使身體上有問題，也往往不會告知護理人員，進而延誤了異常的發現時間，所以護理人員必須提高注意力。

③社會性

　　由於長期住院的影響，常可見到缺乏對社會規則的認識，或者是缺乏生活知識的個案。舉例來說，外出時患者可能會在禁煙場所吸煙。這種情況可能是患者缺乏對社會規則的認識，不過也有可能患者入院前的時代，並沒有所謂的禁煙場所，使得患者的認知和「禁煙觀念已經變成常識」的現代社會規則出現代溝所造成。

● 復健的重點(職能治療、復健治療上的重點)

　　護理人員必須參加患者的復健治療並從旁觀察。觀察的項目例如：①必要的道具是否準備齊全，②移動到操場、體育館等場所時的步行速度或表情，③參加時的積極性、和他人的交流狀況，④復健計畫的內容是否適合患者。有不少患者在復健時，會宛如換了一個人般精神抖擻，表現出和在醫療大樓內完全不同的姿態，透過這些觀察可以加深護理人員對患者的了解。

醫院病

　　所謂的醫院病，指的是集團生活對身心所造成的一種影響，也被稱為設施病。人如果長期處於沒有目標、被動、依賴性的狀態下時，會將自己的角色、位置固定，進而厭惡「變化」。患者會逐漸失去個性，並且習慣醫院的生活，變得難以回歸社會。現在已藉由精神科醫院的開放化，以及早期退院等措施，減少醫院病所造成的弊害。

D. 生活面上的協助

❶實際進行協助

如同先前的章節所描述的一樣，統合失調症患者的年齡、疾病的病期、習慣、生活背景等因素之間，都有著密切的關聯性，症狀的種類也會隨著患者的不同而有所變化。因此，護理人員在提供協助時，應該根據每位患者的狀況，給予最適合的協助。

Ⓐ用餐

隨著患者的不同，用餐方式也有相當大的差異。例如：用餐速度異常的快；無法善用筷子或湯匙；甜點附贈的甜點容器也一起吞下去；將餐點上的麵包留下，想等晚點再吃時，卻差點窒息等等，情況非常多種，患者常常需要護理人員的指導和協助。

Ⓑ更衣

一般情況下，大多數患者只有在沐浴時才會更衣。部分個案則是連沐浴時也不更衣，因此護理人員平時必須觀察患者的行動，並且給予協助。除此之外，平時衣裝不整的患者，如果突然穿著變得整齊，或者是穿著外出用的服裝時，可能代表某些徵兆，此時護理人員應該向患者詢問理由，並且持續觀察患者的行為。

Ⓒ洗臉、刷牙

由於對衛生面的不關心，患者時常不洗臉或刷牙，引此很容易就變得骯髒。對於這種每天的日常生活習慣，重點在於有恆心地給予患者協助。

Ⓓ沐浴

無論是處於急性期還是慢性期，很少有患者會積極地沐浴。換句話說，對患者而言沐浴是一大活動，必須有相當的勇氣和決心才能進行。對護理人員來說，沐浴時的工作包括患者的誘導、移動、脫衣、洗身體、穿衣等等，需要協助的項目非常多，在誘導或協助患者時也都必須要有恆心和技巧。另外，對護理人員而言，沐浴時也是能夠觀察患者全身狀態的好機會。

E 自身周遭環境的清潔

每天的例行清掃過程中，往往有一些無法確實執行的部份，這些地方很容易就變得骯髒。例如床頭台、衣櫃內就是特別容易變髒的部份，患者可能也不喜歡讓他人看到這些地方。面對這個問題，護理人員應該有耐心地向患者說明，並且在獲得許可後再進行清掃。清掃時為了防止意外的發生，最好能由兩名以上的護理人員來進行清掃、整理。清掃過程中，可能會發現到發霉的食物、大量的現金、禁止攜帶的危險物等物品。即使遇到這種情況，護理人員也不應該擺出過於嚴苛的態度，應先向患者做充分的說明後，再考慮適當的處理方法。

F 排泄

由於運動量下降、精神科藥物的副作用等因素的影響，許多患者都有便秘的現象，因此有許多服用瀉劑的個案，護理人員應該確認患者的排泄情況。也可能遇到患者在排泄後無法確實地清理排泄物，也可能遇到弄髒自己衣服的個案。所以護理人員應該視情況的不同，除了要確認患者的排泄物外，也應該對患者的日常生活進行指導和協助。

G 人際關係

一般情況下，患者不太會和他人交流，不過也曾有急性期的患者，因為過度的干涉他人而引起衝突的個案發生過。護理人員必須視個案情形的不同，給予適當的協助。

H 適應過程中的協助

即使表面上看起來不關心周圍的變化，但是事實上，患者對於一些微小的變化，卻比我們想像中的還要敏感。例如換病房、病房中來了新的室友、首次體驗職能治療等，都可能對患者造成相當大的影響。護理人員應該找出患者在適應過程中所表現出的特徵，並且給予適當的援助。

Case file | 統合失調症案例1

患者／A小姐，約60歲、女性

每天晚上一到就寢時間，A小姐就會畫上口紅和擦上粉底，並且在臉上塗上濃厚的妝。A小姐總是到晚上才化妝，如果是在起床之後才上妝，或許還合理，對這件事我(護理人員)始終抱持的疑問，患者也遲遲不肯透漏其中的原因。一直

到某一天，A小姐的心情很好，比平時更多話時，才總算問出了其中的緣由。A小姐的理由很簡單，就只有一句：「到晚上橋幸夫(日本藝人名)會來啊」。此時才知道A小姐的理由，原來是為了準備和喜歡的歌手見面，才會每天化妝。這個理由，可以說是完全顛覆了護理人員「只有人睡前卸妝，沒有人睡前化妝」的常識。

一般情況下，護理人員習慣以自己的常識和價值觀來面對患者，如果遇到這個案例，應該就會答覆患者：「睡前請不要化妝」，進而限制患者的行動。有鑑於這個個案，護理人員應該要了解到，患者的行動總是會有自己的理由。

●重點

護理人員應盡可能地了解患者行動的含意，再根據其中的含意來應對。

Case file 統合失調症案例2

患者／B小姐，約20歲，女性

B小姐是以昏迷的狀態進入本院。剛入院時患者是處於無法用餐，只能採取鼻腔灌食的狀態。為了盡可能地以經口攝食的方式來對應患者，一開始是以湯匙勉強將粥運到患者口中，一點一點地讓患者攝取，不過整個過程並不順利。過了一段時間後，在患者的精神狀態逐漸改善，已經能夠開口說話的某一天，從B小姐的口中聽到令人驚訝的一段話。

B小姐：「很感謝你當時用盡方法勉強我吃飯。要是不吃的話我可能已經死了吧。不過，當時那些飯粒，看起來就像一顆顆人臉，非常地恐怖。是因為這個理由我才不想吃的。」

當時勉強將食物送到患者口中，沒被患者怨恨就很不錯了，沒想到還被道謝，真的讓我感到很驚訝。不過，一聽到患者所說的：「飯粒像一顆顆人臉」，真的感到很恐怖。如果考慮到患者當時所感受到的恐懼，我會懷疑當初自己是否應該勉強把粥送進患者口中。聽完患者的話後，讓我覺得當初應該採用鼻腔灌食的方式，也許就能減輕患者的負擔了。

即使是處於昏迷狀態的患者，仍舊會保有意識，這一點護理人員應該要牢記，才能避免像本個案中的B小姐一樣，留下一段痛苦的回憶。

●重點

事件發生時護理人員並不知道患者的感受。為了防止患者身體的衰弱，並且防止營養狀態的低下，讓患者攝食可以說是必然的行為。雖然最後是採取經口攝食的方式，但無論如何，護理人員都應該在患者脫離昏迷狀態後，確實地對這些護理行為的必要性進行說明，以便讓患者諒解。

Case file 統合失調症案例3

患者／C先生，約30歲，男性

「哈米特，你聽我說啊…」，C先生向我搭話時，一直都是用這種說話方式。「哈米特」這個稱呼，是他給我取的"宇宙名"。「昨天深夜，UFO降落在廣場的正中央喔！而且它們還來到我這裡呢！這裡還有證據呢？」，說著說著就讓我看他的棉被。不管怎麼看那棉被，都像是失禁後的樣子，但C先生還是說：「宇宙人來到這裡，這就是它們留下的記號」，彷彿真有其事一般。因為C先生本人說的非常認真，讓我覺得不應該當這件事是個玩笑，但我還是忍不住笑了出來，並且向他說：「真的啊，那真是不得了啊，你應該沒睡好吧。為了不讓宇宙人進來，記得把門窗鎖好，上完洗手間後好好睡一覺吧！」，C先生則回應我：「我知道了。哈米特，謝謝你！」。每次和患者進行這樣的對話時，總有一種如釋重負的感覺。

面對有妄想的患者，最基本的對應方式一般認為是「不肯定也不否定」。不過對護理科的學生而言，沒有比「不肯定也不否定的對應方式」還困難的事了。學生們常會反應說：「只能夠聽患者說，沒辦法回答」。雖然未必是最好的對應方式，但如果能以自然的對話，不深入妄想的內容，短時間內結束這段對談的話，不失為一種好方法。

●重點

如果護理人員只聽不說，或者是勉強改變對話的內容時，反而會使得兩者之間的會話顯得不自然，此舉不但會讓患者感到不被信任，也會讓患者留下不滿的情緒。

Case file 統合失調症案例4

患者／D先生，約20歲，男性

某一天，D先生跑來找我說：「我覺得我的統合失調症已經統合的差不多了，幫我向醫生說一下，我想減少服藥量」。自從「Schizophrenia」的譯名從精神分裂症改為統

合失調症已經過了一段時間，現在我們已經很自然地在使用「統合失調症」這個名稱了。姑且不論這名患者是否有病識感，這段對話讓我感受到，病名背後所蘊含的深刻意義。

統合失調症這個疾病名稱，是在西元2002年時決定的。統合失調症正名的過程中，曾在當時的日本精神神經學會內部引起過很大的意見分歧。無論「統合失調症」這個名稱是否適當，如果站在「減少疾病名稱所帶來的偏見」這一點來看，疾病名稱的修改應該是獲得了優秀的成果。

●重點

無論是哪一種疾病，患者總是對自己的疾病的定義很敏感。這個案例一看之下雖然會讓人覺得可以一笑置之，但是卻也讓人了感受到這段話的內容，是患者以自己的方法思考「自己罹患的是什麼疾病？疾病痊癒又是指什麼？」，所得到的結果。

(清水明弘)

情緒障礙 mood disorder

A. 歷史和概念

所謂的情緒障礙，指的是一群以「持續出現憂鬱、興奮等情緒變化」為主要症狀的疾病群，在過去曾被稱為躁鬱症。情緒障礙的歷史非常古老，早在大約西元前400年時，古代希臘醫師希波克拉底(Hippocrates, B.C460 377)就曾描述過憂鬱(Melencolia)，並且認為是由於黑膽汁(譯註：古希臘的體液學說中的一種概念)的異常所造成。在這之後，憂鬱狀態和躁狂狀態反覆出現的病態受到了注目，德國精神科醫師克雷普林(Kraepelin, E.)將這種狀態命名為躁鬱症，從此確立了躁鬱症和統合失調症這兩大內因性精神病的概念。在近幾年的「明確的診斷基準」中，情緒障礙一開始是被稱為情感障礙(affective disorder)，不過比起暫時性的感情、情感變動，持續性的情緒變化在診斷上更受到重視，所以才將名稱改為情緒障礙。

精神疾病診斷與統計手冊-第四版修訂版(DSM-IV-TR)中所定義的情緒障礙，主要分為**重度憂鬱症**和**雙相情緒障礙**兩大類。所謂的重度憂鬱症，指的是只能夠觀察到憂鬱症病相(或稱憂鬱症情結、憂鬱狀態)的疾病，也被稱為單相情緒障礙。雙相情緒障礙則是同時包含憂鬱和躁狂，這兩種病相(情

結)的疾病，所以能夠觀察到憂鬱症病相和躁狂症病相。雙相情緒障礙就是過去被稱為躁鬱症的疾病。單純只有躁狂症病相的疾病被稱為單相躁狂症，不過這種病態相當罕見。單相性的憂鬱症和雙相情緒障礙這兩者，被認為具有不同的生物學背景。

在過去，憂鬱症根據其發病理由分為：①沒有任何理由就發病的憂鬱症(內因性憂鬱症)，②由某種可以理解的理由所造成的憂鬱症(反應性憂鬱、狀況性憂鬱等等)，不過最近已經不特別去區分這兩者，大多數情況下會以「憂鬱症」或「憂鬱狀態」來稱呼。除此之外，一板一眼、誠實、完美主義等等的性格傾向，則被稱為**憂鬱型性格**或**執著性情感**(immodithymia)，被認為是容易引起憂鬱症的病前人格。

B. 流行病學

重度憂鬱症在美國的終身盛行率，男性大約為5～12％，女性大約為10～25％，主要好發於女性。重度憂鬱症首次發病的平均年齡在40歲，不過近年來發病年齡有下降趨勢。另一方面，雙相情緒障礙的終身盛行率大約是1％，性別上並沒有明顯的差距，發病年齡則較重度憂鬱症要早，平均在30歲就會發病。

C. 症狀

當患者出現憂鬱症病相時，可以觀察到情緒低落、沒精神、寂寞等各種憂鬱情緒的表現。患者的興趣、快樂感也會減退，即使是休假日也無法享受樂趣。患者也容易感到疲勞，並且出現集中力下降、無精打采、食慾下降、體重減少、性慾下降、難以入睡、早醒等睡眠障礙。也時常會表現出自殺意念。

除此之外，患者也會出現表情、說話次數、動作減少的現象，這些現象被統稱為**精神運動性抑制(inhibition)**。當抑制現象過於強烈時，會導致患者進入昏迷狀態，此時稱為**憂鬱症性昏迷**。還有一種被稱為焦慮型憂鬱症，患者會有強烈的不安和焦躁，並且出現無法安靜不動、衝動性的行為。內因性憂鬱症的症狀在早上時最為嚴重，到了下午則會減輕，這種現象被稱為晝夜性節律。罪惡妄想、慮病妄想、貧窮妄想三者被合稱為**憂鬱症的三大妄想**。在身體的症狀上，患者會表示有頭部沈重、頭痛、胸部壓迫感、腹部膨脹感、手腳麻痺、口渴等症狀。若患者有這些身體的症狀，卻沒有觀察到

憂鬱情緒等症狀時，被稱為**隱藏性憂鬱症**。

　　除了情緒障礙之外，統合失調症、人格障礙等許多種的精神疾病也都會出現憂鬱症狀，因此透過診斷來找出基礎症狀就顯得十分重要。另一方面，躁狂症病相則會出現情緒高昂、意念飛躍等症狀，無論是說話還是動作都非常頻繁，晚上也持續活動而不就寢。患者也會出現去抑制、誇大、浪費等等，和平時生活脫軌的行為。此外，患者的情緒會趨向於欣快感或者是容易發怒，時常會和周圍的人事物起衝突。

D. 治療

　　情緒障礙的治療方法包括藥物治療和心理治療兩種。憂鬱症病相的藥物治療，主要使用三環類抗憂鬱藥、選擇性血清素回收抑制劑(SSRI)、血清素正腎上腺素回收抑制劑(SNRI)等藥物。比起三環類抗憂鬱藥，選擇性血清素回收抑制劑(SSRI)、血清素正腎上腺素回收抑制劑(SNRI)兩者較少出現便秘、口渴、過度鎮靜等副作用。對於焦慮、睡眠障礙等症狀，會以對症治療的方式合併使用抗焦慮劑、安眠藥來治療。若患者處於連進食都沒有辦法的昏迷狀態，或者是因為副作用而難以進行藥物治療時，則可以考慮使用電痙攣療法(electroconvulsive therapy：ECT)。在治療躁狂症病相上，會使用碳酸鋰(情緒安定劑)或抗精神病藥。預防雙相情緒障礙的復發時，除了會使用碳酸鋰之外，也會使用Carbamazepine、valproic acid sodium等情緒安定劑，而情緒安定劑也能發揮預防憂鬱症的效果。

　　支持性心理治療也被稱為**小型心理治療**，是導入藥物治療時十分重要的步驟。護理人員應該讓患者了解到憂鬱症是一種疾病，而且一定能夠治癒，請患者耐心地接受療養和休息。如果患者需要決定離職、離婚等人生上重要的抉擇時，最好能夠在疾病恢復後再行決定。

　　護理人員須向家屬說明，無意義的鼓勵或是勉強轉換心情反而會造成反效果。在心理治療上，認知行為治療是在治療時使用的特殊方法，在預防疾病復發上也很有效果。

　　憂鬱症病相的治療過程中，憂鬱情緒、不安感對藥物治療等治療方式的反應較快，相較之下，精神運動性抑制的恢復較緩慢。等到這些症狀都恢復後，患者的喜悅感、興趣才會開始回復。在治療上，不能只追求憂鬱情緒的改善，應該持續治療到患者恢復了對休閒育樂的興趣、關心，也就是使患者能夠享受生活之後，才算是完成治療。

(斎藤治、松本武典)

2 B 情緒障礙在護理上的重點

在充滿壓力的現代社會，想要維持精神上的健康是非常困難的一件事。其中自殺、情緒障礙的問題更是只增不減，可以說已經成為了一種社會問題。接下來的章節中，就要一邊介紹實際的案例，一邊向各位描述如何「協助有情緒障礙的人獲得生活上的安定」。

A. 雙相情緒障礙(躁鬱症)的護理

患有雙相情緒障礙時，伴隨有劇烈的異常行動、問題行動的躁狂狀態，和所有的行動都受到壓抑的憂鬱狀態會交互出現。對患者本人而言，處於躁狂狀態時會恐懼不知何時會出現的憂鬱狀態；一旦處於憂鬱狀態時，又會因為反省躁狂狀態下的自己，因而陷入自我厭惡的狀況。當患者的狀態在短期間內發生變化時，護理人員本身也必須配合患者的變化，因此相當要求護理人員掌控自我的能力。

Case file 雙相情緒障礙的案例

患者／A小姐，約50歲，女性

患者首次住院，是由於大約10歲時首次發作的憂鬱狀態，以及隨之出現的躁狂症狀。往後躁狂症狀和憂鬱症狀反覆地出現在患者身上，其週期並沒有一定的規律。

接下來的文章中，我將要描述患者在住院過程中，躁狂狀態和憂鬱狀態反覆出現的情況。

A小姐從憂鬱狀態中恢復後，已經能夠走出病房觀看電視。每當她高興地聊天時，就一定會開始吸菸(憂鬱狀態時則不吸菸)。等到過了一段時間後，A小姐就會開始化妝，在過一陣子後則會出現多話的傾向，這就是她躁狂症狀的徵候。A小姐的妝一天比一天厚，洋裝顏色的喜好也會逐漸轉變成原色。

一旦到了這段時期，A小姐就會出現夜晚失眠(或是早醒)的現象，到了深夜還會到其他病房干涉患者。如果其他的患者不予理會時，A小姐就會以高音量口出暴言，並且無論是表情還是說話方式，都顯得十分粗魯。有時甚至會出現暴力行為，因而被迫使用隔離室。

在隔離室內時，可以觀察到A小姐有全身赤裸、性方面

支持性心理治療

在心理治療中，給予患者安心、保證、安慰、建議的治療方法，就稱為支持性心理治療。相較於探索內心深處病因的心理分析治療，支持性心理治療的方法並不是挖掘深處的感情，而是緩和患者的不安，協助患者面對問題。

躁狂狀態的徵候

一般情況下，女性患者化妝的行為，可能代表了躁狂狀態的徵候。

患者用餐時覺得沒有味道，曾有患者形容說：「白飯就跟米殼一樣，根本吃不下」。

憂鬱狀態的恐怖

曾有一位患者，以使盡了全身力氣般的聲音表示：「拜託，我不想打點滴。打了情緒雖然會變好，但是一旦躁狂狀態一來，憂鬱狀態就會馬上接著出現」，這段話語透露出了憂鬱狀態無視患者個人的意志，週期性地侵襲患者的恐怖。除了這名患者之外，也曾有患者表示：「處於憂鬱狀態時真的很痛苦，也曾認真的想過死了可能比較輕鬆。可是，連自殺的勇氣都被這個疾病所奪走了」。對雙相情緒障礙的患者而言，同時還必須面對接連而來的躁狂狀態，以及躁狂狀態所伴隨的恐怖，因此並非每個人都想要從憂鬱狀態中恢復。

護理人員的感情

當患者從躁狂狀態轉移到憂鬱狀態時，護理人員本身大多會有鬆了一口氣的感覺。一旦到了從憂鬱狀態轉移到躁狂狀態的時期，護理人員容易有「又是躁狂狀態」的想法，心裡容易感到不安，也因此容易抱有消極的感情。基於上述的因素可以讓人了解到，護理人員的感情管理顯得十分重要。

上的脫軌行為、不整潔等各種行為。護理人員在勸導A小姐進食(飲水)和服用藥物時，A小姐為了使護理人員留下，會不停地向護理人員搭話，話題內容也會不停地變換(思考離脫)。這種狀態在持續1～2週之後，A小姐逐漸可以正常入睡，同時心情也會逐漸獲得平靜。當沒有脫衣的現象後，護理人員會建議A小姐離開隔離室，不過此時A小姐大多會表示不想離開隔離室。這種現象同時也是A小姐憂鬱狀態的徵候，而且即使移動到一般病房，A小姐也幾乎不會離開病房一步。對於A小姐而言，在前述的劇烈躁狂狀態數天後所出現的憂鬱狀態，其痛苦不是我們可以想像的。憂鬱狀態時除了會出現動機下降的症狀外，日常生活中所有的行為都會成為一種痛苦。此時A小姐整天都躺臥在床上，以寡言沉默的狀態生活。除此之外，A小姐也完全沒有食慾，被人勸導進食時，也表現出十分痛苦的狀態。一旦到了這個時期，通常會開始給予抗憂鬱症藥，並且配合水分、熱量補給的目的施以點滴。

●護理上的重點<主要針對處於躁狂狀態的患者>

①在躁狂狀態、憂鬱狀態間的轉移期，患者的表情會逐漸變得開朗，心情也顯得很高興。這段時期，是患者自己覺得心情最舒暢的的時候。護理人員必須慎重地觀察這段時期患者的變化，不過當患者由憂鬱狀態轉移到躁狂狀態時，護理人員容易有反應過度的問題。為了不帶給患者精神上的負擔，同時也為了避免護理人員有過度的反應，應該在正確的判斷下，冷靜地對應患者。

②對其他患者，容易發生過度干涉、攻擊性行為等令人困擾的行動。所以患者時常會引起衝突，護理人員必須以介入、換病房等等，對病人雙方都沒有負擔的方法來解決這些問題。

③在躁狂狀態下時，患者會出現浪費傾向、誇張的情緒、想闖大事業的現象。相反地當處於憂鬱狀態時，所有的行動都會趨向消極，並且拒絕重要的決定。當患者必須決策重要的事情時，護理人員應該勸導患者避開躁狂狀態或憂鬱狀態，也就是能等到冷靜地判斷時再來決定。

④身體症狀的觀察和健康管理
・躁狂狀態時患者會無法安靜地用餐，或者是食慾異常的亢進。護理人員必須仔細的觀察患者的飲食攝取狀況。

・由於活潑的行動所造成的身體創傷，或者是不乾淨的行為所引起的感染症，導致患者容易併發合併症。除此之外，由於患者的注意集中在其他的事物上，所以即使有發燒、骨折的症狀時，也可能察覺不到。

・由於睡眠不足、劇烈運動等因素的影響，患者體力的消耗非常明顯。護理人員在健康管理上需提供高熱量食物或水份補給。

⑤使用隔離室時的注意事項
・使用時需遵守精神衛生福利法中的使用基準。　p.341

⑥患者可能會說出試探護理人員，或者是傷害護理人員的話語。為了不受到患者的話語動搖，護理人員自己必須進行感情上的控制，以便能夠以冷靜的態度對應患者。

● 護理人員和患者的相處方式

當對象為雙相情緒障礙患者時，護理人員一般會認為比起劇烈的躁狂狀態，憂鬱狀態較容易相處。若患者處於顯著的興奮狀態，或者是容易發怒的狀態時，護理人員在情感上也容易受到牽動，因而容易表現出高壓的姿態。不過，正因為患者處於躁狂的狀態，才需要能夠站在患者的立場，冷靜地進行判斷的護理師。對護理師而言最重要的，是不應該逃避患者，並且確實地建立信賴的關係這件事。只有在建立信賴關係後，護理人員才能夠在患者處於憂鬱狀態時，維持不讓患者感到負擔的距離，以及維持能夠和患者一起感同身受的關係。如果想像實際情況下護理人員的心理狀態，就會了解到護理人員所需具備的條件。在躁狂狀態時，護理人員一邊要忍受怨罵，一邊必須盡力地對應患者；由於數天後患者會轉移到憂鬱狀態，護理人員又必須站在不同的角度，改以包容的態度和患者相處。換句話說，護理人員一邊必須在短時間內轉換自己的情緒，一邊還要對有兩種極端的感情障礙的患者進行護理。

B. 單相情緒障礙(憂鬱症)的護理

Case file　單相情緒障礙(憂鬱症)的案例

患者／B小姐，約50歲，女性
　B小姐身為一名管理階層人員，工作一直很忙碌，無論是

患者的心情

　患者在處於躁狂狀態時，會要求護理人員：「請待在我身旁，慢慢地聽我說話」。但是一旦轉移到憂鬱狀態，患者就會要求護理人員：「請盡量不要和我說話，安靜地在旁邊看著就好了」。

　由於躁狂狀態下的患者會毫不在乎地傷害他人，可能會使患者的人際關係受損。護理人員應該抱持著「這些行為是因為疾病所造成的，一定能夠改善」的想法來和患者相處。

尊重患者本人的意願

家屬雖然強列的希望患者轉院到綜合醫院，但在責任護理師以：「家族成員努力地替患者著想的態度非常重要，但是有時卻會造成患者本人的負擔。為了患者好，請各位尊重患者本人的意思」等方式向家屬下，暫時留在原醫院。

逃避現實

從B小姐自己提到離院的話題時，總會表現出不安的表情這一點，可以知道B小姐本人並不希望離院。這可能是因為想要逃避痛苦的現實，所產生的一種表現。

本人還是周遭身旁的人，都沒有發現到B小姐的憂鬱症，直到突然感受到強烈的不安和焦躁感後，才在先生和長女的陪同之下首次接受診察。B小姐在住院約兩個月後回歸社會。

B小姐的先生雖然表示：「2～3天前曾經說過她有點睡不著，一直到昨天為止都沒有什麼特別的異常，也能夠正常上班」，但是B小姐本人面對醫師的提問，卻是一邊哭泣，一邊不停地回答著：「好想死啊！讓我死吧！」。B小姐的診斷結果是憂鬱症，需要以醫療保護入院的方式住進隔離醫療大樓的隔離室。家屬們也對患者突然發病這件事感到驚訝，而且還住進了專科的精神科醫院，甚至必須使用隔離室。對家屬而言，這就像是重複感受令人痛苦的體驗。雖然家屬極力希望能夠將患者移送到綜合醫院，但是B小姐本人卻表示：「我現在誰都不想見。讓我一個人獨處」，希望能夠留在隔離室內，而且也表示不希望更換醫院。向主治醫師討論這件事後，決定將 B小姐改為「自願入室」 隔離室的使用基準：p.341。換句話說，只要B小姐願意，隨時都可移動到一般醫療大樓。

B小姐在隔離室療養四天後，向護理人員表示想「出來走一下」，於是就從隔離室移動到隔離醫療大樓，隨後則移動到開放醫療大樓。到了開放醫療大樓後，B小姐向護理人員表示：「為什麼會變成那個樣子，連我自己都感到不可思議。現在回想起來，在大約一個月前開始覺得容易疲勞，工作也覺得不順利。當初真的完全沒想到會變成現在這種情況…。下次如果又遇到相同的情形，一定會提早來住院的。現在我覺得這裡的生活很不錯，一旦聽到要離院的事情時，反而會覺得莫名的不安。不過，總不能把醫院當成自己的家一樣住，是該決定離院的時候了」。

●護理上的重點<患者處於憂鬱狀態時>

①醫院、病房的選擇，應該以患者的感受作為第一考量。在這個案例中，如果當時依照家屬的意見轉院到綜合醫院，病情卻沒有好轉時，患者可能會產生愧對家屬的想法，或者是覺得自己已經沒救的想法。這些想法都會對憂鬱症的進展造成影響。

②照顧這種狀態的患者時，應該以責任護理師為中心，盡量減少照顧患者的護理師人數，這麼做可以減少患者本人的負擔。

③在不會造成患者精神上負擔的情況下，護理人員應該以同感(你個感受我很清楚)、支持(支持患者的情緒)、包容(包容患者的情緒)的態度和患者相處。

④不應該對患者大聲鼓勵(「加油」、「我們相信你」等等，各種鼓勵、給予勇氣的話語)。這些話語除了會讓患者覺得「努力也辦不到自己很悲慘」之外，也會使患者受到無力感、絕望感的苛責。

⑤當患者在傳達訊息時，護理人員應該仔細地傾聽，並且對患者所說的話語表示同感和理解。

⑥由於患者很難以自己的力量來行動，護理人員應該給予進食、更衣、洗臉、沐浴等日常生活上的協助。在給予協助時護理人員要注意到，不應該勉強患者，應該配合患者的步調來進行。

⑦以隔離室來觀察有自殺企圖的患者時，很容易發生危險，護理人員的觀察非常重要。此外，為了不讓隔離室的觀察變成一種「監視」，十分講究護理人員的專業技術。

⑧力行身體方面的健康管理。

●護理人員和患者的相處方式

一般情況下，這段時期護理師在患者的對應上最重要的，是站在不會給予患者刺激的位置，一邊守護患者，一邊表現出同理心的態度，以便讓患者有安心感。只要能夠維持這種關係，隨後各種對症治療上的對應也就能夠實現。因此，是否能夠確保讓患者感到安心的場所和能夠安心的人，就成為了最重要的目標，除此之外護理人員在面對患者時，也要無時無刻告誡自己：「大聲鼓勵是最應該避免的行為」。

案例中的B小姐，雖然希望使用隔離室來做為能夠安心的場所，但是隔離室並不能夠隨便使用。這是因為人只要待在封閉的空間中，一般情況下不安和恐懼的感覺都會隨之增強。即使患者所使用的不是隔離室而是個人病房，護理師個別的照護也依然很重要。

C. 防止憂鬱症患者自殺

監視

當患者認為自己被監視時，患者和護理人員之間的信賴關係就會減弱，同時也會提高自殺的危險性。

個人病房和隔離室的差異

所謂的個人病房，指的是能夠以自己的意志，自由地進出的單人房。相較之下，隔離室則是上鎖的單人房，無法以自己的意志自由進出房間。精神衛生福利法中已經制定了隔離室的使用基準。

自殺死亡率
(每10萬人口)

根據西元2004年人口動態調查的結果顯示，日本平均的自殺死亡率是24.0。

憂鬱症的患者時常會有自殺意念。下文中所介紹的，就是已經自殺的門診患者案例。

Case file 憂鬱症患者的自殺案例

患者／C先生，約20歲，男性

患者從大學時代診斷出憂鬱狀態後即開始接受治療。患者有很強烈的自殺意念，曾自殺未遂過無數次。在住院後，患者的病情曾一度獲得安定，但是在數年後的再度發作，最後在門診治療的過程中自殺身亡。

C先生從小就是所謂的好孩子，成績一直名列前茅。身為獨子的他雖然在雙親的期待下撫養長大，但是求職過程卻不如預期的理想，因而陷入了憂鬱狀態。患者發病的原因，可能是因為想要回報雙親過度期待的自己，和現實中自己能力的瓶頸所苦。曾表示過：「對不起雙親」、「我死了對雙親還比較好」的患者有過無數次自殺未遂。在一次企圖跳海自殺的過程中，患者被保護並且送進了醫院。入院後的患者，也曾數度出現試圖以繩子上吊自殺的行動，不過在藥物治療的效果下，患者在數個月之後即離院，隨後大約接受了一年的門診治療即完成治療。數年過後，患者再度陷入憂鬱狀態，但這一次並沒有住院，只以門診治療就使症狀獲得回復。但是，在某次患者打工場所的上司來探病時，上司鼓勵患者的一段話：「工作上還要靠你喔，努力接受治療，早點康復啊」，似乎將C先生逼上絕路。在患者母親將上司送到玄關的短短時間內，患者在全身淋上燈油後自焚身亡。

患者發病後，護理人員曾以各種方式向雙親說明過：「過度的鼓勵或者是期待，都會使患者本人對自己的無力感到悲慘，進而使症狀惡化。不過，在本人面前悲傷嘆息也是不好的行為。家屬應該重視患者本人感受的前提下，以平時的方式來接納患者，並且要相信患者一定能夠痊癒。在恢復期時，由於患者的行動力已經回復，自殺的頻率相當高，家屬必須特別注意」。關於這些注意事項，雖然獲得家屬的了解，但是卻沒有讓第三者知道，才會釀成令人惋惜的結果。

●防止自殺的護理[1]

①憂鬱狀態的每一個時期雖然都有自殺的可能性，一般又以急性期後，出現恢復徵候時最為頻繁。這種現象被認為是因為急性期時即使患者有「想自殺」的想法，也沒有實行

文獻

[1] 坂田三允、金山千夜子(執筆)：精神護理專家7，情緒障礙、精神官能症、PTSD、妄想，P.36～54，中山書店，2005

的體力和意志力。但是在回復期時，患者的行動力已經獲得恢復，但是悲觀、虛無的情緒則仍舊存在的緣故。

②盡量多和患者相處，並且不要讓患者離開視線之外這兩點，是防止自殺的原則，但不可以「監視」患者。一旦覺得自己被監視時，患者可能會不顧任何手段來自殺，因此護理人員必須特別注意。此外，讓患者遠離繩類、銳器、藥物、玻璃製品等，一般可能想到的自殺物品仍嫌不夠完備。護理人員必須將「用於自殺的物品，可能存在於任何地方」的觀念牢記在心。

③不應該大聲鼓勵患者。過度的鼓勵、擔心，往往會造成患者的負擔，使患者對無力的自己感到悲哀，感到對不起周遭的人，進而企圖自殺。

④將護理人員信賴患者，守在患者身邊的心情，傳達給患者後，可以協助預防自殺的發生。換句話說，重點在於保障一個能夠讓患者安全、安心地生活的場所。

D. 啟發活動

①身為一名護理師，以專業的知識來實踐護理是理所當然的事。為了能夠提昇自己的知識，護理人員也應積極地參加啟發活動。

②護理人員應該要告訴患者和其家屬，務必要有耐心地等待，並且保證疾病一定能夠治癒。

③護理人員應該將「憂鬱症只是一種普通的疾病，無論是誰罹患這種疾病都不奇怪，能夠早期接受治療較佳」、「現在已經開發出很有效果的藥物，這些處方連內科都已經在使用了。但是除了藥物之外，如果也能夠同時接受專科醫師的心理治療，更能夠得到治療效果」等訊息傳達給患者、家屬，以便使患者能及早接受治療。

④憂鬱狀態的發病初期，大多數情況下無論是患者本人，還是患者身旁周遭的人，通常都不會察覺到疾病，因此家屬就扮演了相當重要的角色。首次發病時的症狀種類非常繁多，無法一言以蔽之，一般而言包括：「雖然能正常上班，但是總覺得身體很沈重」、「缺乏食慾」、「睡眠很

啟發活動的必要性

在現代的社會中，和憂鬱症相關的啟發活動除了針對當事人、家屬實施外，也必須趕快推廣到針對職場圈、社區圈的一般民眾來實施。

淺」，以及「難以入睡」等各種睡眠障礙。這種狀態會一直持續，逐漸地，患者會連工作都感到麻煩，大部分時間都躺在床上。離患者最近的家屬除了是比較能夠了解的患者的人之外，也是患者是否能夠及早接受治療的關鍵。此外，長時間的修養對憂鬱症也十分重要，如何營造出這種環境也是家屬的工作之一。

⑤和前述B小姐 p.434的案例中所介紹的一樣，往後在職場上，心理健康相關的啟發活動將會更加重要。如何將這些活動融入職場圈中，就成了目前的課題。

出雲市的憂鬱症對策

為了解決憂鬱症的問題，日本島根縣出雲市(人口約17萬人)設立了由專業人士(登錄人員來自8個醫療設施的17名成員)所組成的「心理健康對策小組」，只要任何單位邀請，就會舉行座談會或演講，進行適合一般市民取向的啟發活動。心理健康對策小組內部又細分為統合失調症、憂鬱症(預防)、青春期、老年人等小隊[*2]。

資料1

①所謂的職員，指的是在組織內活動的一份子。因此，必須避免產生只是依附組織，不進行任何活動的老職員。

②幾乎所有的組織都因為人事費的刪減，處於勞動過度等等各種嚴苛的狀態下。如果在這些組織下工作的職員，沒有認真地面對現實時，組織就會衰弱，使得狀況更加嚴苛。

③工作能夠順利進行，並且工作內容能夠獲得正確的評價時，整個組織才能夠更活躍。

④職場上是否有能夠傾聽煩惱的夥伴相當重要。如何成為一名好的談話對象也一樣重要。

・約定一定要遵守

・嚴守秘密。

・視情況不同，必要時聯絡醫療機關。

⑤上司是否能夠以寬容的態度接受自己的煩惱呢？上司的上司是否也能夠接受呢？在思考這些事的過程中，重要的是應該讓上司有機會注意到自己。

⑥在考慮如何給予患者生活上的安定時，也要建立一套能夠使患者不需要住院，就能夠在社區內安心生活的系統

・定期邀請專業人員來進行協商、指導、演講等活動。

・協助宗親會等各種自助組織。

・家族成員所扮演的角色雖然很重要，但是也必須要設立能夠協助家族的系統。

・醫院、衛生所、鄉鎮市公所、社區生活福利中心等場所，應該設置能夠方便讓民眾協商的窗口。

以實際的啟發活動為例，日本島根縣出雲市就組成了「心理健康對策小組」，這個小組在社區圈、職場圈中，針對

📖 **文獻**

*2 金山千夜子 等人著：公共衛生護理人員期刊第61期，探尋未來的「社區精神衛生模式」，p.108～121，醫學書院，2005

憂鬱症舉行了一連串的啟發活動。下文所介紹的就是小組演講時的資料。是否能建立一套像上述文章中的系統，對憂鬱症患者而言非常地重要。除此之外，也必須了解到一般民眾對這些訊息情報的了解程度，並且要思考怎麼做。才能讓患者周遭的人都知道這些訊息。啟發活動所期望的目標，就是將憂鬱症的對策延伸到社區圈、職場圈中。

[主要的症狀和應該注意觀察的重點]

（1）身體方面

①**睡眠障礙：**入睡障礙、失眠、中途覺醒、早醒、淺睡、日夜顛倒

②**營養不良：**食慾下降、體重減少、衰弱、脫水、低營養狀態

③**自律神經障礙：**疲勞感、倦怠感、頭痛、頭部沈重、目眩、麻痺、口渴、肩膀僵硬、便秘、
　　下痢、嘔吐感、排汗、生理不順、性慾低下、心悸、其他

④**排泄障礙：**便秘、下痢、排尿困難

⑤**藥物的副作用：**腸胃道症狀(食慾的增加或低下、噁心、嘔吐、下痢等症狀)、甲狀腺機
　　能障礙、劇渴、頻尿、震顫、肝功能障礙、腎功能障礙、神經症狀等症狀

（2）精神方面

①**感情：**憂鬱、不安、焦躁、苦悶狀態、自我感情的下降、自卑感、悲觀、絕望感、寂寞、
　　悲哀、感情平淡、感情喪失、厭世感、易受刺激性、罪責感

②**思考：**思考抑制、悲觀、否定、空虛、放棄、判斷力下降、自殺意念
　　罪惡妄想：「世界會這麼混亂是我的錯」、「公司會倒都是我的責任」等妄想
　　慮病妄想：「自己得了不治之症」、「癌症在不斷進展中」等妄想
　　貧窮妄想：「討債的找上門了」、「家族成員窮困潦倒」、「沒有錢吃飯」等妄想

③**動機、行動** 動機下降、行動抑制、沈默寡言、運動不能、精神運動抑制、昏迷、動作緩慢、
　　自殺企圖、社交障礙、徘徊、攝食障礙

④**自我功能障礙：**自我感情下降、否定性的自我評價

（3）其他

①**日常生活行為：**服裝儀容(更衣、頭髮整潔、化妝等等)、身旁事務的打理和整頓、清潔(沐
　　浴、洗臉、洗髮等等）、一天的行動模式

②**和周遭人物的關係** (是依賴或是拒絕)

③**是否有發病原因**

④**若為雙向性情緒障礙時，和躁狂狀態的關係**

⑤**症狀變化的經過** (患者可能在躁狂狀態或憂鬱狀態間快速地轉變，必須特別注意)

＊身體方面的症狀除了上述的內容之外，也可能有隱藏性憂鬱症、不確定不適(unidentified
　complaint)等各種心理面的症狀。也容易引起內分泌機能障礙、消化系統障礙等各種症
　狀，營養狀態的低下、排泄障礙等等各種身體症狀也都可能會出現。患者的症狀可能屬於
　精神方面或者是身體方面，為了徹底的鑑別兩者，必須透過全面性的客觀觀察。

（金山千夜子）

3
A 精神官能症

在過去曾用於稱呼「心因性因素較強疾病」的「神經官能症」，近年來已經越來越少使用了。原本分類在神經官能症下的焦慮性神經症(例如廣泛性焦慮症、恐慌症)、強迫性神經症(例如強迫症)、歇斯底里(例如解離症、轉化症)，在精神疾病診斷與統計手冊第四版修訂版(DSM-IV-TR)中則被分類在「**焦慮症**」、「**解離症**」的項目中；在國際疾病分類碼第10 版(ICD-10)中則分類於「**神經官能症、壓力相關性疾患、身心症**」的項目中。在本章節中，會根據DSM-IV-TR的分類，向各位介紹神經官能症的代表性疾病。

A. 廣泛性焦慮症

廣泛性焦慮症在過去被稱為焦慮性神經症，特徵是患者在日常生活中，會感受到慢性的**過度焦慮**。除了會有焦慮、恐怖感、喪失現實感(人格解體)等精神症狀外，也會出現心悸、發汗、震顫、口渴等各種自律神經症狀，或者有呼吸困難、胸部不適感、難以吞嚥的感覺(吞嚥障礙)等身體症狀。相較於恐慌症、恐懼症等等，對特定狀況、對象感到不安、恐怖的疾病，廣泛性焦慮症並沒有特定的對象。

廣泛性焦慮症的終身盛行率約在5％，男女性別差則是1：2，女性較多，發病時期則以成人期初期較多。

在治療上，廣泛性焦慮症會使用抗憂鬱藥、抗焦慮藥等藥物進行藥物治療，並且合併使用認知行動治療等各種心理社會學治療。

B. 恐慌症

恐慌症的特徵為：突然的**恐慌發作**(發作時的情況被比喻成「晴天霹靂」)，患者對發作所產生的**預期性焦慮**。過去一部分被稱為焦慮性神經症的疾病，也被分類在恐慌症中。所謂的恐慌發作，指的就是表2中的症狀突然出現，並且在10分鐘內到達高峰的現象。恐慌發作本身在許多種精神疾病中都可以觀察到，也有不少健康的人可能體驗過。罹患有恐慌症的人，會不斷地出現恐慌發作的現象，在診斷上則是以患者對「會不會再發作」(預期性焦慮)的擔心程度作為診斷基準。患者也可能會出現避開「無法逃生的場所」(廣場恐怖

▼表2　DSM-IV-TR中的恐慌症發作基準

患者在某一時期，會感受到強烈的恐懼感或不適感，並且此時期可以明確地界定。在這段時間中，當患者突然出現下列症狀中的任四點(或四點以上)，並且在10分鐘內到達高峰期時，判斷為恐慌症發作。

心悸或是心跳數的增加
排汗
身體發抖或震顫
呼吸困難(呼吸不順)
窒息感
胸痛或胸部不適感
噁心或腹部不適感
目眩感、暈眩感、感覺頭部變輕，
　　或者是意識模糊
現實感消失(缺乏現實感)
　　或者是人格解體症狀(感覺自己不是自己)
害怕自己會失去控制
　　或者是害怕自己會發瘋
對死亡感到恐懼
感覺異常(感覺麻痺或有隱隱作痛的感覺)
感覺冰冷或發熱

症)、「無法求助的場所」等現象，甚至連外出都感到困難。

恐慌症的終生盛行率大約為2%，其中以女性較常有廣場恐怖症的症狀。好發年齡則介於青年期後期和30歲後半之間。

恐慌症的治療，可以使用選擇性血清素回收抑制劑(SSRI)等種類的抗憂鬱藥或抗焦慮劑，如果能合併使用認知行動治療來進行治療，可能可以獲得更佳的治療效果。

C. 強迫症

強迫症(強迫性神經症)的特徵是**強迫性思想(obsession)**和**強迫行為(compulsion)**。所謂的強迫性思想，指的是突然浮現在腦中的想法或是衝動，並且會引起焦慮或不適感，即使患者自己知道這些想法或衝動是不合理的，也無法擺脫。所謂的強迫行為，指的是由於強迫性思想的影響，所產生的一連串行為反應，有時也被稱為儀式(ritual)。舉例來說，患有不潔恐怖症的人，即使剛洗完手，也會產生「是不是還很髒」等各種形式的強迫性思想，進而使患者感到焦慮、恐怖。患者為了排除這些感受，會出現頻繁而長時間的洗手動作。除了不潔恐怖症之外，還有一種被稱為強迫確認症，患者會不斷地確認玄關、窗戶是否上鎖，或者是確認瓦斯桶是否拴緊。

強迫症的治療是採用藥物治療和心理治療。藥物治療主

廣場恐怖症 agoraphobia

廣場恐怖症這個名稱,來自於古代希臘的公共的廣場(agora),不過這個名稱除了代表害怕寬廣的場所之外,尚有其他的含意在。廣場恐怖症指的是對「遠離安全的場所(例如自宅等等)、沒有親密的人可以仰賴的場所、難以求助或逃脫的場所、封閉性的場所、會被許多人看到的場所」產生恐懼感。具體來說,電車內、電梯內、客滿的電影院、天文館等場所,就是廣場恐怖症常見的恐懼對象。

暴露與反應抑制法

融合了暴露法和反應抑制法的治療方法,就是「暴露與反應抑制法」。暴露與反應抑制法是一套行動治療技術,目的是讓患者「處於焦慮的狀態下(暴露),同時抑制患者的強迫行為(反應抑制)」。為了中斷患者的強迫性思考,在治療時也會使用思考中斷法。除此之外,為了達到「反應抑制」的目的,在治療時也會合併許多不同種類的技術,例如測定強迫行為的時間長短(pacing);由治療人員向患者示範抑制反應的方法(modeling)。

歇斯底里

歇斯底里一詞是源自於希臘文中的hystera,代表子宮的意思。這是因為轉換症常見於女性,當時誤以為子宮是病因,才因此而得名。

▼表3　常見的強迫性思想和強迫行為

強迫性思想

- ・對身體的排泄物(尿液、糞便、唾液)、汙垢、環境中的毒素感到擔心、厭惡
- ・害怕恐怖的發生(火災、自己和所愛的人的死亡、疾病)
- ・對秩序性、正確性、對稱性的渴望或顧慮
- ・一板一眼(和患者的生活環境相差甚大、過度的祈禱或對宗教的顧慮)
- ・幸運數字或不幸數字

強迫行為

- ・過度或儀式化的洗手、淋浴、洗澡、刷牙
- ・不斷重複的儀式(不斷進出門、上下樓梯)
- ・不斷確認門、鎖、暖爐、電器用品、汽車煞車
- ・為了將汙垢去除,不斷地進行清洗或其他相關的儀式
- ・接觸

(Benjamin J. Sadock 等人編著,井上令一等人監譯:Kaplan臨床精神醫學教科書　DSM-IV-TR診斷基準在臨床上的運用,p.674,MEDICAL SCIENCES INTERNATIONAL 出版,2004)

要使用抗憂鬱藥、抗焦慮劑,部分抗精神病藥也能夠發揮效果。心理治療的方法包括:認知行動治療、森田療法、精神分析治療等方法,行動治療中則以「暴露與反應抑制法」最廣為人用。

強迫症的終生盛行率大約在1～3%。本症在性別上沒有差別,好發年齡則介於20歲前後。

D. 解離症、轉化症

解離症(廣義的)指的是和記憶、同一性、感覺、身體運動等等相關的部分,無法正常統合所造成的一種病態。隨著發生障礙的機能不同,解離症又可以分為許多不同的種類。罹患解離後會產生各種症狀,例如造成患者外傷的行為,或者對人際關係產生壓力等等。過去被稱為歇斯底里的病態也是含括在解離症內。解離症(廣義的)可以概分為轉化症和解離症(狹義的)兩大類。

Ⓐ解離症(狹義的)

解離症(狹義的)指的是一種能夠在患者上,觀察到記憶、同一性相關症狀的疾病,代表性的疾病包括**解離性失憶症、解離性漫遊症、解離性身分疾患**。解離性失憶症也就是俗稱的記憶喪失(心因性失憶症),並不包含頭部外傷等等的器質性障礙所引起的失憶症。解離性失憶症大多是

解離症	・解離性失憶症 ・解離性漫遊症 ・解離性身分疾患 ・人格解體障礙 ・無法特定的解離症

▲圖1　解離症的分類

(高橋三郎等人譯：DSM-IV-TR　精神疾病診斷與分類手冊[新訂版]，p.26，醫學書院，2003)

因為意外、突然的死別等各種強烈的壓力，造成部分性或選擇性的記憶喪失。如果連自己所有的經歷都忘記的失憶症，則特別稱為全盤性失憶症。所謂的解離性漫遊症(fugue)，指的是患者突然離開平時生活的場所，到四處流浪。患者雖然能夠像平時一樣生活，但卻無法回憶起之前的記憶。患者在長時間流浪後，也有可能獲得另一種同一性(身份)，因而持續另一種生活。解離性身分疾患也就是俗稱的多重人格，指的是個人體內，存在了一種和原本的人格不連續的人格。

❸轉化症

所謂的轉化症，指的是感覺或運動的機能，發生了解離性症狀的一種疾病。患有轉化症時，雖然可以觀察到聽覺、視力等感覺上的喪失，以及四肢的癱瘓、失聲等症狀，但卻找不到可以說明這些症狀的身體疾病。轉化症過去被稱為轉換性歇斯底里，在精神疾病診斷與統計手冊第四版修訂版(DSM-IV-TR)則分類在名為**身心症**的項目內。轉化症好發於女性，大約是男性的2～10倍之多。

轉化症的治療主要以心理治療為主，不過為了治療由於轉化症而間接產生的焦慮、抑鬱，也會使用抗焦慮劑、抗憂鬱藥等藥物進行治療。

(斎藤治、松本武典)

恐懼症

所謂的恐懼症，指的是患者對平時不會產生危險的狀況或對象，感到恐怖或不安的一種症狀。除此之外，患者只要想像自己可能遇到危險的狀況，就會陷入預期性的不安中，甚至為了躲避這些狀況，導致日常生活受到影響。

①特定的恐懼症

對一種或一種以上，可以明確地對特定的物體或狀況感到不安、恐怖。例子：動物型(狗、貓、馬、蛇等動物)、自然環境型(風暴、高處、水等環境)、寫意、打針、外傷型、狀況型(隧道、電車、橋、飛機、狹窄的空間等等)。

②社交恐懼症

所謂的社交恐懼症，指的是當患者在較小的團體中，並且處於各種感覺到「自己會被他人所注視的狀況」時，由於擔心自己會做出「丟臉的行為或狀況」，進而感到不安的一種症狀。舉例來說，在人群前演講時，害怕自己臉紅(臉紅畏懼症)；對他人或自己的視線感到介意(視線恐懼症)；覺得自己的體臭會帶給別人不適感(臭人恐懼症)，等等都是社交恐懼症的一種。社交恐懼症的患者大多是自我評價較低，或者是在意他人評價的人。

焦慮症在身體各部引起的症狀*3

下痢、目眩、漂浮感、鼻涕分泌過剩、腱反射亢進、高血壓、心悸、瞳孔擴大、無法安靜(例如來回走動的現象)、昏厥、脈搏加快、腿部的抽搐感、恐懼和不安、震顫、胃部不適、頻尿、猶豫、焦躁

3B 神經官能症的護理

A. 焦慮症的護理

患者焦慮的狀態，會透過其身體傳達給四周的人。護理人員必須從表情、言行舉止、態度來察覺患者的焦慮，並且觀察患者是否有心悸、呼吸困難等各種身體症狀。此外，護理人員也必須根據患者訴說其焦慮時的狀態等各種因素，判斷患者的焦慮的程度。

在護理有焦慮狀態的患者時，是否能了解並且體會患者的痛苦，是相當重要的一件事。在這方面，護理人員首先要督促患者，應該以所有能夠表達的方式，表現出自己所有的感情或恐懼。除了言語之外，也能夠以寫字、畫圖等各種方式來表達。除此之外，護理人員也要督促患者將憤怒、恨意等否定性的情感表現出來。

護理人員應該使用所有傾聽的技術，努力使患者能夠將感情表現出來，並且盡量將焦慮的情感以言語來表達。此外護理人員也必須營造寧靜、容易說話的氣氛，或者是調整出一個能夠讓患者安心生活的環境。

在表達感情這方面上，透過獎勵和認同，可以將自己支持對方的想法傳達出來。在內容上，重點在於不應以道德、倫理的方式來解釋患者的話語，護理人員應該表現出包容、接納的態度。

由於護理人員可能會受到患者焦慮的情緒波及，為了不使自己受到影響，注意自己的情緒這一點對護理人員也非常地重要。

當患者能夠辨識自己的焦慮時，護理人員應該從放鬆法等等方法中，找出適合的對策，以協助患者自己控制症狀。

▼表4　焦慮症的分類

- 對伴隨有廣場恐怖症的恐慌症
- 沒伴隨有廣場恐怖症的恐慌症
- 沒有恐慌症既往病史的廣場恐怖症
- 特定的恐懼症
- 社交恐懼症
- 強迫症
- 創傷後壓力障礙
- 廣泛性焦慮症
- 無法特定的焦慮症

(高橋三郎等人譯：DSM-IV-TR　精神疾病診斷與分類手冊[新訂版]，p.24，醫學書院，2003)

❶ 恐慌症的護理

恐慌症可以分為兩類，分別是：①伴隨有廣場恐怖症的恐慌症，②沒伴隨有廣場恐怖症的恐慌症。患有恐慌症時，心悸、目眩、噁心、呼吸困難等身體症狀，以及伴隨有不安、恐懼的恐慌發作都會突然出現。此外，患者也會由於害怕這些症狀是否會再度發作，因而陷入不安中(預期性不安)，並且為了閃避這種不安，患者的行動會產生變化，進而發展成廣場恐懼症。對於恐慌發作的患者，護理人員應該向患者說明：「錯誤的觀念和知識」是導致不安惡性循環的原因，讓患者了解到恐慌症並不會致死，並且隨著時間經過就能治癒。同時，護理人員也必須指導患者如何面對恐慌症。

發作時，護理人員應該待在患者身邊，給予安全感。同時必須要觀察患者是否有目眩、姿態不穩而摔倒的危險性，以確保患者的安全。若患者因為過度呼吸，因而有顯著的吐氣現象時，護理人員必須督導患者，使其進行緩慢的深呼吸。如果有必要，則應該使用紙袋等物品罩住口、鼻後呼吸。

沒有發作時，護理人員應該聆聽患者的傾訴，促使患者的談話。此外，護理人員也應該讓患者自己了解到引起發作的狀況，以及引起不安或矛盾的原因。和患者對話時，應該給予充分的時間，協助患者以自己的話來表現發作時的狀況。

當患者已經了解到自己發作時身體的前兆，或者是引起發作的狀況時，護理人員應指導患者採取何種措施，或者是如何以放鬆法來解除緊張，並且協助患者找出其他能夠控制發作的方法。除此之外，護理人員也應該加深患者對恐慌症的了解，並且讓患者了解到只要採取適當的措施，恐慌症是一定能治癒的疾病。

想治療恐慌症，家族的協助也是不可或缺的。患者出現數次恐慌發作後，家屬可能會認為只是患者小題大做，也有不少個案認為患者是在裝病。護理人員應指導家屬，讓家屬了解到患者所感受到的恐懼感是非常強烈的，並且讓家屬知道恐慌症患者的身體上並沒有任何異常，只是必須接受精神科方面的治療。

❷ 恐懼症的護理

在進行恐懼症的護理時，護理人員在給予患者協助前，必須先知道患者不安的層級，或者是找出患者感到恐懼的對象，也必須知道這些恐懼的對象對日常生活造成何種程度的影響。除此之外，護理人員也必須確認患者是否將這些情感表現出來，如果辦不到時，為了協助患者，護理人員應該營

N o t e

暴露治療 (exposure 法)[4]

所謂的暴露治療，指的是以由弱到強的順序，給予患者刺激(以患者感到恐懼的對象作為刺激)，進而使患者克服恐懼的方法。例如對於無法單獨一人外出遠行的患者，一開始會先陪伴他到最近的車站，接著則讓他一個人坐到下一站；藉由這種方式，漸漸地擴大患者的行動範圍，並且讓患者學習如何安全地處理自己的不安。

漸進式肌肉鬆弛法[5]

漸進式鬆弛法是由傑克布森(Jacobson, E)所發明的方法。煩躁、雜念、心理上的緊張，是使骨骼肌處於僵硬、興奮狀態的原因之一。漸進式鬆弛法則是透過除去骨骼肌的僵硬(肌肉鬆弛法)，進而達到解除心理上緊張的方法。一旦讓使力中的骨骼肌放鬆，患者就能夠明確地感受到使力的肌肉部位鬆弛。漸進式肌肉鬆弛法在過程上，為了獲得肌肉上的紓壓感，會不斷重複使肌肉僵硬、鬆弛的步驟。

📖 **文獻**

[3] (Benjamin J. Sadock 等人編著，井上令一等人監譯：Kaplan臨床精神醫學教科書 DSM-IV-診斷基準在臨床上的運用，p332L, MEDICAL SCIENCES INTERNATIONAL 出版，2000)

[4] 上島国利等人編：恐慌症的對策，先端醫學社出版，P.64、180、143，2002

[5] 內山喜久雄、高野清純 監修，山口正二：放鬆法、心理治療講座，12，P.52、27，日本文化科學社，1998

導致恐慌發作物質*6

截至目前為止，透過研究已經發現到乳酸鈉和高濃度的二氧化碳都會引起恐慌發作。此外，也已經知道咖啡因、酒精、尼古丁、古柯鹼有導致焦慮的作用(anxiogenic)，因此恐慌症患者最好能避開含有咖啡因的飲食。

放鬆*7

放鬆是一種和焦慮、緊張、興奮、壓力相反的狀態。放鬆的狀態又可以分為兩大類，分別是心理上的放鬆狀態和身體上的放鬆狀態。兩種放鬆狀態之間會互相影響，當緊張狀態移轉成放鬆狀態時，體外感覺和肌肉感覺兩者的減少都是必須的。

一旦體外感覺*和肌肉感覺減少時，腦幹的網狀活化系統(調節腦部興奮狀態的一種構造)就會收到訊息，進而使大腦的興奮狀態緩和，獲得精神上的安定感。

(※體外感覺：包括視覺、聽覺、觸覺、味覺、嗅覺。具體而言可以透過閉上眼睛，或者是掩住耳朵等方式來減少體外感覺。)

藉由深呼吸來提高氣體的交換率*8

每個肺泡的大小大約是直徑0.1～0.2mm，在一般的呼吸狀態下，35億個肺泡全部加起來的表面積則大約是50～60m²，相當於30～36張塌塌米加起來的面積。若是在深呼吸的狀態下，肺泡的總表面積則會增加到100m²，相當於增加了一倍。隨著面積的增加，氣體的交換率也就跟著上升了。

 文獻

*6 上島国利，中根允文等人編：恐慌症的對策，先端醫學社，2002

造出容易表達的環境。

護理人員應以支持、包容的態度面對患者，以給予患者安心感。除此之外，護理人員也應該事先預留充分的時間，以避免在聽患者傾訴時因為時間的不足，導致可能必須中途停止的問題。如果停止的原因出在護理人員上時，可能會成為患者對護理人員感到不安的原因，進而使往後的關係惡化。

護理人員也應該了解到患者在不安時是否有自己的解決方法，或者是調適心情的方法。這些方法都是在尋找出更好的「患者的對應方式」時，不可或缺的材料。只要能找到有效的對應方式，就能夠提高患者病情的穩定性，進而減少患者的不安。此外，護理人員也需要指導患者學習深呼吸法和放鬆法，以便使患者在感到不安時能善用這些方法。

護理人員也必須了解到，患者家屬或四周的人是如何解讀患者的話。如果有必要，護理人員應該給予適當的指導，使患者的言語能夠獲得正確的認識。除此之外，患者在傾訴自己的不安時，家屬所感受到的動搖和混亂，護理人員也應該要能夠了解，並且向家屬表示同情的態度。

恐懼症的治療過程，大多會隨著患者的症狀和逃避行為層級的不同，以階段性的方式來進行治療。對護理人員而言，此時的重點在觀察患者在各個階段是否有感受到痛苦，並且時常陪伴在患者身邊。

❸ 強迫症

若護理人員尚未和患者建立適當的關係時，不可以強制地禁止患者的強迫性行為。患者是透過強迫性行為，來處理自己的不安，因此若是禁止強迫性行為反而會使增加患者的不安。

護理人員應該處理的對象，並非強迫性行為本身，而是患者的不安、恐懼的感情。此時的護理原則，是以對待一般人的方式來關心患者。

面對強迫症時，護理人員應該判斷強迫性行為對患者日常生活的影響程度，並且了解患者是否有傷害自己的自傷行為，或者是牽連到周遭人物的他傷行為，以及發生意外的危險性等等，並且視情況需要進行介入。

在患者個人的應對上，護理人員應該指導給予指導，使患者能夠將壓力，或者是不安等情緒自由地表現出來。為了讓患者了解到不安的情緒和強迫性行為之間的關聯，護理人員應該要給予適當的協助，並且援助患者找出健康的方法來處理自己的不安。當強迫性行為和不安所引起的緊張，持續地發生在患者身上時，護理人員應該邀請患者一起運動、玩遊

▼表5 主要抗焦慮要的作用強度和作用時間

一般名稱	主要的商品名稱	作用強度	作用時間
苯二氮平類			
托非索泮(tofisopam)*1	Grandaxin	弱	短
氯噻西泮(Clotiazepam)	Rize		短
奧沙唑侖(Oxazolam)	心益(Serenal)		長
美達西泮(medazepam)	Resmit		長
氯二氮平(Chlordiazepoxide)	Balance、CONTOL		長
氟他唑侖(flutazolam)	Coreminal		短
阿普挫侖(alprazolam)	Solanax、Constan		中
丹祈屏(Diazepam)	CERCINE 、Horizon	抗焦慮作用	長
氟地西泮(fludiazepam)	癒利舒盼(Erispan)		長
環丙氮平(prazepam)	Sedapran		超長
二鉀氯氮平酸鹽(clorazepate dipotassium)	Mendon		長
美沙唑侖(mexazolam)	Melex		長
氟氮平酸酯(ethyl loflazepate)	美□适(Meilax)		超長
依替唑侖(Etizolam)	DEPAS		短
樂耐平(Lorazepam)	WYPAX		中
溴西泮(Bromazepam)	低落美(Ludiomil)、Seniran		中
氟托西泮(Flutoprazepam)	RESTAS		超長
氯唑侖(Cloxazolam)	心朗(SEPAZON)	強	長
clonazepam*2	利福全(RIVOTRIL)、Landsen		長
血清素作用性藥物			
坦度螺酮(Tandospirone)	希德(Sediel)	中	短

*1：自律神經調節藥　*2：抗癲癇藥
(水島裕 編：每日一藥 解說和便覽，南江堂，2005)

戲或聽音樂。護理人員也可以透過各種有趣的話題，例如興趣、日常生活、食物、最近發生的趣事等等來和患者聊天，以便協助患者擺脫強迫性思想的拘束。護理人員也必須向患者說明放鬆法的使用方法。

此外，護理人員也要協助患者，使患者能夠以現實而安全的行為，替代原本的強迫性行為。

為了使家屬或患者周遭的人，能夠對強迫性行為有正確的認知，護理人員應該以簡單明瞭的方式進行說明，並且給予家屬或患者周遭的人指導，使他們能夠以同情的態度來面對患者。

B. 身體型疾患
(somatoform disorder，又稱身心症)的護理

所謂的身體型疾患，指的是患者在器質面和生理學上，雖然沒有觀察到異常，卻依然表示有各種身體症狀的一群疾病。身體型疾患的患者會不停地尋找身體症狀的病因，並且表示有許多身體症狀不斷地出現，這些症狀則是由於心理上的障礙所造成，並非患者刻意營造的症狀。也有看法認為身體型疾患和因病獲益(gain from illness)有關連。

Note

系統減敏感治療法*9

系統減敏感治療法，是由南非的精神科醫學學者沃爾普(Wolpe, J)所發明的治療方法，在開始治療時會先讓患者學習傑克布森的漸進式鬆弛法。在治療過程中，系統減敏感治療法會詳細的分析患者的各種問題，並且將引起患者不安的刺激依照強弱分級後，製作出一份焦慮層級表。層級表製作完成後，會先讓患者處於肌肉鬆弛的狀態，再讓患者按照層級表中最弱的焦慮刺激進行想像，等到患者即使想像刺激也不會感到焦慮後，再依序給予較強的刺激。最後患者即使受到強烈的刺激，也不會感到焦慮。

身體化症所引起的症狀*10

在消化器官系統上，身體化症會引起疼痛、打嗝(噯氣)、噁心、嘔吐的症狀；皮膚感覺上則大多會造成搔癢感、灼熱感、刺痛感、麻痹等症狀。除此之外，也有患者表示有月經和性方面上的問題。

文獻

*7 五十嵐透子：放鬆法的理論和實際－寫給醫療照護人員的行為治療入門(リラクセーション法の理論と実際―ヘルスケア・ワーカーのための行動療法入門)，医歯薬出版，2001
*8 五十嵐透子：放鬆法的理論和實際－寫給醫療照護人員的行為治療入門(リラクセーション法の理論と実際―ヘルスケア・ワーカーのための行動療法入門)，医歯薬出版，2001
*9 大熊輝雄：現代臨床精神醫學(現代臨床精神医学)，p523，金原出版，2003
*10 大熊輝雄：現代臨床精神醫學(現代臨床精神医学)，p298R，金原出版，2003

❶ 身體化症 (somatization disorder)

身體化症的患者會不斷地表示自己有各種身體症狀，但卻檢查不出醫學上的原因。大多數的身體化症患者，過去都曾在各種醫療單位接受過診察，並且接受過各種醫學檢查和手術。有時心身症(psychophysiologic disorder)和身體化症兩者會被混用，但這兩者卻是屬於不同的疾病。

相較於「以為自己罹患特定疾病」的慮病症患者，身體化症患者「覺得身體各個部位都有症狀」。身體化症主要的症狀包括消化器官系統的感覺上：造成疼痛、噁心、嘔吐異常的皮膚感覺：搔癢感、灼熱感等症狀。這些症狀會不斷困擾患者，使患者無法扮演好自己的社會角色。

❷ 轉化症

轉化症，是因為患者心理上無法解決的矛盾或慾望，在轉換成身體症狀後，所表現出的一種現象。轉化症患者在感覺機能或運動機能上可能會出現各種症狀，例如起立不能、步行不能、視野變小、痙攣、麻痺等等，但幾乎都只會出現其中一種症狀，不容易同時出現複數症狀。轉化症雖然和「因病獲益」(向周遭表示自己的症狀，以博得周遭的關心，進而獲得協助和支持)有關，但身體症狀本身並不是患者意識下所產生，也不是由演技裝出來的。

❸ 慮病症

所謂的慮病症，是一種只要身體稍微感到不適，就會憂慮自己是不是罹患某種疾病，甚至是罹患了嚴重疾病的一種現象。即使透過各種一般的檢查，向患者說明並沒有罹患任何身體上的疾病，患者的憂慮也依舊會持續。即使只是身體上輕微的不適，患者也會認為是疾病的徵兆。此時患者為了求證，就不會不斷地出現「逛醫師」的行為。

在身體的症狀上，患者會表示有心悸、排汗、腸道的蠕動等等和身體機能相關的症狀。此外，也會有疼痛、咳嗽等身

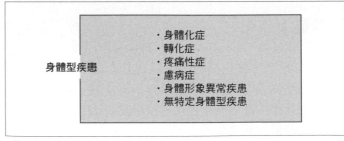

▲圖2　身體型疾患

(高橋三郎等人譯：DSM-IV-TR 精神疾病診斷與分類手冊[新訂版]，p25，醫學書院，2003)

暫時性因病獲益

由於患者內心的矛盾和要求轉換成了症狀，使得患者免於矛盾的苦惱，進而在無意識下感到心理上的滿足或精神上的安定。

**附帶收穫
(或稱從屬獲益，
secondary gain)[11]**

所謂的附帶收穫，是因為罹患了疾病，使得患者博得了周遭的人的同情，或者是受到了親切的照顧、能夠不用去學校或職場、獲得補償、不顧家的先生重視家庭等等。除此之外，以患者自己為中心，各種條件所獲得改善，也是患者所獲得的利益之一。

逛醫師

懷疑自己罹患了癌症或其他重大的疾病，所以前往醫院檢查，卻沒有發現到任何異常。雖然醫師已說明過沒有任何異常，卻懷疑檢查可能有疏失，希望能多檢查幾次，因而在各個醫院間不斷地接受診察。這一連串的過程，就被稱為「逛醫師」(doctor shopping)。

📖 文獻

＊11 大熊輝雄：現代臨床精神醫學(現代臨床精神医学)，p295～296，金原出版，2003

體上的異常，以及心臟的疲倦、靜脈的疼痛等等身體感覺上的症狀。這些身體上的異狀，是患者面對感情、焦慮和矛盾時的一種處理方式。

透過這個方法，患者能夠迴避掉社會生活上(職業上或家庭內)的某些責任，或者是引起周遭的關心。

❹ 身體形象異常疾患

所謂的「身體形象異常疾患」，是一種認為自己的外觀有缺陷，因而感到明顯的痛苦，或者是在社會上和職業上造成障礙的狀態。身體形象異常疾患的患者在臉部(鼻、眼、唇、顎)、皮膚、整體的體型等部位上，會對旁人看起來不覺得的異常的缺點，感到相當的執著。此外，幾乎所有的患者，都對一種以上的部位抱持著缺陷感。

在診斷身體形象異常疾患的基準上，必須將外觀上正常和異常的關心進行區別，並且鑑定患者是否因為外觀上的因素，產生了重度的情緒困擾和機能障礙。

[身體型疾患的護理]

對於身體上的不滿(complaint)，護理人員應該先傾聽患者，並且試著去了解患者心理上的痛苦。不過，除非在身體方面的評估上真的有異常出現，否則護理人員應該要盡量避免對應患者在身體上的不滿。這是因為如果過度地對應患者身體上的不滿，反而會使得「因病獲益」的效果增強。為了引起護理人員的注意，患者可能會以各種方式訴說自己的不滿，因此在患者的對應上必須要設定一個標準，以判別哪些是不能接受的要求。

護理人員應該明確地讓患者了解到，自己關心的是「表示不滿的患者」，而不是在關心「不滿的內容」。只要患者了解到這些不滿不能引起關心時，表示不滿的次數就會逐漸減少。如果患者依舊表示自己身體上的不滿時，護理人員可能就必須試著轉變話題，例如日常生活、家屬、工作等等，這些都是護理人員必須費心的部分。

重要地，是要從對話的過程中，試圖找出隱藏在患者所表示的症狀之下，患者真正的訴求，並且協助患者自己去察覺這些訴求。當患者本人察覺到自己的感情，並且能夠向醫療人員表示這些感情時，就能夠全面地接受自己的感情。在過程中，護理人員應該避免使用批判、議論的對話方式，並且一邊督促患者多表達自己的意見，一邊建議患者以更直接的方法來滿足這些訴求。

除此之外也要讓患者了解到，當自己以言語來表示壓力、

N o t e

身體形象異常疾患[*12]

在某個以大學生為研究對象的報告中顯示，有50%以上的學生對自己外觀的某個部位感到在意，有大約25%的學生則因為對外觀的關心，使感情、機能方面受到了影響。

📖 文獻

*12　Benjamin J. Sadock等人編著，井上令一等人監譯：Kaplan臨床精神醫學教科書DSM-IV-TR診斷基準在臨床上的運用，p.385L，MEDICAL SCIENCES INTERNATIONAL 出版，2000

不愉快的感情，或不再表示自己的症狀或不滿，以及自己負起責任來處理這些症狀或不滿時，就能夠獲得周遭的關心或支持。

對於這些健全的行為，護理人員應該給予支持或回饋，鼓勵患者的這些行為。

在家屬方面，護理人員應給予指導，讓家屬以對待病人的態度來面對患者。護理人員也必須向家屬說明，患者所呈訴的症狀是來自於心理層面，並且讓家屬了解到這些症狀並非患者故意裝出來的。此外，由於患者無法以直接的方式傾訴自己的內心，護理人員應該試圖調整家庭內的人際關係，或者是調整家庭內的溝通方式，使患者的內心能夠獲得表現。

C. 解離症的護理

所謂的解離症，指的是原本一般人都具備的自我意識發生了缺失，進而暫時喪失了統合的狀態。一般人在做任何事時，都是按照自己的意志來行動，並且會有一種「無論是行動時的感情還是知覺，都是來自自己的親身體驗」的感覺。但是解離症的患者卻喪失了這種感覺，或者是在這方面上的感覺上發生混亂，有的個案則是多種的同一性互相重疊。

在症狀上，解離症雖然也會產生焦慮、矛盾等等，對心理層面造成影響的症狀，不過患者本人對這些症狀卻沒有自覺。也因為這種特性，護理人員在進行解離症的護理時，基本原則就在於以支持、包容的態度來對應患者，建立彼此間的信賴關係，以便使患者能夠了解到自己的不安或矛盾，進而以言語來表達自己的感情。透過言語的表達，除了能夠整理患者自己的感情和思考，也具有緩和患者焦慮的效果。

對於患者體驗到的現象，護理人員可以藉由表現同情的方式，將自己的關心傳達給患者。在和患者溝通時，護理人員應該以包容的態度面對患者的感情和情緒表現，並且協助患者表達情感。不過，護理人員也不應該勉強患者表達情感，應該給予充分的時間，使患者能夠在輕鬆的環境中進行情感的表達。當患者的症狀獲得穩定，能夠參加活動時，應該邀請患者參加一些不需要直接使用言語，也一樣能夠進行的活動，給予患者適當的表現機會。

當患者能夠認識到自己焦慮的感情時，護理人員應該協助患者找出和以往不同的對應方式。如果有必要，也應該指導患者學習呼吸法和放鬆的方法。護理人員也必須指導患者的家屬，以便對發生在患者身上的現象有正確的認識，並且協助患者尋找對應情感的新方法。

解離[13]

所謂的解離，指的是感情、感覺、運動、思考的統合能力發生障礙的狀態。當解離發生在人格的意識層級上時，就會導致多重人格，行為機能上則會出現漫遊症、附身(possession)的症狀；運動機能上會出現癱瘓、昏迷的症狀；記憶機能上會出現健忘的症狀；感覺或知覺的機能上則會出現人格解體的症狀。

📖 文獻

[13] 中谷陽二編：解離症，精神醫學評論，No.22, p.13, LIFE SCIENCES, 1999

	癲癇（僵直性和陣發性）	解離性（歇斯底里）發作
誘因	在沒有誘因的情況下突然發作	大多有心理上的誘因
發作出現的狀況	並無特定的發作時間和場所 即使在睡眠中或沒有目擊者的場所也會發作	和時間、場所有密切的關連 睡眠中或沒有目擊者的場所不會發作
痙攣發作的型態	固著型的僵直和陣發性痙攣	不規則、多變的痙攣型態， 會受到周圍狀況的影響
發作持續時間	1～2分鐘	一般情況下持續時間較長，短則數十分鐘，也可能長達數小時。
意識	完全消失	一般會造成輕度的意識障礙
巴賓斯基反射	陽性	陰性
發紺	出現	不一定會出現
舌頭咬傷和外傷	好發	沒有
尿失禁	好發	一般沒有尿失禁
發作後	大多會移行到後期睡眠	不會移行到後期睡眠
患者對發作所抱持的態度	發作感到恐懼、困擾	表面上苦於發作，但狀況並不嚴重
人格	一板一眼、固執	大多是自我中心的人格，或者是未成熟的歇斯底里型人格

(大熊輝雄：現代臨床精神醫學(現代臨床精神醫學)，p297，金原出版，2003)

(仁木滿)

4A 重大壓力反應(GrossStress Reaction 或稱重度壓力反應)和適應障礙

「重大壓力反應和適應障礙」的診斷分類，是由於受到急性的強烈壓力，又或者是持續受到慢性的壓力後所引起的，急性壓力疾患、創傷後壓力障礙、適應障礙都隸屬於這個分類。

A. 急性壓力疾患

當體驗到嚴重的(例如天災、戰爭等等，生命可能受到威脅的體驗)心理創傷(psychic trauma)時，急性壓力疾患就可能發病。發病時，大多數患者是先出現意識、注意力下降的**發呆(daze)狀態**，隨後則可能會出現抑鬱、不安、激怒、活動過度、絕望、社交障礙等等各式各樣的症狀。急性壓力疾患是一種暫時性的障礙，一般會在數小時到數天之內消失。

B. 創傷後壓力障礙 Post-Traumatic Stress Disorder (PTSD)

創傷後壓力障礙和急性壓力疾患相同，都是由於體驗了強烈的心理創傷後所造成，但是創傷後壓力障礙會先經過一段為時數週到數個月的潛伏期後，才會出現。

PTSD的患者即使本人不願意,也依舊會回想起過去受到外傷時的回憶(宛如從外界入侵到體內的回憶),或者是反覆在夢境中看到當時的景象,進而重複地體驗過去的事件(也就是所謂的情境重現)。在過去,這些症狀曾被歸類在侵入性回憶(intrusion)這個項目下。

過度警覺狀態

過度警覺(hyperarousal),指的是腦波、眼球運動、皮膚電流反射等等的生理現象,難以對刺激產生習慣(habituation)的狀態。處於過度警覺狀態下時,可能會出現睡眠障礙、易怒、不如意、難以集中、強烈的警戒心等現象。

PTSD

在過去,解離症等等的精神官能症,以及急性壓力障礙和類似PTSD的症狀,曾以戰爭神經症的稱呼在報告中被提出過。在這樣的背景之下,到了西元1970年代,以越戰的回國士兵所出現的症狀為中心,這些疾病的概念逐漸成型。到了精神疾病診斷與統計手冊第三版時(DSM-III),急性壓力障礙、PTSD終於正式地採用為診斷分類的一種。

症狀學

將疾病所造成的身體、精神上的症狀或變化進行分類、定義的醫學領域。

在精神疾病診斷與統計手冊第四版修訂版(DSM-IV-TR)的診斷基準中,只要是在受到外傷1個月以上才觀察到症狀者,就能夠診斷為PTSD。患有PTSD時,會持續出現感情鈍化、麻痺(anesthesia)、遠離身旁親友,並且會迴避和外傷體驗有所關聯的狀況。除此之外,患者也會在夢中或體驗中重複體驗到過去的創傷,這種現象被稱為「情境重現」。PTSD的患者會對一些可能會回想起外傷的誘因產生反應,進而發生突發性的恐懼、恐慌,也可能會因此而出現失眠、自律神經過度警覺的狀態。

PTSD的終生盛行率估計只有約8%,但是對於曾體驗過外傷相關事件的團體,卻有非常高的機率發生,在某些報告中的盛行率更是高達75%。女性PTSD患者的比例約在男性的兩倍之上,又以青壯年最多。

急性壓力疾患和PTSD可以透過心理治療和藥物治療兩種方法進行治療,藥物治療時則以SSRI(選擇性血清素回收抑制劑)被認為具有較明顯的治療效果。

C. 適應障礙

適應障礙是因為生活上發生重大的變化,或者是長時間處於飽受壓力的狀況下所導致的一種病態。適應障礙和PTSD不同,其誘因並非是一些嚴重到會威脅生命的壓力。適應障礙的患者會出現抑鬱、焦慮、緊張等各式各樣的症狀,不過適應障礙患者的抑鬱程度,並不像情緒障礙患者那麼嚴重。當發病原因消失後,抑鬱狀態恢復的速度比情緒障礙快這一點,也是適應障礙的特徵之一。

適應障礙的終身盛行率在估計在2~8%之間,男女比例為2:1,以男性較多。

除了調整環境以減少患者的壓力外,心理治療也是治療適應障礙時會使用的方法,並且會採取藥物治療進行輔助。

(斎藤治、松本武典)

4B 重大壓力反應和適應障礙的護理

A. 壓力反應以及適應障礙和PTSD

當人受到強烈的刺激,或者是長期處於不愉快的境遇下,導致壓力慢性地累積,到最後超過個人的能力所能處理的極限時,可能就會引起身心的異常。這種現象被稱為壓力反應,或者稱為適應障礙,通常是人在面對由於各種壓力所產

生的異常狀況下，試圖去適應壓力的一種正常反應。

本頁下方的表格「身體、心理、行為上的壓力症狀」，是根據宗像先生的研究所統整而成的[15]。

當遭遇到突發的事件、事故、天然災害等狀況，或者是受到長年的虐待、暴力、欺負等等體驗的影響時，可能會使原本能夠應對的狀況，變得無法應對。這類現象被稱為創傷後壓力障礙(PTSD)或複雜性創傷後壓力障礙，在研究上，則被提倡為適應障礙的一種。

當患者被認定曾遭遇到下列兩種外傷相關的情況時，就能夠診斷為PTSD：

①曾體驗過危及生命的重傷，或者是威脅生命的危險(體驗過一或兩次以上)，或者是曾目睹他人遭遇這些場面狀況。

②曾由於①的緣故而引起強烈的恐懼、無力感、戰慄反應。

官能症、情緒障礙、解離症、身體型疾患、行動障礙等其他名稱的症狀也可能出現。在虐待方面的診斷上，有時為了特別註明是哪些體驗導致PTSD症狀，會使用受暴創傷

▼表7　身體、心理、行為上的壓力症狀

① 身體面的症狀		
疲勞	背部疼痛	頭痛
心律不整	對炎熱感到過敏	想睡覺
呼吸困難	腳步沈重	腹痛
目眩	經痛	胃痛
容易疲勞	感覺頭部緊繃	嘔吐
關節疼痛	頸部和肩膀僵硬	腿部冰冷
難以入睡、睡眠很淺	身體感到灼熱	對寒冷感到過敏
容易感冒	便秘	下痢
臉色紅潤	食慾低下	性慾低下
② 心理面的症狀		
無法集中	對許多事物感到沈重	想大叫的衝動
喪失生存動機	不快樂	早上起床時感到很難過
頭腦不清醒	與人溝通時不順利	焦慮、擔心
無法冷靜	難以決定事情	膽小
不想見人	找不到生活目標	覺得身旁的人很冷漠
缺乏自信	無動於衷	緊張
無力感	感到壓迫	沒精神
身體沈重	強烈的嗜睡感	憂鬱
③ 行為面的症狀		
樓梯容易踩空	飲食過量	拒食
社交障礙	浪費	寡言
追求快感	好色	攻擊性行為
粗暴	活動過度	活動低下
難以入睡	失眠	自殺企圖
吸菸量(根數)的增加	飲酒過度	時常吃甜點
多話		

表中所列出的症狀，指的是處於壓力下時可能出狀現的症狀，不是指固有症狀。
(宗像恒次：「企業戰士」の過勞死とタイプA行動，中年期のこころ，こころ科學，39，p.48～54，1991)

症候群、受虐兒童症候群、受虐婦女症候群(Battered Woman Syndrome)等各種診斷名稱。

B. 適應障礙的護理

Ⓐ首先要包容患者，並刺激其情感上的表現

　　罹患有適應障礙的患者，大多數場合下內心都抱持著憂鬱和不安的心情。因此在進行護理時，應該傾聽患者所說的話，以包容患者不安、混亂的心情為第一步。適應障礙的患者，對於發生在自己身上的身體症狀或精神上的不安定狀態也感到相當的混亂，可能連自己是發生什麼狀況都不清楚。此外，患者對於自己無法確實處理生活上瑣事這一點，也可能會感到自責或罪惡感，在適應障礙症狀較嚴重的情況下，也可能會有自殺的企圖，甚至是自殺未遂。在這方面，護理人員應該要給予患者指導，讓患者能夠將自己心中的感受、情感以言語的方式來表達。為了達到這一點，護理人員也應該要提供患者一個安全的場所，等待患者將自己的感情表達出來。

　　世界上並沒有超人，當然也沒有人能夠成為超人。每個人所能忍受的壓力，都是有其限度的。當壓力超過可以忍耐的界限時，無論是誰都有罹患適應障礙的危險性存在。會罹患適應障礙，責任並不全在患者身上，但大多數的患者在思考上都有「自己沒有能力」、「都是我的失誤事情才會惡化」這類想法的傾向。對自己感到羞恥，或者是責備自己的患者，往往會壓抑自己的感情，認為自己的感情是「不可以表現的」，也就可能會限制、管理自己的感情。

　　為了讓患者能夠表現出自己的情緒，應該提供能夠保護患者安全，讓患者感到安心的環境，並且建立護理人員和患者之間的信賴關係。為了讓患者獲得安全感、安心感，當患者處於不安或焦躁感較強烈的情況下時，可以考慮給予抗焦慮劑；有憂鬱症狀的場合，則可以考慮以抗憂鬱藥等藥物進行治療，放鬆法也可能具有改善的效果。除了上述的方法外，護理人員也可以試著推測患者的情緒，並且嘗試替患者表達(代言)某些情緒，有時這也能夠促進患者表現自己的情緒。

　　護理人員以坦率的態度，以及適當的方法來表達自己的感情時，偶爾也可以成為患者效法的對象。

　　在患者的感情表達上，又以憤怒、不安的表現最為重要。護理人員應該指導患者不要去壓抑這方面的情感，並

文獻

*14 融道男、中根允文, 小見山實監譯, 世界衛生組織：ICD-10精神和行動障礙上的臨床描述和診斷指南, p156, 醫學書院, 2005

*15 宗像恒次：「企業戰士」の過勞死とタイプA行動, 中年期のこころ, こころ科學, 39, p.48～54, 1991

且學習在適當的場合、時機,以恰當的方法表達這方面的情感。如果難以用言語來表達這些情感時,也可以導入畫圖、藝術治療,或者使用包含了肢體表達的舞蹈治療,這些方法有時也能夠發揮治療效果。

憤怒、不安、恐懼等等的情感,有時也會使患者產生行為障礙,例如侵犯他人權益,以致於破壞社會規範、基準等等的攻擊性行為。遇到這種場合時,護理人員應該要注意引起攻擊性行動的原因,也就是患者自己的負面情感(恐懼、不安、害怕失敗等等的情感)。

根據上述的內容,可以整理出下列幾項護理上的重點:

①護理人員應該提供一個適當的場所,使患者能夠反省自己的情感。

②在壓力方面上,護理人員應該要和患者進行溝通,以了解患者面對的壓力來自什麼樣的狀況或感情。

③關於處理壓力的方式,護理人員應該要和患者進行溝通,以評估患者處理壓力的方式。

④護理人可以和患者一同思考,以便從各種壓力的處理方式中選出最適當的。

B 強化患者的自我價值觀

讓患者能夠自己進行決定,或者是能夠擁有成就感、自我肯定感,提高自我效能等等,讓患者本人能夠獲得自我價值的提高,是這部份的重點。

在一部分患者中,曾在以往的人際關係中不斷地受到否定的評價,或者是被視為家族內的異端,有的人則是曾在生活上遭遇過無數次的危機。在類似這樣的經歷影響之下,患者可能會對自己缺乏自信,或者有很低的自我評價。某些患者甚至會出現:「容易因為他人的批評而受傷」、「難以接受肯定性的評價」等等的現象。

當患者出現上述這樣的情形時,護理人員是否能採取下列的協助就顯得十分重要。

①對一些會在生活上產生否定性影響的自我概念或決策,護理人員應該要提醒患者,使患者自己能夠進行檢討和反省。

②對於一些會影響患者的自我評價,或者是貶低自我評價的事情,護理人員應給予患者協助,使患者能夠自己進行反省。

③對於患者的優點和缺點,護理人員應該和患者進行討論,並且對患者自己所沒注意到,或者是容易忽視的優點進行勉勵,以協助患者強化自我評價。

Note

行為障礙

有些障礙是在嬰兒期、幼兒期、青年期時才會被診斷出來,通常行為障礙也是在這些時期才會被發現。在行動的特徵上,行為障礙的患者會對人、動物產生攻擊性,並且會破壞自己的物品,說謊、偷竊、重大的規則違反等等也都是患者常見的行動。

自我效能

所謂的自我效能指的是一種感覺,可以用來判斷自己的行動適不適當;自己的能力範圍在哪裡;自己是一個怎麼樣的人。

壓力和逃學

　　若對象是因為在學校受到虐待而逃學時，雖然只要將虐待去除後應該就能夠復學，不過對象往往會因為恐懼感，結果持續地處於無法上學的狀態。現在或許是因為逃學生的人數持續增加，社會上對逃學行為的壓力已經減少，如果是在過去，無論是否是逃學，都一樣會感受到沈重的壓力。

◉強化患者對壓力的適應力

　　對適應障礙的患者而言，壓力源的存在與否和症狀的改善有直接的關聯。但是在大多數的情況下，要讓壓力源消失，需要在社會生活上付出龐大的代價，往往難以如願。當難以消除壓力源時，患者可以透過學習面對壓力源的方法，使症狀得到緩和，進而強化患者對壓力的適應能力。

　　具體而言，下列這四點可以協助患者強化自己的適應力：①和壓力源保持一定距離，②重新尋找不同的方法來面對壓力，③改變自己的想法或生活模式，④對於能夠讓自己感受到被支持的人際關係，應給予更多的尊重。

〔下文中列出了五項能夠用來控制壓力的方法〕
①自生訓練

　　藉由放鬆身體和心靈，並且在心中不斷地複誦公式，進而使身心獲得安定的方法。透過不斷地演練，自生訓練甚至能夠改變人對事物的感受方式、思考方式和行動的原則，這一點和坐禪十分相似。由於效果卓越，自生訓練最近倍受矚目[*16]。

②漸進式放鬆法

　　漸進式肌肉鬆弛法　p.445

③簡短型放鬆法

　　簡短型放鬆法是當沒有時間去一步一步地學習漸進式放鬆法時，為了圖簡便而產生的方法。

④自我肯定訓練(自我主張訓練)

　　學習如何尊重對方，同時明確地主張自己意見的方法。自我肯定訓練一般是以團隊的方式進行訓練，練習時會假想一個無法順利地表達自己主張的情況，再進行角色扮演。此時在旁觀看表演者的團隊成員會以腦力激盪法的方式，提供整個角色一個更好的方法。當表演者能夠順利表達自己的主張後，團隊成員會再進行回饋的動作。透過自我肯定訓練，可以使無法順利地主張自己意見的人，也可能有效地表達出自己的主張。

⑤生物回饋法

　　當血壓、心跳數、皮膚溫度等等這些來自生物體的訊息情報，一旦回到原本的生物體中時，生物體會根據這些情報，產生使自己趨向安定的變化。當變化再度回饋到生物體上時，就會在生物體內產生循環。舉例來說，人類在緊張的程度上升時，血壓會上升，心跳數也會隨著增加。此時如果去看這些數據，並且在心中想著「放

文獻

*16　內山喜久雄：控制壓力，p.77，講談社，1985

鬆自己、解除緊張」，這些數據就會恢復到平時正常的數值，身體也會產生使自己趨向安定化的變化。生物回饋法就是透過這種生物體內的變化，學習讓自己解除緊張的一種方法。

除了上述的方法之外，有氧運動、深呼吸、瞑想、自我催眠、正向思考和想像等等，也都是控制壓力的方法。護理人員最好能和患者一起討論，以找出每個人自己最適合的方法。

Case file 由於強暴引起PTSD的案例

患者／A小姐，20歲女性。一個人住在公寓。

●被害的過程

當時A小姐和打工處的同僚一起去吃飯，但是在吃完飯的回程途中卻遭到其中一名同僚的強暴。由於過度的恐懼，A小姐無法抵抗，案發後就急著回到家中，連自己是如何回家的也已經不記得了。A小姐返回家中，並且和關係較親密的朋友討論後，隔天早上就前往附近的警局報案。在女性刑警細心的對應下，A小姐心情終於獲得了平靜。

●婦產科醫院的診察

A小姐在警察的建議下，為了以防萬一，在女性刑警的陪同下前往了婦產科醫院。 在護理人員問診的過程中，A小姐淡淡地描述了事件的內容，並且表示：「是因為我太容易相信人才會這樣，是我的錯」。對於A小姐的話，護理師卻表示：「這一類的事件都是加害者的錯。無論是什麼樣的狀況，責任都不在妳。不過，這件事妳一定感到很衝擊吧」，一聽到護理師這段話後，A小姐原本緊繃的感情一口氣鬆了開來，眼中也滲出了淚水。

在醫院接受檢查和外傷的治療後，醫師對A小姐說明了緊急避孕藥的注意事項。此外，根據過去這類事件經驗的推測，也建議A小姐前往精神科接受診察，不過A小姐認為：「我沒有精神異常」，因此並沒有接受診察。

●PTSD的症狀

A小姐後來雖然換了不同的工作，但即使已經經過了三

N o t e

自我肯定訓練

在團體治療中的社交技巧訓練(SST)、領導氣質養成課程、護理管理中，都可能會使用到自我肯定訓練。除了護理的領域之外，自我肯定訓練在教育、管理、經濟等等的領域中也常被拿來使用。

腦力激盪法

所謂的腦力激盪法，是透過小團體中的每個成員自由地表達自己所想到的靈感，再藉由彼此間的交流擬定出一個適當的方案。在腦力激盪法的過程中，希望團體成員不要去批評他人的方案，並且以承接前案的方式，提出自己的方案。

個月以上，也依舊擺脫不了事件後續症狀的困擾。A小姐具體的症狀有失眠；通過事件現場時會想起受害時的記憶，進而選擇繞道；有人從背後呼喚自己時會感到恐懼，進而想逃避，等等各種症狀。除此之外，A小姐也因為缺乏食慾(吃起來覺得不美味)，體重減少了5公斤以上。為此感到擔心的朋友向A小姐表示願意陪她一起去接受診察後，A小姐才決定前往精神科診所。

●精神科診所接受診察

當A小姐向護理師表示自己三個月前開始一直失眠，如果突然被人從背後叫住時，則會感到非常恐懼，護理師則詢問說：「在三個月前，或者是更久之前，妳有沒有遇到什麼事件意外，或者是有任何不愉快的經驗嗎？如果有遇到這些狀況，就有可能會造成精神上的壓力，從而產生各種症狀」。在聽到這段話後，A小姐才老實地將自己曾遭到強暴的事件，以及醫師雖然有建議她去精神科接受診察，但因為不希望被人認為自己有精神異常，才拒絕接受診察的事情向護理師表白。

下述的對白是醫療人員向A小姐說的話：

「那些經驗一定讓你感到很痛苦吧。不過那些都是人在面對異常的狀況時，所產生的正常反應，只要是經歷過相同遭遇的人，無論是誰都可能會產生。因此妳並不需要擔心自己是特別異常的人。為了讓減輕症狀，使日常生活過的更愉快，請一定要和醫師討論這件事」(護理師)

「妳所罹患的症狀被稱為PTSD，可以想像成是一種因為事件的壓力殘留在心靈和身體中，進而產生各種壞影響的症狀。我會開安眠藥來改善妳的失眠。另外因為妳似乎難以擺脫緊張感，為了讓你能夠放鬆一點，我也會開精神安定劑給妳。雖然治療可能會花上一段時間，但一定可以治癒。除了記得吃藥外，如果有任何的不安或擔心，隨時都可以來和我們談」
(精神科醫師)

接受診察之後，A小姐的失眠逐漸獲得恢復，並且表示：「和護理師、精神科醫師談過之後，覺得責備自己的想法就沒有那麼強烈了」。

(米山奈奈子)

5A 厭食症(anorexia)

厭食症是一種飲食行為上的異常，可以概分為神經性厭食症和心因性暴食症(或稱神經性暴食症)兩大類。關於女性厭食症的終生盛行率，神經性厭食症約為0.5％；心因性暴食症則估計在1～3％，好發年齡則在青春期中期到後期之間。男性的盛行率約為女性的10分之1。

A. 神經性厭食症

神經性厭食症的患者會對體重增加、肥胖感到恐懼，甚至拒絕維持最低限的正常體重。即使患者實際上已經很瘦，依然會感覺自己肥胖(身體印象的扭曲)，並且認為體重的增減對自己的評價有很強烈的影響。神經性厭食症雖然名稱中有「厭食」這兩個字，但並非所有的患者都缺乏食欲。實際上，有將近半數的患者會出現**衝動性的過度攝食行為** (binge)，隨後則會為了防止體重的增加，患者會濫用瀉劑，或者是出現自行催吐等等的**清除行為**(purging)。患者可能也會出現閉經等生理不順的現象，以及心律緩慢、低溫症、胎毛叢生等身體症狀。患者的體重雖然持續減少，活動性卻不會下降，大多數人反而會出現活動亢進的現象。若患者因為身體併發症(由於營養不足等因素所導致)有生命上的危險，或者是體重明顯地下降時，必須先進行身體面的治療，隨後才進行認知行為治療等等各種心理治療。

B. 心因性暴食症

心因性暴食症的患者在短時間內，會吃進明顯比一般人還要大量的食物，這種現象被稱為「暴食」(例如一口氣吃下數人份的便利商店便當等現象)。除了暴食之外，無法中途停止攝食行為這一點，也是心因性暴食症的特徵之一。

和神經性厭食症不同地，心因性暴食症的患者通常沒有強烈的減肥願望，體重也大多維持在正常範圍內。心因性暴食症的患者對肥胖抱持著強烈的恐懼感，暴食後會產生憂鬱感、絕望感，患者可能會因為這些情感而產生自行催促等等的清除行為。

(斎藤治、松本武典)

神經性厭食症的兩種病型

神經性厭食症中，可觀察到衝動性的過度攝食行為和清除行為的病型被稱為「暴食/清除型」，沒有這些行為的則稱為「禁食型」。

現代的社會在表面上，看起來似乎讓女性能夠選擇自己的人生，並且藉由社會上的參與來實現自我。但是實際上，傳統「男人工作，女人顧家、養小孩」的這種性別角色分工的想法，仍舊明顯地存在於社會上。同時無論是男性或是女性，也都有女性應該外表纖細，或者是應該照顧家庭等等的觀念。因此對女性而言，身處的環境可以說是充滿了壓力，而這一點也被認為是引起女性心理疾病的因素之一。

文獻

*17 高橋三郎、大野裕、染谷俊幸譯：DSM-IV 精神疾病診斷與分類手冊，p543～554，1996
*18 切池信夫：進食失調 拒食、無法進食、一吃就停不了，p29~30，醫學書院，2004
*19 西園文：進食失調心理和身體的治療建議書，p15~111，精神護理出版，2005

5B 進食失調的護理

A. 進食失調的治療和護理原則

❶ 治療的導入

進食失調(Eating disorders)可以分為：①禁食型神經性厭食症(Anorexia Nervosa)、暴食/清除型神經性厭食症、清除型心因性暴食症(Bulimia Nervosa)，②非清除型心因性暴食症，③無法特定的進食失調，其發病的因素非常繁多[17]。

大多數進食失調的患者並不了解自己有必要接受治療，不少治療的導入都是來自於患者家屬的發現。治療導入後大多以門診治療為中心，不過若是有嚴重的身體症狀，或者是認為門診治療無法改善症狀時，才會轉移成住院治療。住院治療是截斷惡性循環的手段[18]。在訂立具體的治療目標後，會以團隊醫療的方式開始進行治療，其中護理師更是擔任了團隊中心的角色。進行治療時，除了必須明確地劃分每個團隊成員的工作外，對於每位患者的治療目標或計畫，醫師、護理師、患者、家屬也都必須有共同的認知。

❷ 治療環境

若患者處於不願接受身體治療的狀態時，可能會表現出排斥他人的態度。大多數的患者只會以體重、體型的數值進行自我評價，並且有身體感覺減弱、行動範圍單純化的傾向。在這方面，護理師應該給予患者協助，使患者了解到不應該將自己的身體看做是一具受大腦控制的機器，並且讓患者學習如何在確認自己身體狀況的同時，適度地讓身體獲得滋養[19]。由於身體面和精神面的治療是同時在進行，護理師在給予協助時需注意不要過度偏重於其中一方，應該身體和精神兩方面並重。

❸ 如何和患者建立關係

在面對患者時，應該想著如何讓患者了解「護理師是能夠接納自己的」，並且將這點牢記在心。身體方面的治療，並非只是單純地照顧、觀察患者的身體狀況，這同時也是透過接觸身體的方式來減輕患者的壓力，並且建立和患者之間關係的機會。當患者不了解自己的慾望或依賴心，或者是處於無法向他人表達自己情感的狀態時，護理師應該透過閒聊等等的方式，向患者表達出支持的態度，並且不斷地傳達肯定

的評價。舉例來說，當患者成功地表達出自己的願望時，護理師就應該給予肯定的評價。

在開始治療後，為了不使患者喪失自尊心或感到不安，並且對自己逐步的變化感到喜悅，護理師應該要和患者建立良好的關係。如果無法和患者建立良好的關係時，護理師之間應該要進行檢討，以確認各種可能的問題，例如是否將患者的狀態視為一種疾病？是否產生了反轉移感情？是否為了避免被牽連，因而有極度的警戒心？是否已經被牽連並且受到操作？護理師之間對疾病的見解或患者相關情報是否不同？

B. 身體方面的治療

為了改善由於營養不良所引起的身體併發症，將採取經鼻腔餵食、點滴、全靜脈營養等等，各種醫療性的治療。對於處於極度營養不良狀態下的患者，如果突然給予營養反而會造成復食症候群(refeeding syndrome)，因此身體症狀上的觀察就顯得十分重要。

Ⓐ高熱量點滴(全靜脈營養)

當處於極度的低體重、低營養狀態，從消化道吸收養分的效率太差時，就採取全靜脈營養。全靜脈營養時患者會被強迫處於被動狀態，因此可能會感到強烈的無力感。

Ⓑ經鼻腔餵食

經鼻腔餵食是利用導管插入鼻腔，再注入營養劑的治療方式。在營養劑注入後，只要患者能維持安靜狀態，就能夠確實地補給養分，同時也能夠訓練患者使用消化道。導管的插入對患者不但是一種痛苦，同時也會讓患者感到屈辱，因此很可能會發生患者自行拔管，進而破壞治療關係的問題。

Ⓒ經口餵食

以口服的方式，攝取含有各種糖分、蛋白質、脂質、維他命、礦物質的營養劑。

營養劑的種類包含粉末狀和液狀，幾乎服用後的所有的成分都會被吸收，因此可以有效率地補給營養。在營養劑的服用上，患者可能會對服用高營養價值的營養劑感到恐懼，或者是在服用後感到胃部不適，因此護理師需和患者一起思考較適當的服劑方法。

ⅅ嘔吐所引起的口腔內症狀

患者可能會有口腔炎或牙齒的脫落等症狀，因此口腔內的觀察也相當重要。在嘔吐後，護理師應該建議患者刷牙，並且避免傷到牙齒的表面。

Ⓔ藥物治療

藥物治療主要是作為失眠、焦慮、抑鬱感情、強迫症狀、胃重感、消化和吸收能力的下降等附加症狀的對症治療，或者是當患者出現衝動行為和不安定的興奮狀態時，作為輔助療法來使用。

C. 行動面、精神面的治療

為了配合每位患者不同的身體症狀、行動和精神症狀，在治療時會採取各種不同的方式。護理師除了必須知道患者正在進行何種治療之外，也必須了解醫師的治療方針，以便協助醫師進行治療。

Ⓐ行為治療

所謂的行為治療，是以學習理論作為基礎，透過獎勵和處罰某些行為，進而達到改變行為的目的。當患者和醫師在制定賞罰規則時，護理師也應該在場。護理師除了必須關心患者，也要給予適當的協助，使患者即使在感到難受的情況下，也能夠遵守規則，進而達成治療目標。

Ⓑ心理治療

進食障礙的心理治療大多由包容、同情、支持、建議、傾聽所構成。護理師則負責觀察心理治療下，症狀上發生的變化。患者的症狀可能會發生劇烈的變化，不過基於護理的立場，有時護理師不應該直接觸及面談的內容。在這種情況下，護理師應將狀況呈報給醫師，並且靜觀患者的變化。

Ⓒ認知行為治療

認知行為治療是讓患者了解自己各種症狀(例如暴食)的程度，以及這些症狀背後所隱藏的情感，進而讓這些症狀容易受到控制的治療方法。

護理師必須記錄症狀出現時的狀況和患者當時的情感，協助患者以量化的方式表現這情感，並且和患者一起尋找暴食

高個別性的治療方針

即使是相同的治療方法，隨著每位患者的不同，在細節上也會有不同的方針。這些細節上的差異往往成了護理師間發生混淆的原因，因此有必要確實地了解治療方法的內容。除了護理師之外，患者也時常無法理解這部份上的差異，進而造成患者和患者之間關係的險惡，或者是患者和護理師間關係的惡化。為了防止發生這種問題，護理師在向患者傳達治療上的個別性時，必須特別強調。

以外的對應方式。要達到這些目標，患者和治療方良好的
信賴關係是不可或缺的。

D. 了解患者日常生活上的言行舉止

Ⓐ飲食

根據治療上的規定，患者用餐時護理師可能會需要待
在身旁。遇到這種場合時，由於患者的用餐時間可能長達
1～2小時，護理師可能會無法忍受如此長的時間。此時如
果護理師表現出不耐煩的情緒，很容易會讓患者以為自己
處在被監視的環境下，或者是產生被強迫進食的想法。基
於這個問題，護理師必須設法營造一個讓患者容易進食的
環境。

除了上述的狀況需要注意外，進食失調的患者可能會在
協助無法自行進食的患者用餐時，出現勉強將食物塞進對
方口中等等，各種強迫他人進食的行為。因此在用餐時間
時，護理師也必須注意患者的四周。

Ⓑ入浴

進食失調的患者，大多厭惡和其他患者一起入浴。此
外，入浴的時間也較其他患者長，往往會長達一個小時以
上。若患者希望一個人入浴時，護理師應該配合患者進行
安排，不過為了讓患者遵守最低限度的沐浴規則，務必要
先和患者溝通。為了不讓沐浴成為一種減少體重的行為(長
時間沐浴會造成疲勞和排汗)，護理人員也必須適當地進行
協助。

Ⓒ測量體重

進行體重測量時，護理師務必要詢問患者當時身體的
狀況，使客觀的身體狀況和主觀的身體狀況之間能產生關
連。這是為了讓患者學習「與其在意些微的體重變化，不
如將注意力放在自己的身體狀況上」。一旦患者能夠注意
自己的身體狀況，並且使身體獲得該有的休養後，一些不
合理的行為(例如在測量體重前，藉由飲用大量的水來使體
重增加等等的行為)就會逐漸消失。

Ⓓ孤立

進食失調患者會在大廳的角落一個人默默地寫字，或者
出現背著四周的人用耳機聽音樂等等的行為，看起來宛如
是在拒絕和他人交流一般。患者雖然表現出彷彿對四周不

和患者一起準備飲食計畫

若患者沒有將醫院的餐點吃
完，或者是出現將餐點丟棄、
移動到別的容器中假裝有吃過
等等的行為時，護理師應該去
了解患者對飲食的不滿，並且
一起和患者思考如何才能將餐
點吃下。舉例來說，可以詢問
患者是否想將米飯改成麵包，
或改使用較小的容器盛飯以及
改變調味方式。尊重患者本人
所設計的飲食計畫，有可能可
以減少吃剩的飯菜量。如果治
療上規定用餐時需陪伴在患者
身旁，護理師可以試著以飲食
計畫做為話題和患者討論。

參加醫療大樓休閒活動

在繪畫，棉紙撕畫等活動中，患者常會以水果、蛋糕、巧克力等高熱量的甜點食物為中心進行創作。若患者的題材是料理的製作過程時，也可能會描繪出量桶或小餐具，以及由花朵所裝飾的餐桌。這些都表現出了充滿夢想的用餐場景。患者的創作過程相當細心以致於一板一眼。作品完成後則會以言語進行自我表現，例如在完成創作後向人發表創作的內容。

若患者的創作內容沒有任何條理，或是出現菜刀、小刀等刀械時，護理師必須特別注意患者的言行。

治療結構

所謂的治療結構，指的是計畫面談的日期、時間、每次面談的時間長度、場所等等，各種面談實施上的相關事項。

關心的態度，但是實際上卻是在仔細地觀察他人的行動，並且會利用懇親會等活動的機會，將他人的行動是何時、何地、誰做的、做了什麼等等一一說出。其他患者或護理師的行為，如果患者自己不能接受時，就會給予批評，甚至出現攻擊性的發言，因此護理師應協助患者維持良好的人際關係。在這方面，護理師可以邀請患者參加醫療大樓的休閒活動或職能治療，協助患者能夠適當地進行自我表達。此外，無論狀況如何，都應該將護理師關心患者的態度傳達出去。

Ｅ 頻繁地傾訴

在家族來探望之後，或者是和醫師面談後，患者可能會頻繁地和護理師談話。如果在談過一次話後患者依舊無法滿足，頻繁地希望和護理師談話時，護理師必須在有空可以和患者談話的時間內，準備一段30分鐘～1小時左右的時間和患者談話。這方面護理師可以運用醫師所制定的「治療構造」。此外，談話的內容會和醫療團隊共享這件事也需要告訴患者，護理師也必須避免成為患者的代言人。

Ｆ 和其他患者的衝突

對罹患相同疾病的同房患者，表面上的態度雖然很和善，但有時會因為說對方的壞話，或者因為打小報告而起衝突。護理師應該尋找衝突的原因，和患者一起思考如何維持人際關係，並且將這些運用在治療上。在人際關係的衝突上，護理師應該協助患者學習如何在長時間下，以漸進的方式解決衝突。

Ｇ 偷吃、竊盜

患者可能會在醫療大樓內進行不必要的徘徊，或是在無人留守時進入其他患者的房間。護理師應給予協助以預防患者出現偷吃、竊盜的行為。若發生偷吃、竊盜的行為時比起責備和訓斥，有時一句來自護理師的：「我相信你，希望你能讓我相信。」，更能夠防止這些行動的發生。

Ｈ 說謊

患者會否認自己說謊，不過護理師要了解到這並非故意要欺騙周遭的人，患者只是出於不想承認自己的疾病，想以「沒這件事」的態度迴避疾病的心理。若給予的懲罰過度嚴厲時，反而會增加「說謊」的現象。

Ⅰ不合理的言行

在分裂(splitting)的狀態下，患者會將自己難以接受的情感捨棄，或者是想將自己內心中，不符合自己喜好的部份從意識中排除。這些心理上可能發生的現象都是護理師必須了解的。患者可能對每位醫療團隊成員表達不同的訊息，因此團隊成員間情報的共享非常重要。

Ⅰ長時間的散步或醫療大樓內步行

即使患者有過度活動、運動強迫症狀，也應該朝「不被體重數字牽著走的生活」目標努力。若患者出現過度活動、運動強迫症狀時，家屬和醫療人員或許會認為「患者真的想把病治好嗎？看他根本沒這個意願」，但這卻是因為疾病所引起的一種症狀。過度活動和運動強迫症狀，可能是因為自我懲罰的想法，或者是不活動就會感受到不安等等的心理所造成，這一點護理師和患者必須要能夠了解。

Ⅰ相關精神障礙的了解

在大多數的情況下，情感障礙、焦慮症、人格障礙、酒精依賴症以及藥物濫用等等的精神障礙，可能會同時出現在患者上。因此在治療時，必須討論先解決哪一個問題，或者是討論患者的精神障礙間彼此有何關連(例如其中一種精神障礙改善時，另一種精神障礙就會惡化)。

Ⅰ來自家庭的支援

對家屬而言，患者一般都是「不用令人費心的」、「優秀的」、「令人期待的」，因此對於患者為何會陷入這種狀況，往往無法理解。一旦家族中有人罹患疾病時，家族成員常會開始追究患者罹患的責任在誰身上，而這也可以說是所有精神疾病的共通現象。在追究責任時，又以祖父母或父親責備母親教育方式的現象較為常見，這種現象常會造成母親陷入自責、無力感和憂鬱的狀態。此外，對於住院中的家族成員，其他的家屬常會感到厭惡或不耐煩，並且批評住院中的家屬。

護理師除了必須協助家屬以客觀的角度來看患者外，試圖改善家屬自己的心理健康也是護理師的職責之一。為了達到這個目的，護理師應該傾聽家屬的心聲，表達出同情的態度，給予慰勞的話語，並且試著建立信賴關係。

Note 📖

分裂

Splitting　p.468

家屬的心理健康

患者的家屬無論是在心理上還是在經濟上，都抱著相當大的負擔。若家屬不希望讓周圍的人知道患者的狀態時，可能會限制客人造訪自宅，或者是限制患者和兄弟姊妹間的交友關係。家屬自己也可能會斷絕和周遭人的關係，進而使自己處於孤立的狀態。

進食行為上，患者可能會過度干涉家屬的進食，或者是強迫家屬準備宵夜、低熱量的便當。

在生活環境上，洗手間可能會因為嘔吐而阻塞、發臭，家屬也可能被迫配合患者日夜顛倒的生活，替偷竊食物等等的問題行動善後，甚至必須看患者的臉色過生活。

應該準備適當的場合，以便讓家屬對患者的想法，以及家屬自己的感受能夠表達。鼓勵家屬參加患者家屬聚會等等的活動也是一種有效的方法，不過有時患者家屬會以「即使參加這些活動，患者的狀態也無法得到改善」的理由而拒絕參加。

Case file 心因性暴食症　暴食／清除型

●患者狀況

　　患者入院後住到開放醫療大樓，不停地重複暴食和嘔吐的行為，並且偷吃醫療大樓內其他患者的飯菜或甜點等食物。患者曾將多個醫院內商店所販賣的食物藏在腰部、腹部，並且在沒有獲得許可的情況下攜帶到店外食用。若限制患者的行動時，則會不停地出現割腕等等的自殘行為。患者右手腕上有嘔吐繭；每次用餐完後就會前往洗手間嘔吐；測量體重前患者會在洗臉台飲用大量的水；由於小腹過大的緣故，個人服裝為整套的運動衫；厭惡和其他患者入浴；沐浴時間長達2小時以上；缺乏現實感和表情；雖然會和護理師對話，但都是形式上的談話，除非有必要，患者拒絕和他人接觸。

　　患者的母親會來探望，和母親的對談則充滿攻擊性的內容。母親對患者也是充滿批評。母親曾因為顧及先生(對患者而言則是繼父)的狀況，有過欠繳住院費的紀錄。家庭在經濟上有困難，患者的母親則曾表示過：「不能讓他一直住院」、「由於患者太常去超市偷食品，不能讓他離院」、「我沒有辦法在家中照顧他」、「希望他能快點康復，快點去工作」、「因為弟弟會感到厭惡，不能讓他到家中外宿」、「繼父曾說過不可以太寵他」。

●護理師的介入方式

①以數名特定的護理師為中心照顧患者。

②護理師之間已事先對患者發生問題行動時應採取的態度進行協商：若目擊患者偷吃食物，應了解患者是出於逼不得已的狀況　，不該以批評性的言語對待患者。此時應該將「會發生這樣的事情，我感到很悲傷」的心情傳達給患者。

③向患者傳達「必須要愛護自己的身體(讓身體獲得修養)」。

④當患者在醫療大樓內走動時，邀請患者「一起散步」，並且在適當的時機向患者提出類似：「你好像累了，休息一下吧」的建議，讓患者學習如何表現身體的疲勞和休息。

⑤用餐時陪伴在患者身旁，例如向患者說：「讓我待在你身邊」。

⑥所有的醫療團隊成員在遇到患者時，務必以類似「今天身體狀況如何？」的方式問候患者的身體狀況。

⑦當患者表露感情時，護理人員應該將讓患者了解到「表露

感情是很重要、很好的」。

⑧讓患者了解到「不可以向護理師、家族表達自己的情感」這種想法是錯誤的。

●結果

在陪伴患者用餐的場合下，患者已經能夠向特定的護理師表達出對家族的感受，例如：覺得母親「因為顧慮到父親，所以沒什麼空來探病」；覺得繼父「一看到我吃飯就露出一副厭惡的表情」；覺得弟弟「他要準備考試，不能怪他」，等等各種感受。當醫療團隊成員向患者打招呼時，患者雖然還會感到有點猶豫，反應上也有點生硬，但已經能夠回應。原本銳利的眼神，現在已經變得溫和許多，也能夠將表達感情，例如向護理師表示「想停卻停不下來」(表現出暴食、嘔吐的痛苦)。從這時候開始患者的異常行動就有減輕的現象，也逐漸能夠露出笑容。不過，每當母親來探病時表情還是會顯得僵硬。一旦母親離開後，就會留著眼淚向護理師表示「想回家」。隨著症狀的減輕以及經濟上的考量，患者隨後改以門診的方式進行治療。當時患者已經能夠穿著裙子接受門診，見到護理師時也能夠主動打招呼。

(荒木とも子)

6 A 人格障礙

個人對日常生活環境(或是對自己)的感覺、思考，或者是行動時的固定模式、特性，被稱為個人的**人格傾向**。所謂的人格障礙，指的就是人格傾向和其所屬文化期待的價值觀、規則出現了明顯的偏差，並且喪失柔軟性，進而無法適應其所屬文化的現象。由於這些偏差和問題，人格障礙患者無論是在職業上還是在社會上，都會發生顯著的障礙，並且在主觀上感受到強烈的痛苦。在精神疾病診斷與統計手冊第四版修訂版(DSM-IV-TR)中，人格障礙被分為三大類(表3)，共計十種不同的類型存在。A類人格障礙的特徵是「給人奇特、與眾不同的印象」，這也可能是統合失調症發病前的狀態；B類人格障礙主要的特徵是給人情緒化、做作、善變的印象；C類人格障礙的特徵為焦慮、恐懼、內向。在下文中，將向各位介紹近年來，在我國也逐漸受到注目的邊緣型人格障礙。

A. 邊緣型人格障礙
Borderline personality disorder

防衛機制
defense mechanism

　　防衛機制(或構心理防衛)是由佛洛伊德(Freud, S.)所提出的概念，指的是當人處於可能威脅到自我的強烈矛盾狀態下時，所產生的一種無意識下的適應行為。壓抑、反向作用(reaction formation)、合理化等等都屬於防衛機制的一環。在防衛機制中有一部分被稱為神經官能症防衛機制，負責處理本我、自我、超自我；另外一部分則是位在未分化的深層心理中，被稱為原始防衛機制(primitive defense mechanism)，否認、投射性認同、分裂、原始理想化都屬於這一部分。

▼表8　DSM-IV-TR中人格障礙的分類

A類人格障礙	妄想型人格障礙
	類統合失調型人格障礙
	統合失調型人格障礙
B類人格障礙	反社會型人格障礙
	邊緣型人格障礙
	戲劇型人格障礙
	自戀型人格障礙
C類人格障礙	逃避型人格障礙
	依賴型人格障礙
	強迫型人格障礙

Ⓐ邊緣型人格障礙的特徵

　　邊緣型人格障礙最具特色的症狀為：「人際關係、自我印象、感情上的不安」、「拋棄憂鬱」、「衝動性」、「自殘傾向」、「伴隨有慢性空虛感的抑鬱感」，在DSM-IV-TR中也以這幾個項目作為診斷的基準。邊緣型人格障礙的終生盛行率為1～2％，女性約為男性的2倍左右。

　　邊緣型人格障礙患者人際關係上的不安定，其背後可能和原始的防衛機制有關連，分裂(splitting)就是代表性的現象之一。每個人的都有好的一面和不好的一面，邊緣型人格障礙患者則難以處理這種矛盾，進而將特定的人認定為善良的人，其他人則認定為壞人的極端判斷。這些所謂的「善良的人」會被患者理想化，其他人的評價則會下降，這種特徵被稱為「**理想化和嚴厲批評**」(也有其他的稱呼方式)。除此之外，患者所下的這些評價結果，也並非安定、長久的，往往在一些單純的訊息情報或者是一點誤會、意外的影響下，就整個受到顛覆，因而使周遭的人感到困惑，也就難以建立、維持人際關係。患者的**同一性、自我印象**也處於不安定的狀態，患者會不斷地在「充滿自信、自誇、萬能的自我印象」和「無力、自責的自我印象」之間循環，難以統合兩者。

Ⓑ拋棄憂鬱

　　拋棄憂鬱(abandonment depression)是邊緣型人格障礙重要的特徵之一，在DSM-IV-TR的診斷基準中也被排在第一順位。對邊緣型人格障礙患者而言，即使是像「對方比約定的時間遲到了一點」、「自己的失誤稍微受到了提醒」、「和對方的意見不同」等等，在周遭的人看起來

無關緊要的事，患者也會認為自己被拋棄，進而產生憂鬱感、強烈的不安、憤怒等等的未分化的陰性情感。面對這些難以處理的感情，患者可能會產生一連串的防衛反應，進而產生**失控行為**(acting out)。失控行為的種類非常繁多，即使是同一個人也會有多種表現方式(repertoire)存在。患者雖然也會對他人施以暴力、攻擊性的粗話，不過還是以服藥過量、藥物濫用、暴食、嘔吐、輕率的開車方式等等，間接或直接的自殘行為居多，患者身旁的人往往苦於對應這些行為。邊緣型人格障礙的另外一項特徵，就是即使沒有出現失控行為，患者也可能會對身旁周遭的人表現出「**操控**」，這種不成熟、單方面的行動模式。當患者為了逃避拋棄憂鬱或絕望的自我印象，進而出現了失控行為後，最後往往會加深患者和周遭身旁人之間的不和，惡化患者本人的社會適應性。隨著「伴隨有慢性空虛感的抑鬱感」的增強，患者的自我印象會更加脆弱。這一連串的惡性循環，被認為是邊緣型人格障礙主要的臨床表徵。

邊緣型人格障礙的治療以長期的心理治療為主。對於抑鬱感、衝動性等等的症狀，雖然仍停留在對症療法的階段，不過藥物治療在某些情況下已經能發揮效果。

(斎藤治、松本武典)

6 B 人格障礙的護理

A. 患者的特徵(病理性)

被動性攻擊行動和操作性行動都是人格障礙患者的行動特徵之一。由於篇幅上的限制，在本章節中，無法針對各種不同類型的人格障礙進行詳細的說明，因此在下述的文章中，將以護理人員在臨床上最常見到的邊緣型人格障礙為中心，介紹其行動上的特徵。

Ⓐ操控他人

患者會頻繁地引起異常行為，特別是當自己現在的慾望、願望無法獲得實現或滿足時，就會表現出批判、憤怒。視場合的不同，患者甚至出現將行動化作為交換條件(不滿足我的願望，我就會做出某種事的條件)的現象。患者無法遵守約定和時間，在談話時的內容也會不停地改變。除此之外，患者也會出現試圖操控和他人的人際關係，或者是和他人之間交互作用等等的行為。

N o t e

操控　manipulation

所謂的「操控」指的是無視周遭的狀況，希望一切按照自己的要求、感情來行動，是來自於分裂、投射性認同等等未成熟的防衛機制。患者有時會說出影響對方的心情的言語，或者是表現出威脅的態度，這些行為容易導致醫療團隊成員產生陰性的情感、無力感，因此醫療團隊成員間都必須要了解這種症狀。

舉例來說，患者可能會裝出一副很嚴肅的口吻，向A護理師表示：「我有一段話只能向A護理師透漏」，內容則是B護理師的壞話。患者在說完B護理師的壞話後，還會向A護理師表示：「和B護理師比起來，A護理師你真的是溫柔。這段話要保密喔」，隨後患者會再對B護理師說出同樣的內容。如同上述的情形一般，患者會試圖控制和他人之間的人際關係，在患者和患者之間也是採取相同的態度，試圖引發人與人之間的不和(內鬨)。

Ⓑ關係性發生急遽的變化

　　患者會在「黏人的仰賴期」和「充滿敵意的拒絕期」之間不斷變化。前一刻還覺得患者很友善時，很可能在下一瞬間就毫無理由地批評、批判他人。依賴性和邊緣型人格障礙的患者可能會出現過度的要求性行為。

　　舉例來說，患者可能會以親密的態度誇獎：「你真的是一位優秀的護理師，我很欣賞你」。不過一旦無法滿足患者自己的要求，或是不順的患者的意思行動時，患者的態度可能會突然改變，以「你這樣也算是一名護理師嗎？快點去辭職吧！」等等言語不停地怒罵(這種現象來自於「我如此誇獎你，你應該要回報我，不然就要得到報復」的心情)。隨著護理人員對應方式的不同，患者可能會出現嚎啕大哭、破壞物品等等的現象，以行動的方式進行表現。

Ⓒ情緒不穩

　　患者表現出開朗而天真無邪的態度，但卻可能突然地發怒、生氣，進而轉為攻擊性的態度，整個人顯得十分容易憤怒。若患者覺得自己被拋棄時，則會顯得不安而抑鬱。

　　舉例來說，患者可能會黏著護理師C，甚至挽著他的手說：「C是唯一了解我的護理師」、「每當C值班時，整天我都覺得很快樂」。此時護理師若擺出曖昧的態度，或者是和患者分開時的方法不恰當時，患者可能會對這些舉動過度敏感，突然覺得自己被拋棄、背叛、欺騙，進而感到憤怒或抑鬱。

Ⓓ攻擊性和批判

　　患者可能會利用治療團隊成員間的空隙，進行批判、攻擊性的行為。反社會型人格障礙患者則傾向於和權威對立，當因為規則等等的權威無法使自己的需求獲得滿足時，患者的攻擊性就會增加。

邊緣型人格障礙患者會根據自己的喜好，將醫療團隊的成員分為「好的」和「壞的」醫療人員兩類，再試圖離間醫療人員。因此醫療團隊人員之間往往會出現不和、衝突的問題。會出現這種現象，是因為患者自己的內心也分裂為「好的」和「壞的」自己兩部分，並且把分裂的內心面投射到醫療團隊上，進而無意識地將兩者同化的一種自我分裂機制。若醫療人員間對患者的態度不同時（例如患者可能會抱怨：「D護理師允許我做○○○，為什麼E護理師就不準，這是什麼意思啊！？給我說清楚！」），邊緣型人格障礙患者也可能會批評醫療人員，使醫療人員之間發生混亂。遇到這種情況時，患者自己的內心面也分裂成兩部分：①會將D視為「好的」部分（也就是患者內心中好的自己），②將E視為「壞的」部分（也就是患者內心中不好的自己），並且把這兩部分投射在醫療人員上，再將兩者同化。

Ⓔ行動化

　　患者受到壓抑的本能和內心的矛盾，因為會拒絕轉變(患者會感到不安、痛苦、危險)成言語性的記憶，患者會以行動代替言語進行自我表現。患者會以暴力、自殘行為、自殺企圖、性偏離、藥物依賴、浪費等等的方式將被壓抑的能量宣洩出來。

　　舉例來說，一旦患者因為無法離院而產生不安的情緒，或者產生自己可能已經被家族捨棄的感情時，可能會出現吞食香煙或以頭部撞擊牆壁等等的自殘行為。

　　除此之外，若患者對護理師產生轉移性情感(或稱情感轉移)，護理師又不能適當地對應時，或者是採取曖昧、迴避的態度時，患者也可能會產生暴力行為或自殺企圖。

▌B. 護理上需留意的部份

Ⓐ試圖穩定治療和護理的結構

①護理人員需維持一貫的態度、中立性、適度的心理距離。在患者的對應上，護理人員應穩固原則，使自己不會受到動搖，避免受到患者不安定的行動模式牽連。

②藉由安排每天的活動行程，可以使患者學習行動的一貫性(例如學習約定、遵守時間、確實地辨識什麼是不良的行為等等)。當遇到危險的狀況時，可能會對患者進行行動限制(拘束、隔離)這一點，護理人員也必須確實地向患者說明。

③在制定治療、護理計畫時，也讓患者一起參與。自己的

反轉移感情

　　所謂的反轉移感情(或稱反移情作用)，指的是醫療人員一方對患者產生的各種感情和想法。反轉移感情位在本人意識控制範圍之外，是一種無意識下、非企圖性的感情。隨著本人的性格，或是和對方之間關係性的不同，反轉移感情也可能會出現在患者以外的一般人際關係上。

　　反轉移感情中包含了陽性感情(例如過度的同理心、特別善意的態度)和陰性感情(例如厭惡感、批判的態度)兩種，無論是前者或後者，視情況的不同都可能成為妨礙患者治療、護理的心理因素。因此醫療人員在進行患者的治療、護理時，應該適度地控制自己的反轉移感情。為了和患者在心理上保持適當的距離，醫療人員是否能夠針對「自己是以什麼樣的感情、態度在面對患者」這一點進行自我反省就顯得十分重要。　　p.347-348

矛盾(unbalanced)情感

　　同時抱有互相矛盾的感情的一種現象，例如對同一個人雖然有喜愛的感情，卻同時感到憎惡(愛的越深恨也就越深)，或者是同時抱有友好的態度和敵對的態度。這種現象也被稱為雙價性。患有統合失調症的人，由於無法將事物的各方面統合後再進行思考，可能會將相對的兩種感情分開後，再指向對象。過度的情感矛盾，也是人格障礙患者特有的症狀之一。對於一般身心健康的人而言，正常的矛盾情感在心理構造中，也具有相當重要的意義。舉例來說，忍受對同一目標的矛盾情感的能力，就可以用於評估一個人的心理健康程度(換句話說，無論同一個人對自己是有益的還是有害的，心理上都能產生和其相抗衡的力量)。

目標、解決問題的方法、行動、活動等等，都是必須和患者一起討論的項目。

❸ 注意患者和醫療人員的情感轉移

①罹患人格障礙的患者，在人際關係上也容易有情感轉移的現象發生。醫療團隊的成員可能會對這樣的現象產生反應，進而產生了反轉移感情。在這方面，護理人員應以客觀的角度面對患者的情感轉移，並且在心理上和患者保持適當的心理距離，以慎重的態度對應患者，避免在心理上和患者過度地熟稔。

②情感轉移又分為陽性和陰性兩種，患者可能是陽性或陰性其中一種特別強烈，也可能是陰、陽兩種的感情、想像交叉出現，進而以矛盾的情緒面對醫療團隊的成員。對患者而言，當治療或護理人員是有益的存在時，所有的治療和護理人員都會被患者視為有益的對象；一旦被視為有害的存在時，所有的治療和護理人員都會被看做有害的對象(被視為和患者自己相同的存在)，也就產生了對象分裂的現象。患者對發生在自己身上的移情作用，可能只會察覺到有益、有害面，這兩者其中的一個；患者也可能同時察覺到兩者，進而感受到矛盾情緒。患者屬於哪一種情況的判定，對護理人員和患者之間的對應上顯得非常重要。

❸ 護理人員對患者而言是獲得「對象恆定性」的來源

①在「被拋棄」這種情感的圍繞下，患者會不停地覺得「自己是否會被拋棄」，進而感覺到不安。因此護理人員無論是在任何的情況下，都應該持續地向患者表示「不會拋棄你」的態度或言語，以提供患者一個安全而且安心的環境。

②當患者適當地控制自己的問題時，護理人員務必要給予評價、鼓勵。這樣的動作可以讓患者對他人抱持關心，並且感受到自己被守護，進而獲得安心感。

❶ 有必要的情況下，檢查醫療團隊在患者的治療、護理上是否能正常地運作

①患者所引起的各種行動，也可能會波及到其他的患者，甚至將他人牽連到患者和醫療人員的「戰爭」之中。若輸給患者這股行動力時，醫療團隊將會分裂，團隊成員則會感受到挫折感或無力感。這樣的現象會使治療、護理的機能下降，嚴重時甚至有導致機能完全喪

失的危險，因此醫療人員必須做好認知和準備。

②準備例如簡報會、小組會議等等的場合，使每位團隊成員能用言語將各自的衝突狀況表達，協助成員間察覺這些衝突，增加彼此之間的認知和情報的共享。

仔細的觀察團隊成員間的心理動力關係這一點，也是醫療人員必須注意的。例如醫療人員應該注意治療、護理結構是否維持正常，或者是注意患者和醫療團隊成員之間，是否保持了明確的界限，並且視情況的需要進行討論溝通。

③在過去，人們認為環境因素對人格障礙的形成有很大的影響(特別是兒童時期的母子關係對邊緣型人格障礙的影響)。不過，目前只有少數關於人格障礙的實際研究結果，因此對於人格障礙的了解依然不足。

由於人格障礙的機制尚未釐清，因此醫療人員在面對患者各種不同的症狀和行動時，應該考慮各種可能的對應方式。

| Case file　患者的言行舉止使醫療大樓陷入混亂

患者／A小姐，約三十歲，女性，殺人罪(絞殺同性戀對象)服刑中發病

A小姐具有強烈的同性戀衝動，會試圖接近女性護理師，如果受到阻止，則會產生暴力行為。此外，A小姐也會因為一些不重要的事情產生被害感，進而使心中的不信任感和猜忌心惡化，最後導致行動化。其他的患者也因此感到不安和恐懼。A小姐所造成的問題，具體的描述如下：

○面對喜歡的護理師B時，會出現親吻或從背後擁抱等等攻擊性的情緒行為，如果護理師迴避或拒絕時，A小姐則會出現踢門、破壞物品等等挑釁性的破壞行動。

○除了將年輕的護理師C當成小孩子對待，或者以冷淡的態度進行回應外，也曾一邊說著：「小可愛，要聽父母親的話，不能讓他們擔心喔」，一邊掀護理師C制服的衣角。

○當醫療人員和其他患者在談話時，A小姐會懷疑是在說自己的壞話，進而以強硬的態度表示：「○○患者太囂張了，叫他來道歉」。如果不按照A小姐的意思行動，就會出現攻擊性(例如敲打桌子和摔東西)，並且大叫：「把○○患者給我帶過來」。由於這一連串的行動，醫療人員往往會被A小姐的氣勢所壓倒，進而出現對A小姐表示道歉等不適當的對應。

○在A小姐巧妙的操控行為(例如：以友好的態度對待某位醫

Note

兒童時期的母子關係和邊緣型人格障礙

麥斯特森（James F. Masterson，美國精神科醫師）將「邊緣型人格障礙」患者的母親稱為邊緣型母親(borderline mother)。這種類型的母親和孩子之間保持有強烈的分離焦慮感，一旦孩子對母親表現出依賴心和渴求愛情時(同時母親本人也很喜好這種狀態時)，母親可能會呈現過度的溺愛，並且不斷地提供愛情(愛情供給型)；一旦孩子表現出自我主張，或者試圖離開自己時，母親會表現出攻擊性的態度，並且出現對孩子顯示敵意、憤怒等等各種將愛情撤離(愛情撤離型)行為，進而使孩子感受到分離焦慮。孩子會因此感覺到自己被捨棄，進而體驗到抑鬱、憤怒、恐懼、罪惡感、絕望、無力感、空虛感等各種感覺。當孩子受到這兩者(愛情供給型和愛情撤離型)交互地影響時，就會在母子之間產生無法被統合的(分裂的)目標關係。

如果這種心理上的衝突在青春期時期再度出現，就會造成邊緣型人格障礙特有的症候群。

療人員，同時行為舉止也顯得十分開朗，但對於自己不感興趣的醫療人員則採取無視的態度)，以及宛如能夠迷惑人心的神祕態度下，醫療人員不但受到了擺佈，甚至演變成內部分裂，陷入了混亂的狀態。

為了脫離上述治療和護理機能喪失的狀態，並且使這些機能得到恢復，以及讓醫療大樓回復原貌，必須將治療和護理結構化，下述五點即為實際的計畫內容：

①將護理人員間的衝突化為言語，並且共享彼此的看法、感情，統一對應A小姐時所採取的方式。無論面臨什麼樣的場面和狀況，都以一貫的態度進行對應。

②在事前先與患者約定，「對於患者的行動化所造成的暴力、破壞行動，應負起該有的責任」，並且告知患者若情況有必要，可能會對患者進行隔離或拘束。

③實施每週一次，每次三十分鐘的護理面談。面談應由無論是在心理上、物理上，都能和醫療大樓保持距離的護理部部長負責進行(嘗試用言語來表達引起A小姐行動化的感情，並且將護理上必要的訊息情報回饋給醫療大樓)。

④由於主治醫師(男性)受到患者的拒絕，難以進行接觸，所以應該讓主治醫師出席護理會議，透過護理人員間的情報，給予間接性的建議。

⑤由於A小姐對B護理師的執著無法以常識進行對應，應進行醫療大樓上的調動(配屬移動)來避開危險。

以上述的計畫為主軸進行對應後，在三個月後問題終於獲得解決，患者也順利地離院。

(西本香代子)

7 A 癲癇

所謂的癲癇，是由於大腦的神經細胞產生異常的放電現象所造成，主要的症狀是**反覆性的癲癇發作**，是一種慢性的腦部疾病。癲癇在精神疾病診斷與統計手冊第四版修訂版(DSM-IV-TR)和國際疾病分類碼第10版(ICD-10)中雖然被歸類在身體疾病上，但，日本傳統上常由精神科進行診察。

癲癇的疾病盛行率大約介於0.6～1%之間。

A. 癲癇的類型

癲癇性精神病

癲癇患者可能會有看到幻覺與妄想等等的精神症狀，這種現象曾被稱為癲癇性精神病。根據和癲癇發作之間關係性的不同，癲癇性精神病又可以分為發作後、交替性、慢性持續型、區間性等不同的類型。這些精神疾病症狀可以使用抗精神病藥進行治療。

癲癇以「症狀性或特發性」、「部分型或泛發型」兩種類型為中心，可以概分為四大類(例如「特發性泛發型癲癇」等等的類型)。

所謂的**症狀性**癲癇，是指由於某種腦疾病造成了癲癇發作，韋氏症候群(症狀性泛發型癲癇)、顳葉癲癇(症狀性部分型癲癇)等等都是本類型的代表性疾病。**特發性**癲癇指的則是在沒有特定原因的情況下發生癲癇發作，其原因可能和遺傳有某種程度上的關聯。睡醒時之大發作癲癇(特發性泛發型癲癇)、新生兒良性癲癇(特發性局部型癲癇)等等則是代表性的疾病。

部分型癲癇，指的是在大腦的特定部位中，可以觀察到異常放電焦點的癲癇；**泛發型**則表示大腦中出現廣泛的放電現象，無法鎖定出放電焦點的癲癇。

B. 癲癇發作的種類

另一方面，癲癇的主要症狀—癲癇發作，則可以分為部分發作(大腦的局部發生異常放電現象)和全身性發作(兩側大腦半球發生廣範圍的異常放電現象)兩大類。表9中將癲癇發作做了簡要的說明，請各位參考。

部分發作又可以細分為單純性部分發作(患者只會發生運動、感覺上的症狀，不會發生意識上的缺損)和複雜性部分發作(患者會發生意識上的缺損)兩類。複雜性部分發作的患者在發作後，有時可以觀察到嘴部不停咀嚼、手不停擺動等等的**自動症**(automatism)症狀。

全身性發作在一般情況下，患者在開始發作時就會出現意識喪失的症狀；失神發作的主要症狀是意識消失；強直陣攣性發作又被稱為大發作，患者的骨骼肌會先出現一次收縮，使四肢伸直(也就是所謂的強直性痙攣)，緊接著則出現呈規律性收縮和鬆弛的陣攣性痙攣。整個過程歷時數十秒，期間患者的呼吸會停止，並且有發紺的現象。部分發作也可能轉變成全身性發作，此時被稱為**續發性全身性發作(或稱續發性全身性部分發作)**。痙攣在短時間內重複出現的狀態被稱為癲癇重積狀態(status epilepticus)，強直陣攣性發作下的癲癇重積狀態可能會危及患者的生命，是一種必須立刻進行急救的病狀。

C. 治療

癲癇是以抗癲癇藥進行治療。隨著癲癇類型的不同，

▼表9　癲癇發作的分類

I. 部分發作	II. 全身性發作
A. 單純性部分發作(不會發生意識障礙)	A. 失神發作
B. 複雜性部分發作(會伴隨意識障礙)	B. 肌抽躍
C. 轉變成全身發作的部分發作(續發性全身性發作)	C. 強直陣攣性發作
	D. 僵直發作
	E. 失張力性發作

治療上所適合的藥物也會隨著變化，因此如何從患者癲癇發作的類型和腦波等方面進行正確的診斷，就顯得十分的重要。泛發型癲癇的治療是使用丙戊酸(Valproic acid)；部分型癲癇則以卡巴氮平(Carbamazepine) 較能夠發揮效果。除了這兩種藥劑外，日本所使用的抗癲癇藥包括：癲能停(Phenytoin)、苯巴比妥(Phenobarbital)、clonazepam、唑尼沙胺(Zonisamide)、Clobazam、乙琥胺(Ethosuximide)。如果單劑難以發揮抑制發作的效果時，可能會將上述這些藥劑組合後使用。抗癲癇藥物在使用時，必須特別注意藥劑的血中濃度。醫療人員應定期檢測藥劑的血中濃度，確保濃度維持在治療濃度內，並且避免濃度升高到中毒範圍。　　　　　　　　　　　　(斎藤治、松本武典)

7B　癲癇(痙攣發作)的護理

由於痙攣發作出現的非常突然，症狀也十分激烈，所以即使是護理人員也可能因為驚慌而失去冷靜。因此如果已經預料到患者可能會有痙攣發作時，護理人員就必須要針對發作時的狀況，事先進行準備。

A. 有痙攣發作可能性患者的護理

①病房上的考量
盡量將病房安排在靠近護理站的位置，最好能是個人房

②排除可能引起發作的因素
在窗戶上設置黑布等等可以減少光線的物品，並且讓環境保持安靜。

③排除危險物品
為了防止患者發作時受到外傷，應在病床的支架包上布料等等的緩衝物。

④準備觀察患者用的儀器
維持氣管暢通、監測用的物品放在可以立刻使用的狀態。

中毒範圍

所謂的中毒範圍，指的是某一種藥物會引起中毒症狀的血中濃度範圍。以抗癲癇藥進行治療時，可能會引起小腦運動失調等等重度的中毒症狀，因此藥物血中濃度的監測非常的重要。

癲癇

「癲癇」是一個疾病名稱，痙攣則是癲癇所產生的一種現象。癲癇患者的數量估計在人口0.5～1%之間，大多數人是在幼兒期發病。最近癲癇的治療成果已經有了明顯的進步，不過，癲癇患者中仍有10%的幼兒和20%的成人，是屬於難以治療的頑固性癲癇。

痙攣重積

痙攣重積指的是痙攣發作的次數相當多，並且長時間持續的狀態。痙攣重積會對呼吸、循環等全身的狀態產生劇烈的影響。

癲癇的觀察重點

生命徵象、胸廓的運動、臉色、嘴唇顏色、皮膚顏色、血壓、脈搏

B. 痙攣重積發作時的護理

當痙攣重積發作時,應向其他醫療人員請求協助,避免單獨一個人處理,以確保患者的安全。

Ⓐ觀察
- ・痙攣的類型
- ・發作的持續時間
- ・是否有呼吸抑制的現象
- ・是否有意識消失的現象,消失時的時間長短
- ・瞳孔的大小、左右瞳孔差、光反射的有無
- ・是否有咬到舌頭
- ・是否有失禁的現象
- ・清醒時的狀態(確認全身的狀態,以及是否有言語障礙、運動麻痺)
- ・發作前的前驅症狀

Ⓑ護理

①確保氣管暢通
以人工氣道等器具確保氣管暢通後,為了防止誤嚥的發生,需將臉側放,再進行口腔內和氣管內分泌物的吸引。若患者的呼吸停止時,應以氧氣鼻導管/面罩(正式名稱bag valve mask。另一個常見的稱呼—Ambu bag®,是來自於AMBU公司的商品名稱)進行人工呼吸。

②確保安全
為了避免患者咬傷舌頭,應以壓舌器(先以紗布包裹壓舌器)或張口器將嘴部張開,再讓患者含著紗布等類的物品。將患者寬衣解帶,減少任何可能勒緊身體的物品,並且預防患者跌倒或摔落。

③呈報醫師和準備藥劑
在觀察患者的狀態後,應迅速呈報給醫師,並且按照醫師的指示準備藥劑(平時應準備常用的藥劑)。遇到緊急狀況時,應準備救護車。護理人員也必須將可能引起發作的誘因(光、聲音)排除。

C. 生活上的指導

癲癇患者在日常生活上需要特別注意,也必須要獲得周遭身旁人的了解,因此護理人員應對患者、家屬等人進行生活

N o t e

經口人工氣道
(或稱口咽人工氣道)

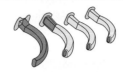

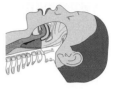

藉由人工氣道在口腔內的回轉,使原本堵塞氣管的舌根移動到正確的位置。

經鼻人工氣道
(或稱鼻咽人工氣道)

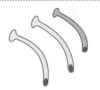

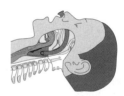

即使患者難以張嘴時也能夠插入。比起經口人工氣道,經鼻人工氣道對患者造成的痛苦較少,不過經鼻人工氣道的導管較容易堵塞。

氧氣鼻導管／面罩(Ambu bag®)

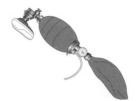

用於人工換氣。氧氣鼻導管／面罩由於操作上的簡便,加上不需要氣體供給(氧氣瓶)也能夠進行換氣,因此適合用於緊急的狀況。氧氣鼻導管/面罩的缺點在於難以提供100%的氧氣。

患者可能在任何的地點，時間發作，因此為了將必要的訊息傳達給醫療單位，應該準備一張記錄了患者姓名、住址、聯絡電話、疾病名稱、服用中的藥物、所屬醫療單位名稱等資料的患者資料卡。

上的指導。

①服藥指導

要防止癲癇發作，確實服藥是非常重要的一點。為了不讓患者忘記服藥，或者是因為沒有發作就依照自己的判斷減少、停止服藥，護理人員應指導患者服藥。

②診察上的說明

護理人員應向患者進行說明，使其了解到即使沒有發作，也有必要定期接受診察以及進行藥物的調整。

③日常生活上的指導

‧避開痙攣發作的誘因(壓力、疲勞、睡眠不足、飲酒)。

‧避免過度運動，如果患者想要游泳或駕車時，也應有人陪伴。

‧避免從事可能危及自己或他人生命的工作(例如車輛的駕駛員)。

(藤田由美)

8 A 器質性精神疾病 (譫妄／失智症／症狀性精神病)

在過去的日本，器質性精神疾病是歸屬在外因性精神疾病之下，代表性的疾病有譫妄、失智症、症狀性精神病。

A. 譫妄

譫妄的患者除了會出現輕度到中度的意識障礙(意識混濁)之外，也會觀察到認知機能上的障礙，以及精神活動的活動性變化。人在進行正常精神活動時的狀態被稱為**意識清醒**；相反地，無法觀察到精神活動，身體的活動和對痛覺的反射也都消失的狀態則稱為**昏睡**。在譫妄的患者上，可以觀察到各種介於意識清醒和昏睡層級之間的意識障礙。一般的情況下，譫妄的發病都非常突然，並且在短時間內結束。患者恢復後，並不記得自己在譫妄中所發生的任何事情。有譫妄現象的患者除了有認知機能上的障礙外，也會出現方向知覺的喪失和幻視等等的幻覺、錯覺。除了上述的症狀外，患者也會難以集中注意力，也無法正常地對談，談話內容則容易偏題。患者的睡眠—覺醒週期會發生混亂，進而出現白天睡覺，晚上四處徘徊等等的行為。不安、焦躁等等的情感症狀也可能發生在患者上。譫妄引起的活動性變化分為活動亢進和活動下降兩類，美國的精神科醫師利波夫斯基(Lipowski, Z. J.)則將譫妄再細分為三群：①「**活動減少-意識下降型譫**

妄」：以嗜睡、活動性下降為主體，②「**過度活動-過度覺醒型譫妄**」：以興奮、幻覺為主體，③「**混合型譫妄**」：混合①、②的特徵。

可能引起譫妄的背景疾病和身體狀態相當多，主要的種類包括中樞神經疾病(例如頭部外傷、腦炎、失智症)、全身性疾病(例如心臟衰竭、缺氧狀態、全身性的感染症、手術後、電解質失調)、藥物引起的中毒或戒斷症狀(例如精神藥物、止痛劑、酒精)。

在治療譫妄上，應將重心放在引起譫妄的基礎疾病上，不過當患者有顯著的精神疾病症狀或興奮狀態時，則會以抗精神病藥等藥物進行藥物治療。

在譫妄狀態下，患者因為不清楚自己入院的經過，或者是不了解周圍的狀況等因素而在心理上感到不安。這些不安可能使症狀更加惡化，因此護理人員應該向患者說明現在正確的狀況。護理人員在進行說明時，應以緩慢而冷靜的語調來表達。

B. 失智症 (舊稱痴呆)

失智症是在沒有譫妄等各種意識障礙的前提之下，一種含有各種不同認知機能障礙(也包含記憶障礙)的狀態。發生障礙的認知機能包括記憶、方向感、言語、知覺、注意力和集中力、判斷力、一般智能、社會能力等等，涵蓋的範圍相當廣泛。人格水準的下降也可能發生在失智症患者上。認知機能障礙的病情進展屬於慢性進行性。除了認知機能障礙外，幻覺和妄想、抑鬱感、興奮、攻擊性、不安和焦躁、徘徊等等各種的行動面、心理面的症狀也可能會出現。可能引起失智症的原因相當多，阿茲海默症型失智症和血管型失智症則佔了所有失智症的四分之三。混和了阿茲海默症型和血管型的混和型失智症也是常見的一種。下文中將向各位介紹代表性的幾種失智症。

❶阿茲海默症型失智症

阿茲海默症型失智症，是我國現在失智症最主要的原發疾病。阿茲海默症型失智症最早是在西元1907年，由德國的病理學家阿茲海默(A. Alzheimer, 1864-1915)所描述的疾病，被認為是一種**原發性神經退化性疾病**。阿茲海默症的決定性診斷在於病理診斷(例如神經纖維纏繞、老人斑等病理徵象)，在診斷過程中當排除血管性的因素後，需要再根據數種臨床診斷基準進行判斷，才能夠診斷為阿茲海默症型失智

原發性神經退化性疾病

在無法觀察到腫瘤、血管障礙、中毒等原因的情況下，一種原因不明的神經細胞變性脫離的病態。脊髓小腦萎縮症等疾病為其代表性的疾病。當引起神經退化性疾病的原因可以確定時，屬於繼發性神經退化性疾病。

體染色體顯性遺傳

位於體染色體上的致病基因，和其成對基因相較下屬於顯性的遺傳形式。體染色體顯性遺傳疾病在異質接合，或者是致病基因間同型合子接合的情況下都會受到表現，並且同型合子的情況下疾病的症狀大多較為嚴重。

失智症之行為與心理症狀(BPSD)

在過去，幻覺妄想、不安、抑鬱、徘徊等等心理和行動面的症狀，曾被稱之為周邊症狀或續發症狀，近年來則改稱為「失智症之行為與心理症狀(BPSD：Behavioral and Psychological Symptom of Dementia)」。BPSD會導致各種異常行為，讓患者的家屬苦於對應，不過只要透過抗精神病藥、抗憂鬱藥等藥物進行藥物治療，並且在心理、行動面上採取適當的措施，這類症狀群依然是能夠治療的。

輕度認知功能障礙

只能觀察到記憶障礙等等單純的認知機能下降時，並不會診斷為失智症。這種狀態有各種稱呼，輕度認知功能障礙(mild cognitive impairment：MCI)則是較常見的稱法。輕度認知功能障礙可能會轉變成阿茲海默症型失智症，因此在預防的觀點上受到注目。

言語滯續
stehende Rednsarten

不斷重複相同內容語句的一種言語固著症狀。言語滯續屬於意圖性持續動作(對於刺激持續產生相同的反應)的一種，患者可能會出現如下的狀況：在問診時詢問患者出生年月日之後，即使醫師詢問患者住址、出生地等問題，患者依然會回答出生年月日。

症。根據核磁共振檢查(MRI)等各種的影像診斷顯示，在阿茲海默症型失智症發病初期，可以觀察到顳葉內側發生萎縮的現象，並且萎縮的現象會朝顳葉、頂葉聯合區擴散。目前阿茲海默症型失智症的原因尚未得到證實，可能有多種遺傳因素牽扯其中，也有一小部分是屬於自體顯性遺傳疾病，被稱為家族性阿茲海默症。

阿茲海默症型失智症的症狀，主要分為各種認知機能方面的障礙，以及心理和行動面上的症狀。在發病初期，認知機能方面首先會發生記憶障礙，患者大多是在發生了延遲性**回憶上的障礙**時，才自覺到自己的狀況。一旦記憶障礙持續進展，當長期記憶也發生障礙時，患者會無法說出自己的過去的生活經歷。患者也可能會出現時間、人物、場所上的方向知覺喪失，例如對自宅的配置感到迷惑，或者將自己的家人誤認成別人。除了上述的認知機能障礙外，**失語、失行**也都是常見的症狀。

阿茲海默症型失智症的疾病盛行率為65歲以上總人口的6％。性別差距上，女性稍高於男性，且年齡越高，女性所佔的比例越高。日本的患者數估計可能高達70萬人。

在治療方面上，目前已經有數種阿茲海默症型失智症的治療藥在世界上受到認可，雖然只能在一定期間內發揮作用，不過仍然能夠發揮維持、改善患者認知機能的效果。乙醯膽鹼酯酶抑制劑中的Donepezil Hydrochloride，在日本是獲准使用的治療藥物。

❷血管性失智症

當失智症的原因來自於腦梗塞等等**大腦的虛血性病變**時，則稱之為血管性失智症。血管性失智症和阿茲海默症型失智症並列為失智症的兩大原因，在過去是最為常見的失智症性疾病。隨著虛血性病變所造成的障礙部位不同，患者會出現各種認知機能障礙方面的症狀。和阿茲海默症型失智症相比之下，血管性失智症的發病較激烈，症狀的進展也多為非連續性或階段性，患者上可以觀察到癱瘓、病理反射等等局部的神經症狀。血管性失智症的患者，可能會同時混有各種不同程度的認知機能障礙(例如雖然有重度的記憶障礙，卻仍保有判斷力)，這種情況被稱為間隙性**失智症**。若血管性失智症的原因，來自於發生在大腦白質上的多發性小梗塞時，則特別稱為賓是網格病(賓是網格型失智症)。

❸路易士體失智症

所謂的路易士體失智症，指的是從大腦皮質到腦幹之間，可以觀察到一種名為路易士體的物質的失智症性疾病。從引起失智症的神經退化性疾病的角度來看，路易士體失智症的頻率僅次於阿茲海默症型失智症，同時兩者也具有類似的進行性症狀進展。在特徵上，路易士體失智症的患者具有寫實、具體的幻視體驗，以及認知機能上的變化、帕金森氏症狀。對路易士體失智症患者使用抗精神病藥時，因為容易產生副作用，在使用上必須特別注意。

❹額顳葉失智症 Frontotemporal Dementia：FTD

額顳葉失智症是所有額葉、顳葉出現明顯腦萎縮的疾病總稱。尼曼匹克症是本症的代表性疾病，特徵則是去抑制、社會性下降等人格上的變化，以及固著行為和被稱之為「言語滯續」的言語障礙。

C. 症狀性精神病

當包含譫妄在內的各種意識障礙，是由於身體疾病所造成時，這種病狀被稱之為症狀性精神病。症狀性精神病一詞在國際上很少使用，不過在日本卻是從以前就持續沿用到現在。可能會引起症狀性精神病的主要疾病包括急性肝炎和肝性腦病等肝臟疾病、腎臟衰竭、全身性紅斑狼瘡(SLE)等膠原病、甲狀腺機能障礙和庫欣氏症候群等內分泌疾病。症狀性精神病的症狀非常多樣，例如幻覺妄想等精神病症狀、憂鬱症症狀、躁狂症症狀、不安、焦躁等症狀。在治療上，應先治療原發疾病，因為當原發疾病獲得改善時，也能夠改善精神症狀。不過當精神症狀相當嚴重時，則應使用精神藥物進行對症治療。　　　　　　　　　　　(斎藤治、松本武典)

8B 器質性精神障礙的護理

A. 失智症的護理

護理人員在面對高齡失智症患者時，應了解到患者在罹患失智症之前，也是一位度過漫長人生的老年人。因此護理人員除了必須學習認知症的核心、周邊症狀外，也應該研習老年心理，而這一點也是失智症護理的原則。老年人常會因

為體驗喪失重要的人、地位、處身之地，或者是因為身心機能低下等因素而容易感到沮喪，並且因為無法接受這些事實而感到痛苦。在身處上述的情形之下，患者又受到失智症症狀的影響，因而陷入嚴重的混亂之中。如何了解患者所面對的這種難以想像的情況，同時陪伴在身旁給予照護，就成了護理人員必須要解決的課題。此外，高齡失智症患者還有一項特徵，就是對於長年以來所學習的技術，能夠長期保有和這些技術相關的知識和能力。基於這一點，高齡失智症患者只要透過活用這些殘存機能的活動照護(activity care，p.487)，也能夠感受到生活的喜悅，並且恢復自信心和維持自我，在這方面護理師人員也應該提供患者協助。

護理人員在對應患者時，無論是面對哪一種症狀，基本上都應該尊重患者身為人的尊嚴，並且對老年人漫長人生經驗抱持尊敬的想法。

患者一部分的症狀是來自於年齡增長所造成，例如健忘、意識障礙、譫妄、年齡增長引起的認知機能下降、憂鬱狀態所引起的假性失智症、智能遲滯，這些都是必須和失智症進行區別的病狀，因此護理人員應該細心地進行觀察和確認。

▼表10　失智症引起的健忘(病理性的健忘)和年齡增長引起的正常健忘之間的差異

	正常的健忘	失智症的健忘
遺忘的部分	一部分的體驗	全部的體驗
自覺	有自覺	無自覺
進行性	非進行性	逐漸惡化
方向知覺的喪失	無	有
異常行為	無	有
日常生活上的影響	無	有
遺失物品時	會嘗試去尋找	認為是被某人偷走
捏造	無	時常會

❶常見的症狀與其對應方法

Ⓐ被盜妄想

患者會忘記將錢包等財物放在何處，並且認為自己是「被偷了」而大肆喧嘩。

患者一開始大多會先懷疑身旁的照護人員(妻子或媳婦)。對於從早到晚都在辛苦照顧的照護人員而言，被患者懷疑可能會感到非常生氣，不過此時不可以因為過度興奮而對患者投以怒言。照護人員應該要了解到，物品遺失時最感到的困擾的就是患者本人，因此應該試圖改變話題或場合來轉移患者的注意力，或者是提議和患者一起尋找失物。如果由家人將找到的失物交給患者，患者會認為

「果然是被偷的！」，進而加深患者的猜忌心。此時正確的作法，應該是引導患者去尋找失物，隨後再和患者一起分享找到失物的喜悅。

Ⓑ 幻覺(幻視、幻聽)

即使實際上沒有任何物體、聲音，患者也可能覺得有昆蟲等等的小動物存在，進而感受到不適感。

對於患者本人而言，這些幻覺都是實際體驗到的感受，所以即使旁人否定這些幻覺也沒有意義。護理人員應盡可能地將引起幻覺的誘因排除，例如不要在病房內放置可能會被誤認為昆蟲的物品。

Ⓒ 夜間譫妄

夜間譫妄指的是一種到了夜晚時，可能會突然發作的精神錯亂狀態。患者在清醒後除了會漫無目的的移動外，可能會將幻覺誤以為是真實，進而感到恐懼，或者是出現興奮大叫、錯亂狀態的現象。此時護理人員不可強制地阻止患者的行為，應該保持在隨時掌控患者行動的情況下，勸導患者飲水，並且誘導患者轉移注意力。患者處於身體狀況不佳或脫水狀態時，也可能會引起譫妄，因此護理人員必須定時檢查患者的身體健康狀態。除此之外，患者也應該考慮以睡眠模式為中心，重新調整生活的作息。

Ⓓ 徘徊

漫無目的的來回走動，也可能會因此而迷路。這種症狀容易讓人感到有「如果遇到意外怎麼辦？」、「如果失蹤了怎麼辦？」的不安，因此對患者家屬而言是一種精神負擔非常大的症狀。患者會出現徘徊的行為，大多和情緒不安定、欲求不滿等因素有關，因此在對應時應考慮徘徊的理由和患者本人的欲求。舉例來說，患者可能會認為自己還在上班而打算通勤，或者是突然想到某一件需要處理的事而外出。為了預防患者走失，應該在衣服上掛上註明患者的住址、姓名、聯絡方式等資料的名牌，或者是縫上註明這些資料的布條。這些防範措施都能夠在意外發生時派上用場。此外，平時也應該先向附近的鄰居、商店街、警察派出所等場所了解到患者的狀況，以便在發現患者時能夠迅速地通知相關人員。

Ⓔ 失禁和不潔行為

高齡失智症患者的智能即使下降，自尊心和感情也不會因此而喪失。患者會隱瞞、否認自己失禁的行為，大多是因為自尊心或羞恥心的影響所造成，因此無論在什麼樣的狀況之下，護理人員不應該連解釋的機會都不給就訓斥患

者，這樣的行為只會造成反效果。護理人員應該預測患者的排泄時間，進而引導患者前往洗手間；即使患者失禁，也應該在處理時說一些類似：「汗把床單都弄溼了，如果不換張新的床單可能會感冒，讓我來換一下吧」的話。

⑥行動上的失敗

由於認知機能上的障礙，患者在行動上可能會發生各種身旁的人所無法想像的失敗。和上述處理失禁、不潔行為時的原則一樣，護理人員不應該用一些可能傷害自尊心的言語訓斥或命令患者。

此時護理人員應該保持冷靜，避免感情用事，並且去了解患者行動的動機和背景，試圖營造一個不會讓患者再度發生失敗的環境。

⑥日落症候群(Sundown Syndrome)

每當黃昏時就會感到不安和無法冷靜，即使患者人身在家中，也無法將所在的場所辨識為自宅，因而不斷地表示「我要回家」，進而做出打包行李等準備出門的動作。高齡失智症患者所說的「家」，大多是指自己出生、成長的家，亦或者是指自己年輕時所住的家。面對這種情況，照護人員不應以：「你要回去哪裡！」、「這裡就是你家啊」等話語否定患者，應該先以「是這樣啊」等語句肯定患者的意思，再以類似：「已經特地為你準備好晚餐了，留下來吃飯吧」或「時間也經不早了，今天就先留在這裡過夜，明天再回去吧」的話語，逐漸地轉移患者的注意力。除此之外，也可以一邊陪患者散步一邊聊天，使患者能夠在精神上獲得滿足。

⑪異食癖

想吃一些不是食物的物品，甚至真的吃下去的一種現象。異食癖可能的原因包括缺乏來自家族的愛情、腦部萎縮、飽食中樞障礙、味覺的作用下降，或者是無法區分哪些食物能夠食用等因素。當患者出現尋找食物的動作、傾向時應該以糖果、水果來轉移患者的注意力。在異食行為的過程中，如果在患者面前拿出糖果等食物，再向患者表示：「拿糖果和你交換」時，有時患者會願意將口中的異物吐出。對於一些吃下後可能會引發危險的物品(農藥、殺蟲劑、漂白劑、洗手間清潔劑、排水孔清潔劑、香煙、燈油、汽油、強力膠、紐扣電池、去光水、尿布、石油醚等等)，平時應該放置在患者看不到、摸不到的場所。

⑪收集癖

收集一些看起來像垃圾的物品，但卻非常小心地進行保管。即使周遭的人看起是垃圾，但是對收集的人而言卻是有意義的物品，因此除非是一些可能引起危險的物品，照護人員應該放任患者的收集行為。對於一些可能腐敗或是不衛生的收集品，照護人員應該在患者不注意的情況下，每次清除一小部分。

Ⓙ用火後時的不謹慎

最常見的是抽煙後沒有確實熄滅菸頭，另外患者也可能忘記自己已經將煙點著。盡量將火柴、打火機遠離患者四周；患者想抽煙時，盡可能地讓患者手上一次只有一根煙。煮飯、料理等場合時，照護人員應陪在患者身旁，並且注意在不用火時則應該將瓦斯桶拴上。

Ⓚ性方面的問題行動

老年人有性方面的慾望並不是異常的現象。不過對於高齡失智症患者而言，往往不知道如何滿足性方面的慾望，因而出現例如觸摸、擁抱等等，令四周人感到驚訝的舉動。照護人員應盡量避免拒絕、怒叱患者，或者是表現出受到驚嚇的態度；可以透過一邊聊天一邊握手等等的方式，協助患者緩和情緒。

Ⓛ攻擊性的行動

高齡失智症患者中，有的人情感控制能力下降，無法適當地將自己的慾望、想法表達出來；有的人則是人格突然發生轉變，性情變得易怒或粗暴。

面對這樣的患者時，可以採取轉移話題，進而將患者的注意力轉移到其他事物上的方法，或者是等待時間經過，讓患者自己忘記。隨著照護人員採取的對應方法的不同，有時患者可以迅速地恢復平靜，有時則反而會加強患者的興奮度，因此不斷地反省、思考各種患者對應方法是非常重要的一件事。若患者出現過於嚴重的攻擊性行動時，照護人員應該和醫師討論商量，以決定是否需要服藥。

Ⓜ誤解事實

舉例來說，可能會遇到患者明明已經用過餐，卻表示：「我沒吃過」、「都不給我飯吃」，並且不斷地要求食物的狀況。會發生這種情況，可能的原因有：①忘記自己用過餐②腦部的飽食中樞發生障礙，無法發揮正常的機能③患者透過用餐的方式來滿足自己的欲求不滿。在處理這些問題時，照護人員不該以：「你不是剛吃過嗎！」等嚴厲的話語否定患者，必須試著了解患者說出這些話的理由，並且配合患者的了解進行對應。一昧地否定患者，只會讓

患者覺得反感，或者是抱有被害妄想。照護人員應該嘗試著改變話題，使患者將注意力轉移到別的事物上，或者是向患者說：「飯馬上就煮好了，你再等一下」，再以逐次給予少量的水果、糖果、飯糰等食物的方法，滿足患者的慾望。

Ⓝ跌倒、摔落

若能事先準備好各種環境設備(例如減少樓梯、加裝扶手、移除容易打滑的物品，以及在夜晚、走廊加裝照明設施)，即可有效地減少事物的發生。照護人員平時應注意患者的行動路線，並且替患者準備各種安全措施。

❷家屬(照護人員)的照護

許多家屬(照護人員)都處在相當痛苦的狀態下，例如必須無時無刻注意患者、無法外出、夜晚無法休息、患者用火的不謹慎、家中非常髒亂(或遭到破壞)，或者是因為患者的照護而在家族、親戚間引起各種問題。除此之外，家屬(照護人員)也疲於對應患者的各種周邊症狀，再加上對認知症的認識不足，不知道高齡失智症患者的異常行為是來自於智能下降所引起，患者本人只是將當下所感受到的不滿和慾望表達出來而已，因而會認為只需要投以藥物或住院治療就能夠改善症狀。基於上述的狀況，家屬(照護人員)常會質問醫師如下的問題：「為什麼患者即使住院接受治療(或者是服藥)，也看不到明顯的好轉呢？是不是藥給的不夠多？」。對於這些一路奮鬥下來，已經感到身心俱疲的家屬(照護人員)，護理人員應該給予同情和安慰。為了讓問題的解決方法更容易了解，護理人員應指導家屬(照護人員)在面對問題時，以「一個問題一個方法」的方式(例如當患者出現A現象時，則採取A方法)來對應。

①勸導家屬(照護人員)不要單獨地承擔所有問題，儘可能地利用各種照護服務。
②讓家屬(照護人員)了解「和患者之間的相處方式」本身就是治療的一環，並且透過正確的了解使心理能夠保持輕鬆，進而使雙方的壓力都能夠得到紓解。
③即使患者的失智症持續進展，也應該將重心放在殘存的機能上，給予患者一個有人性的人生。下述為患者可能殘存的機能：
　・五感(嗅覺、味覺、聽覺、視覺、觸覺)
　・情感能力(不安、恐怖、羞恥心、苦惱、喜悅、自尊心、關心等情感)
　・人際關係能力(禮儀、社交辭令等等)
　・長期記憶(過去的記憶)的維持
　・程序性記憶(透過經驗所體會到的記憶，例如料理、除

草等等)

④照護的原則
  ‧輕鬆、快樂、陪伴
  ‧注意身體上的各種徵象
  ‧營造讓患者感到安心、有趣，或者是提高患者注意力的
    環境
⑤各種提高高齡失智症患者殘存機能的方法
  ‧活動照護
  ‧懷舊療法
  ‧現實導向療法
  ‧音樂療法、療育音樂

Case file 血管性失智症的案例

患者／A先生，76歲，男性，血管性失智症和糖尿病。

患者和妻子兩人一起生活。長年以來都負責公司的營運，性格頑固而獨裁，典型的大男人主義。在失智症的影響下，患者無法了解飲食治療對糖尿病的重要性，因而對飲食限制感到情緒高昂。逐漸地，患者在日常生活的各種情況下也都容易感到情緒高昂，甚至有怒吼、暴力相像的行為出現，因而被送往醫院進行住院治療。患者夜晚有失禁的現象，原先計畫在睡前使用尿布，但由於患者對此感到憤怒，甚至高舉雙手大喊：「你想幹什麼！」，因此改採夜間固定時間引導患者上洗手間的方法。不過，由於患者譫妄的情況十分嚴重，即使護理人員溫柔地呼喚患者，患者也會呈現出情緒高昂的狀態，甚至高舉雙手大喊：「你想幹什麼！混帳東西！要打就來啊！」。替代方法是趁患者本人離開病床時，在床單下鋪上尿布或防水墊等敷料。

經過一段時間後，醫療人員也習慣了A先生的脾氣，已經能夠配合A先生的態度順利地進行護理。下列幾點就是護理人員對應A先生的方式： 當護理人員一邊溫柔地輕撫A先生，一邊說：「社長，您該準備出門了」時，A先生就會回應：「喔喔！我知道了！」並且自行起身。護理人員在引導患者前往。 引導A先生上洗手間時，護理師會說：「出門前請先到洗手間方便一下。您不必擔心，時間還很充裕。這邊請。」 若來不及上洗手間而失禁時，護理師會很有禮貌地彎下腰說：「看您汗流全身的樣子，您似乎是累了。如果著涼感冒就不好了，請您到這邊來更換乾淨的內褲吧。請讓我幫您更衣」，A先生就會故做聲勢地說：「嗯，就這麼辦吧」，接著開始更衣。不過A先生對於以一般的方式對待他的護理師，依舊表現出相當憤怒的態度，甚至出現用腳踢的暴力行為。在本案例中，充分地顯示出護理人員在協助患者時，如果能配合患者的生活史、個性、行動模式，就可能影響妄想和周邊症狀的表現。

Note

現實導向療法(RO)

現實導向療法屬於團體介入策略的一種，一般是由大約4名相同病情程度的認知症患者所組成，每天舉行1～2次(共計16次)訓練。透過成員間彼此不停地重複詢問姓名、年齡、時間、場所、日期、人物和物品的名稱等問題，現實導向療法能夠讓患者辨識自己和自己的生活狀況。

活動照護

活動照護是一種藉由日常生活中各式各樣的活動，進而提高、促進身心的機能的提升、發展，以獲得安定、有朝氣的生活為目的照護技術。活動照護的內容包括體操、運動、興趣、創作活動、遊戲、日常生活中的各種角色扮演等等。

懷舊療法

懷舊療法是藉由傾聽老年人人生中的各種經歷，引導出每位老年人的人格色彩，進而獲得心理上的滿足感、精神上的安定和自我的肯定。歌曲、收藏品等等的物品也是能夠有效地勾起老年人的回憶。

音樂療法

使用音樂的心理療法。這是一種運用音樂所具有的各種生理、心理、社會上的作用，進而達到治療效果的方法。復健、健康維持活動等方案中都包含了音樂療法。

療癒音樂

療癒音樂是在考量日本的生活習慣和文化後，藉由音樂的力量，在不造成負擔的前提下促進身心的活動和心情的愉快，進而提高復健效果的一種主動式音樂療法。

暈眩狀態
(lightheadedness)

　　暈眩狀態屬於「精神病性意識障礙」的一種，處於這種狀態下的患者沒有明顯的意識混濁，言行舉止也和一般人非常接近。不過，暈眩狀態的患者意識範圍(換句話說，就是發生了有限意識)會縮小，並且在狹窄的意識範圍中產生各種突發性的思考、行動。當患者從暈眩狀態中清醒後，並不會對自己發症時的言行舉止留下記憶(健忘)。癲癇、歇斯底里、古柯鹼中毒等患者皆可能出現暈眩狀態。

智力缺陷

　　智力缺陷(amentia)一詞源自德文，屬於意識混濁的一種。在意識混濁的程度上，智力缺陷較譫妄為輕，但比暈眩狀態為重。智力缺陷的患者會處於嚴重的錯亂狀態，對於周遭的狀況雖然會嘗試去理解(露出不可思議的表情環視四周)，周遭的人也能夠感受到患者的努力，由於無法將注意力固定在單一事物上，結果還是無法清楚了解狀況，因而感到困惑。智力缺陷患者的說話內容缺乏統整性，思想也呈現不連貫，並且有錯覺、幻覺、妄想、如做夢般誤認周圍的事物。除此之外，因為情感變動的影響，患者或多或少也會有情緒高昂的現象出現。智力缺陷常發生在傳染病或中毒所引起的症狀性精神障礙上，大多數情況下都有較長的病程。

健忘症候群
(高沙可夫症候群)

　　同時有嚴重的記誦力障礙、方向感失常、錯構症，三種徵象的疾病群。由於全都是和記憶的障礙有關的症狀，所以被稱為健忘症候群。高沙可夫首次報告慢性酒精依賴症患者有健忘症候群的現象，所以才引用他的名字稱為「高沙可夫症候群」。除了慢性酒精依賴症患者外，在其他的中毒、器質性腦部疾病患者上，也常可觀察到健忘症候群的出現。

B. 症狀性精神病的護理

❶症狀性精神障礙(由於身體疾病所引起的精神症狀)

Ⓐ術後精神障礙

　　外科手術後所發生的一種譫妄狀態，好發於老年人。外科傷害(surgical stress)或手術時間越長，越容易引起症狀性精神障礙。發生原因除了包含身體方面的因素之外，環境因素(例如加護病房、和家族分離等等)、心理因素(孤獨、不安)也都是可能的原因。

　　在對策上，各種給予患者安心感的方法，都能夠發揮預防的效果(例如手術前的說明、清醒後的不安消除等方法)。因此護理人員可以一邊觀察患者的狀況，一邊呼喚患者，或者是以握手、輕撫等方式陪伴患者。

Ⓑ內分泌性精神障礙

　　內分泌性精神障礙的患者，主要容易發生情緒變化和意識障礙(例如不安、焦躁感、躁狂狀態、動機減退、情緒不佳等等)，也能觀察到譫妄症狀的發生。護理人員應該一邊觀察症狀，在不給患者刺激的前提下，冷靜地進行對應。

Ⓒ產褥期精神障礙

　　發生於分娩數日後到一個月之間，患者大多會呈現抑鬱狀態。護理人員應注意觀察患者的言行舉止和表情，避免遺漏任何變化，並且配合狀況減輕患者育兒的負擔。此外，護理人員也應調整環境，使患者本人和幼兒都能在安全的環境下生活。

Ⓓ腦部疾病的急性期

　　腦部炎症(腦炎、腦膜炎)、外傷(腦震盪、腦挫傷)、中毒(例如一氧化碳中毒、水銀中毒)的急性期隨著損傷程度不同，會引起昏睡、譫妄、幻覺妄想狀態、感情變化等症狀。護理人員應冷靜地進行對應、處置、確保患者安全，避免受症狀動搖而驚慌失措。

Ⓔ藥物引起的精神症狀

　　強心劑(洋地黃譫妄)、降壓劑(立血平性憂鬱)、抗結核菌藥(INAH[異煙肼]性精神障礙)、類固醇(類固醇性精神障礙)等藥物的副作用，可能會引起譫妄、憂鬱狀態、躁

狂狀態等精神症狀。護理人員應仔細觀察患者的症狀，並且正確地呈報醫師，以期能夠獲得早期的改善。

症狀性精神障礙的護理基本上都相同，不過原發疾病的護理則需按照各自的原則進行，因此護理人員必須同時進行精神面疾病和原發疾病的護理照護。

❷護理的重點

- 以原發身體疾病的護理為中心。
- 確實地觀察和掌握患者的精神症狀、行為檢查患者是否有異於平常的動作、言語、表情變化等異常現象，以期望能早期發現異常，儘早準備治療環境。
- 給予患者安心感的護理

罹患症狀性精神障礙時，突然出現的精神症狀除了會使家屬感到驚訝外，護理師往往也會不知所措，進而和家屬一起陷入混亂的狀態。護理人員此時應採取冷靜和穩重的態度觀察、看清患者的症狀，以包容的方式接納家屬的不安、情緒高昂，以及患者本人的異樣感。此外也應該以溫柔地呼喚、觸摸等方式，向患者傳達自己關心的態度。

- 確保安全

症狀性精神障礙會產生意識障礙，因此在患者的安全管理上必須特別細心和注意。護理人員應隨時注意患者的行動，並且盡可能地陪伴在身旁；若在不得已的情況下必須離開患者時，如果以不適當的器具限制患者的行動，反而會造成危險，因此護理人員應選擇安全的方法限制患者行動。在限制患者的行動時，護理人員應頻繁地檢查患者的皮膚狀態、身體狀況，並且盡可能在最短的時間內解除行動限制。

(高橋政代)

9A 精神作用性物質所導致的精神和行為障礙

在精神疾病診斷與統計手冊第四版修訂版(DSM-IV-TR)中，「精神作用性物質所導致的精神和行為障礙」被稱為「物質關聯疾患」，是診斷分類的一種，各種成癮性藥物的藥癮、濫用、中毒都屬於此類。

物質依賴指的是由於不斷地攝取酒精等成癮性的藥物，導致精神依賴、身體依賴症狀出現的一種狀態。精神依賴，指的則是由於強烈的「想攝取依賴性物質的慾望(願望)」，進而使藥物攝取行為、覓藥行為強化的狀態。藥物攝取行為

N o t e

方向知覺的喪失

方向感喪失的狀態。患者無法正確地掌握時間、地點、自己所身處的狀況等條件，進而產生識別上的錯誤。

失認

在仍有知覺或感覺機能的，也沒有觀察到精神障礙、感覺器官或神經訊息傳導路徑障礙的情況下，認知目標的能力發生障礙的現象。視覺失認、聽覺失認、身體失認、觸覺失認皆屬於此類。

失用症

所謂的失用症，指的是原本在兒童期就已經十分熟悉的動作變得無法順利進行的症狀。失用症和其他「動作本身發生障礙」的症狀(例如癱瘓、共濟失調、錐體外徵候)不同類。患者雖然沒有精神上的症狀，也十分清楚動作的目的和意義，想移動身體的意識也沒有發生障礙，但卻沒有辦法順利地動作。

失語症

言語的機能，也就是使用言語將自己的意思傳達給對方，或者是了解他人言語的理解能力、操作語言的能力發生障礙的狀態，被稱為失語症。患有失語症的患者雖然能夠說話，卻無法順利以言語表達意思，無法讓對方了解自己的意思，也無法了解對方言語中所想表達的意思。換句話說，患者是處於無法正確的使用語言，也無法正確地了解語言的狀態。失語症是腦部大腦皮質的器質性病變所引起的現象，可以說是一種器質性「操作言語的機能」發生障礙的症狀。

獎勵系統

中腦腹側蓋區到邊緣系統伏隔核間的多巴胺性神經路徑，可能在依賴性形成的過程中扮演了重要的角色。這段路徑被稱為獎勵系統(或稱為快樂中樞)，在重複攝取成癮性藥物後，獎勵系統的敏感性會受到提高，進而使「想再度攝取」的慾望被增強。這項機制可能適用於所有成癮性藥物(也就是無視藥物種類)。

酒精依賴症的稱呼

酒精依賴症在過去被稱為(或者是說現在也依然這樣稱呼)「酒精中毒」，不過一般來說，「中毒」一詞大多是指急性中毒，因此以「酒精中毒」一詞稱呼酒精依賴症並不適當。

強化後，服藥者為了不使藥物在體內消失，會無視藥物攝取量，進而出現持續攝取藥物的現象(例如一大早就開始喝酒，或者是在工作時不停地小酌威士忌)。當難以取得藥物，導致服藥者出現「無論如何都想取得藥物的行為」時，則稱為覓藥行為(例如颱風天也跑到遠處買酒，或者是對想讓自己戒酒的家族說謊)。

目前已知道精神依賴的表現，可能和大腦內的獎勵系統有關聯。身體依賴是身體適應「藥物存在於體內的狀態」所造成，目前也已經證實服藥的中斷和減量，都會導致藥物戒斷症候群(或稱戒斷症候群)。除此之外，患者即使攝取等量的藥物，也無法獲得和以前相同的效果，這種狀態則稱為耐藥性。

物質濫用指的是雖然尚未達到物質依賴的診斷基準，但患者已經有精神、身體或社會機能上的障礙，卻依然在使用藥物的狀況。此外，使用社會上不許可的物質、使用方法時，也會被診斷為物質濫用。換句話說，只要使用違法藥物(例如興奮劑)，就符合藥物濫用的診斷基準。

中毒指的是由於最近使用過的物質，造成了意識、知覺、認知、感情等方面發生障礙的狀態，也就是所謂的急性中毒現象。

A. 酒精依賴症

Ⓐ 精神依賴和身體依賴的表現方式

酒精依賴症常被人誤會是由於患者本人意志薄弱，所造成的一種沈溺於酒類的現象，但實際上，卻是由於酒精這種成癮物質，所引起的一種精神疾病。只要重複地攝取酒精，無論是誰都可能會發生酒精依賴症這種病態，並不是意志薄弱的人才會發生。

酒精依賴症所導致的精神依賴，會以強烈的飲酒慾望、強迫性的飲酒行為等方式表現，或者是呈現出異常的飲酒行為(例如在職場偷喝酒)。酒精依賴症患者可能會出現「不停地飲酒直到爛醉，一旦酒醒之後，又繼續喝酒」的飲酒模式，這種模式被稱為**連續飲酒發作**(或稱**持續性重度飲酒**)。酒精依賴症所引起的身體依賴會在酒精從體中消失後，以戒斷症狀的形式出現。

在戒斷症狀早期，患者會出現手指震顫、排汗、心悸等自律神經症狀以及不安、抑鬱感，也可能會出現似癲癇般的強直陣攣性發作。戒斷症狀結束後數天內，患者可能會出現大幅度的震顫、小動物性幻覺等各種幻覺、意識的轉

換和變化狀態、精神活動亢進，或是出現以自律神經症狀為主要徵候的**震顫性譫妄**。患者也可能會重複各種平時工作上的動作(例如轉螺絲、敲打金屬)，這種症狀被稱為**職業性譫妄**。

當患者只有出現幻覺而沒有意識障礙時，被稱為**酒精性幻覺症**，以幻聽的症狀較常出現。高沙可夫症候群是以銘記力障礙、方向知覺的喪失、捏造為主要徵候，可能是由於缺乏維他命B1所造成的一種病態。戒斷期後的酒精依賴症患者可能會出現高沙可夫症候群。

Ⓑ 酒精依賴症的治療

由於酒精依賴症患者已經產生精神上的依賴，很難減少飲酒量(節酒)，因此必須採取戒酒的方法。在治療上，酒精依賴症主要以個人和團體心理治療為中心。單獨靠患者自己的意志力很難持續戒酒，因此戒酒會、戒酒無名會AA等 p.494自助團體的參加，以及家屬的協助和對疾病的了解就顯得十分重要。藥物治療上，主要使用的藥物為二硫龍(disulfiram)、氰胺(cyanamide)。戒酒藥是透過抑制酒精在肝臟中的代謝，使得患者即使只有飲用少量的酒類，也會產生宛如宿醉般的噁心、心悸等症狀。在過去，曾有一種為了改變患者對酒精的印象，故意讓患者在服用戒酒藥後，飲用少量酒類的厭酒療法，不過現在已經被認為是一種不適當的治療方法。在治療酒精依賴症時，除了需要服用戒酒藥外，患者家屬的關心、提醒患者戒酒的重要性、加強動機等等的方法也都非常重要。

B. 興奮劑依賴症

興奮劑依賴症指的是安非他命關聯物質的依賴症，其中又以安非他命、甲基安非他命為主，日本則以後者較多。這些藥物雖然受到「興奮劑管制法」的管制，但背後卻以「加速」、「冰塊」等暱稱在社會上流通。使用者以靜脈注射、加熱吸取的方式攝取興奮劑後，會使得大腦內的單胺(monoamine)增加。

興奮劑會造成欣快感、情緒高昂、活動性亢進等中樞神經作用；戒斷期時則會出現抑鬱感、空虛敢、倦怠、嗜睡等症狀，這些症狀又被稱為「崩潰(crash)」。若持續使用興奮劑，則可能會近一步產生幻聽、被害妄想等精神病症狀。即使斷藥後經過一段時間，使用者在飲酒等情況下也會產生相同的精神症狀，這種現象被稱為「情境重現」。上述的各種

Note

精神依賴性戒斷症狀

如同身體依賴性的戒斷症狀一樣，精神依賴也有類似戒斷症狀的存在，被稱為拖延性戒斷症狀(protracted withdrawal syndrome)。拖延性戒斷症狀出現於戒酒後數個月，患者會出現不耐煩、不安焦躁等等，以情緒面為主的精神症狀。拖延性戒斷症狀可能來自了未意識化的飲酒慾望，因此對於患者容易再度飲酒的時期而言，是一種影響性很大的症狀。患者只要持續戒酒，這些症狀就會消失。

亞甲雙氧甲基安非他命 (MDMA)

MDMA是具備了類似興奮劑，以及類似LSD等幻覺劑作用的依賴性物質，一般稱為「搖頭丸(ecstasy)」。MDMA在找國是受到「麻醉藥品和精神藥物管制法」所管制的一種合成麻醉藥品。近年來MDMA的查獲量急速增加，已經演變成社會問題。

症狀也可能發生長期拖延化，這種情況在日本被稱為安非他命精神病症(或稱**興奮劑精神病**)，此時就必須使用抗精神病藥進行治療。

C. 其他的依賴性物質

根據「麻醉藥品和精神藥物管制法」的規定，嗎啡、海洛因等等的鴉片類(opiate)和古柯鹼列管為麻醉藥品，大麻(hashish、marijuana)則受到「大麻管制法」管制的依賴性物質。鴉片類的依賴症在歐美是相當嚴重的問題，不過在日本的醫療現場則不常見。日本古柯鹼、大麻的濫用、依賴情形，也以青年人為中心在持續擴大中。

除了上述的物質外，強力膠等各種有機溶劑、可待因等各種麻醉藥品止咳劑、LSD、苯環利定(phencyclidine；PCP)等各種幻覺劑也都是重要的依賴性物質。抗焦慮劑、安眠藥等各種在醫療上常使用的藥品也都具有依賴性，因此必須適當地使用。

(斎藤治、松本武典)

9B 成癮(酒精相關障礙和藥物相關障礙)的護理

A. 酒精依賴症的護理

❶ 了解酒精依賴症患者

酒精依賴症患者由於長年下來持續大量飲酒的影響，使得以大腦為主的體質發生變化，患者無法適度的飲酒(控制飲酒的能力發生障礙)，甚至可能造成身體、精神面的異常，進而導致死亡。酒精依賴症患者身旁的人，往往無法了解依賴症是一種疾病，反而認為患者是「意志薄弱的人」，因而使患者喪失和家族、朋友、公司之間的人際關係和信賴，最後受到孤立。酒精依賴症患者很清楚自己所面臨的問題，但仍然無法停止飲酒。患者為了飲酒，會表現出名為「否認」的一種症狀，例如每次都會尋找不同的藉口，或者是對他人的勸告擺出責他性的態度。另一方面，患者也會感到自責、罪惡感、後悔、不安、孤獨，甚至演變成憂鬱狀態。

❷ 酒精依賴症的住院治療

酒精依賴症的住院治療，可以分為第一期治療(戒斷和身體

**什麼是成癮
(addiction)？**

addiction一詞常被翻譯成「成癮」、「上癮」，用來代表「沈溺於某種習慣」的意思，現在則常用來表示無法停止酒精、藥物、賭博等習慣的狀態。「成癮」的種類相當多，例如成癮對象是酒精、藥物等等，能夠引起快樂的「物質」的案例；成癮對象是購物、工作等「行動」的案例；雖然是憎恨對方，卻也無法離開對方，或者是即使犧牲自己也要奉獻等等的「人際關係」。「成癮」的種類經過整理後可以分為三大類，如下表所示　表11。本章節主要是以酒精、藥物依賴正為中心進行描述，其他的「成癮」的原理和護理方法，基本上也是以酒精依賴症為基準。

▼表11

物質成癮
酒精、興奮劑、強力膠、大麻、止痛劑、安眠藥、處方藥、其他

過程（行動）成癮
工作、賭博、設時障礙、性、購物、其他

關係成癮
共依賴、其他

▼表12 日本成增厚生醫院附屬東京酒精醫療綜合中心ARP

	上午	下午	18：30～
星期一	身體測定、繪畫教室	女性團體會議	自助團體
星期二	復健	自治會、ＳＳＴ	自助團體
星期三	酒精教學會	影片教學	自助團體
星期四	復健、老年團體	團體會議、糖尿病教室	自助團體
星期五	陶藝教室	患者家屬教室、家族會議	自助團體
星期六	自由活動	自由活動	自助團體
星期日	自由活動	OB會	自助團體

▼表13 酒癮者回歸社會方案(ARP)的特徵

①以戒酒為目的，住院治療原則上需獲得患者的同意
②固定的住院時間(約三個月)
③所有住院患者皆為酒精依賴症患者，基本上採取團體治療
④患者之間組成自治會(醫療大樓內自助團體)，以自主的方式管理住院
　生活和每天的行程
⑤醫療大樓皆排定有行程(例如：疾病相關的教學和會議、服用戒酒藥、
　職能治療、復健、個人心理治療、參加自助團體活動)，原則上所有的
　行程都必須參加。
⑥該醫療大樓屬於開放式大樓
⑦外宿也包含在行程中，使住院戒酒中的患者練習如何在家庭或社會中生
　活
⑧透過團體生活的影響，使患者建立規律的生活習慣和人際關係
⑨向患者強調離院後的門診治療和戒酒藥的服用，以及參加自助團體的重
　要性

(白倉克之、丸山勝也編，澤山透：酒精醫療入門，p.114，新興醫學出版社，
2001)

治療)和第二期治療(戒酒教育計畫)，患者會在為期三個月的
住院生活中進行治療。

①第一期治療
　　雖然戒斷症狀的表現因人而異，但大多數的情況下會
　投以苯二氮平類藥劑，以期能及早抑制戒斷症狀。由於
　患者大多處於脫水、營養不良的狀態，因此必須投予電
　解質補充液和大量的維他命。此時也會進行身體檢查，
　並且同時進行各種併發症的治療。

②第二期治療：教育計畫
　　為了讓患者正確地了解什麼是酒精依賴症，並且學
　習如何度過戒酒的生活，會利用住院治療的機會讓患
　者體會各種行程。表12 中所介紹的，是日本酒精專科
　醫療大樓所設計的酒癮者回歸社會方案(alcoholism
　rehabilitation program：ＡＲＰ)的主要特徵。

▼表14　日本成增厚生醫院附屬東京酒精醫療綜合中心患者家屬教室

	主題
1	酒精依賴症的介紹・總論 (了解疾病)
2	酒精依賴症的併發症
3	酒精依賴症患者的心理
4	酒精依賴症和患者家屬的對應方式
5	總結・依賴症患者本人和家屬的回復

❸家族教育

酒精依賴症患者的家族成員在生活上，可能會為了讓患者戒除酒精而費盡心思，或者是收拾患者本人所引起的問題(縱容：enabling)。此外，家庭內也可能會形成「利用酒癮問題引起家族的擔心，進而支配家族＝照顧有酒癮問題的患者，進而支配患者」這種病態的溝通模式(共依附：codependency)。上述這兩種現象除了會造成酒精依賴症患者的症狀惡化，甚至會奪走患者所有家屬的健康。酒精依賴症患者家屬可能會因為身心上的疲勞，必須接受精神科的診察，或者導致家族中的兒童出現不良行為。為了防止這問題，部分醫療單位甚至安排患者家屬住院休息。也有看法認為，如果兒童是在有酒精依賴症患者的家庭中度過成長期，則可能會在成年後，形成無法適應社會生活的人格(成人兒童：adult children)。

如上文所描述地，依賴症對家族的心理健康也會造成相當大的影響。因此在患者住院期間，應該透過患者家屬教室等課程、活動，提供家屬必要的知識，讓家屬了解到和依賴症患者生活時所必須注意的事項，以及正確的對應方式，並且對家屬所抱持的問題給予建議和諮商　表14。無論是減少患者家屬的不安，或者是提供正確的知識，最終都能夠促進患者的回復。

❹自助團體

「戒酒會」和「AA(戒酒無名會)」是日本代表性的酒精依賴症患者自助團體，兩者每天在全國各地舉行會議。基本上會議的內容是藉由述說自己的體驗，聆聽別人的體驗來達到自我反省，並且將這份自我反省的力量轉化為持續戒酒的原動力。對於恢復初期的依賴症患者，則可以藉由參加自助團體和已經康復的患者見面，進而了解康復的患者是如何在沒有酒精的環境下生活的。

戒酒無名會
(AA：Alcoholics Anonymous)

戒酒無名會是在西元1935年，由美國俄亥俄州阿克倫(Akron)市的兩位酒精依賴症患者所發起，是全世界第一個酒癮自助團體。AA一詞代表「匿名的酒精依賴症患者」的意思。戒酒無名會的活動原則是名為「12個步驟」的治療原則，以及名為「12項傳統」的準則。戒酒無名會在世界中受到廣泛的支持，在131個國家中共有8萬多組，是一個由依賴症患者本人所組成的團體。

戒酒會

以戒酒無名會(AA)為借鏡，日本在西元1963年成立了「全日本戒酒聯盟」。聯盟所成立的戒酒會，是以「所有的會議始於體驗談，也結束於體驗談」為原則，協助患者本人和家屬恢復。全國共有607個戒酒會，擁有5萬名會員。

❺酒精依賴症患者的基本護理原則

原則上，酒精依賴症患者的住院治療都必須獲得本人的同意，不過實際上大多數的案例，都是在不情願的狀況下同意接受治療的。患者不得不住院的情形例如：1.面臨「如果不接受治療，可能就會離婚或被解雇」、2.為了逃避身體上的痛苦。無論是出於哪種理由，護理人員都必須對患者同意接受這件事，給予肯定的評價。

患者一旦脫離戒斷症狀後，就會面對到現實上的問題，例如家庭、工作、經濟等等的問題，注意力也會因此分散。此時的患者可能會提出離院的要求，或者是以各種方法發洩負面的情感(例如將自己憤怒的感情發洩在他人身上；操控他人，使一切能如自己所願)，護理人員往往就成了患者發洩的對象。負面的情感能量除了會奪走健康的人際關係，甚至可能讓患者再度開始飲酒。面對這些問題時，護理人員應該嘗試讓患者了解自己做了什麼事(例如因為負面情感而操控他人)，以便讓訓練患者面對現實的能力。不過，如果只單獨靠一名護理師來面對患者，往往會被問題所迷惑，使壓力和不安增加，進而產生無力感，甚至有導致護理師的熱情消失的危險。此時應該和整個醫療團隊共享患者本人現在的狀況和問題，一起討論適當的對應方法。

Ⓐ住院時的護理

①有無身體和精神疾病、飲食攝取狀況、飲酒時的異常行為、飲酒史、是否有戒斷症狀的經驗、最後一次飲酒的日期和飲用量等等，都是護理人員應向患者或其家屬詢問的問題。

②指導患者和其家屬了解治療內容和醫療大樓，並且提高其治療動機。

③觀察患者並掌握患者的狀態(例如飲酒狀態、戒斷症狀、神經精神症狀、 生命徵象、外傷的有無、營養狀態、併發症)。

④協助患者家屬(例如勸導參加患者家屬教室、檢查家屬的身心疲勞度、掌握家屬所面對的問題、家屬對疾病的了解程度)。

Ⓑ戒斷期的護理

①了解患者最後一次飲酒是在多久之前。

②觀察生命徵象和自律神經症狀(體溫、 脈搏、血壓、呼吸、震顫)。

③監測脈搏(需在100/分以上)。

④了解患者水份攝取的狀況(避免發生脫水)。

⑤補給營養(投予點滴和維他命劑)。

⑥保持清潔(戒斷期排汗較多，應頻繁地進行擦拭和更衣)

⑦確保患者睡眠充足

⑧若患者在夜晚時出現戒斷症狀，應立即點起室內的燈光 (漆黑的環境大多會增加患者的不安、焦躁感)。

⑨若患者發生譫妄時，基於安全上的考量，可能會需要隔 離、拘束患者。

⑩投以治療藥物(fludiazepam等藥物)

ⓒ 恢復期的護理

①脫離戒斷症狀後，護理人員應陪同患者一起整理患者所 抱持的各種問題，並且勸導患者參加酒癮教育方案。

②當患者開始服用戒酒藥時，關於藥物對飲酒所發生的作 用(臉部紅潤、血壓下降、胸部壓迫感、噁心、嘔吐、 目眩、心悸等作用)，護理人員需向患者作充分的說 明。

③若患者在治療計畫過程中表示過類似「我已經決定不再 喝酒了，所以中途離院也關係也可以吧」、「我還有工 作，沒辦法參加自助團體」等等，否定治療、回復計畫 的發言時，護理人員需將這些發言視為患者恢復過程中 的一種正常反應，以不否定並且持續觀察的態度進行處 理。

④確認患者家屬對疾病的了解程度，以及是否有參與患者 家屬教室。

⑤勸導患者參加自助團體，並且加深患者自己的自我洞察 力。

⑥在離院前，先讓患者體驗外宿的感受，以便能掌握沒有 酒精的生活感，也讓患者的家屬能進行調整。

⑦離院後，醫療人員應和患者一起討論接受門診或定期前 往戒酒機關檢查的必要性。

Case file 酒精依賴症的案例

患者／M先生，53歲，男性，酒精依賴症

初診時主訴／失眠、手指震顫、食慾不振

過去病史／51歲時，曾因肝功能障礙接受住院治療一個月

成長史和生活史／有一個弟弟，現在和妻子、孩子一起 生活。父親年輕時有酒後發狂的現象。國中、高中都是橄欖 球部的一員，成績也是名列前茅，高中畢業後進入到一流的

國立大學。大學畢業後進入知名電機公司，任職於營業部門。在工作上，M先生曾長期派駐海外，在公司內是一名卓越的營業員。

●現在病史

在海外單身派駐的過程中(51歲)，M先生由於感到強烈的全身倦怠感，因而前往派駐地的內科診所接受診察，被診斷出酒精性的肝功能障礙。由於需要住院，M先生斷然地決定返國，並且進入綜合醫院接受住院治療。在內科主治醫師的節酒指導下，M先生進行了為期一個月的療養，隨後回到了國內的總公司任職。

2年後，M先生在工作中發生痙攣發作，被緊急地送往綜合醫院。診斷後的結果表示是酒精性痙攣發作，M先生隨即接受了住院治療。在經過兩週的療養後轉為門診治療，不過因為M先生無法確實地戒酒，內科主治醫師因而建議他接受酒癮專科治療。主治醫師以電話向專科醫院的接洽處傳達住院申請後，在發作後的一月，M先生和其妻子以及職場上司為了商談住院的事宜，來到了院中。下文則是接洽處的社工和他們商談的一部分內容。

●商談內容

職場上司：「自從從海外派駐地回國後，他偶爾會帶著酒味來上班，當時只有稍微要他注意一下，因為飲酒的問題並沒有對他的業務造成影響。當他病倒時我真的嚇到了。」

妻子：「在單身派駐海外前，他從沒有發生任何和酒有關的問題。但是自從從海外回國後，每次一下班回家就先去開冰箱，在睡著前總是要喝上約3大瓶啤酒和五杯燒酒參烏龍茶，如果是在假日，甚至會從早喝到晚。每次提醒他要注意就會被罵，所以我也就沒有特別管他了」

本人：「飲酒量是從派駐海外的時候開始增加的。以前都認為應該要憑自己的意志力戒酒，所以覺得沒必要接受專門的治療。」

患者本人雖然沒有意願接受酒癮專科治療，不過在聽到職場上司說的話：「站在公司的立場，還是希望你能夠好好地接受專門的治療，再以健康的狀態回來上班」後，本人表示：「如果是公司的命令，那就一定必須接受治療了」，在同意接受治療後預約了住院診察的日期。

●初診時患者的狀態

M先生的額頭上冒著彈珠般斗大的汗滴，也能觀察到輕度的手指震顫。由於強烈的噁心感，M先生連續三天沒有進

食。最後一次飲酒是在昨天下午(診察前16小時)，當時喝了一瓶500mL的罐裝啤酒。M先生因為痙攣發作被送進醫院的當天，據說因為公司有會議，所以從前一天就開始避免喝酒。

根據綜合醫院的診察資料提供書內容，已確認患者有肝功能障礙。患者本人當時向醫療人員表示：「查覺到自己意志力的薄弱」，同時也表示自己給公司帶來麻煩，感到十分的愧疚。

●診斷和診斷根據以及治療方針

從內科醫師雖然已指導患者戒酒，但患者仍無法遵守指示這一點，以及停止飲酒後所出現的輕度手指震顫、排汗，和過去發生的痙攣發作和肝功能障礙這幾點，判定為酒精依賴症。主治醫師向患者本人兩項說明過：①酒精的戒斷症狀和身體治療、②戒斷期後的依賴症復健，兩項療程共需要90天的住院治療。在獲得本人的同意下後，患者以自願入院的形式進行住院治療。另外也勸導患者的妻子參加患者家屬教室，並且和職場上司約定在患者離院前進行面談，一起討論離院後的方針。

●治療和護理過程

住院後依然可以觀察到患者噁心、手指震顫和無法冷靜的情況。由於患者常表示感到痛苦和不安，責任護理師經常前往病房關心。當天清早開始以點滴注射補充維他命B1後的綜合維他命，上午和下午則以肌肉注射方式給予10mg的benzodiazepine。到第三天後，患者的食欲已經改善，停止注射點滴和10mg的benzodiazepine。到了第七天，戒斷狀態已經恢復到患者能夠向護理人員表示：「食欲好到讓我覺得有點困擾。現在晚上也已經睡得著了」的程度。內科的血液檢查結果顯示γ-GTP數值達470(過高)；腹部超音波結果顯示有肝纖維化；胃鏡結果顯示有糜爛性胃炎；頭部CT則診斷出有輕度的腦萎縮。當患者透過責任護理師得知內科的診斷結果時，曾以不可思議的表示：「我感到十分驚訝，沒想到連腦都會受到影響」。

到了第十天，開始勸導患者參加酒癮復健計畫。

1.5個月後，患者告訴責任護理師：「現在已經不會想喝酒了，離院也沒問題了。戒酒會和AA我都有參加，不過每天都是在談喝了酒造成治療失敗的話題，根本沒參考價值吧」，表現了出對戒酒的自信，以及對治療方案的不滿和批評。從這段話中，責任護理師判斷患者已經感受到戒酒的效

**建立能夠吐露心聲
的關係**

在參加酒癮復健方案的過程中，許多患者都會表示類似「強烈地感受到戒酒的必要性」、「我覺得這段住院生活對我很有意義」的意見，許多患者會說出回應醫療團隊期待的發言，也有不少是奉承的話。無論如何，戒斷期就如同案例中所介紹的一樣，患者正感到強烈的不安和緊張，因此護理人員應該以頻繁探視患者等等的方式，建立一個能讓患者容易吐露不安和痛苦的關係。

果，因而以不批評、不訂正的態度表示：「太好了，你已經恢復到不會有想喝酒的念頭了。參加AA和戒酒會後，讓你能感受到戒酒的效果了吧」。

●離院後的協助

住院後2個月，M先生和妻子、職場上司、主治醫師、責任護理師進行了面談。在面談中，醫療人員說明了離院後定期接受門診，以及應調節工作時間讓患者能夠參加自助團體的必要性，並且請求職場上司協助。患者的妻子到目前為止從未缺席過家屬教室，對於酒精依賴症也有了更深的了解，不過依然不安地表示：「每次來探望患者本人時，就會擔心他是不是一離院就會開始喝酒。因為他一點都沒有反省的念頭」。為了準備離院，醫療人員建議患者先嘗試外宿，並且勸導夫婦兩人去參加自宅附近的戒酒會。

患者嘗試外宿後，告訴護理人員：「有一陣子沒回家，一回來就忍不著去開冰箱。總覺得無法靜下來。」，並且表示已經失眠約一個星期。

患者在團體心理治療的團體會議和診察時，也曾表示：「回到公司後，不知道自己該用什麼臉去見同僚。我感到好不安」，表現出了對離院後的生活所感到的不安。關於這個問題，責任護理師向患者建議各種方案，例如：①如果不知道自己離院後該怎麼過生活時，可以參加自助團體，再從中學習復原者的生活模式。②住院過程中偶爾到公司露個面，讓大家看看你健康有活力的樣子。③好好珍惜自己在住院過程中恢復健康的身體，並且活用自己在醫院中所學到，各種對應酒害的方法。從此M先生開始積極地參加戒酒會，隔了一陣子後，開心地告訴責任護理師說：「之前提到的那些令我感到不安的事，戒酒會的前輩們也建議我最好能在住院期間解決，所以我昨天就去了公司一趟。結果大家都用很親切的態度迎接我，營業處部長也有跟我打招呼，讓我覺得鬆了一口氣」。患者在住院90天後離院，離院後固定參加戒酒會，並且每兩週會接受一次門診。

離院3個月後，患者依然有按照醫師的指示接受門診，夫婦兩人都有參加戒酒會的活動。在門診時，患者曾向醫療人員坦承：「太太在戒酒會上，把我喝醉後的樣子全都講出來，真的是讓我覺得很不好意思。雖然曾一度感到很生氣，不過一想到太太那時候必須面對喝醉的自己，就感到很愧疚」。患者的妻子也持續在參加家屬教室的活動。

非法使用藥物

根據西元2004年度警察廳所公布的報告顯示，非法使用興奮劑的人數雖然有減少的趨勢，但非法使用MDMA等錠劑型合成麻醉藥品案件數、人數，卻呈現大幅的增加，其中又以20多歲青年人為中心的濫用增加最為顯著。在臨床現場上，也發現到藥物依賴症患者大多有早期濫用年齡下降的特徵，或者是有濫用時間長，缺乏社會經驗等現象。

▼表15 依賴性藥物

依賴藥物類型	精神依賴	身體依賴	耐性	藥物
嗎啡型	＋＋＋	＋＋＋	＋＋＋	嗎啡、海洛因、可待因
巴比妥酸型	＋＋	＋＋＋	＋＋	巴比妥酸類藥物、抗焦慮劑
古柯鹼型	＋＋＋	無	無	古柯鹼
大麻型	＋＋	無	無	大麻、大麻樹脂、乾燥大麻
安非他命型	＋＋＋	無	＋＋	甲基安非他命、非洛澎、MDMA
幻覺劑型	＋	無	＋＋	LSD、麥司卡林、西洛西賓、MDMA
有機溶劑型	＋	無	＋	強力膠、甲苯、丙酮

B. 藥物依賴症的護理

大多數被送到醫院的藥物依賴症患者，都是處於體內殘留有藥物的狀態。由於幻覺妄想狀態或興奮狀態的影響，大多數的患者是在無法確認治療動機的狀態下，以醫療保護住院或強制住院(譯註：日文原文「醫療保護入院」和「措置入院」兩者皆為日本的住院形式)的形式入院。基於這一點，許多患者是在入院後才簽訂治療合約，或者是決定治療動機，因此有時會難以導入各種斷藥治療(教育計畫)。藥物依賴症的治療程序分為三階段四大期，分別為導入期、去習慣期(又細分為前期[或稱戒斷期]和後期[或稱渴望期])和長達三年以上的持續斷藥期。表16中所列的就是整個治療程序，而這也是現在使用最頻繁的標準治療方案。

①去習慣期(戒斷期)

藥物依賴症的戒斷期，無論是在精神上或肉體上，都會造成相當大的痛苦，因此護理人員在對應時，必須了解患者所身處的這種狀態。不過，由於使用藥物的關係，或者是兒童時期創傷的影響，患者的人際關係充滿破綻，無法輕易地相信他人。如何在戒斷期這段痛苦的時期包容患者，並且在治療人員和患者兩者之間建立信賴關係，對往後患者的恢復和治療動機的促進有非常大的影響。

處於戒斷期時，患者可能會出現各種症狀，例如戒斷症狀、心神不定，以及暴力、威嚇等衝動行為。當患者可能出現自殘行為，或者是處於情緒高昂的狀態時，就必須進行拘束或進入個人房管理，此時護理人員務必要讓患者了解到這些行為的目的是出自於確保安全，絕不是要懲罰患者使用藥物。如果患者出現異常行為，並且難以對應時，護理人員應避免單獨一人處理，盡可能反映在會議上後再由團隊全體一起處理。

②去習慣期(渴望期)

戒斷症狀在這段時期開始沈靜，護理人員開始需要進行教育性的對應。此外，渴望期也是患者從「治療人員─患

▼表16 依賴性藥物的治療程序

治療階段	1．導入期	2．去習慣期 (1～3個月)		3．戒藥繼續期 (3年以上)
		a.前期(戒斷期)	b.(渴望期)	
目標	・早期介入家族內的危機 ・使患者本人和家屬了解到「藥物依賴症」是一種會不斷再發的慢性疾病，治療的主體在於患者本人 ・促進患者本人的「轉振點體驗」 ・將治療導入患者，強化戒藥的決心 ・了解治療方法和恢復的可能性	去除連續使用藥物的習慣		・處理隧道現象(抑鬱、焦躁、失眠、頭痛、耳鳴等疑病性的病訴) ・再度使用藥物(slip)時的對應 ・經濟上的自立 ・家族關係的重建 ・建立不需要藥物的生活習慣
		・解毒(急性中毒症狀的治療) ・開始戒藥的準備作業 ・戒斷症狀的管理 ・改善藥物相關的身體障礙和精神障礙	・處理各種因為強烈的渴望引起的衝動障礙 ・強化持續戒藥的動機(觀察依賴過程) ・恢復生活規律 ・改善藥物相關的身體障礙和精神障礙 ・提昇社會適應力	
方法	・對家屬進行指導和教育 ・讓患者直視藥物相關的問題 ・由治療人員和患者對藥物依賴症過程中所引起的身體、精神和社會面的問題進行正確的評估 ・說明治療的方法和恢復的可能性	・促進藥物排出 ・隔離、戒斷藥物 ・觀察戒斷症狀的經過;以類似作用的藥物減輕戒斷症狀 ・診斷和治療各種藥物相關的身體障礙和精神障礙	・持續隔離藥物;向患者說明斷藥後的症狀經過 ・貸款、住所、夫妻關係等各種生活問題的社會事務 ・製作藥物使用在社會上所造成的損益表，並檢討期中的利益和損失 ・生活指導、藥物治療、個人或團體心理治療、職能治療、運動治療等方法 ・持續藥物相關身體障礙和精神障礙的治療 ・調整社會面上的環境	・門診諮詢、條件合約療法、抗憂鬱藥等藥物進行的藥物治療 ・團體心理治療，參加自助團體(例如NA)，環境治療(醫療共同體) ・症狀復發時，勸導患者及早就醫，讓患者再度服用藥物時學習教訓，進而持續戒藥 ・生活上的輔助，協助尋找住所和職業 ・參與家族的治療，參與家族會 ・持續戒藥三年以上

(小沼杏坪：興奮劑的依賴和相關精神障礙－治療、臨床精神醫學講座第八卷，藥物和酒精關聯障礙，P.240，中山書店，1999）

者」的關係，拓展到「建立和相同疾病患者間關係」的時期。在這段時期護理人員應該以觀察、守候的態度面對患者，盡量避免過度的干涉。當患者能夠外出後，則可以開始導入自助團體(藥癮戒治機構、NA等單位)或中途之家。

藥物依賴症的戒斷期容易長期化，即使表面上看起來已經脫離戒斷期，呈現穩定的狀態，患者也可能突然出現失控行為。患者在發生這種行為之前，必定會有徵兆出現，例如失眠、多話、煩躁感、和他人的距離異常的近等徵兆。護理師在觀察上不可以遺漏這些徵兆，並且進一步將這些訊息情報和醫療團隊共享，使全體都能夠對應。

在對應藥物依賴症患者的過程中，很容易反映出護理師自己的人際關係模式，而這對治療也有相當大的影響，同時也考驗了護理師本人的人品。醫療團隊成員間的互助合作，目的除了是希望提昇治療效果之外，也同樣希望能夠促進護理師的成長。 (韮沢博一)

美國的精神科醫師。亞歷山大不但是美國在精神分析上的代表人物，同時也是心身醫學的創設者之一。

可能具有心身症因素的疾病

可能具有心身症因素的疾病相當繁多(如表17所列)，主要可以分為兩大類：1.檢查後沒有異常的機能性疾病(例如大腸激躁症)，2.檢查後可以發現異常的器質性疾病(例如胃、十二指腸潰瘍)。

10 A 心身症

所謂的心身症，是一種將重點放在心理因素和身體疾病之間交互作用的疾病概念，日本心身醫學會的定義則是：「在各種身體疾病中，發病和經過與心理因素有特別密切的關連，並且可觀察到器質性或機能性障礙的病態」。如果解釋成「一種會受到心理壓力的影響而發病或惡化的身體疾病」，或許會比較容易理解。消化性潰瘍和支氣管氣喘等等皆為心身症的代表疾病，在過去美國精神科醫師亞歷山大(F.Alexander)曾將神經性皮膚炎、類風濕關節炎、支氣管氣喘、特發性高血壓、消化性潰瘍、潰瘍性大腸炎、甲狀腺機能亢進合稱為「七大代表疾病(seven holy disease)」。

心理上的壓力會引起各種神經訊息傳導物質的變化，代表性的例子有：下視丘所釋放的促皮質素(CRF)，能夠促使促腎上腺皮質激素(ACTH)釋放。ACTH則會促進腎上腺釋出腎上腺醣皮質激素，進而引起促進能量利用、抑制免疫反應等各種身體內的反應。

▼表17 可能具有心身症因素的疾病

呼吸器官系統	支氣管氣管、急性換氣過度症候群、喉頭痙攣、慢性阻塞性肺部疾病
循環器官系統	本態性高血壓、特定部位心律不整、冠狀動脈性疾病(狹心症、心肌梗塞)、雷諾氏病、(特發性)姿態性低血壓
消化器官系統	胃・十二指腸潰瘍、慢性胃炎、非潰瘍消化不良、心因性嘔吐、大腸激躁症、潰瘍性大腸炎、慢性胰臟炎、慢性肝炎、急性胃粘膜病變、吞氣症(空氣吞嚥症)、神經官能症性腹脹
內分泌和代謝系統	神經性厭食症、神經性貪食症、甲狀腺機能亢進、單純性肥胖症、糖尿病、反應型低血糖症、心理性劇渴症
神經和肌肉系統	頭痛、偏頭痛、慢性疼痛症候群、痙攣性斜頸、作家痛性痙攣、自律神經失調症、目眩、血液循環不良、麻痺感、癱瘓、昏厥、味覺缺失、肌張力不全 (一種妨礙運動的肌肉異常收縮)、眼瞼痙攣
皮膚科領域	慢性蕁麻疹、異位性皮膚炎、圓形脫毛症、多汗症、皮膚搔癢症
小兒科領域	支氣管氣喘、急性換氣過度症候群、消化潰瘍、大腸激躁症、神經性厭食症、神經性貪食症、糖尿症、周期性嘔吐、抽動症、異位性皮膚炎、慢性蕁麻疹、夜驚、姿態性耐受力不良、心律不整、頭痛、目眩、痙攣
外科領域	開腹手術後病訴(或稱腸黏連、傾食症候群)、嗜手術症
整型外科領域	類風濕關節炎、全身性肌痛症、結締組織炎、腰痛、頸椎綜合症、外傷性頸椎綜合症(TCS)、慢性疼痛
泌尿和生殖系統	夜尿症、神經性頻尿、心因性尿瀦留、心因性陽萎
婦產科領域	更年期障礙、婦女自律神經失調症、經前緊張症候群、經痛、性交疼痛、不孕症、性冷感、妊娠劇吐、產後憂鬱、母乳不足
眼科領域	原發性青光眼、眼睛疲勞、眼瞼痙攣、飛蚊症、視力下降
耳鼻喉科領域	梅尼爾氏症候群、動量症、過敏性鼻炎、咽喉異感症、耳鳴、心因性重聽、慢性鼻竇炎、口腔炎、心因性失聲症
牙科・口腔外科領域	顳顎症、假牙不適症、補牙後神經官能、口內炎、舌痛症、三叉神經痛、口乾舌燥

雖然消化性潰瘍的發病，主要和幽門螺旋桿菌的感染有關，但是心理壓力也可能會透過降低免疫力的方式，造成幽門螺旋桿菌的感染，所以被認為和消化性潰瘍的發病有關。除此之外，心理因素對支氣管氣喘的發病可能也有影響，雖然影響程度尚未得到明確的答案，但目前已有說法認為，心理壓力可能會使發病過程中的症狀惡化。

在日本，心身症是由心身醫學科醫師進行治療，治療時除了需要使用身體面的治療外，心理治療也十分重要。

(斎藤治、松本武典)

10 B 心身症的護理

A. 了解心身症

Ⓐ精神醫療對策

一般情況下，我們所稱呼的壓力是由「壓力(反應)」和「壓力源(原因)」兩者所組成。前者指的是在外界的刺激下，身心發生異常的狀態，後者則是指造成異常的刺激。壓力源在種類上可以細分為：1.物理和化學性壓力源：寒冷、炎熱、噪音、化學物質等等，2.生物和生理性壓力源：飢餓、感染等等3.心理和社會性壓力源：緊張、不安、恐怖、人生上的各種經歷。在這三種壓力源中，由於心理和社會性壓力源所造成的身體疾病，被稱為心身症。

壓力所產生的反應可以分為三種不同的種類，包括身體的反應、心理的反應和行動上的反應。在這三種反應中，屬於病理狀態的分別為心身症(身體的反應)；憂鬱症、統合失調症等精神病(心理的反應)；暴力、虐待、暴飲暴食、拒學、拒上班、自殺(行為上的反應)。

身體和心靈藉由大腦互相聯繫，兩者互相整合，這種特性被稱為心身關聯性。舉例來說，當人必須在眾人面前發表時，可能會有心跳加快、心悸的現象，手掌、額頭、腋下也可能出汗。這些現象是因為心理上的緊張，進而導致「各種身體狀態上升」的反應。當壓力過大，或者是壓力的持續時間過長時，內分泌系統、免疫系統、自律神經系統等等維持體內平衡(恆定性)的系統就會發生異常。

只要受到刺激，就一定會產生反應，不過每個人對刺激的感受方式和反應的表現方式不同。即使是受到相同的壓力，有的人對壓力具有較強的抵抗力，但也有人抵抗力較弱。同樣地，在面對相同的壓力之下，有的人會罹患心身

心身醫學

身體疾病的影響和疾病治療的過程，可能會對患者造成壓力，進而使患者在精神方面呈現異常狀態。舉例來說，當長久以來患有慢性腎衰竭的人，有一天面臨必須接受洗腎的狀況時，洗腎的行為本身就會成為患者的一種壓力，甚至使患者的身體感到搔癢或血壓升高。當遇到這種狀況時，醫療人員除了必須治療患者的腎衰竭，同時也必須治療患者由於洗腎導入，以及長期以來和病魔纏鬥所造成的精神壓力。像這樣同時照護患者身心兩方面的整體療法，除了是治療心身症時所需要的方法外，也是治療其他疾病時所不可或缺的概念。換句話說，心身醫學可以說是「除了身體面之外，同時也從心理和社會面的關注患者，一套綜合性、整合性的醫學」。

心身關連性

用來表現心理和身體關連性的各種詞彙中，有一種被稱為「體言」。通常「體言」指的是含有身體部位名稱的俗語或慣用語，其中有不少「體言」是用來表現心理的狀態。

舉例來說，像「氣到肚子火」、「怒髮衝冠」、「熱淚盈眶」、「胸口一陣騷動」、「毛骨悚然」、「感同身受」、「搥胸頓足」等等都屬於「體言」的一種。

體內平衡
homeostasis (恆定性)

所謂的體內平衡，指的是無論外界條件如何變化，人體的內部環境長時間都是維持在一定狀態下的現象。舉例來說，發燒時身體就會排汗以降低體溫；當血糖上升時，胰臟會分泌胰島素，促使血糖值下降。

自身訓練法

自身訓練法(autogenic training)是一種患者一邊接受治療人員的指導，一邊自行練習的自我暗示訓練法。自身訓練法能夠協助減輕緊張和不安。

[準備]

選擇一個安靜並且能夠靜下心的場所，讓練習者呈仰臥的姿態或坐姿(例如使用安樂椅、一般的辦公桌椅)後，閉眼上眼睛進行深呼吸數次。

[基本練習]

在心中重複詠唱公式0，等到心情平靜後再進行沈重感、溫感練習。從慣用手開始重複練習「右(左)手感到沈重」，當感覺到沈重感後，再練習另一隻手。

公式0. (安靜練習)「感到心情很平靜」
公式1. (四肢沈重感練習)「雙手雙腳感到很沈重」
公式2. (四肢溫感練習)「雙手雙腳感到溫暖」
公式3. (心臟調整練習)「感到心臟平靜而規律地在跳動」
公式4. (呼吸調整練習)「感到自己順暢地在呼吸」
公式5. (腹部溫感練習)「感到腹部溫暖」
公式6. (額部清涼感練習)「額頭感到涼快」

[釋放動作]

當練習結束後，務必要進行釋放動作。

· 雙手稍微用力握拳，進行5～6次開合運動後，再換手腕進行伸展運動。
· 將背大大地挺直後進行2～3次深呼吸，最後再緩慢地張開雙眼。
每次的練習時間為3～5分鐘，以2～3次練習為一個小節，一天共練習三小節。

症，也有不會受到影響的人。會出現這種差異，可能是因為遺傳因素、身心成長方式、生活體驗、學習成果、周遭給予協助的方式、人生觀、價值觀、事情的處理方法等因素的影響。

Ｂ 性格傾向

大多數的心身症患者，都具有述情障礙(alexithymia)這種性格的傾向。述情障礙也譯做情感喪失症或情感言語化不能症，指的是一種無法察覺自己感情，並且無法將感情以言語表現的狀態。述情障礙的患者並非沒有感情，只是無法以言語的方式表達。舉例來說，患者對於自己所身處的狀況，或者是身體的症狀都能夠詳細的描述，但是卻無法表達當時自己是抱持何種情感。也有說法認為述情障礙患者對於他人的感情，也和自己的感情一樣無法察覺。在處於述情障礙的狀態下，如果患者又處於身體的感覺(例如疲勞感、飢餓感)遲鈍的狀態時，則被稱為體感喪失症(alexisomia)。

除了述情障礙之外，還有一種稱為A型(A型行為組型)的人格傾向，被認為容易罹患狹心症、心肌梗塞等缺血性心臟病。A型人格傾向的特徵例如過度努力；沈溺於工作；總是非常忙碌，這種類型的人往往難以自覺到壓力，甚至有讓自己置身於壓力狀況下，再試圖克服壓力的傾向。另外還有一種被稱為C型人格(C型的C，取自於Cancer的字首)，被認為容易罹患腫瘤。C型人格的特徵例如犧牲自己貢獻他人；過度在意他人；勉強自己去配合周遭的人；無法拒絕他人，這種類型的人格容易累積壓力。無論是A型還是C型人格，都是容易讓自己處於壓力過度狀態的人格傾向。不屬於A型也不屬於C型的人格則稱為B型，是一種較健康的人格傾向。

Ｂ. 心身症的護理

無論是哪一種疾病，及早發現及早治療這一點都非常重要，不過心身症在早期相當難被發覺。有不少個案都曾在各種科別接受過診察，但都得到「原因不明」的診斷結果，或者是在各種科別長期接受治療，但症狀卻依然沒有獲得改善的情況，最後才在醫師的建議下(或者是患者自行決定)接受專科醫師的診察，才診斷出是心身症。

實際在診斷心身症時，必須收集患者所經歷的生活背景等情報，以確認哪些因素和患者的壓力有關，因此在診斷上非常耗費時間。除此之外，由於也有部分患者是想透過疾病來獲得利益(也就是「因病獲益」，例如一些想要維持在患病狀態；想要罹患疾病；所呈訴的症狀比實際情形嚴重)，醫療人員必須確實地掌握患者的症狀、疾病的種類、疾病的嚴重程度。

在治療上，心身症的治療組合了各科的身體面治療，以及用於處理壓力的心理治療。在藥物治療上，會給予身體症狀上的藥物以及心理症狀上的藥物(精神藥物)，主要使用的精神藥物則包括抗焦慮藥和抗憂鬱藥。心理治療上，主要使用的方法包括自生訓練法、人際溝通分析、行為治療、心理諮商、認知治療、催眠治療、森田療法等方法。在護理上，也必須分為身體疾病和症狀上的護理，以及針對壓力進行精神上的護理。

Ⓐ身體疾病和症狀上的護理

根據各科方法進行護理。主要的護理目的可以分為三點：1.及早發現患者的異常，及早進行治療，2.減輕患者的主觀症狀，3.了解疾病的性質，管理患者的日常生活。表18就是以胃‧十二指腸潰瘍患者的護理為例進行說明。

▼表18 胃、十二指腸潰瘍患者的護理

①當患者有出血、穿孔的風險時，應及早發現異常，若異常發生時則需進行適當的處理，避免引起患者恐慌
- 使患者安靜地在病床上維持禁食狀態，並觀察生命徵象、尿量、意識狀態、疼痛、嘔吐、噁心、吐血、血便、各種檢查數據
- 按照醫師指示行動(例如輸血、輸液、藥物投予、氧氣投予、採血、膀胱導管的插入)
- 在進行各種檢查、處置之前，向患者做充分的說明
- 盡量減輕患者的不安

②當出現強烈的主觀症狀(例如疼痛)時，盡量減輕患者的症狀
- 觀察主觀症狀
- 按照醫師的指示投予藥物
- 營造能夠維持身心(包含胃和十二指腸)平靜的環境
- 和營養師討論如何在避免刺激到病變部位的前提下，實行促進患者恢復的飲食療法

③當患者離院時，為了避免疾病復發，需指導患者進行生活上個管理
- 向患者說明疾病以及疾病的藥物療法
- 向患者說明正確的飲食生活(例如飲食時間規律、飲食均衡、避免使用大量的調味料、用餐時細嚼慢嚥、避免暴飲暴食、用餐後維持安靜狀態)
- 向患者說明煙酒等娛樂品上的注意事項(例如禁煙、適量地飲酒和飲用含咖啡因飲品)
- 向患者說明規律的生活作息的必要性，平時也必須維持充足的睡眠和休息，並且應適當地發洩壓力

B 精神面上的護理(壓力的護理)

護理人員在進行精神面上的護理時，除了需要和患者建立信賴關係，使患者能夠獲得安心和放鬆之外，也必須協助患者學習各種方法，以面對滿佈壓力的現代社會。

① 了解患者抱持什麼樣的壓力

無論罹患的是否為心身症，只要是住院的患者，都或多或少會感到有壓力，壓力源例如對往後未來的不安；被告之自己有病的事實；自己會對家族和家族的經濟造成負擔。護理人員特別需要注意患者在學校、家庭、職場等場所上的煩惱或心事，以及患者是否遭遇了近親死亡等等，可能會對心理造成負擔的事件。上述這些必要的情報，最好能從患者處獲得，而不是透過家屬。當患者以自己的方式說出所遭遇的體驗時(例如學校、職場的虐待；夫婦的不和；人事異動、升遷；配偶的死亡；照顧病患)，除了可以讓患者再度了解到身處的狀況之外，也能夠藉由將痛苦、悲傷、辛苦等感受傳達給他人的方式，使自己的心情獲得改善。

② 協助患者以言語來表達壓力和壓力相關的情感

觀察患者各種和壓力有關的言行舉止，例如是否能正確地辨識壓力；能否說明自己所身處的狀況；是否能夠表達各種和壓力相關的情感。如果患者缺乏言語上的表達時，護理人員可嘗試舉一些理所當然會有的反應，讓患者參考，例如「如果我處在這種狀態下，一定覺得很難受」、「如果是我的話，一定會因為混亂和不安而感到手足無措」、「如果晚上沒睡，還像這樣忙個不停，我一定會感到很疲憊」。當患者能夠表達這些情感時，往往就會了解到自己是身處在多麼困難的狀況之下，或者是發覺到「其實可以向別人傳達自己有多辛苦」、「其實我可以向別人吐露心聲」。護理人員要讓患者了解到，即使不透過身體的症狀，還是可以利用言語來表達各種不安、矛盾的心情。

③ 改善患者處理壓力的方法

許多心身症的患者從不向他人請求援助，也不曾嘗試改變心情或進行充分的休息，然後試圖在自己的世界中改變嚴苛的狀況。為了改善問題，護理人員應先掌握患者是以什麼樣的方法來處理壓力。接著，護理人員要讓患者學

習去注意自己的身心狀態，使患者能夠自問：「是不是累了」、「是否太急躁了」、「是否感到不滿」，再讓患者尋找解除這些狀態的方法。舉例來說，患者可以嘗試以睡眠、沐浴、運動、娛樂、電影、音樂等等治癒系的活動，或者是轉換情緒的方式解決這些問題。除此之外，由於患者常會因為壓力而打亂了生活步調，因此應該讓患者學習如何維持充足的睡眠和均衡的飲食，以維持規律的生活。

　　如果能妥善運用，壓力往往也能成為協助人成長的動力之一。當人體驗到只要努力就能夠得到回報的經驗，或者是獲得豐盛的成果時，就能夠感到成就感和自信。如同危機就是轉機這句話一般，如何以正面的態度面對壓力是很重要的一件事，而如何讓患者不逃避壓力，進而和壓力共處，就成了一個很大的課題。

ⓒ 患者家屬的護理

　　護理人員應掌握患者和家屬之間的關係，例如家屬是否過度干涉患者；患者和配偶、其他家屬之間是否能正常地對話。有些患者會以罹患疾病的方式讓家屬擔心，再從中肯定自己的存在，或者是填補愛情上的渴望。如果患者的家族關係有問題，並且妨礙到患者的恢復時，護理人員應該和其他的醫療人員或專業人員討論，以期望能盡量修復患者的家族關係。護理人員也必須向家屬說明疾病和症狀，使家屬了解到患者的狀態是由於壓力所造成，進而讓家屬能夠接納患者本來的面貌。除此之外，讓家屬協助營造一個能使患者的身心放鬆的環境，並且避免施加會造成患者負擔的關注，也是相當重要的一件事。

(西川美代)

治癒

　　「治癒」一詞的意思包含了疾病和傷害的治療，以及悲傷和痛苦的解除。從西元1990年代後半開始，日本就興起一陣使用「治癒系」這個名稱的風潮。所謂的治癒系，可以說是所有具備治癒效果，或者是具備治癒氣氛的事物的總稱，例如藝人、音樂、寵物、角色等事物，都可以冠上治癒系一詞。

　　自從泡沫經濟崩壞後，各種經費受到刪減，勞動環境也因而處於前景不安的狀態。這個問題不但對家庭環境造成了影響，同時也是引起虐待兒童和犯罪年齡下降等問題的重要因素之一。在這樣的社會背景之下，造就了「治癒」的風潮。可能是因為人們的壓力越來越大，所以期望受到治癒的人口也隨著增加了吧。

　　現在流行的各種「治癒系…」，其實也可以用來作為處理壓力的方法(例如：香油、花草茶、觀賞用植物、舒眠枕、音樂、按摩、森林浴、溫泉、美術館、水族館、咖啡廳、天文館)。

3 護理患有精神症狀患者時的原則

1 焦慮狀態

A. 狀態描述

　　所謂的焦慮，是指在沒有特定的恐懼對象下，漠然地感到恐懼的感情。焦慮和恐怖不同之處，在於感到恐怖時眼前會有特定的對象，感到恐怖的人可以選擇逃跑或面對；相較之下，焦慮這種情感並沒有明確的對像，漠然的無力感或無法冷靜的狀態會一直困擾當事人。由於焦慮狀態下會伴隨自律神經的過度活動，因此或多或少都會在身體面上引起症狀。焦慮狀態所引起的身體症狀中，又以心跳加快、血壓變化、排汗、呼吸不順等等，自律神經系統呈現強烈反應的症狀為主，具體來說，這些症狀會使人感到心跳加快、冒冷汗、呼吸困難、手腳發抖、身體緊繃等各種感受。若身體的反應增強時，可能會引起呼吸過度、噁心、嘔吐、肌肉僵硬等各種症狀，使得患者呈現恐慌狀態，甚至會進一步演變成瞳孔放大、徘徊等症狀。除了上述的身體症狀之外，焦慮狀態也可能會造成依賴、自責、社交障礙等類型的反應。焦慮也容易讓人產生迴避行為。

　　焦慮可說是人最常見的感情之一，也可以說是人為了生存所產生的一種防衛機制。如果喪失了焦慮這種感情，我們的生活就可能會遭遇到各式各樣的危險。舉例來說，外出後沒多久，我們可能會焦慮地想著：「門是不是有鎖好、瓦斯有沒有拴緊？」，並且以各種方式進行確認，進而迴避危險。

　　不過如果焦慮的情緒過度強烈，進而引起所謂的焦慮症(p.440)時，將會使日常生活發生問題。

B. 護理上的重點

　　護理人員首先要讓患者了解到各種身體症狀、迴避行為，其實是因為不安的情緒所導致的。了解這一點，可以避免患者過度的擔心，進而協助患者消除自己的不安。

迴避行為

　　當患者感到恐懼、不好意思，或者是感受到「宛如想逃離現場的焦慮情緒」時，常會採取避開「令自己感到焦慮的場所」的行動。

焦慮症

　　焦慮症種類相當多，包括：1.症狀強烈且持續時間長的「廣泛性焦慮症」，2.發作性的「恐慌症」，3.只出現在特定狀況上的「特定狀況恐怖症」，4.無法前往使自己感到焦慮的場所的「廣場恐怖症」，5.無法站在人面前的「社交恐懼症」，6.以「不洗手就靜不下」等行為作為代表的「強迫症」，7.遭遇到強烈的壓力狀況後發生的「創傷後壓力症候群(PTSD)」。

當患者表示感到焦慮時，為了避免焦慮感持續增強，護理人員應謹慎地「採取同情和認同的態度」。具體而言，護理人員在護理時應將下列四點牢記於心。

①坐在患者身旁，嘗試營造容易談話的氣氛。
②以輕鬆、冷靜的態度面對患者。
③傾聽患者說話時，護理人員應以點頭的方式表達自己有在注意患者
④傾聽患者說話時，不可擺出隨便的態度，也不擺出雙手交叉在胸前的動作或高姿態的說話方式。

換句話說，護理人員要讓患者感到「護理人員肯聽自己說話，願意了解自己」，使患者能夠安心地表達自己的意見。即使只是聽患者傾訴，有時也可以減輕患者的焦慮。

護理人員在面對焦慮狀態的患者時，除了要評估患者焦慮的程度，並配合焦慮程度進行對應之外，也必須注意到焦慮程度轉變非常迅速(即使認為只是輕度的焦慮，也可能會急遽地惡化)這一點。護理人員應藉由會議來統一護理方針，以避免患者因為不同護理人員之間說明上的差異而陷入焦慮中。

隨著引起焦慮的原因不同，採取的對策也會隨著變化。可能原因很多，例如有些患者是對不確定的事物感到焦慮，有些則是屬於精神病性的焦慮，有的人則是對回歸社會感到不安而產生的焦慮。無論如何，及早掌握焦慮來源也是護理上相當重要的一點。

2 抑鬱狀態

A. 狀態描述

❶什麼是抑鬱狀態？

所謂的抑鬱狀態，指的是人的關心、興趣、動機低落，心情感到鬱悶，無論做任何事都缺乏幹勁，完全不想思考的心理狀態。無論是誰，都曾有過因為骨肉分離、失戀、工作失敗而感到憂鬱，或者是情緒低落的經驗。大多數的情況下，這些情緒都會隨著時間的經過自然恢復，不過當憂鬱的程度過於嚴重時，大腦內賀爾蒙的分泌、回收就會發生障礙。

憂鬱過度的結果，就會使人陷入抑鬱狀態，甚至導致憂鬱

▼表1 抑鬱狀態的症狀

1. 睡眠障礙
   例如無法入睡、睡不著、早上爬不起來
2. 食慾不振
   缺乏食慾。也可能會出現食慾過剩的情況
3. 集中力和注意力的減弱
   發呆、注意力渙散
4. 自我評價和自信的下降
   認為自己什麼事都辦不到，喪失自信
5. 罪惡感和無價值感
   認為一切都是自己的錯，迫使自己陷入窘境;認為自己是沒有價值的人
6. 悲觀的想法，對將來不抱持希望
   對未來感到絕望，以悲觀的想法看待事情
7. 自傷或自殺的觀念或行為
   出現否定自己存在的行為

症發病。

上方的表1中，列出了一般常見的幾種抑鬱狀態症狀。

❷抑鬱狀態和憂鬱症的辨別方法

抑鬱狀態下所出現的症狀，和每個人都曾體驗過的情緒低落十分相似，因此有必要記住辨別的基準。當患者出現下列的症狀時，就要視為一種危險信號。

[身體症狀]
  ·失眠、頭部沈重感、頭痛、目眩
  ·食慾不振、胃部不適感、便秘、口渴
  ·肩膀僵硬、背部或腰部等部位的疼痛
  ·呼吸困難、心悸
  ·手腳麻痺感、夜間盜汗、冷汗
  ·排尿困難、性慾下降、月經不順(女性)

[精神症狀]
  ·感情的滯留(情緒低落的現象持續兩週以上)
  ·思考的停滯(完全無法思考。不想上學、上班；和人見
    面時感到痛苦；不敢接電話)
  ·動機下降(什麼都不想做的狀態，例如連思考今天要吃
    什麼都感到痛苦)

❸老年期的抑鬱

近年來隨著社會的高齡化，老年期的抑鬱狀態也逐漸受到

危險信號的表現方式

每個人身上代表危險信號的症狀都有差異，有時甚至會遇到其他種的精神狀態變化掩蓋抑鬱狀態的現象，護理人員必須特別注意。

注目。老年期的抑鬱狀態常和生活上各種充滿壓力的事情有關，並且具有女性患者較男性患者為多的特徵。下列四點就是老年期抑鬱狀態的特有症狀。

- 抑鬱狀態會和其他疾病重疊
- 患者對身體上不適感的呈訴超過實際狀況
- 抑鬱狀態會和健忘一起出現
- 性格會逐漸極端化(性格友善的人會變得更友善，性格惡劣的人則有變得更惡劣的傾向)

B. 護理上的重點

❶ 患者的對應方式

　　護理人員第一件要做的事，是將聽患者所說的話完整聽完。此時護理人員應先認同患者悲傷、難過的狀態，不可勉強患者立刻振作。舉例來說，對於喪失最愛的人，因而感到「不想說話、不想見任何人，讓我一個人靜一靜」的患者，如果護理人員認為應該「想辦法讓患者轉換情緒」，進而說出類似「你要振作」、「每個人都會遇到痛苦的事」等等鼓勵的話時，反而會給予患者負擔，讓患者覺得更加難過。護理人員應以溫柔的方式向患者傳達：「我知道你很難受，但我相信你(心理的狀態)一定能夠恢復的」，並且以細心的態度，持續地守候患者。除此之外，護理人員也應該配合患者的說話音量和速度，例如患者說話很小聲時，護理人員也應該配合患者以較低的音量來說話。

　　在護理的同時，也必須向患者說明現在的身心必須要獲得休息，勸導患者進行充分的睡眠，並且提供患者一個避免受到刺激，能夠安心休息的環境。為了達成這個目標，最好是能夠準備可以保持安靜，同時也一定能夠被護理人員注意到的個人房。

❷ 自殺的防止

　　在憂鬱狀態初期和恢復期時，很可能會出現自殺的行為，因此護理人員必須特別注意患者的行動。

　　當患者使用平時不常見的方式打招呼(例如：「如果沒有你，我不可能會好起來」、「我已經好到可以上班了」)，或者出現不經意地在整理身邊的事物等等微妙的言行舉止時，護理人員就必須特別注意。除此之外，也有數據顯示自殺事件常發生在護理人員交接的時段，因此護理人員在進行

交接時，應該要注意患者的行動。

3 幻覺・妄想狀態

A. 狀態描述

❶何謂幻覺？

幻覺指的是知覺發生障礙，進而對沒有目標物的方向產生知覺。簡單地說，就是感受到了實際上不存在的東西。幻覺可以細分為下列幾種不同的種類：

幻聽：聽到了該場合上不存在的人或物體的聲音。當聲音聽起來像人聲時，則特別稱呼為「幻聲」。

幻視：看到了別人看不到的物體。

嗅幻覺：聞到了別人所聞不到的氣味。

觸幻覺：沒有碰觸物體，確有觸摸物體的感覺；感覺被針扎到。

體感幻覺：感覺到一般狀況下所沒有的異常感覺，例如「感覺頭裡面黏黏的」、「感覺骨頭斷了」等感覺。

人即使沒有罹患任何精神疾病，有時也會體驗到幻覺，例如身體疾病或服用藥物時所伴隨的幻覺；剛入睡後產生的，俗稱「鬼壓床」的幻覺；酒精、有機溶劑所產生的幻覺。對於統合失調症等精神疾病而言，則以「幻聽」較常見，其中又以「幻聲」最為特別。若因為藥物中毒或身體疾病引起意識障礙時，常會出現「錯視」。

統合失調症的患者所聽到的幻聽，並非單純的「物體發出的聲音」或「人在說話」，而是感覺到「有人在對著自己說話」。典型的情況例如患者會覺有人對自己的行為表示意見，例如：「你又在幹傻事了。快點給我停手」，或者是聽到許多人在互相交談。當患者出現這類幻聲的現象時，就有很高的可能性是罹患了統合失調症。

❷何謂妄想？

所謂的妄想是一種思考上的障礙，患者會強烈地相信內容不合理的事情。除了內容奇異之外，患者在解釋妄想時的論

點也跳脫現實，往往會以一般情況下所無法想像的理由來說明妄想。

統合失調症患者的妄想情節常有固定的模式，因此只要發現到這類型的妄想情節，就能夠輕易地確定診斷。常見的妄想例如：「有人在看著我」、「有人在監視我」、「有人在說我的壞話」、「有人要害我」，大多屬於被害性的妄想。如果患者只是「覺得」有上述這些感受時，也有可能是憂鬱症或對人恐懼症，但統合失調症的患者則是在完全沒有事實根據的情況下，「相信」自己是處於被害的情況，這一點也是統合失調症的特徵。若患者是國中、高中生時，則可能會出現「在學校被欺負」等類似的妄想。

統合失調症以外的精神疾病也會產生妄想，但隨著疾病種類的不同，妄想的內容和形式會有明顯的不同。下表(表2)中羅列了主要的妄想類型。

B. 護理上的重點

有妄想或幻覺體驗的人，總是相信自己所體驗到的是在現實上發生的事。如果否定這些妄想，只會讓患者覺得自己全部的人格被否定，結果只會讓患者更加情緒化，因此否定妄想並無法改善症狀。

▼表2　各種疾病和其主要引起的妄想

常見於統合失調症的妄想
　迫害妄想：自己遭受迫害的妄想情節
　被毒妄想：被人下了毒
　注目妄想：被人觀察、注視
　跟蹤妄想：受人尾隨、監視
　竊盜妄想：東西被人竊取
　嫉妒妄想：認為配偶可能花心
　著魔妄想：認為自己被神、魔、動物附身

常見於憂鬱症的妄想
　輕視妄想：認為自己很卑微的妄想情節
　慮病妄想：認為自己病了
　貧窮妄想：認為自己很貧窮
　罪惡妄想／罪孽妄想：認為自己罪孽深重

常見於躁狂症的妄想
　誇大妄想：誇示自己的妄想情節
　血統妄想：認為自己擁有高貴的血統
　發明妄想：認為自己造就了偉大的發明、發現
　宗教妄想：認為自己是預言者、教宗
　被愛妄想症：認為自己被特定的人愛著

N o t e

妄想？現實？

如果患者的妄想是無論誰聽了都覺得不合理的情節，在診斷就相當簡單，但有時患者的妄想情節內容卻令人難以診斷。舉例來說，當患者認為「配偶花心」時，醫療人員往往難以判斷患者是否為嫉妒妄想。除此之外，如果患者本人曾經驗過某些特殊的體驗，因而不想對他人做詳細的說明時，也可能會被第三者認為是在妄想。

妄想以外的思考障礙

除了妄想之外，常見的思考障礙尚有：1.「思想傳出」：覺得自己的想法被傳播到外界。2.「思考察知」：覺得自己的想法被電視節目等外界事物所察覺了。3.「思想抽離」：覺得自己的身體或想法被他人所偷走。4.「思想插入」：覺得他人的思想侵入到自己體內。

不過，護理人員也不可以肯定患者的妄想，因為這只會使患者更深信不疑。當患者在訴說其幻覺或妄想時，護理人員首先應該以不肯定、不否定的態度，傾聽患者的話。苦於幻覺、妄想體驗的患者，會希望有人能夠了解他窘困的心境，因而不停地訴說相同的事。對於患者這些傾訴，護理人員不應從正面予以否定，也不應該裝做有在聽患者的話，私底下卻想著「患者又在妄想了」。以專心聆聽的態度，認同患者不斷想找人訴說的感受，才是護理的第一步。

等到患者訴說完自己的妄想、幻覺體驗之後，並且尋求意見時，護理人員才應以婉轉的方式否定患者的說法，例如：「嗯，我了解你想說的，可是在我看來卻不是這樣。」、「這件事或許你會這麼想，可是也許是你會錯意了」。特別是當患者自己察覺到：「也許這(妄想)不是現實」，並且向護理人員商量時，是否能夠適時地否定就顯得很重要。

對於幻覺、妄想的內容，護理人員應避免追根究柢地追問，維持在「患者肯說」的程度即可。護理人員應盡可能在現實面上和患者溝通，即使患者提及妄想面的事情，也可以用類似「感覺現在幻覺和現實已經混在一起了」的話語，盡量勸導患者將注意力轉移到現實面上。復健、職能治療也是有效將患者的注意力轉移到現實面上的方法。

在幻覺和妄想相當頻繁的急性期時，患者可能會被病理性的體驗所支配，甚至出現自殘或傷害他人的行為，護理人員應和專任醫師進行討論，以防止患者發生各種可能的危險。護理時應以患者的安全為第一考量，視情況需要，有時也必須按照步驟對患者進行適當的行動限制。

4 譫妄狀態

A. 狀態描述

❶何謂譫妄

譫妄起因於輕度的意識混淆，是一種伴隨有幻覺、興奮、片斷性被害妄想舉止的病態，輕度的意識混淆會以注意力、集中力、持續力障礙的形式出現。由於這些症狀的影響，患者缺乏足夠的集中力去注意外界的變化，理解力和思考的統整性也會下降。

患者也會出現錯覺、說錯詞彙、銘記力障礙、方向感障礙等症狀，意識混淆持續惡化後，患者會難以將意識維持在清醒的層級。除了上述的症狀外，還有一種只會出現在夜晚的「夜間譫妄」，常出現在酒精依賴症的戒斷症狀中。

▼表3 引起譫妄的因素

譫妄屬於多因素性的病態,年齡越高,發生譫妄的可能性也越高。

①直接因素

可以單獨引起意識障礙的因素,例如中樞神經疾病、中樞神經作用物質的攝取、依賴性藥物的戒斷、代謝性腦病變等等,皆屬於直接因素。

②間接誘導因素

不會直接引起意識障礙的因素,例如住院所引起的環境變化;疼痛或頻尿等因素引起的身體壓力;使用個人病房等因素所造成的感官剝奪;身體拘束或骨折治療等情況下的強制性臥床,皆屬於間接誘導因素

③準備期

例如:腦血管障礙的慢性期、失智症等等,有可能造成中樞神經脆弱化的因素。

▼表4 譫妄的類型

①過度活動型

患者會出現精神運動激動、意識混亂、敏感性、易怒性、失眠、失控行為、徘徊、錯覺、幻覺妄想等症狀。

②活動下降型

患者會出現恍惚、表情缺失、缺乏動力、嗜睡、賴床、應答不對題、銘記力下降、失禁等症狀,容易誤診為憂鬱症。

③混合型

混合有①、②型的狀態,常見於老年人。

❷譫妄狀態的注意事項

①處於輕、中度的意識障礙時,譫妄狀態會呈現出幻覺、錯覺和異常的行為。當出現重度的意識障礙(特別是嚴重到導致昏睡的)時,無論是誰都可以輕易地判斷出患者有意識障礙狀態。

②相較之下,若患者處於輕度的意識障礙,或處於意識的轉換和變異狀態時,由於尚能說話、動作,往往沒有發現到患者的意識障礙,或者因為患者奇特的行為和舉止而誤以為是其他的精神障礙。

③可能引起意識障礙的因素相當繁多,例如腦部或全身性的急性疾病;癲癇發作的過程或發作後;藥物的中毒狀態,各種「身體發生異常」的情況都可能造成意識障礙。即使是有幻覺或妄想和奇特的行為,並且處於興奮狀態的患者,也可能沒有罹患疾病。在過去的案例中,曾有患者是因為腦炎而導致這些症狀。

④上述這些會導致意識障礙身體的疾病,常導致患者死亡,因此醫療人員應確實地判斷患者「是否有意識障礙」。

B. 護理上的重點

　　精神科以外的科別，也時常可以見到譫妄狀態這種病狀。譫妄狀態是一種患者處於輕度或中度意識障礙時，感到有幻覺、錯覺或出現異常行為的狀態，症狀的出現十分突然且持續時間短暫。舉例來說在同一天之內，患者的狀態可能從「和平時一樣」，轉變成「說話內容不合理，並且處於興奮狀態」，這種症狀上的快速變化也是譫妄狀態的特徵之一。當老年人和罹患有重病的人「突然說出不合理的話，並且處於興奮狀態」時，絕大多數的場合都是陷入了譫妄狀態，如果護理人員缺乏知識，將患者的狀態誤認為其他的精神疾病時，有可能會導致無法挽回的事態。

　　譫妄狀態常出現在老年人、幼兒，以及因為外科手術等因素使得體力下降的患者上，因此護理人員在觀察這些對象時必須特別注意。當患者處於容易表現出譫妄狀態的情況時，護理人員必須設法減輕不安，或者是盡量避免讓患者在白天睡覺。如果患者已經呈現譫妄狀態，則應該投予藥物並在旁觀察、守候，以避免發生其他續發性的症狀。使用抗焦慮劑和安眠藥雖然可以減緩症狀，但也可能使症狀在一段時間後更加惡化，因此護理人員最好能夠注意患者病狀上的變化。

　　要治療譫妄狀態，就必須先治療引起譫妄狀態的原發疾病，所以應先釐清原發疾病，才能夠達到治療的目的。在患者身體症狀獲得改善的同時，譫妄狀態的症狀可能會隨之消失，因此患者的責任護理人員在進行護理時，必須將整個過程牢記在腦海中。

　　除了上述的護理要點外，護理人員同時也必須給予患者足夠的水分和營養，以避免脫水等問題的發生，並且使患者能夠感受到安全和安心。即使一點輕微的刺激，也可能引發患者的譫妄狀態，因此應營造夜晚時能讓患者入睡的環境，並且設法減輕疼痛等各種身體上的痛苦。

　　譫妄狀態可能會使患者感受到類似「看到當時不在場的人，或者聽到不在場的人的聲音」的幻覺。部分患者在看到這些幻覺後，可能會呈現興奮狀態，並且毫無理由地大聲說話、大鬧，有的患者甚至會演變成被害妄想，因此護理人員有必要熟知這些狀態。

　　如果需要暫時拘束患者的行動時，護理人員應聽從醫師的指示細心地行動。由於執行拘束時會限制患者的自由，護理人員必須了解自己背負的責任的重大性，並且進行適當的

處置，以避免事故發生。無論在是哪一種醫療大樓(任何一個科別)內，都可能遇到譫妄狀態這種病狀，因此護理人員在實際執行護理之前，應該熟習譫妄狀態「時好時壞」的特性，以及過度活動型譫妄和活動下型譫妄之間的差異。

5 興奮狀態

A. 狀態描述

所謂的興奮狀態，是指由於憤怒、喜悅、焦慮、不悅等刺激的影響造成情緒高昂，進而導致失控的狀態。在腦神經學上，興奮狀態也可以用來稱呼大腦邊緣系統(舊腦)的神經刺激，或者是用來稱呼交感神經系統的活動。在精神醫學的領域中，興奮狀態一詞也含括了「行為異常增加狀態」的意思，可以解釋為情緒活動的興奮現象。

許多精神疾病都會導致興奮狀態，例如統合失調症、躁狂症、外因性精神病、神經官能症，其中又以常見於統合失調症的緊張性興奮，以及躁鬱症的躁狂性興奮較具代表性。患者在緊張性興奮狀態下的行為不帶有感情，也可能會毫無目的地四處跑動或不斷活動，甚至是演變成暴力行為。躁狂性興奮的患者會出現動機提高和情緒高昂的現象，並且進一步演變成無法冷靜；毫無意義地持續說話；毫無目的地走動等等的行動。興奮狀態時的患者大多會給人無法理解、不自然的印象。

疾病的特性、患者所身處的環境、狀況，都是可能影響興奮狀態發生的因素，護理人員除了需要評估患者是否有興奮狀態，同時也必須思考其中的原因。

舉例來說，護理人員可以思考興奮狀態是否是源自於患者內心的異常體驗；是否源自於患者和護理人員之間的人際關係；是否來自於患者周遭的發生的事件。服藥所可能造成的影響，也是必須考慮的因素之一。興奮狀態除了會影響患者自己的生活，也會波及患者周遭的人，應儘可能及早進行護理上的對應。

患者處於興奮狀態時的特徵

①言行舉止或行動加快。
②常有臉部紅潤、眼神尖銳、聲調著急、表情嚴肅的現象
③欺人的態度；患者無法理解自己的言行舉止
④可能會出現心悸、口渴、脈搏加快的現象
⑤無法控制情緒
⑥洗臉、更衣等日常生活上的行為可能會發生障礙或無法進行。

導因於異常體驗的興奮

藥物治療對導因於異常體驗(幻覺、妄想)的興奮狀態十分有效，只要能解除患者的幻覺、妄想，就能減少興奮狀態發生的頻率。

護理師的對應和興奮狀態

患者偶爾會無法順利地表達自己想說的話。遇到這樣的情形時，護理人員若以敷衍的、不負責任的態度對應患者，很能會導致患者出現興奮狀態。相反地，有許多案例表示若能耐心地傾聽興奮狀態患者的傾訴，就能夠降低患者的興奮狀態。

B. 護理上的重點

❶和患者溝通上的注意事項

在一般的情況下，護理人員常無法獲得興奮狀態的患者了解，也難以進行溝通。干預興奮狀態患者的方法不但困難，若給予不適當的干預，反而會使得興奮狀態更加激烈，護理人員必須特別細心和注意。護理人員首先要避免刺激性的言行舉止，使用平穩、安定的語調和患者說話，以獲得患者的安心為首要目標。在傾聽患者的話時，護理人員要避免受到刺激或動搖。在面對這種狀況時，護理人員容易感到焦慮、恐怖或不愉快的情緒，甚至想逃離現場，所以必須以冷靜的態度和豁達的心情來面對。

在接觸患者時，護理人員也必須避免過度的深入。過度的深入可能會使護理人員產生不客觀的自我判斷，或者是和患者定下難以實行的約定，這些行為都會對往後的護理計畫造成影響。新任的護理師特別容易因為「不可以被患者瞧不起」和「不想被患者認為自己沒能力」的想法而勉強自己，進而被患者的想法牽著走。護理師應避免以個人的能力處理問題，並且了解以團隊全體對應患者的重要性。遇到難以抉擇、判斷的問題時，最好能和上司、同僚商量，或者是學習前輩具體的對應方式和迅速的行動，以期能夠提昇自己的護理能力。

對於精神科護理而言，興奮狀態可以說是無所不見。隨著護理師對應方式的不同，患者的興奮程度可能會增加，也有可能會減少，因此護理師應以冷靜的態度來對應這些病狀。

❷自殘和他傷危險的防止，以及身體症狀上的顧慮

患者處於興奮狀態下時，根據個案狀況的不同，有時會需要讓患者在安靜的個人房中休息，以防止受到刺激，直到興奮狀態恢復。此外，若遇到患者無法控制自己，進而從興奮狀態演變成破壞性行為的情況，此時為了其他患者安全上的顧慮或進行治療，可能會採取行動拘束(根據指定精神科專科醫師的指示)等處置。遇到這類情況時，護理人員應以患者的安全為第一考量，並且以冷靜的態度來對應。

若遇到興奮狀態使患者之間發生爭論的情況時，應將患者分離到看不到彼此的場所。曾有護理人員在現場詢問爭論的內容，並且有耐心地勸說患者，希望能夠讓他們能冷靜地對談，但反而卻造成了新的刺激，進而產生了新的問題，因此護理人員最好能避免這樣的對應方式。

對應患者時的禁忌

對於興奮狀態的患者，現在依然還有護理人員會以「再吵就把你送進保護室」等言語威脅，或者是擺出壓迫式的態度，然而這些都是不成熟的行為，也是身為一名護理人員應該感到羞恥的事。在拘束患者的行動時，強硬的手段(甚至是可能使患者受傷的行為)不但會使患者和醫療人員間的信賴關係受損，也可能會演變成社會問題，都是應該要禁止的行為。

在脫離興奮狀態，雙方都能冷靜下來時，護理人員應指導患者找出爭論的原因，以避免再次發生相同的問題。

長期處於興奮狀態下時，患者會有大量排汗的現象，因此需注意脫水等身體面的症狀，適當地補充水份。當興奮狀態持續數天時，護理人員應確認是否為藥物副作用的影響，或確認患者的服藥的方法是否正確，並且和醫師一同在會議上進行討論，使整個醫療大樓全體人員能一起面對這個問題。

6 社交障礙

A. 狀態描述

社交障礙(俗稱家裡蹲)是一種避開和外界的接觸和交流，並且建立一個屬於自己的世界，進而遠離現實的行動模式。為了不讓他人接近自己的世界，患者會擺出冷淡的態度，讓人覺得難以接近，進而使周圍的人避開患者。

社交障礙的狀態可以細分為兩種，分別為：1.由於病理性的體驗，使得患者認為外界會迫害自己，因而斷絕和外界的聯繫。2.在日常生活上避免和他人有所關連，過著喪失意志力的生活。

前者(第一種社交障礙)的患者會受到類似「我會被殺死」、「有人在監視我」等幻覺或妄想所控制，無法走出房門外。也有個案認為飲食中被下了毒，因而拒絕進食，並且將自己緊閉在房間內。由於強烈的幻覺和妄想影響，患者可能會對家族表現出攻擊性、暴力性，並且拒絕接受住院治療。急性期的統合失調症患者常會呈現社交障礙，藥物治療是相當有效的治療方式，只要能消除幻覺、妄想，就能夠改善社交障礙狀態。

另一方面，對於拒絕和人之間產生關連，生活上喪失意志力的社交障礙(第二種社交障礙)，護理人員往往難以和患者建立溝通關係。患者缺乏對白天和夜晚的區別感，並且因為不善於和人接觸或一起行動，所以常被他人誤解為患者自己渴望孤立，進而使社交障礙的情況更加嚴重。

社交障礙的人常會將自己關在房間內，並且漫無目的的虛度時間，所以時常被人認為只是個性懶散，而忽略了心理疾病上的問題。當家屬無法忍受患者懶散或拒絕性的態度(例如對患者不規律的生活方式感到不滿，或者是無法忍受患者在洗臉、沐浴等清潔行為認知上的缺乏)，進而試圖去改變患者時，往往會在無法忍受患者缺乏反應的態度下，提高說話的

兩種社交障礙之間的差異

①由病理體驗所引起的社交障礙

· 患者可能因為幻覺和妄想而感到焦慮，大多數患者在日常生活上會發生障礙。

· 大多數患者會逃避和他人的交流，並且鎖在自己的世界中。

· 無法外出。

· 無法維持洗臉、更衣、入浴等清潔行為。

②喪失意志力性的社交障礙

· 喪失自發性，將自己鎖在自我的世界中，斷絕和他人之間的交流。

· 無法維持洗臉、更衣、入浴等清潔行為。

音量，結果就造成了患者強烈的抵抗。

有不少案例是長時間下家屬的不滿逐漸累積，一直演變到家屬已無力解決的地步時，才前往醫院接受治療。

社交障礙的患者即使是在住院後，行動範圍仍舊相當狹窄，什麼都不想做，也幾乎不會和其他患者互動。此外，由於社交障礙的患者對於清潔毫不關心，即使全身骯髒不堪也無動於衷，也不會和其他患者起衝突。不過，偶爾社交障礙的患者會因為過於骯髒，因而被其他患者所厭惡，進而受到孤立。只要沒有醫療人員的指示，社交障礙的患者幾乎不會有任何行動。或許對患者本人而言，毫無作為的生活才是最舒適的吧。

B. 護理上的重點

❶配合患者步調的護理

本小節將以喪失意志力的社交障礙為中心，介紹其主要的護理對應方法。

社交障礙護理上的重心，在於如何營造容易談話的氣氛。對患者而言，說話本身就是一種痛苦，因此一個容易談話的氣氛，就顯得十分重要。護理人員在與患者溝通時，應以緩慢的語調說話，不可催促患者。即使患者說話吞吞吐吐，也應該有耐心地等待，不可露出厭惡的表情。此外，護理人員也應該避免單方面的對話。

當護理人員急著將手上的工作結束，好繼續下一個工作時，往往會在不知不覺以大音量對沈默寡言或動作遲緩的患者下達指示。對於洗臉等日常生活上的協助，護理人員也會有忍不住插手，以縮短時間的傾向。在工作繁忙的情況下，雖然可以理解護理人員為什麼會有這樣的行為，不過如果從結果來看，催促患者只會使雙方的情緒都感到不悅，反而使患者和護理人員間形成代溝。要和患者建立信賴關係，除了需要言語上的溝通外，日常生活上的協助和患者步調上的配合，以及長時間的努力都是不可或缺的。

❷課題和復健

在治療社交障礙的患者時，復健和課題都扮演了相當重要的角色。患者在進行課題時，首要目標是讓患者參與課題，接著則是使患者能夠持續參與。如果課題內容太過急迫，往往會使患者無法長時間持續參與，因先從內容簡單的課題開始進行。此時的重點在於配合患者的步調，讓患者本人從中找出自已有信心的課題。課題的目標在於讓患者交流(不深

社交障礙護理上的困難

社交障礙的護理十分困難，同時也需要大量的體力。特別是在面對喪失意志力的社交障礙時，護理人員常會在無意識的狀態下產生規避患者的行動，因而使護理人員和患者之間產生代溝。人力資源較豐富的醫院，常會設置專門的醫療人員進行社交障礙患者的護理或治療，成果也十分卓越，但是絕大多數的一般精神科醫院所採取的治療型態，都是以內因性精神病患者為基準。也因為這一點，耗時又費力的社交障礙患者的護理，常有被擱置的傾向。這不但延後了症狀的改善，也拉長了住院的時間。遲遲無法進行社交障礙患者徹底的治療和護理，就是現在面臨的狀況。

鎖在只屬於自己的世界，和現實互動)，進而使患者對外界感到趣味和動機，因此剛開始的課題長度(進行時間)以短時間較佳。

與課題相同地，復健時也要讓患者選擇自己有信心的項目。沒有必要去選擇和其他患者相同的復健計畫。無論是復健還是課題，最重要的是營造能夠讓患者「還想參加」的氣氛。護理人員最好能夠和患者一起尋找容易參與的復健、課題，並且在營造氣氛的過程中，和患者建立信賴關係。

7 拒絕和排斥

A. 狀態描述

在精神科，不少患者是在有病識感的情況下，持續接受治療。特別是在一些呈現心神不定、興奮、昏迷、失眠等症狀的患者上，常可以見到排斥治療、拒絕醫療人員的行動。患者會出現這些行動，可能的理由有病狀的影響，或者是對醫師、護理師的治療、護理感到不滿(例如沒有進行充分的說明)。患者拒絕醫療人員的行動眾多，代表性的例如拒絕用餐的「拒食」；拒絕服藥的「拒藥」；拒絕交談的「緘默」。患者在發病的過程中若感受到了幻聽時，可能會因為感到恐懼，進而躲在病房的角落。這種現象屬於一種自我防衛反應，患者會在角落不停地說出：「有人要殺我」、「身邊的人都在說我的壞話」等各種被害妄想，進而逃避和人之間的交流，結果就會造成治療上的延誤，導致症狀的惡化。症狀惡化後，患者的幻聽會變得更大聲，甚至使患者陷入無法睡眠的失眠狀態。

當患者持續處在這種狀態下後，會開始呈現出精神活動興奮狀態，進而出現心神不定、興奮等症狀。有許多個案都是在家屬無法忍受這些症狀的情況下，才讓患者前往醫院接受診察，或者是在警察、衛生所職員的保護下入院。患者處於類似上述的幻覺、被害妄想狀態時，排斥、拒絕的現象都十分強烈，並且需要相當長的時間才能夠解除，因為這一點，許多患者往往難以接受治療。大多數的患者會有類似「藥裡面下了毒」、「食物被下毒」的發言，因而拒藥或者拒食，要改善這種狀況，必須醫療人員和患者雙方都付出相當大的努力才能夠辦到。對於處在強烈被害妄想時期的患者而言，無論是醫師還是護理師都無法信任，這一點也是醫療人員必須先有的認知。

Note 📖

對應患者時的注意事項

①患者拒絕進食時，可能會因為水份的補充不足，引起電解質的不平衡以及脫水，或者是因為拒絕進食而使營養狀態惡化。為了避免發生這些問題，護理人員應留心觀察患者的全身狀態。

②妄想和幻覺引起的拒藥，可能會造成症狀上的惡化，應儘速改善。

③拒絕和他人接觸，出聲呼喚也不會回應的患者，大多和照護人員溝通不良，可以預見患者在日常生活上的停滯。

④由於昏迷等症狀而導致拒絕行為的患者，在意識上並沒有發生障礙，因此照護人員在護理時如果不注意言行舉止，一旦患者症狀恢復後，可能會使照護人員和患者之間的信賴關係受到影響。

B. 護理上的重點

❶建立信賴關係是護理的第一步

　　排斥和拒絕是精神科患者常見的一種狀態，護理人員常需要耗費需多心思來面對。要和排斥、拒絕狀態下的患者建立信賴關係十分困難，但如果換個角度來思考，這同時也是建立信賴關係的好機會。精神科的治療需要相當長的時間，如果是遇到常復發的症狀時，以十年為單位的療程也是稀疏平常的事。此外，即使長年來持續服藥，症狀也相當穩定的患者，也可能因為一些突發的事件而復發，因此患者和醫療人員之間對疾病的連帶感非常重要。無論是住院治療或門診治療，只要能和患者建立好信賴關係，即使患者因為症狀復發而出現排斥症狀，也能夠迅速地改善治療關係和修復患者的不信任感。在不少案例中，可以見到患者在遇到關係良好的護理師之後，尋求協助的情形，有些患者則是在護理師的說明之下，逐漸接受了原本排斥的治療。建立信賴關係不只是護理的第一步，也是為了讓患者能夠持續接受治療，因此護理人員應致力於維持信賴關係。

❷如何建立信賴關係

　　和處於強烈排斥、拒絕狀態的患者建立信賴關係時，護理人員一開始對應患者的方式非常重要。由於幻覺和妄想而感到不安、恐懼的患者，常會拒絕接受治療或者是不停地抱怨。護理人員必須了解患者之所以會排斥治療，是因為病狀的影響，而非出於患者本人的意願。護理人員應嘗試站在患者的角度來思考，例如設想一整天都不時地聽到「殺了你」的幻聽時，自己又是什麼樣的感受。治療不是一種強迫推銷，護理人員應該嘗試著去了解、感受患者那難以想像的痛苦，而這也是建立患者和護理人員之間信賴關係的第一步。

❸拒藥患者的護理方法

　　曾有患者表示：「服用精神藥物後，身體會動彈不得，所以我不想吃藥」，因而拒絕服用藥物。這種情形表面上看起來雖然是一種被害妄想，但也可判斷為患者正嘗試著以各種方式，表達自己身體上所發生的變化(患者感受到了藥物的作用)。實際上精神藥物確實有鎮靜作用，因此患者會說出「身體會動彈不得」這種話，其實並不讓人感到訝異。逃避和他人交流的患者，常會無法用言語進行表達，因此護理人員也必須具備從表情、動作等各種不同的角度，解讀出患者

內心的想法。

處於強烈排斥、拒絕狀態的患者，常有不願服藥的傾向，因此護理人員應確實做好服藥管理，避免症狀惡化或延長化，以期望能早日改善症狀。

❹拒食患者的護理方法

拒食行為的時間過長時，很可能會危及生命，因此護理人員需隨時觀察注意患者的全身狀態和水份的補給。可能引起拒食行為的因素相當多，如果原因是被毒妄想時，護理師可以嘗試在患者面前試吃一點，有時可以獲得患者的相信。若患者是因為某些不滿而拒食，護理人員應試圖解除這些不滿，以期能早日解除患者的拒食行為。

雖然這是最好能避免的狀況，不過一旦拒食行為的時間延長，患者很可能會需要接受點滴或經管餵食。進行點滴或經管餵食時，護理人員應盡可能地減低患者的痛苦，並且最好能夠獲得患者的同意，以避免排斥、拒絕行為的惡化。

❺緘默患者的護理方法

對於緘默行為，護理人員自己可能會因為得不到患者的回應而容易感到悲觀。需要注意的是，此時的患者仍然能夠了解護理師的話，因此必須避免草率的發言、說話方式。即使患者是處於完全不說話的時期，護理人員也應該有耐心地關注、照顧患者。

除了上述五點的情形之外，在一些特殊的情況下，患者的排斥、拒絕行為有著不同的意義。對於人格障礙的患者而言，可能會以排斥、拒絕行為來試探醫療人員。若是遇到這種場合時，護理人員不可以輕易地採取行動。這是因為如果容忍了患者的排斥和拒絕行為，患者很可能會以類似「那個護理師說可以，為什麼你說不行」等等的藉口，向其他的護理師抱怨。相反地，如果否定了患者的排斥和拒絕行為，也可能會使患者呈現激烈的興奮狀態。遇到人格障礙患者這樣的操控行為，醫療人員往往會被玩弄、牽著走。其中又以新任護理師和學生，較容易被患者鎖定為操控的目標。遇到這種情況時，醫療人員方不應急著決定患者的對應方法，應該透過會議等方式，使所有的人員都能具備相同的共識。

對於排斥和拒絕行為強烈的患者，有時可能會需要進行拘束或隔離等行動上的限制。有些情況甚至是在沒有獲得患者的同意之下，強制執行行動限制。遇到這種情況時，是否能在實施行動限制的同時顧慮到患者的人權，就顯得十分重要。護理人員也有必要向患者說明自己(患者)現在的狀態、

今後的治療方向，以及恢復到什麼樣的狀態即可解除拘束和隔離。

即使患者是處於昏迷等難以溝通的狀態，護理人員依然有必要進行說明。醫療人員應根據患者的狀態，一同制定治療目標，並且一起為達成目標而努力。當患者達成治療目標時，勉勵患者的努力，並且一起和患者慶祝、喜悅的態度，也是護理上相當重要的。

8 容易處於攻擊性狀態的患者

A. 狀態描述

封閉式醫療大樓的出入受到管制，患者無法自由地進出。患者處在這種宛如被囚禁的環境中時，通常會累積相當多的不滿。即使是在能夠自由進出的開方式醫療大樓，在精神科特有的各種管制之下，患者還是容易感到不滿。這些住院生活中所累積的壓力，與患者攻擊性行為之間的關係是不容忽視的。

容易處於攻擊性狀態的患者有很多種，例如具有幻覺或妄想等知覺上障礙的患者：這類患者為了防止他人對自己造成傷害，容易出現攻擊性的行為，也可能會在衝動之下，產生暴力行為。此外，躁狂狀態和邊緣型人格障礙的患者，也容易出現攻擊性的行為。這類患者對護理人員的言行舉止相當敏感，並且會觀察護理人員是否有失誤，一旦發現能夠責備的地方，患者就會不停地批評護理人員，或者是挑護理人員的語病。

B. 護理上的重點

❶容易處於攻擊性狀態患者的對應方式

護理人員首先要了解，住院生活對患者而言本身就是一種壓力，護理人員應細心地觀察、關心患者，並且營造能讓患者表達的環境。換句話說，基本上就是要扮演一名優秀的傾聽者。

處於攻擊性狀態的患者中，受到幻覺或妄想所苦惱的患者，常會對這些症狀感到恐懼，因此護理人員在對應上，最好能給予患者安心感。護理人員應試圖去了解患者的心情、痛苦，並且以同理心的態度對待患者。對於患者不合理的發

言，護理人員不應該予以否定，也不應該為了了解所說的話而質問患者。護理人員應該將焦點鎖定在「感到痛苦的患者」這一點上，以體諒患者心情的方式來進行護理。

躁狂狀態和邊緣型人格障礙的患者，除了護理人員和患者自己的溝通過程中，會呈現出攻擊性狀態外，也可能在看到護理人員和其他患者溝通後，呈現出攻擊性狀態。護理人員應隨時注意自己的言行舉止，避免出現草率的行動。如果萬一成為患者攻擊的對象時，護理人員應以毅然的態度面對患者，避免被患者的言行牽著走，如果情況需要，也必須讓患者了解到護理人員也有權限上的限制 人格障礙：p.469。

❷當患者處於攻擊性狀態時

當患者處於攻擊性狀態時，在患者的憤怒完全發洩或興奮平息之前，最好避免對患者進行勸說。此時和患者的對話應簡潔扼要，並且避免不必要的內容。除此之外，也應尋求其他護理人員的協助，以多名人員來對應患者。

護理人員應和患者保持適當的距離，不可隨意地碰觸患者。不過如果患者對其他患者或護理人員有暴力行為時，或者是出現類似的情況時，則有必要由多名護理人員壓制患者，以確保安全。此外，將患者周圍的危險物品移除，或者將患者誘導到不會傷害到其他患者的場所等等，也都是護理人員可以採取的對策。

當患者的攻擊性行為過於激烈，有傷害到其他患者或護理人員的風險時，則應在精神科指定醫師的指示下，適當地使用隔離病房。在絕大多數的情況下，患者本人並不清楚自己為什麼會進入到隔離病房中，但護理人員仍舊必須不停地患者說明：「會進到這個場所(隔離病房)，是為了保護其他患者和護理人員安全，更是為了保護你(患者本人)」。

❸恢復正常狀態後的協助

在面對攻擊性狀態下的患者時，護理人員應觀察患者的表情和言行舉止，當發現到患者恢復到能夠談話的狀態的時候，應試圖和患者進行接觸。在接觸患者時，也要將「護理人員也很高興你(患者)能夠脫離攻擊性狀態」這件事傳達給患者，並且和患者一起分享精神狀態獲得安定的喜悅。

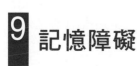

9 記憶障礙

記憶的檢查方法

代表性的記憶檢查方法例如長谷川式簡易智能評價量表修訂版(HDS-R)。以長谷川式簡易智能評價量表修訂版進行測驗時，當評價分數在19分以下時就有可能是失智症。

不同重症度的記憶障礙，護理方式也不同

輕度記憶障礙和重度記憶障礙在護理上的重點並不同，護理人員必須根據患者的狀態來制定護理計畫。

錯構症和謊語癖

將幻想誤認為現實，並且編織謊言的症狀稱為「幻想性謊語癖」，這種症狀和記憶障礙無關，謊言的內容也是固定的。

高沙可夫症候群

在沒有意識混濁的情況下，出現銘記力障礙、方向知覺的喪失、錯構症三種症狀時則稱為高沙可夫症候群。

記憶的亢進

自閉症兒等患者偶爾會出現記憶異常亢進的現象，舉例來說，曾出現過患者記憶了數十年份的日期，或者是將火車時刻表從頭倒尾完全記住的案例。

A. 狀態描述

記憶的過程可以分為三個階段，分別為：1.銘記：將體驗到的感受寫入大腦中。2.保存：維持銘記的內容。3.回想：將保存的記憶取出。可能引起記憶障礙的疾病很多，例如失智症、酒精性精神病、器質性腦部疾病等疾病。

記憶障礙的種類眾多，例如常見於失智症的患者或老年人上觀察到的銘記力障礙，是一種雖然能夠想起很久以前的事(遠事記憶)，卻回想不起最近的事情(近事記憶)的症狀。無法回憶起某一段時期記憶的「健忘」，也是失智症的患者或老年人常見的記憶障礙。健忘又可以分為完全無法想起的「完全健忘」，以及只能夠回想起片段回憶的「部分健忘」。在藥物或酒精的影響之下，也常能夠見到健忘的發生，除此之外，當因為交通事故等因素而受到外傷時，可能會無法回想起受傷前某一段時期的記憶，這種情況被稱為「後向失憶症」。

無法辨識自己現在所在地點、時間的「方向知覺喪失」，也屬於記憶障礙的一種，可以概分為無法辨識場所的「空間定位感障礙」，以及無法辨識時間的「時間定位感障礙」兩種。除了上述的障礙之外，既視感(déjà vu：記憶發生錯誤，使得患者產生了「比首次體驗時間還要早體驗」的錯覺)和未視感(jamais vu：明明已經體驗過的事物，卻認為是首次體驗的錯覺)也是常見的記憶障礙。這兩種記憶障礙也會出現在正常人上，只要當事人能夠察覺到是錯覺，就不會有大礙。

當患者發覺到自己有記憶障礙時，容易對自己抱有不信任感，因而在無意識下想填補喪失的記憶，這種情形被稱為錯構症。錯構症和幻想性謊語癖(pseudologia fantastica)不同，患者所說的話大多是臨時編造，因此內容會不斷地變化。

B. 護理上的重點

❶銘記力障礙

銘記力障礙的場合，即使勉強患者回憶過去，也沒有太大的意義。面對這種情況時，應該和患者共享遠事記憶，這麼做除了能夠使患者感到安心，減輕對自己的不信任感之外，也能夠減緩障礙的進展。

❷健忘

健忘隨著原發疾病的不同，護理的重點也會隨著變化，若健忘的原因來自心理性因素時，護理人員應試圖減輕患者的焦慮，並且有耐心地協助患者辨識事物。對於患者而言，調整環境和排除引起心理障礙的因素都十分重要，因此護理人員應不時地和家屬等患者周遭的人交換情報。在交換情報的過程中，偶爾會遇到患者和家屬之間的認識出現偏差的問題，此時就需要讓雙方會談以修正偏差。身為第三者的護理師在參與雙方會談的過程中，如果沒有確實地了解雙方的情況就草率發言，反而會使家族之間的關係惡化，或者是導致對護理師的不信任，因此護理師必須慎重地對應。

❸方向知覺的障礙

患者若患有方向知覺的障礙，單獨一人外出時很可能會走失，因此必須先做好防範措施。常見的方法例如事先在衣服等隨身衣物上，縫上寫有姓名、住址、聯絡電話等資料的布條。如果患者正在住院，也有可能會演變成走錯病房的事故，護理人員務必要隨時注意患者。為了讓患者能夠更容易辨識，將患者的姓名放大後標示在病房前也是一種方法，不過由於這牽扯到了個人隱私權(個人情報保護法)，在實行之前務必要得到患者或家屬的同意。

❹錯構症

對於感到記憶缺失而被迫錯構記憶的患者，護理人員應將注意力放在患者的狀況上，而非錯構的記憶內容。錯構症的患者常會感到不安和焦慮，因此是否能準備一個安詳的環境，就顯得十分重要。

❺所有的記憶障礙

透過規律的睡眠、用餐時間，以及規律的生活作息，都能夠拖延記憶障礙的進展。護理人員應該協助患者過著規律的生活。除此之外，適度的運動也有不錯的效果，護理人員應積極地勸導患者參加復健運動或散步。

(田中隆志)

4 中樞神經症狀患者的護理

1 失語症(語言障礙)

A. 失語症的基礎知識

失語症指的是大腦中負責語言的區域，在器質性病變的影響下，使得原本已經獲得的語言能力喪失的情況。溝通手段發生障礙的患者在精神狀態上容易感到不安，患者和他人的交流也會減少，行動範圍會逐漸縮小，患者的生活品質(QOL)也會明顯地下降。

B. 失語症的護理

失語症的患者由於無法將自己的意思傳達給對方，也無法理解對方所說的話，每天都會感到相當的不安。患者的精神狀態也會變得不安定，甚至演變抑鬱狀態。

在進行失語症患者的護理時，應了解患者的背景或狀況，試圖營造一個適合患者的環境，並且建立患者和護理人員之間的信賴關係。

①觀察患者想表達的意思
- 仔細觀察患者的手勢、表情、嘴部和眼睛動作，避免遺漏掉患者任何的反應。
- 決定一個患者和護理人員彼此都能了解的手勢、動作。

②確保患者僅存的溝通能力。
- 即使無法交談，還是能夠透過文字、圖案、物品等方法達到溝通的目的，護理人員應試圖找出這些方法。

③患者身旁周遭的人應試圖扮演一名優秀的傾聽、說話者。
- 對患者說話時，應使用緩慢的語調，並且配合上淺顯易懂的說話方式和明顯的嘴部動作(優秀的說話者)。

尊重患者人格的對應方式

和患者溝通時，應該要使用淺顯易懂的說話方式，但不可以使用對待兒童時的用詞，或者使用一些會傷害到患者人格的說話方式(例如在患者姓名前加上「小」等暱稱，或者將小便稱為「吁吁(噓噓)」、大便稱為「便便」)。

▼表1 失語症的類型和鑑別方法

鑑別 / 失語症的類型	自發性言語能力	語言理解能力	複誦能力	喚名能力	文字閱讀和詠唱能力	文字書寫能力	其他
運動性失語症(布洛克失語症、構音障礙)	說話對患者而言是非常困難的行為;說話量偏低,說話方式也不靈活	能夠了解他人的言語	有障礙	有障礙	有障礙,但能夠默唸	有多種不同的障礙程度。注音文字的障礙較漢字為明顯	聽讀解的能力較自發性言語能力要良好。
感覺性失語症(韋尼克失語症、語聾症)	言語靈活,說話量也很多,但是會說出意義不明的話語或發生錯誤。	無法理解	有障礙	有障礙	有障礙	患者雖然能夠書寫文字,但是並無法理解患者書寫的內容。	發音、語義的理解能力有顯著的障礙。患者所說的話中會出現聲母性的錯誤。
傳導性失語	言語靈活,說話量也很多,但是會出現音素性語誤(單字的注意部分唸錯)	理解程度良好	有顯著的障礙	有障礙	有障礙,但能夠默唸	會發生注音文字性字誤	說話方式不靈活,並且有音誤和語誤。
跨皮質型運動失語症(transcortical aphasia)	自發性說話的頻率降低	理解程度正常	良好	良好	能夠閱讀和詠唱文字	有障礙	主要症狀為說話時起始速度較慢。
跨皮質型感覺失語症	言語靈活,說話量也很多,但是容易發生錯誤	有障礙	良好	有障礙	注音文字的反應良好,但無法理解文字意思	注音文字書寫情況良好,但患者不清楚文字的意義	複誦能力良好,偶爾會有言語模仿的現象。
健忘失語症	言語靈活,但是容易出現錯誤,或者有迂迴表達(說話繞圈)的現象。	良好	良好	有障礙	有障礙	有障礙	主要症狀為喚語能力障礙。即使患者有高度的喚語能力障礙,言語的靈活度也可能不會受到影響。
完全失語症	說話對患者而言是非常困難的行為,說話量偏低,說話方式也不靈活	有障礙	有障礙	有障礙	默唸單字時,漢字的反應較注音文字為佳。	有障礙	所有的語言能力都發生嚴重的障礙。患者說出正確的話語的機率很低。

【自發性言語能力】觀察談話過程中患者的抑揚頓挫、流暢度、說話量是否正常,以及意思傳達和錯誤發生的狀況

【語言理解能力】在日常生活會話的過程中,以能用「好」或「不好」來回答的問題(例如:「今天天氣好嗎?」)詢問患者,再觀察患者的反應。

【複誦能力】使患者重複主測者所說的話。

【喚名能力】測試患者能否說出日常中經常使用的物品名稱,例如「杯子」、「手錶」等物品。

　①語意型語誤:將某個單字的意思誤認為其他的單字

　②聲母型語誤:說錯聲母。

③固持症:當患者說過「手錶」一詞後,即使在患者面前出示其他的物品,仍然會重複先前說過的「手錶」。

④患者無法說出物品的名稱(喚名障礙),或者是說出類似物品使用目的話(迂迴表達),例如患者可能會說:「那個物品...可以知道現在幾點的...我知道那是什麼...可是名字我想不起來......」。

【文字閱讀和詠唱能力】患者是否能夠將文字唸出(詠唱能力),或者是否能理解文字內容(閱讀能力)。

【文字書寫能力】測試患者在聽到主測者唸出的物品名稱後,是否能夠寫出物品的名稱(聽寫能力),測試患者是否能自發性地寫字(自發性書寫能力),給予患者一份例文,測試是否能夠進行抄寫(複寫能力)。

· 傾聽患者說話時,應耐心地等待患者說完話,不可使用揣測的方式回應患者。當患者說完話後,護理人員應先確認患者話語中所想表達的意思。

④環境的準備
・吵鬧的場所或人群密集的地方，會使得患者的注意力無法集中，進而連平時說的出的話也無法表達，最後導致患者喪失自信。

⑤注意患者的疲勞
・在傳達意思的過程中，由於患者必須集中自己的精神，並且嘗試各種方法來傳達自己的意思，所以很容易感到疲勞。
・傾聽患者說話的一方，應了解患者容易感到疲勞這一點，並且以表情或態度表達出自己有在聽患者說話。

⑥尋找能夠引起患者關注的話題
・患者關注的話題，能夠提高患者在表達和傾聽上的動機。

⑦指導患者家屬
・在語言治療師的協助之下，和家屬一起討論、訓練如何和患者溝通，並且統一溝通方式。
・護理人員應傾聽家屬的不安，並且讓家屬了解到自己(指家屬)對患者是多麼的重要。

2 失用症、失認症

A. 何謂失用症

人在進行有目的的行動時，會根據自己的觀念，將視覺、聽覺、深層感覺等各種感覺訊息進行統整。這些感覺訊息在統整之後，會先傳遞到大腦的運動前區，隨及再傳遞到大腦的運動區，產生隨意運動。在這一連串產生隨意運動的過程中如果發生了障礙，即使沒有導致癱瘓，也會使患者無法進行原本已經學習到的動作或系統性目的行為，此時就被稱為失用症。

■失用症的種類
Ⓐ肢體性運動失用症

肢體性運動失用症，指的是原本很熟練的動作或運動突然變得笨拙，甚至無法進行的狀態。肢體性運動失用症被認為是介於失用症和癱瘓的一種中間型(過渡型)疾病。在肢體性運動失用症患者上，可以觀察到無法扣鈕扣、解開鈕扣等等的狀態。

Ⓑ 觀念性運動失用症

觀念性運動失用症的患者對於日常生活中的動作，無法像默劇一樣在沒有實物的情況下進行(舉例來說，若醫療人員請患者示範「拿著筷子吃飯的動作」，患者雖然辦不到，但在實際用餐時卻能夠正常地使用筷子吃飯。)。只要給予患者實物，患者就有進行這些動作的可能性，並且在大多數情況下不會影響到日常生活。

Ⓒ 觀念性失用症

對於一些需要「使多種動作連貫在一起」才能達成的目的，患者雖然能夠進行其中某一種動作，但是動作之間卻缺乏連貫性，導致患者無法達成目的的狀態，被稱為觀念性失用症。和觀念性運動失用症不同地，即使讓患者拿到實際物品，患者也無法執行動作，因此會對日常生活造成障礙。

Ⓓ 建構力失用症

建構力失用症的患者無法架構2次元和3次元的圖形。舉例來說，患者無法照著圖案重畫一次，也無法按照範例組合出一組相同的積木。當建構力失用症持續惡化，患者可能會無法架構出三角形等簡單的圖形。

Ⓔ 穿衣失用症

無法靈活地穿衣服的狀態。穿衣失用症的患者會將手腕套進褲子中，或者是在穿上衣時，將手套進相反的袖子內，因而無法進行下一個動作。

B. 何謂失認症

人類透過各種感覺受器所接收到訊息，必須傳遞到大腦視覺區進行統整後，才能辨識物體並且進行判斷。如果訊息在統整的過程中發生了障礙，就無法了解訊息的內容或含意，這種狀態被稱為失認症。

■失認症的種類

Ⓐ感覺失認

感覺失認是由於大腦皮質的視覺聯合區發生障礙所導致的一種狀態。

①物體失認症

患者仍保有視覺，也看得到物體，卻不知道是什麼物體的狀態。患者只要觸摸到物體，或者是聽到物體特有的聲音，就能夠進行辨識。

②面孔失認症

患者無法辨識人的面孔或表情。面孔失認症的患者即使看到家人的面孔也無法辨別，必須透過聲音或服裝進行判斷。

③顏色失認症

患者無法辨識顏色。顏色失認症的患者雖然知道哪些是不同的顏色，卻無法辨識出指定的顏色，也無法從一群顏色中選擇出指定的顏色。

視覺空間失認症

視覺空間失認症是失用症和失認症共通的一種障礙，具有十分複雜的症狀。

Ⓑ視覺空間失認症

物體和物體之間的空間關係，以及物體和自己之間的空間關係，在視覺上發生認知障礙的狀態。

①視覺空間失認症

視覺空間失認症指的是在長度、距離的目測上發生障礙，或者是對空間中物體的位置，以及多個物體之間的位置關係發生了辨識上的障礙。視覺空間失認症的患者會找不到原本很熟悉的場所(例如廁所)，因而迷失方向。

②半側空間失認症

半側空間失認症的患者會無視半側的視野空間，因此在複寫圖案時只會畫出圖案的其中一側。

③貝林氏症候群

貝林氏症候群是由三種症狀所組成的症候群：1.無法以自己的意志控制眼球運動的精神性凝視麻痺，2.無法順利抓到物體的視覺失調，3.視線固定於一點(或單一物品)，無法看到周圍的視覺性注意力障礙。

Ⓒ聽覺性失認

患者在聽力上沒有任何障礙，卻無法分辨音質或聲音來源的一種狀態。聽覺性失認中包含了：1.無法分辨汽車或狗叫聲等聲音的「精神性聾」和「感覺性音痴」2.聽不懂別人說話(可辨識其他聲音)的「純語聾症」。

Ⓓ觸覺性失認症

觸覺沒有發生任何障礙,卻無法辨識手觸摸到的物體。

Ⓔ身體失認

患者對自己的身體發生了感覺上異常的一種狀態,也被稱為身體圖式障礙。

①自體部位失認症

無法說出自己的身體部位,也無法根據指示說出指定部位的狀態。

②半側身體失認症

半側身體失認症的患者對自己的某一側身體缺乏關心,甚至忽視其存在,這使得患者在通過門時,常會碰撞到被忽視的半側身體。

③病覺失認

即使醫療人員向患者說明他的身體已經癱瘓,患者仍會否認這個事實,並且表示:「自己能動」。

④手指失認

手指失認的患者無法辨識手指(其他部位不受影響),即使醫療人員質問患者:「這是哪一隻手」,患者也無法回答,也無法根據指示說出指定的部位。

⑤左右方向失認

患者無法區別身體的左右。

⑥格斯特曼症候群

格斯特曼症候群包含了四種症狀:1.手指失認,2.左右方向失認,3.失寫症,4.失算症。

C. 失用症和失認症的護理

失用症和失認症的護理,主要是根據一般腦神經疾病的護理原則來進行,不過護理人員在面對患者時,必須特別注意患者的高級腦部功能障礙。

絕大多數的情況下,失用症和失認症所引起的症狀和障礙會合併出現,很少會有單獨出現失用症症狀,或者單獨出現失認症症狀的情形。因為失用症和失認症常合併出現,護理人員必須留心下列的注意事項:

失寫症和失算症

失寫症指的是無法寫字的狀態,失算症指的則是無法計算的狀態。

高級腦功能障礙

人類具有理解言語和操作言語的能力。人透過感覺的統整和記憶的對照後,能夠賦予事物意義,並且進行一連串有程序的高精度運動。這種能力被稱為高級腦功能,當高級腦功能發生障礙時,被稱為「高級腦功能障礙」。

引起吞嚥障礙的原因

器質性因素

[口腔、咽]

- 舌炎、口瘡、牙槽膿溢
- 扁桃腺炎、扁桃腺周圍膿瘍
- 咽炎、喉炎、咽後膿腫
- 口腔‧咽部腫瘤(良性和惡性)
- 口腔咽部的異物、手術後
- 來自外界的壓迫(例如甲狀腺瘤、腫瘤)
- 其他

[食道]

- 食道炎、潰瘍
- 膜(web)、憩室病
- 食道狹窄、異物
- 裂孔疝氣
- 來自外界的壓迫(例如腫瘤、頸椎病)
- 其他
- 機能性因素

[口腔、咽]

- 腦血管障礙、腦部腫瘤、頭部外傷
- 腦部腫瘤、腦炎、多發性硬化症
- 帕金森氏症、肌萎縮性側索硬化症
- 末梢神經炎、格林-巴利症候群等疾病
- 重症肌無力、肌肉失養症
- 肌炎、代謝性疾病

[食道]

- 腦幹病變
- 食道弛緩不能(或稱賁門弛緩不能)
- 肌炎
- 硬皮症、全身性紅斑狼瘡(SLE)
- 其他

心理性因素

- 神經性厭食症
- 失智症
- 心身症
- 憂鬱症、憂鬱狀態
- 其他

①辨別患者哪些狀態屬於行為、言行舉止上的異常，避免和混亂、失智症所伴隨的精神症狀混淆。如果是純粹的高級腦部功能障礙，大多數情況下患者的精神機能是維持正常的。

②失用症和失認症所引起的障礙，在外觀上難以辨別，大多數的患者也沒有發覺到自己的障礙，因此會使患者日常生活上活動發生危險。對於大小事都希望自己處理的患者，很可能會發生滑倒、摔落等等的事故，因此護理人員在進行照護時必須特別注意患者的動向，不可過度相信患者的能力或機能。除此之外，護理人員也應該隨時觀察患者的狀態。

③失用症和失認症在乍看之下，很難察覺患者是否有障礙。為了讓患者和家屬能夠認識障礙的病狀，護理人員必須給予指導。對於患者在日常生活中錯誤的行為、動作，護理人員應細心地進行說明，並且重複地指導、教育患者。

3 吞嚥障礙

A. 何謂吞嚥障礙？

進入口腔的食物等物體，通過咽、食道後送達胃部的一連串運動稱為「吞嚥運動」，吞嚥運動發生障礙的狀態則稱為吞嚥障礙(或稱吞嚥障礙)。吞嚥運動一般可以分為口腔期、咽期、食道期三個階段。

Ⓐ第一期(口腔期)

在口腔期過程中，進入口腔內的食物等物體會被送到咽腔內。口腔期同時也是舌骨舌肌、下顎舌骨肌、頦肌等肌肉進行隨意運動的時期。

Ⓑ第二期(咽期)

在咽期的過程中，口腔內的食物會從咽腔被送往食道入口。咽期同時也是吞嚥反射(不隨意運動)的時期。

Ⓒ第三期(食道期)

在食道期的過程中，藉由吞嚥運動到達食道入口的食物會被送到胃中。食道期同時也是蠕動運動(不隨意運動)。

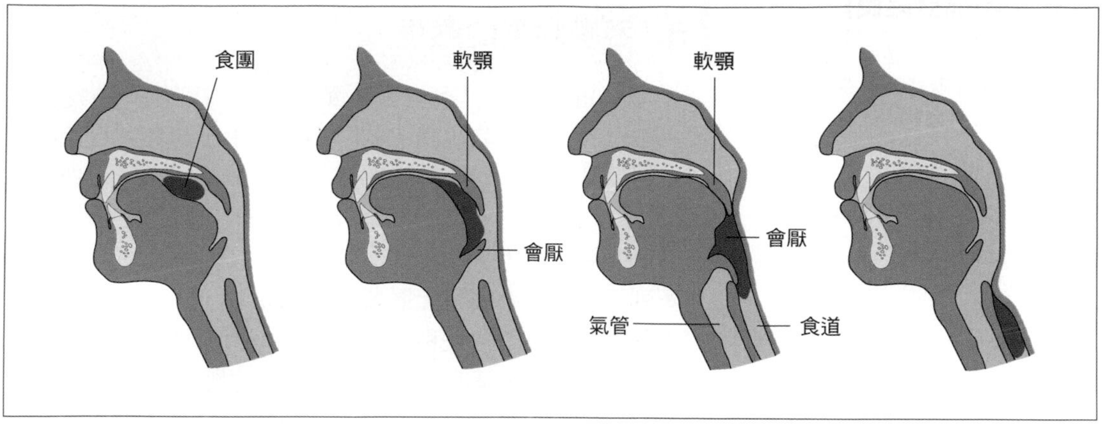

▲圖1　正常的吞嚥

▼表2　吞嚥障礙的護理方法

區別	第一期(口腔期)	第二期(咽期)以及第三期(食道期)
吞嚥階段和支配的神經	・嚼肌、頰肌、口底：三叉神經 ・唇部括約肌：顏面神經 ・舌：舌下神經	・咽部括約肌、莖突咽肌：舌咽神經 ・顎、咽、喉：迷走神經 ・食道：迷走神經
機能障礙	・知覺神經 ・咀嚼肌・錐體外徑路障礙：共濟失調 ・頰肌的運動障礙・味覺障礙 ・舌肌的運動障礙	・無法運送食團到內部 ・硬腭上舉不全 ・聲門閉合不全 ・喉部上舉不全 ・上・下部食道括約肌閉合不全 ・蠕動運動不順暢
機能障礙患者的狀態	・攝食時相當耗費時間 ・會從嘴角溢出 ・難以說話(發音困難) ・食物堆積在癱瘓側 ・發生意識障礙 ・難以移動舌頭	・噎到 ・嘶啞聲 ・說話聲從鼻腔漏出 ・吞嚥、低頭時，鼻水或流質物會從鼻腔流出 ・無法發出舌根音(ga、gi、gu、ge、go;ka、ki、ku、ke、ko) ・難以發出聲音 ・經過一段時間後食物會開始逆流
觀察重點	・舌頭的感覺 ・舌頭是否能吐出、縮回 ・舌頭是否能舔到嘴唇周圍 ・舌頭是否能貼到顎部 ・下頜的上下運動、咬合狀況 ・口部的開合狀況 ・舌頭的舌苔以及乾燥狀況 ・舌頭是否能靈活運動	・噎到 ・攝食後的重度咳嗽 ・食物堆積在口腔內；流涎 ・喝水後聲音會發生變化 ・感到胸口悶 ・隨著體位變化會導致逆流、嘔吐 ・呼吸狀態
吞嚥訓練	・排痰照護 ・舌頭按摩 ・口腔內的清潔 ・舌頭和咀嚼肌的自動式運動・被動式運動(吐舌、壓舌、吐氣)	(和第一期的訓練合併進行) ・訓練深呼吸、停止呼吸 ・使用鏡子來調整咀嚼肌的狀態(練習將舌頭回縮並貼在顎部的動作;練習停止呼吸後吞嚥的動作) ・噘嘴式呼吸 ・發聲練習或大聲唱歌 ・體位練習(座位) ・重複吞嚥運動

B. 吞嚥障礙的護理

「吃」這個行為,不但是人類本能上的慾望,在獲得快樂上也扮演了重要的角色,同時也和求生意志有著直接的關聯。經口攝食對人體而言,也是獲取必須營養素時最理想的方法。若因為某些因素導致患者發生吞嚥障礙時,醫療人員應儘速地給予協助以填補患者對「吃」的慾望。

下列三點是患者用餐上需要注意的事項。

①護理人員必須和營養科進行協商,替患者準備不會發生誤嚥的食物型態。基本上提供的食物型態順序如下:

經口流質飲食→糊狀飲食→全粥・軟質飲食・切碎飲食→全粥・軟質飲食・粗切碎飲食→全粥・軟質飲食→普通飲食。

②麵包是引起窒息的原因之一,應避免提供。

③提供的水份應略帶黏稠(例如茶類等飲料,或者是味噌湯等湯類)。

4 運動障礙

運動障礙是指無法進行隨意運動的狀態,是一種在臨床上相當常見的症狀。可能引起運動障礙的原因包括中樞神經、末梢神經、肌肉等部位的障礙,以及骨骼、關節、皮膚的炎症和心因性因素等等。運動障礙的出現或惡化對醫療人員而言,是掌握病狀的有力線索。

A. 運動麻痺

運動麻痺(或稱癱瘓)指的是控管運動的神經系統發生障礙,使得肌肉無法進行隨意運動的狀態。

[運動麻痺的分類]

・障礙部位:中樞神經性麻痺、末梢神經性麻痺

・麻痺的性質:痙攣性麻痺、鬆弛性麻痺

・麻痺的強度:麻痺、部分麻痺(或稱輕癱)

Ⓐ中樞神經性麻痺

中樞神經性麻痺是指大腦運動區到錐狀束之間發生障礙的狀態。

①位在障礙部位反側的顏面神經麻痺和上下肢神經麻痺:半身不遂(或稱偏癱)

②位在障礙部位反側的上下肢神經麻痺,以及和障礙部位

同側的顏面神經麻痺、動眼神經麻痺：對側偏癱(或稱為反覆不同側偏癱；alternating hemiplegia)

③兩側上下肢神經麻痺：四肢癱瘓

④兩側下肢神經麻痺：截癱

半身不遂可見於腦部腫瘤、腦出血、腦梗塞等疾病；截癱則可見於脊髓腫瘤、脊髓的血管障礙等疾病。

❸末梢性神經麻痺

當障礙發生在從脊髓前角細胞延伸出的脊髓神經時，稱為末梢性神經麻痺。脊髓神經所控管的區域可能會發生鬆弛性麻痺。

B. 運動麻痺的護理

運動麻痺的護理重點除了預防麻痺側的攣縮、變形之外，健康側肌力下降的預防也是相當重要的一點。

①預防攣縮

・每2小時變換一次體位

若麻痺時伴隨有強烈的意識障礙，患者可能會因為無法以自己的力量移動身體，進而長時間維持在相同的體位。長期保持相同的體位會導致被壓迫的部位發生褥瘡，或者使關節發生攣縮，這些都是護理上必須預防的重點。

・麻痺的觀察和保暖

麻痺側的皮膚由於末梢循環障礙和感覺障礙的影響，很容易發生異常，因此護理人員必須經常進行觀察。

②維持正常的肢體位置

為了預防攣縮、變形、疼痛的發生，以及維持關節的可動區域，在護理時會實行下列五點：

・**預防下肢外旋**：使用類似大枕頭一類的物品支撐大轉子，以防止其落下。

・**預防馬蹄內翻足**：將足關節維持在90度。

・**預防下肢的伸展、彎曲**：預防長時間的彎曲或伸展。

・**預防手指的伸展、彎曲。**

・**預防四肢的循環障礙**：將手放到高於心臟的位置。

③被動式運動

被動式運動的目的在於維持麻痺側關節的可動性，並且預防關節的攣縮。護理人員也必須勸導患者運動，以防止循環障礙引起的浮腫。

變換體位

受壓迫部位的除壓是護理上相當重要的一點。即使患者無法完全地朝左或右側翻身，也可以利用枕頭等物品讓肩部、背部、臀部和病床稍微分開。若麻痺側朝下時，應在短時間內回到正常的肢體位置。

5 頭痛

頭痛是日常生活中常見的症狀之一，可以概分為機能性頭痛和症狀性頭痛兩大類。引起頭痛的原因眾多，因此醫療人員應觀察頭痛的伴隨症狀，才能釐清頭痛的原發疾病並且進行對應。

A. 頭痛的分類

❶ 機能性頭痛

Ⓐ 偏頭痛

好發於女性，疼痛方式為抽痛，大多為單邊性。偏頭痛可能會出現眼部疼痛、閃輝性暗點等前驅症狀，發作時則可能會伴隨有噁心、嘔吐、臉色蒼白、排汗等症狀。

Ⓑ 緊縮型頭痛

緊縮型頭痛的女性患者略多於男性。緊縮型頭痛引起的疼痛一開始較輕微，逐漸地前頭部、後頭部、頭頂部的兩側會感到壓迫，或者是感覺到頭部被勒緊。

Ⓒ 叢發性頭痛

叢發性頭痛好發於男性，其疼痛方式是以眼部或眼窩周圍為中心，產生片側性的劇烈疼痛(這種疼痛被形容成「刺痛感」或「被利刃砍般的感覺」)。叢發性頭痛也會伴隨臉部紅潤、鼻道狹窄、疼痛側眼球結膜充血、流淚等症狀。

頭痛的分類

偏頭痛、緊縮型頭痛、叢發性頭痛都屬於機能性頭痛，是一群顱骨內沒有產生器質性病變的頭痛。症狀性頭痛是伴隨器質性病變或其他疾病所引起的，可以分為伴隨著腦部腫瘤、腦梗塞等顱內病變發生的頭痛，以及伴隨著高血壓、血氧過少等顱外疾病發生的頭痛。

閃輝暗點

偏頭痛發作前可以觀察到的一種前兆，患者會看到閃閃發亮的光輝。由於患者在發光部分的視野發生了缺損，所以被稱為暗點。枕葉的血流量下降是引起閃輝暗點的原因。

▼表3　頭痛的分類(國際頭痛學會，1988)

機能性頭痛	①偏頭痛 ②緊縮型頭痛 ③叢發性頭痛以及慢性陣發性偏頭痛 ④其他的器質性頭痛
症狀性頭痛	⑤頭部外傷引起的頭痛 ⑥血管障礙所伴隨的頭痛 ⑦非血管性顱內疾病所伴隨的頭痛 ⑧藥物或藥物戒斷所伴隨的頭痛 ⑨頭部以外的感染症所引起的頭痛 ⑩代謝性疾病所伴隨的頭痛 ⑪顱骨、頸部、眼、鼻、副鼻腔、牙齒、嘴以及其他的頭部和顱內疾病所引起的頭痛或顏面疼痛 ⑫頭部神經痛、神經幹痛、去神經後疼痛
其他	⑬無法分類的頭痛

❷症狀性頭痛

Ⓐ腦部腫瘤引起的頭痛

好發於清晨，患者的頭部深處會感到間斷性的鈍痛。頭痛時會伴隨有噁心、嘔吐，嘔吐後頭痛會獲得減輕。

Ⓑ顱內出血引起的頭痛

血瘤的擴大或再出血會使頭痛增強，並且產生運動麻痺、瞳孔不等大等相關症狀。

Ⓒ蜘蛛膜下腔出血引起的頭痛

患者會突然感到劇烈的疼痛，並且伴隨有嘔吐或意識消失。

Ⓓ腦脊髓膜炎引起的頭痛

血管的神經會受到炎症刺激，進而引起後頸部疼痛或後頭部疼痛。

B. 頭痛的護理

❶觀察

①發病的時期

患者發病時間大約是幾點？

②發病的狀態

是突然發病還是緩慢地發病？

③頭痛的部位

頭痛部位是頭部全體？還是單側？又或者是後頭部？

④頭痛的程度

頭痛的程度是劇烈疼痛？還是持續性？或者是間斷性？頭痛的程度會因為個人的感覺而有所差異，其中以心因性頭痛患者最常表示感到強烈的疼痛。

⑤頭痛的性質

是抽痛性？還是刺痛性？或者是壓迫性疼痛？

⑥相關症狀

時間帶

雖然頭痛發生的時間並不固定，不過緊縮型頭痛有午後增強的傾向，叢發性頭痛則常發生在夜晚的睡眠。

持續時間

偏頭痛和叢發性頭痛持續時間較短，緊縮型頭痛的持續時間較長。

誘因

含有巧克力、起司、酒精等成分的食物，可能會引起偏頭痛的發作。

觀察患者是否有前驅症狀、噁心、嘔吐、鼻道狹窄等症狀，並且確認患者的神經症狀。

⑦其他

家族史、過去病史、性格、使頭痛惡化的因素

❷對應方法

Ⓐ偏頭痛

①投予適當的藥物

根據醫師的指示投予藥劑。

②移除引起頭痛發生的誘因

若患者身處的環境中有可能引起頭痛的誘因時，應將誘因移除。

③生活上的調整

若患者有身體上的誘因時，應勸導患者進行適度的運動，並且維持充足的營養、水份、睡眠。

緊縮型頭痛的預防

⋯⋯⋯⋯⋯⋯⋯⋯⋯⋯⋯⋯⋯⋯

積極地運動和改變生活習慣、壓力的解除，都是預防緊縮型頭痛的方法。

Ⓑ緊縮型頭痛

①投予適當的藥物

根據醫師的指示投予藥劑。

②安靜臥床

③生活上的指導

釐清引起頭痛的原因，使患者能夠預防頭痛。護理人員應協助患者找出職場或家庭上造成緊張的原因，以期能緩和頭痛，並且指導患者透過轉換情緒來解除壓力。

Ⓒ顱內疾病引起的頭痛

①原發疾病的治療和護理
②強烈的頭痛會導致患者失眠、不耐煩的情緒、疲勞，可以透過特定的體位來減輕頭痛，或者是使用冷敷法來轉換情緒。

(藤田由美)

第5章

協助患者自立

■■ **本章的內容**

1. 門診醫療上的護理
- 門診醫療的特徵
- 門診能夠提供的醫療服務
- 門診護理的作用

2. 團體工作
- 團體的基礎理論
- 和護理人員相關的團體工作
- 社交技巧訓練(SST)

3. 保障患者能夠參與社會
- 經濟／就業／住宅／人際關係／
  生活技術的病後護理學習

4. 社區提供的支援
- 社會資源的運用
- 社區的各種服務和護理
  (保健領域／社會福利領域／照護管理／職業領域)
- 訪問護理
- 家屬和病友團體的活動

5. 醫院和社區之間的合作

1 門診醫療上的護理

正常化

這裡所說的正常化的意思，並非「讓患者正常」，而是要改善社會，使有障礙的人士也能夠和沒有障礙的人一樣，過著普通的生活。「正常化」是一種思想和運動，目的在使社區社會能夠接納同為市民一份子的障礙人士，塑造一個能擁護障礙人士人權的健全的社會。

自西元1990年代以來，「正常化」已經成為社會福利領域中，障礙人士福利的基本理念，並且成為世界認可的概念。身為一名護理師，也必須將「創造一個不把社會性的生理缺陷看做生理缺陷的社會」和「尊重障礙人士、老年人本來的自立能性、主體性、自由」，視作照護的基本理念來看待。

身心診所

從過去注重住院治療，轉型到以門診治療為重的過程中，社區中的身心診所(mental clinic)持續在增加。這些診所一般都開設在交通機關較便利的場所，或者是設立在鄉鎮的某一棟大樓中。由於身心診所標榜的名稱並非精神科，患者在就診上比較沒有抗拒感，而且即使患者晚上工作結束後也能夠就診，提供患者許多方便。如果患者有必要住院時，患者將會前往和診所合作的醫院接受治療，離院後也能夠在該診所接受定期門診。一部分身心診所也有提供訪問護理的服務，或者是合併有日托的功能。

自精神保健福利法和殘障人士基本法修訂以來，精神醫療從以往住院中心的形式，逐漸轉型為**社區支援型**，**正常化(normalization)**的概念也開始受到重視，這些現象使得精神障礙患者身處的環境不斷地在轉變。除此之外，由於我國的醫療政策將重點放在縮短住院期間，在此項政策的影響之下，精神醫療近年來也開始計畫轉變為短期住院型。在上述的狀況影響下，門診精神醫療和門診護理的重要性與日俱增。

A. 門診醫療的特徵、型態和機能

一般在社區中生活的患者，可以前往精神科醫院門診、一般綜合醫院或教學醫院的精神科門診等醫療機關接受治療。近年來，精神科醫療將方針放在「避免採用容易喪失社區生活基礎的住院治療，盡可能以門診的方式進行治療」，使得門診服務的機能和意義受到重視。最近身心診所(mental clinic)的數量也出現了增加的趨勢，這使得患者在過著社區生活的同時，也能夠輕鬆地尋求醫療。以每天必須工作的人為醫療服務對象而開設夜間門診的診所，也出現了增加的趨勢。

在上述這些變化的影響之下，開始產生了以定期門診治療的方式，給予患者協助的體制。在下述的章節中，將要站在使用者的角度，向各位介紹門診治療所具備的各項特徵和機能。

❶門診的特徵

Ⓐ患者能夠在維持社會生活的狀況下接受治療

相較於住院治療，門診治療可以避免間接性的喪失社會地位、家族內地位，也能夠避免產生社會生活機能的下降等等的弊害，對患者而言可以減少社會性的損失。不過相反地，門診治療較容易使患者在家族關係或生活上產生各種壓力，使患者感到不安或者是緊張，因而導致治療的困難度上升。

ⓑ使用者可以根據自己的意思決定是否接受診察或定期門診

從「尊重人權」這一點來看，這或許是門診治療的優點，但如果患者本人缺乏動機和努力，或者是身旁周遭的人無法給予協助時，也可能產生容易導致**治療中斷的缺點**。

對於接受定期門診治療的患者而言，是否能夠讓患者輕鬆地就診影響非常大。在過去，精神科醫院大多建在郊外，想要定期前往就診並不方便，但現在已經有許多精神科診所是設立在交通方便的市內。在時間方面，在傍晚或夜間進行診療的門診也有逐漸增加的趨勢。現在夜間的門診服務體制雖然仍欠完善，但也逐漸讓患者更容易在一邊工作的情況下，一邊接受治療。

為了在日常生活中發生緊急狀況時，也能夠即時的對應，近年來各縣市政府雖然也持續在進行精神科**急診準備工作的體制**規劃，然而實際上整體的進度卻過於緩慢。想要拓展社區照護，24小時制的精神醫療服務是不可或缺的要素，其準備工作也是刻不容緩的重要課題。

ⓒ門診可以讓使用者彼此交流

門診的使用者可以交換彼此的意見和情報，進而從中獲得一種互相扶持的關係。

❷門診的類型和功能

門診的類型可以分為初診門診、一般門診、急救門診(急診)。

ⓐ初診門診

初診門診的種類常見的有兩種，一種是患者本人發覺到自己精神上的問題(例如神經官能症、失眠、不安等問題)而前往就診；另一種則和本人的意思無關，是家屬發現到患者精神上的異常，進而說服患者前往就診，或者是在無法說服患者的情況下，勉強患者接受診察。

ⓑ一般門診

一般門診的目的在於讓離院的患者繼續接受治療。在定位上，一般門診是以非住院的方式，讓患者在維持社區生活的情況下，也能夠持續接受治療的一種醫療。

ⓒ急救門診(急診)

在過去的精神科領域中，急救門診主要是以自殺企圖、精神運動激動、自殘、傷害他人等狀況為中心。但是近年來隨著精神科醫療結構的變化，也開始要求急救門診提供早期危機介入，以便在社區生活的患者症狀復發時能夠進行處理。

在今後的時代中，隨著精神科醫療結構的變化，短期住院將會成為新的趨勢，大多數的精神障礙人士將能夠在自己習慣的區域上過生活。然而令人感到可惜的是，精神性疾病的當事者往往難以察覺到自己的疾病，因而有很高的機率發生治療中斷，進而導致疾病的復發。為了避免事態惡化到必須住院的情況，**早期危機介入**已經成為急救門診不可或缺的功能之一。

如同其他普通科別所採取的24小時急救體制一樣，相信未來在精神科醫療上對24小時急救體制的需求也會隨之增加。要讓所有的精神科急救都以24小時的體制來運作，仍然需要花上一段時間，但即使如此，配合該社區的狀況準備一套容易使用的急救體制，依舊是刻不容緩的課題。

精神科急救醫療系統準備工作：II-6章

B. 門診能夠提供的醫療服務

門診能夠提供的醫療服務，雖然會隨著每所醫院的理念和特性，以及門診護理師的配置人數而變化，但基本上還是以協助患者的醫療繼續(譯註：醫療繼續也稱為「繼續療養制度」)，促進患者的「自我決定」，使患者能夠維持在社區社會中的生活為主。想要援助患者的生活，只單純依靠醫院的門診當然是不夠的，社會資源的活用、社區各種相關單位的合作等等，「**全面性的援助**」是援助患者生活所不可或缺的。

醫院和診所充其量也只是援助患者的其中一種社區支援網路。對於護理師而言，過度的照護患者，反而會妨礙患者的自立，因此護理師在協助患者時，務必要留意這一點，並且試圖協助患者提昇自我照護的能力。護理師在門診護理上，除了要具備一般護理的觀察點之外，也必須注意到患者需要哪些要素，才能在社區中「活的像自己(有自我的生活)」，如此一來才能以柔軟而靈活的方式對應患者。

Ⓐ電話諮詢

精神科繼續門診援助和指導費

隨著2008年診療報酬的改訂，日本精神科醫療也有許多項目進行了變更，「精神科繼續門診援助和指導費」就是這次改訂後所產生的。精神科繼續門診支援和指導費，是醫師對患者或其家屬進行援助和指導時，可以獲得的酬勞。除了這項變革外，公共衛生護理人員、護理師、職能治療師、精神科社工若曾援助(例如指導、諮商)患者準備療養生活環境時，也能夠以「公共衛生護理人員等人員給予的援助加給」的名義獲取酬勞。

從護理師的角度來看，透過電話諮詢也能夠知道患者和家屬現在為何苦惱，也能夠知道發生什麼狀況，有時也能夠發揮預防患者復發的效果，是一種非常有意義的醫療服務。

在缺點方面，除了在使用電話處理狀況時無法看到對方的臉之外，也必須具備**溝通技術**，才能夠具體的詢問出對方苦惱的事情為何，又感到什麼樣的不安。當遇到同一名患者在一天之內撥過無數次電話，或者是遇到患者無法順利地表達發生什麼狀況的場合時，護理師必須了解對方「想傳達什麼訊息」，並且在充分了解對方的意圖後進行對應。嚴禁護理師以單方面、強迫式的方法詢問和傾聽患者。除此之外，隨著諮詢內容的不同，某些情況下委託醫師、精神科社工等其他職業的人員來對應可能較佳，關於這方面護理師也必須做出正確的判斷，也就是判斷何時該委任其他專業人員。

相信在未來，電話諮詢也能夠提供更多的服務。為了提供一個能夠讓患者和家屬安心生活的環境，希望未來能準備一套24小時對應的電話系統。

❸急救門診(急診)

急診的工作是對應症狀的急速惡化，以及藥物引起的副作用等狀況。在緊急時如果能夠讓患者在平時常去的醫院接受診察，不但能夠省去病狀等等的說明，對患者和家屬而言也較能夠感到安心。由於每一間醫院配屬的醫師人數等等的條件都不同，遇到夜間、星期天、國定假日等情況時可能會難以處理，因此往後在急診上必須更花心思，以便配合患者和家屬的需求，並且發揮各社區的特性。

急診如果能和電話諮詢建構一個互相協助的系統，就能夠產生一套夠有效的醫療服務。

❸訪問護理 p.581

訪問護理無論是在維持精神障礙者的社區生活，還是在促進精神障礙者參與社會上，都是非常有效的一種援助方式。訪問護理的目的，在於讓精神障礙者即使是罹患疾病或身懷障礙的情況下，也能夠維持健康的自我管理，注意和預防疾病的復發，並且在自我決定的基本原則下，一邊利用社會資源，一邊在社區中過著有自我的生活。除此之外，提供精神障礙者更高的生活品質(QOL)這一點，也是訪問護理在援助和支援上的目的。

N o t e 📖

自我決定

所謂的自我決定，是指個人、團體或社區居民，在認識了自己所面對的問題或需求後，為了解決問題或達成目的，自己思考、判斷該採取什麼方法或行動，並且在自己承擔責任的前提下進行選擇和決定。自我決定不但是協助、支援、對待治療對象的原則，同時也是在尊重對象的基本人權。除了治療對象之外，自我決定對提供援助的一方而言，也是倫理和理論上重要的基礎。

護理人員可以在公布欄上張貼各種社會資源的情報，或者是介紹一些和障礙人士有關的社區活動，準備對患者有幫助的刊物，播放患者和家屬的教育影片等等，各種資源的運用都是護理人員可以下功夫的地方。

C. 門診護理的作用

❶精神科初診患者的護理

在充滿壓力的生活下，越來越多人無法解決生活壓力，以及國民對精神保健的關心與日俱增的影響之下，人們對精神科的偏見比起過去，已經減少許多了。另一方面，人們對精神科的偏見雖然逐漸減少，對精神疾病依然有著根深蒂固的偏見和誤解，這些偏見和誤解往往會令患者、其家屬感到心理上的糾葛和猶豫。即使是已經發病，患者也可能在偏見和誤解的影響下而不肯前往醫院就診，因而喪失最佳的治療時機，甚至演變成需要警察介入這種最為惡劣的就診狀況。

首次前往精神科就診的人，大多會感到強烈的不安、緊張、抗拒，家屬則是在感到不安的同時，也對精神科醫療抱持著期待。護理人員必須了解患者和家屬的這些情緒和心情，並且試圖讓他們感到安心，換句話說，門診的氣氛營造(治療環境準備)也是護理人員相當重要的職責之一。

①護理師應體諒患者對首次就診所感到的不安和困惑的情緒，進而安撫患者的不安和緊張感，使患者解除警戒心，並且以細心而禮貌的態度，鼓勵患者做出接受治療的自我決定。患者和家屬從護理師的對應方式中感受到的印象和訊息，甚至具有影響就診效果，或者是左右往後的治療是否能繼續進行的影響力。

②護理師應以簡單明瞭的方式，向患者說明門診的流程，以及各種必須知道的部門位置。

③護理師應顧慮到患者和家屬的隱私權，在收集患者受診前的經過，以及現在的問題等等的情報時，應該使用會談室等具備隱私的場所。

④護理師應將診察前所獲得的情報傳達給醫師，診察時護理師也必須在場，並且在必要時扮演患者和家屬的代言者。

⑤視患者和家屬面對的問題不同，護理師應請求其他專業人員的支援。例如在**精神保健福利制度的使用和手續**辦理上，**護理師就應該和精神科社工**進行合作。

⑥如果是以責任制的方式進行門診時，護理師應向患者和家屬介紹其負責人。

⑦對於患者往後就診的各種相關事項，護理師除了以淺顯易懂的方式進行說明外，也應該以書面的方式告知患者藥物的服用方法，以及患者在晚上發生緊急狀況或日常生活中遇到困難時，應該向什麼單位並且以什麼樣的方式尋求諮詢。

⑧基於**醫療繼續**上的必要性，如果患者在下一次的就診日沒有到場時，護理師可能有必要聯絡患者和家屬。

❷定期門診患者的護理

許多精神疾病都需要長時間的療養，在療養的過程中，時常會面臨醫療中斷或疾病復發的問題。對於門診的護理師而言，必須儘早掌握這些事態，並且採取各種防範措施。除此之外，門診也是醫院和社區生活之間的銜接點，為了讓患者能夠安心的過著生活，護理人員在給予患者協助時，也必須重視每一位患者的個別性。

①營造門診環境

在門診時可能會遇到各種不同症狀的病人，護理師必須顧慮到每位患者的安心感，並且使患者能夠安全的接受診察。門診櫃檯應該配屬醫療人員，由該人員負責「觀察」、「留意」門診全體，以便掌握患者的行動和症狀。

②營造容易談話的氣氛

為了讓患者和家屬能夠輕鬆地表達出疑問或苦惱，護理師應該不斷地向患者投以關心，並且以打招呼、交談的方式營造門診的氣氛。

③有效地運用患者診察前的等待時間

雖然有越來越多的醫療機關單位使用預約制(掛號)，不過「三分鐘診療」對精神科而言是不可能的。隨著患者症

Note

導入全責護理師的門診醫療

對於醫療大樓內的護理而言，全責護理師(或稱責任護理師)早已經成為一種理所當然的配置，門診醫療則是在逐漸受到重視的情況下，基於「護理繼續」和個別照護的觀點，部分醫院也開始將全責護理師導入到門診醫療中。依醫院規模的不同，門診的人員配置也會有所變化，大多數的場合下都是在門診處配屬2～4名護理師，因此想要對所有的門診患者都配置一名全責護理師是非常困難的。基於這個問題，一部分醫療機關採取了標準審核的方式，只有符合標準的患者才會配屬全責護理師。

[基準範例]
‧服藥順從性不佳
‧獨居生活
‧難以獲得家人協助
‧剛離院
‧症狀發生惡化 等各種基準

在導入全責護理師之後，為了避免出現只有全責護理師才能夠處理的狀況，醫療人員之間應該將情報共享，並且建立一套即使全責護理師不在場，其他的醫療人員也能夠進行對應的系統。

狀的不同，一部分患者可能無法在預定時間內完成診療。如何讓患者和家屬在等待時間中不會感到無聊，也是護理師必須要下的工夫。護理人員可以在公布欄上張貼各種社會資源的情報，或者是介紹一些和障礙人士有關的社區活動，準備對患者有幫助的刊物，播放患者和家屬的教育影片等等，各種資源的運用都是護理人員可以下功夫的地方。

❸和各機關單位、專業人員合作時的護理

Ⓐ和醫院合作

　　大多數的精神科患者在過著社區社會生活的同時，也必須持續接受治療，因此從醫院護理銜接到門診護理，再從門診護理銜接到社區護理的「**護理繼續**」就成為一個很重要的課題。為了讓患者能夠順利地從門診轉到住院，或者是從醫院移動到自宅，護理師和醫院之間的合作是不可或缺的。護理師在患者住院時必須提交護理摘要呈報給院方，當患者離院時則要將護理摘要呈報給門診。護理摘要的內容如下：

[住院時的護理摘要]
　　患者的病情經過、症狀、住院前的生活狀況、住院的目的和課題、處方、家族背景、社區護理的狀況、門診的責任護士等等。

[離院時的護理摘要]
　　住院後的病情經過、住院的目的和課題是否達成、離院後可能會遇到哪些問題、惡化的徵候、處方、家族接納患者的狀況等等。

　　只單靠上述的護理摘要當然不夠完備，門診護理師仍然有必要和醫院保持密切的聯繫。無論是前往醫院和患者面談，以建立彼此的關係性，或者是參加在醫院內舉行的患者離院相關報告聚會，都能夠在患者離院後的護理上給予助益。

　　為了提供符合每一位患者需求的援助，對於剛離院的患者，護理師應該在患者來門診接受診察時多找機會交談，盡可能地掌握患者離院後的生活狀況或服藥狀況。

Ⓑ含其他專業人員、社區相關單位合作時的護理

　　在精神科中，醫師除了會和護理人員組成醫療團隊外，也會和臨床心理師、職能治療師、精神科社工、社區

的衛生所，以致於鄉鎮市公所的相關職員(公共衛生護理
人員、精神科社工)、福利事務所職員(譯註：管理承辦公
共團體的福利相關事務)等各式各樣職種的專業人員組成
醫療團隊，以便援助患者。

　　創建一個能夠援助患者的社區支援網路，也是門診護
理師重要的職責之一。護理師和院內、社區的其他專業人
員或相關單位合作時，應該要積極地做好一名協調者的角
色。　　II-5章4節

❹介入緊急狀況時的護理

　　患者在生活中總是抱著各種社會面、身體面、心理面的壓
力。患者可能會憑自己的判斷停止服藥(**服藥中斷**)，或者是
因為壓力過大而無法靠自己的力量來處理，進而導致症狀發
生惡化(**復發**)。盡早發現患者服藥中斷或復發的狀況，並且
透過早期護理介入，避免最遭的狀況(住院) 發生，也是門診
護理師的職責之一。

　　身為一名門診護理師，有必要掌握患者在待診室的行為、
坐的位置、表情等情報。門診護理師如果能夠留意到患者和
平時狀況不同的惡化徵候(例如服裝突然變得很誇張、無法
按照順序候診、電話諮詢的次數增加、以墨鏡或帽子遮住臉
部、全身不整潔等)，就能夠達到早期發現、早期護理介入
的目的。如同先前的章節中所說明過的，門診護理師在患者
的身體上、情緒上的觀察，對於症狀惡化等緊急狀況的介入
非常重要。　　危機介入：I-5章第2節

❺作為患者尋求諮詢的對象

　　患者和家屬時常在治療和服藥上抱持著問題，日常生活上
也會有各種困惑或煩惱。接受各種問題的諮詢，並且協助患
者和家屬自己面對問題，也是門診護理師重要的職責。為了
成為一名優秀的諮詢對象，護理師平時除了要掌握每一位患
者的背景、症狀，以及患者在日常生活狀態上的變化，也必
須建立起容易讓患者和家屬進行洽談的人際關係。隨著問題
的不同，如果遇到只單靠護理師無法解決的狀況時，也必須
要和其他的醫療人員，或者是和社區的公共衛生護理人員等
專業人員合作。

❻協助患者家屬

精神疾病患者的家屬，也和患者一樣心中背負著一般人難以想像的痛苦。護理師應該試圖去了解患者家屬心中的痛苦和糾葛，並且接納這些感情。

　　患者家屬的心理照護時常被人遺忘，但是如果從長久的角度來看，援助患者療養生活的卻是家屬，而且患者的症狀變化也會影響到家屬的精神狀態，家屬的心理狀態也會反過來影響患者的療養。患者和家屬兩者是密不可分的存在，門診護理師除了提供個人的照護之外，也應該運用精神障礙者家屬協會 p.403或患者家屬教室來提供支援。

　　護理師也必須提供患者各種援助活動，使患者能夠實現在社區中過著「充滿自我的生活」的目的，護理師也必須判斷「在什麼樣的時期，以什麼樣的方法，活用何種社會資源」才能夠使患者在社區中的生活過的順利。為了達到上述的目的，護理師必須了解每一位患者的疾病等級、生活狀況、環境的變化，再對這些因素進行正確的評估，並且加強和社區之間的合作關係。

(太田知子)

2 團體工作

1 團體的基礎理論

A. 什麼是治療團體

　　治療團體的概念，最初是想要將治療的想法引入到人際關係而產生的。護理師常會在無意識下思考和評定「要讓哪一位患者住進多人房，才能夠緩和該病房人際關係上的緊張」。如果是遇到雙人房的場合，護理師會在更仔細的評定和判斷下，決定該病房的患者組合。換句話說無論是否刻意安排，護理師總是會介入到患者的團體中，並且時時刻刻顧慮到**病友團體中的互動**(dynamism)。

　　SST和自我服藥管理的療程，都是以**團體為對象**。護理人員除了要接觸和了解上述這類(SST和自我服藥管理的團隊)組織性的團體外，也必須介入、接觸、傾聽、勉勵**非組織性的團體**(也就是人群，例如團體散步、醫院內外的復健團體、集體購物、在大廳活動的患者所組成的團體等等)，有時也必須親身示範給患者看，才能和患者維持聯繫。

B. 團體治療的起源

　　西元1905年，波斯頓有一位名叫普瑞特(Pratt)的內科醫師，他集合了住院中的結合病患者，以每週1～2次，每個團體20～30人的方式，舉行健康相關知識的授課和會談。這就是最早的團體治療。在普瑞特醫師的團體治療中，除了傳授單純的疾病相關知識外，也讓患者彼此討論了各種問題，例如在遇到慢性疾病時，該以什麼樣的態度來面對，又該如何在不喪失希望的情況下自己正視自己的問題，在當時的參加者之間引起了熱烈的回響和討論，產生了非常顯著的心理效果。在當時的團體治療中，護理人員成功地扮演了一名友善的建議人，並且實踐了「聯合治療」(combined treatment，該如何面對個人和團體的心理，又該如何使個人和團體結合)。

N o t e 📖

環境對患者的影響

　　「道德治療」是基於重視環境影響力的皮內爾(Pinel：1789～1799)的理論而產生的療法，在西元1820～1860年間的美國相當受到注目。道德治療的重點在於「醫療人員相信精神病患者是可以治療的」的概念，並且認為這個概念對疾病的治療有幫助。西元1962年，在卡明(Cumming)的提倡下環境治療(milieu therapy)開始受到矚目。環境治療是以改變患者的性格為目的，並且藉由科學式的環境操作，在個人理論(艾瑞克森的自我理論)和社會理論(一般行為理論)中立足的一種治療方法。到了西元1980年代，哈利 斯塔克 沙利文(Harry Stack Sullivan)則提倡了「善意的環境(Sympathetic environment)」的理論。在「善意的環境」中定出了自我成長和環境的關聯性，並且說明了準備特定環境的重要性。

四種治療過程

①民主化(democratization)

勸導患者參與醫療大樓內所有成員的權力行使和決定，此舉可以達到分散權威的目的。醫療人員應扮演角色典範(role model)，使患者彼此之間能夠維持援助的關係，並且提昇患者(參加者)的自尊心。

②寬容(permissiveness)

了解溝通在情感表達上的重要性，並且了解到在面對患者的「衝動(診療室外的行動化)」時理解比懲罰更為重要。在這段治療過程中，醫療人員應勸導患者表達出平時壓抑的想法，並且協助患者了解這些想法全是源自於患者自己。

③自治主義(communalism)

勸導患者在日常生活中多和其他人相識，並且儲備能夠忍受現實生活的力量。改善患者的社交技術和增加患者的人際交往是這個階段的治療目的。

④現實的衝突
(reality confrontation)

這個階段的治療目的，在於透過身處在相同環境內的人，讓患者自己某些需要注意的行為可以受到比較和對質，並且調整自己的自我防衛機制，增加現實生活中和人接觸的機會。

佛洛伊德(Freud, S.)將注意力放在團體和個人的成長性上，並且在西元1922年發表了「團體心理學和自我的分析」。

西元1930年紐約，被人稱之為團體動力心理治療之父的斯拉夫松(Slavson, S.R.)，以一群由於對環境的不適應，因而導致神經官能症或問題行為的兒童為對象，在兒童輔導門診中開始使用名為活動團體(play group)的團體療法，並且將當時各種實驗性的嘗試彙整後，在西元1943年出版了 An introduction to Group Therapy一書。

在大約西元1950年前後，莫雷諾(Moreno, J L)則在奧地利使用了以賣春婦回歸社會為主題的心理劇。當時使用的心理劇，被認為是**現代心理劇**(psychodrama)最早的起源。

在這段時期之後，精神分析學家開始著手使用團體治療，不過在初期時，雖然稱為團體治療，卻依然是以個人為中心。當時的團體治療的形式，大多是在每次的治療中，對特定的個人進行精神分析，團體中的其他成員則陪同聽取精神分析的內容。往後隨著人們對團體動力學的理解，發現到集團心理並非只是個人的及合體，應該將團體本身視為一個有機單位來看待。

C. 「環境」的特殊利用法

西元1946年，麥斯威爾瓊斯(Maxwell Jones)提出了「治療共同體」(The Therapeutic Community)的概念。在治療共同體的概念中，認為環境是主要的治療道具，可以引起患者的行為或性格發生變化，麥斯威爾瓊斯也以反社會型障礙(sociopathic disorders)的患者為對象進行說明。在這之後(西元1960年)，拉帕波特(Rapaport, N .)分析了治療共同體的主要組成因素，並且將其整理成下列幾點：

①醫療大樓內所有的活動、所有的關係都屬於治療的一環。

②在所有的患者適應醫療大樓內社會系統的過程中，也包含了重組患者在醫療大樓外過著普通生活上所必須的性格，因此如果從結果來看，這些都是將回歸社會作為目的的活動。

③所有的患者必須接受相同的治療。在統一的治療中，將會發生民主化、寬容、自治主義、現實的衝突這四種治療過程。

從上述三點可以知道，治療共同體的目的在於減少社會分工造成的階級結構，讓所有患者在平等的立場上，設定治療計畫和治療目標，以及決定每一天的生活方式。比起藥物治療和個人心理治療，治療共同體的概念較常使用在團體治療中。不過上述的這些概念，在現代來看都是受到質疑的。也就是說，溝通(community)的概念本身就存在問題。現代的醫院並非一種社會，也不是一個共同體。

除了上述的質疑外，治療共同體的概念也會帶給護理工作人員相當大的負擔，時常會導致護理人員和患者之間產生緊張的關係。對質(confrontation)一詞正如其名，是自我障礙較輕的患者利用、榨取重症的患者的一種行為，同時也是在威脅重症患者的自我。

時至今日，在精神科推行的「走出醫療設施」行動下，人們對治療共同體的概念已不再那麼關心。現在的目標，是希望能透過多種專業人員組成的醫療團隊，營造出讓患者的行為能夠受到理解，並且採取非限制性的治療方法，使患者能夠參與自己的治療和照護氣氛。雖然關心程度已經下降，不過治療共同體的一部分想法，仍舊運用在青春期醫療大樓、神經官能症或人格障礙住院患者數較多的醫療大樓，以及專門針對慢性期統合失調症，或者是中途之家上。

D. 團體治療

所謂的團體治療，是將團體作為治療工具，以某特定理論作為根據的一種**系統性、計劃性、問題式思考的援助方法**。實際在進行治療時，如何營運整個團體，維持團體的治療結構，並且提昇治療效果，以及實施團體治療時的具體方法，都是團體治療上相當重要的部份。

在下述的章節中，將針對團體治療的理論綱要和實踐綱要進行介紹。

❶團體治療的理論綱要

根據治療時使用的理論種類，團體治療的理論綱要可以概分為三大類：①精神分析理論：重視團體內的移情作用，②人際關係理論：將注意力放在參加者和團體之間的交互作用，③行為治療理論：讓患者學習更能夠適應社會的行為。

中途之家

所謂的中途之家(halfway house)，是指住院患者在回歸社區生活前，為了進行生活上的訓練所暫時居住的過渡型居所。

團體的形態

①封閉式團體
(close group)

對於每一個治療團體都事先設定好治療時間(時期)，再開始治療的方法。在封閉式團體中，即使治療期間內有成員的症狀獲得改善，或者是症狀消失，該名成員也必須繼續出席。透過這麼方法，可以提高整個團體的凝聚力。不過實際上也會遇到團體成員轉調等等的情況發生，想要長期維持相同的團體成員並不是一件簡單的事。

②開放式團體
(open group)

沒有設定特定的治療時間(時期)，症狀獲得改善的成員可以馬上結束治療，再依序遞補缺額的方法。

團體治療的治療因素

亞隆(Yalom)針對團體治療，列舉出了11種治療因素。

①患者的病情能夠改善的希望

團體的領袖必須讓其他成員了解到團體治療是有效果的。透過和其他成員的接觸，以及目睹其他成員的成長過程，患者將會對自己的成長性和變化性抱持希望。

②普遍性(能夠將和他人一起分擔問題)

讓患者了解到自己並非特例，遭遇到問題的並不是只有自己。在團體中，患者會發現到其他成員也抱持著相同的感情或問題，因而了解到無論是誰(普遍性)都會遭遇到問題。

③交換情報

透過團體，患者可以和其他成員討論、分享各種社交技能和能力，並且在團體中和其他成員共享獲得的情報。透過成員間彼此的討論，患者也能夠了解到其他人是如何面對現實中的問題。

④關心他人

透過協助他人，可以提昇患者的自尊心和自我評價。不過當上述的①～④項過於顯著或突出時，反而會對精神動力性團體治療造成阻礙。

⑤家族關係的重建(在精神動力理論上是很重要的一項因素)

對整個團體而言，團體領袖是雙親，團體成員則是孩子或同胞，並且在團體內產生情感轉移性的關係。

瑪蘿(Marram, G.)又將團體治療的種類和理論背景，以簡要的方式整理成下表 表1。每一種團體會根據其需要，使用各種模式化的團體治療(例如支持性團體治療、精神分析式團體治療)。各種團體治療法中，和護理師關係較密切的例如：以日常生活為中心的**教育性團體治療**、**問題解決式團體治療**，以及將目的放在緩和情緒性壓力的**小型團體治療**。

❷團體治療的實踐綱要

Ⓐ參加人數

小團體的場合，如果能將團體人數控制在8～10人之間，被認為較能夠提昇治療效果。如果是座談會這種以醫療大樓為單位，或者是類似日托這類比較大型的團體工作時，參加者的數量最少應該在17～18人，最多也應該維持在40人左右。即使是小團體，最好也能夠有1名以上的醫療人員負責團體的管理，並且希望醫療人員能和接受團體中的成員一起經營團體的營運。

Ⓑ場所和時間

團體治療應在固定的場所舉行。團體治療並不需要使用特殊的房間，但是最好有足夠的空間，以便讓參加者在治療時感到輕鬆，當然也最好能使用固定的場所。

團體治療的開始(開課)時間、結束時間和治療的(上課)次數必須在事前決定，並且請參加者遵守遵守這些時間規定。

Ⓒ團體組成

負責人在組成團體時，必須顧慮到治療型態和治療目的，因此選擇適當的對象參加團體非常重要。團體的參加者一般分為同性質(團體成員有著某一項共通的問題，

▼表1 團體治療的種類和理論背景

團體治療的種類	目標	理論背景	特徵
和再教育團體治療	強化患者的溝通和互動能力	行為理論 學習理論	讓患者學習社會性的行為和技術
問題解決式團體治療	解決患者面對的問題	學習理論	重點放在解決患者諮詢的問題，以及解決日常生活上遇到的困難。
不重建人格的團體治療	緩和情緒性的壓力	人際關係理論 精神動力理論	患者和團體的互動焦點屬於意識、前意識的領域。
試圖重建人格的團體治療	洞察患者的人格和心理防衛機制，並給予修正	精神分析理論	患者和團體的互動焦點屬於潛意識的領域

也就是均一團體)和異質性(由有著各式各樣問題的成員組合而成的團體，也就是異質團體)兩類，疾病、問題、性別、年齡、職業等都是選擇團體成員時的要素。

Ⓓ團體的運作

實際在運作團體時，會因為團體治療的理論立場(背景)而有所差異，不過基本上每一種團體都重視團體內的互動，強調團體內發生的各種現象，並且以言語性和非言語性的方式進行介入。團體的運作流程可以分為4步驟，分別為：①熱身(warmming up)，②共同作業③回饋(feedback)，④回顧(review)

❸團體治療法的治療意義

每一種團體治療隨著其理論背景不同，治療意義會有一些差別，不過主要的治療意義都是以改善患者的人際關係為目的，希望患者能夠在作為社會縮影的團體中，**體驗到近似現實生活的場面**。也就是說，患者可以透過團體，學習到如何預防精神上的壓力，或者是學習如何處理壓力。在團體中，患者可以體驗到自我的表現對他人產生的反應，對於和自己一樣抱持著不安、糾葛的其他患者，患者可以和他們一起分享自己的想法和感受。在過程中，患者會發覺到自己在自我表現上的壓抑，進而得到自我反省、改過的機會。

患者在團體中所有的表達，都會被其他成員接受，並且和成員一起共享、討論自己的表達方式。除了自己的否定性情感會被團體成員所接納之外，患者還能夠從團體中得知其他人也有著各式各樣的想法和感情，對於協助患者自己修正**脫軌的情感反應**有很大的幫助。除此之外，患者也能夠透過團體的活動，體驗到人與人之間交流的樂趣，並且感受到自己是團體的一部分。

歐文‧亞隆(Irvin D. Yalom)針對團體治療列舉出了11項治療因素。醫療人員如果想提昇團體治療的效果，每次結束團體治療後務必要反省和進行客觀的評價，並且對團體治療的方法進行檢討。

❹團體治療(治療性團體)的六項觀點

斯拉夫松(Slavson, S. R.)針對精神動力性團體治療中的團體和一般團體之間的差異，提出了六項觀點。

⑥學習適應社會的各種技術

例如一名原本有著女性問題的男性患者，可以藉由學習如何和女性團體領袖溝通，進而和他人發展出更融洽的人際關係，提昇自己的人際關係技術。

⑦模仿行為

所謂的模仿行為，是指潛意識下的認同。換句話說，患者會在無意之間模仿團體領袖的動作，或者是模仿團體領袖受到團體成員肯定的一面，進而從中學習新的行為或自我態度。

⑧學習人際關係

患者可以透過和其他團體成員的人際關係發展，或者是透過觀察他人來學習人際關係。

⑨凝聚性(群聚性)

患者在團體中學習到的各種能力和態度，例如普遍性、各項社交技能、如何關心他人等等，將會使患者產生對團體(group)的歸屬感，並且藉由這些體驗產生凝聚性。

⑩情感宣洩

患者可以學習透過言語表達自己的感情，並且藉由從其他團體成員上獲得「自己的表達方式能夠被接受」的體驗而獲得安心感。

⑪現實因素

不以否定的態度面對現實，並且了解自己在現實、實際上的能力限制，進而接受現實。

①情感轉移

　團體成員可能會對領袖抱持著正面的感情，或者向領袖表現出負面的感情。團體領袖也可能會對成員表現出自己的感情。

②情感宣洩

　透過表達自己的情緒，在團體中體驗各種感情。

③洞察力

　患者能夠了解到自己的心理狀態，也會發覺人際關係上的各種習慣。

④現實感受力

　隨著團體治療的進展，患者的現實感受力會持續增強成長，但也可能會出現感受異常的現象。

⑤高尚化

　高尚化是一種為了適應生活所產生的防衛機制，如果醫療人員在團體中觀察到高尚化的現象，可以判斷這個團體目前進展的很順利。

⑥協力、共同作(synergy)的靜止化

　在治療性團體中，協力內容和型態無時無刻在變化，患者會對此感到不安。

⑦匿名性

　避免說一些不必要的話，或者是避免將談話內容洩漏到團體外。匿名性對團體而言非常重要。

⑧團體應有的規範

　在團體面對課題時，或者是在團體進展的過程中，將會產生團體的自我、超我規範。

⑨守密義務

　封閉式系統的維持與否，將會影響到整個團體的守密。由於門診屬於開放式的系統，守密義務更是特別重要。

Ⓐ 一般的團體和團體治療的團體之間的差異

①團體的規模

　一般的團體即使人數多達100多人也不會造成問題，但是相較之下，團體治療的團體人數是以5～8名最為理想。也就是說，團體治療的團體有規模上的限制。

②領袖

　一般的團體中的領袖，可以向團體中的成員下達類似「應該做這件事、應該做那件事」般的命令。

　相較之下，團體治療(治療性團體)的領袖並不會說出這類命令性的發言。團體治療領袖的發言大多是類似「要談什麼？」、「要選什麼話題？」，可以說是處在非常被動的立場上。

③目標

　一般的團體都具有共通的目標、目的，治療性的團體則以個人為重心，一般不具有共通的目標。

④協力、協同作用(synergy)

　一般的團體會朝著共通的目標前進，因此整個團體充滿能量和活力。相較之下，團體治療的團體則缺少協力或協同作用。一個具有明確共通性，團體成員的發言和思考都一致的團體，無法達到團體治療的目的。

⑤互動(交互作用)

　在一般的團體中，團體成員常會在意彼此的感受，為了避免傷害到對方而無法自由地進行批判。相較之下，團體治療的團體則是以批判和反省性的行為為中心在活動。

⑥團體內的行為和人格特質

　和一般的團體不同，團體治療的團體將目標放在人格特質的變化和行為上的變化。為了達到變化的目的，批判性的人際關係對團體治療非常重要。

❺ 團體領袖的作用和職責

　團體領袖如何發揮團體所具有的治療因素，對於團體治療是否能產生治療效果有很大的影響。

　在各種可能會影響團體治療成果的因素中，影響力最大的

是團體的領袖，而非患者的選擇。一名團體領袖，必須讓團體中的成員在離開團體後，也一樣能夠順利地和人溝通。不過團體領袖也必須注意到，不可以讓治療性團體中的人際關係，取代了外界的人際關係，也就是真正的人際關係。團體領袖應無時無刻提醒自己，團體治療的最終目標，是使團員能夠在領袖和其他成員之外的人際關係下，也能過著充實的社交生活。

❻歐文・亞隆的「團體發展階段」

在團體治療中，團體的發展階段並非一般「由第一階段發展到第三階段」這般循序漸進的發展方式，而是以循環的方式不停地發生變化。如果團體治療發展順利時，可能會觀察到團體長時間維持在第二階段或第三階段。若遇到發展特別順利的團體時，甚至可以觀察到團體以第三階段為中心的顯著變化過程。

Ⓐ第一階段

在第一階段時，幾乎全部的人都具有**仰賴著團體領袖**的傾向，並且可以觀察到團員期待、等待領袖能夠為自己做些什麼，也就是所謂的依賴性。在第一階段中，團體成員正在摸索自己在團體中所扮演的角色，以及自己應該採取的行為，並且針對自己的行為或該扮演的角色，向其他團體成員尋求建議。在這個階段，團體成員為了尋求彼此的共通點，會不斷地交談和詢問問題。此時的發言大多屬於親切言論。

Ⓑ第二階段

可以觀察到**支配、反抗、糾葛**的現象。在第二階段，將會產生「誰才是真正的領袖」，或者「接下來誰能夠來當我們的領袖」等等的疑問。在這個階段，團體成員已經能夠自由地發表批判性的言論。團員在第二階段逐漸能夠表現出自己的憤怒，領袖則成為團員憤怒的對象。團員在產生「領袖也不是無所不能的」想法的同時，也會產生「從領袖的眼中看來誰才是關係最要好的團員」等的競爭心。團體內的憤怒等負面情感將會指向頂罪者(代罪羔羊)，也就是產生「置換」的現象。

Note

領袖的職責

① 團體初期(剛開始運作團體時的準備階段)

・徹底的檢討團體是為何而生，目標又是什麼，並且決定目標。如果團體的目標曖昧不明，團體領袖在運作團體時也會因此而感到不知所措，甚至導致團員的缺席或團體本身的毀滅。

・決定誰來擔任團體的領袖。如果團體的負責人有兩名時，應該採取共同責任制的方式？還是採取「領隊、副領隊」的方式？這些都必須事先進行決定。

・決定大致上的時間和場所，選擇和確定團體成員。團體成員的組成對團體治療的成果影響盛大，務必針對年齡、性別、症狀的程度、住院時期、言語表達能力、治療目標等篩選標準進行嚴密的審查。

② 凝聚、修正團體

如果出現了任何可能妨礙團體凝聚的現象時(例如團員的連續遲到、缺席，或者是找人當頂罪者等等)，領袖必須仔細的觀察，並且採取適當的處理措施。

③ 營造治療性的氣氛

整個團體的氣氛和規矩往往在初期就會決定，一旦定型後就很難進行改變。為了上述的困難，領袖應以專業人員的身分，努力地引導團體的規矩和氣氛到適當的方向上。強調「此時此地(現在)」正在進行療程

④ 避免團體將焦點放在過去

發生的事情或者是發生在團體外的事件，並且使團體成員將注意力集中到「此時此地(現在)」正在進行的療程。此舉對團體這個小型社會團體的發展，以及情緒宣洩、社交技能的學習、有治療意義的坦承、回饋，都能夠發揮幫助。

ⓒ叢發性頭痛

　到了第三階段，團體成員彼此之間會產生彼此包容、接納的氣氛，忍耐力逐漸增強，言論也不再充滿批判性。團員對領袖或其他成員的信賴感在這個階段也會增強，團員彼此之間開始產生親近感，團員對自己的事也說的比平常多。從團體整體的角度來看，團員對彼此的問題也產生了互相討論、互助合作的氣氛(也就是所謂的凝聚性)。除此之外，團體領袖和團員間也會形成「**治療同盟**」，進而成為一種可以檢討現實問題的關係。

❼比昂的基本假設團體(診療室內的行動化)

　所謂的基本假設，是指整個團體受到特定的幻想或衝動所影響，並且將幻覺或衝動看的比任何事物都重要，進而受到幻覺或衝動煽動的狀態。基本假設可以分為**依賴性**、**鬥爭和逃避**、**配對**三種類型。這三種現象都是團體在面對不安時，不直接處理引起不安的問題，反而選擇將注意力從不安上轉移的一種非建設性的行為。

　當團體出現基本假設性的行為時，這種現象被稱為「**診療室內的行動化(acting in)**」。如果團體領袖不採取向團員解釋，或者是以正視問題的方式來解決「診療室內的行動化」，整個團體將停滯不前。團體領袖必須注意隱藏在這些現象背後的各種行為，視情況必要，團體領袖應該發表一些能夠讓團體正視不安的言論，或者是以客觀的角度說明實際發生的現象，以便獲得團體成員的協助和支持。實際在運作團體時，這三種基本假設都要設法控制在最低限度下。

ⓐ依賴性

　在團體結構尚不明確時，不熟悉彼此的團體成員如果聚集在一起時，可能會產生類似「應該信任團體或其他團員到什麼程度？」等各式各樣的不安。面對這些不安時，一般狀況下雖然會思考「自己應該以什麼樣的方式對應，又應該如何減輕這些不安」，但此時的團員卻會認為與其自己行動，還不如仰賴團體領袖，期待領袖強而有力的指導。

　然而只要團體成員持續依賴團體領袖，團員就無法透過團體成長。為了避免發生這樣的現象，在這一類體驗型的團體中，所有會提高團員對依賴性的滿足感的行為，都是團體領袖必須極力避免的。

Ⓑ鬥爭和逃避

因為團體領袖不隨便滿足團體成員的依賴面需求，成員間會開始出現類似「既然領袖什麼都不肯替我們做，那我們就自己重新擁立一個領袖，讓新領袖和現在的領袖對抗、鬥爭」的舉動。除此之外，團員也會表現出類似「既然領袖都不領導我們，那對這個團體而言就是沒有必要的存在」、「不想讓他當我們的領袖」。團員甚至會將原本指向領袖的憤怒映射到團體上，進而做出類似「一直待在這種無能領袖的團體內太危險了」的解釋，使得團員不想繼續參加團體。

在這段時期，團體領袖應該仔細的觀察團體內發生的狀況，如果判斷團體內產生了欲求不滿或不安的情緒時，領袖則必須細心的觀察團體的不安或欲求不滿的程度，並且注意團員對這些不滿或不安的反應。

Ⓒ配對(pairing)

如果團員們的需求無法獲得滿足時，團員可能會以兩人一組的方式私下進行交談，並且一起擺出攻擊性或抗拒性的態度，或者是出現擁立其他領袖、自己站出來當領袖的舉動。對於新的領袖，團員會要求他滿足自己的依賴心，或者是滿足其他情緒上的需求。當團體處於這種狀態時，每一位團員實際上所經驗過的各種問題(例如不安)，就會被忽視、省略。

2 和護理人員相關的團體工作

A. 護理人員和團體的聯繫方式

護理人員和團體(group)的聯繫方式可以分為兩大類，第一類是結構化團體的指導，第二類則是和非結構化團體(患者的數量不固定，指導的護理人員也會隨著情況變動的團體)的指導。

在一般情況下，護理人員可能會參與或相關的關係例如：六人房中人與人之間的關係、大廳中的患者群、餐廳中的患者群、陪伴患者團散步、參加團體遊戲。在這些關係和活動中，都存在著人與人之間的相互關係和交互作用，也就是存在著集團動力。護理人員藉由和患者一起體驗相同的時

間、場合，可以實踐沙利文所提倡的「**在參與的同時進行觀察**」。護理人員在觀察這些狀況的同時，偶爾也可以介入該團體，或者是介入團體內的某一名患者，進而提供團體或患者協助。護理人員在上述這種聯繫方式下和患者發生的交互作用，會使護理人員和患者之間形成人際關係，進而成為患者在人際交往上的**角色典範**(role model)。

　　和其他專業人員相比，護理人員時常會和上述這一類非公式性、非結構化的團體(集團)接觸，因此被認為在立場上更具治療意義。

<h2>B. 護理人員能夠實踐的結構化團體
(團體治療法)</h2>

Ⓐ病房團體(病房聚會)

　　護理師在處理完交接事項後，會到病房中向患者傳達一天的行程，公布今天的執勤人員，聽取患者的各種狀態，並且將新聞的頭條作為話題釋出到病房中。

Ⓑ早晨團體(晨會)

　　與病房團體(病房聚會)不同的，早晨團體的患者會自發性地前往大廳等各種場所。護理師透過早晨團體可以得知患者的活動性和相處方式，也能從團體中找到患者對哪些事物抱持關心的線索。值早班的護理人員應盡可能地參與早晨團體，並且將當天護理師的工作和負責事項、行程作為情報，確認患者對醫療大樓活動等各種活動的參加意願。從另一個角度來看，早晨團體(晨會)其實就是在進行一天的行程導覽。

Ⓒ討論日常生活的團體

　　讓大量的患者都能夠參加，是「討論日常生活的團體」的團體目的。如果護理人員已經在實施病房團體或早晨團體時，這種類型的團體(互相討論日常生活的團體)一星期實施一次應該就十分足夠了。實行的時間約為30分鐘到45分鐘之間。護理人員一旦要實行團體治療，就必須確實地設定、掌控時間，此舉可以協助患者獲得對象恆定性。團體討論時的話題可以是日常生活上的大小事、希望患者遵守的院內規則或約定、醫療大樓的各項活動內容、患者在生活上的需求等等各種話題。護理人員想要運作「互相討論日常生活的團體」，就必須將「哪些事辦得到，哪些

病房團體、早晨團體的意義

　　患者想要過著正常的日常生活，每天必須做的事非常多。護理人員自己除了直接照護患者的工作外，也有許多醫療大樓管理和維持上相關的工作必須進行。在這種狀況下，護理人員會先判斷哪些是優先度較高的工作，接著才是去實行。以公開性的言論向患者說明護理人員的這些態度(判斷工作的先後順序，然而實行的態度)，可以提昇患者在檢討現實狀況上的能力，同時也能夠讓患者了解到工作者給人的印象。

事辦不到；哪些事可以做，哪些事不可以做」這一類的訊息確實地傳達給患者。

⑩ 了解彼此心理和行為上關連性的團體

心理和行為兩者之間是具有關連性的。討論兩者之間的關連性，就是這個團體的目的。團體的討論主題包含了：醫療大樓內的人際關係；患者自己認為有問題或者是堅持的事；他人對患者的期許，或者是患者對他人的期許；他人的想法以及人際關係相關的話題。在過程中護理人員會指導患者，讓患者了解這些話題的內容，或者是提起患者對這些訊息的關心。如果是在急性期的醫療大樓實施這種團體治療，每週一次、一次45分鐘的治療頻率應該是較適當的。如果治療頻率太過密集或時間太長，患者會坐不住。透過這種團體，護理人員、患者雙方都可以了解到患者的心理和行為是如何產生關連性的。

團體並非個體的集合，團體本身就是以單一主體的形式在運作。基於這一點，護理人員必須了解**團體的精神動力**，以及團體活動過程中所產生的治療因子，並且致力於提供和維持一個可以讓患者感到安心、安全感的治療環境。

想要和患者維持安定的關係，或者是讓患者找回和他人之間的邊際、一定的距離感，醫療大樓的結構化、組織化就是不可或缺的要素。醫療大樓的結構化、組織化除了可以協助患者找回現實生活感外，也能夠整合醫療大樓內部的狀況。透過在規定的時間和規定的場所集合，以及參加活動和遵守一定的規則，不但可以刺激患者找回已經喪失的行為，也和**對象恆定性**的獲得，以及**全體對象關係的獲得**有關。

討論日常生活的團體

醫療大樓中的日常生活對患者有著非常重要的意義。在這方面可以舉的例子非常多，例如用餐時椅子的位置、用餐時的禮節、使用電話時的禮節、在大廳活動時應遵守的規則、在自己房間的生活方式、廁所的使用方法等等，都屬於這個範疇。

在本團體中，患者會討論想要順利的過著日常生活，需要遵守哪些規矩，哪些行為會讓他人感到不愉快，又有哪些禮節應該要知道。除此之外，「討論日常生活的團體」也是聽取患者想要參加醫療大樓、醫院活動等積極性意見的一個場所。

了解彼此心理和行為上關連性的團體

以「所有的行為都有其意義」為前提的團體。在本團體中，會希望患者如本書中曾描述過的一般，將人際關係、患者和家屬的關係、患者回歸社會等各種話題拿出來討論。討論中不管是誰的意見正確，還是誰辯論失敗都無所謂，因為一個沒有結論的討論，正是對本團體而言最理想的過程。

C. 護理人員可以舉行的團體活動

　　上述四種團體是患者在剛住院時就可以參加的團體。隨著症狀移行到恢復期，醫療人員將會勸導患者參加各種活動。

　　護理人員可以舉行的團體活動中，除了一些護理人員可以獨自舉行的活動外，也有可以和職能治療科的醫療人員一起合作舉行的活動。大多數的患者在脫離急性期的混亂狀態後，大致上處在精神安定的狀態下，因此即使仍有些微的精神病理現象，也能夠在護理人員的陪伴下散步(或者是團體散步)，以及參加屋外的復健活動，擴大了以往受到高度限制的行動範圍。患者在參加這些團體活動的同時，醫療人員也可以實施家屬面會，讓醫療人員替患者和家屬進行各種調適，或者是讓患者在家屬的陪伴下散步、外出、外宿。

　　關於上述這些協助患者恢復的團體(聚會)，各位可以參考資料1。

3 社交技巧訓練
(SST＝Social Skill training)

A. 什麼是SST？

　　社交技巧訓練(SST)是從西元1990年代的「人際效能訓練」中所發展而成，屬於行為治療的一種，目的在於提昇患者的情緒表現能力和各種社交機能。在社交技巧訓練(SST)中，根據人際關係容易受到具體的行為、表現影響的概念，指導患者學習各種容易受社會所接納的行為，協助患者開拓社交生活的空間。換句話說，社交技巧訓練(SST)注重的並非內在的人格結構，其重點是放在內在和外在的銜接點，也就是聚焦在一般自我照護要素上　P.564圖1，是一種重視現實面的援助方法。

【SST的方法】

　　以6～10名患者和2名團隊領袖組成的團體為中心所構成。一般的情況下，其中一名領袖由護理人員負責擔任，另一名領袖則由精神科社工、職能治療師或臨床心理技術師等職種負責。

▼資料1　團隊工作(聚會、會議)的相關介紹

恢復期醫療大樓將會舉行下列各種聚會、會議，請各位積極參與。

聚會、會議的種類	星期	時間	場所	參加者	內容
晨會	每天	10：00	大廳	全員、護理師	點名，隨後介紹當天執勤人員的姓名和職責，並且傳達當天的預定和其他注意事項。每四周進行一次司儀團體的成員選拔。
職能治療娛樂會	星期一 1／週	13：30	餐廳	全員	第一週 第一部分：全體會議(決定活動內容) 第二部分：男女個別會議(男女分組討論) 第二週 活動
蒲公英會 (自我服藥管理)	星期三 1／週	11：05	職能治療室	蒲公英會的成員、護理師	針對準備離院的患者，指導其學習自我服藥管理為目的的團體。團體中會針對自我管理上可能發生的問題進行討論。
生活團體聚會	星期四 1／週	10：00	餐廳	全員、護理師	每個團體各自集合後進行一週檢討、團體活動討論、活動計畫提案。每兩週舉行一次團體領袖選拔。
生活聚會 (全體)		10：30	餐廳	全員、護理師	針對醫療大樓內的生活問題進行討論。
團體領袖會議	星期四 1／週		餐廳	生活團體領袖、護理師	報告生活團體的活動狀況;討論生活上的問題，團體間進行情報交換。
小蒲公英會 (自我服藥管理教育團體)	星期四 1／週	15：30	職能治療	團體成員、護理師	以學習藥物相關知識和自我服藥管理為目的的團體。小蒲公英會的學習結束之後，會銜接蒲公英會的課程。
司儀團體會議	星期五 1／週	13：00 13：10	護理室	司儀、團體成員、科長或副科長	決定治療會議的司儀，並且針對會議的議題、方向進行討論。
治療會議	星期五 1／週	13：15 14：00	餐廳	全員、護理師、職能治療相關工作人員	針對醫療大樓內的人際關係、患者和家屬的關係、煩惱等心理問題進行討論。
身心均衡會 (well-balanced)	星期五 1／週	14：30	餐廳	全員、護理師	以「輕鬆、快樂的復健」為主題的活動。目的在於恢復和維持「身心」的均衡。
短期外出會議	1／2週	12：30	餐廳	獲准短期外出者	將散步中遇到的困擾提出來一起討論的場合
個人散步會議	1／2週	16：30	餐廳	獲准個人散步者	

＊若因為身體不適難以參與時，請和護理師商量調整時間，避免無故缺席。各項行程時間皆可進行調整。
＊團體領袖會議、短期外出會議、個人散步會議的時間、星期若有變動，會再另行通知。

(上表參考自長谷川醫院護理部)

(野嶋佐由美編，粕田孝行：精神護理學，日本護理協會出版會，p.207～218，2002)

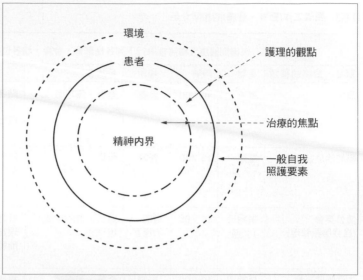

▲圖1　一般自我照護要素

(萱間真美：護理人員和團體治療，團體心理治療指導，團體心理治療叢書，p.560　567，星和書店出版，1994)

護理人員想要實行社交技巧訓練(SST)，必須先具備治療性團體的效果和過程等相關基礎知識。之所以需要這些基礎知識，是因為社交技巧訓練(SST)是以團體為中心在運作。社交技巧訓練(SST)可以讓團體成員將彼此的行為作為典範、範例來運用，並且使回饋在成員之間不斷交流。

B. 社交技巧訓練(SST)的流程

根據萊博曼(Liberman, R. P.)的說法，社交技巧訓練(SST)可以分為下述6種階段。

①找出每一位成員在溝通或感情表達上的問題
了解每一個人的問題狀況，也就是釐清問題的「內容、發生時間、發生地點、發生過程、和誰發生問題」。

②訂立訓練的目標
面對該成員的問題狀況，應該讓成員發展出何種新的行為才能改善。

③藉由角色扮演或複敘的方式表現出團體成員所面對的場面，進而模擬出問題狀況

在團體中將團體成員最近發生的事，或者是不久之後可能會面對的狀況，以角色扮演等方式讓成員實際去扮演該角色。

④為了改善團體成員的表現行為，應明確地指導成員，並且使用實技排演、模仿法、塑造(shaping)法、督促法等學習法

將組成行為的各種要素(例如如何才能和對方自然地目光相對；什麼樣的表情、姿勢、音量才適當等等)，逐一加進訓練中。在訓練過程中，成員如果表現順利，或者是有些微的進步時，領袖也必須給予鼓勵和稱讚。

⑤對於每一位成員行為上的改善，都應給予回應

與其注意失敗，領袖更應該將注意力放在成員小小的成功上，並且對於成員的成功給予正面評價。

⑥期望團體成員將團體中學習到的行為，實際運用在現實生活中，並且給予課題(作業)

舉例來說，成員如果在團體中，學習過如何向不善於面對的父親說「早安」後，可以讓成員在外宿時進行實際演練。等成員回到醫院報告其成果後，團體再給予回應。此舉可以強化成員的正面行為。

┃ C. 社交技巧訓練(SST)的實際範例

實際在進行社交技巧訓練(SST)時，必須根據該醫院的特性、醫療大樓內患者的精神、情緒狀態，或者是患者的自我照護層級進行調整。在下述的章節中，將以住院天數較多的慢性患者所在的醫療大樓為例，向各位具體地介紹社交技巧訓練(SST)的目的、架構、方法。

①社交技巧訓練(SST)的目的
・希望患者能夠在快樂地參加團體的同時，提昇日常生活中必要的基本生活技能。
・提昇患者的自我照護層級和生活品質(QOL)。
・協助院方在醫療大樓內建立治療性的氣氛。

②架構
- 醫療大樓內的開放性團體
- 醫療大樓的休息室
- 每四回為一期(cours)，第四回則舉行茶會，讓團員進行反省回顧，並且討論下一期的主題。
- 工作人員：領袖2名(護理人員和職能治療師)
  觀察員：醫療大樓早班護理師

③方法
- 根據SST的方法，以角色扮演為中心進行活動
- 在牆壁上公布畫有「SST的流程」、「各種生活機能入門」、「遇到困難時該如何處理」等流程圖的圖表(表2)。
- 以圓桌的方式(圍成一圈)進行活動。

▼表2　SST四項運作重點的公布範例

1)SST的流程
- 提出自己在日常生活中想要進行的挑戰、嘗試，決定練習目標。
- 以平時的作法進行挑戰和嘗試。
- 對於他人想嘗試、挑戰的事物中的優點，應給予鼓勵和誇獎。
- 為了作的更好，可以向領袖建議其他方案。
- 一邊接受領袖指導，一邊練習新的方法。
- 對於練習的成果給予鼓勵和誇獎。
- 決定作業內容。

2)SST的參加規則
- 無論什麼時候都可以來見學參觀。
- 不想參加時也可以中途退出。
- 請誇獎別人的優點。
- 協助他人，使練習更加順利。
- 如果有疑問，隨時都可以提出。
- 使用廁所前請打個招呼。
- 禁止使用電話和浴室。
- 請勿吸菸。

3)良好的溝通方式
1. 注視對方。
2. 使用手來協助表達。
3. 站出來說話。
4. 以清楚、響亮的聲音說話。
5. 溝通時保持開朗的表情。
6. 話題內容要適當。

4)遇到困難時的處理流程
1. 遇到麻煩了！該怎麼辦？
2. 先控制情緒，使自己冷靜下來。
3. 嘗試各種解決困難的方法。
4. 表現良好或問題處理成功時，以類似「做的很好！」的言語給予鼓勵。

・將每一個階段的主題、重點等相關訊息公布在白板上，此舉可以促進患者在視覺上的認知。

　　將SST如上述般結構化後，接下來要面對的課題就是如何維持、持續經營團體。除此之外，訓練的目的和內容也必須具備變通性，才能符合患者的需求進行變化。想要經營一個團體最需要的，是團體中護理人員在自我上的變通性，以及面對各種狀況時的耐受性。

　　　　　　　　　　　　　　　　　　(粕田孝行)

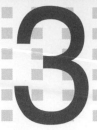

保障患者能夠參與社會

　　患者的離院，一般是代表著回到家庭，或者是重返學校、職場。然而在實際的情況中，並非讓患者接受治療後就可以離院，時常會遇到各種複雜的狀況，這種現象也不是只有精神科的醫療才會遇見。「社會性因素住院」就是其中一種例子。如同字面上的含意，社會性因素住院的患者即使自己想離院，或者是院方想要讓患者離院，也無法如願。這些現象已經在實際的醫療現場上引起了非常深刻的問題。

　　會出現上述這種問題，可能的背景因素從疾病、障礙的嚴重性等，純醫學性的問題，到現代的家庭從過去的大家族轉型成以核心家庭為中心，導致家族的機能下降，以及社區社會的崩壞等社會性的因素，都可能有深刻的關聯。在本章節中，將站在一名精神科醫療工作人員的立場分析問題的背景，並且從「保障」這個概念，思考如何實現讓精神障礙人士「參與社會」的目的。

A. 「回歸社會」和「參與社會」

　　對於醫療相關人員而言，時常會認為「離院」就意味著患者「回歸到社會中」。然而從患者的角度來看，「回歸社會」雖然代表自己回到了家庭、職場等「各種社會場所」中生活，但是如果在這些場所中缺乏各種人際關係，或者是自己沒有辦法扮演一名社會生活者應有的角色時，就無法感受到自己是生活在社會中，也就沒有達到患者希望「參與社會」的目標。

　　換句話說，**回歸社會**和**參與社會**兩者所代表的意思並不完全相同，患者的離院和回歸社會，充其量只能代表「讓患者參與社會的療程的一部分」。如果像上述這樣嚴密的定義「回歸社會」，醫療工作人員下一步所要了解的，就是患者過去是以什麼樣的方式在社會中生活，也要了解患者現在又該以什麼樣的方式在社會中生存。

　　想要達到這個目的，醫療工作人員就必須站在患者的立場進行觀察和思考，並且透過患者的生活史、家族關係、工作經歷、人際關係，適當地掌握患者的特性和長期面對的

問題。舉例來說，連患者的經濟狀況都無法掌握就想要達到「參與社會」的目的，時常會落得失敗的下場。

醫療人員時常會拘泥在「醫療」一詞上，因而沒有考慮到必須替患者準備在實際社會中生活所需要的條件，就直接讓患者離院，最後導致失敗的結果。上述醫療方的處理方式，對於患者和患者家屬而言，只能說是一種對患者的實際生活缺乏想像力的「片面性的處理方式」，無法達到讓患者參與社會的實際效果。

B. 患者困擾的問題是什麼？

從上述的說明中可以了解到，到頭來想要讓患者退院後能夠「參與社會」，就必須從傾聽患者和家屬的心聲開始著手，並且仔細的調查生活史、家族史、工作經歷等情報，醫療工作人員才能夠知道患者從過去到現在所面對的各種社會狀況，或者是了解到患者所面臨的窘境，掌握住具體的狀況。患者在發病之前可能就有許多問題，再加上發病後的各種精神疾病症狀，以及家族的崩壞、就業的困難、經濟上的窘困、社會上的孤立，患者無論是在日常生活上還是在社會生活上，都面臨著許多各種不同的困難。患者現在的疾病狀況，可能是因為遇到困境，才導致發病；也可能是因為疾病發作後導致各種困境，有的患者則是兩種狀況交互影響下，才形成現在的病狀。

如果在之前各個章節中所曾經描述過的一樣，精神障礙患者除了要面對精神疾病這種病態之外，同時也是背負「障礙」的存在。正因為這一點，精神障礙患者的治療除了需要藥物治療等狹義的醫療之外，也需要從福利的觀點上，實施廣義的醫療，而這也就是為什麼會從過去的「精神保健法」，更改為現在的「精神保健福利法」的原因。為了符合上述的概念，醫療工作人員除了應該具備診察疾病的視野之外，也必須具備診察障礙的視野，並且從各式各樣社會福利的角度治療患者。從剛入院時開始，醫療工作人員就必須努力地從各種角度去理解患者所面對的困難，並且為了尋找問題的解法方案，醫療工作人員應以和患者一起肩負困難的態度，試圖從患者、家屬上找出更具體的問題。上述這些態度，除了是一種有效的治療行為，同時也能夠改善患者和治療人員之間的關係性，對於往後治療的進展有著非常重大的意義。

還有一點要向各位補充說明的，就是在一般的情況下，

醫療工作人員雖然應以上述的態度來面對患者，不過如果治療對象是人格障礙患者，或者是合併有人格障礙的精神疾病時，醫療工作人員的對應方式就必須做一部分的改變。人格障礙患者的對應方式在治療原則上雖然沒有變動，不過卻因為可能會引起醫療人員單方面承擔問題的風險，在對應上必須特別注意。為了避免風險的發生，除了要像上一段所描述的，堅持醫療人員方所應該有的態度之外，也必須一邊注意治療的結構(例如一開始就先向患者表明哪些是醫療所能做的範圍，以及哪些是患者方應該遵守的規則)，一邊建構患者和醫療人員之間的關係性。由於詳細內容相當複雜，在本章節就不再向各位做進一步的說明，以避免混淆。

C. 保障和精神科復健

　　所謂的復健，除了是指各種復健技術外，同時也代表了**「使人恢復到健全狀態」**的理念。當治療的對象是身體障礙的場合，由於是「看得見(有實體)的障礙」，問題點具體而且容易發現，復健的目標也較容易設定。相較之下，精神障礙是精神疾病和障礙並存的狀態，是一種「看不見(沒有實體)的障礙」，問題點比起身體障礙較難被發現[1]。由於「復健」一詞難以彰顯出其代表的意義，對於醫療工作人員以外的人而言，往往不清楚復健的目的是什麼。精神科的復健因為涵蓋範圍廣泛，從醫院內的職能治療等各種復健活動，到建構社區照護的網路，都屬於精神科復健，而且其概念的涵蓋範圍仍舊在擴大中。由於涵蓋範圍過於廣泛，使得精神科復健的概念更顯得抽象，不但一般人難以了解，甚至連是哪個機關單位負責推廣復健，都顯得曖昧不明。

　　現在實際在醫院醫療現場實施的復健，包含了各種不同層級的職能治療、復健治療、生活教育、社會福利援助、社區工作坊、團體家屋的經營、患者自助會，如果以復健的概念進行整理，可以將這些復健分為兩大類，一類是院內復健活動，另一類則是社區復健活動。然而即使是透過復健的概念進行分類整理，也還是難以從這些種類繁多的活動內容中，找出一定的一貫性，因此還是很難整理出更具體的內容。基於這個問題，本書針對現在**醫院內部到社區所實施的各種復健活動**，以患者在社會上所需準備的生活條件，整理成經濟、就業、居所、生活技術、人際關係、病後護理這六大類，並且在下述的章節中向各位說明，精神科醫療上該如何達成這六項條件。

文獻

[1]　武井　滿：障礙的思想，p128～130，星和書店，1994

570

在日本憲法中，「保障基本人權」是常被人所歌頌的一條憲法，而實現精神障礙者「參與社會」的目標，可以說是和實現「保障基本人權」的想法完全一致。如同「保障」一詞在字面上的含意一樣，只有追求徹底和適當的醫療，以及適當的社會福利措施，才能夠真的使精神障礙者的基本人權獲得具體的保障。如果以這樣的想法為根據，在上一段中描述的「讓患者在回歸社會前能夠備齊六項條件的措施」，已經跨越了純粹的治療，應該被視為一種「保障」較為恰當。「保障」概念的引進，使得精神科醫療將「人類的尊嚴」和「人權的確立」都納入了考量範圍之內，同時也強化、提昇了精神科復健「使人恢復到健全狀態」的理念。相信在「保障」這項概念的影響下，精神障礙者的社會參與已經逐漸地成為精神科醫療具體而明確的方向。

D. 精神科醫療：「6根支柱」和「6項保障」

在思考精神科的醫療內容時，有六點中心原則，分別是正確的診斷、藥物治療(生物學治療方法)、精神治療(心理治療)、復健活動、社會福利、自助活動，又被稱為「6根支柱」。想要提昇患者的治療品質等級，以及使患者回歸社會，這6根支柱的可以說是缺一不可的重要因素。

上一段中所描述過，精神障礙者在社會上生活所必須的六項條件，就是將6根支柱中的社會福利、復健活動、自助活動這3根支柱做更具體的解釋後所產生的。由於相當符合「保障」的概念，這六項條件又被彙整集合成精神科醫療的「6項保障」，隨後在精神科醫療領域內受到提倡。

下面就要向各位具體地介紹「6項保障」的內容，「6根支柱」和「6項保障」的關係則整理在圖1p.572內。

❶經濟的保障

經濟的保障也被稱為「所得保障」，被認為是最符合「保障」的定義，也被認為是最適合用來代表社會福利概念的保障。除了一部分特殊的案例之外，現在的經濟保障是以身心障礙年金，或者是低收入戶生活補助的形式在提供。過去曾經出現過「不工作就沒有收入，沒有收入就不能離院」的論點，導致患者回歸社會的進度大幅落後。擔任護理相關工作的醫療人員容易遺漏掉患者的經濟面問題，為了減少問題的發生，護理人員最起碼也應該站在自己所負責的患者的立場上，掌握患者正確的經濟狀況。由於具體的對應需要社會福

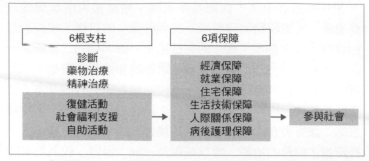

▲圖1 「6根支柱」和「6項保障」

利相關的專業知識,**護理人員和精神科社工(PSW)**之間團隊合作也是不可或缺的。

❷就業保障

許多精神障礙者都強烈的希望能夠就業。然而在絕大多數的情況下,一般的就業無論是機會的多寡,還是能力上的需求,對於精神障礙者都非常的嚴苛,因此想要實現就業的願望常會面臨許多困難。由於上述的問題,不少精神障礙者在離開醫院之後,也只能過著無事可做,持續關在家中的生活。因此希望各位能夠了解到這裡所說的「就業保障」,除了意味著一般的就業之外,也可以廣義地解釋成「能夠提供一份任務,確保精神障礙者和他人接觸的場所、場合的保障」。醫療人員建議精神障礙者參加社區的**職業介紹所、社區工作坊**,就是一個具體的例子。雖然職業介紹所、社區工作坊的佣金很低,卻也是能夠兼顧「人際關係的保障」中提到的人際交往的活動。

❸住宅保障

在精神障礙者中,有不少患者沒有能夠回家的家,有的患者的家庭崩潰,有的則是流離失所,也有的人是被家族所拋棄。由於牽涉到保證人等各種問題,很多患者甚至想自己租房子都辦不到,想要解決這個問題,除了要先確保有保證人之外,共同住宅、團體家屋等**社區社會資源的籌劃**,也需要行政單位共同的支援。這個問題過去是以精神障礙患者彼此做擔保,也就是所謂的「在相互扶持的精神下,以創意來克服困難」的方式,勉強地撐了過來,但是這樣的方法終究有其限度。在社會仍舊對精神障礙留有強烈偏見的現況下,住宅保障在今後相信都會是一個具有重大意義的課題。

❹生活技術保障

　過去的職能治療，時常是讓精神障礙者重複沒有任何發展性的單純作業活動，可以說連職業訓練都稱不上。這個問題在不斷受到檢討之後，職能治療到了現代有了巨幅的變動，金錢管理、各種社會上的手續、購物、料理的方法、清掃等各種**生活技術的習得**被視為復健活動的一環，在整個職能治療中佔了相當大的比例。對於精神障礙者的社會生活而言，可以說是扮演了超乎想像的作用。實際上，在欠缺生活技術的情況下，精神障礙者想要過著社會生活是非常困難的一件事。除了上述的理由之外，由於生活技術的習得也能夠讓精神障礙者感受、塑造出社會生活者的印象，在精神科復健活動中的應該要獲得更多的重視。

❺人際關係的保障

　對於精神障礙者而言最不幸的，可能是在發病後隨著時間的經過，人際關係會逐漸變得淡薄，最後變得孤單一個人這件事。過去的精神科醫院由於患者住院時間較長，容易導致患者的家族關係、朋友關係疏遠，造成患者的離婚或家族崩壞，因而成了切斷患者人際關係的場所。基於這個問題，今後除了醫院內部之外，就算是在社區中，也必須採取能夠維持或增長患者人際關係的醫療方式。無論是在任何一種醫療現場上，這種保障患者人際關係的視點，都是醫療人員最應該要重視的。從較廣的層面來看，SST等各種**人際關係的技能**的確保也可是含括在人際關係的保障之中。

❻病後護理的保障

　對於精神障礙者而言，離院後持續接受援助和生活指導，是讓患者維持社會生活所不可或缺的要素之一。

　以訪問護理為中心，各種援助體制的籌建工作逐漸完成，使得患者的復發率，以及患者拒絕二度住院的頻率都獲得了大幅的降低。除此之外，隨著治療方處理方式的改變，患者的病後護理的獲得了保障，這也使得醫療人員在說服一些拒絕讓患者離院的家屬上，獲得了許多幫助。現在精神障礙者離院後的病後護理，已經開始嘗試一些更具體、更系統性的方法，例如主動式社區治療(ACT，I-第6章第6節)或照護計劃方式(CPA)，其成果令人期待。

　以上就是針對「6項保障」的說明，想要在實際場合中實踐6項保障，必須在患者剛入院時，就開始檢討上述的各種

問題意識,而在檢討問題意識之前,最好能夠了解治療的整體流程結構。

E. 「6項保障」和多專業團隊醫療

一直等到多專業團隊醫療(Multidisciplinary team)的出現,精神科醫療才總算是擁有一個理想的醫療型態[*2],像是複雜的「6項保障」,就被認為只有多專業團隊醫療才能夠實現。即使在現在,想要實現多專業團隊醫療依然不是一件簡單的任務,不過情況確實逐漸在改善。

想要讓多專業團隊醫療靈活的發揮,各種專業間在患者問題相關情報上的共享當然是不可或缺的,從這一點看來「6項保障」也提供了共通的視點,使得各種專業更容易從各自的立場上,針對共通的課題進行檢討。

隨著專業的不同,團隊醫療成員所關係到的「6項保障」也會有差異。以具體的例子來說,接觸經濟問題的機會以精神科社工和護理人員接觸較高;生活技術問題以職能治療師、心理師和護理人員接觸的機會較高;就業問題以精神科社工、職能治療師、心理師較常接觸;住宅問題則屬護理人員、精神科社工接觸機會較高。雖然不同職種的專業人員和患者接觸的機會都不一樣,但就如同「人際關係的保障」中所提到的,無論是醫師還是任何其他職種的專業人員,都應該以真誠的態度去面對和處理這些課題。關於病後護理,現階段雖然是以訪問護理為中心在進行,但仍舊需要一些會運用到法律或籌備社區社會資源的活動,因此多專業團隊很顯然的也是脫離不了關係。對於以多專業團隊來進行的活動而言,「6項保障」將患者可能面臨的問題進行了整理,也使得將「使患者能夠參與社會」作為目的的醫療,有著更容易讓人了解的要點,進而使醫療的效果更容易發揮。

(武井滿)

文獻

*2 武井滿:從醫療觀察法來看醫療和指定住院醫療機關的治療,日精協誌,p.345~352, 24(4),創造出版社

4 社區提供的援助

1 社會資源的運用

A. 維持社區生活的保健、社會福利服務

　　想要在背負身心障礙的情況下在社區中生活，就需要各式各樣的援助。在保健領域上，社區可以提供的援助例如：精神保健諮詢、就診協助、包含患者本人和家屬的心理教育在內的各種諮商援助、自助組織的培育等項目；在社會福利領域上，社區可以提供的援助例如：各種社會復健機構、訓練、低收入戶生活補助、家務助理服務、團體家屋、稅金和各種費用的減免，以及年金和特別補助費用等各種項目。

　　除了上述的援助之外，志工團體、精神障礙者家屬協會、當事人團體、社會福利法人、NPO法人等等的民間團體也都有提供許多援助的活動。這些民間團體中，一部分是政府給予援助經費下所協助成立的團體，並且大多是利用各自獨特的方法，持續地在活動中。

　　比起身體障礙者或智能障礙者，精神障礙者的社會福利服務大幅落後的狀況，在過去是不爭的事實。日本一直到西元1993年通過了「身心障礙者基本法」之後，「三種障礙應具有同等的權利」的理念才開始出現。

　　日本的精神障礙者相關的社會福利規定，在西元1995年隨著「精神保健福利法」的改訂而制定條例的文化，隨後又經過西元2000年的修訂，以及西元2005年「身心障礙者自立援助法」制定，進入了另一個新的發展期。在「身心障礙者自立援助法」的影響下，各種機關設施、制度的體系都出現了大幅度的變革，所有學習這方面相關知識的人都必須特別注意。

　　在本章節中，會將社會資源分成保健、社會福利、職業三種領域，分別進行概略上的介紹(以日本的現況做說明)。除了保健、社會福利、職業三種領域之外，仍然有許多不同的問題，例如所得保障、住所確保等等，本書在此就不多做解釋。除此之外，社會資源的種類非常多，每一種社會資源背後的法律條文也可能不同，因此了解這些法律條文也是非常重要的一件事。然而對於初學者而言，一開始只需要知道身

心障礙者參與社會的背後，有著許多不同種類的法律和條文在支撐就十分足夠了，詳細的法律條文內容等遇到實際的案例時，再個別進行學習即可。

▌B. 社會資源的種類

❶保健領域

Ⓐ衛生所、鄉鎮市衛生中心

衛生所是由「社區保健法」所指定設置的機關，各都道府縣(譯註：日本的地方行政區劃，相當於台灣的「各直轄市及縣市地方」)、指定都市、中心城市、特別指定區域等地區都設置有衛生所。衛生所負責各種保健衛生相關事項的計劃、調整和指導其他相關事業，精神保健也屬於衛生所的管轄。市町村(譯註：日本的地方行政區劃，相當於台灣的「鄉鎮市」)衛生中心也是由「社區保健法」所指定，負責向當地居民進行衛生指導和健康諮詢等工作的機關。

衛生所是社區精神保健的第一線機關，是具備諮詢機能的機關中最貼近居民的。配屬在衛生所的公共衛生護理人員，相當於精神障礙者在社區照護核心的存在，平時應該和公共衛生護理人員保持良好的合作關係。

衛生所、市町村衛生中心所負責的業務種類非常多，例如精神保健諮詢、訪問指導、日托、家族教室、推廣啟發活動等，依社區不同負責的業務種類會隨之改變，因此詳細的業務狀況最好向該衛生所或市町村衛生中心確認。

Ⓑ心理健康福利中心

心理健康福利中心是由「精神保健福利法」所指定設置的機關，各都道府縣和指定都市皆有設置。心理健康福利中心負責管轄區域內，精神保健福利方面的技術核心，從專業的立場上協助衛生所和衛生中心。具體來說，心理健康福利中心負責社區中較複雜而困難的諮詢個案，以及其相關的技術援助，也包含了：社區各精神保健相關單位的職員研修和人才培育；廣範圍的推廣啟發活動；情報收集和的相關施政計劃立案等工作。為了擁護住院的精神障礙者的人權而設置的心理健康委員會，其相關的事務是由心理健康福利中心所負責。審核公費負擔醫療和精神障礙者保健福利手冊(譯註：相當於台灣的殘障手冊)時的各種專業性事務，也是由心理健康福利中心負責。在某些社區中，心理健康福利中心也具備精神障礙者的復健功能和診療功能。

❷社會福利領域

Ⓐ社會福利辦事處、身心障礙者社會福利

社會福利辦事處是由「社會福利法」所指定設置的機關，各都道府縣、市(特別指定區)必定設置有社會福利辦事處，各町村(鄉鎮)則以單獨設立或者是和其他鄉鎮共用的方式進行設置。「低收入戶生活補助法」的各項內容都是由社會福利辦事處所負責承辦的事務，除此之外，「兒童福利法」、「身障人士福利法」、「智能障礙者福利法」等法規的事務也都是由社會福利辦事處負責。在精神障礙者的方面，社會福利辦事處主要是針對缺乏足夠收入維持生活的障礙人士，給予生活費、住所費、醫療費等扶助(也就是低收入戶生活補助)。配屬在社會福利辦事處的社會工作者(caseworker)和配屬在市町村衛生中心的公共衛生護理人員相同，都相當於精神障礙者在社區生活上的支柱，因此應該和他們保持良好的合作關係。

由於身心障礙人士在社區生活上的相關社會福利服務(詳細內容本書接著會做詳細介紹)，是以市町村區(鄉、鎮、市、區)做為主體在實施，因此社會福利辦事處也是這些服務在申請時的窗口。

❷精神障礙者社會復健機構

精神障礙者社會復健機構是各道府縣、市町村、社會福利法人所設置和經營的一種機構，根據「精神保健福利法」的規定，可以分為下列五種機構：

①精神障礙者生活訓練設施(或稱救濟宿舍)

以居家生活發生障礙的精神障礙者為對象進行各種指導和訓練，使精神障礙者能夠適應居家生活的居留設施。規定人數約為20人，職員由設施長1名、精神科社工或精神障礙者社會復健指導員4名以上、醫師1名以上所組成。和精神障礙者福利院相較之下，精神障礙者生活訓練設施偏重於精神障礙者的指導和訓練。

②精神障礙者職業訓練暨工作所

精神障礙者職業訓練暨工作所是以無法就業的精神障礙者為對象，提供訓練和工作機會的設施。在類型上，精神障礙者職業訓練暨工作所可以分為三類，分別是：1.居留設施型：規定人數在20到30人之間、2.通所型(譯註：指無住宿的設施)：規定人數20人、3.小型通所型：規定人數在10到20人之間。職員由設施長1名，精神科社工、職能治療師或精神障礙者社會復健指導員4名以上(小型通所型職業訓練所則為2名以上)、醫師1名以上所組成。精神障礙者職業訓練暨工作所將事業收入扣除掉必要經費後，會以工資的方式支付給設施的使用者。

③精神障礙者福利院

精神障礙者福利院的對象是在某種程度上能夠自立生活，但是難以確保住所的精神障礙者。精神障礙者福利院的規定人數為10名以上，職員由管理人1名、醫師1名以上所組成。和生活訓練設施相較之下，福利院在訓練和指導上的要素較少。

④精神障礙者福利工廠

精神障礙者福利工廠的對象是雖然具有某種程度的工作能力，卻難以被一般企業所雇用的精神障礙者。精神障礙者福利工廠所雇用的障礙者，雖然適用於各種勞動相關法規，不過還是會特別顧慮到生活指導和健康管理等方面上的管理。規定人數在20名以上，職員由設施長1名、精神科社工或精神障礙者社會復健指導員3名以上，護理師、營養師、醫師各1名所組成。精神障礙者福利工廠會支付給使用者法定最低工資以上的工資。

⑤精神障礙者社區生活支援中心

精神障礙者社區生活支援中心是以精神障礙者為對象，進行各種諮商和指導，給予社會福利服務使用上的建議和調整，促進精神障礙者和社區之間的交流的設施。由於精神障礙者社區生活支援中心沒有人數上的限制，因此可以期待社區中大量的精神障礙者都能夠使用。職員由設施長1名、精神科社工1名、精神障礙者社會復健指導員3名以上所組成。

ⓒ精神障礙者居家生活支援服務

精神障礙者居家生活支援服務是以市町村區(鄉、鎮、市、區)為主體，援助精神障礙者社區生活的一種福利服務。精神障礙者居家生活支援服務當初是預定由民間單位負責經營，不過為了確保服務的品質，其經營業者都是由各市町村區指定挑選出的。想要使用精神障礙者居家生活支援服務，首先要向各市町村區進行申請，接受相關人員的仲介和協調。在仲介和協調結束後，精神障礙者會和經營者簽訂使用合約，原則上必須負擔使用費。精神障礙者居家生活支援服務的服務種類包含下列三種：

①精神障礙者居家照護等相關的服務(家務助理服務)

派遣居家照護人員(home helper)到精神障礙者家庭中，給予飲食、維持清潔等日常生活上協助的一種服務。雖然是給予日常生活上的協助，不過由於精神障礙者一般沒有身體上的障礙，因此比起直接的身體照護，更注重如何使精神障礙者自立(例如邀請精神障礙者「一起做家事」)。要接受這項服務，基本上精神障礙者必須符合病狀安定，以及定期接受門診治療的條件。除了上述的條件之外，持有精神障礙者保健福利手冊，或者是因為精神障礙相關的理由而領有年金者，也都可以申請精神障礙者居

家照護等相關的服務。

②精神障礙者短期居留服務(short-stay)

當精神障礙者家中的照護者因為疾病、喪禮或婚禮等事由，暫時無法給予精神障礙者照護時，讓精神障礙者暫時住在生活訓練設施等設施的服務，被稱為精神障礙者短期居留服務。原則上使用期限是以7天為上限，不過若是有必要或是遇到任何不得已必須繼續居住的狀況時，也能延長期限。

③精神障礙者社區生活支援服務(團體家屋)

精神障礙者共同居住在一般民家的制度，被稱為團體家屋(group home)。規定人數在4人以上，每單位團體家屋需配置一名照顧者，照顧者的工作在於給予服藥指導和飲食方面的協助。團體家屋是一種團體共同生活，精神障礙者必須具備一定程度的協調性和自立能力。

Ⓓ社區工作坊

社區工作坊雖然不是法律條文上明定的設施，但是作為精神障礙者在社區中的活動場所而言，也是非常重要的設施。精神障礙者精神障礙者家屬協會等各種團體，從西元1980年代開始就持續在推廣社區工作坊的設置運動。社區工作坊雖然有來自國家或自治體的援助經費，但是整體財政基礎依然非常脆弱，經營上時常會面臨必須自掏腰包的狀況。社區工作坊的活動內容在各自的創意之下種類顯得非常眾多，不過能夠支付精神障礙者工資的仍只佔一小部分。以上述的小型通所型職業訓練暨工作所的法定化為契機，進行轉型的社區工作坊逐漸在增加中。

❸精神障礙者照護管理

精神障礙者照護管理在制度上雖然還沒有完全成形，卻被認為是掌握障礙者在社區生活上需求，為避免各種服務不足或過剩所不可或缺的一種技術。在結構上精神障礙者照護管理被劃分為評估、實行、監控三大項，在使用這套管理辦法之前，為了讓各市町村區(鄉鎮市區)都能夠在公平而有效率的情況下提供服務，必須先將精神障礙者照護管理標準化。

精神障礙者照護管理三大項中的評估，是從障礙者個人在生活各方面上的障礙程度，以及障礙者所身處的環境進行評估。除此之外，評估時也會調查障礙者本人對生活上的需求，以及希望接受哪方面的援助。障礙者的照護計畫會依照評估後的結果進行設計，再根據照護計畫提供各種服務，此時當事人所身處的自治體所擁有的社會資源程度，以及自治體是否有足夠的資金來源維持服務，就成為了很重要的一項影響因素。

在提供服務之後，會監控實際情況下服務是否符合障礙者

的需求，以及障礙者是否因為症狀或狀況上的變化而需要變更需求，並且進行二度評估，如果有任何多餘不必要的服務則停止實施。以上的敘述，就是在照護管理下提供精神障礙者服務的概要流程。

❹職業領域

除了職業訓練暨工作所和社區工作坊等社會福利性的就業扶助之外，還有一種援助障礙者的就業(雇用)的服務，被稱為職業重建服務。下述所介紹的就是各種和職業重建服務相關的機關、制度。過去的職業重建服務，是以公家機關為中心負責實施，不過最近民間企業的活動也逐漸活躍了起來。

Ⓐ就業服務中心(Hello Work就業服務中心)

就業服務中心是依據「職業安定法」所設置的機關，除了具有以障礙者為對象的服務窗口外，也有越來越多的就業服務中心配置有精神障礙者專業諮商人員。就業服務中心的服務內容包含了就業諮詢、各種補助金的審核、職業能力培訓學校的招生、試用性雇用工作、就業導覽等各種服務。使用各項服務之前，需以障礙者的身分進行求職登記。

Ⓑ障礙者雇用率制度

依照「障礙者就業促進法」中的規定，只要規模在一定程度以上，民營企業公司或官方公家機關都有義務雇用障礙者，其義務雇用率官方公家機關為2.1%，民間企業公司則為1.8%。

以往障礙者雇用率制度的對象只限於身體障礙和智能障礙，但從西元2006年4月起，精神障礙者也被計算在義務雇用率內了。

Ⓒ社區障礙者就業中心(障礙者就業促進法)

隸屬於「獨立行政法人老年和障礙者雇用援助機構」的機關單位，各都道府縣(譯註：相當於台灣的各直轄市及縣市地方)皆設置有一個以上的社區障礙者就業中心。社區障礙者就業中心內配置有專業的就業諮商員，能夠提供職業評估和指導、就業準備協助工作、就業指導等各種援助事業。

Ⓓ社會適應訓練事業(精神保健福利法)

社會適應訓練事業也被稱為「職親制度」，內容是委託能夠理解和協助精神障礙者的公司，請該公司對精神障礙者實施職業技能，以及進行職業生活上相關事項的指導。順練期間以六個月為一期，總精神障礙者計可以使用6次(共三年)。精神障礙者需支付委託訓練費給公司。

Ⓔ其他

除了上述的各項機關單位之外，障礙者雇用援助中心、障礙者就業中心、障礙者生活援助中心等單位也都是「障礙者就業促進法」中所規定設置的，只不過現在尚未普及。

身心障礙者自立援助法

　　身心障礙者自立援助法是基於「身心障礙者基本法」的理念，為了達到以共通的制度提供身心障礙者服務的目的，將以往各種身心障礙的社會福利服務、公費負擔醫療使用不同條文制度的現象一元化的法律。條文中針對社會福利體系的重組、給付手續的公式化、使用者自己承擔部分等許多項目進行了修訂和規定。

身心障礙者自立援助法：I-第6章第3節，p.214

(野津眞)

2 訪問護理

A. 精神科訪問護理

　　訪問護理是護理師前往患者生活的場所，給予患者各種援助的行為。由於是在患者的生活場所進行，所以並無法提供和醫院相同的護理給患者。訪問護理的目的並非「給予」患者某種援助，而是將護理目的中心鎖定在「協助患者，使患者能夠自立」上。由於護理目的是協助患者自立，因此護理人員訪問護理的過程中必須進行哪些護理，必須先經過仔細而廣泛的評估。訪問護理是配合患者和家屬的需求和步調所提供的護理，所以任何強迫性，或者是打擾患者或家屬生活的態度都必須避免。

　　訪問護理重要性的增加，在今後的社會中是可以預期的。由於訪問護理必須配合每一位患者的需求進行調整，也要能夠使患者在社區生活的過程中，以「自我決定」的方式積極地面對自己的問題，因此有必要提高訪問護理的援助技術。

　　在下述的章節中，本書將以日本群馬縣縣立精神醫療中心(以下簡稱本中心)訪問護理室的活動為範例，向各位介紹什麼是精神科訪問護理，實際上又該如何進行精神科訪問護理，以及可能會遇到的問題點。

　　在過去很長的一段時間中，許多醫院是在沒有診療報酬的情況下實施精神科訪問護理。本中心在西元1960年代後半，為了能夠援助患者在離院後的生活，也開始著手各種在自然而然的狀況下發生的就業支援(例如介紹患者到附近的農家幫忙，或者是到旅館當工作員)，也有部分大夜班的職員在執勤外的時間將藥物送到患者手上，並且觀察患者的狀況。是否需要實施這些援助，大多是由照顧該患者的職員自行評估，院方並沒有組成特定的組織，援助也沒有持續進行，充其量只是侷限在某些個案上。

Note 📖

「身心障礙者基本法」第二條、第三條

　　這兩條法規是日本身心障礙者各項政策的原點。

第二條(定義)

　　根據本條文的規定，「身心障礙者」是指具有身體障礙、智能障礙或精神障礙(以下合稱為「障礙」)，因而在維持日常生活或社會生活上受到顯著限制的人。

第三條(基本理念)

1. 身心障礙者的個人尊嚴需受到尊重，並且有權利使自己生活上的尊嚴受到保障。

2. 身心障礙者同為社會的一份子，應給予其參與社會、經濟、文化等其他各種領域活動的機會。

3. 無論任何人，都不能以障礙為理由，做出侵犯身心障礙者權益的行為，或者是歧視身心障礙者的行為。

訪問護理的對象

　　希望接受訪問護理的患者、過著獨居生活的人、難以獲得援助的人、日常生活不安定的人等等，都是訪問護理的對象，在實施訪問護理之前，原則上需要獲得患者或患者家屬的同意。在診療報酬上，訪問護理是以「精神科訪問護理指導費」的名義受到承認。

日本群馬縣縣立精神醫療中心‧訪問護理室

　　職員人數含護理長在內常駐人員共7名。西元2004年度的實際接受訪問護理的人數(限定精神醫療中心的門診患者)為143名，總計訪問件數3210件。該訪問護理室積極地和精神科社工、職能治療師、各醫療大樓護理師進行共同訪問，也和社區內各相關機關單位進行合作，提供患者各種社區援助。

一直到西元1986年,訪問護理才被納入診療報酬的計算之中(沒有住院的患者每星期以1次為限)。現在如果對象是住院1個月以上的患者,離院前訪問護理指導費的計算以3次為限,其他專業人員和需多人對應的情況也都有加給,離院後則以一週3次為限。

在社會性住院逐漸消失,社會回歸受到推行的現在,過去一直為精神障礙者實施訪問護理的訪問護理站,其社區支援的機能受到了相當大的期待。西元2005年度開始,訪問護理師培訓研修中導入了專業認證制度,精神障礙者的居家支援成為了研修的一部分,而這也是訪問護理站受到期待的證據之一。

離院前個案檢討會議

離院前個案檢討會議也稱為患者處置待遇檢討會,主要是用於在社區上曾引起困擾他人行為的患者,或者是非自發性住院的患者。會議召集的參加者是包含患者本人在內的所有關係人物,以及將來可能會和患者發生關連的人物,再針對如何讓患者在社區上順利的生活,以及各種相關的援助進行討論。由於也能夠請相關人員到患者家中進行諮商,許多家屬都表示:「在知道有許多人可以聯繫後,感到鬆了一口氣」。除此之外,也有患者表示:「在看到各式各樣的專業人員聚集在一起討論自己的事時,充滿了感謝的心情」,並且隨著會議次數的增加,患者感謝的心情也會隨之上升,因此偶爾也能夠成為患者行為上的一種抑制力。

▌B. 訪問護理的流程

各機關單位的訪問護理或多或少都有差異(例如資料的格式、記錄和訪問的方法、內容等),不過在流程上一般都是先由主治醫師向患者本人和家屬進行事前說明,再由主治醫師填寫訪問護理指示書,患者本人則填寫訪問護理申請書。在導入訪問護理時,根據個案的狀況可能會舉行離院前個案檢討會(會議參加人員包含醫師、精神科社工、醫療大樓和訪問責任護士、相關單位職員,偶爾民生委員也需要出席),以便對訪問護理的實行內容進行介紹和說明,並且確認患者對訪問護理的要求和必要性,以及訪問護理的職責範圍。在個案檢討會中也會確認患者的初診日期和訪問預定日。由於訪問護理可能是由家屬(住院中、門診時)直接申請,因此也必須向家屬確認是否曾獲得患者本人的了解,以及詢問家屬患者必須接受訪問護理的理由、希望訪問護理能提供什麼服務,並且傳達給醫師。訪問護理在導入時,可能會遇到患者本人拒絕接受護理的情況,或者遇到基於對整個家族的考量,必須對家屬實施訪問護理的情況,但在訪問前原則上都要獲得本人的了解。

訪問當天護理人員在記錄訪問護理的過程時,門診記錄上先記錄概要的內容,詳細的內容應另外記錄在其他的記錄表上。訪問的內容包含了患者整體的生活狀況,完全是個人化(case by case)的記錄。

下文中將舉兩個可以作為指標和根據的範例來向各位介紹訪問護理的流程。

▌Case file 1 訪問護理(計畫立案)案例1

患者／20多歲,女性,由雙親和弟弟組成四人家庭。

○患者雖然不常說話，但醫療大樓內的日常生活並沒有遇到特別的困難或問題。在預定離院的時間後，為了替患者的離院作準備，醫療大樓的責任護理師開始假設患者在家庭中的生活狀況，並且以患者能夠作家事為前提準備護理計畫。然而在幾次外宿的報告中，患者都表示「沒有洗澡」、「也沒有洗衣服」、「吃的是泡麵」，完全缺乏正常的家庭生活，護理師因而覺得可能有其他問題。

○在會議中責任護理師雖然提議進行家庭訪問，但由於有意見表示沒有類似的前例，正當護理師打算放棄時，有醫師提議可以考慮委託衛生所進行訪問。

○在衛生所的公共衛生護理人員訪問之後，從訪問報告中得知：「訪問時是患者本人親自來迎接。在談話的過程中，讓人感覺整個家族中最明理的是患者本人。患者的弟弟雖然在旁邊，從頭到尾卻都保持沉默。」，護理師因而判斷有進行家庭訪問的必要性。

○護理師和主治醫師一同前往訪問後，對患者生活環境狀況的惡劣程度感到非常驚訝。患者家中沒有自來水，也沒有洗衣機，浴室就在玄關的旁邊而且沒有任何遮蔽物。透過這次訪問護理師也發現到，患者的家族大多數時間不在家中，而是在臨時的工作坊中生活，並且因為自己設計的護理計畫完全沒有意義而大受打擊。

○在家庭訪問結束後，患者本人在院外委託(外包)工作坊的協助下，找到了工作，現在也在醫院附近的公寓中過著生活。

Case file 2 訪問護理(計畫立案)案例2

患者／40多歲，女性，由丈夫和孩子組成4人家庭。

患者對丈夫具有嫉妒(花心)妄想，因而有著強烈的攻擊性、興奮狀態、浪費現象，也無法進行任何家事，曾數次在丈夫和公共衛生護理人員的陪伴下進行住院治療。

○隨著症狀的安定，患者本人強烈地希望能夠退院，但卻無法獲得丈夫的同意。護理師為了讓患者能夠重返家庭，希望能夠調整患者和丈夫的關係，因而聯絡公共衛生護理人員以獲得協助。

○公共衛生護理人員向護理師表示：「患者本人有強烈的被害性情感，不時和他人發生衝突，社區居民和患者本人雙方都時常向衛生所抱怨」、「患者本人對所有和自己有關的人(例如公共衛生護理人員、護理師、醫師、社區的居民)都感到不滿，患者也曾說過不少前任公共衛生護理人員的壞話。自己和患者的關係也算不上好」、「從患者女兒的口中得知，丈夫的花心似乎不能斷言是嫉妒妄想」，對於該如何對應患者感到困惑。

○護理師在聽完公共衛生護理人員的話後，認為「丈夫花心這件事，可能不是患者因為疾病所導致的妄想」、「患者本人對於家庭可能崩壞，以及自己可能喪失歸宿的憂心非常強烈」，因而判斷應及早讓患者離院。

○責任護理師和主治醫師、公共衛生護理人員一同前往患者家中進行家庭訪問，並且向丈夫說明想要讓患者疾病的恢復，家族的協助是不可或缺的，而且患者比任何人都仰賴丈夫。聽完說明後，患者的丈夫雖然感到很困惑，但態度也開始軟化。

○在患者方面，護理師預想患者在家中可能的生活方式，再和患者一起思考如何才能維持自信心，並且讓其他家族成員認同自己的存在。

○離院之後，患者的門診醫師也是由住院期間的主治醫師負責擔任。該主治醫師曾對患者住院時的責任護理師提出請求，希望護理師能夠替患者進行日常生活上的諮詢，然而醫療大樓的職員卻提出了「沒有對應門診患者的必要」的意見。夾在兩派意見之間的護理師難以動彈，覺得能夠提供的患者的協助依然有限。

C. 訪問護理師的職責

對於護理一職，人們期望它能留意社區社會中，患者在症狀上的變化，並且協助改善患者的健康和防止疾病的復發，以及調節醫療方和家屬或社區支援者之間的關係。護理師要

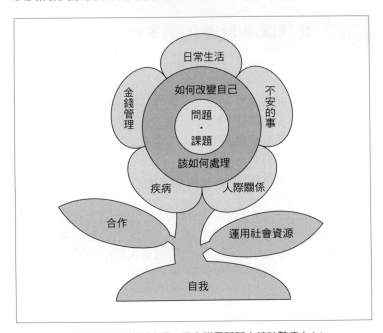

▲圖1 什麼是訪問護理(資料來源：日本群馬縣縣立精神醫療中心)

直接協助治療精神科相關的疾病,以及改善幻聽、妄想等症狀是非常困難的。不過由於生活上的各種狀況(例如飲食、金錢、睡眠週期方面相關的狀況)和患者症狀之間,常具有密切的關聯性,因此護理師可以透過了解患者在生活上的困難(一些由於疾病或障礙導致的習慣或傾向),給予生活上的援助,進而使患者的症狀安定。護理一職的職責和患者所有的生活息息相關,從業務內容的角度來看,護理和許多職業都會發生重疊(例如看護、社會個案工作者)。以患者為中心,守住患者在社區生活時身為人的尊嚴,並且協調各相關人員給予患者協助,是訪問護理師的職責。為了達成上述的職責,訪問護理師有必要和各相關機關單位進行合作。

即使患者罹患疾病(或障礙),訪問護理師也要設法維持患者和社區之間的距離感(balance),並且協助患者找出如何生活的自在的方法。從這些角度來看,訪問護理師即使被喻為「替患者尋找希望的人」,也一點都不為過。

D. 訪問時的注意事項

訪問護理雖然也屬於護理的一環,但護理人員依然要具備一些訪問他人家庭時的一般常識,例如如何在訪問前獲得患者和家屬的了解,或者是一些訪問上的禮節。訪問護理師也時常會遇到必須在訪問的現場進行判斷,或者是現場實行某些護理行為的狀況。除此之外,護理人員也必須在訪問的過程中評估患者和醫療人員之間的信賴關係,以及患者症狀的程度、生活的自立程度等條件,相當考驗身為護理專業人員的實力和觀察力。護理人員應協同其他專業人員一起進行訪問護理,為了避免任何的偏見或是錯誤的判斷,護理人員也必須積極地在團隊之間進行各種協調,並且判斷哪些護理具有必要性。在服裝上,護理人員最好選擇能夠融入社區(兼顧不失禮數的體面,和遇到緊急狀況時也能夠活動的機能性)的穿著。

E. 介入的方法和「字面說明」

護理人員在訪問時,最好能攜帶較大的紙張和筆(例如馬克筆)。紙張是用來記錄當時在現場所說過的話、討論的問題、反省點、需要協調的關係等談話的內容,最後再將紙張交給患者保管。曾有一位患者表示:「雖然每次都有在聽你們討論,卻還是不清楚在談些什麼。如果能像這樣用紙記錄下來就能夠懂了」,並且稱呼這個方法為「字面說明」。

這種將談話過程記錄下來的方法,除了容易讓患者意識到自己說過的話,護理師也方便和患者確認護理的內容。大多數的患者會將寫有記錄的紙張保管起來,也有家屬表示:

- 尋找患者健康的部份(患者表現良好的部份,例如患者本人、家屬、護理師、相關人員等人所認同的部份)。
- 了解哪些部分是不健康的(患者感到困擾的部份,例如患者本人、家屬、護理師、相關人員等人認為「如果能夠獲得改善就會很高興」的部份)。
- 周遭的社會對健康的一面(溫柔、開朗、沉穩、關心、安靜等方面)往往不會太注意,卻會去注意不健康的一面(被害性、煩躁、過度在意、易怒、不安、幻聽),因而使患者的生活感到不方便。

生活規律

　　當生活規律被打亂時,常會使人發生各種金錢相關的問題,例如去購買一些不要的物品(例如酒、香煙,或者是購入不必要的果汁、衣服、日用品),或者是使人接觸賭博、高利息貸款,以及金錢的借貸等等。

「他(患者)時常會去看寫有記錄的紙」,顯示出患者的接受度不錯。不過,如果患者發現到或感到自己的發言中充滿矛盾時,很可能會不斷地指責自己發言中的矛盾,因此護理師在記錄時也必須顧慮到這一點,以避免帶給患者太多負擔。

F. 談話時的小技巧

　　護理人員在介入的過程中,會使用到一些談話上的小技巧。這些小技巧有幾種基本的組合,使用時會配合和套用一部分患者的發言。

Ⓐ病情一定會改善

- 社會上有許多罹患疾病的人。
- 要面對疾病其實是有訣竅的。只要知道疾病的特性,就能夠對應或處理疾病。
- 疾病也是身體的一部分,當然每個人身體中也都擁有健康的部分。
- 只要能夠增加身體中健康的部份,就可以調整生活的狀況,進而改善疾病。

Ⓑ疾病和治療的關係(治療契約)

- 沒有人喜歡生病,但無論是什麼人都有可能會生病。
- 如果生病了該怎麼辦呢?護理師必須和患者確認治療的意義和必要性。
- 患者有接受治療的權利,醫院則有提供治療的責任。
- 好的醫療需要患者的協助,醫療是以改善疾病為目的的共同作業。
- 請患者協助醫療,目的除了在獲得患者的同意之外,也是在加強患者對現實的認知。
- 訪問護理不但是治療的一環,同時也是一種以社區中生活的人們作為對象的復健護理。
- 如果患者願意負起「趕快讓自己好起來(改善病情)」的責任,身旁的人就會伸出援手,並且給予患者鼓勵。

Ⓒ身心障礙年金和疾病(權利和義務)

- 所謂的身心障礙年金,是當患者罹患疾病,並且在身體上造成障礙,導致患者無法工作時,可以獲得的一種權利。只要進行申請就能夠領取年金。
- 年金是由在工作的人們所提供和維持的,因此患者有義務善用這些年金去接受治療。
- 年金的目的在改善疾病,同時也是維持患者在社區中生活時的經濟基礎、生活費保障。

Ⓓ同心協力可以讓問題更容易處理　圖2

- 一個人的力量雖然有限，但如果能集合眾人之力，就能夠形成一股很大的力量。
- 所謂的同心協力，是讓聚集在一起的人各自發揮自己的能力，再集合這些的力量。
- 認同彼此，並且扮演好自己的角色。
- 努力過頭容易導致半途力盡，過度謝絕別人的好意反而會使自己疲勞。
- 患者、家屬、專業人員的力量，會因為身處的社會的不同，或者是家庭的成員組成不同，使得彼此的關係和角色發生變化。應該要善用彼此的力量和資源。

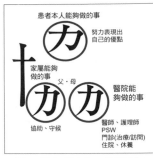

▲圖2　同心「協力」的印象圖

Ⓔ讓患者訴說自己的生活史和缺乏的體驗

　　很多人都喜歡談自己的過去。患者會希望有人能夠傾聽自己訴說過去的成功，或者是自己的不滿、後悔、失敗、妄想等各種感受。護理人員如果能夠從患者的過去中，找到任何的優點或者是需要補強的地方時，就能夠發揮協助患者整理對現實的認知。

Ⓕ使患者的心理向量朝向正向

　　以「能量」來譬喻情緒和行為。能量是指動力，向量則是力量的方向性。讓患者了解自己心中的糾葛和不安，並且將這些糾葛和不安化為言語，使患者將力量集中在未來(夢想或希望)上。

Ⓖ危機就是轉機(step-by-step and jump)　圖3

　　當患者說出：「該怎麼辦？」，或者是家屬說出：「擔心」時，就是護理人員和患者(家屬)建立關係的機會。如果常將「危機就是建立關係最好的機會，善用機會就會帶來好運(lucky)」這句話帶在嘴上，很不可思議地，就能夠使自己面帶笑容，並且讓自己援助患者的動機更為強烈。面對危機時，應該先找出各種危機的核心，再使用「問題處理步驟」按照順序處理。為了避免釀成嚴重的失敗(大失敗)，護理人員有必要讓情況控制在小失敗之內。除此之外，護理人員也必須鼓勵患者挑戰失敗，並且一邊容忍患者不斷的失敗，一邊期待其成長。

　　訪問護理屬於治療的一環，護理過程中發生的一系列關係不但能夠使患者重視自己的生活，同時也是在幫助患者和周遭的人建立關係。下文中將幾舉個案例向各位介紹訪問護理的過程。

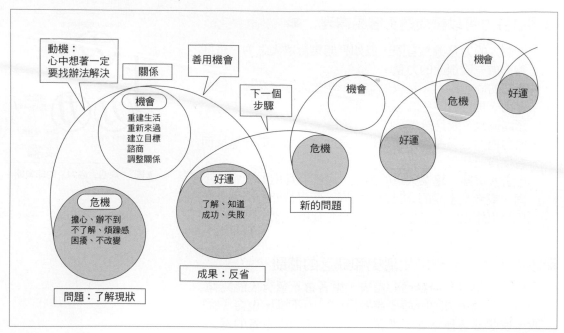

▲圖3　解決問題的步驟

Case file 3　訪問護理的溝通過程 案例1

患者／50多歲，女性。

　　發病於10多歲，是一名曾有多次住退院記錄的長期住院患者。患者具有「感覺到體內有xx」的幻覺，個性自閉並且有臥床的傾向，在家中也曾做出暴力行為。患者和雙親共三人一起生活，沒有其他的兄弟姊妹。患者的母親習慣將「醫生說這孩子得了很嚴重的病」和「常被患者責備，說是因為媽媽的錯才會生病」這些話帶在嘴上。

○患者離院後，護理人員每2週會進行一次定期訪問。離院一個月後，患者的家屬困擾地表示患者時常會大聲的叫喊：「吵死了！」，因而向護理人員尋求諮商。護理人員向家屬說明：「患者是因為幻聽太吵才會感到吵，透過叫喊的方式能夠讓壓力獲得發散，心情也能夠變得紓緩」。

○兩個月後，護理師接到了患者母親的來電。母親表示患者常在晚上抽煙和喝大量的咖啡，白天整天則是一直睡覺，而且時常一個人自言自語。母親也向護理人員傳達了希望能讓患者住院的想法。

○在訪問過程中，父親責備患者都不做家事，母親則向護理人員表示：「患者會聽到醫師說話的聲音，並且感到很困擾」。當時患者雖然也在現場，但卻是處於宛如坐著在睡覺的狀態，沒有表示任何意見。

○護理師一邊傾聽患者的感受，一邊將雙方談話的概要寫在一張大張的紙上。下文所介紹的就是其中的一部分。「」中的內容是本人說的話。

你覺得疾病是誰造成的？是母親嗎？→「我覺得是命運」→命運？命運是無可奈何、無法改變的嗎？→「可以改變」→該怎麼改變？→「治好病」→最近有沒有什麼困擾你的事？→「好像會聽到F先生(患者住院時的主治醫師)在說話」→你知道他在說什麼嗎？→「沒有」→聽起來像是在說話嗎？→「我也不清楚」→聽不清楚所以感到困擾嗎？最近吸菸量和咖啡喝的量是不是增加了？→「是啊」→睡眠不佳，生活規律不正常。該怎麼辦？→「住院好像可以改善」→你想住院嗎？→「不想」→你一直很努力呢→「(一邊點頭一邊說)想靠自己治好病」→只靠自己一個努力會很累→諮商、協助

○以離院作為契機，患者在家庭內的存在感急速增加，因而受到雙親過度的注意。患者本人的疲倦、不安和幻聽也可能是因為這些影響所造成的。護理師也向患者和家屬說明：「即使沒有罹患疾病，生活的變化也會影響心理」、「心理上的糾葛可能導致吸菸、咖啡量的增加」、「吸煙和糖果雖然能夠放鬆心情，但也有缺點在」

○護理師和患者的談話結束之後，患者的母親對患者竟然會說這麼多話表示非常驚訝。護理師向母親說明暫時不會讓患者接受住院治療，不過應該可以讓患者接受靜養住院(譯註：日本的住院形式之一)。以上是本次的訪問內容。

○半個月後，患者以休養和重建生活作息的目的入院。患者在4個月後離院，再度開始進行訪問護理。

○在這之後，患者還是會大聲地叫喊：「白白浪費了30年」，或者是以憤怒的態度對著父親說：「滾開！」，也會說出令周遭感到困擾的話，例如：「一坐舅舅的車就感覺會有精子跑到體內」。雖然患者依舊出現上述的狀況，護理師還是試圖增加患者在現實上的各種體驗，並且詢問患者為何會產生那些想法，和患者一起解決不安、在意的事，再讓患者以自己的方式進行表達。長久下來，護理師和患者、家屬的諮商效果逐漸反映到生活上，確實地提昇了生活的品質，讓患者2年間都沒有再住過院。

Case file 4 訪問護理的溝通過程 案例2

患者／20多歲，男性。

　　包含這次在內，患者是第三次離院。患者和母親兩人一起住在公寓中生活。在住院的過程中，親屬(姊姊、伯父、伯母、祖父)和醫師雖然都曾勸導患者住院接受治療，患者依然強烈地希望能夠離院返回家中。由於患者表示：「想工作」，因此也曾帶患者到社區工作坊進行見學參觀。

○離院時，護理師在已獲得患者了解的前提下，和患者做了下述三項約定。

　①接受訪問護理。

②定期前往工作坊。

③和母親和睦相處。

○然而患者並沒有前往工作坊。在門診的部份，患者也以交通不便為由而沒有定期前往就診，並且以「吃了藥會讓眼睛感到很痛」為由拒絕服藥。為了協助患者接受診察，導入了居家看護以強化患者的照護，然而患者只有在護理師和公共衛生護理人員訪問時才會服藥，生活上也見不到任何改善。

○當責任護理師和訪問護理師在檢討介入的時機時，患者的母親來電表示：「患者在晚上會大吼大叫，有時則跑到墳場去。如果提醒他就會挨罵。」，護理師立刻和負責該管區的公共衛生護理人員一同前往訪問。

○當母親在說明患者夜間的行動時，患者本人時而會以斜眼看著母親，有時則會將頭轉向一邊。護理師進行多次詢問之後，患者總算能夠以片片斷斷的方式進行回答。護理師詢問患者：「晚上突然聽到隔壁有人大叫，你會有什麼感受」，患者回答：「好恐怖」，護理師又向表示：「你可能被人認為是那個大叫而令人感到恐怖的人」，患者馬上回答：「我不要」。

○患者承認自己沒有遵守離院前的約定。當護理師問及患者沒有前往工作坊的理由時，患者回答：「賺不到錢」，並且表示之前在便利商店打工一小時都還有1000元日幣。關於這個問題，護理師向患者說明了工作坊設置的意義和治療之間的關係，也向患者說明能夠領取身心障礙者年金等相關事項。

○患者表示自己想改變以往的生活作息，並且和護理師約定之後會去工作坊。

○患者也曾表示：「自己已經是成年人了」。當護理師詢問什麼是成年人時，患者則回答：「不帶給他人麻煩」、「負責任」。以此話題為機會，護理師開始和患者討論什麼行為會造成他人的麻煩，責任又是什麼等相關話題。護理師向患者說明了許多事，例如：「和人約定卻沒有遵守和實行，就會喪失信用」、「沒有可以讓人信任的實際業績，就沒有人肯將工作交給你」、「現在最重要的，應該是妥善地運用年金，並且接受就業訓練」、「訓練過程中也可能會發生失敗，如果感覺到疲勞時，最好休息一下，以便調整自己身體的狀況」。除此之外，護理師也鼓勵患者：「你想要就業的心態非常好，我會替你加油的。為了不讓你的狀況惡化，最好能夠盡早來找我談」。

○訪問的最後，護理師問到患者的感想時，患者回答：「以為自己會被訓一頓」、「學到了不少」。從「會被訓一頓」這句話中可以了解到，護理師的訪問在無形之間對患者造成了壓力，同時也表示患者可能知道自己所做的是不好的行為，才會說出這樣的話。從患者口中說出的「學到了不少」這句話，或許也代表了患者的想要學習的意願。

（井上ふじ子）

3 家屬和病友團體的活動

A. 患者家屬的活動

❶家屬面對的課題　請參照II-第3章第4節

Ⓐ家屬是患者的治療夥伴

　　對於患者的家屬而言，精神疾病和精神障礙意味著什麼樣的意思呢？

　　剛開始實施精神疾病治療時，第一件要做的事，是營造一個能讓患者的家屬，將治療放在最優先事項的環境，以及援助患者的體制。家屬想要營造一個能夠安心治療的環境，就必須在醫療機關合作下，提供患者(當事人)援助，換句話說，家屬必須擔任「**治療夥伴**」的角色。

　　然而對於一名過著普通生活的人，或者是一個和精神疾病或精神障礙無緣的家庭而言，想要在一夕之間站到援助患者的立場上，並不是一件簡單的事。對精神疾病、精神障礙的不安和否定，以及症狀的變化和不穩定所導致的困惑，加上患者在基本生活習慣、認知面、行為面人格、人際關係上的變化所導致的疑惑，都會妨礙到患者的治療，或者是讓治療的方向偏移。家屬也會因為缺乏正確的知識，做出不正確的處理，而承擔這些危險的全都是家屬。我們甚至可以說，醫療和健康管理的重要性越是上升，家屬就越是感到不安和擔心。

Ⓑ現實生活的障礙

　　精神疾病和精神障礙在日常生活上，會導致各式各樣的生活障礙，而這也是家屬所必須面對的第二項課題。在睡眠障礙、情緒的不穩定、思考的混亂、幻覺妄想等症狀所引起的不適感，以及動機、關心、集中力的影響之下，以家庭為首的各種人際關係、日常生活、社交生活(例如平時的基本生活習慣、家事、學校、工作、結婚、育兒)都會發生障礙。在這些障礙的影響下，將會造成患者必須調整或重新修改人生計畫的結果，或者是讓患者必須在社會和生活上獨立。除了患者本人(當事人)之外，家屬也必須被迫接受這些現實，而在接受現實的過程中，難免就會產生一些心理上的糾葛和焦慮。

Ⓒ人際關係上的問題

　　家屬所面對的第三項課題是精神疾病和精神障礙導致的人際關係變化。

精神疾病和精神障礙的患者可能會受到各種病理體驗(例如關係妄想)的支配，使得人際關係受損，或者是在幻聽體驗的影響下，無法區別現實和非現實。患者也可能在躁狂狀態的影響下，將人際關係整個破壞掉。除此之外，患者的銘記力、認知力、判斷力也會發生障礙，導致工作能力和活動能力下降，進而難以做出適當的判斷和反應。

在上述各種症狀的影響下，家族內外的人際關係問題將會被具體地呈現出來，雖然這些問題可以藉由家族的力量來彌補，但想要完全彌補這些問題卻不是一件容易的事。每一個家族關係的形成，都有著一段很長的歷史，依賴、寵愛、反目成仇等問題也可能存在於家族內，如果這些問題又受到患者症狀的影響，很可能會發展成患者攻擊或批評家族中其他成員的衝突。家屬是離患者最近存在的，因此往往也會是最容易受到患者心理和溝通問題衝擊的人。

Ⓓ 經濟上的損失

第四項課題是經濟上發生的損失。以醫療費為首，可能發生的損失還包括照護的費用、工作或職業受到限制所導致的損失，家屬也可能會因為必須照顧患者，因而被迫辭掉工作。除了上述這些可以估算的損失之外，在精神上，家屬也可能會因為想要彌補患者(當事人)的損失，產生了精神性的負擔。

Ⓔ 孤立化所引起的不安

第五項課題被認為是「孤立化所引起的不安」。精神疾病和精神障礙的家屬和患者容易產生各種負面的情感，例如：「認為自己(患者)得了特殊的疾病」、「自己(患者)竟然會得到這種(不名譽的)疾病」、「自己(患者)會不會對他人造成困擾的恐懼感」、「自己被社會隔離的孤立感」、「認為只有自己處在這麼不幸的境遇中」。這些負面情感會使患者和家屬將自己孤立起來，進而使孤獨感更加強烈。在疾病和障礙的影響下，上述這些負面情感會導致精神上的孤獨和社會性的孤立，最後使得患者和家屬拒絕參加各種社交活動。

Ⓕ 對偏見和歧視感到恐懼

家屬對於偏見和歧視感，也會感到恐懼和不安。從整個社會的狀況來看，精神疾病和精神障礙等於「危險」和「恐怖」的印象，仍然深植於人心中。除了既有的印象之外，社會上對精神疾病和精神障礙認知的不足(例如：「如果放著精神疾病患者不管，不知道他會做出什麼事」

的誤解)，也是很嚴重的問題。

在各種誤解和印象的影響下，有的人因而拒絕接受治療，或者是無法接受疾病或障礙的事實，拒絕看清疾病的本質。偏見和歧視也會導致各種心理上的糾葛和矛盾，使得家族之間的價值觀時常發生衝突。

想要面對偏見和歧視的問題，家屬自己必須能夠接受眼前的狀態，並且直視現實，試圖找回患者身為人類的尊嚴，也就是產生內在的變化和成長，否則是不可能辦到的。換句話說。這個課題，可以說是家屬自己必須面對的一種考驗。

❷ 精神障礙者家屬協會和其扮演的角色

如果能夠接受醫療工作人員，或者是社區的保健福利人員等專業人員的建議或援助，上述各種家族的不安和擔心，就能夠獲得大幅度的減輕。在減輕不安和擔心的同時，家屬對應當事者(患者)疾病、症狀變化的機能也會獲得大幅的提升，進而使家屬的安心感獲得恢復。近年來在家族教育和心理教育等專業課程的顯著發展下，專業人員提供的支援的效果也逐漸在上升。

在另一方面，非專業人員的援助也是不可忽視的，精神障礙者家屬協會就是其中一個重要的單位。精神障礙者家屬協會的會員是由患有相同疾病和障礙的患者的家屬所組成，因此容易分享彼此之間面對的不安、擔心等相關體驗，會員之間也容易具有相同的目標和價值觀，是一種根據集團心理特性而組成的自助團體。也就是說，精神障礙者家屬協會是以團體的力量，代替個人的力量來減輕患者家屬的不安，同時也能夠促進家屬本身的增權(p.402)。

精神障礙者家屬協會主要的活動內容可以概分為三大項，分別是:Ⓐ接納和同情，Ⓑ學習活動，Ⓒ推動精神障礙者參與社會的活動。

Ⓐ接納和同情

如同上一段曾說明過的，精神疾病和精神障礙除了會對患者(當事者)造成影響外，也會對患者的家屬造成巨大的影響。患者的治療和醫療照護，會佔據掉大部分的日常生活，在精神上、物質上、經濟上也會造成家屬很大的負擔。除此之外，家屬的生活方式、各種人際關係、社會關係也可能會被迫改變，有時甚至必須重新規劃人生或生活。

在面臨上述這些狀況時，精神障礙者家屬協會就提供了一個能夠傾聽家屬煩惱、心事的場所，讓家屬能夠獲得心

N o t e

日本全國精神障礙者家屬協會連合會(簡稱：全家連)

日本財團法人全國精神障礙者家屬協會連合會(簡稱：全家連)，是在西元1965年9月，集合全國的精神障礙者家屬協會所組成，在西元1967年2月由當時的厚生省核准為福利事業團體，成為一個以精神障礙者和其家屬為中心的財團法人。為了消除社會對精神障礙者的偏見和歧視，讓患者獲得正確的了解，以及充實精神障礙者的醫療和社會福利措施，全家連在全國各地展開各種活動，精神保健社會福利手冊、家務助理服務制度的創設、將社會福利制度業務移交給各鄉鎮市管理等等都是全家連活動的成果。西元1994年7月，全家連在精神保健福利法的指定下成為「精神障礙者回歸社會促進中心」，也開始進行各種調查、研究、啟發活動、研修課程相關的活動。

現在的精神障礙者家屬協會，以全日本的精神科醫院和衛生所為中心，至少有1600所以上。各縣市地方的精神障礙者家屬協會分別由縣市地方的連合會負責統一管理，旗下的人數多達6萬戶家庭12萬人，每天都在社區獨立地進行各種活動。

靈上的安寧和平穩。患者家屬能夠利用這個場所，吐露彼此的心情，坦率的表達心事，並且互相勉勵。

　　精神障礙者家屬協會最重要的效果，是讓家屬了解到自己不是孤獨一個人，還有許多和自己抱著相同煩惱的夥伴在，進而讓家屬能夠獲得安心和平穩。患者家屬大多傾向於獨自面對問題，因而容易陷入孤立的狀態，但是在精神障礙者家屬協會的協助下，家屬自己的煩惱和心事能夠獲得別人的同情、接納，這除了能夠讓家屬感到無比的安心外，也能夠讓家屬透過言語表達(言語化)來解放自己的情緒。

ⓑ學習活動

　　藉由接納和同情，患者家屬雖然能夠獲得平穩和安心，然而只有這些還是不夠的。如果想要讓家屬獲得更進一步的安心感，就必須讓他們獲得正確的知識和情報，並且學習一些能夠減輕不安因素的專業技巧，使家屬能夠在家庭或社區這些日常生活環境中，建立起一個舒適而能夠安心的狀態。為了達到這些目的，能夠讓家屬學習正確知識，以及各種適當的照護、處理方法的學習活動，就是不可或缺的要素。

　　那麼具體來說，哪些是學習活動中所必須獲得的知識呢？

　　第一是各種和疾病、症狀相關的醫療知識。這方面的知識，最好是能由主治醫師或各醫療機關來進行適當的說明和指導。常見的基本醫療知識例如：疾病的原理、治療的過程、療養上的各種注意事項、服用的藥物和服用方式、如何建立良好的治療關係。

　　第二是各種日常生活上的照護方法和患者的對應方式。以統合失調正為例，幻覺妄想等正向性症狀的對應方式，和意志力喪失性自閉等負向性症狀的對應方式就不同。各種疾病或障礙的特性和狀態，以及對應的處理方式，都是家屬必須學習的。

　　第三是溝通能力。為了提昇家屬的溝通能力，近年來開始引進各種為患者家屬設計的社交技巧訓練(Social Skill Training＝SST p.564)，也有舉辦一些由家屬負責擔任諮商人員的「家屬諮商人員培訓講座」，以教授家屬專業技能為目的在各地積極地活動中。家屬情感表達(EE)相關的研究會受到矚目，也是因為家屬的溝通和對應對患者具有非常大的影響力的緣故。

　　第四是社會資源和社會福利制度等各種服務的相關知識。身心障礙者年金、就業援助制度、居家照護和短期照護服務的運用，以及通所設施和團體家屋等各種服務，精神障礙者能夠使用的制度逐漸在增加之中。也有一部分制度是在某些地方自治體中單獨實施的。

　　如果家屬能有效的運用這些情報，就能夠在精神上和經濟

上，給予患者的療養生活和社會參與相當有效的幫助。

對於上述這些情報和知識的取得，精神障礙者家屬協會投注了非常多的心力。

●推動精神障礙者參與社會的活動

患者疾病和障礙的對應方法中，一部分能夠只依靠家庭的力量來進行，也有一部分無法是家庭的力量辦不到的。讓患者參與社會這件事，就是一個非常艱鉅的障礙，無法單獨依靠家庭的力量來完成。

以絕對不可缺少的醫療為例，精神科醫師和專門的機關單位就過於集中，某些地區非常缺少這些資源。除此之外，適用於身體障礙者和智能障礙者的住院醫療費，可以減少患者自我負擔費用的福利醫療費補助制度，就唯獨精神障礙者被排除在補助對象外。

在各種福利制度和社會服務上，精神障礙者和身體障礙者、智能障礙者之間的差距也非常顯著。例如被排除在大眾交通運輸機關收費折扣制度的對象之外；在身心障礙者年金支付的對象上受到範圍限制；將無法申請身心障礙者年金對象的補償閒置；入住公營住宅時的條件較嚴格等等，存在非常多的問題。現在雖然某些自治體已經設立了獨自的制度，以便解決精神障礙者的問題，但從全國的角度來看，各種籌劃工作的進度依然非常遲緩。

精神障礙者家屬協會的活動，就是向相關單位陳訴這些無法靠個人努力改變的問題，並且進行各種改善活動，例如：1.為了實現家屬的希望和各種政策，向相關單位提議和提出陳情書、2.署名活動、請願活動、3.和其他障礙者團體合作、4.尋求社會了解和協助的推廣性活動，活動內容非常多樣。在精神障礙者的領域中，精神障礙者家屬協會的活動雖然屬於基層，但長久下來已經逐漸開花結果。除此之外，也希望各位要了解到，這些基層的活動和消除社會偏見和歧視的活動，也是密不可分的。

B. 病友團體的活動

●何謂自助團體(Self Help Group)

所謂的自助團體，是指患有類似疾病、障礙、成癮症，或者是抱有相同問題的患者(當事人)，藉由分享和討論否此之間的體驗、煩惱，獲得安心感。在自助團體中，團員之間能

N o t e

福利醫療費用補助制度

福利醫療費用補助制度是以嬰幼兒、重度身心障礙者(兒)、65～69歲的老人、單親家庭(母子、父子)、獨居寡婦、重度身心障礙老人等人為對象，負擔其醫療費用的一部分(醫療保險的自費負擔部分和老人保健法的一部分負擔金額)，進而達到提昇和增進這些對象的保健和社會福利的目的，是日本的社會福利施政之一。本制度中所提到的重度身心障礙者並沒有將精神障礙者計算在內。

夠接納彼此，加上對彼此的感受都相當了解，因此能夠互相鼓勵和合作，進而恢復求生的意志。

自助團體也稱為自救團體，從酒精、藥物、賭博依賴症，到進食障礙、感情障礙、恐慌症、自閉症等疾病和障礙，以及各種成癮症、家族型態、認同性問題，都成立有相關的自助團體。

❷自助團體的原則

自助團體的成員基本上是由當事者本人所組成，團體中沒有任何的上下關係或管理支配的關係存在。只要是自助團體的參加者，皆享有平等的權利，和其他團員夥伴都是平等的待遇。除此之外，由於自助團體並非以政治、宗教、營利活動為目的，因此也不會發生利益關係。團體也不會要求團員一定要公開自己的姓名、年齡、所屬單位、家族問題等個人情報。自助團體具有隱密性和匿名性，也保障個人的安全。

既然自助團體的主體是當事者本人，當然團體的營運也是由當事者負責。自助團體完全不會受到其他單位或團體的命令指示和干涉，可以說是自主性的方式在經營。即使該團體有其他的支援者在，原則上團體的營運主體還是當事者。

❸聚會

自助團體的成員會定期進行聚會。在聚會上，團員會坦承地在眾人面前說出自己的體驗、感到難受的事情和困擾，和大家分享自己的體驗。這種聚會(meeting)是自助團體活動中，非常重要的一環。團員是否參加聚會完全是依照自己的意思來決定，不會被迫強制參加。在聚會中所有團員的發言都會獲得同等的尊重，發言時不會遇到被迫中途停止的狀況，其他團員會一直傾聽。除此之外，聚會上也禁止表示批判性、強制性、指導性的意見。

為了治癒當事者的心靈，有必要將憎恨、憤怒、悲傷、痛苦、不如願等等的心情獲得發洩。然而在發洩這些心情時，如果受到旁人的指責或批評，又會使當事者將這些心情囤積在內心中。因此聚會的目的，就是讓當事者能夠安心的說話，所以才會形成了上述提到的發言不會被中斷，其他團員則一直傾聽的規則。

在聚會中所提及的各種話題內容，只能在現場進行討論，嚴禁洩漏到外界。當事者有些心情是在「發言不會被中斷，其他團員則一直傾聽」的規則下，才好不容易能夠表達出來的，因此團體中嚴格規定不可在其他的場合、場所談這些話題。

由於上述各種規則的效果，使得聚會成為一個無論表達出什麼樣的情緒，也都不用擔心的特別場所，這使得團員能夠安心的面對自己的煩惱和問題。

❹分享和統合

聚會和各種自助團體的活動，能夠使參加者之間產生「其他人也有著和自己相同的體驗」的夥伴意識和感受，進而使參加者獲得一體感。隨著參加者獲得同伴和心靈上的治癒，以及彼此之間痛苦的分擔，會使得參加者從過去的「自我否定」和「枷鎖」中獲得解放，進而積極地接受真實的自我，勇於面對問題。參加者和夥伴交流過程中所獲得的體驗，將會在自己(參加者)的心內進行統合，轉變成自己的力量。在分享和統合的作用下，參加者開始反省自己，並且從自責的情緒和孤獨中獲得解放，也能夠發覺到一些只有罹患障礙或疾病的自己，才能夠看的到的未來和生活方式。

❺運用自己的各種體驗和社會產生聯繫

體驗過自助團體的當事者，藉由向身旁周遭的人說明自己的感受和價值觀上的變化，可以帶給周遭的人影響，甚至是改變周遭的人的情緒。即使只是自助團體這樣單獨一個參與社會的體驗，也一樣能夠讓當事者和其他社會的關係發生某些變化。

除此之外，自助團體的活動也能夠促使當事者更加積極地參與社會。舉例來說，當事者可能會希望自己的體驗、知識和情報，能夠幫助到和自己有相同遭遇的人，或者是替這些人尋找解決方案或改善制度。當事者也可能會想摸索各種防範措施，以避免再有人遭遇到和自己一樣的痛苦和遭遇。

最近像同齡人諮詢、當事者諮詢活動般，以自己的體驗和解決問題、失敗的經驗作為中心，站在和當事者相同的立場給予諮商援助，以減少問題程度的活動逐漸活躍了起來。原本是站在被援助者立場上的當事人，改站到給予他人援助的立場上這件事，除了代表當事人處理自己問題的能力獲得了提高，也意味著當事者的「**增權**」。

(大谷庄司)

同儕諮詢

同儕諮詢(Peer Counseling)的Peer是指「夥伴」，也就是指具有相同事物的人，近年來障礙者或當事人所舉辦的同儕諮詢活動十分活躍。同儕諮詢是一種讓具有障礙的人，接受具有同樣障礙人諮詢的活動，活動的想法來自於「最了解障礙者的人，就是障礙者自己」，透過障礙者彼此之間的信賴感和安心感，試圖紓緩諮詢人的心情。

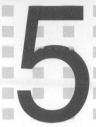

5 醫院和社區之間的合作

1 社區和醫院作用的不同

A. 合作的重要性

　　罹患精神疾病的人想要過著安心的生活，社區中的各種援助團體就扮演了非常重要的角色。在前面的章節(請參考I-第6章第5節、II-第5章第3節和第4節)中，已經介紹過有哪些援助團體，以及這些援助團體具有哪些作用，又如何在社區中建立聯絡網路，因此在本章節中，將要向各位介紹在社區進行各項援助時「社區和醫院的合作」方式。為了提供患者最適當的服務，除了要從醫院獲得疾病相關的情報外，也必須顧慮到患者在復發或症狀惡化時能夠快速地進行對應，社區和醫院之間的合作是絕對不可缺少的。

　　在社區提供的各種服務中，護理人員主要負責的是訪問護理這塊領域。具體而言，護理人員是在訪問護理站中執行勤務，並且前往照護對象家中進行各種護理，有時也會需要進行日托或日間照護。

B. 醫院和社區作用的不同

　　在進入主題之前，首先要針對醫院和社區(訪問護理站)間作用的不同，替各位做一下簡單的摘要介紹。

　　如果要用一句話來說明醫院和社區間的不同，那或許是「注重疾病，還是注重生活」這句話最為貼切。醫院是以治療為目的的場所。最近的醫院在患者離院後的生活品質上雖然也很重視，各種護理也是按照生活模式P.408在實施，但是醫院主要的目的並沒有改變，依然是放在疾病的恢復上。除此之外，醫院中的患者，也不能算是一名能夠自立的「生活者」。舉例來說，在醫院中，患者的飲食是由院方所提供，熄燈時間也都是院方規定的。雖然院方會督促患者管理自己的服藥，但如果患者發生忘記服藥等類似狀況時，護理人員還是會去提醒、注意患者。

相較之下，離院後的患者可以說是過著「真實」的生活，給予離院患者生活上的協助，就是社區的任務。社區的第一個目標任務，應該設定為「恢復患者原本身為一名生活者的機能」比較適合。訪問護理師的職責，不應該侷限在患者的健康管理上。舉例來說，如果照護對象在飲食遇到困難，訪問護理師應該一起協助解決問題，視情況需要，也可能要和照護對象一起下廚。如果照護對象想要外出，卻因為害怕而不敢一個人搭電車時，訪問護理師最好也能夠陪同外出。如果認為上述這些是「居家照護員的工作」，或者是有「這不是護理人員該做的事」的想法，那就是護理師的誤解了。給予照護對象最滿足的對應方式，是護理人員非常重要的工作之一。

2 離院時的合作

A. 情報交換和各種援助計畫的提案

社區和醫院的合作關係，從精神疾病患者離院的那一刻，就已經開始了，而不是等到患者表示：「請你們提供訪問護理」，院方回答：「好的，我們了解」時，才開始行動。患者在離院之前，務必要先舉行患者離院檢討會，院方應該請患者的責任醫師、護理師、社會個案工作者等人出席。在患者的離院檢討會上，首先要傳達下列幾項情報：

　○病歷
　○成長史、家族史、生活史以及社會經歷
　○現在的症狀，以及其他可能預見的症狀惡化
　○ADL和IADL的狀況
　○家族的狀況
　○住院的過程
　○目前為止的治療方針、往後的治療方針(藥物和定期門診等相關情報)

訪問護理站一方在獲得院方這些說明後，應該提出計畫案，以說明能夠提供哪些照護服務。訪問護理站除了在院方說明後提出概略的計畫案之外，也必須進一步擬定更為嚴謹的計畫，並且在患者離院前夕，再度舉行一次離院檢討會，讓雙方再度確認一次計畫內容。

這裡所提到的計畫案，除了基本的護理計畫外，也包含了

日常生活活動(ADL)和工具性日常生活活動(IADL)

ADL代表了飲食、沐浴、排泄等等，人類生活上最基本的行為。

IADL則代表了一群應用各種基本動作(ADL)，使生活範圍擴大的生活行為。例如煮菜、掃地、外出購物等等日常生活活動，都屬於IADL的一種。

類似「在協助患者本人生活上，可以運用哪些社會服務」的計畫案。

除此之外，如果患者出現內科性的合併症狀時，又該如何處理？是該前往患者住院時的醫院，接受該醫院的內科診察呢？還是委託附近的開業醫院處理呢？如果是選擇後者時，哪一家開業醫院有診察精神疾病患者的經驗，或者是了解精神疾病患者的狀況，能夠安心地讓患者接受治療呢？像上述這些狀況，也都有檢討的必要。另外在舉行檢討會議時，也必須重視個人情報保護法。

下文中介紹了一個離院前的檢討會議，以便讓各位作為參考。

Case file　醫院和社區(訪問護理站)的合作範例

患者／A先生，71歲，男性

患者由於統合失調症的影響，已經在院中度過了20多年的住院生活。過去患者曾一度離院過著獨居的生活，但卻因為糖尿病惡化的緣故而再度住到綜合醫院的內科醫療大樓中。在身體疾病的症狀獲得好轉後，患者轉院到了精神科醫院內。由於患者能夠獨居生活，因此院方開始計畫讓患者離院。患者本人除了糖尿病之外，也有心臟疾病，設置有整律器。

●疾病的自我管理

A先生必須定期測定血糖值，也必須服用胰島素。關於這方面的自我管理，院方表示非常的不安心，訪問護理站則表示：「讓患者自己面對疾病是非常重要的一件事，護理人員最好避免過度的介入」。A先生的責任護理師在認同訪問護理站的解釋後，表示：「往後如果患者忘記服藥和測血糖，也不會馬上進行督促，會暫時觀察一陣子」，決定採用協助患者離院的護理方針。訪問護理站當然也會進行併發症上的管理，若患者向訪問護理師聯絡表示症狀發生變化時，也能夠馬上前往對應。

●外出、定期門診

關於患者的精神疾病，決定在現在住院的醫院進行定期門診治療，身體疾病則在附近的醫院。不過，A先生由於身體疾病的影響，腳無法自由地活動。A先生現在雖然在

照護計程車、供餐服務

照護(福利)計程車是老年人和障礙者在外出時，可以利用的一種服務。供餐服務和照護(福利)計程車一樣，也是以老年人和障礙者為對象，是一種將餐點(便當)送到家中的服務，大多數這些服務都是委託給民間企業負責，並且在大部分的鄉鎮市地方都有為這些服務設立補助制度。將上述這一類服務的情報完整地向院方說明，並且整合在患者的援助計畫中這件事，也是訪問護理站的職責之一。

院內接受復健訓練，希望能使Ａ先生在室內能以拐杖步行，室外能使用購物推車(shopping cart)進行移動，不過想要一個人外出依然有困難。在聽到院方這方面的說明後，訪問護理站提出了下列兩點方案：

離院後，請職能治療師(OT)或物理治療師(PT)進行訪問復健，使患者持續接受日常生活動作的訓練。

定期門診時，原則上讓患者使用照護計程車。如果患者恢復到能夠搭乘公車的狀態時，再改由居家照護員陪同患者就診的方式。

●飲食

Ａ先生生活上最大的困擾在於飲食問題。Ａ先生是重度的糖尿病患者，對於一名老年男性而言，想要自己計算熱量準備飲食是非常困難的一件事。針對這個問題問護理站所提出的方案，是讓有提供患者餐點的供餐服務業者，以每天配送的方式來處理。由於Ａ先生所居住的城市有提供供餐補助，只要自費負擔1200日圓就能夠保證每天有兩餐可以食用。

●其他方案

讓Ａ先生每週接受約2次的日間照護，同時讓Ａ先生沐浴。為了協助Ａ先生購物和清掃室內，訪問護理站也提出了讓照護服務中心每週派遣2～3次居家照護員的方案。

B. 和患者本人面談

上述各種援助計畫，當然不是單憑護理方的意見就能夠通過，也必須徵求患者的同意。醫院和社區之間的合作，應以「患者本人的意思、希望」作為最優先的考量。所以在離院之間，有必要和患者本人進行面談。在面談過程中，護理人員應了解患者「想要過什麼樣的生活」、「有哪些感到困擾或煩惱的事」。護理人員也要向患者說明可以使用哪些服務，並且詢問患者是否需要，如果想要使用，服務的範圍或程度又是如何，這些患者的希望都是護理師必須了解的。

如果辦得到，最好是舉行一個能讓院方的負責人員、訪問護理站的工作人員和患者本人(視情況需要，家屬也應該參加)進行討論的會議或場合。如果能讓院方、訪問護理站的人員一起思考和了解患者本人的不安、煩惱、希望，往後各種諮商和意見的交換將進行的更加順利。

3 離院後的合作

A. 患者平時狀況的報告

患者離院後，負責援助的人員雖然從醫院轉移到社區，依然要定期向院方進行報告。舉例來說，社區方應以類似：「現在患者的症狀安定，生活狀況如下…」、「患者的狀況勉強算是安定，下列是幾點比較令人擔心的事項…」的方式定期的向院方報告。曾有一些案例是在患者發生「症狀惡化」、「出現併發症」等問題時，訪問護理人員才向院方進行報告，但如此一來院方只能獲得患者片面的資訊，如果患者向院方尋求諮商時，就很難提供適當的建議。

在報告的方法上，讓患者本人在定期門診時將紙條(或者是註明給主治醫師或護理人員的一般信件，患者本人也能夠閱讀信件內容)。如果訪問護理師特地以通訊簿等方式向院方報告，反而會讓患者本人感到被管理的壓迫感，除了患者自己希望這麼做，否則最好還是避免。訪問護理師偶爾也可以陪同患者前往醫院，直接以口頭的方式進行報告。

護理人員在社區內建立訊息網路，使醫院和訪問護理站間共享必要的情報是非常重要的一件事，但是護理人員也必須注意到，應該避免讓患者產生「向相關單位密告」的印象。下文所介紹例子就是實際發生這種狀況的案例。

....

曾有一位患者懶於定期接受門診，使得訪問護理師在處理上感到十分困擾。經過一陣討論後，訪問護理師認為應該讓非醫療相關人員去勸導患者比較能發揮效果，隨口就向福利事務所中的社會個案工作者提起了這件事。後來社會個案工作者訪問患者時，在閒聊的過程中詢問患者：「最近有去醫院嗎？」，並且勸導患者：「最好定期去」。對於社會個案工作者的詢問，患者本人雖然回答：「去一下(醫院)好了」，也表示出願意前往醫院的意思，但是社會個案工作者在結束訪問離開患者家時，卻不小心說溜了一句：「不可以讓護理師擔心喔」。由於這句話，患者認為護理師「打小報告」，除了讓患者的情緒顯得不佳外，最後甚至演變成拒絕該護理師訪問的結果。

....

患者情報的共享，原則上都需要得到患者本人的同意(離院前請患者一起參與檢討會也具有相同的意義。)，如果無法獲得本人的同意時，嚴禁洩漏給當事者以外的任何人。

B. 善用醫院的機能

　　一般常會認為住院是「患者症狀惡化到無法在社區內生活時的最後手段」，但其實也可以將醫院視為是「防止症狀惡化，控制症狀的其中一種手段」。換句話說，當護理人員發現患者的症狀有惡化的現象時，為了避免症狀更加惡化，其實可以勸導患者接受短期的休息住院。對於一到特定的季節症狀就會顯得不安定的患者，可以讓他們配合時間季節定期的住院，或者是在患者家屬特別忙碌，沒有充分時間照顧患者時(例如年底)，也可以考慮讓患者接受短期的住院。最近能夠接受休息住院的醫院也已經逐漸在增加了。從上述的說明中可以我們了解到，「善用醫院的機能」也是社區和醫院合作的重點之一。

(千葉信子)

N o t e

當症狀惡化時

　　當患者症狀惡化時，護理人員會希望患者能夠再度住院接受治療。遇到這種狀況時，護理人員的勸導固然重要，但也不可強迫患者住院。如果勉強患者住院，很可能會使患者喪失對護理人員的信賴和安心感，等到患者再度離院時，訪問護理將會變得難以進行。

休息住院

　　在第22屆綜合復健研究大會(1999年10月舉辦)上，曾提出了名為「尋找精神科醫療和社區生活支援的銜接點」的報告，報告內容中曾對休息住院進行了如下的說明。

　　「應該趁症狀輕微時，讓患者接受一至兩個月的自願住院，隨後再讓患者回到社區生活。無條件排除住院的援助方式，只會讓在患者身旁給予協助的家人、各種專業人員精疲力盡。視患者和其周遭狀況的變化，住院治療也是有必要的。除此之外，如果能讓患者在症狀輕微的狀態下，接受短期的住院治療，隨後再回到社區中生活，不但可以改善患者本人對住院治療的印象，也能夠減少患者選擇住院作為治療方法的排斥感」(東京都立精神保健福利中心‧川関和俊)

第**6**章

...

精神科緊急醫療救護

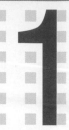

1 精神科緊急醫療救護的現狀

A. 什麼是精神科緊急醫療救護

所謂的精神科緊急醫療救護，廣義上是指所有對應精神科緊急狀況的醫療，狹義上則是指精神疾病病情嚴重，為了保護患者，必須緊急進行治療的情況下所採取的各種對應措施。

日本都道府縣自治體(譯註：「都道府縣」為日本行政劃分，相當於台灣的「直轄市和各縣市地方」)的精神科緊急醫療救護，最早是始於西元1978年的「東京都精神科夜間假日急救醫療體制 圖1」，到了西元1995年，現在的厚生勞動省開始實施「精神科緊急醫療救護系統籌備工作」，精神科緊急醫療救護才開始普及到日本各自治體。本章節將以負責「東京都精神科緊急醫療救護體制」一環的都立松澤醫院為例，向各位說明精神科緊急醫療救護的內容。

B. 東京都的精神科緊急醫療救護系統

日本東京都的精神科夜間假日急救醫療從西元1978年起步以來，每年的處理件數都在增加，從警政署公布的資料中顯示，近年來的案件數更是增加到了成立初期的9倍之多。東京都在西元2002年制定了新的精神科緊急醫療救護體制 圖2。新的體制是將民間的醫療機關，加入了原本舊有的4醫院體制中，除了增加病床數之外，也設置了「精神科緊急醫療救護情報中心」，使得都內也能夠處理第一級急救(又稱初級急救醫療，用於處理門診急救)和第二級急救(又稱第二級急救醫療，當患者沒有自殘或傷害他人的危險性，但由於精神症狀上的急速變化或惡化，必須接受醫療保護住院的場合時，所實施的一種緊急醫療)，也就是處理所謂的「輕度急救」(soft emergency)了。含松澤醫院在內的都立四醫院，則維持原本的第三級急救(又稱緊急醫療，是以處理警察通知的案例為主的精神科緊急醫療，患者大多有自殘和傷害他人的危險性) 圖3。在本章下一節中，將以第三級急救為中心(也稱為「高度急救」)的實際情形進行說明。

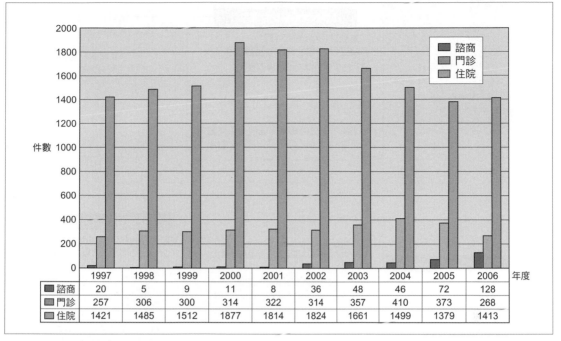

年度	1997	1998	1999	2000	2001	2002	2003	2004	2005	2006
諮商	20	5	9	11	8	36	48	46	72	128
門診	257	306	300	314	322	314	357	410	373	268
住院	1421	1485	1512	1877	1814	1824	1661	1499	1379	1413

▲圖1　日本東京都精神科夜間假日急救醫療

C. 到接受會診為止的流程

　　「高度急救」原則上是根據精神保健福利法(以下簡稱「法」)第24條的規定，以警察通報的案例作為治療對象。具體來說，如果患者出現類似「一直說著不可思議的事」、「在家中大鬧」、「把物品往窗外扔」、「毆打行人」、「脫光衣服大鬧」、「衝到馬路上」的行為，家屬或一般民眾透過110通報警察，患者進而受警察保護(或者是因為違法行為被逮捕)，同時警察判斷患者在精神障礙的影響下，可能會有自殘或傷害他人的危險時，警察就必須立即向中央及各縣市地方政府知事(譯註：「知事」是指日本地方行政機關的首長)報告。

　　在夜間或假日發生上述的法第24條的情況時，行政機關的負責官員是以電話的方式進行受理。在官員的指示下，患者將和(患者的)責任警察一起前往精神科急診處接受會診。在接到警察的聯絡後，家屬陪同患者一起接受會診的情況也很常見。

精神保健福利法第24條

　　警察人員在執行勤務的過程中，若根據患者異常的言行舉止和其他周遭的狀況，判斷患者有可能因為精神障礙產生自殘或傷害他人的行為時，應立即將情況呈報給各中央及各縣市地方政府行政首長，或者是透過衛生所所長向上呈報。

自殘和他傷行為

　　自殘行為是指自殺企圖、自殘、不整潔等行為，他傷行為則是指「可能傷害或損害到他人生命、身體、自由、貞操、名譽、財產，以及破壞社會法律和利益的行為」，例如殺人、傷害、暴力、強迫、縱火或玩火、器物損壞、竊盜、侮辱、強盜、恐嚇、徘徊、非法入侵、異常性行為、違反風化、無故離院、白吃白喝、霸王車等行為，都是屬於他傷行為。

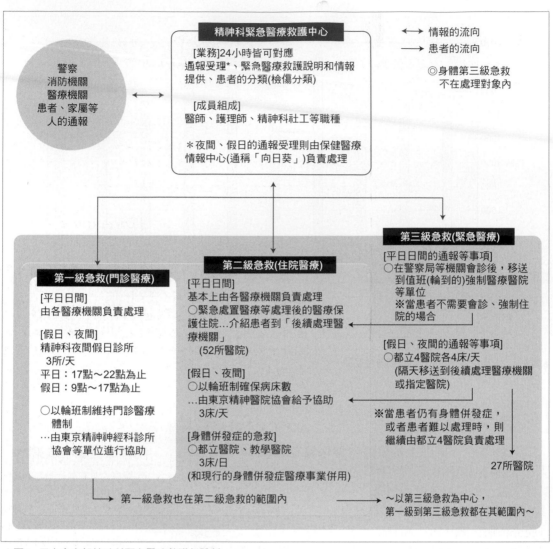

精神科緊急醫療救護中心

[業務]24小時皆可對應
通報受理*、緊急醫療救護說明和情報提供、患者的分類(檢傷分類)

[成員組成]
醫師、護理師、精神科社工等職種

＊夜間、假日的通報受理則由保健醫療情報中心(通稱「向日葵」)負責處理

警察
消防機關
醫療機關
患者、家屬等
人的通報

⟷ 情報的流向
⟶ 患者的流向

◎身體第三級急救
不在處理對象內

第三級急救(緊急醫療)

[平日日間的通報等事項]
○在警察局等機關會診後,移送到值班(輪到的)強制醫療醫院等單位
※當患者不需要會診、強制住院的場合

[假日、夜間的通報等事項]
○都立4醫院各4床/天
(隔天移送到後續處理醫療機關或指定醫院)

※當患者仍有身體併發症,或者患者難以處理時,則繼續由都立4醫院負責處理

27所醫院

第二級急救(住院醫療)

[平日日間]
基本上由各醫療機關負責處理
○緊急處置療等處理後的醫療保護住院...介紹患者到「後續處理醫療機關」
(52所醫院)

[假日、夜間]
○以輪班制確保病床數
...由東京精神醫院協會給予協助
3床/天

[身體併發症的急救]
○都立醫院、教學醫院
3床/日
(和現行的身體併發症醫療事業併用)

第一級急救(門診醫療)

[平日日間]
由各醫療機關負責處理

[假日、夜間]
精神科夜間假日診所
3所/天
平日:17點～22點為止
假日:9點～17點為止

○以輪班制維持門診醫療體制
...由東京精神神經科診所協會等單位進行協助

→ 第一級急救也在第二級急救的範圍內
→ ～以第三級急救為中心,第一級到第三級急救都在其範圍內～

▲圖2 日本東京都精神科緊急醫療救護新體制

D. 從會診到住院為止的流程

❶ 會診型態

Ⓐ 緊急強制會診

根據法第29條之2的規定,緊急強制會診是行政處分下的一種強制性會診,目的在於判定當事人是否有精神障礙,以及判定當事人是否有自殘或他傷的危險性。責任官員在受理警察的通報之後,能夠以各縣市地方政府行政首長的權限下達會診命令和住院命令。如果警察是根據法第24條進行通報時,負責官員並不會無條件地下達會診命令,只有在「經過調查後,判斷當事人有必要接受會診」時,才會下達命令(依法第27條規定)。

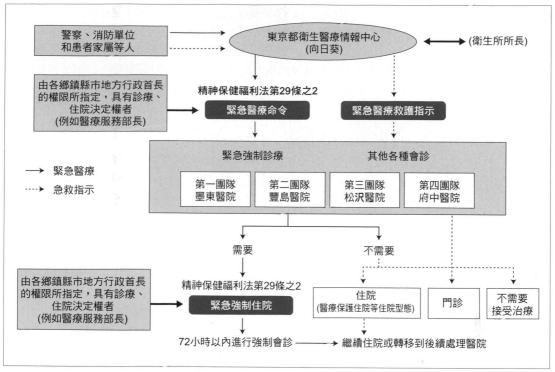

▲圖3　日本東京都夜間假日精神科緊急醫療和急救的流程

除此之外，即使是沒有接到警察通報的場合(例如患者是直接被載上救護車)，只要患者可能會因為精神障礙而出現自殘或他傷的行為，各鄉鎮縣市地方行政首長就能夠下達會診命令(依法第27條之2規定)。上述這些條例實際運用的情形，會因為自治體的不同而有差異。

❸ 其他狀況下的會診

如果從會診前的情報中沒有發現到明顯的自殘或他傷的危險性，或者是會診醫師判斷患者沒有必要接受緊急強制會診，而且患者的家屬也在場時，將不會申請緊急強制會診命令，改採取一般的急救會診措施。

❷ 會診的流程

❹ 從患者的關係人上獲得相關情報

在患者會診之前，首先要向警察、家屬進行詢問，以便掌握住患者接受診察之前的狀況。家族組成、生活史、病史(例如發病時期、發病經過、治療史)都是必須要詢問的事項。

❺ 患者的問診

在不少案例中，患者在會診時是處於興奮、昏迷或意識障礙的狀態下，不可能進行完整的問診。不過即使遇

到這種狀況，醫療人員也必須評估患者的外顯症狀(例如態度、服裝儀容、表情、說話方式、對質問的了解程度、說話是否具統整性)。如果患者能夠接受問診時，醫療人員應傾聽患者的陳述，其中又以導致患者必須受診的異常行為最為重要。除此之外，醫療人員也必須拿客觀的情報和患者的陳述進行比對，以掌握患者是否曾出現過幻覺或妄想等症狀。醫療人員也必須確認患者最近的生活現狀(包括睡眠、飲食等項目)。患者是否曾使用過精神作用物質(例如精神科處方藥的濫用、酒精、違法藥物、管制藥品)這一點，也是問診時重要的項目之一，不過患者時常會否認自己曾使用過的藥物，或者是謊報(少報)藥物的使用量。

ⓒ診斷

　　醫師將根據上述各種情報、症狀進行精神科狀態診斷，隨後再評估患者發生自殘或他傷的危險性。狹義的精神科狀態診斷，是指意識的轉換和變異(譫妄、意識錯亂)、昏迷狀態、人格不連貫、幻覺妄想狀態、躁狂狀態、憂鬱狀態、精神運動激動狀態等各種診斷。急診時因為缺乏充分的情報，患者的疾病診斷(例如統合失調症、急性或短暫性精神病性障礙、妄想性障礙、情緒障礙、中毒性精神疾病、症狀性、腦器質性精神疾病等疾病的診斷)大多是暫定性，或者是在診斷結果中保留有可疑點，但是即使如此，狀態診斷仍然有其必要性。患者住院後，應該將詳細的病史和各種檢查結果納入考慮中，以便獲得更加確實的疾病診斷結果。

ⓓ住院型態的決定

　　在考量患者的精神科狀態診斷、自殘或他傷的危險性、是否能獲得患者的同意等條件後，將決定患者住院的必要性以及住院型態(緊急強制住院、醫療保護住院、緊急住院、自願住院)。原則上非自願性的住院型態，只適用在患者出現了上述的「狹義的精神病狀態診斷」場合。神經官能症性障礙、人格障礙的患者，只有在患者出現顯著的自殘危險性時，才適用於非自願性住院，若患者有傷害他人的行為時，則必須採取司法措施。東京都夜間假日精神科急診在進行處理時，剛開始不會以強制會診為由，對患者進行強制住院措施。只有當患者在精神障礙的影響下，出現顯著的自殘或他傷危險性時，才會派一名指定醫師進行緊急強制會診，並且對患者進行緊急強制住院措施，隔天(平日)再由兩名指定醫師進行強制會診，決定是否對患者採取強制住院措施。緊急強制住院和強制住院，是根據各縣市地方政府首長的住院命令所實施的行政處分，是一種強制性的住院。若患者沒有顯著的自殘或他傷危險性，

但是在精神障礙的影響下有必要立刻住院接受治療，或者是患者無法了解治療的必要性時，則需要獲得監護人或扶養義務人的住院同意後，對患者採取醫療保護住院。偶爾也會遇到需要對患者採取緊急住院措施的案例。雖然也有患者自願住院的案例，但比例相當低。

在決定住院型態後，將會以口頭和書面的方式向患者進行說明、告知。

Ⓔ理學診察、採血

向患者告知住院的事項後，如果情況許可，應該讓患者橫躺在病床上，並且進行生命徵象檢查和神經學等各種身體診察，接著再對患者進行「緊急血液檢查」。這些檢查的目的，在於掌握患者全身的狀態和身體疾病，在診斷症狀性精神病、腦器質性精神病上，這些檢查也能夠發揮相當的幫助。如果患者處於興奮狀態，或者是明顯地抗拒檢查時，醫療人員就必須立刻以徒手拘束的方式，對患者採取下述的措施—鎮靜。

Ⓕ鎮靜

為了確保患者的安全(避免患者自殺、自殘)，以及確保醫療工作人員的安全(避免患者的暴力行為)，醫療人員必須對患者施行充分的鎮靜。鎮靜方法的選擇，是根據下圖4中所描述的各種條件進行判斷，幾乎都需要採取會讓患者入睡的鎮靜方式。

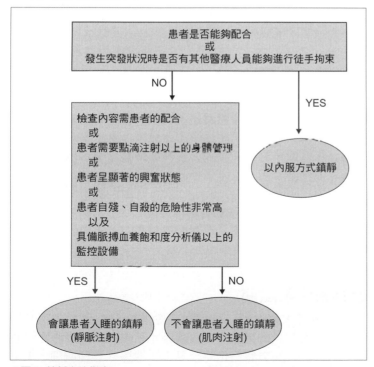

▲圖4　鎮靜方法指南
(日本精神科急救學會，2003)

①伴隨入睡的鎮靜方式

鎮靜劑的給藥途徑(注射位置)，一般是使用和抽血(上述Ⓔ)相同的途徑，以靜脈注射方式給予患者5～10mg氟哌啶醇(Haloperidol；HPD)，接著在患者入睡之前，再以靜脈注射的方式緩慢的給予Flunitrazepam等苯二氮平類(BZP)藥物(如果無效，再以靜脈注射的方式追加Thiamylal等巴比妥酸類藥物)。在施打鎮靜劑的過程中需以脈搏血氧飽和度分析儀(偵測SpO2)進行監控，避免SpO2低於90%。待患者入睡後，再使用擔架將患者移送到醫療大樓的保護室。

②其他的鎮靜方式

除了上述的鎮靜方式外，偶爾也會使用肌肉注射HPD、Levomepromazine，或者是內服抗精神病藥的方式。最近上市的利螺環酮(Risperidone；RPD)口服液、奧氮平(Olanzapine；OLZ)口內快速溶解錠，具有快速的鎮靜效果，十分受到期待。

E. 住院初期的治療

精神科急救醫療在治療初期，身體方面的治療比重一般高於精神方面的治療比重，等到患者的狀態改善後，針對各種精神狀態的治療才會逐漸增加。從患者剛住院，一直到所有相關醫療人員集合的平日日間(白天)之前，治療的首要目的在於「維持安全的鎮靜狀態」。

❶隔離、身體拘束

對於處在精神疾病狀態下，需要進行「非自願性緊急住院」的患者，原則上醫療方為了確保患者的安全和安靜，必須使用保護隔離室。患者是否需要身體拘束，雖然會受到患者所在醫療機關的設備、人力等條件影響，不過只要患者有自殘或他傷的危險，或者是遇到下述三種情況時，就必須將患者拘束在病床上：1.必須施打點滴，但患者有拒藥(抗拒服藥)的現象、2.有必要對患者進行全身管理、3.患者有跌倒的可能性。醫療人員必須在患者因為鎮靜的效果而入睡之前，向患者告知和說明身體拘束的必要性。

❷持續注射點滴

確保患者末梢血管，持續注射點滴的優點包括了：1.管理患者水份補給的效果，2.改善脫水、高CPK(肌酸肌　)血症，3.患者狀況突然變化時容易迅速地採取各種處理，4.可

以從側管追加藥劑。絕大多數的場合下，點滴的注射都會和上述的身體拘束一併進行。

❸ 維持鎮靜狀態

患者住院後如果又再度呈現出興奮、不安定的狀態時，必須採取和剛住院時的鎮靜措施相同的步驟，也就是以靜脈注射(或點滴)的方式對患者投予HPD，或者是以靜脈注射(或點滴)的方式對患者投予BZP類藥劑(視情況需要，也可能會併用HPD和BZP類藥劑)。

F. 保護室的初期治療

到了下一個平日日間(白天)後，將開始進行完整的住院治療。

❶ 各項檢查

神經學檢查、血液檢查、頭部CT檢查、心電圖、胸部‧腹部平面X光攝影、尿液檢查、藥物濫用篩檢試劑組等，醫療人員盡可能地檢查所有必要的檢查項目。

❷ 疾病診斷

在進行上述各項檢查的同時，醫療人員也必須向患者、家屬詢問病歷，以便再度檢討疾病診斷的結果。在高度急救中，以統合失調症的個案最為常見，大約佔了總件數的40～50％，其次則是急性或短暫性精神病性障礙、中毒性精神病、人格障礙。在中毒性精神病中，又以興奮劑中毒性精神病所佔的比例最高，人格障礙則幾乎都屬於情緒不安定性人格障礙。

❸ 強制會診

緊急強制住院的患者，必須在72小時以內接受兩名精神科指定醫師的強制會診，一般都在患者住院後下一個平日白天(工作天)進行。如果兩名精神科指定醫師會診後的診斷結果都是「必須住院」時，就會以各縣市地方政府首長的權限，對患者下達強制住院的命令。如果指定醫師的會診是「必須住院」以外的結果時，患者可能會改以醫療保護住院的形式繼續住院，也可能立刻可以離院。

❹ 治療初期

治療初期將根據疾病診斷的結果和患者的狀態設立治療方

N o t e 📖

藥物濫用篩檢試劑組 (Triage DOA)

能夠同時檢測各種尿液中濫用藥物(苯環立定類藥物、苯二氮平類藥物、古柯鹼類麻醉劑、興奮劑、大麻、嗎啡類麻醉劑、巴比妥酸類藥物、三環類抗憂鬱劑)的一種篩檢試劑組。使用的目的在於鑒別患者的意識障礙或精神疾病狀態是否來自於藥物的使用。

電痙攣療法 p.305

當患者出現精神運動激動、昏迷、幻覺或妄想、重度憂鬱症等症狀，而且只單靠藥物治療無法發揮理想的效果，或者是有立刻改善患者狀態的必要時，將會採取電痙攣療法。電痙攣療法的使用必須獲得患者本人或家屬的同意，醫療人員需以口頭和書面的方式向患者和家屬說明。原則上在治療時會盡量使用緩和性(改良版)電痙攣療法，也就是所謂的「無痙攣法」，不過當患者興奮的狀態非常顯著時，也可能會遇到必須使用原始的電痙攣療法，也就是俗稱的「有痙攣法」進行治療的情況。

針，並且向患者和家屬進行說明。在治療初期，患者有必要獲得充分的身體休養和精神上的安靜，因此會將患者隔離在保護室內，隔離的時間長短則視患者的需要，控制在最低限度之內。

如果情況許可，藥物治療法一開始最好能夠以內服的方式給藥。精神疾病狀態原則上是給予患者RPD或OLZ等非典型(非傳統型)抗精神病藥物。如果患者無法內服錠劑，則應在患者能夠內服之前，持續以靜脈注射點滴等非口服方式投予HPD，或者是以口服方式給予RPD口服液或OLZ口內快速溶解錠。若藥物治療效果不彰時，可能會需要合併使用電痙攣療法進行治療。患者在隔離的過程中，除了持續給予內服藥物之外，確保患者飲食和睡眠等身體上的管理，也是十分重要的一件事。在上述這些治療下，患者的症狀如果獲得了改善，接著將會按照「完全隔離→白天開放(夜間隔離)→隔離結束」的流程，結束患者的隔離。

G. 到離院為止的流程

❶在一般病房接受住院治療

在保護隔離室接受初期治療後，患者一般會接受以急性期治療為基準的治療。對於在非自願的情況下緊急住院的患者而言，下述兩點非常重要，護理人員必須特別注意：1.充分的說明住院治療和服藥必要性。2.針對隨著患者病識感的出現而導致的抑鬱狀態，採取危機介入性精神治療。

❷離院準備

在患者的症狀安定之後，將會進行家屬調適、外宿、社區合作等各種離院的準備工作。在患者離院後，定期門診治療和社區中的援助體制，在預防患者症狀復發上扮演了很重要的角色。基於這一點，一般會讓獨居患者、流浪的患者重返家鄉社區，以便在家屬的陪伴下，持續接受定期門診治療。如果患者並非本國籍(也就是外國人)時，也有必要和患者母國的家屬或醫師聯繫，或者是和大使館、入境管理局等機關單位合作。

由於非法藥物的使用、非法滯留，以及其他各種非法行為，可能會遇到患者在離院後被相關單位逮捕的情形。對於各種法律措施和處置，醫療人員應該貫徹中立的立場。

(針間博彥)

文獻

日本精神科急救學會：精神科緊急救護醫療指南，2003

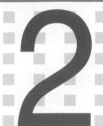 **2** # 精神科緊急醫療救護的護理

在上一章中，已經向各位具體的描述過緊急醫療救護的現狀，在本章節中將要向各位介紹精神科急救，並且說明高度急救時實際的護理情形。

A. 精神科急診的患者

一樣是精神科急診的患者，來到醫院的方式也各有不同，例如有的患者是在路上或其他場所被保護；被救護車載送到醫院的人；在通報警察之後，在警察人員的陪同下坐警車到醫院的人；受到家屬或周遭人物的說服，在許多人的陪伴下來到醫院的人等等。精神科急診和其他科別最大的不同，在於絕大多數的個案都是在非自願的情況下，來到醫院接受診察。精神科急診患者的疾病種類繁多，常見的有統合失調症、人格障礙、情緒障礙(躁狂狀態、憂鬱狀態)、精神作用性物質性障礙、精神發育遲緩、神經官能症、器質性精神疾病、老年精神病等各種疾病。患者入院時，一般會先進行急性精神病的診斷。

B. 急診的護理

被送到精神科急診內的患者，大多無法安靜地待在候診室內。舉例來說，患者可能會不停地在院內走來走去、出現奇特的言行舉止，或者是呈現出興奮狀態、譫妄狀態、昏迷狀態。護理人員在患者來到院內後，必須隨時留意患者的安全，並且仔細地觀察患者的行為。

在來到精神科急診接受診察之前，患者的家屬或身旁周遭的人無時無刻都在擔心患者的病情，家屬也可能時常被患者的症狀所牽連，也必須顧慮患者是否會對他人造成困擾，因而感到身心上的疲勞。

對於這些患者家屬和陪伴者，以各種言語進行慰勞是非常重要的一件事。

急診門診除了需要能夠迴避危險，並且顧慮到患者安全和

Note 📖

高度急救

在精神科急診中，如果患者的症狀在緊急入院後沒有必要立刻接受治療時，偶爾會將這時的診療狀況稱為精神科的「輕度急救」。相較之下，當急診的患者呈現劇烈的興奮狀態、自殺企圖、幻覺或妄想狀態等精神症狀，或者是會引起各種異常行為，如果不緊急進行治療介入，就可能會威脅到自己以及他人生命症狀時，則稱之為精神科的「高度急救」。

- 對鄰居報著強烈的被害妄想，因而闖進鄰居家中，結果被警察通報的人
- 由於全身赤裸在街上奔跑，因而被保護的人
- 由於自殘行為或自殺企圖而砍傷自己頸部或手腕的人
- 以尖銳物品或暴力使家人或行人受傷，並且出現意義不明的言行舉止，因而被警察通報的人
- 幻覺、妄想狀態的人(例如以險惡的表情盯著什麼都沒有的空間，或者是持續說著沒有意義的話)。
- 以自殺為目的跳入水中，或者是合併有精神症狀和肺炎等症狀的人
- 在公園或道路上被人保護，不知道有幾天沒洗澡，全身不整潔發著惡臭的人
- 由於大量服藥而有意識障礙的人
- 由於藥物的使用而出現幻覺症狀的人
- 全身飄著酒味，心神不定的人
- 不發一語，身分不明的人
- 重度憂鬱狀態的人
- 處於興奮狀態，已經數天無法入睡的人
- 由於自殺未遂(例如跳樓)而受傷的人

隱私權的安靜環境外，也必須準備能夠緊急進行血液檢查等檢查項目的設備和救護車。

　　大多數的急診患者，都需要進一步地接受住院治療，此外也因為患者的精神症狀非常地不安定，以及緊急處置上的顧慮，許多患者會需要隔離到隔離室內。

C. 隔離室中的護理

❶隔離室

　　患者在急性症狀消失，狀態穩定之前，將會在安靜而刺激較少的環境中接受治療。在這段時期，患者需要充分的休養和精神上的安靜。隔離室除了是一個具備刺激少、整潔、安全等特點的環境外，容易觀察患者這一點，也是隔離室的特色之一。如果隔離室能設置監視攝影機，就更為理想了。在進入隔離室時，有可能會發生危險，因此醫療人員在入室時應避免單獨一人(或者是採取其他的安全措施)。

　　如果需要替患者保管行李或衣物中的物品(患者身上常見的物品例如香煙、打火機、金錢、鑰匙、紙條)時，應該先檢查患者所攜帶的物品，再妥善進行保管。一部分患者由於具有財產會被盜用的被害妄想，常會隨身攜帶大量的金錢，因此護理人員在檢查隨身攜帶的物品或行李時，必須先向患者做充分的說明。

❷觀察

Ⓐ一般狀態的觀察

　　在隔離室中的患者大多有注射或使用鎮靜劑，護理人員必須注意患者是否有呼吸抑制的現象。護理人員應觀察患者呼吸的狀態，或者是使用脈搏血氧飽和度分析儀進行監控。除此之外，也必須準備吸引器、甦醒球®、導管、氧氣罩等急救復甦設備。

Ⓑ觀察患者的睡眠狀態、精神狀態、行為

　　觀察患者是否有失眠、興奮、自言自語、幻覺、妄想、暴力行為、脫衣行為、不潔行為、怪聲、緘默、過動、自殘行為、自殺企圖等狀態。

Ⓒ其他

　　觀察患者的水份和食物攝取量，以及排泄、服藥狀

況、是否有藥物副作用的發生。

❸ 身體拘束

為了避免患者發生危險，護理人員可能會遇到必須強制對患者進行身體拘束的場合，遇到這種狀況時，在拘束之前向患者進行充分的說明是非常重要的一件事。進行身體拘束時，除了要預防發生循環障礙、褥瘡、肺部塞栓、神經系統疾病等續發性的障礙外，精神面、身體面上的疼痛護理也是不可或缺的。在隔離或對患者進行身體拘束時，護理人員也必須記錄拘束的開始時間、結束時間、拘束的部位、理由、隔離或拘束中的患者狀態。

❹ 防止事故發生

為了防止自殺企圖或物品損毀等類似的事故發生，護理人員必須時常提高注意力。具體而言，護理人員應注意下列幾點：

- 患者可能會出現破壞室內，或者是丟擲、破壞餐具的行為，護理人員應考慮使用較不具危險性的餐具或安全的設備。
- 患者可能會從病床摔落，或者是因為走路不穩而碰撞到病床，導致外傷等事故，患者也可能會利用病床的柵欄自殺。遇到上述這些情況時，護理人員可以使用超低床位的病床，或者是在地板鋪上床墊。除了患者的安全之外，護理人員也必須注重病床的清潔。
- 患者可能會破壞寢具，企圖利用寢具勒喉自殺。護理人員必須細心地觀察患者，以防範事故於未然。

❺ 減輕不安

患者除了會對疾病產生的症狀感到不安、恐懼外，也會對突然被送到醫院，以及自己被迫受到隔離和拘束這些事感到不安。在醫師進行問診、身體診察、採血、處理時，由於不知道醫師會對自己做出什麼事，患者也會感到相當的不安，有些患者甚至不知道自己為何被送到醫院中。基於患者上述這些狀況，護理人員有必要向患者進行各種說明，例如「這裡是醫院。我們是醫療人員，請放心」。

❻ 協助治療

緊急強制住院的住院時間被限制在72小時以內。在這72小時內，必須由各縣市地方政府首長所指定的精神科指定醫師(2名以上)，對患者進行會診。根據診會診的結果，會決定患者是否需要接受強制治療。

當患者處於強烈的興奮狀態，或者是無法經口攝取藥物或食物時，將會以點滴等方式進行治療。

視情況需要，也可能會使用電痙攣療法來治療患者。最近治療上使用的改良版電痙攣療法，透過麻醉科醫師進行麻醉和肌肉鬆弛劑的投予，可以在無痙攣的狀態進行治療，而且已經十分普及。協助醫師進行上述這些治療，也是護理師的職責之一。

❼ 身體上的損傷和疾病

如果患者有骨折等身體上的損傷或疾病的可能性時，也必須讓患者接受內科、外科、腦外科等其他科別的診察和治療。

❽ 強制會診

若患者的狀況是緊急強制住院時，住院後72小時之內，在各縣市地方政府職員的陪同下，將會由兩名以上的精神科指定醫師進行強制會診。

❾ 當患者非本國籍(是外國人)時

若患者非本國籍(是外國人)時，可能會遇到難以用語言溝通的狀況，甚至遇到必須請口譯者協助診察的情況。無論如何，護理師為了讓患者能夠安心的接受診察，應該適時地關心患者，並且準備治療環境。

❿ 身分不明的患者

對於身分不明的人或外國人，護理師應尋求精神科社工等人的協助，以便尋找出患者的住所和家屬的聯絡方式。有一些患者是在沒有攜帶任何物品、身無分文的狀況下入院，需要經濟上的支援，因此護理人員也有必要和福利事務所等相關機關單位合作。

D. 一般病房中的護理

當患者順利地在隔離室中接受治療，急性症狀痊癒，能夠用餐和服藥，逐漸能夠溝通和忍受外界輕微的刺激，並且跌倒和姿勢不穩的危險性也下降時，將會被移轉到一般病房中。在隔離室中為了減少外界的刺激，維持患者身心的安

靜，一般對探病和聯絡的限制較多。一旦轉移到一般病房後，這些限制相對的都會減少，也能夠獲得外出的許可。患者移轉到一般病房後的護理重點如下：

- 在這段時期，大多數的患者仍在進行藥物調整，因此、飲食攝取狀況、藥物副作用的有無、精神症狀的觀察都是必要的。
- 患者可能會因為姿勢不穩而跌倒，也可能有誤嚥的危險發生。護理人員應視情況需要，給予患者移動、飲食等日常生活上的協助。
- 觀察患者和家屬會面時的狀態，以及患者和其他患者、醫療人員溝通時的舉動。如果有必要，患者和家屬會面時護理人員也應該在場，並且協助患者和家屬順利的面談。
- 預防患者和其他患者發生衝突，以便協助患者安全地進行療養。
- 當對象是外國人時，應特別顧慮到該國的文化、風俗習慣、宗教。舉例來說，護理人員應該顧慮到飲食的種類和型態，例如患者因為宗教上的理由而禁食肉類時，就應該準備不含肉類的菜單。
- 也會遇到對將來感到悲觀，或者是具有自殺意念、強烈要求離院的患者，因此護理人員必須留意患者可能無故離院。

▍E. 離院的準備工作

在藥物調整結束，患者的症狀趨於穩定後，將會開始聯絡患者和相關單位，以便進行患者離院的準備工作。在準備過程中，必須勸導患者服藥上的自我管理，並且觀察患者的服藥狀況，以及利用患者外出、外宿的機會，觀察患者在家庭或社區中生活的可能性。在離院的準備工作上，也必須和各福利事務所、衛生所、訪問護理站、照護保險服務等相關單位合作。對於患者的家屬，最好能提供一些能夠讓家屬了解疾病、服藥、定期門診上，家屬協助的必要性，以及如何和患者相處的家屬講座或諮商單位。如果對象是外國人時，則需要在入境管理局、大使館等機關單位的協助下進行離院準備。

(小林京子)

第7章

精神科身體併發症醫療

1 身體併發症醫療的現狀

Note

A. 身體併發症醫療的問題

　　隨著醫療專科化逐年的發展，開始出現了一些以疾病或臟器為中心，專門提供患者高水準醫療的專科醫院。當精神障礙者罹患身體疾病時，最理想的情況下，也希望能夠在各專科醫院接受治療。然而精神症狀嚴重的患者，常因為人們對患者病理性舉止的厭惡感，以及人們對精神障礙者過度的警戒心，即使精神障礙者前往醫院尋求治療，也常會受到拒絕。大多數的精神醫院屬於精神科單科醫院，以及一般綜合醫院很少設有精神科的現象，也是精神障礙者難以治療併發症的原因之一。

　　早在西元1980年代，美國就開始設立專門治療精神障礙者身體疾病的精神科醫療單位(MPU)，但是仍然難以提供高水準的專科醫療。

精神科醫療單位
(Medical Psychiatry Unit ; MPU)

　　精神科中負責治療身體疾病的部門，由精神科醫師作為主體，其他一般科的醫師則負責給予協助。

身體併發症醫療事業的規定條件

①患者正住在都內的精神醫院中，②患者由於嚴重的身體疾病，精神醫院難以處理，③患者罹患了一般醫院難以處理的重度精神症狀

B. 東京都的身體併發症醫療

　　願意讓精神障礙者接受身體疾病治療的醫院非常少，為了解決這個問題，日本東京都在西元1981年4月，成立了「**東京都精神科患者身體併發症醫療事業**」(以下簡稱「身體併發症醫療事業」)。身體併發症醫療事業在起步時的組織結構如圖(圖1)所示，將東京都分為三個區塊，各區塊則指定了負責接受精神障礙者的醫院。在這套系統中，出現身體疾病的精神障礙者，只要符合規定條件(請參照Note)，東京都的衛生局醫務部精神衛生課(現在日本的健康局精神保健福利課)就會以仲介人的角色，將該患者介紹到「指定醫院」。利用這套系統來接受身體疾病治療的精神障礙者逐年在增加，最近每年都有超過500件的患者在使用這個制度　表1、圖1。

　　到了西元2002年9月，東京都的精神科緊急救護醫療體制進行擴編，以發生在夜間假日的緊急身體併發症患者為對象，擁有精神科病床的教學醫院、都立醫院等單位開始以輪流(輪班)制收容患者，並且進行急救治療。這個新體制被稱為身體合併症急救(I型)。西元2004年4月，「身體併發症醫療事業」的一部分受到變更，在新的制度(第II型)中，責任

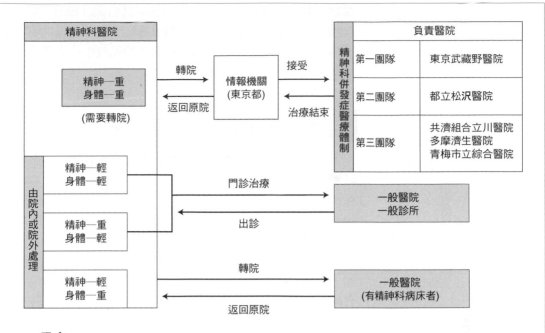

理念

Ⅰ 精神科併發症患者依照病情程度，可以分為四大類，分別是：①精神、身體疾病的病情都輕微，②精神疾病嚴重，身體疾病病情輕微，③精神疾病輕微，身體疾病病情嚴重，④精神、身體疾病病情都嚴重。

Ⅱ 上述的①、②、③，可以透過擁有精神科病床的一般醫院，和整備精神科醫院的院內治療體制，以及確保一般醫院門診、出診的機會三種方法給予患者治療。

Ⅲ 民間醫療機關難以處理④的情況，因此應該設置具備治療身體和精神兩種疾病能力的責任醫院，並且補助該醫院準備各種設備和受理窗口，以確保患者的醫療機會。

▲圖1 精神科併發症醫療總覽圖 　　　　　　　　　　　　　(東京都立松澤醫院：松澤醫院年報，p.41，1991)

▼表1 身體併發症患者的詳細分析

疾病系統名稱	1997	1998	1999	2000	2001	2002	2003
消化器官系統	146	151	158	180	183	191	180
呼吸器官系統	66	67	90	68	94	98	116
整形外科系統	100	82	80	83	70	82	82
腦、神經系統	46	22	26	31	40	24	42
腎、尿道、生殖系統	22	16	32	28	31	26	32
婦產科系統	23	18	18	26	30	21	23
血管、淋巴系統	9	15	31	23	26	12	21
循環器官系統	11	13	23	13	18	7	19
眼科系統	8	12	12	14	16	13	19
皮膚科系統	10	14	11	19	11	14	17
內分泌、代謝系統	20	17	5	9	10	15	18
耳鼻喉科系統	3	1	1	1	7	7	13
其他疾病	39	43	32	19	48	30	31
總計	503	471	519	514	584	546	613

醫院也開始能夠受理「狀況發生在平日白天(日間)，需要緊急處理的身體併發症患者」。設立當初有許多不備的緊急救護醫療體制，在上述這些演變和改革的過程中，逐漸獲得了改善和強化。

C. 精神障礙者常見的身體疾病

表1是將東京都中使用「身體併發症醫療事業」的患者，以年度和疾病系統進行分類和統計後的結果。從表中可以注意到，消化器官系統、呼吸器官系統和整形外科系統的患者較多，同時也能夠知道「身體併發症醫療事業」所受理的疾病種類相當廣泛。從表中雖然無法得知，但人口高齡化的問題，也反映在精神障礙者身上。除此之外，以三大成人病(癌症、心臟疾病、腦中風)為首的生活習慣病(俗稱文明病)，也有顯著增加的趨勢。在精神障礙者上常可以觀察到某些特定疾病的發生，下文將要向各位介紹這些疾病。

❶精神藥物導致的身體疾病

在抗精神病藥等各種精神藥物引起的副作用中，有一種被稱為「**自律神經系統機能障礙**」，會導致以消化器官系統為中心的各種病狀。

Ⓐ麻痺性腸阻塞(巨結腸症)*¹

腸道內沒有任何阻塞或器質性狹窄化的現象，腸道內容物的運送卻發生遲滯的狀態被稱為麻痺性腸阻塞(或稱機能性腸阻塞)。引起麻痺性腸阻塞的主要原因，是因為自律神經發生障礙，進而導致腸道蠕動運動麻痺發生麻痺。在臨床上，由於機能性腸阻塞具有高度的便秘和腹部漲大的特徵，如果以腹部X光攝影成像後，可以觀察到擴張後的結腸氣(gas pattern)，所以又被稱為巨結腸症。麻痺性腸阻塞和機械性腸阻塞不同之處，在於一般不會進行手術，主要的治療方式是讓患者在絕食狀態下施打點滴，並且使用瀉劑、腸道蠕動促進劑改善症狀。

Ⓑ吸入性肺炎、吸入性窒息

由於吞嚥機能和喉頭反射發生障礙，有不少精神障礙者曾因為誤將食物吞入到氣管內，因而導致了慢性的肺炎。除了長期服用精神藥物所造成的影響之外，年齡增長、鎮靜劑的投予、長期臥床、身體拘束等等，也都可能會誘發

機械性腸阻塞

由於腸道的器質性狹窄化和阻塞所引起的腸道滯留。機械性腸阻塞又分為伴隨有血液循環障礙的「扭絞型腸阻塞」，以及不會導致血液循環障礙的單純性腸阻塞兩種，其中扭絞型腸阻塞更是一定需要接受手術治療的疾病。

水中毒

所謂的水中毒，是指短時間內攝取大量水分的一種狀態，可能的原因有精神藥物導致的口渴、精神症狀導致的強迫性劇渴等等。水中毒還會導致倦怠感、體重增加、噴泉狀嘔吐、痙攣等症狀，嚴重時甚至會造成意識障礙。低鈉血症是水中毒的特徵，當血中鈉濃度低於125mEq/L時表示水中毒的病情十分嚴重。

 文獻

*1 羽生丕、大石陽子、木田孝志等人：統合失調症住院患者的慢性便秘、麻痺性腸阻塞、巨結腸症，精神醫學，39，pp.23～29，醫學書院

2 兒童‧小兒精神醫療的護理

▍A. 兒童‧小兒精神科患者的特徵

一般來說，罹患精神發育遲滯或自閉症等的發展障礙類疾病的孩童的特徵為，對於壓力的容忍力很低。另外，也常會出現「個性很固執，並對日常生活造成影響」的情況。由於此類孩童無法適應托兒所或小學內的團體生活，因此就會產生損壞器物、自殘、家庭暴力等問題行為。

罹患ADHD(注意力不足過動症)的孩童會因過動、注意力不足、言行衝動而無法適應托兒所或小學內的團體生活，並容易被當成問題兒童來看待。

罹患強迫性神經症、憂鬱症、精神分裂症等**神經官能症‧精神障礙類疾病**的孩童會難以承受學校的交友關係或升學等所帶來的壓力，並容易出現逃學的情況或社交障礙。

無論如何，當患者因為發展障礙或精神障礙等疾病而產生逃學、損壞器物、家庭暴力、自殘等問題，而且家屬難以應對時，就必須住院。

▍B. 兒童‧小兒精神科護理的職者

❶協助兒童達成符合年齡的發展課題的職責

來住院的病童處於成長發展的過程，幾乎所有的情況都會產生社會性或人際關係方面的問題。因此，自我照護能力的協助、遭遇問題時的協助、面對壓力時的協助、行為能力的協助、職能表現能力的協助、溝通能力的協助等都是很重要的。

Ⓐ自我照護能力的協助

- **如廁訓練**

    要掌握孩童會失禁的時段，並多留意在該時段內提醒孩童自己去上廁所。

- **洗臉‧刷牙的協助**

    要提醒、協助孩童在起床後洗臉，在每次用餐後刷牙，使其養成習慣。

· **更衣的協助**

　　要準備尺寸稍大且容易穿脫的睡衣，並把鈕釦更換成較大的。隨時都要提醒孩童。

Ⓑ **遭遇問題時的協助**

· 當孩童做出會傷害其他孩童內心的言行時，要讓他去回想「如果有人那樣地對待自己時，會覺得如何呢？」。

· 當孩童做出隨意切換電視頻道、插隊等任性的行為時，要隨時告誡他。

· 當孩童與他人吵架時，要將兩人分開，並使其冷靜下來，過一段時間後，再讓他們回想糾紛發生的經過。

Ⓒ **面對壓力時的協助**

· 當孩童遇到討厭的事情時，要告訴他「離開那個地方」、「一個人待著」、「告訴身邊的大人」等適合的迴避方式。當孩童有做到時，要充分地誇獎他。

· 在進行諮商時，要協助孩童認識到「什麼樣的事情會對自己造成壓力」。

· 當孩童因壓力而出現暴力、損壞器物、自殘等行為時，要告訴他服用藥物的重要性。

· 當孩童出現問題行為時，重要的是，要讓他有反省的時間，使他在冷靜後能用自己的話來表達。

Ⓓ **溝通能力的協助**

· 由於許多孩童無法將自己的情緒化為言語，所以常會導致暴力、損壞器物、自殘等情況發生。此時的重點在於，要代替他詢問「當時的心情如何」、「什麼事情讓你覺得很討厭呢」，並協助他用語言來表達自己的心情。

Ⓔ **行為能力的協助**

· 如果病情穩定而得以外出時，可以配合該孩童的年齡來放寬外出的範圍。不管是醫院內的外出，還是前往醫院附近的便利商店、書店，或是搭電車或巴士外出，全都要依照醫師的指示來進行。

Ⓕ **職能表現能力的協助**

· 在1月的搗年糕、3月的節分(立春前一天)、7月的七夕

與盂蘭盆舞、10月的運動會、11月的文化祭(校慶)、12月的聖誕節等(以上均為日本行事)年度活動時，我們除了要讓孩童去享受活動本身以外，也要讓孩子們透過準備活動來有效地學會「書寫、畫圖、剪裁、組裝等符合年齡的能力」。

· 咖哩派對或在戶外烤肉等活動能夠讓孩童體會到用餐的喜悅、和大家一起做菜的樂趣，以及成就感。

❷諮詢者的職責

病童大多會因家庭、朋友、學校的問題等而產生煩惱。包含來自家屬的諮詢在內，護理者需扮演諮詢對象這個角色。

❸擁護者的職責

由於病童在家中或學校的評價大多不高，因此重點在於，要去成為一個好的理解者，並告訴他們「無論何時，自己都會支持他們」，以獲得他們的信賴。

❹角色典範的職責

由於許多患者身邊沒有能夠作為目標的大人，因此作為人生的前輩來說，我們也許會成為角色典範。

❺協調者的職責

最靠近病童的護理人員必須在由醫師、臨床心理師、社會個案工作者、營養師、藥劑師等所組成的醫療團隊中擔任協調者。

❻尊重人權的職責

我們在關懷很敏感且容易受傷的病童的心情時，同時也必須要考慮到家屬的不安，並進行應對。我們要遵守「**精神保健暨精神障礙者福利法**」，並在醫師的指示下，謹慎地處理關於「行動限制」的問題。

○行動限制

精神科疾病為缺乏病識感(不認為自己有生病)。另外，患者為兒童或幼兒時，會因離開父母以及住院而感到強烈的不安，因此會排斥住院。而且，根據病情，當患者可能有自殘·他傷的危險時，院方就必須實施「行動限制」。

角色典範

受到少子化的影響，有許多的兒童沒有兄弟姊妹。另外，有的兒童則沒有父親或母親。而且，有的家庭會因家長生病而無法發揮家庭的功能。在這種情況下，在病房內最接近病童的護理人員會成為病童的憧憬或目標，讓他們覺得「想成為那樣的大姊姊或大哥哥」、「想成為那樣的大人」。

目標或憧憬有時會成為促使孩童成長的一大因素。護理人員為了要成為孩童們的目標或憧憬，就必須特別注意的展現既親切又值得尊敬的態度。

・拒絕住院時：使其住進封閉病房(玄關會上鎖，患者也無法從窗戶離開)。
・因勉強使其住院而變得對雙親具有攻擊性時：限制會面。
・有可能打攻擊性的電話給家屬時：限制打電話。
・有可能會與其他孩童產生糾紛，或是對醫師或護理人員使用暴力時：隔離(將個人房或保護室上鎖)
・有可能出現興奮狀態、自殘、自殺等情況時：約束(身體的約束、四肢的約束)

C. 按疾病種類來進行護理

❶ 自閉症兒的護理

自閉症兒不易與人相處，不擅長處理人際關係以及與人溝通。自閉症會出現「容易對環境的變化感到異常的壓力，而且所關心的事物或興趣會過於偏頗」的特徵，並屬於一種難以適應社會的發展障礙。另外，自閉症有約七成左右會併發智能障礙。

當自閉症兒併發重度的智能障礙時，以固執為主的症狀會變得很嚴重，患者會因過度執著身邊的事物而阻礙到日常生活，大多需要住院。有的人會出現偏食(對於味道的堅持)的情況，無論到幾歲都無法斷奶，而且也會因營養失調而住院。住院的目標為，希望多少能夠獲得適應社會的能力。

①病房內的構造要簡單，不要放置會讓患者過度執著的物品。
②由於患者會因突然的指示或環境的變化而出現恐慌的情況，因此要事先用語言來告訴他，並進行誘導。舉例來說，要關電視時，不要突然就關掉，而是要先跟他說「我要關電視囉」。
③每天的活動模式要統一，減少日常生活中的變化。
④當孩童出現問題行為(自殘、脫衣服、暴力等)時，要讓孩童在紙上寫下「不打自己」、「不脫衣服」、「不打別人」等的目標(比起語言，孩童比較容易理解視覺上看到的情報)，如果孩童有遵守的話，就大大地給予誇獎，同時並在月曆上畫上花朵等，讓他們能夠開心，並減少問題行為。
⑤關於偏食的問題，由於有時候味道(「討厭口中有混在一起的味道」)或形狀(舉例來說，雖然不吃三角形的三

易與人相處

指的是能夠理解對方的心情，並能夠表達自己的意思。

會成為執著對象的物品

由於任何物品都可能會成為孩童的執著對象，所以原則上不會在日常生活的房間中擺放物品。要放架子或椅子時，需將其固定在牆上或地板上，使其無法移動。私有物品與衣物會保管在其他房間，必要時再交給孩童。

明治，不過如果是四角形的話，就會吃)會是執著的原
因所在，因此我們要透過家屬來獲取情報，並觀察進食
狀況，對食物的盛盤方式或形狀下工夫。

⑥由於如果各個護理人員對各個患者都採取不同的應對方
式的話，病童會感到混亂，因此我們要善用會議，並統
一應對方式。

Case file 1　自閉症兒的護理

患者／A生，14歲，IQ為2歲的程度

　　A生所罹患的是會引起重度精神發育遲滯的自閉症。在家
中，只要房間內的物品位置變得與平常不同的話，就會陷入
恐慌。最近會將房間的物品遠遠地丟出窗外，最後房間內變
成沒有擺放任何物品的狀態，雙親束手無策，只好讓他住
院。

　　由於A生所生活的病房是個「沒有擺放會讓他產生執著的
物品」的環境，因此很少因為住院前的執著症狀而出現問題
行為。在病房中出現的問題是小便。據說他在家會從窗戶往
外撒尿，所以他沒有在廁所排尿的習慣。因此，即使每隔一
段時間引導他去廁所，他也不會排尿，當有尿意時，他會突
然脫下褲子，並在病房的地板上撒尿。

　　為了解決此問題，醫師決定採用行為治療的手法來進行干
預。

①用餐後，誘導他坐在廁所的馬桶上(特別著重的是，
由於可以讓他養成在廁所排便的習慣，所以他在排便
時，也會一起在廁所排尿)。

②當他完成排便或排尿時，要大大地稱讚他，並將他最喜
歡的漫畫人物貼紙貼在月曆上。

③當他想要排尿時，要帶他到廁所，並用清楚的語調告訴
他，要坐在馬桶上排尿。

　　三個月後，即使偶爾會就地撒尿，不過他已經養成了在用
餐後到廁所排尿的習慣了。家屬整修了自宅，並準備好他專
用的房間與廁所後，他就出院了。

❷亞斯伯格症候群病童的護理

　　和自閉症兒相同，此類病童不擅長處理人際關係以及與人
溝通，而且興趣或行為模式會過於偏頗。大多數的患者沒有
出現智能障礙，有些人要到高中生年齡才會發現此障礙。

由於他們只能理解表面上的意思，所以無法理解潛規則或各種場合的氣氛，會被當成奇怪的孩子，並容易被周圍的人疏遠。因此，他們的特徵為，容易成為被霸凌的對象，孤立無援，無法適應國中或高中的生活，容易出現逃學的情況。在某些事例中，孩童無法適應所升上的學校等新環境，會把自己關在家裡，並沉迷網路。

①病童會把心理所想的事情照實說出，傷害對方的內心，並產生糾紛。當糾紛形成時，要去回想「為什麼會產生糾紛？」，並協助他們習得不會造成糾紛的言行模式。

②由於他們大多會熱衷於有興趣的事物，並具有專業知識，因此我們要針對這點來給予充分的評價，以激發他們的熱情。

③釐清導致自己住院的問題點，並提出出院的目標。因此，我們要考慮將該做的事情具體地寫在表格或文章中，讓他們能夠從視覺上來理解這些事。協助他們一步一步地慢慢累積，讓他們能夠想像「距離出院還有多遠」。

④與醫師、臨床心理師、社會個案工作者合作，進行環境的調整，選擇適合病童的學校等。

Case file 2　亞斯伯格症候群病童的護理

患者／B生，16歲，IQ120

據說B生從小就喜歡打電玩，但不曾與朋友一起玩。小學3年級時，由於和導師處不好，所以開始逃學。5、6年級的導師是個明理的老師，他認同了B生的能力，並給予評價。因此，與過去相比，他開始會去上學，學力也有進步，不過卻沒有朋友。國中時，他不適應團體生活，稍微想要逃學。不過，他的成績很優秀，並升上了有名的私立高中。高中時，他只有出席開學典禮，然後就不再上學。他說他無法忍受「通勤時，要待在電車的人群中」。後來，他把自己關在房間裡，沉迷於網路遊戲，過著日夜顛倒的生活。母親很擔心他，將網路線切斷，他則對此很生氣並損壞家中的物品，家人於是報警，並讓他住院。

根據心理檢查與診療的結果，他被診斷為亞斯伯格症候群。過去，家人完全不認為他有生病。

住院後，他在生活中完全沒有與其他孩童進行交流。他總是在單人房裡看關於TV Game或PC Game的書籍。他認為

自己之所以會住院，是因為他把家中弄得亂七八糟，並覺得「把網路線切斷是母親不好」，沒有什麼悔意。另外，他會對「和其他兒童在一起」這件事感到強烈的壓力，所以非常討厭離開個人房。住院兩個月後，他才同意在外宿時搬到四人房。

雖然家長期待他能夠到有名的私立高中上學，但從四月開始，已經過了半年，難以復學。住院三個月後，他將「不要因為沉迷遊戲而打亂生活節奏」定為出院的目標，並與醫師定下「①每週參加兩次醫院的日托活動、②為了讀書，每週去上兩次補習班、③在家打電玩的時間以一天三小時為限，一到晚上11點就要就寢」這三項約定，而且也反覆地參加週末的外宿活動。對於參加日托活動與上補習班的約定，他說「雖然很難受，不過為了出院，這也是不得已的」，於是遵守了約定。從外宿開始一個半月後，他出院了，不過沒有參加出院後的日托活動。在事例中，他的雙親沒有接受他的障礙，很難對他今後的人生方向進行環境調整。

❸ADHD病童的護理

特徵為靜不下來、注意力散漫、容易衝動。他們在學校內無法專注於課堂，即使在上課時間，他們也不會安靜地坐在位子上，而是會去干擾鄰座的孩童。隨著學年升高，他們可能會出現「跟不上課業，不體諒他人，孤立感變強」等情況，最後導致逃學。

①由於成長過程中，他們在學校會被老師唸，在家則會被父母罵，因此自我評價很低，個性自卑。護理人員要讓病童理解到「護理人員是他們最有力的同伴」，努力地建立信賴關係。
②當病童出現不明智的言行時，要當場指出哪裡不對(因為時間一過，本人就大多會把事情忘記)，具體地提醒他們做錯的地方。
③由於一次提醒他們數種事項的話，他們常會記不住，所以給予提醒時，要把問題集中於最重要的事項。
④對他們的優點進行誇獎、給予肯定(當他們幫忙做事或是在遊戲中有好表現時，要稱讚他們)，以提昇自我評價，產生自信。
⑤在病房的日常活動中，要協助他們學會遵守順序、遵守時間。

⑥與醫師、臨床心理師、社會個案工作者合作，進行環境的調整，選擇適合病童的學校等。

Case file 3　ADHD病童的護理

患者／C生，12歲，IQ78

　　C生在小學低年級時常常靜不下心來，上課時間無法安靜地坐著，會站起來。升上高年級後，跟不上課業，有時一被老師斥責就會跑出教室外，不回教室。小學六年級開始逃學，成為不良集團的同夥。曾因順手牽羊而被警察輔導過三次。後來他開著偷來的車，並引起了造成器物損壞的交通事故，根據鑑定的結果，他被診斷為ADHD，並開始住院。

　　住院後，自我中心的言行很引人注目，並常常會輕易地傷害他人(舉例來說，罹患抽動障礙的病童會一直眨眼，C生則會進行模仿，藉此來嘲笑那些病童)。因此，他常會與其他孩童產生糾紛，並使用暴力。

　　為了解決問題，院方嘗試了以下幾種干預方法：

①由於他老是被罵，自我評價很低，而且會變得自卑，因此要對他所擅長的事物給予肯定，以提昇他的自信。

②出現糾紛時，要給他反省的時間，並和護理人員一起思考問題所在。

　　C生很擅長運動。因此，院方讓他參加由病房的病童與職員所組成的棒球隊，當他有好表現時，則會大大地稱讚他。一開始，他會明顯地做出「進行傳接球時，從很近的距離將球用力丟過去，毫不在乎對方」、「即使附近有人，也會揮棒」、「只做喜歡的揮棒練習，不做守備練習」等任性的行為。護理人員告訴他「傳接球時，輕輕地丟出讓對方容易接的球是很重要的」、「先確認旁邊沒有人後，再揮棒」、「如果守備不好的話，就無法成為隊伍的正式選手」等，而且當他打擊有表現、肯守備時，護理人員也會給予很多鼓勵。他後來在與職員及其他病房的對抗賽中表現得很好，也獲得了其他兒童的稱讚。以此為契機，他產生了信心，並開始專注於棒球的練習。隨著自信的提昇，他也開始能夠做出「體諒對方心情的言行」，與其他兒童的糾紛也變少了。

❹強迫症病童的護理

兒童・幼兒會因家中父母的期望(例如,用功考上好學校)或學校內的交友關係(例如,不想被大家討厭)等而感受到壓力。由這種壓力或不安所引起,而且會出現強迫、恐懼、抑鬱等症狀,對日常生活造成阻礙的疾病稱為神經性疾病。其中包含了,和成人的強迫症一樣,要反覆確認好幾次後才肯罷休的「**強迫性確認**」、會反覆出現某種想法或行為的「**強迫性重複**」、即使手或身體洗了很多次,還是覺得骯髒的「**潔癖症**」等。

① 兒童・幼兒在面對各個發展階段的**發展課題**時,常常會產生壓力或不安。護理人員所要做的就是去傾聽他們的不安,並理解他們的心情。

② 並非是去消除強迫症狀,而是要協助他們,讓日常生活不會受到阻礙。當「強迫性確認」或「強迫性重複」出現時,規定某種次數,就能夠使症狀停止。對於「潔癖症」,則要花心思去想想,看要怎麼做才能順利地過著日常生活,像是「使用手套、用餐時使用自己專用的筷子」等。

③ 為了防止在病房內產生新的壓力或不安,院方要重視「病房內的環境與人際關係的調整」,像是關懷其室友等。

④ 護理人員要與醫師、臨床心理師、社會個案工作者合作,並呼籲家屬與學校進行出院後的環境調整,以減少患者的不安與壓力。

Case file 4　強迫症病童的護理

患者／D生,11歲,IQ68

D生的父母在他小學五年級時離婚,D生與母親一同住在外公外婆的家。接著,不久後,他在學校自然課所進行的鹽酸實驗中出現反應,他認為「手被鹽酸弄髒了」,頻頻地洗手。在家裡,他對罹患失智症的外婆的大便失禁產生反應,認為「走廊很髒」,並把自己關在房間內,連廁所都無法上,於是使用寶特瓶來排尿。雖然排便勉強能夠在廁所內進行,但之後會關在浴室內一直淋浴。後來演變成逃學,並住院。

與年齡相比,他的個子很小,行為與動作也都帶有稚氣。

面對各個發展階段產生的壓力或不安

・幼稚園、小學入學時:對團體生活的壓力(不擅長團體活動)或和媽媽分離的不安(例如:來學校的時候,媽媽會不會突然死掉、會不會在某個地方不見的不安全感)
・中學入學時:在班上被孤立、逃學(在小學雖然有級任老師的支持,可是在國中和老師的關係淡薄、功課跟不上)
・中學畢業時:未來的方向或升學的壓力
・高中入學時:環境的變化(無法和朋友交往,孤獨感變強)

他把在家裡睡覺時總是會抱著的破爛海豚布偶帶到醫院內。

剛開始住院時，他連床都無法離開，過了兩週後，口服藥出現了效果，護理人員開始能夠引導他走出自己的房間。護理人員將「使他能夠順利面對不潔恐怖症，並毫無阻礙地過著日常生活」視為最優先的事項，並對環境進行調整。

①用餐時使用衛生筷，餐具則使用拋棄式塑膠餐具。

②如廁後，可以淋浴30分鐘(晚上9點到早上9點則改為洗手30分鐘)。

③在日常生活中戴手套，用餐前要洗手(30分以內)。

和D生商量後，決定了上述的約定事項，並要他認真地遵守。住院兩個月後，他開始能夠去醫院內的特殊教育學校上課，住院三個月後，他開始能夠用和其他病童一樣的餐具來用餐。院方認為D生有輕度的精神發育遲滯，再加上雙親的離婚與搬家，以及不適應學校，所以引發了不潔恐怖症。

❺進食失調病童的護理

所謂的進食失調，指的是一種將壓力或不安轉變為「對於拒食等進食行為或瘦身願望的執著」，並使身心出現異常症狀的疾病。此疾病絕大多數會出現於青春期的女性，最近也會出現於小學女童。　　　詳細內容請參見第2部第4章第2節

| Case file 5 | 進食失調病童的護理

患者／E生，16歲，IQ92

E生在國中時體格很好，擔任壘球社的隊長，個性活潑。在高中的升學方面，他原本想就讀有壘球社的高中。不過，母親則強烈地希望E生能就讀母親的母校，也就是所謂的大小姐學校。那所高中沒有壘球社，於是E生加入了過去母親待過的合唱社。母親對於「過去能在那所高中的合唱社內過著充實的高中生活」感到很滿足，所以也對「E生選擇了同樣的道路」感到很高興。從入學半年後左右開始，E生開始明顯變瘦。她減少了用餐量，特別是變得幾乎不吃米飯等主食與含有脂肪的食物。過了不久後，由於半夜發出了聲音，所以母親就到廁所察看，發現E生正在將手指伸進喉嚨，並一邊發出嘔吐聲一邊將食物吐出。E生採購了很多甜麵包和零食，她反覆地進行著「吃完後就吐出來」的行為。

從這陣子開始，她常會因為腹痛或頭痛而向學校請假。接

著，她的體重開始低於40公斤(身高165公分)，母親對此感到擔心，於是與當地的醫師商量，然後在醫師的介紹下，讓她住院。

住院時，她異常地在意自己的體重，常常會要求量體重。主治醫師和E生約好，如果體重超過40公斤的話，就能夠外出，超過43公斤的話，則能夠外宿。另外，醫療人員也在病房進行了下列事項。

①在每週的星期一與星期四量體重。

②觀察用餐量，並注意用餐後是否有出現嘔吐症狀。

③觀察E生與其他病童的相處情況(進食失調病童的好惡會很明顯，並有「和特定的人組成小團體，排擠其他兒童」的傾向)。

E生順利地恢復體重，2週後開始能夠外出，1個月後開始能夠外宿。這段期間，她會定期與主治醫師面談。最後，雖然她強烈地想要回應母親的期待，繼續就讀母親的母校，並想成為一名淑女，以得到母親的疼愛，然而，她還是無法抑制「想要在壘球社開朗地運動」的慾望，所以她明顯地在高中生活中出現適應不良的情況。現在，母親認同了E生的個性，讓她轉學到有壘球社的高中。後來，E生開始過著愉快的高中生活。

❻因家庭暴力而住院的病童的護理

當孩童在家庭內激烈對父母、兄弟姊妹使用暴力，或是損壞物品時，家長無法應付的話，就會報警處理。病童絕大部分為國、高中生年齡的男生。有的例子則是由精神發育遲滯、自閉症、ADHD、精神分裂症的前兆等疾病所引起的。原因包含了學校的學業或人際關係所帶來的壓力、小時候遭受到父母的暴力對待或是拋棄等，有時候問題也會出在父母的角色功能上，我們不能單純地認定只有病童這邊有問題。

①病童大多會深信「是父母、兄弟姊妹處理得不好」，並會對讓他住院的父母產生攻擊性。因此，在住院初期，院方會限制會面。醫療人員要給予關懷，讓他認識到住院的原因是自己的暴力行為，並進行反省。

②護理人員要努力地與病童、家屬建立信賴關係，並一起回想導致暴力行為的問題所在。當家長這邊出現了會擾亂病童內心的言行時，護理人員就要與醫師合作，將病童的心情代為傳達給家長。

③當病童開始進行外宿時,要和他商量,並決定外宿中的目標,外宿結束後,則要和病童一起回顧。當病童在外宿中遭遇失敗時,要讓他說出問題所在,並鼓勵他,以防止他再三遭遇失敗。

④為了消除暴力背景當中的不安或壓力因素,護理人員要與醫師、臨床心理師、社會個案工作者合作,調整家庭關係與教育環境。

Case file 6 因家庭暴力而住院的病童的護理

患者／F生,16歲,IQ76

F生的雙親都是高中老師。F生升上國中後,開始逃學。據說從那時候開始,他屢次對父親的言行產生反應,並在家中胡鬧。母親很擔心,便到兒童精神科門診與醫師商量,結果得知「周遭的人認為他是老師的兒子,當然要會唸書,這讓他覺得壓力很大,加上他的抗壓性較弱,於是便會導致暴力或逃學行為」。後來,母親和導師及校方進行了商量,決定不逼他去上課,他自己則透過參加喜歡的籃球社的活動,勉強地從國中畢業。這段期間,他還是好幾次對父母使用暴力或損壞器物,雙親則在住家附近租了避難用的公寓。

上高中後,他與父母做了「會好好去上學」的約定,開始就讀私立高中,然而,過了一週後,他就開始不去上學了。他告訴父母說「導師無視我的存在」、「有人在說我的壞話」,不過父親卻用嚴厲的口氣向他說教:「你約好說你會去上高中的」。他對此產生了反應並對父親使用暴力,造成父親的鼻骨骨折,他還用力地猛撞想要上前勸阻的母親,使母親的肋骨產生骨折。雙親報警處理,並與醫師商量,最後在醫師的建議之下,決定讓兒子住院。

根據診斷,由於他基本上有被害想法與模糊的不安,所以有可能是精神分裂症的前驅症狀。

負責的護士將「與F生建立信賴關係」定為目標,陪他進行他喜歡的籃球練習,經常傾聽他對雙親的不滿,並將F生的心情傳達給他的雙親。住院兩個月後,他開始能夠信賴負責的護士,並將她當成一個大他很多歲的姊姊。

從這個時期,他開始參加週末的外宿活動,由於雙親如果在家中的話,會對他造成壓力,所以雙親則繼續在公寓中避難。

上述的例子提及了主要的兒童‧小兒精神護理，而且在大多數的例子中，不只是說明了疾病本身的護理工作，也有提到「適合該孩童出院後的環境調整」。因此，在護理工作中，「與病童及家屬建立信賴關係，並體諒病童及家屬的心情」是很重要的。

(森哲美)

第9章

老年期精神醫療

1 老年期精神醫療的現狀

Note

心神喪失・精神耗弱

失智症病患一般都會有「討厭去醫療機構就醫」的傾向。即使如此，為了進行檢查，還是會勉強地接受2、3次診療，不過由於當醫師開始診斷，並著手治療心神不定症狀後，就沒有什麼特別要診察的，於是大多只有家屬會來，醫師僅會在門診中詢問家屬患者在家中的狀態，然後就結束那次的診療。即使如此，熱心的家屬還是會跟在一般內科就診時一樣，將失智病患帶到門診。在精神科醫療中，不會像一般內科那樣使用聽診器來進行診察，而是會用「今天是幾月幾日呢」、「100減7是多少」之類的問題來評估患者的認知能力。有一位患者的家屬曾低聲說「(患者)如果沒來看醫生的話，就每次都會發牢騷」，問患者本人的話，他則會若無其事地說：「因為每次來看醫生，我都只是聽你們說話而已，我又沒有生病。」讓不明白就診意義的患者每次都來門診看病，這對於雙方都沒有益處。

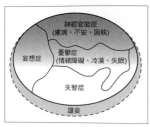

▲圖1　腦部的老化會使精神疾病看起來很類似

A. 老年期精神障礙的特徵

老年期是一種會失去各種事物的時期。隨著年齡的增長，人們會經常與身邊的人死別，在經濟上則會開始過著依賴他人的生活。孤獨感會加深，煩惱也會增加。在日常生活中，會比年輕人容易出現抑鬱狀態或不安狀態，因此老年期也是人類一生中最容易出現精神障礙的時期。實際上，隨著人口的高齡化，高齡者的精神疾病也確實正在持續增加中，而且從精神科就診率來看，65歲以上的人比年輕人要高出許多。

Ⓐ 腦部障礙存在於精神障礙的背景當中

出現於老年期的各種精神障礙與年輕人的精神障礙有少許的差異。首先第一點為，在老年期的精神障礙中，以精神分裂症及躁鬱症為代表，而且是由體質或性情所引起的精神障礙(內因性精神障礙)會變少，而與腦萎縮或腦血管疾病等腦部器質性病變有關的精神障礙則會佔多數。其中以失智症(痴呆症)為代表性疾病。專家認為，甚至連憂鬱症與神經官能症都有許多是由腦部障礙所引起的。

常出現於老年期的精神障礙大致上可分為①失智症、②以憂鬱狀態為主要症狀的情感障礙、③不安、慮病症、④以幻覺及妄想為主要症狀的幻覺妄想症、⑤人格障礙。這些老年期精神疾病或多或少都會與「伴隨著老化而出現的腦部功能衰退或腦部器質性病變」有關聯。

Ⓑ 精神障礙的症狀很接近

老年期精神障礙的第二項特徵為，不同的精神障礙看起來會很接近圖1。舉例來說，原本失智症與憂鬱症的原因和經過都是完全不同的。失智症是神經細胞壞死等腦部障礙所引起的，屬於記憶力、方向感、判斷力等智力功能會慢慢地逐漸衰退的狀態，而且會出現各種異常行為與智能退化。阿茲海默型失智症與血管型失智症是會出現失智症的兩大疾病。

另一方面，憂鬱症則是一種使人失去情感與熱情的疾病。心情低落，對任何事情都失去興趣。沒有想做的事，會因連續好幾個月失眠、沒有食慾而悶悶不樂。情況嚴重的話，甚至會變得想要尋死。

當患者為年輕人時，據說約有70%的患者能夠透過抗憂鬱藥物等適當的治療來恢復。不過，由於高齡者的憂鬱症與腦部的老化有密切關聯，所以復原速度很慢，而且症狀一旦繼續拖延下去的話，就會變得與失智症非常類似。憂鬱症所呈現的「做不到、不明白、不去做」的狀態與失智症的症狀是相同的。有時候甚至會出現「沒有錢、被警察逮捕」等帶有絕望感或自責感的妄想。因此，憂鬱症乍看之下會與失智症很像。憂鬱症的這種狀態被稱為假性失智症。

在某些病例中，較少出現智能障礙的妄想性疾病也可能在經過一年多以後，轉變為失智症。更加複雜的是，阿茲海默型失智症與血管型失智症在初期症狀中呈現憂鬱狀態的情況也並不罕見。醫師之所以不用一般的方法來診斷與治療高齡者的精神障礙，是因為各種疾病在症狀方面可能會變得很類似。

ⓒ 身體不適會容易導致智能退化

老年期的第三項特徵為，各種身體不適會容易導致智能退化。在高齡期，糖尿病、高血壓、風濕病等慢性疾病會增加，而且腰痛、發麻、頭暈、耳鳴、走路搖晃、便秘、失眠等自述症狀也會變多。罹患許多疾病會使疾病所帶來的痛苦與死亡的不安變得更嚴重，而且高齡者身體疾病的惡化也容易導致智能退化。骨折雖然對年輕人較不具威脅，但對老年人而言，卻可能會致命，而且即使與精神障礙沒有密切關係，但卻很有可能會引起暫時性的譫妄狀態(指的是意識模糊不清的狀態，以及被幻覺或妄想控制住，思考與行動沒有條理的興奮狀態)。

由於高齡者的精神障礙會有上述這些特徵，因此患者的生活自立能力會容易下降，一般來說，高齡患者會一邊接受照護，一邊進行療養。沒有照護服務的話，老年期的精神障礙醫療是無法實現的。

Note

抗憂鬱藥物的變遷

憂鬱症所使用的標準藥物為三環抗憂鬱藥物。這種藥物已經持續使用50年以上了。即使效果的顯現有快慢之分，但有效率皆超過60%。作用機制為增強血清素與去甲腎上腺素等與情緒調整有關的神經遞質的作用。去甲腎上腺素與血清素會在神經細胞末端被排出，並去活化下一個神經細胞。專家推測，罹患憂鬱症時，神經細胞末端會缺少甲腎上腺素與血清素。因此，三環抗憂鬱藥物會阻礙「在神經細胞末端排出的去甲腎上腺素與血清素」被分解，以及被原來的神經細胞再次吸收，藉此來發揮效用。這種藥物對於迅速改善嚴重的憂鬱狀態很有幫助。問題在於有副作用。在結構上，三環抗憂鬱藥物無論如何都會減弱其他神經遞質的作用。主要會對組織胺與乙醯膽鹼產生作用。副作用被稱為抗膽鹼作用與抗組胺作用。容易口渴、便秘，而且會心不在焉、想睡覺。憂鬱狀態再加上這種副作用的話，情況會變得非常糟糕，治療也會可能會因此而中斷。

為了解決這種不便而問世的是一群被稱為SSRI與SNRI的新藥。前者稱為選擇性血清素回收抑制劑，後者稱為選擇性正腎上腺素再吸收抑制劑。三環抗憂鬱藥物所具備的再吸收抑制作用只會針對血清素或正腎上腺素。結果，這種新藥能夠減少對於其他神經遞質的影響，並減少不舒服的副作用。拜此所賜，一般的醫師也變得能夠輕鬆地使用藥物。此藥物也容易用於高齡者。SSRI一躍成為當今憂鬱症治療的第一選擇。只不過，在抗憂鬱效果方面，目前尚未出現可以勝過三環抗憂鬱藥物的藥。醫師在面對難治的憂鬱症或有自殺意念的重度憂鬱症時，大多仍會使用三環抗憂鬱藥物。

失智症與疼痛

失智症一旦惡化，痛覺就會變得遲鈍。阿茲海默型失智症尤其明顯。醫師與照護者也都會察覺到這一點。即使是應該會讓人覺得非常疼痛的傷口，患者的反應仍然很遲鈍。在照護高齡失智症患者的機構或病房區中，跌倒意外會經常出現，有時還會造成骨折。不過，摔倒或摔落時，會透過喊疼來求救的失智症患者卻非常少。醫療人員要看到患者本身出現「不走路，一直躺著」的變化後，才會發現異常。也有人在意外發生幾天後，透過X光照片才證實有骨折的情況。這種不可思議的現象是無法用記憶障礙來說明的。

解開此謎題的關鍵在於解剖學的研究範疇。痛覺會從脊髓被傳達至腦部。在脊髓中往返的痛覺的刺激會在腦部中流動，並被傳達至大腦表面。專家認為大腦表面的前額與顳部的一部份對於痛覺的反應及認知是很重要的。此部位具有增強、減弱痛覺的作用，而且與「會引起阿茲海默型失智症的記憶障礙或判斷能力衰退的障礙部位」相鄰。

阿茲海默型失智症一旦惡化，我們就會發現到，連接收痛覺的部位的神經細胞都會開始脫落。於是患者就無法察覺到「本來應該會產生疼痛的刺激」。即使感覺到疼痛，也無法理解那是什麼。疼痛的記憶會消失。如此一來，就會出現「即使受傷也無動於衷」的症狀。日常所觀察到的失智症患者的奇特行為與神經細胞的脫落有密切的關聯。

B. 診療過程的差異

醫師在診察、治療老年期的精神障礙患者，特別是失智症時，會面對到與一般患者不同的問題。第一項為，患者無法確實地述說自己的症狀，而且說法往往會變得主觀且籠統。醫師首先應該詳細地詢問家人及相關人士「什麼樣的症狀是從何時在什麼情況下出現的，症狀有什麼樣的變化」等關於本人的客觀情報。

當醫師了解到詳細的病歷與目前的病情時，就會在腦中篩選精神障礙的內容與基本疾病。在此階段，醫師應該要開始與患者進行面談。和內科或外科的診察不同，當患者坐在眼前時，並非就能夠開始診察。進行檢查時，要先搜尋各種應該要進行鑑別的疾病，然後裝設好「確認臨床診斷時所必要的設備」。特別是腦部的影像診斷、腦波等的生理學檢查、全身狀態的評估檢查都是必要的，這一點與一般精神障礙的診斷過程有所不同。即使懷疑患者是憂鬱症或神經官能症，腦中也必須時常注意到「腦部疾病或其他身體疾病是否與精神症狀有密切的關聯呢」。

C. 老年期精神障礙的治療

老年期精神障礙的治療也是以藥物療法為主。主要會對憂鬱症使用抗憂鬱藥物，對幻覺妄想症使用抗精神病藥物，對不安或神經官能症使用被稱為輕微鎮靜劑的抗焦慮藥。不過，我們必須留意到，其使用法及效果會與年輕人的精神障礙的藥物療法有所不同。

首先第一點為，由於對象是高齡者，所以藥物在體內的代謝過程也會受到老化的影響。年齡的增長會使身體的肌肉重量、體內的水分逐漸地減少，取而代之的則是脂肪組織的增加。藥物雖然會被吸收，並進入血液中，但是有許多的精神藥物容易直接地移動到脂肪中，並進行累積。容易形成藥效不佳，而且藥物一直殘存於體內的狀態。

再者，由於老化也會使腎臟的排泄功能減弱，所以藥物不易透過尿液來排出。這也是使藥物代謝變慢的因素。即使用的是一般劑量，高齡者的血液濃度也可能會在幾天內就達到如同超過最大劑量般的血液濃度。

第二點為，高齡者容易產生中樞性的副作用。神經細胞的數量會因上了年紀而減少，此外，介於腦實質與血管滋養管

之間，且負責調節「腦部與血液中的物質的交換」的膠質細胞群(稱為血腦屏障)也會產生老化，而且會使有害物質或藥物輕易地透過腦內。結果，就會產生不會出現於年輕人身上的中樞性副作用。走路搖晃等副作用也會成為跌倒意外的起因。

第三點為，「醫療對象既是高齡者，同時也是精神障礙者」所代表的三個意義：①就診型態的差異、②無法進行藥物的自我管理、③無法透過自我檢測來陳述、評估症狀。從就診到診斷、治療，無論採取什麼方式，如果沒有照護者就無法實現，而且藥物療法也必須仰賴三者的共同合作。如果沒有採取這種觀點的話，醫師也許只會著眼於本人的症狀變化與陳述，然後量量血壓，最後說聲「有變化嗎」、「這是你的藥」就結束診療。這樣的話，負責照護患者的家屬會累積越來越多的不滿。一邊理解「與罹患精神障礙的高齡者一起生活的家屬，目前有什麼煩惱」，一邊對本人的障礙進行治療，這種過程在老年期的精神障礙當中是特別重要的。

D. 老年期精神障礙醫療的現狀

「老年期的精神障礙要在哪裡接受診療」這個問題出乎意料地重要。覺得自己或家屬可能罹患憂鬱症或幻覺妄想症時，首先要到精神科診所或醫院就診，接受適當的治療與生活指導。臨床經驗較長的精神科醫師會累積許多「一般精神障礙的藥物治療竅門」以及「對於患者與家屬的療養指導經驗」。即使是老年期，到這種精神科就診的人仍然最多，不過，如同上述所提的那樣，老年期的精神障礙會與腦部的器質性病變有關，身體的疾病常會間接地導致精神障礙。即使在精神障礙當中，失智症也是特別具有代表性的腦部疾病。因此，醫師在進行診斷與治療時，必須要判斷患者是否有腦部疾病，並對全身狀態進行評估。

由此可知，到熟知「一般精神醫療、身體疾病與精神狀態的關聯」以及「腦部障礙與精神狀態的關聯」的精神科醫師所在之處就診是最為理想的。具體來說，這類患者在日本應該要去「日本老年精神醫學會所認證，而且專攻老年精神醫學」的醫師所服務的地方就醫。

話雖如此，老年精神醫學也是到最近才開始成為獨立專科(日本老年精神醫學會認證制度的成立：2000年4月)，而且專科醫師的數量仍然很少。由於全國的專科醫師約為800多

Note

要如何判斷失智症的嚴重程度

日本在照護保險的認定調查中，使用了一種名為「高齡失智症患者的日常生活自立程度」的標準。在「日常生活的阻礙、照護上所需的工夫」的分級中，也會看到此標準。在某些部分上，此標準與失智症的嚴重程度是一致的。不過，必須要注意到的是，如果將失智症的嚴重程度視為與「照護上所需的工夫、要經常注意、不需太注意」等照護上的應對有關的話，有時候會搞錯。有些輕度失智症即使自立程度看起來很高，但在照護與應對上卻令人相當頭痛。即使是重度失智症，有些情況卻很好應付。在醫學上，不會用「精神症狀很嚴重，而且照護上很麻煩，所以失智症較嚴重，照護上不費事，所以失智症較輕微」這樣的判斷方式。異常行為主要會出現在白天還是夜晚呢，雖然這點在照護上是個大問題，但卻與嚴重程度沒有關聯。失智症的嚴重程度首先會由智力的衰退程度來決定。在精神醫學上，將其稱為「核心症狀」。主治醫師意見書上也會使用這個詞。除了嚴重程度以外，還會看生活障礙的程度，換句話說，醫師會考慮到「智能障礙所造成的日常生活障礙的程度」來判斷病情。不會管是否有精神症狀與異常行為。

醫師也會使用「周邊症狀」這個詞。指的是伴隨著失智症一起出現的異常行為與精神症狀。這種症狀與照護上所需的工夫有直接的關係。像是強詞奪理、用謊言或假話使周遭的人感到為難、徘徊、在外迷路、幻覺·妄想、易怒並使用暴力等，實在是數都數不清。實際上，讓照護者覺得很頭痛的就是這些周邊症狀。而且，周邊症狀的有無會根據失智症的惡化階段、失智症患者所處的人際關係、環境而以各種方式呈現。這與失智症的嚴重程度則是不同層次的事情。

圍繞著「失智症高齡患者的照護保險」的問題點

○照護需求等級的決定方式

在現行制度中，照護者對於失智症所花費的心力是難以評估的。其理由為以下幾點。在調查時，保險調查員會根據全國統一的問卷來與患者本人面談，並進行觀察、詢問，以判斷對方是否有障礙。在調查失智症時，直接詢問本人所得到的情報是不可靠的。輕度到中度失智症的患者，明明辦不到某些事，但卻會用什麼事都能自立的語氣來回答。如果不向家屬詢問詳情並查證的話，照護需求等級就會被低估。

○短期照護服務與醫療

當照護患者的家屬有緊急需求時，常常會無法使用現行的短期照護服務。這是因為短期照護服務的需求人數遠多於短期照護服務所提供的病床數。目前的現狀為，大部分的人會利用、運用老人護理之家等照護保健機構的空床位。當機構內的病患因病情惡化等而需要住院時，機構內才會出現空床位。這樣的話，並無法提供穩定的服務。雖然大家希望短期照護服務能夠增加，但未來的情況卻仍舊不明朗。

再者，接受短期照護服務時，有許多患者的慢性病會惡化，或是罹患傳染病。在這種情況下，醫療人員就必須要在提供短期照護服務的機構內進行應對。如果是夜間的話，應對會變得更加困難。接受短期照護服務時，患者常常會出現誤食異物的意外或是摔倒所導致的骨折。此服務雖然很重要，但從管理高齡者的立場來看，這同時也是一種高風險的服務。在現行的制度下，既然同樣可以拿到照護保險給付的話，機構就有可能會出現「選擇既安全又不費事的案子」的傾向。

人[*1]，所以「全部的老年精神障礙患者都應該由專科醫師來診治」的想法是不切實際的。實際上，在老年精神障礙的診斷與治療方面，民眾首先還是會到一般的精神科就診，如果醫師認為民眾有可能罹患腦部疾病時，則會將患者轉到神經內科、外科、一般內科。

在老年精神障礙中，像憂鬱症或焦慮性神經症這類的疾病比較少由器質性腦症所引起，而且只要藥物療法奏效的話，大多可以回到普通的日常生活。不過，以失智症(癡呆症)為首，與身體障礙或腦部障礙一起出現的精神障礙則常常會難以治療，並會慢性漸進地惡化。罹患精神障礙的時間一久，就會加重照護者的負擔，使居家照護變得困難。

如此一來，患者就不得不被送進老人照護機構或老人護理之家。如果居家的精神醫療在某種程度進行得很順利，病情變成以照護為主的話，照護機構就會樂意地接納，並將患者交給照護管理師。不過，如果精神症狀沒有治療，精神狀態不穩定，並出現徘徊、大聲喊叫、暴力、嚴重的幻覺・妄想狀態等的話，照護機構就會不太願意接納。

在照護機構中，有的機構會拒絕使用精神科醫療或精神藥

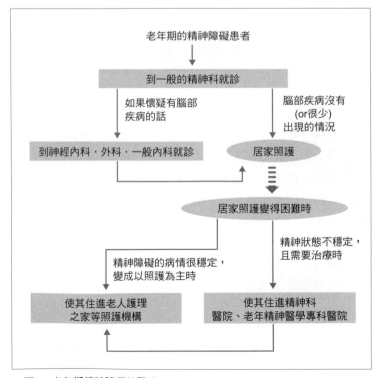

▲圖1　老年期精神障礙的醫療

物，能夠順利地與精神醫療合作的照護機構仍然很少。

　　為了因應這樣的醫療、照護狀況，家屬必須要讓「居家治療有困難的患者」暫時先到精神科或老年精神醫學專科醫院住院，接受某種程度的治療後，再移往照護機構。患者進入機構後，如果家屬能夠保證「當患者要繼續治療精神症狀或是精神症狀復發時，能夠使其住院」的話，照護機構的工作人員也能夠會安心地接納患者。

　　不過，照護保險制度卻對這種合作投下了陰影。一旦住院一週以上，就必須離開照護機構。在這種制度中，即使能夠出院，也無法馬上進入照護機構。整合了精神科醫院與照護這兩者的老年精神科專科病房區的數量目前還很少。在這種狀況下，精神醫療這邊也必須先做好「患者會估算某種程度的等待期間後，才住院」的覺悟。除了治療以外，照護上也要反覆地費心，這點正是老年精神障礙的特徵，而且這一點的應對也是我們今後的課題。

　　　　　　　　　　　　　　　　　　　（須貝佑一）

Ｎｏｔｅ

醫院醫療與照護保險

　　由於照護保險制度的成立，因此醫院中新出現了照護療養型病床。目的在於消除「常見於老人醫院內，而且只為了接受照護的社會性住院」。在此制度中，不會用醫療保險，而是會用照護保險來支付住院費用。然而，實際運作後，照護療養型醫療設施會開始被那些「即使一般病房的急性期治療結束後，也無法回到自宅或老人護理之家，而且照護需求等級很高」的高齡者所佔據。照護療養型醫療設施的保險金上限是透過照護需求等級來決定的。因此，在這種結構中，為了讓醫院的經營變得健全，醫院如果不去重視「讓照護需求等級很高的人住進照護療養型醫療設施，並控制這種制度中的醫療」的話，醫院就會虧損。這種現狀更加地擴大了高齡者醫療的不良影響。在日本當初提出照護療養型病床的厚生勞動省也充分地理解了這一點，並會在不久的未來提出「廢除照護療養型醫療設施」的方針。無論如何，高齡者醫療都會被迫在照護與醫療的夾縫中進行困難的冒險。

文獻

＊1　資料來自於2005年6月當時日本精神醫學會秘書處之調查結果，日本精神醫學會，網路版

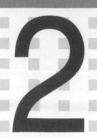

2 老年期精神障礙的護理

老年期的精神障礙主要包含了以阿茲海默型失智症為首的失智症、憂鬱症、譫妄等。在此特別針對失智症的護理來進行說明。

A. 失智症的護理

在失智症當中，有「以阿茲海默型失智症為代表，且包含了路易體失智症與額顳葉失智症的退化性疾病」、「腦血管疾病所引起的失智症(血管型失智症)」、「能夠治療的失智症」等許多種類，而且在各自的原發疾病中，都有獨特的病情、症狀、惡化程度。因此，醫療人員不僅要透過失智症這個概要的結構來掌握對象，還必須要掌握各種疾病在醫學上的特徵，然後進行評估，並制定照護計畫。此時，醫療人員必須要先留意到「失智症屬於進行性疾病」。另外，在失智症患者的護理工作中，不僅只有「與治療有關的護理」很重要，日常生活中的協助也同樣重要。

對患者進行評估時，醫療人員必須要根據「對於疾病的理解」以及「醫師或心理專家的判定結果」來判斷隨著疾病出現的ADL(日常生活功能)的下降、BPSD(Behavioral and Psychological Symptom of Dementia＝失智症之行為與心理症狀)、障礙的嚴重程度等。醫療人員在充分地掌握患者的生活經歷與家庭關係後，要對患者進行觀察，並聽取家屬提供的情報，綜合地評估各個患者的狀況。此外，由於患者是高齡者，所以不僅要注意精神症狀，也要注意身體疾病與併發症。因為BPSD也常常會由身體疾病與併發症所引起。

由於患者今後的人生與生活會受到家屬的影響，因此我們不僅要對本人進行評估，也別忘了對家屬進行評估。具體上來說，我們首先要弄清楚關鍵人物，並掌握家庭構成、照護能力，以及家屬對於今後的想法或期望(例如，希望患者待在家中或機構內)等。

Note

何謂老年期

從年齡層面來看，老年期的定義為65歲以上。老年期的特徵包含了以下3點：①身心的老化、②喪失社會角色、③個人的失落經驗。當精神障礙患者處於老年期時，根據以下的特徵來進行護理是很重要的。

①身體方面的老化、智力功能的衰退、情緒反應的變化、性格變化
②失去了自己在社會上、社區、家庭內的角色
③從「與配偶或親友死別」或失落經驗中產生的環境變化

退化性疾病

指的是神經退化性疾病。在此疾病中，神經細胞與神經纖維等會逐漸地萎縮、脫落。

醫療人員會基於這些評估來制定照護計畫。照護工作的主要內容包含了Ⓐ溝通、Ⓑ對於身體疾病的護理與日常生活的協助、ⒸBPSD的應對、Ⓓ給予家屬支持、Ⓔ環境整頓、Ⓕ風險管理。

Ⓐ溝通

在失智症患者照護工作中，溝通照護據說佔了50～80%。也就是說，溝通是一種照護。特別是阿茲海默型失智症患者，由於這種疾病屬於進行性疾病，因此我們必須理解對方的嚴重程度，並配合其嚴重程度來改變溝通方式。根據嚴重程度來選擇的溝通方式如表1所示。運用**語言溝通方法**與**非語言溝通方法**、配合對方的步調、重複說明、尊重對方的自尊心等都是很重要的，而且「絕對不要進行以護理者為中心的對話」，這點也很重要。另外，也必須根據高齡者的特徵來掌握障礙的程度，並留意溝通方法。

Ⓑ對於身體疾病的護理與日常生活的協助

雖然患者常會因高齡而併發身體疾病，但能夠用語言來表達身體不適的患者卻很少。因此，重點在於，護理者這邊要充分地掌握身體評估與精神症狀的變化，持續地觀察，掌握「與平常不同」的信號。雖然一旦發現異常，就要迅速地向醫師報告，並採取應對措施，但是「不要獨自做出判斷，要與一起進行照護工作的團隊商量，由團隊來對這名患者進行觀察」也是必要的。

失智症患者的飲食、沐浴、清潔、更衣、排泄等的自我照護功能會下降。由於這些ADL也會與BPSD產生關聯，因此醫療團隊應該要一起處理這兩者。由於到了中期後，患者會開始對照護做出抗拒，所以如果想要依照護理者的步調來進行照護的話，有時候就會遇到困難。因此，實施自我照護時，護理者應該要運用溝通技術，一邊掌握疾病的程度，一邊按照患者的步調來進行照護。我們不要因為患者做不到就指責他們，而是要關注患者所做的動作或行為，這點也是很重要的。

▼表1 與失智症患者的溝通方法：一般原則與不同程度的應對方法

一般原則

1 正確地理解到「患者的日常行為或情緒會隨著智力的下降而產生變化」，並據實接受。
　①不要期待患者做出超出他本身能力的事情。
　②患者本身常會沒有察覺或是否定自己的障礙。而且，他們會將一件事情重複說很多次，或是說出內容很混亂的事情，由於照護者如果做出反駁、說服、斥責等行為的話，反而會造成反效果，因此重點在於，照護者應該要確實地掌握「患者做得到與做不到的事」，並不慌不忙地給予溫暖的關懷。
2 調整環境，減輕患者智力上的負擔。
　①盡量避免去改變患者已經習慣的環境。整理整頓周遭環境，保持寂靜。
　②讓每天的行程變得單純，使患者能夠過著有規律的生活。
　③患者去不習慣的場所時，容易產生強烈的不安。當患者產生混亂時，照護者要冷靜下來，並溫柔地與他說話，此時保持握手等的肌膚接觸會很有效。
　④為了避免時間或空間上的混亂，要適時地給予情報。
　⑤必須要進行「數個步驟的行為」時，照護者要出聲來引導患者進行每一個步驟，並配合患者的狀態來採取應對措施。
3 盡量地使溝通方法變得豐富，不但要運用語言，也要運用非語言溝通方法。
　①先做「叫名字、拍肩膀」等動作來引起患者注意後，再跟他說話。
　②搭話時要用單純的詞語，不要一次問很多事情。
　③要用豐富的臉部表情與語調來與患者說話。先將實物或照片等具體的物品放在眼前，再與其攀談的話，對方會比較容易理解。

不同程度的應對方法	
輕度	・用短句慢慢地說。 ・與患者搭話時，要盡量去消除周圍的雜音，以協助患者集中注意力(電視等正開著時，要先關掉後，再與其交談) ・由於輕度患者對於對話還保有相當程度的理解能力，能夠在話說話完後馬上就理解，並做出適當的應對，因此我們應該促使他去參與家庭的團聚，讓他有談話的對象。 ・當患者表示不安時，除了要用語言來安撫他以外，同時也要用「握手、用手摸肩膀」等非語言溝通方法來來緩和他的焦慮感。 ・為了要掌握周遭狀況而必須注意數個對象時，由於「行動時，要將注意力放在全部的對象身上」是很困難的，所以必要時，要逐一地提醒他們。 ・由於患者本身無法整合想法，並有要領地說出來，所以他們說的話很籠統，而且說話時也可能會離題。傾聽者要妥善地整理患者的話，並逐一地詢問必要的情報。 ・由於患者的發言從表面上看不出異常，因此會出現「周圍的人高估患者能力」的危險性。為了避免無謂的糾紛，「確實地掌握患者的智力的上限」是很重要的。
中度	・將眼前的實際事物作為話題。 ・詢問患者的要求等情況時，詢問者最好能準備幾個答案(選項)來讓患者進行選擇。 ・思考的範圍會變小，而且時常會反覆地將同樣的事物作為話題。另外，患者在說話途中如果被某件事物吸引的話，就會與目前話題毫無關聯地開始說起該事物的事情。傾聽者要充分地理解這種特徵，不需一一地提醒他，只要隨意地應付即可。 ・患者常會為了掩飾記憶的曖昧部分或混亂而說假話。在這種情況下，傾聽者不應採取「想要責備、教導患者」的態度，而是要將其視為失智症的特徵來理解，這點是很重要的。 ・當患者的固持症很嚴重時，切忌連續地詢問。固持症一旦出現，看是要先暫時休息，或是進行別的活動後，接著再回到對話上。〈編輯部註：固持症＝一種異常的思考過程。無法切換觀念，並會重複地採取同樣的觀念(病態地重複做同一件事)〉
重度	・雖然智力功能已渙散，但在限定的範圍內還能進行互動(很熟悉的日常對話等)，因此照護者會透過「打招呼、與其搭話、非語言溝通的動作」來維持溝通。專家認為，「維持與照護者之間的溝通」對於「緩和患者的焦慮狀態」是有效的。 ・患者會發出聲音來念假名等、重複他人的話、說出重複學習到的口頭禪等、唱歌等，雖然能夠保持某種程度的語言活動，但卻無法理解其意義，也無法表達。不可以高估其表面上的語言活動。

(改編自綿森淑子、竹內愛子等人編著的《痴呆患者のコミュニケーション能力(暫譯：失智症患者的溝通能力)》，復健醫學，26(1)，p.30～31，1989)

以下會針對飲食、沐浴、排泄的協助來進行具體的敘述。

①飲食

　　首先要設法想出容易入口的進食方式，促使患者能自己進食。另外，當患者只注意一個盤子時，要將其他的盤子挪到他容易發現的地方，患者自然就能夠攝取其他食物。總之，照護者要給予協助，讓他們自然地學會自己用餐。這點是護理的基礎。

②沐浴

　　這種照護行為據說最容易使患者產生抗拒。拒絕沐浴雖然與環境、時間(例如，患者在想睡覺時被引導去沐浴、時機沒有配合患者的意願等)，或是羞恥心有關，不過一旦實際進行沐浴的話，大多不會那麼地抗拒。專家認為，主要的理由在於，患者無法理解沐浴前的過程。因此，重要的是，照護者要採取「能夠盡量地讓患者理解沐浴這個行為」的方法，而且絕對不要勉強他們。由於一旦勉強他們的話，就可能會對下次的沐浴產生影響，所以照護者無論如何都要透過配合患者的步調來解決問題。

　　在住院時，雖然患者有時也會和其他人一起沐浴，不過，根據情況的不同，有時候讓患者獨自沐浴會比較好。

③排泄

　　排泄模式的掌握與失禁時的應對是很重要的。只要能夠掌握排泄模式，就能了解「促使患者產生尿意或便意的信號為何」，並能夠自然地進行搭話、誘導。當照護者看到患者對於失禁時的善後毫不在意，並催促他換衣服的話，患者就可能會產生抗拒。這大多是因為患者的嗅覺功能下降，而且光用語言來表達，患者是無法理解的。照護者最好要從視覺上著手，像是實際把要更換的衣服拿給他看等。比起「以排泄為目的的對話」，透過「以更衣為目的的對話」照護者會比較容易順利地進行應對。

ⓒ BPSD的應對

即使同樣是BPSD，不同的患者在症狀的呈現方面會有個人差異或晝夜性節律等。即使根據不同的患者來改變應對方法，症狀也不見得會減輕或消失。照護者不僅要掌握BPSD的症狀，還必須掌握疾病、生活經歷、個性等的患者全貌，藉此才能夠採取適當的應對方法。另外，由於常常會同時使用藥物療法，所以重點在於，照護者要掌握所使用藥物的作用與副作用，並進行觀察，以在發生異常時能夠馬上進行應對。透過藥物療法與照護這兩者，大多能夠減輕BPSD。另外，照護者也應該注意到，BPSD的出現會與日常生活步調的異常有關聯。

ⓓ 給予家屬支持

有些失智症患者的家屬無法接受罹患失智症的父母或配偶，並會對患者產生影響。另外，就算接受後，也會因為經濟問題或家庭的複雜關係而對今後的展望產生許多以治療處置為首的煩惱。由於在自家中的照護者經常會處於無法放鬆的狀態，且會一邊獨自地懷抱著煩惱，一邊進行照護，所以身體與精神上的壓力很大。據說，住院患者的家屬的心理健康程度也很低。因此，護理人員的職責在於，當家屬在會面時提供必要的情報時，護理人員要以此為契機，慢慢地創造與家屬對話的機會，並傾聽家屬的心情。另外，即使患者住院了，但可以在精神科長期住院的地方卻不多。為了決定下一個處置場所，像是自宅或機構等，醫療人員在必要時必須一邊和其他專業人員(社會福利工作者等)進行聯絡和協調，一邊透過醫療團隊來給予患者與家屬支持。

ⓔ 環境整頓

醫療人員雖然會根據疾病的嚴重程度來整頓失智症患者所處的環境，不過基本上不會改變患者目前所處的環境。患者在剛住院或進入機構的約一週內，會處於適應新環境的過程，而且剛開始住院時所出現的症狀會變得更加明顯，並產生惡化。換句話說，專家認為環境的變化容易對患者帶來不好的影響。住院這種環境變化雖然是不得已的，但患者住院後，院方應該盡可能不要去改變房間、用餐地點等環境。

❺風險管理

住院時，患者需要穿鞋子、在床上生活等，生活型態會比較接近歐美的習慣。由於習慣日式生活型態的患者比較容易出現跌倒等危險，因此護理人員必須要特別注意這一點。

(杉山智子)

第10章

司法精神醫療

1 司法精神醫療的現狀

基於心神喪失者等醫療觀察法 Ⅰ-第6章第4節的醫療服務，主要會在指定醫療機構內進行。指定醫療機構是由「提供住院醫療的指定住院醫療機構」與「提供門診醫療的指定門診醫療機構」所組成的。

A. 住院處遇(住院醫療)

❶住院病房區與職員人數

指定醫療機構會設立專門執行司法醫療的病房區。病房區的病床數約為30床，屬於小型的病房區，且分成急性病房、康復病房、社會復健病房。治療對象的男女比例估計為9比1，而且為了治療女性患者，也設立了共用病房。為了進行專業的治療，院方設立了職能治療室、團體治療室、室內運動場。另外，考慮到安全性與舒適性，所有的病房皆為10平方公尺以上的個人房，而且各個區域都設有中庭。像這樣地確保寬敞的空間與保護個人隱私，就可以預防暴力行為等，並具有平靜安穩的效果。病房區內只有一間保護室，院方嘗試將「關在個人房內隔離、給予約束等行動限制」的實施次數控制在最低限度。

醫院所編制的人員包含了醫師3.75名、護理人員43名、職能治療師2名、臨床心理師3名、精神科社工2名、辦事員2名。與過去的精神醫療相比，住院醫療確保了充分的人力，而且醫療團隊是由專業人士組成的多專業團隊，能夠進行正式的團隊醫療。

❷階段分類與各階段的醫療

根據預定的計畫，住院期間大致上為1年半，並被分成「3個月的急性期、9個月的恢復期、6個月的社會復健期」等3個階段。患者分別會在急性病房、康復病房、社會復健病房內接受治療。

文獻

＊1　宮本真巳：《分擔研究課題：觸法精神障害者の看護並びに地域支援の手法に関する研究、厚生労働科学研究費補助金、触法行為を行った精神障害者の精神医学的評価、治療等に関する基礎的研究 主任研究者　松下正明(暫譯：分組研究課題：觸法精神障礙者的護理以及社區協助方法的相關研究，厚生勞動科學研究補助金，對於有觸法行為的精神障礙者所進行的精神醫學評估與治療等的相關基礎研究，首席研究員松下正明)》，綜合研究報告書，pp.563～656，2004

＊2　Novaco Rw. The functions and regulation of the arousal of anger.Am J Psychiatry.133 (10)：pp.1124～8.1976

＊3　Reeder DM. Cognitive therapy of anger management：theoretical and practical considerations. Arch Psychiatr Nurs. 5 (3)：pp.147～50，1991

＊4　大衛. G. 金頓(David G. Kingdon)、道格拉斯. 特金頓(Douglas Turkington)著，原田誠一譯：《統合失調症の認知行動療法(暫譯：精神分裂症的認知行為治療)》，日本評論社，2002

Ⓐ急性期

急性期的主要目標是實施「基於精神藥物的藥物療法、緩和性電痙攣療法 p.305等」來改善幻覺妄想狀態、憂鬱狀態、精神運動激動狀態等急性期精神症狀。在急性期中，「確認患者接受治療的動機」與「與患者建立信賴關係」是很重要的。由於治療對象是基於法院所設立的合議制的審判結果而接受住院處遇，所以「患者缺乏治療動機」這一點是預料中的事。因此，在急性期的護理工作中， 照護者會進行「住院時的詳細指導、透過集中照護來減輕不安並建立治療關係、患者接受住院診察時，要到場補充說明，並徵求同意、對住院生活進行指導並簽訂護理契約*1」這些事項。另外，我們也可以料想到，治療對象會經常出現暴力傾向。因此，在各個階段都要進行憤怒控制*2 *3等專業治療。

Ⓑ恢復期

恢復期的目標為病識感的獲得與自我控制能力的獲得。病識感包含了「屬於精神障礙的病識感」與「復發時，他傷行為的危險性會提昇的病識感」這2種。因此，醫療人員必須要利用認知行為治療*4 來使患者獲得病識感，並讓患者能藉此習得自我管理能力。在這當中，也包含了「讓患者理解到導致病情惡化的因素並進行應對、賦予繼續服藥的動機」等。

在急性期時，患者的行動雖然會被限制在病房區內，不過一到了恢復期後，就可以開始在醫院內散步，或是到醫院外。由於隨著行動範圍的擴大與人際關係的擴大，患者會感受到各種壓力，因此院方要以「即使在這種狀況，病情也不會復發」、「能夠自己控制住院前出現過的暴力言行」等為目標，繼續進行治療。

Ⓒ社會復健期

社會復健期的目標為「恢復社會生活能力」與「準備參與社會活動」。因此，患者會在出院後的住處先進行模擬外宿。指定住院醫療機構沒有設置在各都道府縣，全日本的數量為24所。指定住院醫療機構與出院後的住處未必會在同一個都道府縣，指定住院醫療機構與指定門診醫療機構應該要進行跨越都道府縣的遠地合作。

Note

當患者跟你說「因為我殺了人…」時，要如何回答才好呢？

在過去的強制住院中，由於「因為生病了，所以沒有辦法」、「一提起話題的話，不是反而會使患者變得不穩定嗎」、「就算被搭話，我也不知道如何應對才好」等的理由，所以醫療人員很少會在面談中積極地提出重大的他傷行為等。

我國在過去也曾因癌症的告知而有過相同的經驗。醫師雖然會將癌症告知給家屬，但卻不會告知本人，而是繼續治療。患者本人也會查覺到家人的心情，一邊懷疑是否為癌症，一邊佯裝不知地接受治療。然而，癌症當然會持續發展，病情也會惡化。患者對於醫師、護士、家人的不信任感會一直增強，而且在治療上患者無法充分地表示自己的意見，也無法好好地思考如何渡過餘生。因此，現在癌症告知已經變得很普遍了。

與司法精神醫療相關的醫療人員必須要與治療對象充分地談論重大的他傷行為。醫療人員會藉此開始與治療對象建立信賴關係。舉例來說，患者住院時，醫療人員會告訴他「關於這件事（重大的他傷行為），全體醫療人員在理解之後，會負起責任來應對」。此時，不單只是要對事件進行確認，還要告訴他「醫療人員會繼續提供長期的照護，直到你能夠回歸社會」。

提供以社區生活為目標的照護服務

心神喪失者等醫療觀察法的目的在於治療對象的社會復健。根據醫療觀察法，患者的處遇會分成住院處遇與社區處遇。而且各自都有固定的詳細階段圖1。這些階段分類作為「漸進地推動社會復健」的指標，是很有效的。階段分類主要會符合「病識感的獲得」以及「患者所接觸到的社會範圍的擴大」。如果患者沒有病識感，無法自己尋求必要的醫療的話，就必須接受住院處遇。基於醫療觀察法的醫療的目的在於，讓患者參與治療，使其獲得病識感，並促使患者學會「自己尋求必要的醫療」的就醫行為。接著，當患者具備了病識感，能夠自己就診與服藥，而且來自周遭的醫療保健福利等的必要支援體制都很完善的話，患者就應該轉移至門診醫療。無論是哪個階段，最重要的一點在於，要提供以社區生活為目標的照護服務。

對於家屬的支援

當精神障礙者犯下重大的他傷行為時，其家屬經常會處於複雜的立場之中。舉例來說，精神障礙者的殺人大多屬於家庭內的殺人事件。因此，留下來的家屬不但是被害者的家屬，同時也是加害者的家屬，會處於兩種相反的立場。在「治療對象的社會復健」的考量方面，「對於這種家屬的支援」是很重要的。

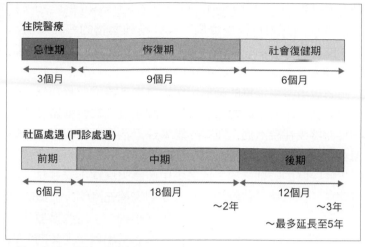

▲圖1　住院‧門診的階段分類

因此，在社會復健期時，「前往出院後的住處」、「外宿時，到指定門診醫療機構就診」、「與保護觀察所的社會復健主任進行面談」、「參觀、利用日間照顧中心或可入住的機構等出院後會利用到的社會復健機構」、「實施模擬出院後的社區生活的外宿」等都是必要的。

B. 社區處遇(門診處遇)

門診就醫期間可以分為「門診前期」、「門診中期」、「門診後期」這3個階段，各個階段的期間分別為從門診就醫開始的6個月、24個月、36個月。根據治療對象的病情，最多可延長至5年。

門診前期的目標為，適當且圓滿地從住院醫療轉移至門診醫療。在過去的住院醫療的結構中，醫院會主動提供醫療服務，不過在門診醫療中，患者則必須自己去尋求必要的醫療。因此，患者應該從住院時就開始培養充分的病識感，並改善門診就醫與服藥的順從性。另外，為了讓患者能夠順利地從住院生活轉移至社區生活，指定住院醫療機構與地區的相關機構必須進行充分的合作。

門診中期的目標為，參與並落實有限的社會活動。舉例來說，患者會在「社區生活支援中心、工作坊等能夠給予精神障礙者指導‧建議的日間照顧中心」中，擴大社會活動的範圍。

在門診後期，患者會繼續參與、擴大地區社會的活動，並開始轉移到一般的精神醫療。

(平林直次)

司法精神障礙的護理

A. 與觸法精神障礙者的關聯

在日本，指定住院醫療機構是基於醫療觀察法而設立的，司法精神護理的實踐則會透過機構的設立而開始進行。司法精神護理的主要對象為觸法精神障礙者。在既有的精神科醫療中，此類患者的照護會「以他傷行為為理由，來強制住院」。然而，實際上在進行治療時，大多沒有考慮到「對於觸法行為的應對」，而且「長期住院」或「短期住院後，治療便中斷」的情況很常見。歐美各國累積了許多關於「以觸法精神障礙者為治療對象的專業治療」的經驗，而且他們將「經常與患者談論關於精神症狀與觸法行為之間的關聯性」視為護理人員的重要職責。不過，在日本的精神科醫院中，對於醫療人員與患者的關係，「一提到造成事件的觸法行為的話，就會刺激患者，使病情惡化，並會使患者對醫療人員產生不信任感」這種固定觀念卻早已深植人心。

為了不讓患者再次被逼到相同的狀況，其中有些護理人員會積極地與患者談論關於「觸法行為的產生經過與精神症狀的關聯性」。雖說是觸法精神障礙者，但許多護理人員對於「提起事件」感到很消極，不會給予特別待遇，而是努力地給予平等的對待。因此，為了釐清「觸法精神障礙者的照護方針」，護理人員必須一邊考慮到過去的經驗，一邊學習歐美各國的實際成果。

在指定住院醫療機構的護理方針中，日本的護理人員會在參與觸法精神障礙者的護理工作中發現自己所扮演的角色，然後會再參考「歐美的護理人員獨自扮演的角色」與「多專業團隊中，護理人員所分配到的角色」。大部分的方針都適用於「現有的精神科醫院中的所有住院患者」的照護工作，並不限於指定住院醫療機構的護理或觸法精神障礙者的照護。

Note

觸法精神障礙者

觸法精神障礙者指的是，根據精神科醫師的精神鑑定的結果，檢察官或法官將其判定為，在「因心神喪失而失去心智能力」的狀態下犯下觸法行為(觸犯法律的行為)的人，因此也意味著他們是「無法被當成罪犯，而且也不用接受處罰的人」。過去，這種人大多會根據精神保健鑑定而判定為有自殘他傷的危險，並要接受強制住院的處遇。在過去的話，指定住院醫療機構會將在「因心神喪失而強制住院者」當中，曾犯下符合殺人、強盜、放火、強姦、傷害等重大犯罪的觸法行為者視為治療對象。與「因精神障礙而犯下重大犯罪」相當的實例包含了，「因精神分裂症的妄想‧幻覺而做出使親人傷亡的行為」等。關於「使用興奮劑而引起的心神喪失」所導致的觸法行為，警方原則上會根據「當事人應該能夠理解到，使用興奮劑會招致這種事態的危險性」這個理由，將此案交由法院來審判。

在歐美，司法精神科病房區的安全對策是依照安全層級來進行規定的。另一方面，在日本，由於從急性期到社會復健期，住院治療會在同一個病房區內結束，因此安全規定會根據病房種類來進行規定，基本上會以個別處理為優先。

司法精神科病房區的住院對象是根據法院的決定，接受命令後才住進醫院的，所以比起一般的精神醫療機構，院方必須要更加重視性格上的安全顧慮。雖然特徵包含了嚴格管制的出入口(雙層門‧氣閘‧接待人員的常駐)、柵欄、鑰匙的使用等，不過基本上還是會有與醫療機構相符的外觀‧構造設備。

病房區周遭的安全管理會以醫療機構整體的安全管理體制為基礎，並搭配外聘的警備人員。雖然接待人員負責的工作為確認出入此區域的人與管理病房區的鑰匙，不過在必要時，也必須努力地協助護理人員，特別要防止「危險物品‧非法藥物的攜入」與「狗仔隊(打探小道消息的人)等的入侵」。

病房內的地板‧牆壁‧玻璃窗的材質、保護室的床的種類都要重視安全對策，同時也要下點工夫，不要讓病房的氣氛因過於注重這點而變得冰冷。

病房內有設置監視器時，原則上會優先考慮到隱私權等的人權，並準備好以說明與同意為基礎的使用基準，在從業人員的意見都相同下，才開始使用。正因為這個病房區是依據醫療觀察法所設立的，所以不會嚴格地去限制「構造‧設備等硬體層面」，而是應該透過軟體層面來實施安全對策。這一點也會成為臨床實踐方面的品質保證。

B. 司法精神護理的概要

以下會依照指定住院醫療機構的護理方針，來思考「精神科醫院的觸法精神障礙者或全體精神障礙者的護理」，同時並試著去敘述司法精神護理的概要。

指定住院醫療機構的護理人員的職責可以歸納為以下5點：①病房區管理與風險管理、②參與治療‧檢查等、③身體健康的管理、④住院各階段的照護(急性期‧恢復期‧社會復健期)、⑤社會復健協助與社區合作。而且，「**作為自立援助的精神護理**」的基本職責就是貫徹這幾點。

❶病房區管理的風險管理

指定住院醫療機構的病房區管理的特徵為，護理人員除了是護理團隊的一員，同時也是多專業團隊的一員。多專業團隊的特徵為，「由3種以上的專業人員所組成，成員會對彼此產生認同，避免讓權限集中於某種職業，並會定期開會來做出決策」。與既有的醫療團隊不同，他們會透過避免讓權限集中於醫師來共同承擔責任，以提昇成員的自主性，相反地，職務之間的界線會變得模糊，進行決策時很費事，而且也可能會導致混亂。因此，日常的業務、持續性的課題、各個患者的治療都必須要指定組長或負責人，而且護理人員也常會擔任「包含其他職務的小小組」的組長。

此時，在護理人員的職責中，特別重要的是，確保病房區環境的高舒適度，讓患者覺得安心，並維持一個能夠湧現熱情與活力的照護環境。一般來說，患者照護的目標被認為是「保障安全‧舒適」與「協助自立‧成長」，而且護理人員以外的成員也常會負責照護患者的工作。不過，整體來說，多專業團隊的活動為了在能夠實現優質照護的「照護環境」中發揮功用，會進行最後的調整，而且這點也可以說是護理工作特有的自主性職責。

在指定住院醫療機構中，特別重要的一點為，**兼顧舒適度與安全性**的調整工作。醫療人員不應該認為「治療對象過去的破壞性行為」與「會在住院生活或出院後的生活中出現危險行為的擔憂」有直接的關聯，並採取偏重安全性的監視、抑制處遇，這點我想應該不用多說。指定住院醫療機構學習了英國等的經驗，將影像監測與約束帶的使用頻率控制在最低限度。這是因為在此觀點中，院方會活用比現存的精神科

病房區充足的人力與病房區空間，透過深厚的信賴關係來確保患者的安全感，並重視心理上的平靜。

❷ 參與治療・檢查等

在指定住院醫療機構中，護理人員原則上要出席所有的治療與檢查，並會進行必要的調整與干預。「出席由醫師、臨床心理師、醫事檢驗師等各種職務所主導的治療・檢查」，這件事可以說是「透過協助其他職務來**營造照護環境**」。

而且，護理人員還會積極地參與以小組活動為主的**治療方案**。原則上，院方會設計幾種治療方案，在上午・下午同時進行，並能夠事先依照患者的個別課題或恢復階段來進行選擇。在治療方案的背景中，包含了始於二次世界大戰的英國的治療性社區的理念，此理念重視透過「醫療人員與患者都能對等地留意坦率的自我表達」來提供「讓患者自然地習得自發性、責任感、民主性、同理心，並培養社會性」的機會。各個職務會根據方案的目的而擔任領導者，護理人員會擔任「內容為健康教育、生活技能教育」的方案的領導者，在其他的方案中，也會以協同領導者的身份來參與方案。再者，透過「引導治療對象參加方案與參加後的後續觀察」來協助治療對象「將方案的參加經驗活用在日常生活中」也是很重要的。

❸ 身體健康的管理

精神科病房區的醫療人員在整體上，容易將注意力集中在患者的精神症狀上，不過，關於身體健康狀態的評估與健康管理也是非常重要的，在指定住院醫療機構中，其比重更是特別大。這是因為將「屬於治療方案其中一環的健康教育」與「身體健康問題的具體照護」進行結合，並協助患者習得關於健康的生動知識，能夠成為「提昇與治療對象之間的信賴關係」的好機會。而且，「透過身體健康管理的改善而產生的精神穩定」與「透過運動方案來恢復、增進體力，並進而提昇自信與自尊心」也可以說是增權 p.402的必要條件。

Note

個人情報的保護

在司法精神科病房區中，院方必須要提昇醫療人員的道德感，尤其是「不可洩漏治療對象的個人情報」這一點，院方並會根據個人情報保護法來進行安全管理。

治療方案

治療方案的重點為，關於「日常生活與社會參與的進步」的教育方法，具體的內容如下所述：
①與身心健康相關的教育講座
②關於「提昇情緒控制與溝通能力」的教育講座
③使用音樂、繪畫、工藝等的藝術療法
④休閒活動、運動、園藝活動
⑤與料理等食衣住整體相關的生活技能講座
⑥法律、制度、社會資源活用講座
⑦就業準備講座
⑧有助於「交換生活與活動的相關情報與制定計畫」的會議

在歐美，醫療與司法機構會進行合作，採取「能夠整合治療與矯正，讓康復與贖罪同時進行，藉此來促進觸法精神障礙者的自立」的方案。在日本，由於透過醫療觀察法，醫療機構終於能夠與司法產生交集，因此專家認為人們會更加容易提出關於「醫療人員與司法合作」的問題。

侵犯人權的溫床

在過去的日本，當患者一出現精神症狀或不穩定的狀況時，醫療人員就會透過「注射藥物來使其鎮靜」、「將其隔離在保護室內」，甚至是「身體約束」等方式來進行應對。從背景中來尋找原因的話，我們可以得知，即使在面對急性期的患者時，醫院也只能透過少數的人力來進行應對。這種狀況在今日也沒有被消除，即使是護理人員比較充足的急性期治療病房區與急救病房區，實際上仍會繼續使用過去的「隔離」或「約束」。在歐美，有人指出這種應對方式不單只是侵害人權的溫床，還會有「使患者產生無力感，迫使他們退化」的強烈危險。

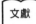

＊1　克里斯(C.Chris)與考菲(M Coffy)著，河野雅資監譯：司法精神看護(暫譯：司法精神護理)，真興交易醫書出版部，2003

C. 階段分類中，各階段的主要護理工作

❶急性期的護理

Ⓐ住院時的詳細指導與補充說明與徵求同意

雖然從法律上來看，指定住院醫療機構的治療不需經過同意也可以進行，不過為了提昇治療效果，院方還是必須讓患者理解治療的意義，同意接受治療，並主動地進行配合。在指定住院醫療機構中，醫療人員必須透過這些辦法和關懷來建立支持關係。因此，為了要透過「充分地與患者談論成為住院重要契機的事件」來制定康復計畫，雙方的合作是不可或缺的。

作為第一個步驟來說，「在住院早期時，醫師所進行的說明、徵求同意，以及護理人員所進行的詳細住院指導」都是很重要的。在「與患者建立支持關係」方面，重點在於，為了消除「患者所懷抱的不安以及對於醫師或護理人員的不信任感」，醫師會進行說明與徵求同意，同時護理人員也會進行說明與徵求同意(護理契約)，而這點正是使這項協助得以實現的前提。

Ⓑ透過護理人員來進行的行為觀察

在指定住院醫療機構中，原則上會透過增強看護人力來進行護理觀察＝細心照護。隔離・約束是為了保障所有在病房區中生活者的安全的最後手段，而且實施的時間應該控制在短時間內。此時，較推薦的是能夠透過「細微的觀察、具體的記述，以及每隔幾個小時對狀態變化進行記述」來掌握患者狀態的細心照護。

然而，雖然在歐美，護理觀察的實行已有很長的歷史與記錄，不過，日本在過去的醫療場面中，卻沒有「護理觀察＝在患者身旁持續觀察的行為」的經驗。在歷史・背景都不同的日本，歐美的方法是否能夠落實，目前還是個未知數。在指定住院醫療機構中，從「實踐陪伴患者的護理行為，到實際體會其意義與效果」，並開始進行是很重要的。雖然「透過護理人員來進行的行為觀察」大多主要為一開始住院的急性期患者所需要的協助，但是，即使在訂立出院的目標後，患者還是可能會出現「病情復發的狀況」，或是「對平日的事件產生反應而導致的不穩定狀態」。院方必須透過人力來進行危機預防。

❷恢復期的護理

Ⓐ主動參與治療方案

指定醫療住院機構為了促進治療對象的康復，會使用引進了有系統的小組活動的治療方案， Ⅱ-第5章第2節這也是日本首次的嘗試。過去，一般來說，在「不妨礙到一般住院患者的治療與照護」的範圍內，治療對象會使用既有的部分治療方案。而且，日本目前所實施的既有治療方案在質與量上都相當不足。雖然最大的理由在於人力不足，不過，由於指定住院醫療機構的職員數比過去增加了許多，因此，護理人員也會有更多機會能夠積極地參與「有助於促進治療的方案」。

在這當中，將「小組活動的經驗」與「患者的日常生活」連結在一起，可以說是護理人員的重要職責。有不少患者雖然能夠在團體活動中說話或做某件事，但卻不容易在日常生活的場合中實行。看出「訓練時能做到的事情」與「實行日常生活中」之間的差異，這一點會成為自立援助的出發點。「看出差異」是護理人員的重要職責，而且多專業團隊能夠以此為開端，依照患者本身的決定來使社會參與的目標變得明確，並提供符合該目標的協助。

Ⓑ病患族群的行為觀察與護理上的介入

指定住院醫療機構除了會重視個別照護，也會致力於團體治療的方案。然而，花費在個別照護或治療方案上的時間，只佔了一天當中的一小部分。在其他時間所發生的事情，會對患者產生很重要的影響，如果護理人員忽視這點的話，就無法接近患者的全貌。在休息室等處觀察各個患者在團體生活的言行與患者彼此的相互作用，必要時則需進行干預或協助，這些都可以說是護理人員的重要職責。

Ⓒ外出時的協助

在恢復期中，外出的主要目的為買東西、散步等。由於指定住院醫療機構中的治療對象無法單獨外出，所以「擔任外出時的同行者」會成為護理人員的重要職責。從「在院內散步」進步到「外出至醫院外」，這種行動範圍的擴大是根據「對於轉移至社會復健期的可能性的評估」來發展的。

N o t e

特殊全責護理制

照護團隊原則上會被建議採用結合了全責護理師與代責護士的特殊全責護理制。為了要盡早實現治療對象的社會復健，並達成「早期的復健與社會自立」這兩項共同目標，照護團隊應該要盡可能地具體闡明「在全責護理師與患者之間，什麼樣的合作與角色分配是必要的」。由於在司法精神護理中，協助關係的建立是很重要的，所以從住院到出院，全責護理師都應該要始終如一。

多專業團隊模式

在新病房區中，院方會依照治療對象的恢復過程來提供由各種職務所組成的專業性・綜合性團隊治療。成員包含了精神科醫師、護理人員、臨床心理師、職能治療師、精神科社工，而且還會因應需求來追加藥劑師、營養師、社會復健主任等職務。

文獻

*2 落合真喜子等人：暴力に対する効果的なリスクアセスメント及びマネジメントーマニュアル作成に向けて(暫譯：以針對暴力的「有效風險評估」與「管理手冊製作」為目標)，平成15年度國立醫院. 療養院聯合基礎研究報告書，2003

*3 綜合性暴力預防方案認證委員會編撰：医療職のための包括的暴力防止プログラム(暫譯：對醫療人員有幫助的綜合性暴力預防方案)，醫學書院，2005

*4 宮本真巳：指定入院医療機関における看護的援助の概略. 触法行為を行った精神障害者の精神医学的評価、治療等に関する基礎的研究(暫譯：指定住院醫療機構內的護理協助的概要. 對於有觸法行為的精神障礙者所進行的精神醫學評估與治療等的相關基礎研究)，平成15年度綜合. 分組研究報告書，pp.563～656，2004

*5 宮本真巳：司法専門病房大樓から発信する精神医療改革(暫譯：始於司法病房區的精神醫療改革)，精神護理，pp.7～1，53～62，2003

*6 佐藤るみ子：看護師の業務(暫譯：護理人員的業務)，平成16年度司法精神醫療等人才培養進修教材集，pp.192～208，2004

*7 http://www.mhlw.go.jp/topics/2004/11/dl/tp1104-1-1.pdf

❸社會復健期的護理

Ⓐ針對提昇自我照護能力的日常協助

在所有慢性病的療養過程中，患者必須經過「從理解到接受疾病」、「基於自我決定的自我應對與適當的求助行為」、「適當地對病情進行自我管理與生活的重建・維持」等階段。這點會成為理想的自我照護行為，即使是精神障礙者也不例外。

當治療對象因為他傷行為而幾乎要迷失人生時，醫療人員為了要挽回他們的人生，就必須讓他們遠離會傷害他人的破壞性行為。如果導致住院的事件完全不是偶然發生的，而且患者具有難以避免傷害他人的行為傾向的話，患者就必須透過深切地理解到這點來做出適當的自我應對行為。指定住院醫療機構服務的護理人員的重要職責在於，要幫患者創造機會，促使他們理解到自己所處的狀況。

Ⓑ社會復健服務與司法精神醫療多專業團隊的合作

為了要讓社會復健能夠順利進行，醫療人員會謀求與院內的其他職務人員進行協調・合作，同時也必須與社會復健主任、保護觀察所、指定門診醫療機構的職員、社區的公共衛生護理人員、當地的工作人員等進行合作。

儘管病情有恢復，但患者卻可能會因長期住院而引發機構性官能症。為了避免這種情況，院方必須要從住院早期就開始重視出院計畫的制定。初步調整的目的在於讓患者盡快適應出院後的生活，而且首先會從「與社區的相關人士見面，並互相認識」開始著手。

另外，出院時的摘要記錄會有助於讓患者順利地從住院醫療轉移至門診醫療或社區式照護。因此，為了繼續提供符合治療對象需求的各種治療以及照護，院方要採用必要的情報，同時也必須充分地採納「針對社區生活中可能會發生的危機狀況的對策與變通方案等的危機干預計畫」。

Ⓒ外出活動與外宿上的協助

使關於出院後繼續維持自立生活的協助方法(諮詢、訪問、工作人員間的協調)與備齊出院條件的方法(保障住處、與家屬・鄰居進行協調、出院前的訪問等)變得具體，然後在病情穩定的情況下，反覆地進行前往出院後的住處的外出活動與外宿。而且，每次都要確認社會生活能力(服藥自

我管理、金錢管理等)與社會參與的持續狀態。院方要基於「透過外宿時的同伴與訪問所獲得的情報」來進行問題點的分析與改善度的評估，並規劃出院後的生活。

D. 綜合性暴力預防方案

過去，日本在醫療方面並沒有發展出針對暴力預防的方案與介入技術。與此相對地，歐美從1980年代開始發展控制與約束(Control and Restraint；C&R)的方法論，並逐漸地在司法精神醫療與精神科急性期治療的臨床上紮根。松尾‧下里等人參考英國的模式，開發出[*2]適合日本的模式，即2004年的『綜合性暴力預防方案』(Comprehensive Violence Prevention and Protection Program：CVPPP)。

CVPPP是由「①對於攻擊性的風險評估、②能夠平息憤怒或攻擊性的降階式療法、③企圖透過團隊方法來對暴力預防進行身體干預的團隊技術、④作為暴力平息後的病後護理的會報(debriefing)、⑤當一個人獨處時，突然被襲擊的情況下，適當的逃脫方法」這一連串的過程所構成的。圖1 p.680上所表示的是暴力的管理[*3]。

醫療人員必須透過上課與實習來學會技術，並透過定期的訓練來維持‧提昇技術。

綜合性暴力預防方案包含了這種對於暴力的預防性干預方法，而且也是日常照護工作中不可或缺的專業技術。希望這種專業技術不僅能影響司法精神醫療領域，也能在整個精神科醫療當中紮根。

(宮本真巳‧佐藤るみ子)

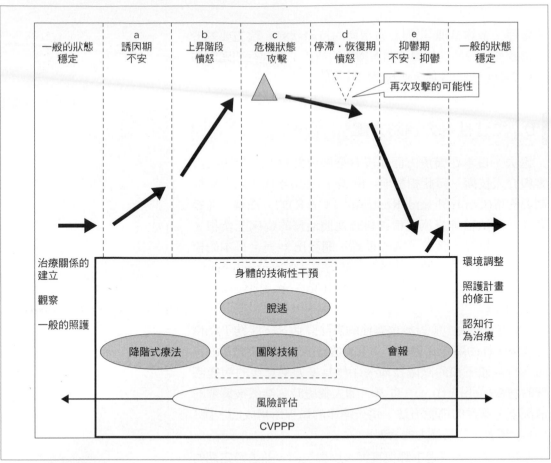

▲圖1　暴力的管理

綜合性暴力預防方案認證委員會編撰：《医療職のための包括的暴力防止プログラム(暫譯：對醫療人員有幫助的綜合性暴力預防方案)》，p.46，醫學書院，2005）

編註：此為日本的法規，內容所述與台灣社會情況並不一定相符，謹以保留，供讀者參考。

厚生大臣根據「精神保健暨精神障礙者福利相關法律」第37條第1項的規定所制定的標準

[昭和63年4月8日　厚生省公告第130號]
註　目前採用的是平成12年3月28日厚生省公告第97號修正案

　　根據精神保健法(昭和25年法律第123號)第37條第1項的規定，厚生大臣所制定的處遇標準如下所示，並從昭和63年7月1日開始生效。

第一　基本理念

　　關於住院患者的處遇，院方必須尊重患者個人的尊嚴，顧及人權，而且還要有助於「確保適當的精神醫療」與「促進社會復健」。另外，在處遇中，即使需要限制患者的自由時，院方也要盡可能地努力向患者說明要點，同時還必須配合患者的症狀，將限制控制在最低限度。

第二　關於通訊・會面

一　基本觀點

(一) 對於精神病院住院患者來說，與院外者的通訊以及與到院探訪者會面(以下稱為「通訊・會面」)的目的在於，讓患者與家屬、地區社會等保持接觸，在醫療上具有很重要的意義，同時，從患者人權的觀點來看，也具備重要的意義。原則上必須讓其自由地進行。

(二) 院方必須透過書面或口頭的方式，告訴患者及監護人「通訊・會面基本上是自由的」這一點。

(三) 關於電話與會面，當院方「對於患者的醫療或保護上有某程度」的限制時，院方必須要有「患者會導致病情惡化或妨礙治療效果」等醫療或保護上的合理理由，而且限制只限於合理的方法與範圍，同時也應該謹慎地判斷「此處置在患者的醫療或保護上的必要性」，並做出決定。

二　書信相關事項

(一) 當院方透過患者的病情來進行判斷，認為「家屬等人所寄來的書信會妨礙患者的治療效果」時，院方應該事先與家屬等人進行充分的溝通，讓他們先暫時不要寄信，或是採取「將收信人改為主治醫師，並觀察患者的病情，然後由主治醫師來與患者進行聯絡」之類的方法。

(二) 當院方判斷出，寄給患者的書信中，夾帶了刀具、藥物等異物時，要先將異物取出後，再將該書信交給患者，並要將此事的處理概要記載於診療記錄中。

三　電話相關事項

(一) 採取限制措施時，要將理由記載在診療記錄中，並在適當的時機將限制措施的主旨及其理由告訴患者及監護人。

(二) 電話必須要設置在患者能夠自由運用的場所，而且封閉病房也應該設置公共電話等。另外，院方應該要採取「將都道府縣精神保健福利主管部門、地區法制局的人權維護主管部門等的電話號碼要公布在容易看到的地方」等措施。

四　會面相關事項

(一) 採取限制措施時，要將理由記載在診療記錄中，並在適當的時機將限制措施的主旨及其理由告訴患者及監護人。

(二) 住院後，院方應該要按照患者的病情，盡快地提供患者會面的機會，而且不能採取「剛住院後的一段期間內，一律禁止會面」這種措施。

(三) 進行會面時，不用讓醫院職員陪患者一起進行會面。不過，當患者或會面者提出請求，或是患者特別需要保護的情況時，醫院的職員則可以到場陪同。

第三　關於患者的隔離

一　基本觀點

(一) 關於患者的隔離(以下稱為「隔離」)，當院方透過觀察患者的病情，判斷出患者很有可能會危害自己或周遭的人，而且隔離以外的方法很難迴避此危險時，就會根據「將此危險減至最小限度，並謀求患者本身的醫療或保護」這個目的來實施隔離。

(二) 隔離是一種顧慮到該患者的症狀，以及醫療或保護的考量後，不得已才採取的措施。院方千萬不能將隔離當成是為了制裁、懲罰，或是懲戒等目的而採取的措施。

(三) 雖然不超過12小時的隔離不需要經過指定精神科專科醫師的判斷，不過這種情況下還是必須交由醫師來判斷隔離的必要性。

(四) 另外，雖然院方會依照患者本人的意願，使其進入屬於封閉環境的房間，不過院方不能將這種情況視為隔離。在這種情況下，院方要提出書面報告，以表示患者是自願進入房間的。

二　成為治療對象的患者的相關事項

　　成為隔離對象的患者，主要指的是符合以下這些情況的患者。除了隔離以外，沒有好的替代方法時，就會進行隔離。

1　自殺企圖或自殘行為很明顯，情況很急迫
2　過動或心神不定症狀很明顯的情況
3　患者對於其他患者使用暴力行為，或是出現明顯的搗亂行為、器物損壞行為，而且其他方法預防不了這些行為時
4　由於急性精神運動激動等的緣故，所以心神不定、過動、情緒暴躁等症狀很明顯，而且很難在一般的精神病房進行醫療或保護時
5　對於有身體併發症的患者，為了進行檢查與處置等而必須隔離時

三　遵守事項

(一) 不可以更進一步地讓患者進入正在進行隔離的封閉性房間。另外，當房間已經有患者進入時，不可為了隔離而讓其他患者也進入同一個房間。

(二) 進行隔離時，院方要努力地告訴該患者採取隔離措施的理由，同時，還要將隔離的實施要點與理由，以及開始、解除的時間與日期記載於診療記錄中。

(三) 進行隔離時，醫療人員要透過定期的對話等來進行仔細的臨床觀察，並確保適當的醫療與保護。

(四) 進行隔離時，要注意到是否有維持「洗臉、沐浴、清掃等」患者與房間的衛生。

(五) 為了不讓隔離胡亂地進行，原則上，醫師每天都至少會進行一次診察。

第四　關於身體約束

一　基本觀點

(一) 由於身體約束在限制的程度上較強，而且有可能會使身體出現二次傷害，因此這種行動限制屬於找出替代方法之前的不得已的處置，院方必須要盡快地變更為其他方法。

(二) 身體約束是著重於「保護該患者的清醒意識」與「防止嚴重的身體損傷」的行動限制，院方千萬不能將其當成是為了制裁、懲罰，或是懲戒等目的而採取的措施。

(三) 實施身體約束時，院方要使用「專門為身體約束而特別設計的衣物」或裝有棉花的帶子，不可以使用手銬等戒具或使用於其他目的的帶子、繩子等其他物品。

二　關於成為治療對象的患者的注意事項

　　成為身體約束對象的患者，主要指的是符合以下這些情況的患者。除了身體約束以外，沒有好的替代方法時，就會實施身體約束。

1. 自殺企圖或自殘行為很明顯，情況很急迫
2. 過動或心神不定症狀很明顯的情況
3. 除了①或②以外，由於精神障礙的緣故，如果一直置之不理的話，患者的生命可能會面臨危機的情況。

三　遵守事項

(一) 進行身體拘束時，院方要努力地告訴該患者採取身體拘束措施的理由，同時，還要將身體拘束的實施要點與理由，以及開始、解除的時間與日期記載於診療記錄中。

(二) 在身體拘束的實施期間中，原則上，醫療人員必須經常地進行臨床觀察，並確保適當的醫療與保護。

(三) 為了不讓身體拘束胡亂地進行，醫師會經常地進行診察。

第五　關於自願住院者的開放式處遇的限制

一　基本觀點

(一) 自願住院者原則上會在開放的環境中接受治療(指的是，根據本人的要求，除了夜間以外，可以自由出入醫院的處遇方式。以下稱為「開放式處遇」)。

(二) 院方要透過公文來通知該自願住院者「自願住院者要接受開放式處遇」這件事。

(三) 關於自願住院者的開放式處遇的限制，院方會透過該自願住院者的症狀來進行觀察。只有當醫師做出「如果不對此開放式處遇進行限制的話，就會很難進行醫療或保護」的判斷時，才會進行限制。院方千萬不能將其當成是為了制裁、懲罰，或是懲戒等目的而採取的措施。

(四) 自願住院者的開放式處遇的限制會透過醫師的判斷而開始實施，而且之後大約在72小時內，指定精神科專科醫師會對該自願住院者進行診察。另外，指定精神科專科醫師也會在必要時，努力地積極進行診察。

(五) 另外，院方可以依照住院者本人的意願，使其住進開放式處遇受到限制的環境中，不過這種情況並不能算是開放式處遇的限制。在這種情況下，院方要提出書面報告，以表示患者是自願接受開放式處遇的限制。

二 與成為治療對象的自願住院者的相關事項

成為開放式處遇的限制對象的患者，主要指的是符合以下這些情況的自願住院者。

1 當患者的言行有可能會明顯地損害到自己與其他患者之間的人際關係，或是對患者本身的病情發展或預後有不良影響時

2 有可能會出現自殺企圖或自殘行為的情況

3 除了①或②以外，從該自願住院者的病情來看，難以繼續採取開放式處遇的情況。

三 遵守事項

(一) 實施開放式處遇的限制時，院方要努力地告訴該患者實施開放式處遇的限制的理由，同時，還要將開放式處遇的限制的實施要點與理由，以及開始實施的時間與日期記載於診療記錄中。

(二) 為了不讓開放式處遇的限制胡亂地實施，院方要努力讓醫院內的人都了解到「自願住院者的處遇狀況與處遇方針」。

※厚生省(現厚生勞動省)、厚生大臣(現厚生勞動大臣)依照當時的名稱來刊載。

精神保健福利政策

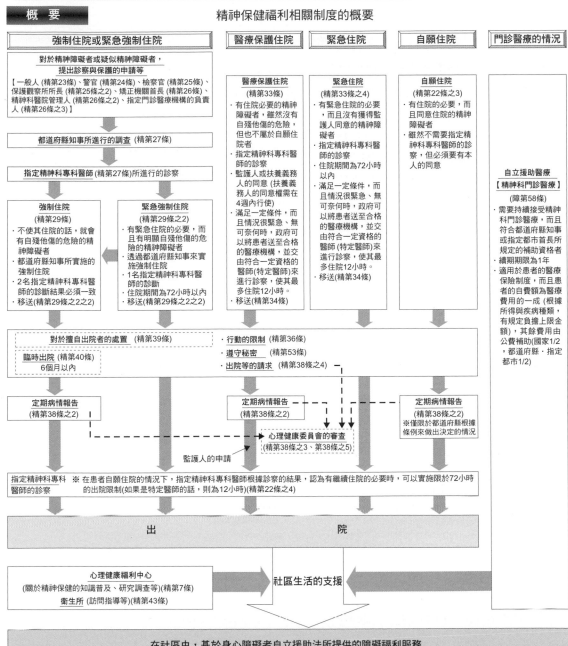

(註) 在此圖表中，會將「精神保健暨精神障礙者福利法(昭和25年法律第123號)」省略為「精」，「身心障礙者自立援助法(平成17年法律123號)」則省略為「障」。
表中的「都道府縣知事」要讀成「都道府縣知事或指定都市市長」。

資料來自「平成21年版厚生勞動白書」

編註：此政策為日方資訊，保留以供讀者參考

參考文獻

本教科書的寫作參考了以下書籍。
衷心感謝各位作者。

Allness DJ,Knoedler WH：The PACT model of community-based treatment for person with severe and persistent mental illness；A manual for PACT start-up. NAMI,1998

Assertive Community Treatment Implementation Resource Kit Draft Version,2002

B.M.Newman＆P.R.Newman：Development Through Life Dorsey,1975

Bond GR,Evans L,Salyers MP et al.：Measurement of fidelity in psychiatric rehabilitation. Mental Health Service Research,2；75-87,2000

Cannon,W.B.：Bodily Changes in Pain,Hunger,Fear and Rage,2nd ed.Bradford, Boston,1953

Carlat DJ：The psychiatric interview A practical guide. Lippincott Williams & Wilkins, Philadelphia, 1999

Catalano,R.A.,&Dooley,D.：Economic Predictiors of Depressed Mood and Stressful Life Events. Journal of Health and social Behavior. 1977

Drake RE：Brief history, current status, and future place of assertive community treatment. American Journal of Orthopsychiatry,68；172-175,1998

E.H.Erikson：Childhood and Society, New York Norton,1950

Folstein MF, Folstein SE, MaHugh PR："Mini-mental state"A practical method for grading the cognitive state of patients for the children. J Psychiatr Res, 12, pp.189-198,1975

Friedman, M., & Rosenman, R. H.：Type A Behavior and Your Heart Fawcett Crest,1974

Gore,S.：The Effect of Social Support in Moderating the Health consequences of Unemployment Journal of Health and Social Behavior,1978

Hodgins S：Mental disorder,intellectual deficiency,and crime – evidence from a birth cohort.Arch Gen Psychiatry 49,pp.476～483,1992

Holmes, T. H., & Rahe, R.H.：The Social Readjustment Rating Scale, Journal of Psychomatic Research, 1967

Lazarus, R.S.,&Cohen, J. B., Environmental Stress, In Attman, I.,& Wohlwill, J.F. (Eds.), Human Behavior and the Environment, Current Theory and Research, Vol.2, Plenum,1977

Marshall M, Lockwood A：Assertive community treatment for people with severe mental disorders(Cochrane Review), In: The Cochrane Library, Issue 3, 2003, Oxford: Update Software

McGrew JH, Bond GR: Critical ingredients of assertive community treatment: Judgments of the experts. Journal of Mental Health Administration, 22；113-125,1995

Muser KT,Bond GR, Drake RE, et al：Model of community care for severe mental illness: A review of research on case management. Schizophrenia Bulletin, 24:37-74,1998

Novaco Rw. The functions and regulation of the arousal of anger. Am J Psychiatry.133(10)：1124-8.1976

R.J.Havighurst：Developmental Tasks and Education David MacKay Company Inc.1972

Rapp CA：The strengths model: Case management with people suffering from severe and persistent mental illness. Oxford University Press, Oxford, 1998

Reeder DM. Cognitive therapy of anger management：theoretical and practical considerations. Arch Psychiatr Nurs. 5(3)：147～50，1991

Selye,H：The general adaptation syndrome and the diseases of adaptation.J.Clin.Endocrinol,1946

Spaniol L,Zipple A.M：The role of the family in psychiatric rehabilitation；a workbook：Center for Psychiatric Rehailitation Bostion University USA,2000

Stein LI,Test MA: Alternative to mental hospital: A conceptual model, treatment program and clinical evaluation. Archives of General Psychiatry, 37；392-397,1980

Sullivan H.S.：The psychiatric interview. WW Norton , New York, 1970

World Health Organization：Health Promotion glossary,1998

World Health Organization：Mental health: strengthening mental health promotion, fact sheet, No.220,2001

World Health Organization：The World Health Report 2001, Mental Health；New Understanding, New Hope

Ziguras SJ, Stuart GW：A meta-analysis of the effectiveness of mental health case management over 20 years. 2000, Psychiatr Serv. 51: 1410-21.

《透過問答來學習失智症照護的基礎知識》失智症照護創刊準備號(原文：Q&Aで学ぶ痴呆ケアの基礎知識、痴呆介護創刊準備号)、2000

哈維葛斯特(R.J.Havighurst)著，兒玉憲典等譯：《R.J.ハヴィガーストとの発達課題と教育(暫譯：哈維葛斯特的發展課題與教育)》，川島書店，1997

舒茲(Alfred Schutz)著，森川真規雄等譯：《現象学的社会学(暫譯：現象社會學)》，紀伊國屋書店，1980

美國精神醫學會編撰，高橋三郎等監譯：《DSM-IV-TR精神疾病の診断と統計マニュアル新訂版(精神疾病診斷與統計手冊-修訂版)》，醫學書院，2004

美國精神醫學會編撰，高橋三郎等譯：《DSM-IV-TR精神疾病の分類と診断の手引き新訂版(精神疾病分類診斷指南-修訂版)》，醫學書院，2003

克里斯(C.Chris)與考菲(M Coffy)著，河野雅資監譯：《司法精神看護(暫譯：司法精神護理)》，真興交易醫書出版部，2003

安德森(C.M.Anderson)等著，鈴木浩二等監譯：《分裂病と家族(暫譯：精神分裂症與家庭)》，金剛出版，1998

羅傑斯(C.R. Rogers)著，畠瀨稔譯：《人間関係論(暫譯：人際關係論)》，岩崎圖書出版會，1967

卡普蘭(G.Caplan)著，加藤正明監譯：《地域精神衛生の理論と実際(暫譯：社區精神衛生的理論和實際)》，醫學書院，1968

克拉克(D.M. Clark)等著，伊豫雅臣監譯：《認知行動療法の科学と実践(暫譯：認知行為治療的科學與實踐)》，星和書店

米德(G.H. Mead)著，稻葉三千男等譯：《精神. 自我. 社会(暫譯：精神. 自我. 社會)》，青木書房，1973

齊美爾(G.Simmel)著，居安正譯：《社会分化論社会学(暫譯：社會分化論社會學)》，青木書店，1970

戈特斯曼(Gottesman)著，南光進一郎監譯：《分裂病の起源(暫譯：精神分裂症的起源)》，日本評論社，1992

布魯莫(H.G. Blumer)著，後藤將之譯：《シンボリック相互作用論(暫譯：象徵符號互動論)》，勁草書房，1991

佛坦許(K.M. Fortinash)著，北島謙吾等監譯：《精神科看護ケアプラン(暫譯：精神科護理照護計畫)》，醫學書院，1997

科佩爾(Linda Carman Copel)著，岩瀨信夫監譯：《DSM-IVに基づく精神科看護ケアプラン(暫譯：精神科護理照護計畫)》，南江堂，1999

諾貝克(J.S. Norbeck)著，南裕子譯：《看護におけるソーシャルサポート(暫譯：護理工作中的社會支持)》，護理研究19(1)，1986

康伯格(O.F.Kernberg)著，西園昌久監譯：《重症パーソナリティ障害(暫譯：重度人格障礙)》，岩崎學術出版社，1996

麥克葛瑞(P.D.McGorry)，鹿島晴雄監譯：《精神疾患の早期發見. 早期治療(暫譯：精神疾病的早期發現與早期治療)》，金剛出版，2001

拉撒路(R.S.Lazarus)著，本明寬監譯：《ストレスの心理学、認知的評価と対処の研究(暫譯：壓力心理學，認知評估與應對的研究)》，實務教育出版，1991

拉撒路(R.S.Lazarus)著，林俊一郎譯：《ストレスとコーピング(暫譯：壓力與應對)》，星和書店，1990

托瑞(E.F. Torry)著，岡崎裕士監譯：《ふたごが語る精神病のルーツ(暫譯：雙胞胎所訴說的精神病起源)》，紀伊國屋書店，1998

杜漢(Alain Touraine)著，壽理茂也譯：《脱工業化の社会(暫譯：後工業社會)》，河出書房新社，1970

世界衛生組織(WHO)編纂，融道男等監譯：《ICD-10精神および行動の障害(暫譯：ICD-10精神和行動障礙)》，醫學書院，2005

會澤勳著：《移行期の心理学(暫譯：過渡期的心理學)》，頭腦出版，1998

青葉安里編撰：《老年期痴呆の治療と看護(暫譯：老年期失智症的治療與護理)》，南江堂，2002

秋元波留夫等編著：《新作業療法の源流(暫譯：新作業療法的源流)》，三輪書店，1991

淺井邦彦等著：《精神科医療における行動制限の最小化に関する研究―精神障害者の行動制限と人権の確保のあり方(暫譯：精神科醫療中，關於行動制限的最小化的研究——精神障礙者的行動限制與人權保障的理想狀態)》，平成11年度厚生科學研究，2001

阿保順子著：《精神科看護の方法(暫譯：精神科護理的方法)》，醫學書院，1995

天羽敬祐編輯：《集中治療医学体系IV(暫譯：集中治療醫學體系IV)》，朝倉書店，1988

安西信雄等著：《精神疾患の治療と看護(暫譯：精神疾病的治療與護理)》，南江堂，2003

艾瑞克森(E.H.Erikson)著，仁科彌生譯：《幼児期と社会I(暫譯：幼童期與社會I)》，美鈴書房，1995

高夫曼(Erving Goffman)著，丸木惠祐等譯：《集まりの構造(暫譯：群聚行為的結構)》，誠信書房，1980

高夫曼(Erving Goffman)著，佐藤毅等譯：《出会い―相互行為の社会学―(暫譯：相遇―互動行為的社會學―)》，誠信書房，1985

高夫曼(Erving Goffman)著，石黒毅譯：《行為と演技(暫譯：行為與演技)》，誠信書房，1974

五十嵐透子著：《リラクセーション法の理論と実際―ヘルスケア・ワーカーのための行動療法入門(暫譯：放鬆法的理論和實際―寫給醫療照護人員的行為治療入門)》，醫齒藥出版，2001

池末美穗子：《当事者の家族「精神障害者の家族会」(暫譯：當事人家屬「精神障礙者家屬協會」)》，保健の科学44(7)，2002

石井徳(石井トク)著：《看護行為の注意義務、看護と医療事故(暫譯：護理行為的照護責任，護理與醫療疏失)》，醫學書院，2001

石川香織(石川かおり)著：《家族のケア提供上の困難と対処の実態(暫譯：照護家屬時所遭遇的困難與實際應對)》，精神科護理30(5)，2003

市川宏伸著：《思春期のこころの病気(暫譯：青春期的心理疾病)》，主婦之友社，2002

市川宏伸編：《ケースで学ぶ子どものための精神看護(暫譯：透過案例來學習兒童的精神護理)》，醫學書院，2005

伊藤明子等著：《新看護学7 基礎看護2(暫譯：新護理學7基礎護理2)》，醫學書院，2001

伊藤順一郎著：《家族支援とリハビリテーション(暫譯：家庭支持與復健)》，復健研究(108)，2001

伊藤順一郎著：《精神障害者の地域支援と精神科病院の役割についての試論(暫譯：關於「精神障礙者的社區支持與精神科醫院的職責」的試論)》，日本精神科醫院協會雜誌23(9)，2004

伊藤順一郎等著：《日本における包括型地域生活支援プログラム(ACT)の展開の可能性(暫譯：在日本發展主動式社區治療(ACT)的可能性)》，醫院. 社區精神醫學45(4)，2003

岩田誠等監修：《エクセルナース4 脳神経編(暫譯：進階護理4 腦神經篇)》，Medical Review社，2002

上島國利等著：《パニック障害のストラテジー(暫譯：恐慌症的對策)》，先端醫學社，2002

上島國利等編著：《ナースの精神医学(暫譯：護士的精神醫學)》，中央醫學社

上平悅子等編：《精神障害者の親の体験世界の分析―3例の親の手記より―(暫譯：分析精神障礙者家長所體驗到的世界―透過三位家長的手記―)》，第33屆日本護理學會論文集成人護理II，日本護理學會，2002

氏家幸子等著：《情報収集と観察、基礎看護技術①第5版(暫譯：情報收集與觀察，基礎護理技術①第5版)》，醫學書院，2004

牛場大藏監修：《医学略語辞典第3版(暫譯：醫學略語辭典第3版)》，中央法規出版，1999

薄井担子著：《看護するための観察 基礎看護学2 基礎看護技術(暫譯：有助於護理工作的觀察 基礎護理學 基礎護理技術)》，醫學書院，2005

內山喜久雄著：《ストレス. コントロール(暫譯：控制壓力)》，講談社，1985

浦野志麻(浦野シマ)著：《日本精神科看護史(暫譯：日本精神科護理史)》，牧野出版，1982

榮節子(榮セツコ)等著：《精神障害者家族の生活上の困難さに関する研究(暫譯：精神障礙者家屬生活上的困難的相關研究)》，大阪市立大學生活科學學院學報，1998

江副勉等編：《精神科看護の研究(暫譯：精神科護理的研究)》，醫學書院，1965

大熊輝雄著：《現代臨床精神医学改訂第9版(暫譯：現代臨床精神醫學修訂第9版)》，金原出版，2002

大島巖著：《精神障害者. 家族援助の限界件と可能性(暫譯：精神障礙者. 家庭支持的極限與可能性)》，保健醫療社會學論文集(6)，1995

太田知子著：《ここまでできる外来看護 看護学雑誌63(7)(暫譯：目前能夠做到的門診護理 護理學雜誌63(7))》，1999

太田知子著：《通院継続のためにできること―看護者としての工夫― 精神科看護27(7)(暫譯：為了讓患者持續接受門診治療，我們可以做的事―護理人員所下的工夫― 精神科護理27(7))》，2000

大館市立綜合醫院護理部護理記錄委員會編撰：《看護記録記載規定. 基準 改訂版(暫譯：護理記錄記載規定. 基準 修訂版)》，2005

大橋優美子等監修：《看護学学習辞典第2版(暫譯：護理學學習辭典第2版)》，學習研究社，2002

大日向雅美著：《母性愛神話の罠(暫譯：母愛神話的陷阱)》，日本評論社，2000

岡田靖雄著：《私説松沢病院史(暫譯：私說松澤醫院史)》，岩崎學術出版社，1981

岡堂哲雄著：《パーソナリティ発達論(暫譯：人格發展論)》，金子書房，2000

岡堂哲雄著：《患者ケアの臨床心理(暫譯：照護患者時的臨床心理)》，醫學書院，1978

小川一夫著：《人間と社会(暫譯：人類與社會)》，朝倉書店，1979

沖中重雄監修：《看護学大辞典. 第二版(暫譯：護理學大辭典. 第二版)》，Medical Friend社，1987

小此木啓吾著：《モラトリアム人間の時代(暫譯：遲滯人類的時代)》，中央公論社，1978

小此木啓吾著：《精神分析セミナーV 発達とライフサイクルの観点(暫譯：精神分析專題研討V 發展與生命週期的觀點)》，岩崎學術出版社，1994

小此木啓吾等監修：《改訂精神医学ハンドブック(暫譯：精神醫學指南修訂版)》，創元社，2004

小此木啓吾等編：《今日の心身症治療(暫譯：現今的心身症治療)》，金剛出版，1991

落合真喜子等著：《暴力に対する効果的なリスクアセスメント及びマネジメントーマニュアル作成に向けて(暫譯：以針對暴力的「有效風險評估」與「管理手冊製作」為目標)》，平成15年度國立醫院. 療養院聯合基礎研究報告書，2003

折茂肇監修，青木民子等編：《高齢者看護セミナー 高齢者の特徴的な症状と看護計画(暫譯：高齡者護理專題研討 高齡者的特殊症狀與護理計畫)》，Medical View社，2003

懸田克躬等著：《現代精神医学大系1A(暫譯：現代精神醫學概要1A)》，中山書店，1979

風祭元編輯：《向精神薬ハンドブック(暫譯：精神藥物指南)》，南江堂，1986

加藤伸司等著：《改訂長谷川式簡易知能評価スケール(HDS-R)の作成(補遺)(暫譯：長谷川式簡易智能評價量表改訂版(HDS-R)的製作(補遺))》，老年社會學，14 Supplar，99，1992

加藤伸司等著：《改訂長谷川式簡易知能評価スケール(HDS-R)の作成(暫譯：長谷川式簡易智能評價量表改訂版(HDS-R)的製作)》，老年精神醫學雜誌2，1339-1347，1991

加藤正明等編：《精神医学事典(暫譯：精神醫學百科)》，弘文堂，2001

加藤正明監修、村田信男編：《精神保健実践講座5、地域精神保健活動の理解と実際(暫譯：精神保健實踐講座5，社區精神保健活動的理解與實際情況)》，中央法規出版，1990

金井一薫著：《「看護過程」を"看護であるもの"に導く思考 ナイチンゲール看護論. 入門(暫譯：將「護理過程」引導為"護理工作"的思考模式 南丁格爾護理論. 入門)》，現代社，1995

金山千夜子等著：《保健師ジャーナル第61巻、明日の「地域精神保健モデル」を探せ(暫譯：公共衛生護理人員期刊第61期，去尋找明日的「社區精神保健模式」)》，醫學書院，2007

金子嗣郎著：《松沢病院外史(暫譯：松澤醫院外史)》，日本評論社，1982

鎌倉矩子等編：《ひとと作業. 作業活動(暫譯：人類與工作. 工作活動)》，三輪書店，1999

鎌倉矩子等編：《ひとと集団. 場(暫譯：人類與集團. 場所)》，三輪書店，2000

鎌田景子(鎌田ケイ子)等著：《新版看護学全書 老年看護学(暫譯：新版護理學全書 老年護理學)》，Medical Friend社，2000

萱間真美著：《看護スタッフと集団療法、集団療法的アプローチ(暫譯：護理人員和團體治療，團體心理治療指導)》，團體心理治療叢書，1994

川上千英子著：《改訂フォーカスチャーティング活用術 みえる. 読める. 書ける(暫譯：護理焦點記錄法的活用 修訂版 看得見. 讀得懂. 寫得出)》，medica出版，2002

川島和代著：《痴呆ケアに関する研究について、老年看護学4(1)(暫譯：關於失智症照護的相關研究、老年護理學4(1))》，30-35，1999

河野友信著：《家族が心身症になったとき(暫譯：當家人罹患身心症時)》，創元社，2000

河野友信等編：《ストレス診療ハンドブック第2版(暫譯：壓力診療指南第2版)》，MEDSi，2003

河野友信等編：《心身医学のための心理療法と心身医学的療法(暫譯：有助於心身醫學的心理療法與心身醫學療法)》，朝倉書店，1990

川野雅資著：《看護学基礎講座 精神看護学(暫譯：護理學基礎講座 精神護理學)》，真興交易醫書出版社，1999

川野雅資編著：《精神障害者のクリニカルケア、症状の特徴とケアプラン(暫譯：精神障礙者的臨床護理，症狀的特徵與護理計畫)》，Medical Friend社，1999

木戸幸聖著：《臨床におけるコミュニケーション(暫譯：臨床溝通)》，創元社

切池信夫著：《摂食障害(暫譯：進食失調)》，醫學書院，2004

切池信夫著：《摂食障害(暫譯：進食失調)》，精神醫學47(2)，145-149，2005

熊地美枝等著：《患者と"事件"を話し合う タブーを打ち破って初めて看護が始まった(暫譯：與患者談論"事件" 只有打破禁忌後，護理工作才會開始)》，精神護理8(6)，2005

群馬縣精神衛生福利業務的指南，2005

警察廳：平成16年度自殺統計

小板橋喜久代：《エビデンスに基づく症状別看護ケア関連図(暫譯：根據跡象來製作的各種症狀的護理工作相關圖)》，中央法規出版，2004

厚生統計協會編：《国民衛生の動向2004年版(暫譯：國民衛生的動向2004年版)》，厚生統計協會，2004

厚生統計協會編：《国民衛生の動向2005年版(暫譯：國民衛生的動向2005年版)》，厚生統計協會，2005

厚生労働省：《厚生労働省報告書 事業場における労働者の心の健康づくりのための指針(暫譯：厚生勞動省報告書 有助於促進職場中的勞動者心理健康的方針)》，2000

厚生労働省：《自殺防止対策有識者懇談会報告 自殺予防に向けての提言(暫譯：自殺預防對策有識之士座談會報告 對於自殺預防的建議)》，2002

厚生労働省社会福利. 戦争受害救助局障礙保健福祉部門精神保健福祉課、國立精神. 神經研究中心精神衛生研究所：精神衛生福利資料 平成15年度6月30日調查的概要，2005

小林美治著：《看護行為におけるハイリスク. リスクマネージメント(暫譯：護理行為中的高風險. 風險管理)》，精神護理專家，中山書店，2004

齋藤耕二著：《社会化の心理学ハンドブック(暫譯：社會化的心理學手冊)》，川島書店

酒井佳永等著：《精神分裂病患者の家族の負担に関する研究 患者の病識と家族の精神疾患への認識との関連(暫譯：精神分裂症患者家屬負擔的相關研究，患者的病識感和家屬在精神疾病認識上的關聯性)》，精神醫學44(10)，2002

坂田三允著：《思春期. 青年期の精神看護(暫譯：青春期. 青少年期的精神護理)》，中山書店，2005

坂田三允著：《統合失調症. 気分障害をもつ人の生活と看護ケア(暫譯：精神分裂症. 情緒障礙患者的生活與照護)》，中央法規出版，2004

坂田三允著：《看護援助とグループアプローチ、精神科リハビリテーション(暫譯：護理協助與團體介入策略，精神科復健)》，醫學書院，2000

坂田三允編：《精神科看護とリハビリテーション(暫譯：精神護理與復健)》，醫學書院，2000

坂田三允編：《精神疾患. 痴呆症をもつ人への看護 ナーシングレクチャー(暫譯：精神疾患. 失智症患者的護理 護理講座)》，中央法規出版，2000

坂田三允總編輯，萱間真美編：《精神看護エクスペール2 看護記録とクリニカルパス(暫譯：精神護理專家2 護理記錄與臨床路徑)》，中山書店，2004

坂田三允著：《精神看護エクスペール7 救急. 急性期II 気分障害. 神経症性障害. PTSD. せん妄(暫譯：精神護理專家7 急救. 急性期II，情緒障礙、精神官能症、PTSD、妄想)》，中山書店，2004

坂田三允著：《統合失調症. 気分障害をもつ人の生活と看護ケア(暫譯：精神分裂症. 情緒障礙患者的生活與照護)》，中央法規出版，2004

坂田三允著：《「シリーズ」生活をささえる看護. 心を病む人の看護(暫譯：「協助生活的護理」系列：心理疾病患者的護理)》，中央法規出版，1999

佐々木裕子等著：《精神障害者の家族支援についての文献研究—歴史的経緯と当事者研究から支援の方向を探る—(暫譯：「精神障礙患者家族的援助」相關文獻研究—從歷史的演進和當事人的研究中探尋患者家族援助的方向—)》，名古屋市立大學大學院人類文化研究科人類文化研究(1)，2003

佐藤益子(佐藤エキ子)：《日本看護協会「看護記録の開示に関するガイドライン」概説(暫譯：日本護理協会「護理記錄說明的相關內容導引」概論)》，護理52(7)，2000

佐藤泰三編：《臨床家が知っておきたい「子どもの精神科」(暫譯：臨床醫師想要事先了解的「兒童精神科」)》，醫學書院，2002

佐藤壹三著：《精神障害をもつ人の看護(暫譯：精神障礙者的護理)》，Medical Friend社，2004

佐藤壹三監修：《新体系看護学33 精神障害をもつ人の看護(暫譯：新體系護理學33 精神系統障礙者的護理)》，Medical Friend社，2002

澤恭弘：《家族のおかれている状況. 精神障害者の権利擁護(暫譯：家屬所處的狀況、維護精神障礙者的權利)》，日本精神醫療社會工作期刊35(4)，2004

産業醫學振興財團：《メンタルヘルス実践ガイド(暫譯：心理健康實踐指南)》，財團法人産業醫學振興財團，2002

清水順三郎等著：《精神看護学2(暫譯：精神護理學)》，Medical Friend社，1997

舒爾茨(Judith M.Schultz)等著，田崎博一等監修：《看護診断にもとづく精神看護ケアプラン(暫譯：基於護理診斷的精神護理計畫)》，醫學書院，1997

白倉克之著：《アルコール. 薬物関連障害の診断. 治療ガイドライン(暫譯：酒精. 藥物相關疾病的診斷. 治療指南)》，Jiho出版，2003

白倉克之等編：《アルコール医療入門(暫譯：酒精醫療入門)》，新興醫學出版社，2001

進藤雄三：《医療の社会学(暫譯：醫療的社會學)》，世界思想社，1990

藍普(S.Lampe)著，岩井郁子監修：《フォーカスチャーティング 患者中心の看護記録(暫譯：護理焦點記錄法 以患者為中心的護理記錄)》，醫學書院，1997

杉山智子等著：《アルツハイマー型中期痴呆症患者に対する望ましいケアの検討(暫譯：對於阿茲海默型失智症中期患者的理想照護的檢討)》，老年護理學8(1)，31-38，2001

鈴木弘文監修：《病院の検査はこれでわかる!!(暫譯：這樣就能了解醫院的檢查!!)》，sunmark出版，1995

精神醫學講座負責人會議監修：《専門医をめざす人の精神医学第2版(暫譯：以專業醫師為目標的人的精神醫學第2版)》，p.506，醫學書院，2004

精神衛生福利研究會監修：《我が国の精神保健福祉(暫譯：我國的精神衛生福利)》，精神衛生福利手冊平成16年度版，2005

精神衛生福利研究會監修：《精神保健福祉法詳解 改訂第2版(暫譯：精神保健福祉法詳解 修訂第2版)》，中央法規出版，2002

精神衛生福利研究會監修：《精神保健福祉法詳解 改訂第２版(暫譯：精神保健福祉法詳解 修訂第2版)》，中央法規出版，2002
「精神衛生福利行政的進展」編輯委員會編：《精神保健福祉行政のあゆみ(暫譯：精神衛生福利行政的進展)》，中央法規出版，2000
關野弘明等監修：《Nursing selection6 脳．神経疾患(暫譯：Nursing selection第六期 腦部．神經疾病)》，學習研究社，2002
總務省行政評估局：《自殺予防対策に関する有識者意識調査結果報告書(暫譯：自殺預防對策相關有識之士的意識調查結果報告書)》，2005
外林大作等編：《誠信心理学辞典(暫譯：誠信心理學辭典)》，誠信書房，1998
高崎絹子等編：《最新老年看護学(暫譯：最新老年護理學)》，日本護理協會出版會，2005
高橋徹編：《精神医学レビュー３　パニック．ディスオーダース(暫譯：精神醫學複習3 恐慌症)》，生命科學出版，1992
瀧川一廣著：《いじめの背景と日本的特性(暫譯：霸凌的背景與日本的特性)》、「教育與醫學」雜誌，1995
武井麻子著：《精神看護学ノート(暫譯：精神護理學筆記)》，醫學書院，1998
武井滿著：《医療観察法による医療の考え方と指定入院医療機関の治療(暫譯：從醫療觀察法來看醫療和指定住院醫療機關的治療)》，日精協誌24(4)，創造出版社
武井滿著：《治療構造論からみた「社会復帰期」―６つの保健の視点を中心に―(暫譯：透過治療結構論所觀察到的「社會復健期」―以6項保健觀點為主―)》，Quality Nursing8(7)，565-570，2002
武井滿著：《障害の思想(暫譯：障礙的思想)》，星和書店，1994
武井滿著：《精神科急性期医療における４段階治療論　ハード救急の現場から(暫譯：精神科急性期醫療中的4階段治療理論　從艱難的急救現場開始)》，精神神經學雜誌99(11)，881-886，日本精神神經學會
竹島正等著：《精神保健研究の立場からみた精神保健福祉政策のグランドデザイン―クランドデザインにエビデンスはあるか―(暫譯：從精神保健研究的立場所觀察到的精神衛生福利政策的大型計畫―大型計畫當中有跡象⊠―)》，臨床精神醫學34(8)，1043 1051，2005
竹村信彥著：《系統看護学講座 専門１１成人看護学７　脳．神経疾患患者の看護(暫譯：系統護理學講座　專業11成人護理學7　腦部．神經疾病患者的護理)》，醫學書院，2005
田崎義昭等監修：《ベッドサイドの神経の診かた(暫譯：床邊的神經診斷方法)》，南山堂，2000
田代信雄著：《不安と葛藤　神経症性障害と身体表現性障害(暫譯：不安與糾葛 精神官能症與身體型疾患)》，九州大學出版會
立川昭二：《からだことば(暫譯：身體的語言)》，早川書房，2000
田中美惠子編著：《精神看護学(暫譯：精神護理學)》，醫齒藥出版，2001
田中美惠子編著：《精神障害者の地域支援ネットワークと看護援助(暫譯：精神障礙者的社區支援網絡與護理協助)》，醫齒藥出版，2004
田中靖代：《嚥下自立への援助(暫譯：協助患者自己吞嚥食物)》，護理學雜誌50(6)，1986
卡拉特(Daniel J. Carlat)著，張賢德監譯：《精神科面マニュアル(暫譯：精神科面談手冊)》，medical science international，2001
田上美千佳著：《精神障害者をもつ家族の「いま、ここで」の在りようを支える(暫譯：對家中有精神障礙者的家庭「當下」的情況給予支持)》，護理54(7)，2002
田上美千佳等著：《家族にもケア 統合失調症はじめての入院(暫譯：家屬也需接受照護 精神分裂症患者的初次住院)》，精神護理出版，2004
田上美千佳等著：《非分裂病思春期問題の解決をはかるための子どもと親への支援プログラム(暫譯：有助於解決非精神分裂症病患的青春期問題的親子支援方案)》，醫院．社區精神醫學，42-49，2001
拉普(Charles A. Rapp)著，江畑敬介監譯：《精神障害者のためのケースマネジメント(暫譯：對於精神障礙者有益的病例管理)》，金剛出版，1998
筒井末春編：《心身症へのアプローチ(暫譯：心身症的研究)》，生命科學出版，1990
金頓(David G. Kingdon)等著，原田誠一譯：《統合失調症の認知行動療法(暫譯：精神分裂症的認知行為治療)》，日本評論社，2002
帕森斯(Talcott Parsons)著，佐藤勉譯：《社会体系論(暫譯：社會體系論)》，青木書房，1974
出口禎子：《情緒発達と看護の基本(暫譯：情緒發展與護理的基本)》，medica出版，2004
奧爾尼斯(Deborah J. Allness)等著、龜山信也譯，神澤創監譯：《PACTモデル　精神保健コミュニティケアプログラム(暫譯：主動式社區治療方案　精神衛生社區照護方案)》，medica出版，2001
寺井美峰子著：《経時的記録と事故後の記録の重要性　リスクマネジャーの立場から考える看護記録(暫譯：時間記錄與意外後的記錄的重要性　透過風險管理人的立場來思考的護理記錄)》，國際護理評論25(1)，2002
土居健郎著：《方法としての面接(暫譯：面談方法論)》，醫學書院出版，東京，1977
東京醫療史研究會編：《呉秀三先生(暫譯：吳秀三醫師)》，吳秀三醫師功績表揚會，1974(非賣品)
東京精神病院協會：《東京の私立精神病院史(暫譯：東京私立精神病院史)》，牧野出版，1978
「精神分裂症的治療與復健的方針製作與其實證研究」社會心理介入共同研究小組：《心理教育を中心とした心理社会援助プログラムガイドライン(暫定版)(暫譯：以心理教育為主的社會心理協助計劃大綱(暫定版))》，2004
湯田豐：《ジークムント．フロイト(暫譯：西格蒙德．佛洛伊德)》，勁草書房，1989
特集《どう考える「触法問題」(暫譯：如何看待「觸法問題」)》，精神科護理29(4)，2002
特集《医療安全管理を見なおそう(暫譯：重新審視醫療安全管理吧)》，精神科護理30(12)，2003
特集《家族との連携(暫譯：與家屬之間的合作)》，精神科護理27(2)，2000
特集《隔離．拘束だからこそ濃厚なケアを(暫譯：正是因為採取了隔離．約束，所以才稱得上是全力的照護)》，精神科護理29(1)，2002
特集《行動制限最小化のための技術(暫譯：有助於將行動限制減少至最小限度的技術)》，精神科護理28(6)，2001
特集《行動制限最小化のための技術PartII(暫譯：有助於將行動限制減少至最小限度的技術PartII)》，精神科護理31(12)，2004
特集《社会復帰施設にみる生活支援(暫譯：社會復健機構中所看到的生活支援)》，精神科護理26(12)，1999
特集《精神科看護事故とリスクマネジメント(暫譯：精神科護理意外與風險管理)》，精神科護理28(8)，2001
特集《対人関係論(暫譯：人際關係論)》，精神科護理25，1997
特集《「触法障害者」のケアを考える(暫譯：思考「觸法障礙者」的照護)》，精神科護理30(9)，2003
特集《「暴力」と向きあう(暫譯：面對「暴力」)》，精神科護理31(3)，2004
特集《家族との連携(暫譯：與家屬之間的合作)》，精神科護理27(2)，2000
外口玉子著：《系統看護学講座 専門18 成人看護学15 精神疾患患者の看護(暫譯：系統護理學講座 專業18 成人護理學15 精神病患的護理)》，醫學書院，1996
外口玉子等著：《精神科看護の展開(暫譯：精神科護理的展現)》，醫學書院，1967
內閣府編：《青少年白書平成17年版(暫譯：青少年白皮書平成17年版)》，2005
中井久夫等著：《看護のための精神医学(暫譯：有助於護理工作的精神醫學)》，醫學書院，2001
永井敏枝監修：《ビジュアル看護技術２　観察．検査．処置(暫譯：圖解護理技術2 觀察．檢查．處置)》，中央法規出版，2000
中田修著：《わが国における精神鑑定の未来を望んで(暫譯：展望我國精神鑑定的未來)》，精神醫學20(12)，1286-1290，1978
中谷陽二編：《精神医学レビュー22　解離性障害(暫譯：精神醫學複習22 解離性疾病)》，生命科學出版，1997
中根允文等編：《臨床精神医学講座S12　精神医学．医学における倫理とインフォームド．コンセント(暫譯：臨床精神醫學講座S12 關於精神醫學．醫學的倫理與知情同意書)》，中山書店，2000
新村出編：《広辞苑(暫譯：廣辭苑)》，岩波書店，1969
西尾雅明著：《ACT入門　精神障害者のための包括型地域生活支援プログラム(暫譯：ACT入門　可以協助精神障礙者的綜合性社區生活支援方案)》，金剛出版，2004

西尾雅明著：《国府台地区におけるACT(ACT-J)の現状と課題(暫譯：國府台地區的ACT(ACT-J)的現狀與課題)》，日本精神科醫院協會雜誌23(11)，2004
西尾雅明等著：《ACTが我が国で必要とされているのはなぜか？(暫譯：為何ACT在我國會被視為是必要的？)》，精神障礙與復健7(2)，2003
西園文著：《摂食障害　心と身体のケアアドバイスブック(暫譯：進食失調 心理和身體的治療建議書)》，精神護理出版，2005
西本香代子著：《精神科看護リーダーシップ(暫譯：精神科護理領導能力)》，醫學書院，2000
日本護理協會：《看護記録の開示に関するガイドライン(暫譯：護理記錄說明的相關內容導引)》，護理53(7)，2000
日本護理協會：《看護業務基準(暫譯：護理業務準則)》，1995
日本心理健康協會：《図説日本の精神保健運動の歩み(暫譯：圖解 日本精神衛生運動的發展)》，日本心理健康協會，2002
日本精神科護理技術協會「精神科護理用語辭典」編輯委員會：《精神科看護用語辞典(暫譯：精神科護理用語辭典)》，Medical Friend社，1995
日本精神科護理技術協會監修：《精神科看護の専門性をめざして　I基礎編　改訂版(暫譯：以精神科護理的專業性為目標 I基礎篇 修訂版)》，精神護理出版，2002
日本精神科護理技術協會監修：《精神科看護の専門性をめざして　II専門基礎編　改訂版(暫譯：以精神科護理的專業性為目標 II專業基礎篇　修訂版)》，精神護理出版，2002
日本精神科護理技術協會監修：《精神科看護の専門性をめざして　III専門編　改訂版(暫譯：以精神科護理的專業性為目標 III專業篇　修訂版)》，精神護理出版，2003
日本精神科護理技術協會監修：《精神看護学(暫譯：精神護理學)》，中央法規出版，2000
日本精神科護理技術協會監修，宮本真巳編：《精神看護学(暫譯：精神護理學)》，中央法規出版，2000
日本精神科護理技術協會編：《医療事故防止．対策マニュアル(暫譯：醫療意外預防．對策手冊)》，精神護理出版，2002
日本精神科護理技術協會編：《新．看護者のための精神保健福祉法　Q＆A　平成15年改正(暫譯：新．寫給護理人員的精神保健福祉法 Q&A 平成15年修訂)》，中央法規出版，2003
日本精神科護理技術協會編：《精神科ビギナーズテキスト(暫譯：精神科初學者教科書)》，精神護理出版，2004
日本精神科護理技術協會編：《精神科看護業務指針2001(暫譯：精神科護理業務準則2001)》，精神護理出版，2001
日本精神科急救協會：《精神科救急医療ガイドライン(暫譯：精神科急救醫療指南)》，2003
日本精神科醫院協會監修：《精神保健福祉法の最新知識(暫譯：精神保健福祉法的最新知識)》，中央法規出版，2002
日本精神病院協會：《明治．大正時代の精神医学関係懐旧談(暫譯：明治．大正時代的精神醫學相關回憶錄)》，1968(非賣品)
日本精神科社工協會監修：《精神保健福祉用語辞典(暫譯：精神衛生福利用語辭典)》，中央法規出版，2004
野嶋佐由美著：《人権を尊重し意思決定を具現化する看護の方略(暫譯：尊重人權，使患者自我決策能力具體化的護理策略)》，精神科護理31(7)，2004
野嶋佐由美著：《精神障害者のソーシャルサポート．ネットワークに関する研究の概観(暫譯：精神障礙者的社會支持．網絡的相關研究的概況)》，護理研究20(3)，1987
野嶋佐由美監修：《実践看護技術学習支援テキスト 精神看護学(暫譯：實踐護理技術學習輔助教科書　精神護理學)》，日本護理協會出版會，2002
野嶋佐由美等監修：《セルフケア看護アプローチ(暫譯：自我照護護理研究)》，日總研出版，2000
野末聖香編著：《リエゾン精神看護(暫譯：精神科聯繫照會護理)》，醫齒藥出版，2004
潘德(N.J. Pender)著，小西恵美子監譯：《ペンダーヘルスプロモーション看護論(暫譯：潘德的健康促進護理論)》，日本護理協會出版會，1997
班森(Herbert Benson)等著，中尾陸宏等譯：《リラクセーション反応(暫譯：放鬆反應)》，星和書店，2001
畑哲信等著：《精神障害者家族の心理と行動、精神障害者家族意識調査の結果から第３報(暫譯：精神障礙患者家屬的心理和行為，摘錄自精神障礙患者家屬意識調查的結果(第三期))》，精神醫學45(6)，2003
波多野完治著：《ピアジェの発達心理学(暫譯：皮亞傑的發展心理學)》，國土社，1994
濱田晉等編：《ナースのための精神医学　症状のとらえ方・かかわり方(暫譯：對護士有幫助的精神醫學 症狀的掌握方式・處理方式)》，日本護理協會出版會1997
林直樹著：《精神医学的面接　精神科臨床サービス５(２)(暫譯：精神醫學的面談 精神科臨床服務5(2))》，2005
蘇利文(Harry Stack Sullivan)著，中井久夫等譯：《精神医学的面接(暫譯：精神醫學面談)》，美鈴書房，1986
卡普蘭(Harold I. Kaplan)等編，井上令一等監譯：《カプラン臨床精神医学テキスト　DSM-IV診断基準の臨床への展開(暫譯：Kaplan臨床精神醫學教科書 DSM-IV-TR診斷基準在臨床上的運用)》，醫學書院，1996
紐曼(B. M. Newman)等著，福富護等譯：《生涯発達心理学(暫譯：生涯發展心理學)》，川島書店，1980
樋口康子等監修：《看護学双書精神看護(暫譯：護理學叢書 精神護理)》，文光社，1996
日野原重明著：《ナーシング．マニュアル２　脳．神経疾患看護マニュアル(暫譯：護理手冊2 腦部．神經疾病護理手冊)》，學習研究社，2004
日野原重明等監修，祖父江元編：《看護のための最新医学講座１ 脳神経系疾患(暫譯：有助於護理的最新醫學講座1 腦神經系統疾病)》，中山書店，2005
日野原重明等監修，武田雅俊編：《看護のための最新医学講座13 痴呆(暫譯：有助於護理的最新醫學講座13 失智症)》，中山書店，2000
平木典子著：《アサーショントレーニング(暫譯：自我肯定訓練)》，精神技術研究所，1993
平澤久一等編：《症状別．病態別精神科看護(暫譯：依照不同症狀．病情來進行的精神科護理)》，日總研出版，2000
平山朝子等著：《公衆衛生看護体系５　地域精神保健指導論(暫譯：公共衛生護理體系5 社區精神衛生指導論)》，日本護理協會出版會
平山論等著：《発達心理学の基礎(暫譯：發展心理學的基礎)》，密涅瓦書房，1993
廣田伊蘇夫著：《立法百年史(暫譯：立法百年史)》，批評社，2004
福西勇夫等編：《JJNスペシャル"困った患者さん"へのアプローチ　問題行動のとらえ方と対応(暫譯：JJN特集　對於「懷有煩惱的患者」的研究 問題行為的掌握方式與應對)》，醫學書院，2000
舟島直美(舟島なをみ)：《看護のための人間発達学(暫譯：有助於護理的人類發展學)》，醫學書院，2005
古橋洋子著：《エクササイズPONR．看護診断(暫譯：護理訓練 以問題為導向護理紀錄格式(PONR)．護理診斷)》，日總研出版，1988
古谷智子等著：《精神障害者の家族の心理過程に関する研究(暫譯：精神障礙者家屬的心理過程之相關研究)》，富山醫科藥科大學護理學會誌No.2，1999
科爾克(Bessel A. Van der Kolk)等著，西澤哲監譯：《トラウマチック．ストレス(暫譯：創傷性壓力)》，誠信書房，2001
沙德克(Benjamin J. Sadock) 等編，井上令一等監譯：《カプラン臨床精神医学テキスト第２版(暫譯：Kaplan臨床精神醫學教科書　第2版)》，MEDSi出版，2004
綜合性暴力預防方案認證委員會編撰：《医療職のための包括的暴力防止プログラム(暫譯：對醫療人員有幫助的綜合性暴力預防方案)》，醫學書院，2005
本田惠子著：《キレやすい子の理解と対応(暫譯：容易發脾氣的孩童的理解與應對)》，
書之森出版有限公司，2002
前田重治著：《図説臨床精神分析学(暫譯：圖解臨床精神分析學)》，誠信書房，2002
前田重治著：《続．図説臨床精神分析学(暫譯：續．圖解臨床精神分析學)》，誠信書房，2003
巻田蕗(巻田ふき)等編：《老年者の生活と看護(暫譯：老年人的生活與護理)》，中央法規出版，1996
松澤醫院紀念誌發行會：《松沢病院120年年表(暫譯：松澤醫院120年年表)》，星和書店，2001
松下正明等監修，五味淵隆志等編：《エクセルナース：実践的看護のための病房大樓．外来マニュアル.11 精神科編(暫譯：進階護理：有助於護理實踐的病房區．門診手冊 11 精神科篇)》，Medical Review社，2004
松下正明等編：《臨床精神医学講座　精神医療の歴史(暫譯：臨床精神醫學講座 精神醫療的歷史)》，中山書店，1999
松下正明總編輯：《臨床精神医学講座８巻　薬物．アルコール関連障害(暫譯：臨床精神醫學講座第8集 藥物．酒精相關障礙)》，中山書店，1999
松下正明總編輯，吉松和哉等編：《臨床精神医学講座６　身体表現性障害．心身症(暫譯：臨床精神醫學講座6 身體型疾患．身心症)》，中山書店，1999

松下正明編：《精神医学第2版(暫譯：精神醫學第2版)》，2002

松下和子等編輯企畫：《与薬と看護(暫譯：給藥與護理)》，護理mook12，金原出版，1984

松田正樹編：《JJNブックス、消化器疾患ナーシング(暫譯：JJN叢書，消化器官疾病的護理)》，醫學書院，1991

三木一正等編：《消化器疾患の治療と看護(暫譯：消化器官疾病的治療與護理)》，南江堂，2000

水島裕編：《今日の治療薬(暫譯：當今的治療藥物)》，南江堂，2002

溝部佳子著：《精神障害者に対する家族ケアの課題—先行研究からの一考察—(暫譯：對於精神障礙者家屬的照護課題—透過先行研究來進行的一項考察—)》，別府溝部學校短期大學學報，2004

三野善央著：《家族心理教育の現状と課題(暫譯：家庭心理教育的現狀與課題)》，精神障礙與復健7(2)，2003

三野善央著：《分裂病と家族のEE(感情表出)—家族は援助を求めている(暫譯：分裂症和家屬的EE(情感表達)—家屬在尋求援助)》，現代精神(392)，2000

南山浩二著：《精神障害者をケアする家族の負担—2時点間パネル調査の結果から—(暫譯：家屬照護精神障礙患者上的負擔-摘錄自「兩時間點的追蹤調查結果」-)》，季刊家計經濟研究(31)，1996

宮尾益知著：《思春期の子どもの臨床(暫譯：青春期孩童的臨床)》，兒童心理2月號臨時增刊57(3)，144-148，2003

宮岸勉等編著：《標準精神医学(暫譯：標準精神醫學)》，醫學書院，1986

宮崎和子監修、川野雅資編：《看護観察のキーポイントシリーズ、精神科改訂版(暫譯：「護理觀察的關鍵」系列，精神科 修訂版)》，中央法規出版，2005

宮崎和子監修、大岡良枝等編：《看護観察のキーポイントシリーズ　脳神経外科　改訂版(暫譯：「護理觀察的關鍵」系列，腦神經外科 修訂版)》，中央法規出版，1996

宮本真巳：《「心神喪失者等医療観察法」で精神医療はどう変わるか？司法専門病房大樓から発信する精神医療改革(暫譯：精神醫療會因「心神喪失者等醫療觀察法」而如何改變？始於司法病房區的精神醫療改革)》，精神護理.7(1)，2003

宮本真巳著：《感情を「読み書き」する力(暫譯：情感的「讀寫」能力)》，精神科護理156號，2005

宮本真巳著：《指定入院医療機関における看護的援助の概略．触法行為を行った精神障害者の精神医学的評価、治療等に関する基礎的研究(暫譯：指定住院醫療機構內的護理協助的概要．對於有觸法行為的精神障礙者所進行的精神醫學評估與治療等的相關基礎研究)》，平成15年度綜合．分組研究報告書，563～656，2004

宮本真巳著：《触法精神障害者のケアに何が求められているか(暫譯：觸法精神障礙者的照護所需之物為何)》，精神科護理132號，2003

宮本真巳著：《触法精神障害者の看護並びに地域支援の手法に関する研究、触法行為を行った精神障害者の精神医学的評価、治療等に関する基礎的研究(主任研究者　松下正明)(暫譯：觸法精神障礙者的護理以及社區協助方法的相關研究；對於有觸法行為的精神障礙者所進行的精神醫學評估與治療的相關基礎研究(首席研究員 松下正明))》，綜合研究報告書，563～656，2004

宗像恒次著：《「企業戦士」の過労死とタイプA行動　中年期のこころ(暫譯：「企業戰士」的過勞死與A型行為　中年期的心理)》，心理科學39，48-54，1991

宗像恒次著：《ストレス解消学(暫譯：壓力消除學)》，小學館Library，1991

宗像恒次著：《行動科学からみた健康と病気—現代日本人のこころとからだ—(暫譯：從行為科學來看健康與疾病—現代日本人的身心—)》，Medical Friend社，1987

宗像恒次等著：《都市住民のストレス源と精神健康度精神衛生研究(暫譯：都市居民的壓力源與精神健康度精神衛生研究)》，國力精神衛生研究所學報，1986

村崎光邦等編：《臨床精神医学講座14　精神科薬物療法(暫譯：臨床精神醫學講座14 精神科藥物療法)》，中山書店，1999

村田孝次著：《発達心理学史(暫譯：發展心理學史)》，培風館，1992

百瀬敏光著：《画像診断の実際，核医学検査(暫譯：影像診斷的實際情況，放射性同位素檢查)》，護理月刊25(4)，16，2005

森墾著：《画像診断の実際，CT検査(暫譯：影像診斷的實際情況，電腦斷層掃描檢查)》，護理月刊25(4)，36，2005

森崇著：《病んだ心は身体で訴える　青春期内科病房大樓の一日(暫譯：生病的內心會透過身體來傾訴　青春期內科病房區的一天)》，NHK出版，2003

文部科学省：平成16年度教育白皮書

矢島鐵也著：《精神保健福祉施策のグランドデザイン—意義と目的—(暫譯：精神衛生福利政策的大型計畫—意義與目的—)》，臨床精神醫學34(8)，983-991，2005

山岡正之著：《心身症を治す(暫譯：治療身心症)》，保健同人社，1997

山口敏博著：《精神科看護者のためのHOW TO フォーカスチャーティング(暫譯：精神科護理人員要如何活用護理焦點記錄法)》，精神護理出版，2001

山口隆等編：《集団精神療法の進め方(暫譯：團體心理治療的進展方法)》，星和書店，1992

山崎晃資編著：《現代児童青年精神医学(暫譯：現代兒童青年精神醫學)》，永井書店，2004

山崎智子著：《精神看護学(暫譯：精神護理學)》，金芳堂，2004

山根寛著：《精神障害と作業療法(暫譯：精神障礙與職能治療)》，三輪書店，2003

遊佐安一郎著：《家族療法入門　システムズ．アプローチの理論と実際(暫譯：家族療法入門 系統方法的理論與實踐)》，星和書店，1988

横田碧著：《対象とともに歩むリハビリテーション過程と看護(暫譯：與治療對象一起前進的復健過程與護理)》，Quality Nursing 10(7)，2004

吉川和男著：《指定通院医療機関と地域社会における処遇上の問題点(指定住院醫療機構與地區社會處置方面的問題點)》，日本精神科醫院協會雜誌24(4)，340-344，2005

吉川和男著：《「触法問題」に関する国の検討の流れ(暫譯：我國對於「觸法問題」的相關檢討流程)》，精神護理29(4)，8-14，2002

吉川和男著：《英国精神医学．医療の国際比較(暫譯：英國(精神醫學．醫療的國際比較))》，心理科學109，31-35，2003

吉川和男著：《英国精神医療における隔離と拘束(英國精神醫療當中的隔離與束縛)》，精神科護理28(6)，36～40，2001

吉川和男著：《心神喪失医療観察法案の論点(心神喪失醫療觀察法案的論點)》，法律與精神醫療(17)，36-49，2003

吉川和男等著：《精神障害者による暴力の再犯—11年の再犯追跡調査に基づく—(精神障礙者的暴力行為再犯—根據11年的再犯追蹤調查—)》，犯罪學雜誌67，130，2001

吉松和哉等編：《精神看護学1 (暫譯：精神護理學1)》，廣川書店，2000

拉撒路(R.S.Lazarus)著，本明寬譯：《ストレスの心理学(暫譯：壓力與情報的心理學)》，實務教育出版，1999

渡邊裕子著：《家族看護学を基盤とした在宅看護論I(暫譯：以家庭護理學為基礎的居家照護論I)》，日本護理協會出版會，2001

綿森淑子等著：《痴呆患者のコミュニケーション能力(暫譯：失智患者的溝通能力)》，復健醫學26(1)，23-33，1989

厚生労動省網頁：HYPERLINK "http://www.mhlw.go.jp/toukei/saikin/hw/jinkou/suikei05/index.html" http://www.mhlw.go.jp/toukei/saikin/hw/jinkou/suikei05/index.html

厚生労動省社会福利．戦争受害救助局障礙保健福祉部門精神保健福祉課：障礙保健福祉相關主管課長會議資料(關於醫療觀察法的實施)

HYPERLINK "http://www.mhlw.go.jp/topics/2004/11/dl/tp1104-1-1.pdf" http://www.mhlw.go.jp/topics/2004/11/dl/tp1104-1-1.pdf ，2004

全國精神衛生福利相關負責人會議資料，　HYPERLINK "http://www.mhlw.go.jp/topics/2004/07/tp0727-1.html" http://www.mhlw.go.jp/topics/2004/07/tp0727-1.html

警察廳刑事局組織犯罪對策部槍械藥品對策課：平成16年度的藥物．槍械的情況，

HYPERLINK "http://www.npa.go.jp/sosikihanzai/" http://www.npa.go.jp/sosikihanzai/

世界心理衛生聯盟(World Federarion for Mental Health)：HYPERLINK "http://wfmh.org" http://wfmh.org

文部科學省：關於指導學生上的各種問題的現狀(概要)，HYPERLINK "http://www.mext.go.jp/b_menu/houdou/16/08/04082302.htm" http://www.mext.go.jp/b_menu/houdou/16/08/04082302.htm

十三

TITLE

新快學　精神科護理學

STAFF

出版	三悦文化圖書事業有限公司
監修	松下正明
	坂田三允
	樋口輝彥
譯者	大放譯彩翻譯社
總編輯	郭湘齡
責任編輯	王瓊苹
文字編輯	林修敏、黃雅琳
美術編輯	李宜靜
排版	六甲印刷有限公司
製版	明宏彩色照相製版股份有限公司
印刷	綋億彩色印刷股份有限公司
法律顧問	經兆國際法律事務所　黃沛聲律師
代理發行	瑞昇文化事業股份有限公司
地址	新北市中和區景平路464巷2弄1-4號
電話	(02)2945-3191
傳真	(02)2945-3190
網址	www.rising-books.com.tw
e-Mail	resing@ms34.hinet.net
劃撥帳號	19598343
戶名	瑞昇文化事業股份有限公司
初版日期	2012年11月
定價	1000元

國家圖書館出版品預行編目資料

新快學精神科護理學／松下正明，坂田三允，
樋口輝彥監修；大放譯彩翻譯社譯. -- 初版. --
新北市：三悦文化圖書，2012.10
704面；18.2X25.7 公分

ISBN　978-986-5959-32-6 (平裝)

1.精神科護理

419.85　　　　　　　　　101019011

SHIN QUICK MASTER SEISHINKANGOGAKU (KAITEIBAN)
© MASAAKI MATSUSHITA 2009
© MIYOSHI SAKATA 2009
©TERUHIKO HIGUCHI 2009
Originally published in Japan in 2009 by IGAKU-GEIJUTSUSHA Co., Ltd.
Chinese translation rights arranged through TOHAN CORPORATION, TOKYO.,
and HONGZU ENTERPRISE CO., LTD.